Modern Common Tumor Comprehensive Treatment

现代常见肿瘤综合治疗

主编　杨光明　耿亭亭　夏　振　左安华

徐化璞　梁　霄　谭家富

中国海洋大学出版社

·青岛·

图书在版编目（CIP）数据

现代常见肿瘤综合治疗 / 杨光明等主编. —青岛：
中国海洋大学出版社，2023.8
　ISBN 978-7-5670-3413-6

Ⅰ．①现… Ⅱ．①杨… Ⅲ．①肿瘤－诊疗 Ⅳ.
①R73

中国国家版本馆CIP数据核字（2023）第192237号

出版发行	中国海洋大学出版社			
社　　址	青岛市香港东路23号		邮政编码	266071
出 版 人	刘文菁			
网　　址	http://pub.ouc.edu.cn			
电子信箱	369839221@qq.com			
订购电话	0532-82032573（传真）			
责任编辑	韩玉堂		电　　话	0532-85902349
印　　制	日照报业印刷有限公司			
版　　次	2023年8月第1版			
印　　次	2023年8月第1次印刷			
成品尺寸	185 mm×260 mm			
印　　张	31			
字　　数	787千			
印　　数	1～1000			
定　　价	198.00元			

发现印装质量问题，请致电0633-8221365，由印刷厂负责调换。

编委会

主　编　杨光明　耿亭亭　夏　振　左安华

徐化璞　梁　霄　谭家富

副主编　郑　勇　王　策　朱　瑞　张延可

黄　曼　唐成琼　蒋威华

编　委（按姓氏笔画排序）

王　策（首都医科大学附属北京天坛医院）

左安华（诸城市中医医院）

朱　瑞（邹平县中医院）

杨光明（山东省第二人民医院）

张延可（邹城市人民医院）

郑　勇（滨州市滨城区市立医院）

耿亭亭（聊城市传染病医院）

夏　振（山东第一医科大学第三附属医院）

徐化璞（山东省平邑县中医医院）

唐成琼（新疆医科大学附属肿瘤医院）

黄　曼（单县东大医院）

梁　霄（新疆医科大学附属肿瘤医院）

蒋威华（新疆医科大学附属肿瘤医院）

谭家富（湖北省宜昌市第二人民医院）

前言

当前,恶性肿瘤发病率与死亡率增长速度加快,已成为人们死亡的主要原因,严重危害人们生命健康,谈癌色变已成为事实。随着科学技术的进步,肿瘤治疗方法有了长足的发展,放射治疗的疗效已经接近手术治疗的效果;化学药物治疗也有了质的改变;微创手术的开展使手术的安全性和耐受性明显提高。随着肿瘤发病机制分析的深入研究,针对肿瘤发病机制的新的靶向治疗药物也逐步进入临床,正在改变着肿瘤的治疗策略。鉴于此,我们编写了《现代常见肿瘤综合治疗》一书,希望为肿瘤相关的临床医务人员提供微薄借鉴与帮助,更好地帮助患者摆脱癌症困扰。

本书共分四篇。第一篇介绍了肿瘤的基础知识;第二篇介绍了呼吸科肿瘤和内分泌科肿瘤的病理诊断;第三篇介绍了临床科室常见肿瘤的放射治疗;第四篇介绍了临床科室常见肿瘤的综合治疗,包括神经科肿瘤、呼吸科肿瘤、消化科肿瘤、泌尿科肿瘤、生殖科肿瘤、血液科肿瘤、骨科肿瘤等。本书在内容编写上,将重点放在肿瘤的诊断与各种治疗的叙述上,旨在强调本书的临床实用价值,提高临床医务人员的肿瘤诊治水平。本书层次分明、重点突出、内容丰富,力求通俗易懂,简洁明了,具有较强的专业性、规范性、先进性、实用性。本书既能反映临床实际,也便于临床参考应用,更好地提高临床治疗效果,适合肿瘤专业的临床医师和医学院校生阅读参考。

由于肿瘤学内容不断更新,加之编者的水平和经验有限,书中难免有不足之处,望各位读者提出宝贵意见,以便再版修正。

《现代常见肿瘤综合治疗》编委会

2023 年 6 月

基 础 篇

病　理　诊　断　篇

放　射　治　疗　篇

综 合 治 疗 篇

基础篇

第一章

肿瘤学基础

第一节　肿瘤的概念

肿瘤又称新生物,是机体在各种致病因素的长期作用下发生的细胞过度增殖。肿瘤细胞与正常细胞相比,有结构功能和代谢的异常,具有超常的增殖能力。肿瘤的发生是一个复杂的过程,宿主受某些物理、化学、生物等因素的影响,细胞的 DNA 发生改变,形成变异细胞,此阶段称为启动阶段。再结合某些因素的影响,进入促进阶段,癌细胞开始形成。癌细胞的特性包括细胞的无休止和无序的分裂,并有侵蚀性和转移性。

肿瘤一旦形成,不因诱因消除而停止生长。良性肿瘤对机体危害一般较轻;恶性肿瘤则会对机体构成严重威胁。特征为失控性过度生长,并由原发部位向其他部位转移和侵犯,如不能得到控制,将侵犯重要器官和组织,引起衰竭,导致患者死亡。

恶性肿瘤以其高发病率和高病死率,严重威胁人民群众的生命安全,并给家庭和社会带来沉重的经济负担。

中医学认为,肿大成块,留居不散之物为肿瘤。我国 3 500 年前的甲骨文上已有"瘤"字。2 000 多年前的《周礼》已记载有专门治疗肿瘤的医师,称为"疡医"。历代中医均对肿瘤进行过描述,病名有 20 余种,如噎膈、反胃、积聚、乳岩、瘿瘤、崩漏、带下、癌等。明代以后才开始用"癌"来统称恶性肿瘤。

（谭家富）

第二节　肿瘤的形态与结构

一、形态

(一)肿瘤的形状

因肿瘤生长的部位不同形态各异,一般呈实性或囊性。膨胀性生长的肿瘤边界清楚或有包膜,浸润性生长的肿瘤边界不清,边缘不规则,常呈犬牙交错状、蟹足样或放射状伸入邻近的正常组织内。肿瘤常见形状见表 1-1。

表 1-1　肿瘤常见形状

肿瘤生长部位	肿瘤形状
深部组织	多呈结节状
两层致密组织间	扁圆形
神经鞘内	长梭形
椎孔、肋间处	哑铃形或葫芦状
软组织中、实质器官内	圆形、椭圆形、分叶状
表浅部位	息肉状、菜花状、蕈伞状、乳头状、浅表播散状、斑块状、皮革袋状、空洞状、溃疡状、草莓状、蟹足状等

(二)肿瘤的体积

肿瘤大小不一,一般位于躯体浅表或狭窄腔道(如颅腔、椎管和耳道)的肿瘤较小,位于深部体腔(如腹膜后和纵隔)的肿瘤体积较大。大者可达数十千克,小者小到不易被肉眼发现,微小癌或隐匿性癌直径不超过 1 cm,如甲状腺乳头状微癌;特大肿瘤多为生长缓慢、长在非要害部位的良性或低度恶性的肿瘤;恶性肿瘤生长迅速,易转移,在未达到巨大体积前患者往往已死亡。

(三)肿瘤的颜色

多数肿瘤的切面呈灰白、灰红或灰褐色,体积较大的肿瘤常伴有出血、坏死或囊性变。有时可从肿瘤的色泽推断肿瘤的类型,如脂肪瘤和神经鞘瘤呈黄色,血管瘤呈红色,黑色素性肿瘤呈灰黑色或黑色,粒细胞肉瘤在新鲜标本时呈绿色,软骨性肿瘤呈浅蓝灰色,淋巴管肌瘤切开时可见乳白色液体流出等。但由于肿瘤不断增大,瘤组织营养不良,发生淤血、出血、坏死、纤维化等继发性改变,可致颜色改变,常见肿瘤颜色见表 1-2。

表 1-2　常见肿瘤颜色

常见肿瘤	肿瘤颜色	原因
乳腺癌、胃癌、纤维瘤、纤维肉瘤	苍白	供血不足,大量胶原纤维伴玻璃变、钙化
血管瘤、肝癌、胃癌	淡红	供血丰富
血管瘤	紫红	血管、血窦丰富,继发出血
肌原性肿瘤	灰红	组织颜色
甲状腺胶质腺瘤、甲状腺滤泡型癌	枣红	含大量甲状腺胶质样物质
软骨性肿瘤	浅蓝	组织颜色
脂肪瘤、脂肪肉瘤	淡黄	含脂类多
肿瘤坏死区	灰黄	继发坏死
绿色瘤	淡绿	髓过氧化酶引起绿色色素
肿瘤陈旧性出血区	铁锈色	陈旧性出血
黏液瘤、黏液癌	透明胶质状	分泌黏液或伴黏液性变
黑色素瘤、色素性基底细胞癌	黑棕色	黑色素沉着
肾透明细胞癌、卵巢黏液型囊腺癌	多彩	瘤囊腔内含有多种液体

(四)肿瘤的数目

肿瘤通常单个出现,有时可为多个或呈多中心性生长。但多灶性肿瘤并不罕见,有报道,子宫平滑肌瘤可多达 310 个,多发生骨髓瘤、神经纤维瘤、家族性大肠腺瘤病常见有数百个病灶。转移性肿瘤大多为多个病灶,常累及多种器官,甚至广泛播散到全身,称为弥漫性癌病。

(五)肿瘤的质地

肿瘤的质地取决于肿瘤实质和间质的成分和数量,以及有无伴发变性和坏死等。一般来说,实质多于间质的肿瘤较软,反之则较硬。癌的质地一般硬而脆;而高度恶性的肉瘤则软而嫩,呈鱼肉样;各种腺瘤、脂肪瘤和血管瘤的质地较柔软;纤维瘤病、平滑肌瘤则较坚韧;而骨瘤或伴有钙化、骨化的肿瘤质地坚硬。

1.特别坚硬者

硬癌、骨肿瘤、软骨瘤、钙化上皮瘤。

2.特别柔软者

海绵状血管瘤、脂肪瘤、黏液瘤、髓样瘤。

3.骨骼系统以外的肿瘤

一般都较其起源组织或邻近组织坚硬。

肿瘤组织的坚硬度也可因变性、坏死、囊性变而变软,或因纤维化、钙化、骨化而变硬。

(六)肿瘤的包膜

良性肿瘤一般包膜完整,恶性肿瘤包膜不完整或无包膜。

二、结构

(一)组织结构

任何肿瘤的显微镜下形态结构都可分为实质和间质两部分。

1.实质

实质是肿瘤的主要部分,由肿瘤细胞组成,决定肿瘤的特性及其生物学行为。良性肿瘤的瘤细胞与其起源组织相似,而恶性肿瘤则多显示与其起源组织有相当程度的差异,这种差异越大,表示肿瘤细胞的分化程度越低,反映出肿瘤的恶性程度越高;反之,瘤细胞在形态上越接近起源组织,则瘤细胞分化程度越高,反映肿瘤的恶性程度越低。因此,根据肿瘤的细胞形态可识别其组织来源,根据肿瘤分化程度,可衡量肿瘤的恶性程度。构成肿瘤实质的瘤细胞类型和形态多种多样。肿瘤病理学通常根据瘤细胞的类型及其排列方式来进行肿瘤的分类、命名和诊断,并根据瘤细胞的分化程度和异型性来确定肿瘤的性质。

2.间质

间质是肿瘤的支持组织,由结缔组织、血管和神经等组成,起着支持和营养肿瘤实质的作用。间质不具有肿瘤的特性,在各种肿瘤中基本相似,只是在数量、分布、各种间质成分的比例上有差别。肿瘤的生长依靠间质的支持,但又受间质固有成分及浸润细胞等制约,即实质与间质互相依赖又相互拮抗。间质中结缔组织的固有细胞由纤维细胞和成纤维细胞组成,还包括一些未分化间叶细胞和巨噬细胞。未分化的间叶细胞多分布于血管周围,具有多向分化的潜能。结缔组织中的纤维成分包括胶原纤维、弹力纤维和网状纤维。结缔组织的基质由黏多糖和蛋白质组成。间质内往往还有数量不等的淋巴细胞、浆细胞、中性粒细胞和嗜酸性粒细胞浸润,常为宿主针对肿瘤组织的免疫反应。一般来说,淋巴造血组织肿瘤、胃肠道黏液腺癌、乳腺髓样癌等肿瘤内的结缔组织较少,而乳腺硬癌、胆管癌和一些促进结缔组织增生的肿瘤内的结缔组织则较多。网状纤维多存在于间叶组织肿瘤内,可出现于瘤细胞之间,而在癌组织中,网状纤维仅围绕在癌巢周围,在癌和肉瘤的鉴别诊断中具有一定的参考价值。间质内血管的数量因肿瘤而异,一般来说,生长较快的肿瘤血管丰富,生长缓慢的肿瘤血管稀少。间质内的神经多为固有神经,指纹状、旋涡状或不规则分支状,腔隙常有不规则扩张。

(二)超微结构

一般来说,恶性肿瘤的核异形且大,核膜常曲折,核质比例大,核仁及常染色质都较显著,染色质在有丝分裂期凝集成染色体,染色体的数目偏离正常的二倍体,出现超二倍体、亚四倍体、多倍体、非整倍体,形态不规则,表现为易位、断裂、缺失、重复、倒置、环状等。染色体的改变随恶性程度的递增而加重。肿瘤细胞的线粒体变得十分畸形,线粒体嵴变少,排列方向杂乱。粗面内质网在肿瘤细胞中一般是减少,也有的仍保留丰富的粗面内质网,但显畸形。分化较好或分泌功能旺盛的肿瘤中高尔基体发达,恶性程度高的肿瘤细胞内高尔基体不易见到。肿瘤细胞中微丝减少,直径较小。弹力纤维也减少,肿瘤细胞的微管一般也减少。肿瘤细胞的中间丝在结构和数量上无明显改变,各种中间丝的生化组成及其抗原性具有细胞类型的特点,肿瘤细胞仍可能保持这种特点。肿瘤的溶酶体在侵袭性强的瘤细胞中数量显著增多,常见的为多泡体及残余体。生长活跃的肿瘤细胞有丝分裂增多,中心体容易见到。通常肿瘤细胞的细胞膜连接结构减少,细胞表面可出现较丰富的不规则的微绒毛、胞质突起和伪足等。

(三)排列方式

1.常见上皮性肿瘤的排列方式

腺泡状排列、腺管状排列、栅栏状排列、乳头状排列、筛孔状排列、圆柱状排列、菊形团样排列、条索状排列、片状排列、实性团或巢状排列、丛状排列等。

2.非上皮性肿瘤的排列方式

栅栏状排列,旋涡状排列,洋葱皮样排列,腺泡状排列,分叶状、结节状或弥漫片状排列,交织的条索状或编织状排列,波纹状排列,席纹状或车辐状排列,鱼骨样或人字形排列,器官样排列,丛状排列,菊形团样排列等。

(谭家富)

第三节　肿瘤的生长与扩散

恶性肿瘤除了不断生长,还发生局部浸润,甚至通过转移播散到其他部位。本节介绍肿瘤的生长与扩散的生物学特点和影响因素。

一、肿瘤的生长

(一)肿瘤的生长方式

肿瘤的生长方式主要有膨胀性生长、外生性生长和浸润性生长。

1.膨胀性生长

实质器官的良性肿瘤多呈膨胀性生长,其生长速度较慢,随着体积增大,肿瘤推挤但不侵犯周围组织,与周围组织分界清楚,可在肿瘤周围形成完整的纤维性包膜。有包膜的肿瘤触诊时常常可以推动,手术容易摘除,不易复发。这种生长方式对局部器官、组织的影响,主要是挤压。

2.外生性生长

体表肿瘤和体腔(如胸腔、腹腔)内的肿瘤,或管道器官(如消化道)腔面的肿瘤,常突向表面,呈乳头状、息肉状、蕈状或菜花状。这种生长方式称为外生性生长。良性肿瘤和恶性肿瘤都可呈外生性生长,但恶性肿瘤在外生性生长的同时,其基底部往往也有浸润。外生性恶性肿瘤由于生长迅速,肿瘤中央部血液供应相对不足,肿瘤细胞易发生坏死,坏死组织脱落后形成底部高低不平、边缘隆起的溃疡(恶性溃疡)。

3.浸润性生长

恶性肿瘤多呈浸润性生长。肿瘤细胞长入并破坏周围组织(包括组织间隙、淋巴管或血管),这种现象叫作浸润。浸润性肿瘤没有包膜(或破坏原来的包膜),与邻近的正常组织无明显界限。触诊时,肿瘤固定,活动度小;手术时,需要将较大范围的周围组织一并切除,因为其中也可能有肿瘤浸润,若切除不彻底,术后容易复发。手术中由病理医师对切缘组织作快速冷冻切片检查以了解有无肿瘤浸润,可帮助手术医师确定是否需要扩大切除范围。

(二)肿瘤的生长速度

不同肿瘤的生长速度差别很大。良性肿瘤生长一般较缓慢,肿瘤生长的时间可达数年甚至数十年。恶性肿瘤生长较快,特别是分化差的恶性肿瘤,可在短期内形成明显的肿块。影响肿瘤生长速度的因素很多,如肿瘤细胞的倍增时间、生长分数、肿瘤细胞的生成和死亡的比例等。

肿瘤细胞的倍增时间指细胞分裂繁殖为两个子代细胞所需的时间。多数恶性肿瘤细胞的倍增时间并不比正常细胞更快,所以,恶性肿瘤生长迅速可能主要不是肿瘤细胞倍增时间缩短引起的。生长分数指肿瘤细胞群体中处于增生状态的细胞的比例(图 1-1)。处于增生状态的细胞,不断分裂繁殖;细胞每一次完成分裂、形成子代细胞的过程称为一个细胞周期,由 G_1、S、G_2 和 M 期组成。DNA 的复制在 S 期进行,细胞的分裂发生在 M 期。G_1 期为 S 期做准备,G_2 期为 M 期做准备。恶性肿瘤形成初期,细胞分裂繁殖活跃,生长分数高。随着肿瘤的生长,有的肿瘤细胞进入静止期(G_0 期),停止分裂繁殖。许多抗肿瘤的化学治疗(简称化疗)药物是通过干扰细胞增生起作用的。因此,生长分数高的肿瘤对于化疗敏感。如果一个肿瘤中非增生期细胞数量较多,它对化学药物的敏感性可能就比较低。对于这种肿瘤,可以先进行放射治疗(简称放疗)或手术,缩小或大部去除瘤体,这时,残余的 G_0 期肿瘤细胞可再进入增生期,从而增加肿瘤对化疗的敏感性。

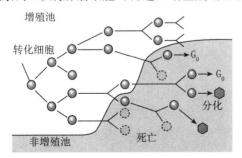

图 1-1 肿瘤细胞增生状态和非增生状态

肿瘤细胞增生过程中,有的细胞进入非增生状态(进入 G_0 期或分化或死亡),处于增生状态的仅为部分肿瘤细胞

肿瘤细胞的生成和死亡的比例是影响肿瘤生长速度的一个重要因素。肿瘤生长过程中,由

于营养供应和机体抗肿瘤反应等因素的影响,有一些肿瘤细胞会死亡,并且常常以凋亡的形式发生。肿瘤细胞的生成与死亡的比例,可能在很大程度上决定肿瘤是否能持续生长、能以多快的速度生长。促进肿瘤细胞死亡和抑制肿瘤细胞增生是肿瘤治疗的两个重要方面。

(三)肿瘤的血管生成

肿瘤直径达到1～2 mm后,若无新生血管生成以提供营养,则不能继续增长。实验显示,肿瘤有诱导血管生成的能力。肿瘤细胞本身及炎细胞(主要是巨噬细胞)能产生血管生成因子,如血管内皮细胞生长因子(vascular endothelial growth factor,VEGF),诱导新生血管的生成。血管内皮细胞和成纤维细胞表面有血管生成因子受体。血管生成因子与其受体结合后,可促进血管内皮细胞分裂和毛细血管出芽生长。近年研究还显示,肿瘤细胞本身可形成类似血管、具有基底膜的小管状结构,可与血管交通,作为不依赖于血管生成的肿瘤微循环或微环境成分,称为"血管生成拟态"。肿瘤血管生成由血管生成因子和抗血管生成因子共同控制。抑制肿瘤血管生成或"血管生成拟态",是抗肿瘤研究的重要课题,也是肿瘤治疗的新途径。

(四)肿瘤的演进和异质性

恶性肿瘤是从一个发生恶性转化的细胞单克隆性增生而来。肿瘤性增生所具有的这种克隆性特点,在女性可用多态X性联标记,如雄激素受体的杂合性来测定(图1-2)。

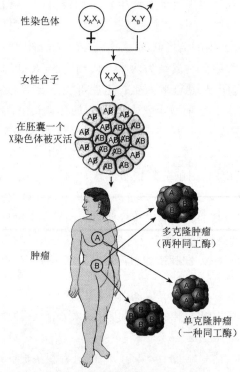

图1-2 用X性联标记显示肿瘤细胞的克隆性

女性的一对X染色体分别来自其父母。胚胎发育过程中细胞内的一个X染色体被随机灭活。每一体细胞中的活化的X-性联标记(如雄激素受体或G6PD同工酶)基因随机来自其父或母(图中的A或B)。分析X-性联标记杂合的女性患者发生的肿瘤,可显示肿瘤细胞中X-性联标记基因或来自母亲的A,或者来自父亲的B,而不是同时具有两个等位基因,说明该肿瘤具有克隆性

理论上,一个恶性转化细胞通过这种克隆增生过程,经过大约40个倍增周期后,达到10^{12}个

细胞,可引起广泛转移,导致宿主死亡;而临床能检测到的最小肿瘤(数毫米大),恶性转化的细胞也已增生了大约30个周期,达到 10^9 个细胞(图 1-3)。

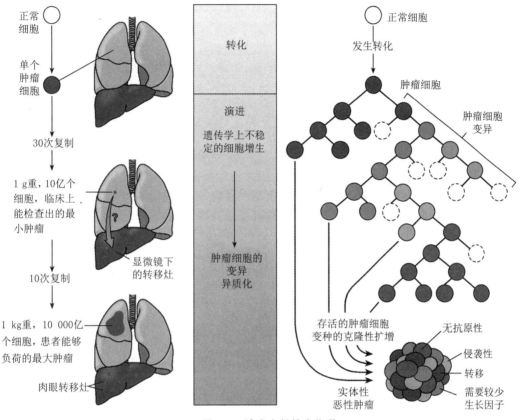

图 1-3 肿瘤生长的生物学

肿瘤的克隆性增生、肿瘤细胞演进与异质性的关系:一个发生了转化的细胞(肿瘤细胞)克隆性增生,并衍生出众多亚克隆;侵袭性更强、更能逃避宿主反应的亚克隆得以存活与繁衍,演进为侵袭性更强的异质性的肿瘤

恶性肿瘤在其生长过程中出现侵袭性增加的现象称为肿瘤的演进,可表现为生长速度加快、浸润周围组织和发生远处转移。肿瘤演进与它获得越来越大的异质性有关。肿瘤在生长过程中,经过许多代分裂繁殖产生的子代细胞,可出现不同的基因改变或其他大分子的改变,其生长速度、侵袭能力、对生长信号的反应、对抗癌药物的敏感性等方面都可以有差异。这时,这一肿瘤细胞群体不再是由完全一样的肿瘤细胞组成的,而是具有异质性的肿瘤细胞群体,即具有各自特性的"亚克隆"。在获得这种异质性的肿瘤演进过程中,具有生长优势和较强侵袭力的细胞压倒了没有生长优势和侵袭力弱的细胞。

近年来对白血病、乳腺癌、前列腺癌、胶质瘤等多种肿瘤的研究显示,一个肿瘤虽然是由大量肿瘤细胞组成的,但其中具有启动和维持肿瘤生长、保持自我更新能力的细胞是少数,这些细胞称为癌症干细胞、肿瘤干细胞或肿瘤启动细胞(tumor initiating cell,TIC)。对肿瘤干细胞的进一步研究,将有助于深入认识肿瘤发生、肿瘤生长及其对治疗的反应,以及新的治疗手段的探索。

二、肿瘤的扩散

恶性肿瘤不仅可在原发部位浸润生长、累及邻近器官或组织,而且可通过多种途径扩散到身体其他部位。这是恶性肿瘤最重要的生物学特性。

(一)局部浸润和直接蔓延

随着恶性肿瘤不断长大,肿瘤细胞常常沿着组织间隙或神经束膜连续地向周围浸润生长,破坏邻近器官或组织,这种现象称为直接蔓延。例如,晚期宫颈癌可直接蔓延到直肠和膀胱。

(二)转移

恶性肿瘤细胞从原发部位侵入淋巴管、血管或体腔,迁徙到其他部位,继续生长,形成同样类型的肿瘤,这个过程称为转移。通过转移形成的肿瘤称为转移性肿瘤或继发肿瘤,原发部位的肿瘤称为原发肿瘤。

发生转移是恶性肿瘤的特点,但并非所有恶性肿瘤都会发生转移。例如,皮肤的基底细胞癌,多在局部造成破坏,但很少发生转移。恶性肿瘤可通过以下几种途径转移。

1.淋巴道转移

淋巴道转移是上皮性恶性肿瘤(癌)最常见的转移方式,但肉瘤也可以淋巴道转移。肿瘤细胞侵入淋巴管,随淋巴流到达局部淋巴结(区域淋巴结)。例如,乳腺外上象限发生的癌常首先转移至同侧的腋窝淋巴结,形成淋巴结的转移性乳腺癌。肿瘤细胞先聚集于边缘窦,以后累及整个淋巴结(图1-4),使淋巴结肿大,质地变硬。肿瘤组织侵出包膜,可使相邻的淋巴结融合成团。局部淋巴结发生转移后,可继续转移至淋巴循环下一站的其他淋巴结,最后可经胸导管进入血流,继发血道转移。值得注意的是,有时肿瘤可以逆行转移或者越过引流淋巴结发生跳跃式转移。前哨淋巴结是原发肿瘤区域淋巴结群中承接淋巴引流的第一个淋巴结。在乳腺癌手术中,为了减少同侧腋窝淋巴结全部清扫造成的术后并发症,如淋巴水肿等,临床上做前哨淋巴结术中冷冻活检,判断是否有转移来决定手术方式。该方法也用在恶性黑色素瘤、结肠癌和其他肿瘤的手术中。

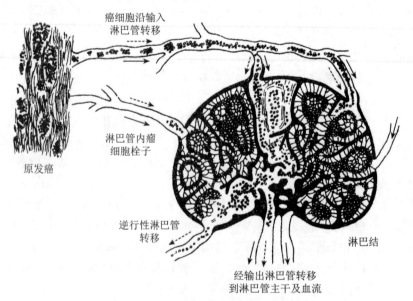

图 1-4 癌的淋巴道转移模式图

淋巴流向(实线箭头);癌细胞流向(虚线箭头)

2.血道转移

瘤细胞侵入血管后,可随血流到达远处的器官,继续生长,形成转移瘤。由于静脉壁较薄,同时管内压力较低,故瘤细胞多经静脉入血。少数亦可经淋巴管间接入血。侵入体循环静脉的肿瘤细胞经右心到肺,在肺内形成转移瘤,如骨肉瘤的肺转移。侵入门静脉系统的肿瘤细胞,首先发生肝转移,例如胃肠道癌的肝转移。原发性肺肿瘤或肺内转移瘤的瘤细胞可直接侵入肺静脉或通过肺毛细血管进入肺静脉,经左心随主动脉血流到达全身各器官,常转移到脑、骨、肾及肾上腺等处。因此,这些器官的转移瘤常发生在肺内已有转移之后。此外,侵入胸、腰、骨盆静脉的肿瘤细胞,也可以通过吻合支进入脊椎静脉丛。例如,前列腺癌可通过这一途径转移到脊椎,进而转移到脑,这时可不伴有肺的转移。

恶性肿瘤可以通过血道转移累及许多器官,但最常受累的脏器是肺和肝。临床上常做肺及肝的影像学检查以判断有无血道转移、确定患者的临床分期和治疗方案。形态学上,转移性肿瘤的特点是边界清楚,常为多个,散在分布,多接近于器官的表面。位于器官表面的转移性肿瘤,由于瘤结节中央出血、坏死而下陷,形成所谓"癌脐"。

3.种植性转移

发生于胸腹腔等体腔内器官的恶性肿瘤,侵及器官表面时,瘤细胞可以脱落,像播种一样种植在体腔其他器官的表面,形成多个转移性肿瘤。这种播散方式称为种植性转移。

种植性转移常见于腹腔器官恶性肿瘤。例如,胃肠道黏液癌侵及浆膜后,可种植到大网膜、腹膜、盆腔器官(如卵巢)等处。在卵巢可表现为双侧卵巢长大,镜下见富于黏液的印戒细胞癌弥漫浸润。这种特殊类型的卵巢转移性肿瘤称为 Krukenberg 瘤,多由胃肠道黏液癌(特别是胃的印戒细胞癌)转移而来(应注意 Krukenberg 瘤不一定都是种植性转移,也可通过淋巴道和血道转移形成)。

浆膜腔的种植性转移常伴有浆膜腔积液,可为血性浆液性积液,是由于浆膜下淋巴管或毛细血管被瘤栓堵塞、毛细血管通透性增加、血液漏出,以及肿瘤细胞破坏血管引起的出血。体腔积液中可含有不等量的肿瘤细胞。抽取体腔积液做细胞学检查,以发现恶性肿瘤细胞,是诊断恶性肿瘤的重要方法之一。

(谭家富)

第四节 肿瘤的分级与分期

一、肿瘤的分级

肿瘤的组织学分级依据肿瘤细胞的分化程度、异型性、核分裂象和有无坏死来确定,一般用于恶性肿瘤。对于上皮性瘤,较常采用的是三级法,即Ⅰ级为高分化,属低度恶性;Ⅱ级为中分化,属中度恶性;Ⅲ级为低分化,属高度恶性。如食管或肺的鳞状细胞癌可分为Ⅰ级、Ⅱ级和Ⅲ级。胃或大肠癌类型可分为分化好、分化中等和分化差,或分为低度恶性(包括分化好和中分化)和高度恶性(包括低分化和未分化)。中枢神经系统肿瘤通常分成 4 级,Ⅰ级为良性,Ⅱ级、Ⅲ级和Ⅳ级分别代表低度、中度和高度恶性。Ⅳ级肿瘤包括胶质母细胞瘤、松果体母细胞瘤、髓上皮瘤、室管膜母细胞瘤、髓母细胞瘤、幕上原发性神经外胚层瘤(PNET)和非典型性畸胎样/横纹肌样瘤。

二、肿瘤的分期

目前,被大家普遍应用的为国际抗癌联盟(UICC)制定的 TNM 分期系统。

TNM 分期系统是目前国际上最为通用的分期系统。首先由法国人 Pierre Denoix 于 1943 年至 1952 年提出,后来美国癌症联合委员会(AJCC)和国际抗癌联盟(UICC)逐步开始建立国际性的分期标准,并于 1968 年正式出版了第 1 版《恶性肿瘤 TNM 分类法》手册。TNM 分期系统已经成为临床医师和医学科学工作者对于恶性肿瘤进行分期的标准方法。

TNM 分期系统是基于肿瘤的范围("T"是肿瘤一词英文"Tumor"的首字母),淋巴结播散情况("N"是淋巴结一词英文"Node"的首字母),是否存在转移("M"是转移一词英文"Metastasis"的首字母)所构成的,见表 1-3。

表 1-3 肿瘤 TNM 分期

分期符号	临床意义
T_x	原发肿瘤的情况无法评估
T_0	没有证据说明存在原发肿瘤
T_{is}	早期肿瘤没有播散至相邻组织
$T_{1\sim4}$	大小和/或原发肿瘤的范围
N_x	区域淋巴结情况无法评估
N_0	没有区域淋巴结受累(淋巴结未发现肿瘤)
M_0	没有远处转移(肿瘤没有播散至体内其他部分)
M_1	有远处转移(肿瘤播散至体内其他部分)

每一种恶性肿瘤的 TNM 分期系统各不相同,因此 TNM 分期中字母和数字的含义在不同肿瘤所代表的意思不同。TNM 分期中 T、N、M 确定后就可以得出相应的总分期,即 I 期、II 期、III 期、IV 期等。有时候也会与字母组合细分为 IIa 或 IIIb 等。I 期的肿瘤通常是相对早期的肿瘤有着相对较好的预后。分期越高意味着肿瘤进展程度越高。

(谭家富)

第二章

肿瘤的常见症状与体征

第一节 发 热

一、概述

肿瘤患者伴发热的现象非常普遍,其中相当一部分归因于伴发的感染。然而有许多患者在经过全面检查后找不到发热的原因,而且这种发热与肿瘤的病程相关,当肿瘤进展时体温升高,在肿瘤控制后热退。因为发热与肿瘤伴发,也被称为肿瘤热。

(一)肿瘤热

肿瘤热可发生于几乎所有肿瘤,但更常见于淋巴瘤、急性白血病、骨肉瘤、肺癌、肾上腺肿瘤、原发或转移性肝肿瘤及有广泛转移的晚期肿瘤。肿瘤热一般表现为弛张热或持续发热型。绝大多数患者的体温在 38 ℃左右,不会超过 40 ℃。

肿瘤热的诊断必须排除感染性疾病及能引起发热的其他疾病才能确立。对症治疗常用吲哚美辛栓。肿瘤热的发病机制尚未完全明了,但可能起因于体内的多种致热原,它们可能来自:①肿瘤的致热原,如肿瘤坏死物;②宿主对肿瘤的免疫反应产生了免疫活性细胞,如激活的巨噬细胞,它能分泌白细胞介素-2,后者是一种致热原;③许多肿瘤能合成前列腺素,这也是一种致热原。

(二)感染性发热

肿瘤患者发生感染的主要原因包括:①肿瘤患者自身免疫功能下降,易发生各种感染。或在自然腔道生长的肿瘤往往造成引流不畅,而诱发感染。长期卧床、住院、抗生素应用以及营养不良、低蛋白血症等,均易合并感染。②目前的抗肿瘤治疗是创伤性治疗,包括化疗引起的白细胞和自身免疫力下降,放疗引起的局部组织抵抗力下降等。由于肿瘤患者处于低免疫力状态,一旦发生细菌性感染,可快速出现全身毒血症症状,导致休克和死亡。因此,临床上应特别注意患者出现的感染症状,并及时作出诊断和治疗。引起感染的病原体包括细菌、真菌和病毒。

(三)鉴别诊断

部分肿瘤患者可出现肿瘤热,是由于机体对肿瘤及由肿瘤细胞释放的致热因子的防御反应,或对肿瘤坏死的反应,均可出现发热。肿瘤热一般表现为持续热,口腔体温常低于 38.5 ℃,可伴有轻度的白细胞总数和中性粒细胞升高,患者自我发热感觉不明显,毒血症症状也不明显。但肿瘤阻塞某些自然腔道而引起的阻塞性细菌炎症,如支气管阻塞引起的炎症,其典型的发热症状常表现为午后寒战,再出现持续高热,体温常超过38.5 ℃,并伴有白细胞总数和中性粒细胞明显升高。因败血症出现的发热常为持续高热。

因化疗而引起的骨髓抑制易继发细菌感染。当白细胞总数<$0.5×10^9$/L,并出现体温>38.5 ℃时,应首先考虑感染的存在,并特别注意寻找隐匿的感染灶。此时因患者体质虚弱,临床上仅表现为寒战和发热,而对于一般感染所出现的症状,如皮肤红斑、水肿、炎症部位脓肿形成及局部疼痛等,临床上表现并不明显。

二、治疗原则

(一)感染性发热

感染性发热主要是根据病原菌检查结果或经验给予敏感药物治疗,要强调足量、全程用药。同时,还应采取必要的降温措施。对于使用物理还是药物降温,目前说法不一。临床上最常见的感染性发热的病因为细菌感染和病毒感染:细菌感染的治疗主要根据病原体的不同选择合适的抗生素;病毒感染的治疗以利巴韦林(病毒唑)、吗啉胍(病毒灵)等为代表。

(二)肿瘤性发热

首先要针对肿瘤病灶和性质本身选择合适的手术或放化疗方案。肿瘤性发热很少以高热为主,如果有新出现的体温异常升高,应注意是否合并感染或肿瘤恶化、转移,应完善血常规、病原学、影像学等检查,以免延误治疗。发热治疗的原则:对于中等程度以下发热者,主张物理降温为主。如物理降温不缓解,或体温持续升高,或伴有高热惊厥的儿童,或有心功能不全、器官衰竭的老年人,再考虑使用药物降温。

对于发热患者,特别是中等程度以下(体温<39 ℃)的发热患者,应以物理降温为主。即使是对中、重度发热(体温≥39 ℃),药物降温亦并非首选。特别是在患者出现脱水休克症状时,不主张采用解热药物降温。这是因为患者应用解热药物后会因大量出汗而加重脱水休克症状。可先应用乙醇擦浴、四肢大动脉处置冰囊、口服温开水等物理降温方法,同时,注意补液,缓解休克症状,如患者出汗较多,注意离子紊乱的可能,及时补充离子。

应用物理降温后,如果发热仍不缓解,甚至体温直线上升至>39 ℃时,如无禁忌,应及时采取药物降温。一般不主张滥用解热镇痛药或激素,除高热或超高热的患者需紧急处理外,对其他发热患者应以明确病因,进行病因治疗为重点。

目前,临床常用退热药物首选非甾体抗炎药。根据其药理机制大致分为3类:A类,酮洛芬、吲哚美辛;B类,阿司匹林、萘普生;C类,布洛芬、双氯芬酸、对乙酰氨基酚。此外,还有一些清热解表的中草药,如安宫丸、清开灵、双黄连等,作用相对较缓和。有研究者称,萘普生还具有鉴别感染性发热和肿瘤性发热的作用。对于检查鉴别有困难者,如经验性应用抗感染治疗后,患者仍有不明原因的发热,可使用萘普生进行诊断提示性治疗。如果应用萘普生后快速降温且体温达到正常水平,停药后24 h内体温完全回升者,多为肿瘤热。

值得注意的是,高龄者、妊娠及哺乳期妇女,肝肾功能不全者、血小板减少症者、有出血倾向者以及有上消化道出血和/或穿孔病史者,应慎用或禁用非甾体抗炎药。对有特异体质者,使用后可能发生皮疹、血管性水肿、哮喘等反应,应当慎用。

对应用上述药物仍不缓解的顽固性高热或重度感染所致发热,应合理应用激素。不主张在发热患者中常规应用激素。当患者病情需要必须使用激素退热时,务必要严格控制剂量,切忌长期大剂量使用激素退热;尽量避免使用作用很强的地塞米松,一般给予中等强度的泼尼松或氢化可的松等即可;要在体温下降后停药。如大剂量且连续应用激素>3 d,就必须采取逐渐停药方法,切忌突然停药,以免引起激素反跳现象。

除上述退热方法外,还有人工冬眠等方法。对于使用哪种退热方法,还应该根据导致发热的原因、具体病情和患者本身状态、是否具备应用退热药物的适应证或禁忌证等多重因素进行分析,选择合适的治疗手段。

(唐成琼)

第二节 出 血

一、概述

出血在肿瘤患者中常见,大出血需紧急处理。引起出血的主要原因如下。

(1)发生于自然腔道的恶性肿瘤,如鼻咽癌、肺癌、胃癌、直肠癌、宫颈癌等,由于肿瘤侵蚀血管,引起局部出血。若侵及大血管,则引起大量出血而导致死亡。

(2)许多肿瘤患者呈高凝状态,如诱发弥散性血管内凝血可导致重要脏器内出血,如颅内出血而引起患者死亡。肿瘤侵犯肝脏,可引起凝血因子等与凝血有关的物质合成减少,并使纤溶酶原合成缺陷,易引起出血。

(3)抗肿瘤治疗引起的出血。如大剂量和反复化疗导致骨髓内血小板生成抑制或急性白血病,淋巴瘤等对骨髓侵犯引起造血功能抑制而导致继发性出血。

(4)某些药物如肝素、非甾体抗炎药、两性霉素 B、长春新碱等,可诱发血小板功能障碍,均可潜在导致出血。血小板减少和功能障碍是导致肿瘤患者出血的最常见的原因(约占 50%)。

(5)放疗可引起局部自然腔道内的肿瘤退缩,血管暴露,如血管破裂导致出血。如支气管肺癌、食管癌放疗后引起的出血。

患者可主诉心悸、乏力、头痛、呼吸困难和痰血增加、血尿、鼻出血等症状,体检和实验室检查可发现局部黏膜出血、牙龈出血、皮下瘀点和瘀斑,特别易发生在皮肤摩擦部位,如后背、胁腹部及四肢、口腔黏膜及舌部黏膜下易出现血疱,以及胃肠道、泌尿生殖道、中枢神经系统和鼻咽部、支气管、肺部的出血。如为血小板计数减少引起的出血,则血常规检查示外周血血小板绝对量减少,出、凝血时间延长。与内源性凝血有关的指标如活化部分凝血酶原时间延长,与外源性凝血有关的指标如凝血素时间也可能延长。若疑有弥散性血管内凝血,则血液涂片可见破裂的红细胞,且血清中纤维蛋白原和纤维蛋白原降解产物含量增加。对怀疑存在免疫性血小板减少症患者,可做骨髓穿刺确定诊断。

二、治疗原则

(一)血小板减少症引起的出血

1.血小板减少但未出血的治疗

因化疗而导致的血小板减少,如外周血血小板计数$<1 \times 10^9$/L,但患者无活动性出血,则应

每1～2天静脉输注血小板6～8 U,直至血小板计数稳定,并高于$10×10^9$/L。如血小板计数在$(10～20)×10^9$/L,但出现发热(>38 ℃)并高度怀疑存在感染时,则需在抗生素应用的条件下,静脉输注血小板。如血小板计数<$50×10^9$/L,但需行创伤性检查和治疗,包括活检、内镜检查、手术等,则应先静脉输注血小板,待血小板达正常值后再进行相关检查。

2.因血小板减少而出血的治疗

应静脉紧急输注血小板,至少使血小板计数>$30×10^9$/L。正常情况下输注多个供者的血小板与单个供者的效果一样。可通过输注血小板0.5 h后经修正(输注的单位数和体表面积的修正值)后的血小板增加值和输注后10～15 min的出血时间,来评价血小板输注后的临床效果。酚磺乙胺(止血敏)可用于血小板减少性出血。用法为酚磺乙胺0.25～0.75 g肌内注射或静脉注射,每天2～3次,或2～3 g静脉滴注,每天1次。可加用维生素C每天2～3 g静脉滴注。必要时短期使用糖皮质激素,如氢化可的松每天200～300 mg静脉滴注。

(二)因肝脏疾病所致的凝血因子缺陷和/或合成减少引起的出血

如凝血因子Ⅴ、Ⅶ、Ⅸ、Ⅹ、Ⅺ、Ⅻ、前激肽释放酶、激肽原、纤溶酶原、抗凝素Ⅲ、S蛋白和C蛋白等缺乏,可通过维生素K和相应的凝血因子的输入来纠正。维生素K参与因子Ⅱ、Ⅶ、Ⅸ和Ⅹ的合成。而新鲜冷冻血浆内富含凝血因子Ⅱ、Ⅴ、Ⅶ、Ⅹ、Ⅺ和Ⅻ。

肿瘤患者常出现全身纤溶亢进,因此,使用竞争性抑制纤溶酶原药物,可避免纤溶酶原被激活。可使用的药物包括氨甲环酸(止血环酸)500 mg,每8～12 h 1次,口服或静脉给予。氨基己酸5～10 g,缓慢静脉滴注,以后每小时1～2 g,持续24 h。如出血减少,可改为口服维持。

(三)弥散性血管内凝血导致血小板减少引起的出血

治疗应首先解除引起DIC的诱因,如肿瘤、感染、代谢性酸中毒等,同时补充各种凝血因子和血小板。小剂量肝素治疗有效,每天25～50 mg,分次静脉滴注或皮下注射,但必须监测APTT。

(四)自然腔道出血的处理

1.消化系统出血

上消化道出血病例中约有5%为恶性肿瘤引起,主要为晚期胃癌,其中42%表现为大量出血。对于消化道肿瘤引起的出血,除了用一般凝血制剂与血管收缩药物外,还需针对肿瘤做特殊的处理,包括采用内镜将微波加热探头直接对出血处进行凝固治疗加局部肾上腺素应用,或进行电灼止血加局部硬化剂注射,或采用激光作姑息性止血治疗,均可取得较好的效果。对原发性肝癌或肝转移破裂出血,可作选择性肝动脉结扎或栓塞,也有一定的效果。

2.泌尿系统出血

肾脏、输尿管、膀胱和尿道肿瘤常可发生泌尿道出血,有时盆腔肿瘤如直肠癌、卵巢癌等侵蚀泌尿道也可引起出血。某些抗肿瘤药物如环磷酰胺和异环磷酰胺的代谢产物经肾脏排泄至膀胱,刺激膀胱上皮引起出血性膀胱炎。临床上一般静脉给予环磷酰胺总量超过18 g,或口服总量超过90 g易发生出血性膀胱炎;静脉给药常出现急性出血性膀胱炎,而口服给药则常呈慢性出血。多柔比星(阿霉素)应用也有引起急性肾脏出血的报道。盆腔和肾区的放疗也会引起出血,主要是射线造成膀胱和肾脏纤维化,毛细血管闭塞,脆性增加,加之局部刺激所致。

治疗泌尿道出血主要是针对原发肿瘤,应考虑尽早手术,同时积极采用药物止血治疗。膀胱出血伴血块常需做膀胱冲洗。化疗引起的出血性膀胱炎在临床上应予重视,应用异环磷酰胺时加用美司钠,后者可与异环磷酰胺代谢产物丙烯醛作用形成非膀胱毒性化合物,可明显降低出血性膀胱炎的发生。如果在美司钠应用时再加静脉水化,则效果会更好。

3.呼吸系统出血

鼻咽癌在我国东南沿海,70%患者伴有回缩性血涕或鼻出血。如放疗后出现超过 500 mL 的出血为大出血,主要由肿瘤侵犯大血管及放疗后局部组织充血、血管破裂造成。治疗视不同情况可采取坐位、半卧位或患侧卧位。出血少时可采用 1% 麻黄碱点滴纱条或吸收性明胶海绵做前鼻腔填塞,出血多时采用后鼻腔气囊填塞,同时全身给予止血药物,必要时可输血。在上述处理无效时可考虑做一侧颈外动脉结扎。

原发性支气管肺癌常伴有血痰。一次出血量超过 300 mL 或 24 h 连续性出血超过600 mL 者为大咯血,应予紧急处理,包括患侧卧位和止血药等应用。如内科治疗无效可考虑经纤维支气管镜作冰氯化钠溶液灌注,局部滴注 1∶20 000 肾上腺素 5 mL;病变局限时可考虑手术。

(王 策)

第三节 贫 血

肿瘤患者发生贫血的原因是多样的,包括癌症本身、放化疗引起的骨髓抑制、肿瘤侵犯骨髓、溶血、脾大、失血、铁生成障碍和促红细胞生成素(EPO)缺乏。顺铂是最容易引起贫血的化疗药物,其他化疗药物多疗程治疗后也会导致贫血。有证据表明,因顺铂对肾小管损伤而使 EPO 产生减少,是导致贫血的原因之一。脊髓和盆腔放疗,因照射范围包括了主要造血的部位,因此也会导致贫血。包括治疗因素在内的各种原因引起的癌性贫血,使患者生活质量受到影响。

一、概述

贫血的发生率及严重程度与肿瘤类型、分期、病程、治疗方案、药物剂量,以及患者放疗和治疗期间是否发生感染等因素有关。有学者报道 263 例肿瘤患者,贫血发生率为 48.3%,其中泌尿生殖系肿瘤的贫血发生率最高(70.6%)。Dalton 等对 28 个肿瘤中心接受化疗的 2 821 例肿瘤患者进行调查,其贫血发生率由化疗后第 1 周期的 17.0% 升至第 6 周期的 35.0%(其中肺癌 51.0%、卵巢癌 49.0%),说明癌性贫血程度随化疗周期增加而加重。据 Campos 报道,不同化疗药物治疗卵巢癌患者引起 1～2 级、3～4 级贫血的发生率分别为紫杉醇 18.0%～19.0%、6.0%～64.0%,多西紫杉醇 58.0%～87.0%、27.0%～42.0%,卡铂或顺铂 8.0%～68.0%、1.0%～26.0%。环磷酰胺与卡铂或顺铂联合 32.0%～98.0%、2.0%～42.0%。BarrettLee 报道,各种癌症放疗后贫血的发生率分别为乳腺癌 45.0%、大肠癌 63.0%、肺癌 77.0%、前列腺癌 26.0%、宫颈癌和泌尿系统肿瘤 79.0%、头颈癌 32.0%。

肿瘤患者出现贫血时应及时对症治疗,更重要的是发现贫血原因,才能从根本上进行纠正。发生贫血原因主要为以下几种。

(一)肿瘤相关性贫血

此类贫血为肿瘤发生、发展中引起的慢性贫血。研究认为,肿瘤细胞和宿主免疫系统相互作用可致巨噬细胞活化,使 γ 干扰素(γ-IFN)、白细胞介素-1(IL-1)、肿瘤坏死因子(TNF)等炎性细胞因子表达和分泌增加。其引起贫血的机制如下。

1.直接抑制红细胞生成

TNF、IL-1、γ-IFN是抑制红细胞生成的特异性细胞因子,其升高可直接或间接抑制体内红系祖细胞(CFU-E)生成,导致红细胞生成减少,引起贫血。

2.抑制促红细胞生成素(EPO)产生

有学者提出,肿瘤患者EPO产生受抑为癌性贫血的重要原因之一,感染可加剧其恶化,肺癌、乳腺癌、神经系统实体瘤中均可见酷似慢性肾衰竭贫血的现象。

3.破坏铁的利用和分布

恶性肿瘤患者多数血清铁降低,但骨髓铁染色正常,说明其贫血是铁利用障碍,而非铁缺乏。其可能机制为肿瘤促使炎性细胞因子分泌增加,诱导白细胞产生乳铁蛋白,乳铁蛋白与铁结合,妨碍铁的分布与利用。

4.恶性肿瘤患者对EPO的反应性降低

据报道多数恶性肿瘤(尤其是晚期)贫血患者EPO增高,其原因可能如下。

(1)正常时血中EPO受肾组织氧分压影响,低氧和贫血是EPO升高的主要因素。肿瘤患者多有不同程度的组织缺氧和贫血可导致肾氧分压降低,刺激EPO产生。

(2)TNF、IL-1、γ-IFN等可降低CFU-E对EPO的反应能力,故血清EPO保持较高水平。另外,机体靶细胞上的EPO受体对EPO产生耐受,使EPO受体对EPO刺激阈值提高,EPO不能充分利用。

(3)部分非贫血肿瘤患者血清EPO升高可能与肿瘤异质性和自发性分泌有关。

(4)肿瘤患者肝脏分泌EPO增加。

(5)肿瘤患者血管紧张素、肾上腺素、血管升压素等不同程度升高,刺激血清EPO升高。EPO较高时发生癌性贫血与患者对EPO反应性降低有关。

(二)治疗相关性贫血

放、化疗引起的骨髓抑制为恶性肿瘤患者最常见的贫血原因。顺铂是最容易引起贫血的化疗药物,其他化疗药物多疗程治疗后也会导致贫血。有证据表明,因顺铂对肾小管损伤而使EPO产生减少,是导致贫血的原因之一。脊髓和盆腔放疗,因照射范围包括了主要造血的部位,因此也会导致贫血。

(三)营养缺乏性贫血

铁、叶酸、维生素B_{12}缺乏可致红细胞成熟障碍,以消化道肿瘤最多见。其慢性失血或胃肠功能下降造成的吸收障碍均可致铁吸收减少、丢失增加,引起缺铁性贫血。消化道肿瘤可使体内因子生成减少或内因子抗体或肠道细菌过度繁殖,导致肠道吸收功能下降,引起维生素B_{12}缺乏而致贫血。消化道肿瘤可影响叶酸、维生素B_{12}吸收,肿瘤细胞增生时叶酸或维生素B_{12}需要量增加,均可致机体叶酸或维生素B_{12}绝对或相对缺乏,引起贫血。

(四)急性或慢性失血

急性失血常见于肿瘤破裂或肿瘤侵蚀血管,使血管破裂而致大出血;慢性失血常见于胃肠道肿瘤。

(五)恶性肿瘤侵犯骨髓及其导致的骨髓纤维化

骨髓是肿瘤转移好发部位,肿瘤细胞浸润可直接抑制骨髓造血干细胞增殖,消耗造血物质;释放癌性代谢产物损伤骨髓。骨髓涂片可见增生低下及与原发病相应的瘤细胞。肿瘤细胞浸润还可导致骨髓纤维化。

(六)自身免疫性溶血

恶性肿瘤导致溶血的确切机制尚不明了,可能与单核-吞噬细胞功能过度活跃及肿瘤细胞产生某种溶血性产物有关。

二、治疗原则

(一)病因治疗

首先要尽可能明确癌性贫血的原因,对营养缺乏性贫血者可适当补充铁剂、叶酸、维生素 B_{12} 等;对失血引起者应找出出血部位,采取针对性治疗;对骨髓转移引起者应给予全身化疗,部分患者可获短期缓解。

(二)输血治疗

癌性贫血是一种慢性过程,患者对贫血的耐受性明显好于急性失血者。因此,血红蛋白 >100 g/L很少考虑输血。当血红蛋白<70 g/L 时可考虑输注红细胞。血红蛋白 70～100 g/L 时应根据患者具体情况决定是否输血。一般老年患者耐受性较差,如伴有其他心肺疾病者,输注红细胞改善贫血症状可能使患者获益。

输血可引起许多并发症,可出现输血反应,还可增加肝炎、艾滋病、梅毒、人类 T 淋巴细胞病毒等病原体感染机会。多次输血后患者体内常产生抗体,导致输血后血红蛋白(Hb)水平维持时间缩短,还可致血色病。输血后产生的免疫抑制作用可能促进肿瘤生长。

(三)重组人红细胞生成素(rHuEPO)治疗

内源性 EPO 产生于肾脏,对红细胞的生成起调节作用。当发生缺氧或红细胞携带氧的能力下降时,EPO 生成增加并促进红细胞生长。基因重组 EPO 最早被批准用于治疗慢性肾衰竭导致的贫血。临床试验表明,EPO 可缓解癌性贫血,减少输血需要,改善患者的一般状况。化疗引起的骨髓抑制,使红系造血祖细胞凋亡,而 EPO 可阻止祖细胞凋亡。然而,对外源性 EPO 的反应取决于患者发生贫血后自身 EPO 的产生能力。当内源性 EPO 产生数量不足时,机体才对外源性 EPO 有反应。血液肿瘤患者的外周血中 EPO 水平超过 500 mU/L 时,外源性 EPO 不能改善患者的贫血。另一个影响疗效的是机体是否产生对 EPO 的抗体。

化疗后血红蛋白≤100 g/L 可治疗性给予 EPO;当血红蛋白<120 g/L 时,可根据临床情况决定是否使用 EPO。EPO 剂量为 150 U/kg,每周 3 次,连续 4 周。如果对上述剂量无反应,可提高剂量为300 U/kg,每周 3 次,连续 4～8 周。另一种比较方便的用法为 EPO 每周40 000 U。EPO 治疗超过6～8 周仍然无效的患者应停药,继续治疗将无临床获益。应检查患者是否存在缺铁。

(张延可)

第二章

肿瘤的放射治疗

第一节　肿瘤放射治疗的概述

一、肿瘤放射治疗物理学基础

在放疗中,患者所接受的辐射剂量,一般不能在患者的体内直接测量,通常是用人体组织替代材料,如水模体中对各种类型的外照射治疗机进行剂量校准和剂量分布测定等,并将水模体中的吸收剂量转换为患者所接受的剂量。

(一)照射野及照射野剂量分布的描述

根据国际辐射测量和单位委员会的建议,需要了解有关照射野剂量学的一些名词和剂量学参数的定义,如射线束(从放射源出发沿着光子或电子等辐射粒子传输方向的横截面空间范围)、射线束中心轴(即射线束的对称轴)、照射野(由准直器确定射线束的边界并垂直于射线束中心轴的射线束平面)、源皮距(从放射源前表面沿射线束中心轴到受照物体表面的距离)、源轴距(从放射源前表面沿射线束中心轴到等中心的距离)、参考点(模体中沿射线束中心轴深度剂量确定为100％的位置)、校准点(国家技术监督部门颁布的剂量学规程所规定的放疗机剂量较准的测量点)和射线质(用于表示射线束在水模体中穿射的本领)。

(二)剂量学参数

有关计量学参数需要了解以下几个方面的内容。

1.平方反比定律

ISL 是放射源在空气中放射性强度(可表示为照射量率和吸收剂量率)随距离变化的基本规律。

$$ISL(d,d_0d,S)=D'_x/D'_y=(S+d_0/S+d)^2$$

2.百分深度剂量

PDD 是最常用的照射野剂量学参数之一,水模体中以百分数表示,即射线束中心轴某一深度处的吸收剂量与参考深度的吸收剂量的比值。

$$PDD(E,S,W,d)=D_x/D_y\times100\%$$

参考深度的选择依赖于射线束的能量。通常对于势能低于 400 kV X 射线,参考深度选择在水模体表面。高能 X 射线及^{60}Co γ 射线,参考深度选择在最大剂量深度处。影响百分深度剂量分布的因素,包括射线能量、照射野、源皮距离和深度。

3.组织空气比

TAR 是加拿大物理学家 Joins 于 20 世纪 50 年代初提出的,目的是解决^{60}Co 中低能量等光子射线束旋转治疗的剂量计算;其定义为水模体中射线束中心轴某一深度的吸收剂量,与空气中距放射源相同距离处,在一刚好建立电子平衡的模体材料中吸收剂量的比值。

$$TAR(E, W_d, d) = D_x/D_{x'}$$

与百分深度剂量比较,组织空气比定义时的照射野大小,不在水模体的表面,而是在定义深度 d_0 处的照射野大小。影响 TAR 的因素仅为射线束的能量、照射野的大小和水模体中深度,不受源皮距离的影响(图 3-1)。

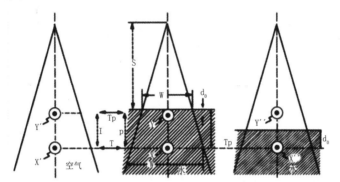

图 3-1　百分深度剂量(P)、组织空气比(T)和组织模体比(Tp)等参数

图中 I 表示平方反比规律,T 表示最大剂量点处的组织空气比

二、放疗方法

各类放射源在临床应用中有两种基本照射方法。①体外照射亦称远距离照射,是指放射源位于体外一定距离的照射;放射线经过皮肤和部分正常组织集中照射身体内的某一部位,是目前临床使用的主要照射方法。②体内照射亦称近距离照射,与体外照射的区别是将密封放射源直接放入被治疗的组织内或放入天然体腔内(如鼻咽、食管、气管和管腔等部位)进行照射。内照射技术有五大类,即腔内、管内、组织间插入、术中和敷贴治疗。

三、照射技术及照射野设计原理

照射野设计是肿瘤放疗计划设计中的极其重要一环,既要体现对具体患者的治疗要求,又要考虑到治疗体位的可实现性和重复性,及其机器所能提供的极限条件。

(一)照射技术的分类

体外照射技术常用固定源皮距(SSD)、固定源轴距(SAD)和旋转(rotation,ROT)3 种技术。固定源皮距照射,即固定放射源到皮肤的距离,不论机头在何种位置。在标称源皮距下,即将治疗机的等中心放在患者皮肤上,肿瘤或靶区中心放在放射源和皮肤入射点的两点连线的延长线上。等中心定角照射是将治疗机的等中心置于肿瘤或靶区中心上,其特点是只要等中心在肿瘤或靶区中心上,机器转角的准确性及患者体位的误差都能保证射野中心轴通过肿瘤或靶区中心。旋转技术与 SAD 技术相同,也是以肿瘤或靶区中心为旋转中心,用机架的旋转运动照射代替

SAD 技术中机架定角照射。

(二)高能电子束和 X(γ)射线照射野设计原理

1.高能电子束

根据高能电子束射野中心轴深度剂量线的特点和临床剂量学的需要,深度剂量曲线划分成 3 个剂量区:从表面到 d_{max} 为剂量建成区,区宽随射线能量增加而增宽,剂量梯度变化较大;从 d_{max} 到 d_{90}(或 d_{95})为治疗区,剂量梯度变化较小;d_{90}(或 d_{95})以后,剂量突然下降,称为剂量跌落区。从电子束剂量分布的特点看,用单野治疗偏体位一侧的肿瘤,如果能量选取合适,可在靶区内获得较好的剂量分布。若将靶区后缘深度 $d_{后}$ 取为 90% 或 95% 剂量线,电子束能量可近似选为 $E_0 = 3 \times d_{后} + 2 \sim 3 (MeV)$,其中 2~3 MeV 为选用不同大小射野和适应加速器上电子能量设置所加的调整数。

2.X(γ)线照射野设计原理

(1)单野照射:根据高能 X(γ)射线深度剂量曲线的特点,可用最大剂量点深度 d_{max} 将曲线分成剂量建成区和指数吸收区两部分。因剂量建成区内剂量变化梯度较大,剂量不易控制,靶区应放到最大剂量点深度之后。

(2)两野交角照射:对偏体位一侧病变。如上颌窦等,两平野交角照射时,因几何关系,在病变区形成"内野"型剂量分布,剂量不均匀。用适当角度的楔形滤过板,可使靶区剂量最均匀。

(3)两野对穿照射:对中位病变一般采取两野对穿照射。对穿照射的特点是当两野剂量配比相等时,可在体位中心得到左、右、上、下对称的剂量分布。要使靶区剂量比两侧正常组织剂量高,拉开肿瘤剂量和正常组织剂量范围,得到 >1 的剂量增益比,一般应使每野在体位中心处深度剂量 $PDD_{1/2} \geqslant 75\%$。

四、治疗方案的评估

(一)射野设计工具

1.射野设计的两个步骤

确定射野方向和形状,计算射野在体内的剂量分布。前者一般是由医师或计划设计者根据肿瘤部位的需要和自己的经验自行设定,后者一般由软件自动完成。软件工具的主要功能是便利计划设计者确定射野方向和射野形状,并能直接反映射野的种类。

2.医师方向观

REV 是相当于医师在检查室(CT 或模拟机室)和治疗室由任意位置观察射野与患者治疗部位间的相对空间关系,以及射野间的相对关系;特别是对非共面射野,REV 特别方便。

3.射野方向观

BEV 是设想医师或计划设计者站在放射源位置,沿射野中心轴方向观看射野与患者治疗部位间的相互关系。医师在给患者做 X 射线透视或照相时,电视监视屏上的影像和 X 射线胶片的影像就是 BEV 观察的结果。BEV 是 REV 的一种特殊情况。

(二)剂量体积直方图

由于 3D 计划系统中,剂量计算都是在 3D 网格矩阵中进行的,能够计算和表示出在某一感兴趣的区域,如靶区和重要器官的体积内有多少体积受到多高剂量水平的照射,这种表示方法称为剂量体积直方图。上述形式的 DVH 图如何使用,要看具体情况。积分 DVH 对同一治疗计划中不同器官间剂量分布的评估非常有用;要想了解某一器官内受照体积与剂量间的相对关系,微分 DVH 必不可少,因其指出多少个体积单元受到某一剂量范围内的照射。

DVH 是评估计划设计方案最有力的工具,表示有多少靶体积或危及器官体积受到多高剂量的照射,根据 DVH 图可以直接评估高剂量区与靶区的适合度,由适合度挑选较好的治疗计划。

五、肿瘤的定位、模拟及验证

肿瘤的定位、模拟及验证贯穿整个放疗过程,是保证治疗过程中照射野位置和剂量准确性的重要环节,也是提高放疗疗效的重要措施。

(一)治疗体位及体位的确定

确定体位时,应考虑影响体位重复性的因素,包括皮肤脂肪层厚度、肌肉张力和重力。治疗体位应在治疗方案设计的最初阶段进行。合适的体位既要考虑治疗方案(布野)的要求,又要考虑患者的健康条件和每次摆位的可重复性。因此在符合治疗方案布野要求的情况下,患者感到舒适的体位,应该是重复性较好的体位。

(二)体位参考标记

体位参考标记是用作肿瘤定位的标记,应该位于肿瘤附近的患者皮肤上或相应面(体)罩或定位框架上。参考标记应是影像设备(如 CT/MRI/PET 等)的显像物,并保证在不同影像设备上做定位时,参考标记的位置的一致性。参考标记应是半永久性的,至少在整个放疗过程中保持清晰可见。参考标记的位置应尽量靠近肿瘤(靶区)的中心,减少向摆位标记点转换的误差。

(三)CT 模拟机

计算机体层摄影模拟机是实现 3D 精确放疗较理想的一种定位工具,由一台高档螺旋 CT 机、3D(治疗部位假体)重构软件和一套 3D 运动激光灯组成,其目的是建立患者治疗部位的 3D 假体。利用 3D 假体进行病变的定位(透视、照相)和制订治疗方案。治疗方案确定后,利用 3D 激光灯将在 3D 假体上制定治疗计划,利用参考标记点的坐标转换,复制到患者身上,确定摆位标记。

(四)CT 或 MRI 扫描

治疗体位摆好体位后,将 CT 定位"＋"字标记或核磁定位"＋"字标记,贴于参考标记的相应文身标记点处,注意"＋"字叉应严格与文身标记重合。扫描前,先拍摄平片,在平片上确立参考标记点的平面为 CT 或磁共振成像扫描的参考扫描平面。给出参考扫描平面,确定 CT 或 MRI 的扫描范围,参考标记和肿瘤附近加密扫描。

(五)模拟定位机

模拟定位机是常规 2D 定位和 3D 治疗方案实施照射前进行模拟及验证的重要工具。治疗前模拟过程应该是模拟患者照射时的真实过程。在可能的情况下,应拍摄治疗方案规定的所有或至少几个射野的 X 线摄片,便于与治疗方案制订中射野的 DRR 照片做比较。

(六)射野影像系统

电子射野影像装置是实施动态监测照射时患者体位、射野位置及形状的工具,治疗体位下的 EPID 影像通过局域网进入治疗计划系统,与 DRR 和模拟机 X 线片进行比较和误差分析。

(七)射野挡块

挡块分不规则挡块(外挡)和射野内组织保护挡块(内挡)。外挡块约需五半价层厚的材料,内挡厚度应由 TPS 确定,挡块可以由模室制作或 MLC 形成。模拟机上做射野模拟和验证时,亦应有相对的"射野模拟挡块"进行射野摄片。

(八)进程表格

细则中按照图 3-2 所示的 3D(2D)治疗定位、模拟及验证的一般进程,制定进程表,图中凡能跨步操作的均用一箭头标明,非箭头标明的不能跨步操作。

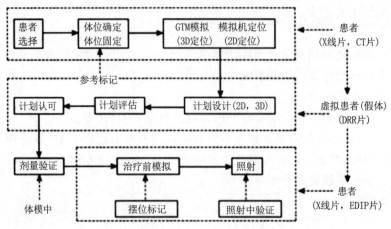

图 3-2　三维(二维)治疗定位、模拟及验证的一般进程

（杨光明）

第二节　肿瘤放射治疗的分类

一、根治性放疗

根治性放疗是指通过给予肿瘤致死剂量的照射使病变在治疗区内永久消除,达到临床治愈的效果。

根治性放疗的患者需具备的条件:一般状况较好、肿瘤不能太大并无远隔器官转移、病理类型对射线敏感或中度敏感。根治性照射范围要包括原发灶和预防治疗区,照射范围较大,剂量较高,同时要求对肿瘤周围正常组织和器官所造成的损伤最小。

二、姑息性放疗

姑息性放疗是针对病期较晚、临床治愈较困难的患者,为了减轻痛苦、缓解症状、延长生存期而进行的一种治疗。

(一)高姑息放疗

肿瘤范围较广而一般状态较好的患者,可给予较高剂量或接近根治剂量的放疗,部分患者可能会取得较好的疗效。

(二)低姑息放疗

一般状态较差的患者,可给较低剂量的放疗,可取得缓解症状、减轻痛苦、止痛、止血、缓解梗阻等效果。

三、术前放疗或术前放化疗

术前放疗或术前放化疗为手术前进行的治疗,目的是提高手术的切除率、降低手术后复发率和提高远期疗效。

(一)术前放疗或术前放化疗的作用

(1)抑制肿瘤细胞的活性。

(2)防止术中引起肿瘤细胞的种植和播散。

(3)控制肿瘤周边的微小病灶和转移的淋巴结。

(4)提高手术切除率。

(5)消除肿瘤伴有的炎症和溃疡,减轻患者症状、改善患者状态。

(6)化疗与放疗同步,不但可增强放疗效果,而且可使远处存在的微小转移灶及血液循环中的肿瘤细胞得到早期治疗。

(二)术前放疗或术前放化疗的适应证

(1)肿瘤较大,切除有困难的患者。

(2)局部有多个淋巴结转移,手术很难彻底切除的患者。

(三)术前放疗的剂量

(1)低剂量:15～20 Gy/3～10 d。

(2)中等剂量:30～40 Gy/3～4 w。

(3)高剂量:50～60 Gy/5～6 w。

(四)术前放疗到手术治疗时间间隔

(1)低剂量放疗结束后可立即进行手术。

(2)中、高剂量放疗一般在放疗结束后 2～4 w 手术。

(五)术前放疗或术前放化疗的肿瘤

头颈部肿瘤、食管癌、肺癌、直肠癌、胃癌、宫颈癌、巨大肾母细胞瘤等。术前治疗肿瘤病理完全消失(PCR)者,生存率显著提高。

四、术中放疗

术中对准肿瘤病灶一次性大剂量的照射方法。

(一)术中放疗的优点

(1)准确性高。

(2)保护肿瘤后面的正常组织。

(3)减少了腹部外照射常出现的放射反应。

(二)术中放疗的缺点

(1)决定最适合的照射剂量比较困难。

(2)失去了常规放疗分次照射的生物学优势。

(三)术中放疗的适应证

(1)肿瘤深在或与大血管、重要脏器有浸润不能彻底切除者。

(2)肉眼观察肿瘤已切除,但怀疑有微小病灶残留者。

(3)病变范围广,手术不能切除,为了缩小肿瘤、缓解症状、延长生命者。

（四）术中放疗的肿瘤

胃癌、胰腺癌等。

五、术后放疗或术后放化疗

术后放疗或术后放化疗为术后进行的治疗，目的是提高局部控制率，减少远处转移率。

（一）放疗或术后放化疗的适应证

（1）术后肿瘤与重要器官粘连切除不彻底。

（2）术后病理证实切缘阳性。

（3）转移淋巴结清扫不彻底。

（二）术后至术后放疗的时间

一般为 1 个月。

（三）术后放疗或术后放化疗的肿瘤

脑瘤、头颈部癌、胸部肿瘤、肺癌、食管癌、大肠癌、胃癌、宫颈癌、软组织肉瘤及皮肤癌等。术后放化综合治疗的疗效优于单纯放疗或单纯化学药物治疗。

（杨光明）

第三节　肿瘤放射治疗的适应证与禁忌证

一、适应证

根据肿瘤细胞的敏感性、放疗目的和放疗方法的不同将放疗的适应证分为以下 5 个方面。

（一）根据肿瘤组织对射线的敏感程度不同，将恶性肿瘤分为 4 类

1.高度敏感的肿瘤

恶性淋巴瘤、睾丸精原细胞瘤、肾母细胞瘤、神经母细胞瘤、髓母细胞瘤、尤文氏瘤和小细胞肺癌等。

2.中度敏感的肿瘤

头颈部鳞状细胞癌、食管鳞状细胞癌、肺鳞状细胞癌、皮肤癌、乳腺癌和移行细胞癌等。

3.低度敏感的肿瘤

胃肠道的腺癌、胰腺癌、肺腺癌和前列腺癌等。

4.不敏感的肿瘤

横纹肌肉瘤、脂肪肉瘤、滑膜肉瘤、骨肉瘤和软骨肉瘤等。

放射高度敏感的肿瘤恶性程度高，发展快，易出现远处转移，需要与化学药物治疗并用才能取得好的治疗效果。放射中度敏感的肿瘤发展相对缓慢，出现转移相对较晚，应用单纯放疗即可取得根治的效果，如鼻咽癌，早期喉癌、口腔癌、食管癌、宫颈癌和皮肤癌等。乳腺癌为全身疾病，放疗用于乳腺癌术后、复发、远处转移灶及局部晚期手术不能切除的病灶。放射低度敏感的肿瘤需很高的放射剂量才能根治，常规放疗技术，限制了肿瘤高剂量的照射，仅用于姑息性放疗。精确放疗技术，特别是精确补充（Boost）放疗技术的临床应用，可提高这类肿瘤照射剂量。对放射不敏感的肿瘤,放疗仅用于术后辅助治疗,对手术不能切除的复发或转移灶采用单纯放疗仅起到姑息、减症的作用,采用以放疗为主的综合治疗,如热化疗"三联",方可提高其疗效。

(二)肿瘤局部切除后器官完整性和功能保全治疗

这是一个临床放射肿瘤学中较新的、非常活跃的领域。它的优点是在取得与根治性手术相同效果的同时保留了器官的完整性和功能。这类肿瘤包括乳腺癌、直肠癌和膀胱癌等。

(三)放疗与根治手术的综合治疗

对局部晚期肿瘤术前或术后放疗可以预防和降低局部和区域淋巴结的复发,提高局部控制率,延长生存期。这类肿瘤包括乳腺癌、直肠癌、头颈部癌和各部位肿瘤切缘阳性或淋巴结转移清扫不彻底的患者。

(四)姑息放疗

对于晚期患者出现局部复发或骨转移瘤等,放疗是重要的手段,不但能起到止痛、减轻症状的作用,还能提高生存质量。

(五)某些良性病治疗

如血管瘤、瘢痕疙瘩等可采用放疗或放疗与手术结合。瘢痕疙瘩术后第一次放疗时间不超过 24 h。

二、禁忌证

放疗的绝对禁忌证很少,当出现以下几方面的情况时不能接受放疗。

(一)全身情况

(1)心、肝、肾等重要脏器功能严重损害时。

(2)严重的全身感染、败血症、脓毒血症未控者。

(3)白细胞计数低于 $3.0 \times 10^9 / L$,中度中低值贫血没有得到纠正者。

(4)癌症晚期处于恶病质状态者。

(二)肿瘤情况

(1)肿瘤晚期已出现广泛转移,而且该肿瘤对射线不敏感,放疗不能改善症状者。

(2)肿瘤所在脏器有穿孔。

(三)放疗情况

过去曾做过放疗,皮肤或局部组织器官受到严重损害,不允许再行放疗者。

(杨光明)

第四节　肿瘤放射治疗的剂量分布

放射治疗过程中,很少直接测量患者体内所接受的剂量。剂量分布的数据几乎完全来自测量膜体即人体等效材料的剂量分布。对于特定的射野,只要测量的体积范围足够大,就可以达到射线散射的条件。在一个剂量计算系统中就是使用这些来自膜体测量的基本数据来预测实际患者在接受放疗时的剂量分布的。

一、基础剂量分布

基础的剂量分布数据都是在水膜体中测量得到的,水膜体对射线的吸收与散射与人体肌肉和软组织对射线的吸收与散射近似。因为实际测量时并不是所有的测量探测器都是放入水中的,所以固体的水等效材料就是一种很好的水的替代膜体。在理想情况下,对于软组织或者水的等效材料,它们必须有相同的有效原子序数,相同的物质的量和相同的质量密度。在临床使用的兆伏级射线中,康普顿效应占主导地位,此时要求等效材料具有相同的电子密度。透明合成树脂和聚苯乙烯是最常用的剂量测量膜体。尽管对于指定的个例这些材料的质量密度会不尽相同,但他们的原子构成和物质的量是恒定,因此可以使用这些膜体来进行高能光子、电子的剂量测量。

用不同的材料途模拟人体不同器官,如组织、肌肉、骨头、肺及气腔等。这些材料由使用微粒过滤器组成混合物形成,它们最大限度地与人体组织属性相似。具体到放疗的剂量分布中,这些属性分别是:质量衰减系数,质能吸收比,电子质量阻止本领,以及角散射本领比。一种水的环氧树脂替代材料-固体水。该材料可以作为放疗常用的光子电子线测量的校准体模。

二、深度剂量分布

当射线入射患者体内(或膜体)时,在患者体内剂量的吸收随着入射深度的变化而变化。变化与许多条件相关:射线能量、入射深度、场的尺寸、离放射源的距离及准直器。计算患者体内剂量需要考虑到这些参数的影响,尤其是当这些参数影响到深度剂量的分布时。剂量计算时必须确定射线中心轴方向剂量随深度变化的情况。为此定义了许多指标,如百分深度剂量、组织空气比、组织膜体比和组织最大比。

(一)百分深度剂量

描述射野中心轴剂量分布的方法之一就是,在指定的参考深度对射野中心轴上的剂量进行归一。百分深度剂量定义为射野中心轴深度 d 处的吸收剂量与射野中心轴上参考深度 d_0 处的吸收剂量之比,百分深度剂量(P)如下式所示。

$$P = \frac{D_d}{D_{d0}} \times 100$$

对于中能 X 射线(高于 400 KVp)和低能 X 射线,参考深度通常取在表面($d_0 = 0$),对于高能射线,参考深度一般取在最大吸收剂量点($d_0 = d_m$)。在临床中射野中心轴上的最大吸收剂量点通常叫作最大剂量点,或者直接叫作 D_{max}。

影响射野中心轴深度剂量分布的参数有射线能量、照射深度、射野大小和形状、源皮距及射野准直等。

1.射线能量和照射深度的影响

百分深度剂量(远离最大剂量点时)随射线能量的增加而增加,因此,射线能量越高,百分深度剂量曲线越高,如果不考虑平方反比定律和散射,百分深度剂量曲线随深度的变化近似指数衰减。因此射线本身影响百分深度剂量曲线是由平均衰减系数 $\bar{\mu}$ 描述的。当 $\bar{\mu}$ 减小时,射线的穿透能力更强,在远离建成区的区域,百分深度剂量曲线更高。

远离最大剂量点的深度时,百分深度剂量随着深度的增加而减少。但随着射线能量的增加,初始建成区就会越发显著。对于中低能 X 射线来说,剂量建成区在入射表面或者非常接近入射表面。对于高能射线,射线能量越高,最大剂量点在膜体内的深度越深。从表面到最大剂量点的区域称为剂量建成区。

高能射线的剂量建成区效应产生了临床的皮肤保护效应。对于兆伏级射线,例如^{60}Co和能量高于它的射线,其表面剂量远小于最大剂量,这就是高能射线相对于低能射线的一个显著优势。对于低能射线,最大剂量往往在皮肤表面。因此在使用高能光子线时,深处的肿瘤不仅可以获得较高的剂量而且皮肤所受剂量也不会超过它的耐受剂量。这是因为肿瘤有较高的百分深度剂量曲线而皮肤又有相对低的表面剂量。

从物理方面可以这样解释剂量建成区:①当高能光子入射到患者或者膜体时,一部分高速运动的电子会从表面及表面下几层反射出去。②那些没有反射、散射的电子将会在组织中沉积它们的能量,相对于它们的入射点,有一条运动轨迹。③由于①和②共同作用的结果,电子通量和被吸收的剂量将在达到最大剂量点之前随着深度的增加而增加。但是由于光子能量通量随着深度的增加是连续减小的,因此,随着深度的增加,电子的产生也是逐渐减少的。这种效应在远离某个深度之后,剂量会随着入射深度的增加而减少。

比释动能代表光子直接传输给电离电子的能量,比释动能在表面取得最大值,并且随着深度的增加而减少,因为光子能量通量减少。从另一方面来说,在不同深度有高速运动的电子束,吸收剂量首先随深度的增加而增加。结果就会出现一个电子建成区深度。然而由于剂量取决于电子通量,它会在某一深度达到最大值,这个深度近似等于电子在该种介质中的射程。远离这个深度时,剂量会因为比释动能的减小而减小,这就导致次级电子产额的减少,从而引起电子注量的降低。

2.射野大小和形状的影响

射野大小可以通过几何尺寸或者剂量测量来指定。射野的几何尺寸定位为:放射源的前表面经准直器在膜体表面的投影;射野的物理学定义为:照射野相对于两边指定剂量(通常为50%)等剂量线之间的距离。

对于一个足够小的射野,我们可以假定它的深度剂量是由原射线造成的,这就是说光子穿过多层介质而没有相互作用。在这种情况下散射光子的剂量贡献可以近似忽略。但是随着照射野的增加,散射剂量对于吸收剂量的贡献有所增加。当深度大于最大剂量点的深度时,随着深度的增加,散射剂量增大,因此百分深度剂量随着射野大小的增大而增大。

百分深度随射野增大的程度取决于射线质。因为散射概率或者作用截面随着射线能量的增加而减少并且高能光子首先是前向散射,高能射线的百分深度剂量对射野的依赖性要低于低能射线。

放疗中百分深度的剂量曲线通常是对方野而言,但是在临床治疗中会经常遇到矩形野和不规则野,这时就需要把方野等效为不同的射野。基于经验的方法把方野、矩形野、圆形野和不规则野与射野中心轴剂量联系起来。尽管通用方法(基于Clarkson法则)可以用来计算上述射野,但还是有更简单的办法去计算上述射野的剂量。

Day指出对于中心轴剂量分布,一个矩形野可以与一个等效方野或等效圆形野近似相同。比如,10 cm×20 cm的矩形野等效为13.0 cm×13.0 cm方野,因此13.0 cm×13.0 cm方野的百分深度剂量数据(从标准表格中得到)可认为近似与10 cm×20 cm的矩形野百分深度剂量数据相同。Sterling等提出一个简单的矩形野与等效方野的经验计算法则。根据这个法则,一个矩形野和方野如果有相同的面积周长(A/P)比,就可以认为它们是等效的。例如,10 cm×20 cm

的 A/P 为 3.33,13.3 cm×13.3 cm 的 A/P 也为 3.33。

3.源皮距的依赖性

一个点放射源发出的光子通量与到该点距离的平方成反比。尽管临床放疗中的源(同位素源或焦点源)具有有限大小的尺寸,源皮距通常 >80 cm,因此与较大数值的源皮距相比,源的尺寸不再那么重要。换而言之,在源皮距足够大的时候,源可以看作为点源。因此,空气中源的剂量率与距离的平方成反比。同时,剂量率的反平方定律成立的条件是只考虑原射线,不考虑散射线。然而,在临床应用中,射野准直器或其他散射材料可能会使反平方定律有所偏差。

因为反平方比定律的效应,百分深度剂量随 SSD 的增加而增加。尽管某一点实际的剂量率随着其到源的距离的增加而减少,百分深度剂量,即关于某一参考点的相对剂量,随 SSD 的增加而增加。距离某一点源的相对剂量率是其到源距离的函数,遵守反平方定律。

在临床反射治疗中,SSD 是一个非常重要的参数。因为百分深度剂量决定了相对于皮肤表面或最大剂量点,在某一深度给予多少剂量;SSD 需要尽可能地大。然而,因为剂量率随着距离的增大而减小,在实际应用中,SSD 设置在最大剂量率与百分深度剂量折中的位置。使用兆伏级射线治疗深部肿瘤时,最小的推荐 SSD 值是 80 cm。

临床中使用的百分深度剂量表格通常在标准 SSD(对兆伏级射线,SSD 为 80 或 100 cm)条件下测量获得。在特定的治疗条件下,患者的 SSD 也许与标准的 SSD 不同。例如,在大野的治疗条件下,SSD 需要设置成更大的值。因此,标准条件下的百分深度剂量必须转化为适用于实际治疗中 SSD 值的百分深度剂量。转换因子称为 Mayneord F 因子。

$$F=(\frac{f_2+d_m}{f_1+d_m})^2\times(\frac{f_1+d}{f_2+d})^2$$

当 $f_2>f_1$ 时,F 大于 1;当 $f_2<f_1$ 时,F 小于 1。因此说明百分深度剂量随着 SSD 的增加而增大。

小野的条件下散射很小,Mayneord F 方法结果是准确的,然而对于大射野而且低能量来说,散射线会相对多一些,这时(1+F)/2 将会更加准确。在一些特定的条件下,也可以使用介于 Fand(1+F)/2 的值。

(二)组织空气比

组织空气比首先由 Johns 在 1953 年提出,起初称为"肿瘤空气比"。在当时,这个物理量主要是用于旋转治疗的剂量计算。在旋转治疗中,放射源是绕着肿瘤中心旋转的。SSD 会因表面的轮廓线而变化,但是源轴距是保持不变的。

TAR 定义为在模体中某点的剂量(D_d)与空间中同一点的剂量(D_{fs})的比值。TAR 取决于深度 d 和射野大小 r_d,其特性主要如下。

1.距离的影响

TAR 一个最重要的特性是它与源的距离无关。这个虽然是一种近似,但在临床实际中所用到的距离范围内,有 >2% 的精度。TAR 是同一点的两个剂量(D_d and D_{fs})之比,距离对光子注量的影响可以消除。因此包含有源射线和散射线深度剂量的 TAR,并不依赖于与放射源之间的距离。

2.随能量、深度、射野大小不同而不同

TAR 跟 PDD 相似,是随着能量、深度,射野大小不同而不同。对于兆伏级的射线,TAR 在最大剂量点(d_m)处达到最大,而后随着深度的增加呈指数下降。对于散射贡献可以忽略的窄野

或者 $0*0$ 野,在 d_m 以上的 TAR 随着深度几乎呈指数变化。随着射野增大,散射线的贡献增加,TAR 随着深度的变化变得更加复杂。

(1)反向散射因子:反向散射因子(BSF)是在射野中心轴上最大剂量深度处的 TAR。它可以定义为射野中心轴上最大剂量点处的剂量,与空气中同一点的剂量之比。

反散因子和 TAR 一样,与到放射源距离无关,而是取决于射线能量和射野大小。然而 BSF 随着射野大小增加而增加,其最大值出现在半价层为 $0.6\sim0.8$ mm Cu 的射线,并且与射野大小有关。这样,对于中等能量并经过过滤的射线,对于大的射野,反散因子能高达 1.5。与自由空间的剂量相比,皮肤表面的剂量增加 50%;如果用照射量做单位,皮肤表面的照射量比自由空间增加 50%。

对于兆伏级的射线(^{60} Co 和更高的能量),反散因子会小一些。例如,10 cm×10 cm 射野大小的 ^{60} Co 射线,BSF 是 1.036。这表明, D_{max} 比在空间中高 3.6%。这种剂量的增加是由于在点 Dmax 下面的组织对射线的散射。随着能量增加,散射会进一步减少,BSF 因子随之减小。能量 >8 MV 的射线,在深度 D_{max} 的散射将变得很小,BSF 接近其最小值,几乎可以忽略。

(2)组织空气比和百分深度剂量的关系:组织空气比和百分深度剂量是相关联的。TAR(d,rd)是深度为 d、射野大小 rd 的 Q 点组织空气比,r 表示为表面射野大小,f 为源皮距, d_m 为最大剂量点 P 点的参考深度, $D_{fs}(P)$ 和 $D_{fs}(Q)$ 分别是自由空间 P 点和 Q 点的剂量值,其关系如下。

$$P(d,r,P(d,r,f)=TAR(d,r_d)\times\frac{1}{BSF(r)}\times\frac{D_{fs}(Q)}{D_{fs}(P)}\times100$$

$$或\ P(d,r,f)=TAR(d,r_d)\times\frac{1}{BSF(r)}\times(\frac{f+d_m}{f+d})^2\times100$$

3.旋转治疗中的剂量计算

组织空气比在等中心放疗的剂量计算中有着重要的作用。旋转照射和弧形疗法都是等中心照射方式,放射源绕旋转轴连续运动。

在旋转治疗的深度剂量计算中,需要确定等中心处的平均 TAR(组织空气比)。在包含旋转轴的平面中绘制患者的轮廓线,将等中心置于轮廓内(通常在肿瘤中心或距它几厘米处),以选定的角间隔(如 20°)从中心点画半径。每条半径代表一个深度,在给定射束能量,等中心处的射野大小时,可以通过 TAR 表查出此深度处的 TAR。然后将得到的这些 TAR 值加和平均,得到 TAR。

(三)散射空气比

在非规则野的剂量计算中常用原射线和散射线分开计算的方法,散射空气比用于计算散射剂量。

散射空气比定义为体模内某一点的散射剂量率和该点空气中吸收剂量率之比。与组织空气比相似,散射空气比与源皮距无关,但受射束能量,深度和射野大小影响。因为体模内某一点的散射剂量等于该点的总吸收剂量与原射线剂量之差,因而散射空气比数值上等于给定射野的组织空气比减去零野的组织空气比。

$$SAR(d,r_d)=TAR(d,r_d)-TAR(d,0)$$

TAR(d,0)是射束中的原射线成分。

(四)非规则野的剂量计算——Clakson's 方法

矩形野、方形野和圆形野以外的任何形状射野称为不规则射野。治疗霍奇金淋巴瘤的"斗篷"和倒"Y"形野就是这样一个例子。深度剂量的散射线成分与原射线成分分开计算,其中散射线受射野大小和形状的影响,而原射线不受其影响,SAR 用于计算散射剂量。

如图 3-3 所示的一个非规则野,假定该野深度 d 处的截面且垂直于射束轴。计算射野截平面中 Q 点的剂量。由点 Q 引出的半径将射野分为基本的扇区。每个扇区有不同的半径,并可以看作是具有该半径圆形射野的一部分。如果我们假定扇形角为 10°,那么该小扇区的散射线贡献等于中心位于 Q,并具有相同半径的圆形野散射线贡献的 10°/360＝1/36。把每个扇区的散射线贡献作为其圆形野的一部分计算出,并加和得到所有的散射线贡献,散射空气比可查表得到。

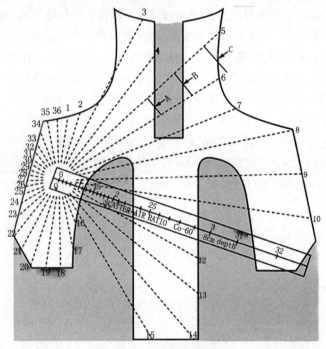

图 3-3　斗篷野射野轮廓图

从计算点 Q 每隔 10 度画出射野半径

用圆形野的 SAR 表,计算出各扇区的 SAR,然后加和平均得到 Q 点的平均散射空气比(SAR)。对于经过遮挡部分的扇区,要减去被遮挡部分的散射线贡献。计算得到的 SAR 由下式转换为平均组织空气比 TAR。

$$TAR＝TAR(0)＋SAR$$

TAR(0)是零野的组织空气比。

(杨光明)

第五节　肿瘤放射治疗实施过程中的问题

一、选择适应证、确定放疗原则

(一)选择适应证

放疗的适应证是指治疗患者有效性,无论患者的肿瘤性质如何,只要放疗在患者的治疗中发挥了作用并取得了有益的效果,这一病例就属于放疗的有效性。有效性的证据来源于临床实践和科研资料,回顾性的单中心的研究可以作为证明放疗作用的基础,Ⅰ期、Ⅱ期的临床研究可以进一步证实放疗的有效性及安全性。Ⅲ期临床研究、循证医学是证实放疗临床应用价值的可靠依据。但是这些取代不了医师的个人经验,放射肿瘤医师依据患者病情作出正确判断,给患者一个更加合理的个体化治疗更加重要。

(二)确定放疗原则

确定治疗原则时,在考虑到有效性的基础上,还要根据肿瘤生物学特点、不同的治疗目的综合考虑治疗的指征,同时要考虑治疗的毒性以及给患者带来的利和弊。

根治性放疗时要以最小的并发症来达到根治肿瘤的目的,选择合适的放射技术,给予根治剂量的放疗,可能发生转移的区域也要给予预防性放疗。首次根治性放疗对患者预后起关键性作用,肿瘤达不到根治性放射剂量,不但肿瘤很快复发而且明显增加了远处转移率(表3-1),也给二次治疗增加了难度。

表 3-1　患者癌症治疗后局部失败对远处转移的影响

病种	期别	例数	远处转移(%)	
			局部控制	局部失败
乳腺	Ⅰ～Ⅳ	1 175	9～22	67～90
肺	$T_{1\sim3}/N_0$	108	7～24	67～90
头颈	Ⅰ～Ⅳ	9 866	3～29	17～41
前列腺	$A_2～C$	2 936	24～41	49～77
妇科	Ⅰ～Ⅳ	3 491	4～30	46～90
直肠	$B_1～C_3$	306	3～32	50～93
肉瘤	Ⅰ～Ⅳ	828	25～41	56～71

姑息性放疗的目的主要是对晚期患者缓解临床症状,提高生存质量。但是对采用高姑息放疗的患者在采用与化疗、生物治疗、介入等综合治疗取得好的疗效情况下,也可改为根治性放疗。

二、外照射靶区的确定方法

(一)临床确定

通过临床体检确定靶区的方法,通过体表标记确定放疗范围,其特点是简便易行。常用于浅表肿瘤,如皮肤癌、头颈部癌转移淋巴结、恶性淋巴瘤等。

(二)根据影像学确定靶区

1.X 线透视法

应用 X 线模拟定位机,确定照射范围,是放疗科不可缺少的常用设备。

2.CT 扫描定位

CT 模拟定位机是实现精确放疗定位的一种必不可少的工具。大孔 CT 模拟定位机更有利于特殊患者的定位。CT 模拟定位机由 3 部分组成:①高档的大视野的 CT 扫描机;②激光定位系统;③三维工作站。医师在三维工作站上勾画确定肿瘤的范围,包括 GTV、CTV,勾画确定正常重要器官,确定照射靶区等中心等,然后经网络传送到三维治疗计划系统。

3.磁共振定位

磁共振成像与 CT 图像融合确定靶区。MRI 与 CT 相比的优点:①神经系统的显影优于 CT;②没用骨投影的干扰;③可多层面成像;④有流空效应。特别适用于中枢神经系统病变的靶区定位。

4.PET-CT 定位

正电子发射计算机断层用于靶区定位更加精确。PET-CT 是一种高分辨率定量的功能显影和定位技术,它通过生化的方法早期发现肿瘤及部位、观察肿瘤治疗效果、鉴别放疗后肿瘤复发与放射性损伤。PET-CT 是高端诊断及定位设备,价格昂贵,目前还不能常规用于肿瘤精确定位。

5.全身骨 ECT 扫描

可发现和诊断骨原发和继发肿瘤,明确放疗的范围。

6.彩色多普勒超声

辅助诊断、判定淋巴结转移,指导照射野设计。

三、治疗计划设计中需要注意的问题

(一)治疗体位和固定技术

1.治疗体位要求

(1)患者舒适安全。

(2)充分满足治疗要求,重复性好。

(3)摆位容易、快速。

(4)对放疗的婴幼儿,要给镇静药物以保证治疗体位的要求。

2.常用的固定方法

根据肿瘤所在的部位、治疗目的和放射方法选择固定装置,常用的固定装置:①面网、体膜固定;②乳腺拖架固定;③真空垫及固定架等。

(二)选择照射野

根据肿瘤所在的位置、范围和与正常组织的关系,合理选择:①单野照射;②二野对穿照射;③三野照射;④多野照射;⑤特殊野照射(斗篷野、倒 Y 野),以便更好地符合临床剂量学原则,达到照射野适形和剂量均匀。

(三)选择治疗装置及治疗计划设计

目前临床放疗使用的设备主要有医用电子直线加速器和远距离^{60}Co 治疗机。开展多叶三维适形放疗、调强放疗以及像引导的放疗的单位均使用了多功能直线加速器,即一台机器产生多档不同能量 X 线和电子线,并配有计算机控制的多叶光栅。物理师根据放射肿瘤医师放疗的处方要求,在三维治疗计划系统上选择不同能量 X 线及电子线、照射野数目、角度、各种照射野剂量分配等完成优化设计,即"最佳放疗方案"。该方案在得到放射肿瘤医师认可后,实施放疗。

(四)治疗计划的评估

1.观察等剂量曲线

从三维治疗计划系统的显示器上,可直观肿瘤区或靶区在横截面、冠状面、矢状面以及任何一个重建的斜平面和三维立体图像上等剂量曲线形状与解剖结构的关系。90%等剂量曲线应完整地包括肿瘤区或靶区,靶区的剂量曲线分布梯度在±5%之间,避免出现剂量的热点或冷点,即高剂量点或低剂量点。肿瘤区周围正常器官的照射剂量不超过放射肿瘤医师处方剂量的要求。

2.治疗计划的定量评估

通过剂量体积直方图(DVH)可直观多大体积肿瘤或不同正常组织体积接受多大剂量的照射,并可直接评估高剂量区与靶区的适合度,它不但可评估单一治疗计划,也可比较多个治疗计划。它的缺点是不能显示靶区内的剂量分布情况,要与等剂量曲线分布图结合才能发挥作用。

(五)修改治疗计划

肿瘤的放疗一般在4~8周才能完成,随着治疗的进行,肿瘤范围不断缩小和变化,应不断地修正放疗计划,以适应肿瘤变化的情况。目前多采用的方法是完成肿瘤照射剂量40 Gy或50 Gy后,进行缩野第二次放疗设计,直到放疗结束。如采用第二次缩野第三次设计补充放疗,更适合肿瘤变化的情况,有利于肿瘤照射剂量的提高,减少正常组织高剂量照射。影像引导和威麦特放疗技术从根本上解决了上述问题,但由于设备较昂贵,目前仅几家大医院能开展这项放疗技术。

(杨光明)

第六节　肿瘤放射反应与放射损伤

现代的肿瘤治疗完全建立在高强度放疗、化学药物治疗和生物辅助治疗的基础之上,这些高强度治疗方法的治疗剂量和毒性常常达到正常组织的耐受边缘,甚至超过正常组织可接受的程度。因此,制订治疗计划时要周密考虑正常组织的耐受性,治疗中及治疗后要积极预防和治疗正常组织发生的治疗不良反应和损伤。

一、放射反应

放疗外照射是射线通过肿瘤周围正常组织达到肿瘤的一种方法。治疗过程中不可避免地要发生不同程度的放射反应,临床上就会表现不同的症状,大部分症状在治疗结束后会逐渐消失,也有一些反应会造成组织器官功能下降。放射反应根据发生的时间的不同分为急性放射反应、亚急性放射反应和晚期放射反应。急性放射反应发生于治疗期间,亚急性放射反应和晚期放射反应出现于放疗后几个月或几年。如果肿瘤周围正常组织器官所接受的照射剂量远远是超过了它的耐受范围,这种反应就会变成不可逆的,甚至会产生威胁生命的一些临床表现,这就是放射损伤。但有时放射反应与放射损伤也无明显界限。

放疗期间出现的放射反应较重时影响患者的治疗进程,因而需要临床必要的治疗。常见的急性反应及处理如下。

(一)全身反应及其处理

(1)接受局部射治疗的患者很少出现全身放射反应,即使出现也很轻微,对放疗无影响。全身反应多在胸腹部大野照射、全身及全淋巴结照射时表现疲乏、头晕、失眠、食欲下降、恶心、呕吐、性欲减退和血常规改变,照射总量较高时,可引起血小板计数减少。

(2)处理:①增强患者的信心,消除恐惧心理,加强营养,给高热量、高蛋白、高维生素饮食,生活规律,一般都可以坚持放疗;②放疗过程中给多种维生素类药物,升白细胞药物和提高免疫功能的药物治疗。如果白细胞计数低于正常值时,可给粒细胞集落刺激因子治疗。

(二)局部反应及其处理

1.皮肤反应及其处理

(1)干性反应:最初表现为皮肤红斑,继之有色素沉着,皮肤脱屑和表皮脱落。这种反应在大多数患者都会出现,一般不需要治疗。

处理:保持治疗区皮肤清洁干燥,不能涂抹有刺激性的药物,不要贴胶布和胶纸,要穿柔软的衣服,瘙痒也不要抓挠。

(2)湿性反应:皮肤出现水疱,水疱逐渐增大破裂流出渗出液,继之表现为湿性脱皮。

处理:中止放疗,反应处皮肤暴露,不要有衣物摩擦,保持室内空气清洁、干燥,防止感染,局部可用含维生素 B_{12} 的药物涂抹,一般 1～4 周可治愈。

(3)全皮坏死:如果超出了皮肤的耐受剂量,会出现皮肤全层细胞的死亡。局部表现为永久不愈的溃疡或坏死,这是常规放疗不应该出现的反应。

处理:这种反应治疗很困难,大部分遗留下终身溃疡。如果不影响患者的生理功能,保持溃疡清洁可不做特殊处理,如果严重影响生理功能可切除全部坏死组织,做成形修补术。

2.黏膜反应及其处理

口腔、鼻腔、鼻咽、喉部、食管、胃肠道、膀胱等处经照射后均出现程度不同的黏膜反应。由于照射部位的不同,临床症状也各异,但病理表现是一致的。开始表现为黏膜充血水肿,局部疼痛,继之黏膜上皮细胞脱落、糜烂,伴有纤维蛋白和白细胞渗出,形成假膜,假膜剥离后可有出血。

处理:头颈部受到照射时,要保持口腔清洁,可用复方硼酸溶液含漱,也可用维斯克喷雾。如果已出现糜烂,不能进食,要停止放疗,有感染者要用抗生素、肾上腺皮质激素类药物治疗,如果疼痛不能进食,可用些黏膜麻醉剂,一般不会影响治疗的进行。胃肠道对射线的耐受剂量较低,治疗中要特别注意,防止穿孔发生,治疗过程中要吃易消化的食物,出现腹泻、黏液便时可给收敛药物治疗。

二、放射损伤

晚期放射反应往往在治疗结束后数月或数年才出现,治疗时只能了解其发生概率,因此制订放疗计划时一定要考虑正常组织器官的耐受情况。如果接受射线累计剂量超出该组织器官的最大耐受量时,就会发生不可逆性放射反应,这就是放射损伤。

这种损伤无有效的治疗方法,严重者能危及生命。不可逆的放射反应在临床治疗中要尽量避免。

各种组织不同,其耐受照射剂量也不同,而且就同一种器官,不同的患者也有个体差异。一般把正常组织的耐受分两种:即临床医师能接受的最大和最小剂量。可用 $TD_{5/5}$ 和 $D_{50/5}$ 表示。

(一)$TD_{5/5}$

$TD_{5/5}$ 表示在标准治疗条件下治疗肿瘤患者,在 5 年后因放射线造成严重损伤的患者不超过 5%。标准治疗条件是指超高压射线进行常规治疗,1 次/天,5 次/周,10 Gy/周,整个疗程在 2～8 周完成。

(二)$D_{50/5}$

$D_{50/5}$ 表示在标准治疗条件下治疗肿瘤患者,在 5 年后因放射线造成严重损伤的患者不超过 50%。

尽管正常器官的耐受剂量 $TD_{5/5}$、$TD_{50/5}$ 仍有指导价值,但目前肿瘤的治疗已经由单一治疗方式转变为多学科的综合治疗,放疗与其他治疗方法的相互作用已经改变了正常组织的耐受剂量,常规认为安全的耐受剂量已不完全适应临床,在联合治疗时可能要增加放射损伤(表 3-2)。

表 3-2 部分正常组织器官的耐受剂量

器官	损伤	$TD_{5/5}$(Gy)	$TD_{50/5}$(Gy)	器官照射的范围
口腔、咽部	溃疡、黏膜炎	60	75	50 cm^2
食管	食管炎、溃疡	60	75	75 cm^2
胃	穿孔、溃疡出血	45	55	100 cm^2
小肠	溃疡、穿孔	45	55	400 cm^2
	出血	50	65	100 cm^2
结肠	溃疡、狭窄	45	65	100 cm^2
直肠	溃疡、狭窄	60	80	100 cm^2
膀胱	挛缩	60	80	全膀胱
脑	梗死、坏死	60	70	全脑
脊髓	梗死、坏死	45	55	10 cm^2
肺	急、慢性肺炎	30	35	100 cm^2
		15	25	全肺
心脏	心包炎、心肌炎	45	55	60%心脏
肾	急、慢性肾硬化	15	20	全腹照射
		20	25	全肾
肝	急、慢性肝炎	25	40	全肝
卵巢	绝育	2~3	6.25~12	全卵巢
睾丸	绝育	1	4	全睾丸
眼	全眼炎、出血	55	100	全眼
甲状腺	功能减退	45	15	全甲状腺
肾上腺	功能减退	>60	—	全肾上腺
脑垂体	功能减退	45	200~300	全脑垂体
骨髓	发育不全、再障	30	40	局部骨髓
		2.5	4.5	全身骨髓

除照射剂量的影响之外,器官受照射体积也显著影响器官的耐受剂体积直方图(DVH)直观地反映受照射剂量及体积情况,为临床预测治量(表 3-2),剂量疗计划提供了有利参考。

正常组织器官的耐受性还受其他多种因素的影响,如肿瘤因素:肿瘤对器官的直接侵犯,肿瘤间接引起的梗阻、阻塞性炎症等肿瘤带来的全身症状的影响;合并疾病(如糖尿病、心脑血管病等),儿童的不同发育阶段正常组织结构的变异等,因而要全盘考虑,周密设计,防止严重放射损伤的发生。

(杨光明)

第七节　X刀治疗技术

　　X刀是通过在直线加速器上采用三级准直系统或特殊限束装置或专用小型高能X线机,通过非共面或共面弧形照射或多野集束技术产生高度聚焦的剂量分布区,以达到高剂量集中在靶区,靶区外剂量递减迅速,靶区周边正常组织剂量小的效果,起到手术刀的作用。其特点是小射野、聚束、大剂量。X刀主要由改良的直线加速器、可调式治疗床、立体定向仪、剂量计划系统以及计算机控制系统等组成。

　　近年来,X刀立体定向放疗技术的发生和发展经历了以下变化:适用范围从颅内扩展到颅外,从头部扩展到体部;照射方法从单次大剂量照射发展到分次剂量照射,即立体定向放疗(SRT),既保持了SRS的优势,有效地杀伤肿瘤细胞,又保持了分次照射的生物学优势,对晚反应组织损伤减轻;固定方法从有创固定到无创固定;并与三维适形等其他放疗技术结合使用。

一、临床应用

(一)头部X刀治疗的适应证

　　(1)颅内不能手术、术后残留、术后复发以及拒绝手术治疗的良性肿瘤,包括脑膜瘤、畸胎瘤、脊索瘤等。

　　(2)颅内数目不多的脑转移瘤,经手术或活检取得病理的脑胶质瘤,不宜手术或对放射线照射不敏感或术后、放疗后复发的肿瘤。

　　(3)动静脉畸形是X(γ)射线立体定向放疗的最佳适应证,尤其适用于位置较深、小的或手术、栓塞后残留、复发者;或因年迈、合并有内科疾病导致无法手术以及拒绝手术治疗者。

　　(4)颅外头颈部肿瘤,如鼻咽癌常规放疗后局部复发或有残留者,其他头颈部恶性肿瘤治疗后局部残存或复发且病灶较小者,也可以作为综合治疗的手段之一。

(二)体部X刀治疗的适应证

1.周围型肺癌

体部X刀适用于年迈体弱不能手术及拒绝手术治疗者,可作为根治性治疗手段之一。原则上要求其病灶直径应小于6 cm,临床上未发现有淋巴结及远处转移者。

2.中心型肺癌

通常不单纯使用,可与常规放疗及化疗联合应用。

3.肺转移癌

各种肿瘤的肺内转移病灶均可考虑立体定向放疗,或配合化疗的综合治疗。

4.纵隔肿瘤

胸腺瘤、肿大淋巴结,包括术后残留、复发者,可酌情单纯应用或配合常规放、化疗综合治疗应用。

5.肝癌

原发性肝癌或不超过3个病灶的肝转移癌,无广泛转移,病灶直径小于6 cm,或经介入治疗后病灶直径缩小至6 cm以下者。

6.盆腔肿瘤

前列腺癌、直肠癌术后复发,尤其是骶前复发的病灶。另外,宫颈癌、膀胱癌、卵巢癌、盆腔内转移瘤等也可酌情予以治疗。

7.其他

胰腺癌、腹膜后软组织肉瘤等。

二、照射方法

(一)资料采集和传输

患者用体位固定装置固定好后,行 CT 薄层扫描,尽可能使用螺旋扫描方式,能够提供直接而准确的靶区和器官的三维信息。扫描时,层面轮廓必须完整,否则应将缺损部分进行人工补偿复原,扫描范围必须完整,尽量在病灶两端都留有余地。人工标记点必须清晰可见,增强扫描时,最好在造影剂进入病灶区域时进行扫描。此外,颅内肿瘤需结合 MRI、DSA 标出病灶的空间位置。图像传输可采用磁带或光盘传输,但目前多采用局域联网传输。

(二)计划评价、验证和实施

根据传输的 CT 图像,或与 MRI 等图像融合,勾画靶区及正常器官,标识出图片中定位点的位置,确定靶点,计算剂量分布,通常以 $70\% \sim 90\%$ 等剂量曲线作为其处方剂量参考线。治疗计划的评价可以通过等剂量曲线及 DVH 图,评价剂量分布和剂量体积的关系。利用靶区适形指数评价靶区适形性;利用生物学指标包括 TCP 和 NTCP 评价正常组织的剂量分布;治疗计划的验证包括位置验证及剂量验证。

然后在医师的指导下,由物理师和技术员等按照优化后的治疗计划要求,共同参与治疗方案的实施,并通过不断变换治疗床的角度和转动治疗机的机架等方式完成其整个治疗的过程(图 3-4)。

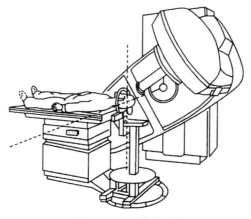

图 3-4　X 刀治疗示意

三、定位技术与摆位要求

(一)准备

1.选择患者

由放疗医师完成临床检查和诊断,收集影像学、病理学、临床分期及患者全身状况等相关信息,筛选 X 刀治疗的适应证。

2.确定治疗目的

确定治疗目的如根治、姑息或与其他治疗手段相结合的综合治疗等,制订相应的放疗方案。

3.制作固定装置

制作固定装置包括用有创或无创固定(头)体架或面罩、体模将患者固定,体部立体定向定位技术尚需利用横膈控制器或呼吸门控技术,以减少呼吸对靶区位置移动的影响。

(二)定位

1.立体定位头架

立体定位系统是立体定向放疗精度的基本保证,颅内病灶立体定位主要是靠颅骨的坚固性,通过一个固定系统直接附着于颅骨的解剖结构上。最初的形式就是用手术钉穿透皮肤固定在颅骨上,这个固定系统可提供一个参考定位的框架,当以体积成像模式成像时,框架内的头部位置就在这一坐标系中确定了下来。固定头部最简单的方法就是采用普通的用于头颈部治疗的可塑性面膜,但是其重复性较差。

2.立体定位体架

立体定位体架主要用于颅外的立体定向定位和立体定向放疗,在分次放疗中可重复、精确和安全地固定患者,与常规放疗相比,其高度的可重复性允许其靶区剂量的增加。立体定向体架主要由体架、胸部标记器、立体定向弧形标尺、横膈控制器、标识物、腿部标记器、Z形标尺、水平控制器等部分组成。其机械精度在±0.5 cm内,主要系体架上装备重量引起的自身轻微变形所致。患者可通过无创方式安全地固定在体架上,其体模由真空垫或聚乙烯泡沫颗粒做成。靶体的定位可在CT和MRI下完成,也可以通过附属装置在PET下完成(图3-5)。

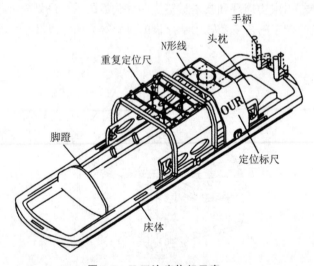

图 3-5 X 刀治疗体架示意

影响重复定位精确度的主要因素:①患者的合作程度;②真空枕垫的型号;③真空垫或泡沫颗粒的精细构型;④体表标记点的准确核对;⑤工作人员的技术和经验。这些因素对于重复定位都很重要,但在立体定向放疗中,肿瘤的定位更为重要,经常受到内脏器官运动的影响。因此,采用单一痕迹做重复性标记是不可取的,这不同于颅内肿瘤的定位,后者的器官运动可以忽略不计,而颅外靶区的定位则更取决于其在体内的位置、运动的情况以及横膈控制器的使用。

(三)摆位

头部摆位时,先将头环固定于治疗床面安装的适配器上,并以双面面罩固定,面罩紧贴患者皮肤,并在其下界文身,以保证摆位的重复性。头环平面应与患者双耳及鼻尖三点确定的平面平行,无论患者采取仰卧或俯卧位,都必须保持其头环前端指向治疗床的上方,不得有左右偏移。头环位置的高低必须保证其病变位于 CT 定位架的上下环之间,头环平面与患者体轴垂直。换上治疗所需的三级准直器后,将靶点安放器固定在头环上,升床至治疗所需高度。

一般在不影响机架旋转范围的情况下,三级准直器的下端距等中心点越近越好,对于头部治疗系统,此距离一般为 25～30 cm,体部治疗系统为 30～35 cm。然后精确调整治疗床面安装座上的微调旋钮,使靶点中心与准直器源束孔中心、两侧激光灯中心的"十"字完全重合。最后将安装座上的固定旋钮拧紧,再核对摆位位置是否移动,以确保其相对误差必须在正常允许的范围之内。

摆位的精确度主要由摆位的步骤所决定,并最终影响到治疗的精确性。影响人头部摆位精确度的主要因素有摆位框架标尺的精确度和激光灯所代表的加速器等中心的精确度,加速器等中心精确度的定期检查和激光灯精确度的定期调整是其治疗质量保证的重要方面。此外,影响摆位精确度的因素还有体重可能引起的基环下沉和患者无意识的运动以及分次治疗时面罩固定的重复性。

患者治疗前拍摄验证片可以确定患者摆位的误差,以便及时采取补救措施,重新调整定位。至少应有两个治疗技师共同参与摆位,同时检查对照治疗单并观察患者,以防止意外发生。物理师可协助治疗技师进行上述工作,医师也要时刻注意患者并进行医患之间必要的问答交流,出束治疗的同时也要随时注意患者的情况(图 3-6)。

四、放射源的选择与照射剂量

X 刀的放射源是由加速器产生的 6～15 MV 的高能 X 线,并由计算机控制,确定 SRS 照射剂量的困难在于其治疗原则与传统的分次放疗的 4R 原则(细胞放射性损伤的再修复、肿瘤细胞的再群体化、细胞周期的再分布及乏氧细胞的再氧合)不相符,而且正常组织与病变组织的剂量存活曲线相差不大。因此,SRS 的主要技术是准确定位和在病灶边缘形成锐利如刀切割,而正常组织受量又很低的理想的放射线的剂量分布。

影响 SRS 照射剂量大小的主要因素是靶区体积的大小;重要器官的受照射范围和耐受剂量;病变的性质和组织类型;患者的年龄和体质;综合治疗的既往史;治疗计划优化后获得的剂量分布的情况等。一般常用的剂量范围为 10～30 Gy,大部分为 15～25 Gy(90% 等剂量曲线的边缘剂量)。此外,对于立体放疗而言,其剂量分割方式应参考以下原则:即病变和体积越大,越靠近重要器官,对放射线越敏感,年龄越小或体质越差,正常组织相对受量越大并拟欲同步放化疗时,则应使其每次治疗的剂量及照射总剂量越小,分割次数应越多,分次数多为 4～10 次,每周 3～4 次,每次 4～8 Gy。

五、注意事项

(一)头部立体定向放疗的注意事项

头部立体定向放疗的注意事项:①治疗前有颅脑水肿者,应先给予地塞米松、甘露醇、利尿药等对症处理,有明显脑室扩张者,应先给予脑室分流术。②治疗前有癫痫发作或可能诱发癫痫者,应给予抗癫痫药物,治疗后继续服用一年。③距重要结构较近的病灶治疗时应特别慎重,如视神经以及其他脑神经受侵者。

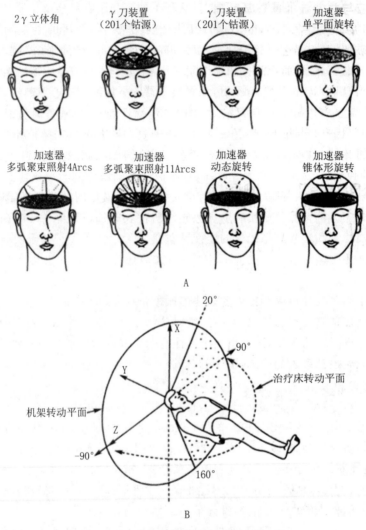

图 3-6　X 刀窄束非共面旋弧照射野示意

(二)体部立体定向放疗的注意事项

体部立体定向放疗的注意事项:①由于治疗时间较短,分次剂量较大,有些病灶不会在治疗后即显示缩小,故需要对其进行随访和观察 1~3 个月,甚至更长时间。②呼吸运动对肿瘤靶区的影响需要引起高度重视。③注意病灶周围正常组织的受照射体积以及最大的受照射剂量。

(三)影像学改变与疗效评价

主要包括:①肿瘤迅速坏死、吸收,1 个月后复查即可见肿瘤体积明显缩小,占位效应减轻,多见于头部恶性肿瘤,如生殖细胞瘤、脑转移瘤、鼻咽癌等。②早期肿瘤体积无明显变化,但出现瘤区中心坏死,强化减弱,瘤灶周围可见不规则环形强化,常见颅内外良性肿瘤,如听神经瘤、脑膜瘤等。③治疗短期内肿瘤仍有增大趋势,但进展缓慢,可见于部分颅内良性肿瘤。④治疗后短期内肿瘤缩小或不变,经过长期随访,在原位或邻近部位复发,体积增大,常见于脑胶质瘤和部分脑转移瘤。⑤治疗后仍继续生长,体积增大,常见部分恶性脑膜瘤、恶性胶质瘤等。前三种影像学改变表明治疗有效,后两种则认为无效。

(四)不良反应与并发症的预防及处理

放射外科治疗后并发症的出现主要与病灶周围组织接受一定的散射剂量有关,颅脑组织内血-脑屏障暂时性破坏,引起局部血管源性脑水肿。同时,部分神经髓鞘脱落,严重时神经元变性坏死,若病理改变比较局限或位于非功能区,则临床可以没有症状,反之,可出现明显占位效应或神经功能缺失症状。并发症出现的时间常在其治疗后第1~18个月,尤以第3~9个月为高峰。

并发症的发生除了与治疗剂量有关外,更主要的是病灶的体积,病灶较大时,致使更多的正常脑组织受到照射。因此,预防并发症的发生,首先要选好适应证,对于体积较大者,应以手术为主,可以术前放疗或术后对肿瘤残留病灶进行照射。其次,精心设计治疗计划,尤其对近邻神经、血管等重要结构的肿瘤,应最大限度地适形,同时保护好周围敏感的重要组织结构。再者,定期的影像学随访对于评价疗效和及早发现及处理并发症同样重要。并发症出现后,药物治疗主要依靠皮质激素、脱水剂、神经营养药物等对症处理。

(杨光明)

第八节　立体定向放射技术

立体定向放射技术包括立体定向放射外科(SRS)和立体定向放疗(SRT)。两者共同特点是借助于立体定向装置和影像设备准确定出靶区的空间位置,经计算机优化后通过γ线(γ刀)或X线(X刀)聚焦照射;使靶接受高剂量均匀照射而周围组织受量很低以达到控制或根除病变目的。SRS始于20世纪50年代初,一般采用单次大剂量照射。经几十年的发展,设备不断更新,技术日臻成熟,目前已成为某些颅脑疾病的重要治疗手段,在全世界许多医院应用。SRT是在SRS基础上发展起来的90年代初才用于临床的新技术。它采用多次分割治疗方法,更符合临床放射生物学要求。可用于头颅,亦可用于体部,扩大了适应证。立体定向放射在一定条件下能获得类似手术治疗的效果。因此,它是一项具有发展活力的新技术。

一、基本概念和原理

(一)立体定向技术发展

1.γ射线的SRS(γ刀)

立体定向放射技术是Leksell首先提出这一理论并率先于1951年用200 kV X线治疗机装上立体定向仪治疗某些脑功能性疾病。20世纪50年代末质子等粒子线曾成为SRS的主角,但由于设备昂贵、笨重,技术要求高,只能在个别研究单位开展。1968年世界第一台由179个^{60}Co源组成的立体定向放射设备(γ刀)在瑞典问世。到20世纪80年代初,机器有了很大改进,^{60}Co源由179个增加到201个,扩大了半球面,准直器使光束在球形中心形成焦点,四套准直头盔其孔径分别为4 mm、8 mm、14 mm和18 mm,可依病灶大小选用。每个源的射线经准直孔相交于中心点可形成一个以点向各方向呈等向递减的剂量分布,即一个类圆形照射区。^{60}Co发射平均1.25 MeV能量的γ射线,经此精确聚焦照射毁损病灶边缘锐利如刀割,而病灶中心"坏死"类似于手术切除效果(实际上是外科医师对放射效应的一种理解)故称为γ刀,用于治疗某些颅内疾病比较理想,但因其用途专一,造价昂贵,且每隔5~10年需要换钴源1次,故很难普及。

2.等中心直线加速器 SRS 和 SRT

立体定向放射技术飞速发展和普及是以影像诊断技术发展和等中心直线加速器高精度为基础的。1982 年以来 Colombo 和 Betti 等研究用常规放疗的直线加速器和治疗计划系统实现SRS,即利用 CT 或 MRI 及三维重建技术,确定病变和邻近重要器官的准确位置和范围,使复杂的立体图像重建和计算得以迅速实现。在加速器上装配专用限光筒和立体定向仪器,用多个弧非共面旋转使射线集中于一点进行放疗。因直线加速器是发射 X 线,故有 X 刀之称。与γ刀比较,X 刀具有易普及、价格效益比方面的优越性。因此在各国得到迅速发展。20 世纪90 年代初瑞典 Karolinska 医院的 Blomgren 和 Lax 等又将立体定向放疗应用到体部深在的肿瘤。他们成功地使用一种新的立体定向体部装置,用于颅外病灶靶区的定位、固定和治疗。使立体定向放疗近几年得到较快的发展。

3.立体定向放射的特点和优越性

(1)高精度:精确定位、精确摆位、精确剂量。一般用 CT 及血管造影等定位;设计三维治疗计划;每个环节严格操作,保证整个治疗误差<1 mm。计算机软件系统即时提供剂量分布,对治疗计划进行优化,靶区外剂量要求以每毫米 7%~15%递减。就是说靶周边等剂量线为 90%,在10 mm 以外剂量降至 10%以下,限光筒口径愈小剂量下降梯度越大。由于高量靶区与低受量的正常组织界线分明,保护了正常组织器官。

(2)安全快速:为非创伤性治疗,无手术感染或并发症,手术有关的死亡罕有。SRS 治疗痛苦很小,是受患者特别是不能承受手术患者欢迎的治疗手段。正确掌握适应证和质量控制。SRS 所致并发症很低,当日完成治疗,不需住院或 2~3 d 即可离院。

(3)疗效可靠:多年临床结果已得到证实。

(二)立体定向照射的生物学、物理学基础

1.常规分次照射治疗的根据

常规分次照射治疗是把总剂量在疗程内分成若干次照射完成,如 6~7 周照射 30~35 次给予总剂量 60~70 Gy。在正常组织中受照射后亚致死损伤的细胞在分次治疗间隔时间内几乎可以完全恢复。因此,分次照射对正常组织具有相对的"保护作用",而肿瘤组织细胞亚致死损伤的修复能力远低于正常组织。经照射后其中对放射敏感的细胞被杀灭数目减少后,原来对放射抵抗的乏氧细胞不断得到充氧和 G_0 期细胞进入分裂周期,变为对放射敏感,使得下一次照射仍可有效杀灭相当数量的肿瘤细胞。也就是说分次照射有利于杀灭肿瘤。多分次的放疗在对正常组织不造成严重损伤的前提下,对恶性肿瘤达到较好的控制效果。

2.SRS 生物和物理学特点

SRS,无论用γ刀或是 X 刀都采用单次大剂量治疗,是利用物理学上放射剂量分布优势。通过三维空间立体照射,在小的靶体积内给予单次相当高的剂量,靶体积外剂量锐利下降,周围正常组织只受到小剂量照射。如果能严格掌握适应证,SRS 照射确实是一种安全可行的方法。但这种单次照射有其本身不足。

(1)不符合肿瘤放射生物学的要求,因在单次照射中正常组织细胞无亚致死损伤的修复,肿瘤也没有乏氧细胞和 G_0 期细胞变为放射敏感细胞过程,靠单次照射得到对肿瘤控制的机会较小。除非单次剂量非常高,但这种高的单次剂量对正常组织细胞损伤又会加大。

（2）目前从理论和临床报告中都证实 SRS 并发症的发生与靶体积正相关。即在给予同样剂量，靶体积越大，放射损伤发生率就越高。为降低 SRS 治疗并发症，当靶体积增加时，总剂量必须减少。但从放疗考虑，为取得相同肿瘤控制，肿瘤体积越大所需的剂量就应越高。因此，SRS 在治疗较大体积肿瘤时，为减少并发症发生，而减低单次剂量的结果又必然是降低了对肿瘤的控制。因此，γ 刀或 X 刀更适宜治疗体积小的病变。

（3）SRS 一次大剂量照射生物效应强，不利于对正常组织，尤其是晚反应组织的保护，易增加放射损伤的发生率。按放射生物学。α/β 值推算，与常规分割照射比较，采用 15 Gy 的单次照射，对早反应组织（皮肤、黏膜等）等于 31 Gy 的剂量；而对晚反应组织（肝、肺、脑等），等于 64 Gy 的照射剂量。

（三）容积剂量与疗效和损伤

1.容积

影响局部病灶控制率的因素很多，其中以病灶体积大小最为重要。容积越小疗效越好。以动静脉畸形（AVM）为例，病灶体积 $<4\ cm^3$，2 年闭塞率为 94%，3 年达 100%。若病灶 $>25\ cm^3$，2、3 年闭塞率分别为 39%、70%。分析 AVM 治疗结果，不论采用重粒子、γ 刀或 X 刀，中位剂量在 20～35 Gy，对局部疗效影响最大的均为受治的靶体积大小。对正常组织来说，被照射的容积越大，耐受性越差，损伤越重。动物试验表明：1 次照射 4 mm 长脊髓能耐受 40 Gy，而照 2 mm 长时耐受量倍增达 80 Gy。临床资料也证明，正常组织容积剂量低实施大剂量放疗才有安全保证。

2.剂量与损伤

视神经对 1 次照射很敏感。根据 Pittsburgh 大学经验，如果视神经视交叉部位一次剂量 <8 Gy，无 1 例（0/35）发生视损害，1 次 >8 Gy 4/17 例（24%）有视力损伤。剂量从 >10 Gy，和剂量在 10 Gy 以上病例均有视神经并发症出现。故要求放射外科照射时，视神经受量应低于 8 Gy 安全阈值。又如Ⅲ～Ⅵ脑神经并发症，剂量 >20 Gy 有 2/14 例，>25 Gy 有 1/8 例，>30 Gy 有 1/7 发生脑神经损害。因此Ⅲ～Ⅵ脑神经受照量 <15 Gy 才安全。有别于常规分次照射，1 次大剂量治疗所致并发症往往难以预测，而且常常潜伏期较短，病情也较严重。Engenhart 用 SRS 治疗 18 例良性瘤，中位剂量 1 次给 25 Gy，伴发严重脑水肿 5 例（28%）。Sturm 报道 12 例单灶脑转移，1 次剂量 20～30 Gy。1 例小脑部位转移灶较大，直径 42 mm，中心剂量照射 40 Gy，灶周有明显水肿，结果在照射后 15 h 因严重脑水肿致脑疝而死亡。Loeffler 治疗 18 例复发性脑转移，有 17 例曾行脑放疗，用限光筒 17.5～37 mm，1 次照 9～25 Gy，无放射性坏死并发症，发生 4 例（22%）白质深部水肿，用激素 2～6 个月治疗才缓解。由于 SRS 1 次用量往往高于正常组织尤其敏感结构的耐受量，加之放射敏感性的个体差异在单次大剂量照射时更为突出，对可能的并发症较难预料，给选剂量带来一定难度，因此要结合病情综合各方面因素慎重考虑。

3.剂量与疗效

一定范围内，剂量大小固然对疗效有直接影响，但在有效剂量范围内不同剂量的效果差别不大。动物实验，对小鼠听神经瘤模型分 10 Gy、20 Gy、40 Gy 三组照射，4～12 周观察病理变化。20 Gy、40 Gy 组瘤体积分别缩小 46.2%、45%，两者无差别。而 10 Gy 组瘤体缩小 16.4% 与对照组也无区别。根据一些听神经瘤患者临床观察和尸检病理结果，认为在瘤周剂量为 12～20 Gy 即可控制肿瘤生长，有效率达 85%～90%。故近年来对直径为 1～2 cm 的听神经瘤的周边剂量已从 25 Gy 逐步下调至 12 Gy 左右。对 AVM 的周边剂量从 20~25 Gy 下调至 15~20 Gy,疗效并无降低,而并发症则由 10%~15% 降至 2% 以下。总之,预选剂量要从安全、有效两者统一的原则出发,在有效剂量范围内对体积小病灶可用偏高些剂量治疗,对较大体积则用较低剂量。对良性疾病治疗要避免严重放射并发症发生,有时在剂量上要持"宁少勿多"的态度。

4.剂量与靶体积

严格掌握适应证,挑选小体积病变治疗、掌握容积剂量,既保证疗效又避免严重并发症。在容积与剂量关系,Kjiellberg 曾指出,质子治疗产生 1% 放射脑坏死的阈值为 7 mm 直径限光筒照射 50 Gy 剂量,50 mm 直径限光筒照射量为 10.5 Gy。参考预测脑损害风险公式以及临床治疗经验,为避免或降低晚期并发症,一定要根据靶体积决定治疗剂量。以下数据可作为参考:①靶直径≤20 mm,可给予 18~21 Gy(必要时至 24 Gy)。②靶直径为 21~30 mm,可用 15~18 Gy(必要时至 21 Gy)。③靶直径为 31~40 mm,可用 12~15 Gy(必要时至 18 Gy)。综上所述,1 次大剂量放疗依据放射生物原理即早反应组织和晚反应组织对照射剂量效应存在较大差别,尽管用物理学手段通过立体定向照射改善病变靶区与周围正常组织和器官的剂量分布,但当病灶偏大或所在部位限制时,采取低分割 SRT 治疗更为合适。

二、立体定向放射的临床应用

(一)工作程序

立体定向放射通过 4 个工作程序:定位、治疗计划、验证和照射。要保证定位准确、放疗设计优化、重复性强,精确照射。

1.头部 X 刀的治疗的操作程序

立体定向头架(或称头环)用螺钉可靠固定在患者颅骨,患者带着头环进行 CT 定位,把 CT 图像显示的靶区位置与头架附加的参照系统、方位资料转送入计算机化三维治疗计划系统。制订计划时对任意治疗设计逼真模拟,直视下进行动态观察和评估,通过优化制定最佳照射方案。限光筒为 5~50 mm,依病变性质、部位、大小所选用的限光筒应比病灶直径大 2~4 mm。对单病灶力争采用单个等中心,非共面等中心的弧数≥6 个,总度数大于 300 度。靶灶周边剂量取 80% 等剂量线,此剂量面把病变轮廓全包在内,必要时选多个等中心点照射,经验证无误之后,按打印的治疗单完成操作程序。治疗时,把头环固定在床架或地板支架上,遵医嘱完成照射。由于定位、计划、治疗,每个工作环节体位不变,连贯完成,保证治疗误差在 1 mm 以内。

在 X 刀配置基础上,头环的固定除用螺钉固定在颅骨上的方法外,还有无创牙模式头架或无创面膜头架,可施行头部立体定向分次放疗,适用于体积偏大的病变,或界限较明确的局限性脑胶质瘤。依据病情不同和病灶局部状况可在 1 周内分 2 或 3 次照射,2 周内治疗 4~6 次。每次照射剂量一般是在 6~12 Gy 选择,总剂量在 24~42 Gy 范围。

2.体部立体定向装置的应用

在立体定向体部框架内刻有标志线可显示断面扫描影像,框架的外界与框的内标尺用于靶区的坐标确定。立体定向体部框架是为分次 SRT 而设计的,患者可重复定位,而且准确性高,并可与多种诊断仪器如 CT、MRI、PET 相匹配。

立体定向体部框架内用一个真空垫固定患者的位置。患者在框架内位置保持重复性好取决于真空垫和 2 个标记(胸部和胫骨标记)来控制。为了保持立体定向框架水平位和控制膈肌运动对靶区定位的影响,专门制作一个控制水平位设备和控制膈肌运动设备。在一组研究中,共进行

72 次位置定位的 CT 扫描,来比较立体定向系统对靶区重复定位的可靠性。这一检查包括了体内肿瘤本身的移动及患者在框架中的位置移动。所有扫描与首次 CT 扫描相比,肿瘤在横轴方向平均偏离面为 3.7 mm(95％在 5 mm 以内),在纵轴向为 5.7 mm(89％在 8 mm 以内)。

治疗技术是一种适形照射技术,采用 5～8 个非共面固定射线束,线束从任何角度都与肿瘤外形相适形,并在射线入射方向考虑重要器官所在的位置。临床靶体积(CTV)的勾画依据 CT、MRI 定位的肿瘤位置,即与重要组织和器官的关系,最后在射野方向观视下设计出治疗计划。该计划要求在不规则的靶体积要获得适形的剂量分布,依据病灶以及与近邻正常组织关系进行三维空间照射优化。

(二)体部立体定向放疗(SRT)应用

1.常见肿瘤治疗

全身 SRS 技术是瑞典的 Karolinska 医院于 1991 年率先开展。我国于 1995 年 11 月医学科学院肿瘤医院放疗科首先开展这项技术。1996 年 9 月原沈阳军区总医院放疗科应用 Philips SL-18 直线加速器,美国 Rend-plan 三维治疗计划和瑞典立体定向体部框架,系统地开展了该项技术,已治疗 380 多例患者。SRT 后肿瘤局部控制率国外报道为 90％～95％,我国资料为 93.1％。下面简单分述几种常见肿瘤的 SRT。

(1)肝细胞性肝癌(HCC):手术虽然是治疗 HCC 的首选方法,但临床上遇到的患者多数已不适于手术。HCC 对放射又不敏感,根治剂量至少 60 Gy。这个剂量由于受到肝体积与剂量效应限制(全肝照射<35 Gy,半肝照射<55 Gy)以及对肝内肿瘤精确定位的困难,而无法对肿瘤给予一个根治剂量,因此常规放疗只能起到抑制肿瘤生长的姑息治疗作用。近年来 SRT 的技术已应用到躯体各部,收到了良好的临床效果。已治疗的 36 例 HCC 中,CTV 14～916 cm^3,PTV 每次剂量 5～20 Gy,治疗 3～6 次,2～5 d 1 次。肿瘤消失 4 例(11.1％),缩小 20 例(55.0％),无变化 8 例(22.2％),未控 4 例(11.1％)。

(2)胰腺癌:患者大多数就诊时为中晚期,所以手术切除率仅为 12％左右。姑息性手术(胆囊空肠吻合术和扩大的胆总管空肠吻合术)不能延长生存期,平均生存为 5.5 个月。化疗(静脉和动脉)效果不佳。放疗的疗效与剂量有明显关系,放疗剂量常常受到肿瘤周围组织和重要器官对放射耐受性的限制。术中放疗虽可直接高剂量照射病灶又保护了四周正常组织,但是 1 次大剂量照射对恶性肿瘤来讲不符合放射生物效应。所以说无论是国内还是国外目前尚缺少资料证明术中放疗这一方法比常规外照射有更大好处。SRT 既可以像术中放疗给予较高剂量照射又可以对恶性肿瘤给以分次照射,疗效明显优于其他方法。有学者用 SRT 的方法治疗胰腺癌 26 例,CTV 20～434 cm^3,PTV 每次剂量 6～18 Gy,治疗 2～6 次,2～5 d 1 次。结果是肿瘤消失 3 例(11.5％),缩小 11 例(42.3％),无变化 5 例(19.2％),未控 7 例(26.9％)。

(3)肺癌:目前对肺癌中占多数的非小细胞肺癌多采用以手术切除为主的综合治疗,但不能手术切除的仍占患者大多数,需作放疗。由于正常肺组织对放射耐受较低和一些部位特殊(如纵隔、靠近脊髓),使常规放疗剂量受到限制。SRT 与常规放疗配合,可改善剂量分布、提高疗效。如对肺门纵隔区常规放疗后 SRT 补量到根治量,能提高局部控制率。经用 SRT 的 79 例肿瘤中,CTV 3～163 cm^3,PTV 每次剂量 7.5～23 Gy。治疗 2～5 次,2～5 d 1 次。疗效是肿瘤消失 27 例(34.2％),缩小 44 例(55.7％),未控 7 例(包括 3 例失随病例,占 3.8％)。

(4)肝转移性肿瘤:肝转移癌的手术治疗,仅限于肝内小的孤立灶,无其他脏器转移者。肝动脉化疗对肝转移癌的效果一般不佳。肝脏转移灶由于受到肝体积与剂量效应及肝内肿瘤精确定位的限制,所以放疗难以给予根治剂量。假若对肝脏进行常规放疗,放射性肝炎的发生率在5%时,全肝受照射的耐受量为≤35 Gy,半肝照射为55 Gy,1/4肝受照射时,则耐受量增至90 Gy。近年来采用SRT正是利用这个容积剂量原理,对肝内转移灶可给根治性剂量治疗。在对26例肝内1~4个转移灶的SRT资料里,一般CTV 2~311 cm³,PTV每次最小剂量为6~8.5 Gy,PTV每次最大剂量为8~28 Gy,治疗2~4次,2~6 d 1次。

(5)肺转移性肿瘤:肺转移灶有手术指征,应争取外科手术治疗。对有多个转移灶或其他不宜手术但病变较局限者可用SRT。

综上所述,对肝脏和肺脏转移肿瘤,选择SRT两个主要原因:①由于正常肝脏和肺脏组织对放射耐受性较低,且常规放疗一直不尽如人意。②肝脏和肺脏是一个功能均一的脏器,具有较大体积,代偿能力强,即使对相对较大的肿瘤体积采用SRT也不会损害患者的健康状况。在对肝脏和肺脏转移性肿瘤采用SRT前应明确原发肿瘤已控制,患者全身其他部位无转移灶,肝脏和肺脏转移灶的数目及每个转移灶的大小以决定是否适合做SRT。

2.SRT临床的放射不良反应与并发症

目前无论使用何种放疗技术,都不可避免地要照射到一些正常组织或器官。虽然使用SRT技术可以对各种肿瘤给予相对较高的剂量,以达到控制或治愈的目的,但是肿瘤周围正常组织和器官对射线敏感性和耐受性不同,所致放射反应就有异。应掌握适应证以避免严重的反应。常见反应有以下几点。

(1)胸部肿瘤SRT后的不良反应:依据肿瘤的部位,大小,可出现不同的反应。肺周边肿瘤照射后无急性反应。中心型肺癌或肿瘤位于食管旁,患者可出现咳嗽、进食后有哽噎感。可给止咳药及保护食管黏膜的药物对症处理。肿瘤体积>125 cm,高剂量SRT几个小时后患者可出现发热(38.5 ℃以下),可用解热镇痛药处置。高剂量SRT几个月后多数患者在靶体积内出现放射性肺纤维化,少数患者在入射径路出现条索性放射纤维化改变,有些患者可出现节段性肺不张等晚期不良反应。

(2)原发性肝癌和肝转移性肿瘤SRT的不良反应。①急性反应:高剂量SRT几个小时后,有些患者出现发热寒战、恶心、呕吐,严重者在照射1~3 d出现较重上腹痛,可能由于胃肠黏膜水肿所致。②晚期反应:对原发性肝癌患者可能增加肝硬化的发病率或加重原有肝硬化。对肝转移性肿瘤照射后2个月在病灶周围出现肝细胞性水肿。CT表现病灶周围低密度,半年到1年后恢复正常。能否引起肝硬化,目前尚在观察。多数患者受照射后对胃肠无损伤。在极少数患者可出现肠出血,肠狭窄,胃溃疡。为避免放射损伤,要掌握各类组织容积剂量(图3-7)。

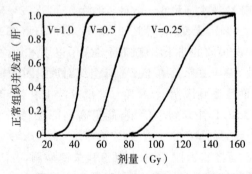

图3-7 并发症发生率与正常组织受照容积,剂量效应曲线

3.目前体部 SRT 在肿瘤放疗中的作用和地位

(1)补充治疗:在常规外照射疗程后期,剂量达 50~60 Gy 时,使用体部 SRT,在 1~2 周治疗2~4 次给予 18~24 Gy 的补量。提高治疗剂量又缩短疗程,争取更好的根治效果。

(2)转移癌灶的姑息治疗:如各个系统恶性肿瘤转移至肺、肝、骨、腹膜后区,使用此项治疗技术快捷有效。

(3)功能保护性治疗:如年龄＞70 岁或心肺功能差、病期偏早肺癌、拒绝手术的高龄外周型肺癌患者,采用体部 SRT 可减少正常组织容积受照,保护肺功能。可以相信,继续深入临床研究,各种时间、剂量方案的立体定向照射与常规放疗有机结合,在肿瘤的综合性治疗中将会发挥更大的作用,也有利放射反应的减轻和提高放疗的效果。

(三)颅内常见病的立体定向放射外科(SRS)应用

SRT 治疗的颅内常见病包括动静脉畸形(AVM),垂体及其他良性瘤,脑转移瘤,功能性疾病,脑膜瘤及某些脑胶质瘤。各类放射源在不同时期对 AVM 的治疗均占重要地位,γ刀 X 刀占40％~50％,粒子治疗占 40％左右。近年用于功能性疾病治疗有所减少,治疗脑肿瘤日趋增多,尤其 X 刀在脑转移瘤的治疗中日益受到重视(表 3-3)。

表 3-3 **SRS 各种放射源治疗的病种**

技术	例数	血管病变	听神经瘤	良性瘤	恶性瘤
Kjidberg 质子线	2 118 例	777 例(30％)	59 例	33 例	
Kihlstron γ刀	1 311 例	41％	14％		14％
Chierego X 刀	150 例	44％		33％	

1.疗效

(1)AVM:治疗经验最成熟,疗效满意,经 SRS 治疗,第 1 年血管闭塞率约占 40％,随诊至3 年闭塞率高达 85％左右。疗效与所用放射源所给的一定的剂量范围关系不大。而体积愈小、疗效愈满意,AVM ＜4 cm³ 3 年血管闭塞率达 100％。此类患者治疗前约有 40％有出血病史,SRS 治疗后第1 年未见明显减轻,在 2 年内仍可有 2％因出血致死。2 年后才基本控制。因此疗后自我护理及定期复查很有必要。

(2)垂体瘤:有效率在 85％以上,控制效果以激素恢复正常水平作为标准。一般激素改善在疗后半年左右开始,经 1.5~2 年才达到正常标准。在采用高剂量阶段,肢端肥大症型垂体瘤患者疗后不良反应,约 6％伴发眼球运动紊乱,10％垂体功能低下需补充类固醇或甲状腺素,或两者兼之。Degerbad 用 γ 刀治疗库欣(Cushing)综合征型垂体瘤,4 次照射 70~100 Gy,有12/22 例发生垂体功能不足。把剂量降至靶周边剂量 15~25 Gy 后,并发症发生率减低到 0.5％。为避免对视交叉、脑神经产生严重并发症,已不再用上述大剂量而多主张用较小剂量如 10 Gy 照射鞍上区,鞍内用较大剂量照射。严格掌握适应证非常重要,挑选鞍内微小腺瘤作为 SRS 对象,使视神经离靶＞5 mm,才能保证 SRS 治疗的安全。

(3)听神经瘤、脑膜瘤:虽为良性肿瘤,由于部位深在手术有难度,如听神经瘤、颅底蝶嵴等脑膜瘤外科治疗不理想或不能切除。评定疗效以肿瘤缩小,或无变化即按局部有效计算。一组110 例听神经瘤,经 SRS 治疗病灶缩小 44％,无变化 42％,则局部控制率 86％,无效指肿瘤继续增大,占 14％。并发症有面神经功能障碍约 15％,三叉神经功能不全 18％。这些并发症大多为暂时性,最好能选择＜25 mm 的听神经瘤做 SRS 治疗。表 3-4 介绍 4 组病例的治疗结果,随访均在 3 年以上。疗后瘤体缩小时间从 3 个月至33 个月,中位时间 12 个月。脑膜瘤局部控制率在 85% 以上,其中瘤体缩小占 20%～50%,影像复查示肿瘤中央坏死,肿瘤稳定 30%～50%,约15% 肿瘤继续增大。如瘤体偏圆形直径＜30 mm,可优先考虑用 SRS 治疗。此外,手术残留或术后复发也可选择病例治疗。

表 3-4　SRS 治疗良性瘤的结果

肿瘤	单位	技术	剂量(最低	中位	最高)	例数	局部控制率(%)	随访率
听神经瘤 4	Karolinska	γ 刀	10	17.5	35	227	85	4
	Pittsburgh	γ 刀	12	16		20	136	89
脑膜瘤 3	Pittsburgh	γ 刀	10	17.5	25	97	95	4
	Heidelberg	X 刀	10	30		50	17	100

2.适应证和禁忌证

下面一些条件作为适应证参考:①外形较规则病灶体积不大,直径为 20～35 mm,不宜超过40 mm,所治病种如 AVM、脑膜瘤、听神经瘤、垂体瘤等良性疾病,低分级脑胶质瘤或低放射敏感性脑转移瘤。②患者拒绝手术,或病变部位手术难度大,或常规外照射疗效差的颅内病变。

下面情况不宜或不宜单独 SRS 治疗:①病灶位于或紧靠敏感组织结构,如病灶处在视神经、视交叉处,要求距离＞5 mm。②肿瘤急性出血,病灶周边外侵界限不明确,如脑胶质瘤。③对常规放疗敏感且易在中枢神经系统内播散的肿瘤如颅内生殖细胞瘤,室管膜瘤等均不宜首先使用SRS。④病变四周严重水肿,且伴明显颅高压。⑤肿瘤中心积液,需综合治疗后才考虑。

(四)立体定向照射治疗脑转移

1.SRS 治疗脑转移瘤的适应证

(1)单发转移灶,瘤体直径≤35 mm,病情稳定适合手术切除而患者拒绝;或小瘤灶位置深在难以手术时,首先考虑用 X 刀称为手术替代治疗。

(2)挑选放射敏感低的肿瘤类型如腺癌、肺泡癌、黑色素瘤脑转移。

(3)小细胞肺癌脑转移经外照射、化疗仍有残留病变,病情稳定者可考虑 X 刀追加治疗。

(4)脑转移治疗后(包括外照射)原处复发或出现单个新病灶,或多发脑转移(病灶≤3 个),同时伴有神经功能障碍时,作为减症姑息治疗,慎重选用。对全身扩散病情发展快的患者,或多个病灶(＞3 个)又无相应病症,或高龄兼体弱者应避免使用。

2.SRS 治疗脑转移的策略

因为脑转移有 50%～60% 为多发,开始表现为单发者,其后常出现新的转移灶。故 SRS 常与全脑预防性外照射结合。既可减少新病灶的发生率,又可防止受 SRS 照射过的靶灶边缘复发,通常惯例先行外照射再做 X 刀治疗,若患者因转移灶引起相应神经功能障碍,为尽早减症缓解病情,可考虑先行 X 刀再做外照射的治疗方案。患者经 X 刀治疗一般情况改善,便于后继的全脑外照射顺利完成。

临床资料证明,外照射与 X 刀结合,其疗效优于单纯 X 刀。如 Brigham and Wornem 医院统计282 个转移灶经 SRS 疗后结果不够满意,有 6% 原处复发;3% 瘤灶周边复发;30% 出现新转移灶或癌性脑膜炎,归因无全脑外照射配合。Flickinger 5 个医疗机构报道 116 例(116 个病灶)经 γ 刀治疗情况,其中 51 例单用 γ 刀,65 例结合外照射(平均为 34 Gy)。单纯 γ 刀组控制率为

52.9±11.9％,综合组高达81.2±8.1％。故应强调综合放疗,一般用SRS治疗脑转移瘤时要与全脑外照射匹配。

3.治疗结果

立体定向放射包括单次大剂量如γ刀和X刀的治疗,也包括低分次高量照射(FSR)脑转移治疗已有不少报道。有资料表明做γ刀治疗脑转移,多发病灶转移与单灶转移中位生存期相近,决定预后主要原因是病情进展和全身转移扩散。也有报道认为单发灶脑转移预后较好,中位期10～12个月,而多发灶者只有3～4个月。有的资料说明转移瘤局部控制率与肿瘤病理类型无统计学上的差别。也有些资料介绍,病理类型不同的肺癌单灶脑转移的预后主要与原发灶性质及病情进展有关。肺鳞癌、腺癌单灶脑转移的中位生存期分别为52周和43周。

X刀的治疗的结果,与γ刀无明显差别,病灶消退、缩小、稳定,合计有效率85％～90％。SRS 1次照射与FSR分次照射,疗效无明显差别,但后者有助于减轻放射反应和损伤。

4.充分个体化,拟定综合治疗方案

脑转移患者的治疗往往具有多向选择机会,在决定某种治疗方案之前宜结合病情、肿瘤病理性质、病灶多少并衡量疗效/并发症/经济比等条件慎重考虑。以乳腺癌为例,当病情稳定仅发现单发灶2年生存率达24％～29％,而合并全身扩散或脑多发灶,则2年生存者不超过4％。如日本报道一组γ刀治疗病例,单灶转移中位生存期10.5个月,多灶患者仅为2.5个月。资料表明,患者预后最终由病情进展程度决定。又如小细胞肺癌脑转移,常规放、化疗即很有效,原则上不用X刀,手术切除、放疗以及化疗的综合应用为行之有效的治疗方法。又如积液性颅咽管瘤采取手术切除,立体定向囊腔内放疗(核素P-32)及SRS三者结合,是综合治疗的范例。X刀的介入,不应削弱、排挤惯用的手段,而应该正确挑选并合理匹配使用。由于脑转移属肿瘤临床Ⅳ期,整体方针是采取姑息性治疗。对病程进度各异的患者应深入分析病情在治疗上要有所区别。

(五)SRS治疗后颅内并发症

1.常见并发症

偏低的剂量照射可引起脑组织水肿、脱髓鞘、反应性胶质化和血管增生;高剂量则为出血、凝固性坏死。照射后不同阶段可出现脑水肿、脑坏死、脑神经损伤、内分泌功能低下等相应的临床表现。

(1)急性反应:照射时或数天后可出现头痛、呕吐、抽搐等症状,因血管性水肿所致。当照射累及第4脑室底部呕吐中枢,更易出现上述症状。在SRS照射前6 h用激素及脱水药物治疗,可达到预防目的。

(2)早期迟发反应:一般在SRS疗后数周至半年出现,如脑水肿、神经功能障碍、脑神经损伤等。如用X刀或γ刀照射听神经瘤之后,一些患者有面部麻木、日后呈永久性面瘫,甚至造成三叉神经损害。

(3)晚期迟发反应:治疗后半年至数年出现,与剂量偏高有关。包括不可逆的放射性坏死,如高剂量受照部位脑组织坏死,前颅凹区域经SRS引致视神经损伤、失明,以及垂体功能不全等。

2.并发症预防

(1)健全组织制度:按规范诊治患者。正确认识立体定向照射的优点和局限性。

(2)严格掌握适应证:从疗效、安全、费用以及疗程长短综合考虑。选择病例宁严毋滥。

(3)控制靶灶的体积:在有效的剂量范围内病灶偏小,可选偏高的剂量。病灶偏大用偏低剂量治疗。对病变部位及邻近结构的敏感组织,受照射剂量要在安全阈值以下。如视神经、视交叉与病灶要有一定距离,最好≥5 mm。正确预选处方剂量,周边等剂量曲线按50%～90%计算,靶灶周边剂量可在12～30 Gy挑选。正确选用单个或多个等中心多弧非共面照射技术,使靶区内剂量分布均匀,力争靶中心最大剂量与靶边缘剂量差≤5 Gy。肿瘤体积、最大剂量、靶灶剂量均匀度是发生并发症相关因素(表3-5),在放射外科治疗工作中要了解、掌握,以保证疗效,避免,减少放射并发症。

表3-5　并发症相关因素

可变因素	范围	例数	并发症	
			例数	(%)
最大剂量	0～20 Gy	12	1	8.3
	20～25 Gy	17	3	17.6
	25～35 Gy	11	3	27.3
	>35 Gy	8	7	87.5
肿瘤体积	0～5 cm³	17	0	0
	5～10 cm³	14	5	35.7
	10～20 cm³	10	4	40.0
	>20 cm³	7	5	71.4
肿瘤剂量不均匀性	0～5 Gy	21	1	4.8
	5～10 Gy	9	2	22.2
	10～20 Gy	8	2	25.0
	>20 Gy	10	9	90.0

三、立体定向放射的展望

立体定向放射的问世和发展确实为沿用多年进展较缓慢的放疗注入了新的活力,扩大了放疗的适应证,提高了疗效。少数以往常规放疗不能治疗的疾病(如AVM、脑功能性疾病等)和治疗但难以收效的肿瘤(如脑干部小肿瘤、肝、胰、腹膜后和纵隔等部位的肿瘤)立体定向放射获得了令人鼓舞的治疗效果。但是,无论是SRS还是SRT治疗的适应证,都是有一定限度的,多数情况下单独应用很难取得满意疗效,特别是肿瘤体积较大时,需与常规放疗或其他治疗方法配合应用。依物理学理论,只有经球形或半球形弧面的聚焦照射才能形成以焦点为中心向周围等梯度快速下降的环形等剂量曲线,这是SRS治疗的基础,也是之所以SRS只能用于颅内(个别鼻咽如颅底)疾病治疗的原因。而体部肿瘤治疗不能采用单次大剂量的SRS,必须采取分次较大剂量治疗(SRT),因此已无"刀"可言。实际SRT就是立体定向条件下的低分割放疗。立体定向可使靶区更准确划定,剂量分布与靶区适形。加上分次治疗对肿瘤有较好的放射生物效应,对晚反应组织损伤减轻。因此,SRT的适应证较SRS广,不仅体部,头部疾病亦可应用,随着立体定向和患者支撑,固定装置的进一步改进和完善,今后会有更广泛的发展前景。

立体定向放射虽经10年发展,但还有不少问题有待解决,如目前的检查手段对多数肿瘤(不规则的形状,浸润性生长)特别是亚临床灶还难以准确确定边界给准确设靶带来困难。另外各种类型、大小的肿瘤病灶单次最佳剂量,最佳分割次数,总剂量与常规放疗配合的最佳方案等也有待摸索完善。立体定向放射临床资料已有几万例之多,但组织病理资料却十分有限,立体定向放射后肿瘤或邻近的正常组织近期和晚期反应过程,晚反应的真实发病率,影像检查与病理检查对比等还存在许多问题,包括检查定位治疗设备的精度,制度的建立和认真执行,人员整体素质提高等都需要进一步加强,这样才能确保治疗计划正确实施,临床资料可信。

(徐化璞)

第九节 近距离治疗

"近距离治疗"(Brachytherapy)来源于希腊字 Brachy,是"近"或"短"的意思,它与希腊字 tele(远)相对。从广义的角度上说,近距离就是放射源与治疗靶区的距离为 5 mm 至 5 cm 以内的放疗,是指将密封的放射源通过人体的天然腔道(如食管、气管),或经插针置入、经模板敷贴于瘤体内或临近瘤体表面进行的照射,指腔内照射、管内照射、组织间照射、术中置管术后照射和模具或敷贴器治疗。其基本特征是放射源可以最大限度地贴近肿瘤组织,使肿瘤组织得到有效的杀伤剂量,而周围正常组织受量较低。近距离治疗是放疗的重要方法之一,由早期的镭针插植、施源器、氡籽植入演变至目前常用的后装治疗,是一个不断发展的过程。它随社会科技进步而不断进行演变、改进以适应临床的需要。在电子计算机发展迅速的年代,剂量测量准确度明显提高,由计算机控制的遥控和治疗计划系统可使靶区剂量分布更理想、疗效更明显。因此近距离治疗在放疗学中占据了不可替代的地位。

"近距离治疗"至今已有很长历史。1898 年居里夫人发现镭,1905 年即进行了第一例镭针插置治疗。1930 年 Paterson 及 Parker 建立了曼彻斯特(Manchester)系统,即建立了镭模制作及插植的规则以及剂量计算方法。1935 年小居里夫妇发现了人工放射性同位素。20 世纪 50 年代,外照射发展很快,^{60}Co 远距离治疗机以及后来迅速发展的电子直线加速器,它们的防护性能好,深度剂量高,因而近距离治疗的发展受到一定限制。1965 年 Pierquin 及 Dutrex 建立了巴黎系统,20 世纪 80 年代中期现代近距离治疗迅速发展起来。它安全、可靠、防护好,灵活性高,因而近年来发展很快,取代了传统的近距离治疗。

一、近距离治疗的特点

近距离治疗与远距离治疗的区别见表 3-6。

表 3-6 近距离治疗与远距离治疗的区别

比较项目	近距离治疗	远距离治疗
放射源强度	小(10 Ci)	大
治疗距离	短(5 mm～5 cm)	长
组织吸收的能量	多	少
到达肿瘤的途径	直接	经皮肤及正常组织
区靶剂量分布	不均匀	均匀

近距离治疗的特点主要有以下几方面。

(1)近距离治疗的放射源活度小(一般不大于 10 Ci)、治疗距离短(在 0.5~5 cm)。

(2)近距离治疗的辐射能量大部分被组织吸收,而远距离治疗,其放射线的能量大部分被准直器、限束器等屏蔽,只有少部分能达到组织。

(3)远距离放疗因必须经过皮肤和正常组织才可到达病变,为防止正常组织超过耐受量,必须选择不同能量的射线和多野或旋转照射等复杂技术,而近距离照射则不一样。

(4)吸收剂量分布特点:外照射治疗计划要求靶区内剂量变化保持在肿瘤量的±10%以内,而精度误差(即周边-中心量差)控制在±5%以内。近距离照射时施源器的表面剂量最高,随离源距离的增加而剂量迅速减小,故近距离治疗是在不均匀递减剂量(率)模式下进行(图 3-8)。靶区剂量分布的均匀性远比远距离照射的差,应注意靶区部分组织剂量过高或部分组织剂量过低的情况发生。再则在内外组合照射时,其射线的生物效应与剂量率、治疗分次及分次剂量等参数密切相关,故显示其内外合照时应采用线性二次方程 L-Q 公式换算成等效生物剂量(BED)表示,用叠成物理剂量方式处理没有意义。

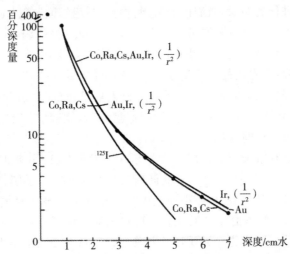

图 3-8　不同核素在水中的剂量递减变化与距离反平方曲线的比较

(5)近距离治疗放射物理概念:与远距离照射互为相通,原理一致,基本物理效应相同,但某些范畴上有差异。例如,远距离照射靶区指接受特定吸收剂量和剂量-时间模式照射的区域,不仅包括显在的瘤体,还包括潜在的、可能受肿瘤侵犯的组织(靶区可能不止一个),靶区的确定与剂量分布无关。近距离照射的靶区主要是指显见的瘤体,应给出物理尺寸,以便进行体积-剂量(率)的计算。近距离和外照射合用时,应对各自的靶区分别描述。

(6)远距离照射的治疗区:由特定的等剂量面即以靶区剂量的最小值形成的等值面来描述。而近距离治疗时,只能由医师指定的剂量等值面来确定治疗区。通常采用绝对吸收剂量(率)值,不用百分相对剂量(率)来确定,因放射源周围剂量梯度变化大,加上肿瘤的位置、形状和大小的千差万别,很难选择普遍认可的归一点。近代腔管内治疗,宫颈癌仍以传统的 A 点为剂量参考点,食管、气管癌的剂量参考点,一般设在距源轴 10 mm 处,直肠、阴道癌设在黏膜下,即施源器表面外 5 mm 处。

(7)远距离照射的照射区:比治疗区范围广,它接受的剂量用于评价组织耐受性,通常用靶区剂量的50%所定的区域。近距离照射的照射区与外照射类同,但照射区的范围实际上是全身照射。

(8)参考体积:近距离照射时应确定参考区的大小,参考体积即是由参考剂量值包括的范围,参考剂量是为了便于各放疗部门之间相互比较而约定的剂量值,治疗区的治疗处方剂量值与参考剂量值可相等也可不等。而外照射则不用参考体积的概念。

近距离照射靶区内剂量不均匀,因此只有靶区剂量最小值和参考点剂量才有实际意义,越邻近放射源剂量越高。

(9)危及器官:指邻近及位于靶区内的敏感器官,它们的放射耐受量直接影响治疗方案及放射量的选定,腔内照射范围的定义与外照射相同,如宫颈癌腔内放疗,主要危及的器官有直肠、膀胱,应考虑直肠、膀胱的受量。

二、近距离治疗技术分类

(一)模具或敷贴器治疗

将放射源置于按病种需要制成的模具(一般用牙模塑胶)或敷贴器内进行治疗,多用于表浅病变或容易接近的腔内(如硬腭)。为降低靶区剂量变化梯度,需避免直接将塑管贴敷于皮肤表面,可用组织等效材料、蜡块或凡士林纱布隔开。辐射源和病变间的距离通常为 $0.5\sim1$ cm。近年来已为浅层 X 射线或电子束治疗所替代。

(二)组织间插植治疗

组织间插植治疗是通过一定的方法将放射源直接植入人体治疗部位,对肿瘤组织(瘤床)进行高剂量照射的一种近距离治疗方法。根据放射源的排列方式,可将其分为单平面插植、双平面或多平面插植,以及直接用插植的几何形状,如圆柱形予以叙述。具体的植入方式如下。①模板插植。②B超或CT引导下插植。③立体定向插植。④借助各种内镜辅助插植。⑤术中直接插植(手术中在瘤体范围预置数根软性塑管,术后行高剂量率后装分次照射)。

组织间植入治疗可分为暂时性插植和永久性插植两种。暂时性插植现多采用高剂量率后装分次照射,先将空心针管植入组织内或瘤体内,再导入步进源进行照射。永久性插植需用特殊的施源器将放射性粒子种植到组织内或瘤体内,粒子可长期留存在体内,最常用的有 ^{125}I、^{103}Pd、^{198}Au。随着后装放疗技术的迅速发展和普及,组织间的照射应用很广泛,如脑瘤、头颈部肿瘤、乳腺癌、前列腺癌、软组织肿瘤等。单纯使用组织间插植根治性治疗时,必须是病变小、局限、放射敏感性中等或较好并且无淋巴结转移的病变。最常用于外照射后和手术中插植。如果肿瘤过大,易造成坏死;在肿瘤边界不清时,如肿瘤侵犯骨组织,则治愈机会很少,造成骨坏死概率却较大;如肿瘤体积难确定,容易造成某一部位低剂量或超量,以上情况都不适合组织间插植治疗。

(三)腔内治疗或管内治疗

先将不带放射源的施源器或导管置放于人体自然体腔或管道内,固定后再用放射源输送管将施源器或导管与放射源贮源罐连接,遥控操作后装机导入步进源进行照射。适用于宫颈、宫体、阴道、鼻咽、气管、支气管、肝管、胆管、直肠、肛管等癌肿的治疗。传统的腔内放疗需带源操作,防护性差,现已弃之不用。

(四)放射粒子植入治疗

粒子种植治疗属于近距离治疗的范畴,但是又有别于传统的后装近距离治疗。包括短暂种植治疗和永久种植治疗两种。短暂种植治疗需要后装机将放射性粒子传输到肿瘤组织间,根据计划进行治疗,达到规定时间后粒子自动回到后装机内;永久种植治疗是通过术中或在 CT、B 超引导下,根据三维立体种植治疗计划,利用特殊的设备直接将放射性粒子种植到肿瘤靶区,放射性粒子永久留在体内。它一般需 3 个基本条件:①放射性粒子。②粒子种植三维治疗计划系统和质量验证系统。③粒子种植治疗的辅助设备。

1.放射性粒子

放射性粒子的选择取决于肿瘤种植治疗的种类、放射性粒子的供应情况和医师对其特性的了解。短暂种植治疗核素包括^{192}Ir、^{60}Co 和 ^{125}I;永久种植治疗核素包括^{198}Au 和 ^{125}I 等。^{125}I 是既可作为短暂治疗,又可作为永久治疗的放射性粒子。短暂粒子种植治疗的放射性核素穿透力较强,不宜防护,因此临床应用受到很大限制。而永久粒子种植治疗的放射性核素穿透力较弱、临床操作易于防护、对患者和医护人员损伤小,尤其是^{103}Pd 和 ^{125}I 两种粒子,近年来临床应用发展非常迅猛。

2.粒子三维治疗计划系统和质量验证系统

粒子种植治疗有 3 种治疗方式:①模板种植。②B 超和 CT 引导下种植。③术中种植。由于粒子种植是在三维空间上进行,而每种放射性粒子的物理特征又不相同,因此每一种核素均需要一种特殊的三维治疗计划系统。

这一系统的原理是根据 B 超和 CT 扫描获得的靶区图像,计算机模拟出粒子种植的空间分布,同时决定粒子种植个数和了解靶区及周围危及器官的剂量分布,指导临床粒子种植治疗。

3.粒子种植治疗的辅助设备

根据肿瘤部位不同,选择粒子种植治疗的辅助设备,如脑瘤可利用 Leksell 头架辅助三维立体定向种植粒子。头颈和胸腹部肿瘤可利用粒子种植枪或粒子种植针进行术中种植。盆腔肿瘤可在 B 超或 CT 引导下利用模板引导种植粒子。其他的一些辅助设备包括粒子储存、消毒和运输装置等,用以确保放射性粒子的防护安全。

粒子治疗后由于人体活动和器官的相对运动,需要通过平片和/或 CT 扫描来验证粒子种植的质量,分析种植后的粒子空间分布是否与种植前的治疗计划相吻合,剂量分布是否有变异和种植的粒子是否发生移位。

放射性粒子种植治疗肿瘤是一种非常有效的局部治疗手段,它的生物学优势:①放射性粒子种植可以提高靶区局部与正常组织剂量分配比。②永久种植时放射性粒子留在体内,肿瘤的再增殖由于受到射线持续的照射而明显减少。③连续低剂量的照射抑制肿瘤细胞的有丝分裂。④近距离治疗时,乏氧细胞放射抗拒力降低,同时在持续低剂量照射的条件下乏氧细胞再氧合,提高了其对射线的敏感性。

放射性粒子种植治疗已应用于临床,如脑胶质瘤及脑转移瘤、鼻咽癌、口腔癌、肺癌、胰腺癌、直肠癌和前列腺癌等。对于术后复发的肿瘤,尤其是外科和放疗后复发的肿瘤,粒子种植治疗无疑是更合理、更有效的治疗途径。由于其创伤小、靶区剂量分布均匀和对周围正常组织损伤小等特点,粒子种植治疗肿瘤已显示了广泛的应用前景。

三、现代近距离治疗常用的放射性核素

表 3-7 列出了现代近距离治疗常用的放射性核素。其中铯-137 已少用,因为它的活度低,体积大。作为暂时性插植,腔内及管内照射主要用钴-60,而铱-192 更合适更常用,这是因为其能量低便于防护,作为永久性插值则用碘-125 及钯-103。

表 3-7　现代近距离治疗常用的放射性核素

核素	符号	半衰期	能量/MeV		
			α	β	γ
铯-137	^{137}Cs	30.0 a	−	+	0.66
钴-60	^{60}Co	5.26 a	−	+	1.17～1.33
铱-192	^{192}Ir	74.2 d	−	+	0.03～0.4
碘-125	^{125}I	59.4 d	−	+	0.28～0.035
金-198	^{198}Au	2.7 d	−	+	0.41
钯-103	^{103}Pd	16.79 d	−	+	0.020～0.023

注:+/−表示是否产生 α/β 射线。

四、近距离治疗剂量率的划分

ICRU 第 38 号出版物(ICRU,1985 年)将剂量率按以下标准进行分类:0.4～2.0 Gy/h 为低剂量率(LDR),2.0～12.0 Gy/h 为中剂量率(MDR),超过 12.0 Gy/h 为高剂量率(HDR)。长期以来采用镭针、镭模(低剂量率照射)治疗宫颈癌、舌癌、阴道癌、皮肤癌等已积累了大量的经验,取得了较好的效果,且有一整套完整的布源规范和剂量计算法则可借鉴。有人认为低剂量率在一定范围内存在一个生物学的等效效应平台区。近期高剂量率技术的应用有发展,但应用时间较短,对它们的短时间高剂量照射的生物效应,仍不十分清楚,临床也缺乏长期观察对比结果。然而它减少了医护人员的工作量,缩短了患者治疗时间;方便患者,减少痛苦,受到患者的欢迎。高剂量率后期反应的问题应引起重视,采用增加分割次数、减少每次剂量的方法,类似于体外照射常规分割方法来消除远期不良反应,也是近来行之有效的方法,它与体外常规分割有类似之处。相反,次数减少,每次剂量增大则近期、远期反应都重。

五、现代近距离治疗的特点

(1)后装技术:早期近距离治疗基本是手工操作。具体操作步骤:首先由主管医师根据治疗部位的形状和体积,以及解剖结构的特点,按照特定剂量学系统的规则设计放射源的几何分布;然后主管医师在护理人员协助下,用手工方法直接将放射源植入治疗部位,即可实施治疗;待治疗结束后,医护人员再将放射源取出,放置在贮源器中。不难看出,这一操作方法,在医护人员协助下,用手工方法直接将放射源植入治疗部位,即可实施治疗;待治疗结束后,医护人员一般只能采取简单的防护手段,不可避免地会受到放射源的辐照。后装技术正是为克服上述方法的不足而发展起来的。

顾名思义,后装技术是主管医师首先通过手术方法或直接在患者的治疗部位放置不带放射源的治疗容器,包括能与放射源传导管连接的空的装源管、针和相应的辅助器材(又称施源器,可为单个或多个容器),使用"假源"通过 X 射线影像技术,检验施源器位置准确无误后,再由医护人员在安全防护条件下或用遥控装置,用手工或机械驱动方式在隔室将放射源通过放射源导管,送至已安放在患者体腔内空的管道内,进行放疗。由于放射源是后来才装进去的,故称为"后装式"。这种技术在手工操作或机械传动时都大大地减少或较好地防止了医护人员在放疗中的职业性放射,在解决防护问题上向前跨进了大大的一步。这种机器的面世,使传统的腔内治疗产生了根本的变革,起了革命性的改造,成为先进近距离放疗发展的重要基础。

现代近距离放疗实际上是远距离(控制)高剂量率(HDR)近距离治疗。应用高强度的微型源(以^{192}Ir为最多),直径为 0.5 mm×0.5 mm 或 1.1 mm×6 mm,在程控步进电机驱动下,可通过任何角度到达身体各部位肿瘤之中,并由电脑控制,得到任意的潴留位置及潴留时间,实现适应临床治疗要求的各种剂量分布(调强近距离治疗)(图 3-9)。而且治疗时限短,仅需数分钟(一般为 1~12 min),再加上良好施源器的使用,使得治疗过程可在门诊完成,不必占床位。通常不需要麻醉,治疗过程中施源器移动的风险很低,器官运动幅度也很小,可精确控制给予肿瘤和周围正常组织的剂量,并可减少患者的不适感,因此颇受患者和医护人员的欢迎。

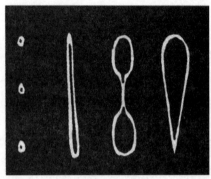

图 3-9   现代程控步进电机驱动的铱源在空间的剂量分布可灵活调剂

(2)治疗方式方法多元化,在临床更能适合体腔及组织或器官治疗所需的条件,因而补充了外放疗的不足,在单独根治或辅助性治疗或综合治疗等方面,已成为放疗中必不可少的方法之一。

(3)计算机优化、测算、控制、贮存治疗计划,使治疗更为合理、精细、准确、方便。

六、后装放疗的基本操作步骤

近距离治疗和远距离治疗一样也需要一组专业人员,包括放疗医师、护士、技术员及物理师等,治疗时要职责分明,配合默契,有条不紊。基本流程见图 3-10。

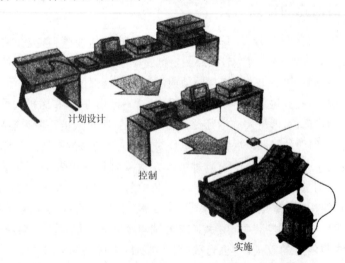

计划设计

控制

实施

图 3-10   近距离后装治疗机计划设计至治疗实施示意

（一）疗前准备、施源器置放及护理措施

适合于做近距离放疗的肿瘤患者需按照治疗病种及技术充分做好疗前准备；准备工作主要由近距离治疗室的护士负责，他们除了要了解肿瘤患者的基础护理知识外，还需掌握近距离放疗中腔内、管内、组织间插植、术中置管及模板敷贴等各具特点的技术操作。

（二）确定治疗靶区体积

通过详细的体格检查、各种特殊检查（包括内镜、B超、X线、CT、MRI等）及手术记录等材料，明确肿瘤的大小、侵及范围，以及和周围组织、器官的关系，确定靶区和治疗范围，设置剂量参考点和参考剂量。低剂量率的治疗类似于传统镭疗，治疗时间长达数十小时。高剂量率后装治疗为分钟级，其生物效应比低剂量率者高，故应注意高低剂量率的转换（转换系数多为0.60～0.65)，以避免正常组织的损伤。

（三）放置施源器和定位缆

施源器的置放可通过手术或非手术的方法，组织间插植一般需要手术方法，而腔内治疗一般可通过正常解剖腔道放入施源器，再通过施源器放置定位缆，在它上面按一定距离镶嵌着金属颗粒，可在X光片上显影，然后确切固定施源器和定位缆。

（四）拍摄定位片

一般要求等中心正交或成角两张平片；在模拟机或X射线机下拍摄2张不同的X线片。摄片首先确定中心点，再确定通过此点的中心轴，此点可作为三维空间坐标重建的原点。摄片定位的方法有正交法、等中心法、半正交法、变角法及平移法等。其中以正交法及等中心法为最常用。

1.正交法（图3-11）

该方法适用于同心回转模拟定位机或附加影像增强器、重建装置的X射线机，拍摄正侧位片各一张，2片线束中轴线垂直通过中心点，类似拍正侧位诊断片，但要求2片严格垂直。

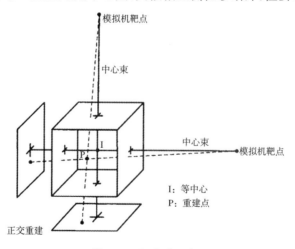

图3-11　正交法示意

2.等中心法（图3-12）

该方法适用于回转式模拟定位机或回转式X射线诊断机。先确定靶点到中心点的垂直距离，然后左、右摆动相同角度，拍摄2张X线片。图中FID为焦点到等中心的距离，IFD为等中心与X线片的距离，α为摆动角度。

3.半正交法(图 3-13)

半正交法似正交法,但在某些特殊情况下,拍摄正交片存在困难(如手术床上多针插植,患者不易挪动),可采取半正交法。本方法不要求严格的同中心正交,但经计算机相关的数学处理后,仍可获得准确的重建数据。

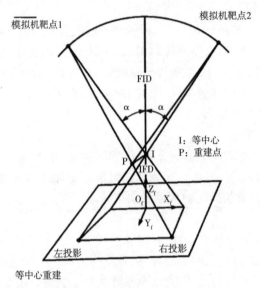

图 3-12　等中心法示意

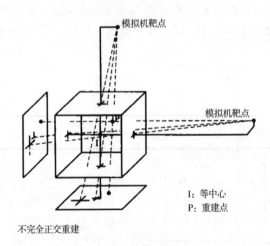

图 3-13　半正交法示意

4.变角法(图 3-14)

变角法类似于等中心法,但左右 2 片的角度可不相等,焦点到等中心的距离也可不同。

5.平移法(图 3-15)

平移法为拍摄患者在同一平面的 2 张 X 线片,可将 X 射线机球管与所要拍摄的平面平行移动一定距离摄片,但本方法不够精确,故不常用。

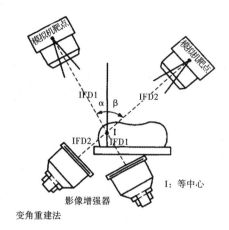

图 3-14　变角法示意

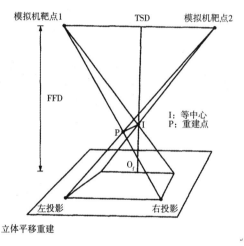

图 3-15　平移法示意

(五)放射源空间位置重建

重建的概念是从两组不同视角拍摄的投影定位片,经数学处理后获取施源器、放射源或解剖结构的三维空间位置坐标的过程。完成这一操作的是近距离后装治疗机的计划系统,它实际是一套计算机系统,主要有三部分功能。首先是获取患者的解剖图像和放射源信息;其次是剂量计算和优化处理剂量分布的显示和治疗计划的评估;最后生成步进源的驱动文件。首先在计算机计划系统中找"重建"菜单,重建项目中有关的子项(如正交法、等中心法等),输入计算机内,并逐步回答计算机提出的问题。如等中心法应回答以下问题:①焦点至中心距离。②中心至 X 线片距离。③对称角度。④所用管道数。⑤步数(国内后装机常按放射源移动 2.5 mm 为 1 步,5 mm 为 2 步,依此类推)。⑥起始点(可为驻留点开始处,亦可为管道顶点)。⑦终止点(指与起始点相对应的驻留点)。回答完毕后,先将左侧等中心 X 线片置于图像数字化处理仪的发光板上,定出坐标原点及 X 轴,然后将 X 线片显示的定位金属标志点输入计算机内,再同法将右侧等中心 X 线片中显示的定位金属标志点输入计算机内,至此重建完成,计算机可显示三维空间的不同平面(如 XY、YZ、XZ 平面)中放射源的位置。现多使用三维计划系统,可接收 CT/MRI/PET 等影像信息,自动完成重建。

61

(六)治疗计划、优化处理及计划的执行

放射源空间位置重建完成后,即着手设计具体的治疗计划。首先确定参照点的位置,对于子宫癌,参照点 A 点、F 点均在源旁 2 cm 的轴上,其他则依肿瘤具体情况及部位决定。如选择肿瘤表面、中心、基底、周围正常组织黏膜面及黏膜下层等,一般均离源 2 cm 以内。输入参照点,再将参照点的剂量输入计算机,然后进行剂量计算及剂量优化。所谓优化是利用计算机进行复杂的数学运算,根据临床对靶体积剂量分布的要求,设计和调整放射源配量(位置和/或强度,即放射源在驻留点停留不同的时间),使得照射形成的剂量分布最大限度符合临床剂量学原则要求。近距离治疗剂量优化是对布源方式,包括施源器的使用数目和排列,放射源的位置和强度等,做个体化处理,以使得近距离照射形成的等剂量分布在三维方向能更好地覆盖患者的靶体积,同时周边的正常组织中剂量跌落更快。

根据计划系统显示的剂量分布图,以及一些计划评估工具,如剂量-体积图等,由主管医师确定治疗计划是否可以接受,并可适当调整剂量限制条件,重新计算和优化处理。待计划通过后,计划系统生成相应的后装治疗机步进源驱动文件。这一文件包括治疗所使用的放射源通道数,每一通道内放射源不同的驻留位置及相对驻留时间,和总治疗时间及参考总剂量。将驱动文件输入后装治疗机后即可实施治疗。

七、现代近距离治疗的发展

我国人口众多,癌症患者相应也多,近年来恶性肿瘤死亡率已攀升至我国死因的第 1 位。社会的迫切要求和临床实践的需要,促使我国现代近距离放疗取得突飞猛进的发展。为了取得更好的疗效,新的近距离放疗法在不断探求中。

(一)"吻合式放射疗法"(或称适形放疗)

其目的是利用 3D(三维)图像及 CT 或磁共振所确定的肿瘤大小,在组织间插植治疗时,从多角度多针插植给予剂量,以便加大对肿瘤的放射剂量,同时避免伤害周围正常组织,这样就改善了对局部的控制而不增加并发症的发生率。

(二)放射性同位素永久插入法

对某些局限化的肿瘤(如前列腺癌 B 期)近年开发了一种新的治疗选择,即永久插入^{125}I(碘)种子形小管。种子形小管是在经直肠超声波的指引下用针插入的,这种治疗的 5 年控制率与根治性前列腺切除或根治性外放疗疗效相同。而且它有一个好处,就是不会引起旧疗法中常见的阳痿的并发症,所以颇受患者的欢迎。

(三)对良性疾病的探索性治疗

随着现代近距离放疗的广泛临床应用和治疗方法的改进,使用^{192}Ir同位素为放射源进行治疗,在剂量学及放射生物学方面已有更深刻的认识。临床学家们注意到高剂量率后装治疗剂量学的特点是靶区局部剂量极高,剂量下降梯度显著和射程短,符合对良性疾病治疗的要求:低剂量、高局控率、短时治疗、无严重并发症等,所以为良性疾病提供了新的治疗方法。目前临床已有报道的有血管瘤、男女生殖器性病中乳头状瘤包括尖锐湿疣等。

(四)中子后装治疗机

它是现代近距离治疗的新生儿,经过半个世纪的努力,以当前治疗的规范,现代遥控后装治疗机的机型和品种已基本定形,根本变革的机会不大。20 世纪 90 年代早期,寻求新型放射源机械的发展有了新的动向。应用中子治疗癌症始于 20 世纪 30 年代,初期主要采用加速器中子源

进行治疗,属于远距离放疗技术,直至近年来,属于近距离放疗技术的中子后装技术才得到较大的发展。欧盟、美、日等国在这方面取得较大的进展。目前经临床治疗实验已确认疗效显著的有宫颈癌、子宫体癌、阴道癌、食管癌及皮肤黑色素细胞瘤等。^{252}Cf(锎)放射同位素在放射生物学领域中有一定的独特优势,从理论上讲大多数恶性肿瘤中存在乏氧细胞,而少许乏氧细胞的存在,将使肿瘤抗辐射能力加强,对低 LET 辐射(光子、电子)具有抗性[OER(增氧比)≈3]。相比之下,中子的 OER 值约为 1.6,RBE(相对生物效应)一般在 2~10。可见,中子治疗癌症的优势是明显的。

^{252}Cf中子后装机是新一代的现代近距离治疗机械,由于还在研制阶段,其临床评价还不能定论,但造价十分昂贵,还不能商品化,相信在今后的发展中会在 γ 射线后装机中突围而出,成为近距离放疗的新式武器。

几十年来,近距离放疗随着放射肿瘤学的发展也在高速前进。进入 20 世纪 90 年代,由于高科技电子技术的快速发展和生物工程技术的开拓,在基础研究和理论验证的配合下,大大促进了新技术、新方法应用于临床,扩大了近距离治疗的适应证,产生了许多新理论。近距离放疗配合外照射,取得了明显的治疗效果,一些早期肿瘤,单纯放疗也获得治愈。

八、近距离治疗技术员职责

(1)检查施源器和其他辅助设备。

(2)对治疗设备进行日检。

(3)在插植过程中辅助医师(或护士)。

(4)拍摄定位片。

(5)在物理师监督下执行治疗计划。

(6)实施治疗。

(7)在控制台监测治疗过程。

(8)在相关档案中记录治疗过程。

九、近距离放疗病历报告的内容

完整的病历报告和记录有助于正确设计后续治疗的剂量,并为预后结果提供分析、总结的依据。报告和记录所需参数。

(一)对各区域的阐述最低限度

其应包括 GTV、CTV 和 TV。

(二)对源的描述

(1)核素及滤过壳层结构。

(2)源类型:如丝源、子粒源、塑封串源、发针型源及针状源。

(3)源的几何尺寸。

(4)源的参考空气比释动能率。

(5)源强分布(均匀分布或非均匀分布)。

(三)对治疗技术和源布局

若源布局是遵从某标准剂量学系统,则需明确指出,否则应按前面段落要求描述。与此同时还需记录以下数据。

（1）源的数量。

（2）线源间距和层间距。

（3）中心平面的源布局几何形状（如三角形、正方形等）。

（4）插植表面的形状（平面或曲面）。

（5）线源是否有交叉，交叉形式如何。

（6）施源管的材料、性质（柔性或刚性）、源位置是否采用模板确定。

（7）若采用遥控后装技术需指明类型。

（四）时间模式

对时间模式的叙述应包括与辐照方式有关的数据如剂量等，目的是计算瞬时和平均剂量率。

（1）连续照射：记录全程治疗时间。

（2）非连续照射：记录全程治疗时间和总照射时间以及治疗间隔时间。

（3）分次和超分次照射：记录每次照射时间和脉冲宽度、分次间隔时间和脉冲间隔。

（4）当不同源的照射时间不相同时需分别记录。

（5）对移动源、步进源，应记录步长、驻留时间。

通过改变步进源的驻留时间可改变剂量分布。若采用了剂量优化处理需指出所用的类型（参考点优化还是几何优化）。

对脉冲照射需指出脉冲平均剂量率，即脉冲剂量与脉宽（时间）之比，另外还应指明距源1 cm处的最大局部剂量率。

振荡源：记录源向量在不同位置的速度。

（五）总参考空气比释动能

总照射时间内的参考空气比释动能（TRAK）应予记录。

（六）剂量分布的描述

以下剂量参数应予记录。

（1）处方剂量（Prescribed dose）：若处方剂量不是按最小靶剂量（Minimum Target Dose，MTD）或平均中心剂量（Mean Central Dose，MCD）概念定义的需另外指明；若因临床和技术原因，接受的剂量与处方不同时需加以说明。

（2）MTD 和 MCD。

（3）应记录高剂区 HDV 的大小、任何低剂量区的尺寸、剂量均度数据等。

（徐化璞）

第十节　姑息性放疗

一、姑息性放疗的指征和原则

由于诊断技术的限制，人们对肿瘤的认识和整体医疗水平的限制，恶性肿瘤在确诊时仅有1/3～1/2 的患者有希望达到根治，相当数量的患者没有治愈的希望，即使是在根治的患者中仍有约 50% 的患者在以后肿瘤复发和转移，因此，这样的患者均需要进行以姑息性放疗为目的的治疗,以减轻痛苦,延长生命。在恶性肿瘤给人们带来的危害中,与死亡相比较,多数人更恐惧的是痛苦。肿瘤的姑息性放疗是一个很广的范畴,涉及肿瘤患者从诊断后到疾病发展直至死亡前的全过程,涉及许多科室的工作包括内科、外科、放疗、神经、麻醉、营养、心理、康复等,也特别需要患者家庭和社会的支持与配合。许多学者对恶性肿瘤治愈性或根治性治疗有较多的研究,其治疗结果的判断是以生存率和控制率等客观指标进行,因此多数肿瘤的根治性治疗方法和应用原则基本是一致的,但姑息性治疗的应用却多数没有统一的方法,治疗结果的判断许多是主观的或半量化的,而且由于专业的肿瘤治疗人员的缺乏,对肿瘤姑息性放疗认识的欠缺,以及家庭社会对晚期肿瘤的认识,治疗经费等问题均影响姑息性放疗的选择和实施。

姑息性放疗的指征有以下几种。①止痛:各种肿瘤溶骨性转移所导致的疼痛均可采用放疗止痛,有效率约为80%。②止血:头颈部癌、宫颈癌出血时,在局部止血措施的基础上,大剂量外照射或近距离治疗均可有效止血。③解除梗阻或压迫:脊柱转移肿瘤一旦确诊应尽早放疗,截瘫发生前放疗多能有效防止截瘫,截瘫发生后应争取在2周内照射,以利恢复,同时并用皮质激素或脱水剂以暂时减轻脊髓压迫。上腔静脉压迫综合征或大范围肺不张时均可先局部放疗,解除梗阻、缓解症状。

姑息性放疗的原则要求:治疗计划应当力求简单、安全。接受姑息性放疗的患者大多症状明显、体质虚弱,减少搬动,尽可能在短时间内治疗完成。也应特别注意照射范围内的正常组织耐受剂量,部分患者经姑息性放疗后症状明显改善,仍可生存较长时间,晚期放射损伤也不应忽视。

二、骨转移的姑息性放疗

(一)骨转移的发生与诊断

骨转移是最常见的恶性肿瘤并发症,大部分骨转移原发肿瘤已明确诊断,少部分患者以骨转移为首发临床表现。常见的原发肿瘤是肺癌、前列腺癌、乳腺癌等,其他少见的是肾癌、甲状腺癌、宫颈癌、膀胱癌、胃肠道肿瘤等。80%的骨转移在躯干骨的红骨髓,按照转移的发生率,依次为椎体骨、盆腔骨、肋骨、头颅骨、肱骨、股骨、胸骨、肩胛骨等。疼痛是骨转移的主要临床表现,严重影响患者生活质量,需要积极治疗,缓解疼痛。

放射性核素^{99m}Tc骨扫描是诊断骨转移的首选检查方法。此方法敏感性高,在有充血或骨代谢活跃的部位均有较高的放射性核素摄取,间接发现肿瘤。但此方法假阳性率较高,骨质增生、结核均需要鉴别诊断。一般来讲,骨扫描需结合其他影像检查来减少误诊。X线检查对骨转移的诊断较骨扫描晚3～6个月。CT对骨转移的诊断优于X线检查,特别是对于胸骨转移、颅底骨转移、椎体转移有较好的显示。MRI确定软组织的结构比CT清楚,对于明确骨结构与软组织的关系有优点,特别是能矢状位显示椎体骨转移,对于放疗定位有帮助。

(二)骨转移的放疗

放疗是骨转移的主要治疗方法,对于止痛和预防骨折均很有效。关于放疗止痛的生物学基础目前仍不清楚,由于一般患者放疗后在48 h内有疼痛的缓解,故射线对肿瘤细胞的杀伤不是唯一可能的机制,推测可能电离辐射对骨组织的细胞毒作用,抑制疼痛化学介质的释放。文献报道90%的骨转移经过放疗均可达到疼痛的缓解,尚未骨折的溶骨性病变65%～85%可再骨化愈合。治疗后疼痛缓解的效果取决于原发肿瘤类型,骨受累部位及浸润情况,是否有骨折,疼痛的时间和严重程度,以及同时合并的其他治疗等。

目前关于骨转移的放疗方法在照射体积,照射剂量,分次剂量等缺乏统一模式,照射总剂量

30～60 Gy,分次有单次 6～8 Gy,或多次 2～4 Gy,治疗效果差别不大。RTOG 研究 266 例孤立性骨转移和 750 例多发骨转移的治疗后发现,对孤立性病灶,应用 20 Gy/5 f 和 40.5 Gy/15 f 止痛效果一样。对于多发性骨转移应用 30 Gy/10 f,20 Gy/5 f,25 Gy/5 f 和 15 Gy/5 f 方案,止痛效果无差异。最近,欧洲研究应用单次 8 Gy 照射,止痛效果与多分次照射相同。半身照射也应用于骨转移患者中。RTOG 研究认为半身照射是有效而安全的姑息性放疗方法,对上半身建议应用 6 Gy,对下半身应用 8 Gy 照射,73%的患者取得疼痛缓解,20%完全缓解,50%在 48 h 内缓解,80%在一周内缓解。来自乳腺癌、前列腺癌的患者有较好的效果。他们认为半身照射比局部分次照射效果好,疼痛复发少。但半身照射有 10%的严重暂时血液毒性,83%的上半身照射患者和 39%的下半身照射患者在治疗后 90 min 呕吐,35%～50%的患者低热。

三、脑转移的姑息性放疗

(一)脑转移的发生和诊断

颅内转移是常见的恶性肿瘤并发症,也是恶性肿瘤的主要死亡原因之一。15%～30%的肿瘤发展成为脑转移。成人脑转移的发生率远远高于其原发脑肿瘤。80%的脑转移瘤是在原发肿瘤诊断治疗后发生,少部分患者以脑转移为首发临床表现。50%以上的脑转移是多发病灶。脑转移是由血行播散而来,常发生在灰白质交界处,常见的原发肿瘤是肺癌、乳腺癌,其他还有恶性黑色素瘤、肉瘤、胃肠道恶性肿瘤等。2/3 的患者有临床症状和体征,50%的患者主述头痛,10%～20%为发作性头痛,20%～40%的患者有神经功能障碍。30%以上的患者有认知功能改变。继发于水肿引起的颅压增高导致的头痛是常见的表现,表现为弥散性钝痛,随咳嗽、使劲、弯腰等动作是加重,常伴有恶心、呕吐、视力改变等。结合原发病灶,诊断并不难,MRI 是较好的诊断方法,但需要与原发肿瘤、脑梗死、脑出血等鉴别。

(二)脑转移的姑息性放疗

放疗是脑转移的主要治疗方法,几十年来一直在临床应用,有比较好的治疗效果。治疗主要目的是缓解肿瘤引起的症状和体征,控制肿瘤进展。

1.放疗技术

应用全脑照射或大部分脑照射。注意保护眼球,避免高剂量点出现。放疗前、放疗中给予皮质激素可缓解水肿。临床发现对激素反应好的,表示肿瘤引起的改变是可逆的,治疗效果好,治疗后3/4 的患者临床症状和体征改善,2/3 的患者保持缓解至少 9 个月以上,甚至在以后的整个生命期。40%的患者脑神经症状改善。

2.放疗剂量、时间及方法

有不同的放疗方法。照射剂量 30 Gy/2 周,或 40 Gy/4 周,治疗效果相同。Nieder 研究认为 40～60 Gy 有较好的局部治疗效果,77%患者局部控制,而 30 Gy 则治疗效果不好,局部控制率为 48%～52%,存活率无差异。RTOG 的 3 期临床研究显示30 Gy/10 f 和 50 Gy/20 f,对存活率和症状的缓解无差异。如果治疗前患者有以下特点则脑放疗后有较好的预后:卡氏评分大于70%,原发肿瘤控制,年龄小于 60 岁,没有脑外转移者。

应用 SRS(立体定向放疗手术)治疗脑转移是近年来的新方法,此方法应用精确定位,精确治疗,多野聚焦照射,可给予单次大剂量照射,周围正常组织得到保护。近期治疗效果好。在116 例孤立性脑转移 SRS 治疗研究:显示单次剂量给予 17.5 Gy,局部控制率达 85%。1 年、2 年、3 年的实际局部控制率为 85%、65%和 63%。但 SRS 多应用于孤立性脑转移,对于病灶较大者和多发脑转移,应当先进行全脑放疗后再给予 SRS。

四、脊髓压迫综合征

(一)脊髓压迫综合征的发生和诊断

脊髓压迫综合征是继脑转移的第二位神经系统并发症,主要表现为肿瘤侵犯脊髓和邻近神经根引起的相关神经系统症状和体征。一旦发生脊髓压迫症,患者生活质量下降。脊髓压迫综合征中 75% 的原因是椎体骨转移引起椎体萎陷或骨折、硬膜外肿物形成压迫脊髓。其余 25% 的原因为肿瘤通过椎孔进入椎管内。脊髓内转移比较少见。原发肿瘤以肺癌和乳腺癌居多。一般来讲,胸段脊髓发生率较高,占脊髓压迫综合征的 70%,腰椎占 20%。颈段脊髓占 10%。单个椎体受累占 46%,多个相邻椎体受累占 26%,非相邻椎体受累占 28%。95% 的硬膜外转移压迫症状是疼痛,其疼痛特点与骨转移相似,因此椎体转移后应当注意脊髓压迫的危险。肢体肌无力,感觉丢失,肠道功能麻痹也是多见的症状。高位脊髓压迫还可以产生呼吸和膈肌麻痹。个别患者会伴有带状疱疹。根据原发肿瘤,临床症状和神经系统检查诊断不困难,MRI 对于显示椎体转移压迫脊髓或软组织侵犯脊髓有很好的效果。

(二)脊髓压迫综合征的姑息性放疗

一旦诊断脊髓压迫综合征,应当按肿瘤急症处理,尽早开始治疗。早期应用皮质激素对缓解压迫有效。如果有可能进行手术,可以明确诊断,固定脊柱,解除压迫,术后给予放疗。如果不能手术,应尽早放疗,对大部分患者能缓解压迫。放疗根据 MRI 显示的病灶范围,通常上下各包括一个椎体,椎体附件和周围软组织肿物必须包括在照射野内。放疗剂量一般 40 Gy/20 f,20 Gy/5 f 或 30 Gy/10 f。脊髓对射线的耐受取决于照射长度,照射总剂量和分次剂量。一般不推荐单次大剂量照射。剂量计算需要考虑脊髓深度,不要超量。

Marazano 等报道 275 例患者治疗,用 30 Gy 照射加激素,疼痛完全缓解 54%,部分缓解 17%,稳定 11%。3/4 的患者恢复或保留行走功能。44% 患者括约肌功能改善。平均存活 6 个月以上。Zelefsky 报道 42 例前列腺癌引起脊髓压迫综合征患者,治疗后 92% 疼痛缓解,67% 神经功能改善。Levior 等报道 70 例患者,进行 30~45 Gy 放疗,加用激素治疗,30% 的卧床患者和 16% 的截瘫患者恢复行走。总之,对于脊髓压迫综合征需要尽早诊断,尽早治疗。

五、上腔静脉压迫综合征

(一)上腔静脉压迫综合征的发生和诊断

上腔静脉压迫综合征(SVCS)是临床比较常见的恶性肿瘤并发症,87%~97% 的 SVCS 是由恶性肿瘤所致,约 2/3 是肺癌,其中小细胞肺癌占 38%,鳞癌占 26%,腺癌占 14%,大细胞癌占 12%。在原发支气管肺癌中,3%~15% 会发展为 SVCS。其他肿瘤如淋巴瘤、乳腺癌纵隔淋巴结转移引起的 SVCS 也有一定发生率。

上腔静脉是头颈部、上肢、胸部的主要静脉回流通路,血管直径约 2 cm,壁薄,受压易改变,在相当低的压力下 $[19.6\sim49.0 \text{ kPa}(200\sim500 \text{ cmH}_2\text{O})]$ 引起血流受阻。因此当上纵隔内肿瘤或肿大的淋巴结压迫上腔静脉后会很快引起相应的临床变化。临床表现与 SVCS 的程度有关,主要表现为面颈部、上肢、胸部水肿、面部发绀、呼吸困难、胸腔积液等。在肺癌和淋巴瘤引起的 SVCS 中,呼吸困难占 54%~61%,面部占 28%~48%,上肢和躯干水肿占 38%~44%,咳嗽占 22%~28%,胸痛占 15%~17%。根据临床表现,诊断不困难,重要的是获取组织学诊断。X 线胸片,胸部增强 CT 可以较好地诊断。CT 引导下穿刺活检,痰细胞学检查,胸腔积液检查等对取得组织学或细胞学诊断有益。

(二)上腔静脉压迫综合征的姑息性放疗

上腔静脉压迫综合征属于肿瘤急症,应当尽快治疗。放疗是主要的治疗方法,有时允许在没有病理诊断的情况下治疗。但有条件情况下尽可能得到病理诊断。过去放疗用于 SVCS 中常以大剂量开始(3～4 Gy),理由是大剂量照射可以快速缓解压迫症状,但目前在积极支持治疗情况下,常规照射剂量 1.8～2 Gy 也能很好起作用。Armstrong 等发现接受大剂量(3～4 Gy/d)与常规照射剂量(2 Gy/d),其反应率相似(83％和 78％),现在已不提倡使用大剂量照射。根据肿瘤组织学类型,放疗总剂量有差别,但总剂量的给予需要结合患者一般情况和同时的其他治疗如化疗等适当增减。放疗后多数患者症状缓解,通常在 1 周左右开始,症状的缓解与影像学的肿瘤状况可能不一致,即症状缓解但肿瘤大小可能变化不大。对非小细胞肺癌,缓解率为 76％左右,小细胞肺癌则 94％有症状缓解。Chan 的研究也显示 70％的患者在放疗后一直症状缓解至其他原因引起死亡,平均存活 9.5 个月。

(张延可)

第十一节　靶向放射性药物治疗

一、放射免疫靶向治疗

(一)治疗原理

放射免疫靶向治疗(radioimmuno-targeted therapy,RIT)原理是将肿瘤相关抗原的特异性抗体(单克隆抗体;monoclonal antibody,McAb)作为核素载体,用放射性核素对其进行标记,注入体内与肿瘤细胞相应抗原特异性结合,使肿瘤组织内长时间浓聚大量的放射性核素,利用其在衰变过程中释放出 α 或 β 射线的辐射作用,抑制、杀伤或杀死肿瘤细胞,达到治疗目的。

RIT 要求携带放射性核素的单克隆抗体特异地结合到病灶部位,同时尽量减少对正常组织的损伤。与传统的放疗不同的是,传统放疗利用的是短时间内大剂量的照射,对正常细胞的杀伤作用也很强;RIT 是在较长的时间内持续照射,照射峰值也比传统的方法低很多,因而对正常细胞的杀伤作用较弱。受 RIT 持续照射的细胞,被阻滞在 G_2 期,G_2＋M 期是细胞周期中对辐射最敏感的时期,目前认为肿瘤细胞在该期的积聚将有利于持续低剂量辐射的细胞毒性作用,而且持续的照射可能会通过抑制 DNA 损伤修复而增强杀伤作用。

(二)常用核素

RIT 中核素的选择取决于其射线种类、在组织中的射程、半衰期及机体排泄情况。目前,RIT 应用最为普遍的是 β 射线。

1.β 粒子发射体

^{131}I 和 ^{90}Y 是目前应用最广的两种 β 粒子发射体。^{131}I 因易于发射可显像的 γ 射线、合适的半衰期(8 d)和简单的蛋白标记化学性质而在 RIT 中大量应用,其标记化合物的主要缺点是对患者有较高辐射剂量和高能光子。^{90}Y 是纯 β 粒子发射体,有较高的能量和长的射程,适合应用于

较大的肿瘤,标记方法也比较简单;其缺点是缺乏可以显像的 γ 光子。

金属粒子发射体^{177}Lu和^{67}Cu是^{131}I和^{90}Y替代品。^{177}Lu的半衰期和剂量优势与^{131}I相同,^{67}Cu发射 γ 和 β 射线,适合 RIT,又能体外显像,且标记的单克隆抗体在骨骼、肝和肾中沉积很少,辐射损伤小,应用前景好。^{186}Re 也能发射 γ 射线,可体外显像,用于 RIT 的性能优于^{131}I;其毒性反应可引起骨髓抑制。

2.α 粒子发射体

^{212}Bi 和^{213}Bi 是常用的 α 粒子发射体。α 射线具有不同的能量范围,有很高的传能线密度,能产生致死的 DNA 断裂链,其相对生物效应是 β 粒子的 8 倍左右,射程短而避免了对非靶组织的损害,特别适合<0.5 mm 的肿瘤。

(三)临床应用

RIT 主要应用于治疗血液系统的恶性肿瘤,如淋巴瘤等;而实体瘤因其体积较大,血供不均匀且大多有坏死区,加上完整的单克隆抗体分子量较大,导致抗体很难进入肿瘤内部,分布不均而疗效不佳。

淋巴瘤的 RIT 研究已进入了多中心的Ⅲ~Ⅳ期临床试验阶段;对 B 细胞淋巴瘤的有效率已达70%~80%,完全缓解率达35%~40%。该治疗方法能够在临床取得较满意的疗效,可能有关因素:①淋巴细胞对射线敏感。②体液免疫的缺陷减少了人抗鼠抗体反应(HAMA)反应。③淋巴瘤细胞较其他实体肿瘤细胞更易与抗体结合。^{90}Y-ibritumomab 是第一个被 FDA 批准应用于临床的放射免疫制剂,主要用于复发的淋巴瘤患者或对单独应用利妥昔单抗疗效不佳的患者。研究证实,^{90}Y-ibritumomab 联合利妥昔单抗治疗淋巴瘤的有效率达到了 80%,而单纯利妥昔单抗组的有效率仅为 53%。随后,又研究出^{131}I-tositumomab 和^{90}Y-epratuzumab,前者主要用于化疗后复发或对利妥昔单抗耐受的滤泡型 NHL 治疗,后者是目前在 NHL 的 RIT 中唯一应用人源性单克隆抗体的制剂。

RIT 是一种很有前途的治疗方法,尤其是利妥昔单抗的问世,利妥昔单抗能特异地结合CD20^{+}细胞,利妥昔单抗用放射性核素标记,将核素带入肿瘤部位,起到联合治疗的目的,提高对肿瘤细胞的杀伤作用。

关于 RIT 在实体瘤中的应用报道主要限于临床试验阶段,如^{131}I-Hep治疗不能手术的巨块型肝细胞肝癌;有研究用^{131}I标记癌胚抗原(CEA)来治疗结直肠癌,尤其是术后微小残留病灶及微小转移灶。亦有报道应用铊^{125}I-MN-24(抗 CEA 抗体)有望成为临床上有效的甲状腺髓样癌RIT 的放射性药物。但由于实体瘤对射线的敏感性普遍较差,故核素标记抗体在治疗实体瘤方面成功经验很少,需要进一步的临床研究。

二、受体介导的靶向治疗

(一)治疗原理

在肿瘤疾病中,由于基因的突变与扩增,肿瘤细胞膜上的某些受体常超量表达。利用配体(ligand)与受体(receptor)结合具有高特异性、高选择性及高亲和性的特点,利用配基的载体作用载上放射性药物,通过受体介导将放射性配基-受体复合物导入肿瘤细胞内,发挥射线的辐射生物效应而行靶向药物治疗。

(二)治疗进展

20 世纪 90 年代以来,受体介导的靶向药物治疗已取得了一定的进展,近年来也有人将其称作肽受体放射性核素治疗。目前,一些生物活性肽受体介导的靶向药物治疗已显示出较强的生命力。其中研究最成熟的是由生长抑素受体(somatostatin receptor,SSR)介导的靶向抑癌治疗,如奥曲肽、RC-160 和 DOTA-TOC 等生长抑素类似物作为载体,载上^{188}Re、^{177}Lu 和^{90}Y 等放射性药物,形成偶联物行靶向药物治疗,研究结果显示效果显著,注入药物的 SSR 阳性肿瘤患者和小鼠,均可见到瘤体明显减小或消失,全身非靶器官受照剂量大大减少。其他肿瘤受体(如血管内皮生长因子 EGFR 和血管活性肠肽 VIP 受体)介导的靶向药物治疗肿瘤的研究也在探索之中。Teunissen 等报道,用放射性核素标记的胃泌素类似物现已成功用于缩胆囊素-B-受体阳性肿瘤,如甲状腺髓样癌的治疗。还有一些放射性配体,如神经肽 Y 类似物用于前列腺癌和乳腺癌等。用^{90}Y-DOTA-奥曲肽治疗不摄取^{131}I 的分化型甲状腺癌转移灶,甲状腺髓样癌,来自胃、肠、胰的神经内分泌肿瘤,小细胞癌和嗜铬细胞瘤等。

三、放射性核素基因治疗

放射性核素基因治疗是在结合放射性治疗与基因治疗优点的基础上提出的一种全新治疗方法,不仅可以为多种恶性肿瘤的早期诊断提供一种无创伤的灵敏方法,而且通过使用适合治疗用的放射性核素进行标记,达到导向治疗肿瘤和其他有异常基因表达疾病的作用,理论上讲效果优于常规放疗或化疗。

放射性核素基因治疗主要是对肿瘤的发病机制、诊断和治疗不断探索的基础上发展起来的,已经成为研究、诊断和治疗肿瘤的最主要手段之一。肿瘤的基因疗法就是利用肿瘤细胞特有的形状,在肿瘤原位选择性地杀死恶性细胞,因其具有广泛的临床实用性,故放射性核素基因疗法已经成为肿瘤治疗研究的热点,不管是利用对放射易感的基因增强剂控制自杀基因的选择性表达,还是利用依赖氧的增强剂来产生选择性治疗基因的表达,放射性核素基因治疗都为肿瘤的治疗打开了一扇新的窗户。

反义显像技术是利用放射性核素标记的肿瘤细胞 DNA 或 mRNA 中某些序列互补的反义寡核苷核(antisense oligonucleotide,ASON)与靶序列的特异结合实现基因显像。Boyd 等利用这一原理及一些中枢神经系统起源的肿瘤具有去甲肾上腺素运输体(NAT)、能富集放射性药物的原理,将 NAT 转染入不携带 NAT 的神经胶质瘤细胞(UVW 细胞),使其能够具有浓聚放射性药物的功能,经不同剂量的^{131}I-间碘苄胍处理;结果显示,非中枢神经系统起源的肿瘤经转染 NAT 后,同样可以用放射性药物治疗。动物模型证实,50%～60%的甲状腺癌杀瘤效应体现在表达碘化钠同向转运体(sodium iodide symporter,NIS)功能的细胞上,而表达*NIS*基因的细胞可以富集^{131}I,将*NIS*基因转染入人类恶性肿瘤细胞,实现肿瘤的放射性核素治疗。通过观察^{131}I在肿瘤细胞内动力学和吸收剂量,发现 hNIS 表达的前列腺癌细胞聚集的碘化物是对照组的200 倍,于是 Mitrofanova 等将克隆 NIS 的 cDNA 携带在反转录病毒载体上,然后转染在甲状腺癌细胞上,可以准确、高效地杀伤肿瘤细胞。同样 Kakinuma 等通过腺病毒介导的 NIS 的 cDNA转染入前列腺癌细胞,导致^{131}I 在前列腺癌细胞内大量聚集,从而实现对前列腺癌的治疗。Spitzweg 等利用前列腺特异抗原定向启动子表达*NIS*基因来实现放射性核素在前列腺癌细胞的浓聚,显示了放射性核素基因疗法准确性高、特异性好的优点。

虽然放射性核素已广泛应用于各个领域,但其昂贵的价格及安全性问题仍然限制其发展,研究者希望改进标记技术和标记位置来降低成本,但仍然不能从根本上解决这一问题。基因治疗也存在着诸如造价昂贵、基因载体的毒性反应、转染率低以及可能带来的基因突变等问题,这些问题限制其应用。放射性核素基因治疗则同样存在上述的种种问题,特别是细胞膜的转运问题限制着目前基因治疗的发展。

四、放射性核素微粒肿瘤组织间定向置入治疗

(一)放射性粒子置入治疗定义及应用

放射性粒子置入治疗属于组织间放疗,是指将放射性粒子经手术或借助影像学与内镜的引导穿刺置入肿瘤实体内或受肿瘤浸润(包括淋巴扩散途径的组织)的组织中,利用放射性粒子持续发射 β 或 γ 射线,经低剂量率连续辐射作用,杀死肿瘤细胞或抑制肿瘤细胞生长,以消除或控制肿瘤的发展,达到治疗或缓解症状的目的,而正常组织不受或仅有微小损伤。

临床应用证实,放射性粒子置入对前列腺癌、胰腺癌、肝癌、乳腺癌和肺癌等疗效肯定。表现为肿瘤组织缩小、转移和复发减少、生存率提高;尤其是在前列腺癌的应用已近 30 年,2～5 年的局部肿瘤控制率可达 83%～100%,略高于放疗。近年来,^{125}I 粒子置入逐渐应用于骨转移癌的治疗,其镇痛有效率达 92% 以上,并且有助于缩小骨转移癌病灶。

(二)^{125}I 粒子治疗的原理及适应证

^{125}I 物理半衰期 60.2 d,γ 射线能量为 27 keV。^{125}I 粒子是一种极为先进的微型密封放射源,粒子呈长为 4.5～5 mm、直径为 0.8 mm 的小圆柱体,有效放射半径为 1.0 cm,在体内有效作用时间为 120 d。置入后,^{125}I 粒子能持续低剂量释放 γ 射线,直接作用于肿瘤细胞的 DNA,造成双链断裂;另外还可间接地使体内的水分子电离,产生自由基,促进肿瘤细胞的凋亡,使肿瘤细胞无法繁殖而达到治疗肿瘤的目的。^{125}I 粒子与远距离外照射比较,其放射生物学特点主要是剂量率不同,^{125}I 粒子具有半衰期长、剂量率低和相对生物效应高的优点。

^{125}I 粒子治疗的病种较为广泛,包括脑胶质瘤、脑膜瘤、脑转移瘤、鼻咽和眼眶内肿瘤、口咽和口腔癌、颈部转移癌、肺癌(原发或转移)、胸膜间皮瘤、乳腺癌、食管癌、纵隔恶性肿瘤、肝癌、胆管癌、胰腺癌、晚期胃肠癌及恶性肿瘤局部骨转移等。

五、多靶点联合阻断治疗

分子靶向治疗是在细胞分子水平上,针对已经明确的致癌位点(该位点可以是肿瘤细胞内部的一个蛋白分子,也可以是一个基因片段),来设计相应的治疗药物,这种药物进入体内会特异地选择致癌位点,与其相结合而发生作用,使肿瘤细胞特异性死亡,而不会波及肿瘤周围的正常组织细胞,所以又被称为"生物导弹"。目前,认为实体瘤的信号传导是一个复杂的、多因素的蛋白网络系统,抑制单一信号传导往往不足以遏制肿瘤的进展。临床试验结果显示,多靶点抑制药在治疗方面优于单靶点抑制药,可联合阻断信号传导是肿瘤治疗和药物开发的发展方向。

多靶点药物治疗可以同时作用于疾病网络中的多个靶点,对各靶点的作用可以产生协同效应,使总效应大于各单效应之和,达到最佳的治疗效果。多靶点药物的研究尤其适用于肿瘤治疗。肿瘤的发生发展是由多基因参与的多步骤、多阶段和体内、外因素相互作用的复杂过程,且多数肿瘤至少有 5 个独立的突变位点,因此需要多靶点治疗来确保药物抗肿瘤作用的有效性和持久性。

在各种分子靶点中,酪氨酸激酶(PTK)是目前研究较多且效果明显的抗肿瘤药物靶点。受体酪氨酸激酶抑制药(RTKI)就是这种发现的成果之一,对肿瘤的治疗提供了新的希望。RTKI 主要是抑制酪氨酸激酶的磷酸化,从而阻断下游的信号途径,起到抑制肿瘤生长的作用。

细胞生长因子的受体大多数含有酪氨酸激酶(TK)的肽链序列,因此统称为 TK 受体,依据肽链序列被分成若干家族:①以表皮生长因子受体(EGPR)为代表,由 4 种结构类似的受体酪氨酸激酶蛋白组成,即 ErbB-1(EGFR)、ErbB-2(Her-2)、ErbB-3(Her-3)和 ErbB-4(Her-4),此类受体的高表达常见于上皮细胞肿瘤。②血小板衍生生长因子受体(PDGFR)家族,包括 PDGFRα、PDGFRβ、集落刺激因子-1 受体(CSF-1 R)和 C-Kit 等,此类受体在脑和血液系统肿瘤中常见高表达。③胰岛素受体家族,包括胰岛素受体、胰岛素样生长因子受体(IGFR)和胰岛素相关受体(IRR)等,在血液细胞肿瘤中常见此类受体的高表达。④血管内皮生长因子受体(VEGFR),是血管生成的重要正性调节因子,包括 VEGFR-1(Flt-1)、VEGFR-2(Flk-1/KDR)、VEGFR-3 和 VEGFR-4。TK 受体还包括纤维细胞生长因子受体(FGFR)家族,包括 FGFR-1、FGFR-2、FGFR-3、FGFR-4 和角化细胞生长因子受体等,此类受体在血管生成方面起重要作用。多靶点酪氨酸激酶抑制药抗肿瘤的机制包括抑制血管生成及对肿瘤细胞存活和增殖时造成的多个酪氨酸激酶受体异常水平进行调控。

目前,已上市及正在进行临床试验的多靶点 RTKIs 药物:①苏尼替尼,可同时对 VEGFR-1、VEGFR-2、VEGFR-3、PDGFR-α、PDGFR-β、C-Kit 和 Flt-3 产生特异性抑制作用,有显著的抑制血管生成和抗肿瘤活性,主要用于胃肠间质瘤和晚期肾癌。②索拉非尼,对 Raf、VEGFR-1、VEGFR-2 和 VEGFR-3 均有抑制作用,还可以作用于 PDGFR-B、FGFR、C-Kit、Flt-3 和 RET 等,用于晚期肾癌的治疗。③伐地他尼,可选择性抑制 Flt-1、PDGFR、FGFR-1、ErbB-2、IGF-IR 及丝氨酸苏氨酸激酶等,可延长患者的生存时间。④达沙替尼,是新型双重 Src 和 BCR-ABL 激酶抑制药,用于治疗对伊马替尼等一线药物化疗不敏感的各期慢性粒细胞白血病(CML),以及对其他疗法无效或不能耐受的急性淋巴细胞白血病(ALL)成年患者。此外还有多种靶向抑制药,如伐他拉尼和拉帕替尼等。

六、抗新生血管靶向治疗

随着分子肿瘤学的发展以及人们对肿瘤本质认识的逐步深入,分子靶向治疗在癌症的治疗中发挥着越来越重要的作用,其中以肿瘤血管为靶点的治疗策略是众多学者关注的焦点。肿瘤血管的分子靶向治疗是以肿瘤血管系统为靶点,选择性地作用在肿瘤新生血管上,在分子水平发挥抗肿瘤作用,而对正常组织的不良反应极小,成为目前探索肿瘤治疗新方法的热点领域。1971 年,Folkman 首先提出抗血管形成可作为肿瘤治疗的一个途径。随后这种以肿瘤血管为靶点的治疗策略,即肿瘤血管靶向治疗日益受到重视。目前肿瘤血管靶向治疗策略主要包括两方面:抑制肿瘤血管生成和阻断肿瘤血管血流。

肿瘤血管生成抑制策略是以阻止和减少肿瘤组织血管生成为目的的治疗方法。血管生成是肿瘤生长的关键,实体瘤的进行性生长依赖于其诱导产生的血管网建立。血管形成还确保了肿瘤代谢的进行,对肿瘤增殖必不可少,肿瘤需要功能性的血管网络提供氧气、养料,并清除代谢产物。肿瘤除了通过与宿主血管融合而获得部分血供外,还必须通过形成新生血管网构建自己的血管系统,这样才能持续地生长和发展。血管内皮生长因子(vascular endothelial growth factor,VEGF)可直接作用于血管内皮细胞,刺激其发生有丝分裂,从而促进新生血管的生长,这是最重要的血管形成因子,被视为抑制血管形成的最重要的靶向分子之一。

迄今,抗 VEGF 单克隆抗体贝伐和 VEGFR(VEGF receptor)的酪氨酸激酶抑制药(tyrosine kinase inhibitor,TKI)索拉非尼和苏尼替尼已被美国食品与药品管理局批准上市。但是 Ebos

等和 Paez Ribes 等的最新研究互为补充,共同证实了在某些肿瘤类型中,靶向作用于 VEGF 通路的各种抗血管生成治疗可能引起转移的增多。目前,一些血管生成抑制药,特别是针对 VEGF 及其受体的各类抑制药,已被证明具有良好的抗肿瘤效应。相对于传统的化疗药物,不引起耐药性是抗血管生成治疗的最大优点。但使用 VEGF 抑制剂最令人担心的是,VEGF 的生理性和保护性功能也可能被抑制,从而产生远期毒性。因此寻找高度特异性的抗 VEGF 抑制药,避免对生理性血管生成的影响,加强抗肿瘤活性,是十分必要的。随着对 VEGF 抑制药及其他血管生成抑制药的不断研究,抗血管生成必将为肿瘤治疗带来新的希望。

在诸多的抗肿瘤血管生成因子中,研究较多且疗效较好的主要有:抗 VEGF 抗体、血管抑素、内皮抑素和血管内皮生长抑制药(vascular endothelial growth inhibitor,VEGI)等。然而这些抑制因子多数仍以阻止或减缓肿瘤血管进一步生长为主,对已形成的血管则难以达到破坏作用。

血管阻断作用特点及血管阻断制剂:肿瘤血管阻断制剂(vascular-disrupting agent,VDA)是一种可以快速而选择性地引起肿瘤血管损伤的药物,其作用机制是破坏实体瘤血管内皮细胞,导致肿瘤细胞缺乏养料和氧气而死亡,引起肿瘤内大部分已构建成熟的血管和芽生毛细血管的阻塞,迅速导致肿瘤的大面积坏死。抗血管新生制剂旨在抑制肿瘤新生血管新生的过程,抑制肿瘤新生血管的形成,应用处于早期阶段的肿瘤或无症状的转移瘤的预防,因此对已形成的血管影响比较小。VDA 则是通过快速而有选择地损坏或阻塞已构建完成的肿瘤血管,使肿瘤血供受阻,从而引起肿瘤坏死,对于治疗较大体积的肿瘤有显著的疗效,能间接地杀死已对传统抗肿瘤增殖的放化疗方法产生抵抗的肿瘤细胞。例如,Hu 等研究的以组织因子(tissue factor,TF)为靶向的免疫结合物,可以选择性破坏已形成的肿瘤血管而不损害正常血管。

抗肿瘤血管的靶向治疗策略是医学研究的前沿课题,一个理想的靶向肿瘤的治疗策略应能特异性靶向肿瘤组织;不影响正常组织及正常细胞;既能杀灭肿瘤细胞,也能杀灭肿瘤干细胞;能进入肿瘤组织内部,无免疫障碍。虽然目前大多均处于临床前阶段,但随着人们对肿瘤的基因及其功能认识的不断深入,相信在不久的将来,有可能研究出更多新的靶向更精确、疗效更确切的肿瘤治疗方案。

(朱　瑞)

病理
诊断篇

第四章

呼吸科肿瘤的病理诊断

第一节 呼吸系统上皮组织肿瘤

一、良性上皮性肿瘤

(一)乳头状瘤

1.鳞状上皮乳头状瘤

此瘤是在支气管黏膜表面上皮发生鳞化的基础上形成的乳头状增生性良性肿瘤,较罕见(图4-1)。多见于支气管主干开口处,有的亦可在叶及段支气管。成人多见,亦可在儿童和年轻人群体发生。

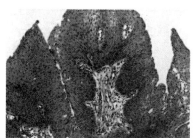

图 4-1　鳞状上皮乳头状瘤
瘤组织呈乳头状,由分化好的鳞状上皮构成

此瘤是由 HPV 所致,可分为孤立性和多发性,孤立性者为多,多发性者称为乳头状瘤病。

(1)大体:孤立性者,在支气管腔内呈乳头状生长,通常有广基的蒂与支气管壁相连。弥漫性者,在气管、支气管黏膜见散在或成簇分布的疣状或菜花状赘生物,突入腔内。也可累及肺在内壁光滑的囊腔内有无数小乳头状赘生物或小的实性结节。

(2)光镜:瘤组织主要由上皮组织构成,呈大小不等的乳头状结构,其轴心为富含血管的疏松纤维性间质。乳头表面被以分化好的非角化复层鳞状上皮,细胞间桥可见;鳞状细胞可显示核周透亮,即凹空细胞变。核分裂象不常见,但偶见角化不良的不典型细胞或核分裂象。

(3)有些孤立性乳头状瘤,如发生在成年人,则有恶性变的倾向。可表现为细胞增生明显,层次增多,有不同程度的异型性,甚至发生原位癌或局灶性浸润性鳞癌。

（4）鉴别诊断：此瘤主要是和腔内乳头状型早期鳞癌鉴别，后者支气管黏膜上皮常呈原位癌表现，且癌组织常侵及管壁，并向管腔内呈乳头状生长，其细胞分化不成熟，极向紊乱，核分裂象易见。与乳头状瘤鉴别并不困难。

2.柱状细胞乳头状瘤（图 4-2A、B）

此瘤较鳞状上皮乳头状瘤少见，是由大支气管黏膜表面的纤毛或无纤毛柱状上皮细胞增生形成，亦可混有不等量的杯状细胞。一般为单发性，突入支气管腔内。亦可多发，扩展至肺实质。

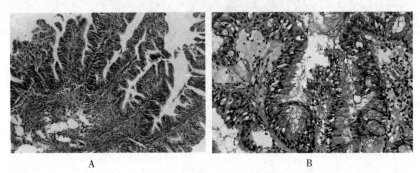

图 4-2　柱状细胞乳头状瘤

A.乳头状瘤组织表面衬以立方状上皮,轴心为富含血管的纤维

组织;B.乳头状瘤组织表面衬以纤毛柱状上皮及黏液细胞

光镜：瘤组织呈乳头状或绒毛状，大多数病例其表面被以分化好的单层或假复层柱状上皮或立方状上皮，有时亦可被以黏液细胞及柱状上皮细胞或纤毛上皮细胞，其轴心为含有血管的少量纤维组织。

3.混合性乳头状瘤

支气管乳头状瘤亦可由鳞状上皮和柱状细胞两种成分混合构成，通常为单个的，亦可多发。其鳞状上皮易有不典型增生，并可发展为鳞状细胞癌。

（二）腺瘤

1.唾液腺型腺瘤

（1）黏液性腺瘤（图 4-3）：此瘤较少见，是由气管、支气管壁的黏液性腺体增生形成的腺瘤。常见于儿童或青年人，多发生在大支气管，可引起阻塞症状。

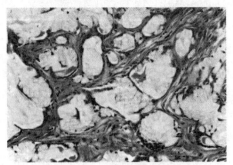

图 4-3　黏液性腺瘤

瘤组织由大小不等的黏液性腺体构成

大体：通常为单个局限性包块，呈息肉状突入支气管腔内。

光镜：瘤体表面通常被以支气管柱状上皮，上皮下瘤组织境界清楚，由大小不等、形状不一、分化成熟的黏液性腺体构成。腺上皮细胞呈柱状或立方状,胞浆透亮,核大小一致,位于基底部,腺腔内常充满黏液,间质为少量纤维组织。有的腺体可明显扩张呈囊状,腔内充满黏液。

(2)浆液性腺瘤(图4-4):瘤组织由大小不等、分化好的浆液性腺体构成。腺体上皮细胞呈立方状或柱状,胞浆呈伊红色,核圆形,大小一致,位于细胞中央,腺腔内可充有蛋白性分泌物。有的腺体上皮细胞可见嗜酸性粒细胞变。间质为少量纤维组织。

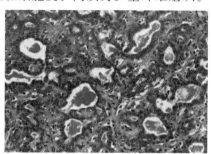

图 4-4　浆液性腺瘤

瘤组织由大小不等的浆液性腺体构成

(3)混合性腺瘤:如由黏液腺和浆液腺两种腺体成分共同构成瘤组织,可称为混合性腺瘤。

(4)多形性腺瘤:可见于气管及大支气管,亦有发生在肺外周部的个例报道,均极少见。患者年龄为35～74岁,或无症状,在X线胸透时偶然发现,或有支气管阻塞的症状。生长缓慢,但有侵袭生长倾向,可局部复发。

大体:肿瘤多发生在大支气管,在支气管内呈息肉状,或略呈结节状,将其管腔堵塞,直径为1.5～16 cm,约1/3见于肺外周部而不明显累及支气管,境界清楚,偶尔也可占据一个肺叶。肿瘤呈灰白色,质地软而有弹性,切面呈黏液样。

光镜:其组织形态与唾液腺发生的多形性腺瘤相同,具有双向组织学特征,即在黏液样及黏液软骨样基质或透明变性间质中,见有上皮细胞构成的小腺管、相互吻合的条索、小梁或小岛,其间混杂有多少不一的肌上皮细胞,呈梭形及星芒状。

免疫组化:上皮成分CK阳性,肌上皮细胞vimentin、actin、S-100蛋白及GFAP呈阳性反应。

(5)嗜酸性粒细胞腺瘤(图4-5):此瘤罕见,是由嗜酸性粒细胞组成的良性肿瘤,亦可叫嗜酸性粒细胞瘤,多见于男性吸烟者。有意义的是支气管腺体的嗜酸性粒细胞化生较常见于老年人。

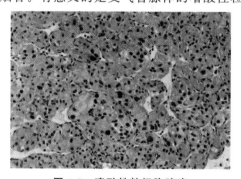

图 4-5　嗜酸性粒细胞腺瘤

瘤细胞聚集成巢,胞浆丰富,呈嗜酸性颗粒状

大体:肿瘤多位于大支气管腔内,呈境界清楚的孤立结节,直径为 1.0～3.5 cm,可致管腔堵塞。

光镜:肿瘤由具有嗜酸性颗粒状胞浆特征的瘤细胞构成,多围绕血管聚集,被纤维性间质分隔呈巢、片状、带状或腺样结构。瘤细胞胞浆丰富,核圆形、均一、居中,核仁明显,分裂象及坏死罕见或无。

鉴别诊断:此瘤应与嗜酸性粒细胞类癌相鉴别。免疫组化和电镜观察有助于两者的鉴别。后者 NSE、CgA 等阳性,电镜下除见瘤细胞胞质内有大量线粒体外,尚可见神经分泌颗粒。而嗜酸性粒细胞腺瘤 NSE 及 CgA 阴性,电镜下瘤细胞胞质内仅含有大量线粒体,而无神经分泌颗粒。

2.肺泡性腺瘤

此瘤是由肺泡Ⅱ型上皮形成的良性肿瘤,罕见,仅有少数病例报道。多见于老年女性,无症状。

大体:通常为位于肺外周部的孤立结节,境界清楚,直径大多为 1～2 cm,呈灰白色或褐色。

光镜:此瘤为境界清楚的多囊性包块,由厚度不等的纤维性间隔将扩张的腔隙分隔,中心部的囊腔较大,囊内含嗜酸性颗粒状物质,PAS 染色阳性,有时伴有泡沫状巨噬细胞。囊腔表面衬以钉突状或立方状细胞,若被以扁平细胞,则类似扩张的淋巴管而误为淋巴管瘤。间质为含梭形细胞的黏液样基质。文献中有报道由肺泡Ⅱ型细胞形成的腺瘤,具有嗜酸性粒细胞的特征。

免疫组化:囊腔内衬的立方状上皮细胞 CK、表面活性物蛋白(SPA/B)、TTF-1 阳性,CEA 局灶性阳性,而间质细胞 SMA 和 MSA 呈局灶性阳性。

电镜:这种细胞表面有微绒毛,并有细胞间黏合带连接,胞质内含有板层小体,表明为Ⅱ型肺泡细胞。

3.乳头状腺瘤(图 4-6)

此瘤罕见,近年文献始有少数报道。患者一般无症状,生长缓慢,多在常规 X 线胸片检查时发现,为孤立的钱币样病变。

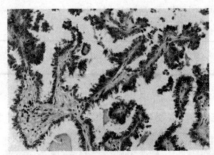

图 4-6　乳头状腺瘤

瘤组织呈乳头状,表面被覆分化良好的单层柱状上皮,轴心为纤维组织

大体:肿瘤常位于肺外周部实质内,亦可位于中央部,为孤立结节,境界清楚,直径大多为 1.0～2.5 cm。切面灰白色,呈海绵状或颗粒状。

光镜:肿瘤在肺实质内境界清楚,瘤组织由分支的乳头状结构组成,其轴心为富含血管的纤维组织。乳头表面被以分化好的单层立方状至柱状上皮细胞,大小一致,胞核圆形或卵圆形,偶见核内嗜酸性包涵体,未见核分裂象、坏死及细胞内黏液。

免疫组化:瘤细胞可显示 CK、SPA/B 及 Clara 细胞抗原,但不恒定。

超微结构:瘤细胞最常见的是Ⅱ型肺泡细胞,胞质内含有发育良好的板层小体,也可为 Clara

细胞,胞质顶端含有电子致密颗粒。

鉴别诊断:此瘤主要是与乳头状型细支气管肺泡癌鉴别。癌组织由细支气管肺泡上皮构成,亦可呈乳头状,但主要的区别是瘤组织无论在组织学还是细胞学上,均具有恶性特征,瘤细胞及其核有一定的异型性,呈鳞屑样生长,即瘤组织常零散地侵及邻近的肺泡腔内,而无清楚分界,可见侵及肺膜或在肺实质的浸润现象。

4.黏液性囊腺瘤

此瘤极为少见,是由分化好的黏液上皮构成的单房性囊性肿块,文献中仅有少数病例报道。患者多为51～70岁的人群,大多为吸烟者,在X线胸片上为肺的孤立性结节。

大体:肿瘤常位于胸膜下,为充满黏液的单房性囊肿,直径小于2 cm,与支气管无连接,囊壁薄。

光镜:典型的囊肿壁由纤维组织构成,内衬高柱状到立方状黏液上皮,核深染,位于基底部。有的病例上皮可有轻度异型性,局部上皮呈假复层,但无侵及周围肺组织现象。有的囊壁可出现明显慢性炎症或纤维化,可导致上皮变扁平或消失,以及对黏液的异物肉芽肿反应。有个例报道,组织学上呈交界性黏液性囊腺瘤者。

鉴别诊断:另有报道一种叫交界恶性黏液性囊性肿瘤,应与上述囊腺瘤鉴别。后者可为多囊性,其被覆上皮细胞有异型性,表现为胞核呈复层、多形性及深染;或甚至可出现真正的腺癌灶,即柱状上皮细胞核仁明显,并侵及囊壁及周围肺组织呈实性生长,但预后仍良好。

此瘤还需与转移性黏液性囊腺癌相鉴别。结合临床如卵巢等有黏液性囊腺癌病史,不难作出判断。

(三)纤维腺瘤(图4-7A、B)

肺的纤维腺瘤亦名腺纤维瘤,极罕见,国内外文献仅有个例报道。

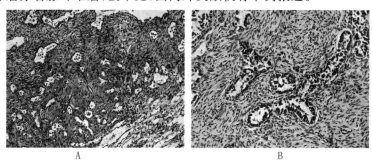

A   B

图4-7 纤维腺瘤

A.瘤组织由立方状上皮构成的腺样结构及其间的梭形纤维性细胞构成;B.腺样上皮细胞 TTF-1(+)

临床表现:均为成年男性,肿物位于肺实质,呈卵圆形,约核桃大,质中等,境界清楚。未见胸腔积液及区域淋巴结肿大。

大体:肿瘤位于胸膜下肺实质,灰白色卵圆形,直径为3.0 cm左右,质实,与周围肺组织分界清楚。

光镜:瘤组织由立方状上皮细胞形成的腺管状结构及其间的纤维性梭形细胞构成,其态与乳腺纤维腺瘤十分相似。上皮细胞及间质细胞均分化良好,未见核分裂象。免疫组化证实,大小不等的腺管上皮细胞为Ⅱ型肺泡上皮,间质的纤维性梭形细胞为成纤维细胞及肌成纤维细胞。部分腺管的上皮细胞增生。

免疫组化:腺管上皮 CK-L(+)、EMA(+)、TTF-1(+)、ER、PR(+);间质梭形细胞 vimentin(+),S-100(−),SMA(−),desmin(−),CD34(−)。

(四)肌上皮瘤

1.肌上皮瘤(图 4-8A~C)

极罕见,到目前为止,国内外仅有少数几例报道。它是由肌上皮细胞构成而无导管上皮成分的一种良性肿瘤。可见于成人,为肺实质内境界清楚的结节,生长缓慢。

光镜:肿瘤由梭形及卵圆形细胞形成的片块、结节或相互交织的细胞束构成,未见上皮成分。瘤细胞分化好,可含有糖原而无黏液,有些区可见黏液样或软骨样基质,其中含有星芒状细胞。如瘤组织由腺上皮及肌上皮共同构成,则可见腺管状结构及梭形细胞混杂在一起。此瘤可称为上皮-肌上皮瘤或腺肌上皮瘤。

免疫组化:肌上皮瘤细胞对 S-100、P63、GFAP 及 SMA 呈阳性反应,角蛋白亦可阳性,而腺上皮 CK 呈阳性。

电镜:瘤细胞胞浆内见有糖原及直径 6 nm、平行排列的微丝,与肌微丝一致,也可见桥粒、黏合斑及不连续的基膜。这些超微结构特征与肌上皮相一致。

鉴别诊断:此瘤要与梭形细胞癌及平滑肌肿瘤相鉴别。免疫组化染色,角蛋白阴性及弥漫性 S-100 蛋白阳性可与上述两种肿瘤区别。

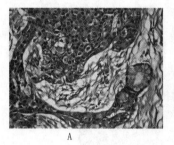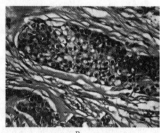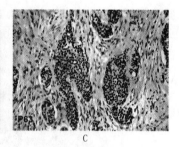

A   B   C

图 4-8 支气管肌上皮瘤

A.瘤组织突入支气管腔内,表面上皮下瘤组织由上皮性细胞形成不规则片块;B.不规则片块状瘤组织中见有少数胞浆透明的肌上皮细胞;C.瘤组织 P63 强阳性

2.腺肌上皮瘤

极罕见,是由上皮和肌上皮两种细胞构成的一种良性肿瘤。有一组报道,女性为多,年龄为 52~63 岁。肿瘤是从支气管腺体发生,形成局限性单个或多个结节,直径 0.8~2.6 cm。

光镜:瘤组织由良性腺上皮及肌上皮两种成分组成,呈实性巢、腺样及乳头状结构;腺体内层上皮呈立方状,CEA、EMA 呈(+),外层梭形肌上皮 S-100 呈(+)。有些腺体腔内充有胶质样分泌物。瘤组织除上述所见外,还可见单层上皮构成的腺体,其上皮细胞标记呈阳性外,TTF-1 亦呈阳性表达,显示其具有肺细胞分化表型,被称为肺细胞性腺肌上皮瘤。

免疫组化:腺样结构内层立方状上皮 CK-pan、EMA、TTF-1(+),外层梭形肌上皮 CK-HMW、S-100、SMA、Calponin 及 P63 呈(+)。

二、早期肺癌

在临床上,诊断早期肺癌较困难。影像学上常无肿块形成,一般不易发现。大多是在查体进行痰细胞学检查时,或经纤维支气管镜活检发现,经手术切除、全面病理检查确诊的。故早期肺癌较为少见。

根据癌发生的部位,早期肺癌分为中央型和外周型,大多为鳞状细胞癌。

(一)中央型

中央型早期肺癌是指发生在次段支气管以上大支气管的癌。其诊断标准:一是癌组织局限在支气管壁内生长,甚至侵至支气管外膜,但不侵及邻近的肺实质,二是无局部淋巴结转移。因此,不能仅根据活检材料来确定是否为早期肺癌,即使活检组织呈原位癌的表现。根据癌组织的生长特点,早期肺癌可分为以下 3 种类型。

(1)原位癌(图 4-9):原位癌是根据活检诊断确定癌及其部位后,在行肺叶切除的标本上经全面仔细检查而最后定性的。仅小块支气管黏膜活检组织,不能确诊。

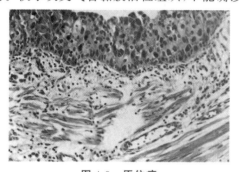

图 4-9　原位癌
气管支表面鳞状上皮全层不典型增生,核浆比例增大,极向紊乱

大体:支气管黏膜常无明显异常,有时仅见黏膜失去光泽,不甚光滑,或略显粗糙,有的呈细颗粒状。故取材时要根据活检部位对相应的支气管做连续横切数块,分别连续编号,全部包埋制片、观察,以免漏诊。

光镜:癌组织局限在支气管黏膜上皮内,达黏膜上皮的全层,表现为复层鳞状上皮细胞层次增多,排列紊乱,极向消失,细胞间桥常不明显。癌细胞大小不等,核圆形,可见角化不良细胞及核分裂象。支气管原位癌和其他部位如宫颈原位癌一样,也可累及腺体,或局部突破基底膜向下生长,即伴有早期浸润现象(图 4-10)。

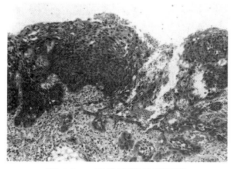

图 4-10　原位癌伴早期浸润
支气管表面原位癌组织突破基底膜,向下浸润生长

(2)腔内乳头状型(图 4-11):支气管黏膜上皮癌变后,在原位癌的基础上进一步发展,鳞状细胞癌组织及其间质成分,主要向支气管腔内生长而成,可将其管腔部分或完全堵塞。

大体:在较大的支气管腔内,见癌组织呈灰白色、大小不等的乳头状结构或呈菜花状,充满管腔。

光镜:在支气管黏膜表面尚可见部分原位癌或早期浸润,但主要的癌组织从黏膜表面向支气管腔内突入,形成大小、形状不一的乳头状结构,其轴心为含血管的纤维组织。乳头表面的癌细胞异型明显,与原位癌相似,无坏死。腔内乳头状型癌组织亦可在局部向支气管壁内浸润生长,但不侵及肺实质。如果进一步发展,癌组织穿过支气管外膜,侵至周围肺实质,但仍以支气管腔内的癌组织占优势,则不能诊断为早期肺鳞癌——腔内乳头状型,可诊断为乳头状鳞癌。

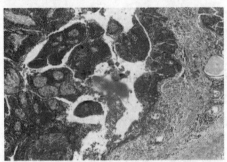

图 4-11　早期肺鳞癌,腔内乳头状型

鳞癌组织在支气管腔内呈乳头状生长

(3)管壁浸润型(图 4-12):伴有累及腺体或早期浸润的原位癌,可继续向支气管壁的深层浸润生长,亦可穿过支气管软骨环,直至外膜,但不侵至肺实质。同时亦向长轴方向浸润生长,甚至可达 2~3 cm。

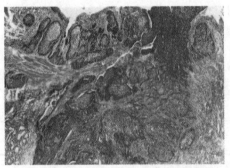

图 4-12　早期肺鳞癌,管壁浸润型

鳞癌组织在支气管壁内呈局部性浸润

大体:突出的特点是受累支气管管壁明显增厚,管腔变狭窄。其周围肺组织无肿块形成。

光镜:鳞癌组织呈大小、形状不一的团块、小巢或条索,在支气管壁内浸润生长,其中尚可见残留的黏膜平滑肌及支气管壁腺体。有的癌组织可穿过支气管软骨环,向其外膜浸润生长,但不侵及肺实质。

(二)外周型

外周型早期肺癌,以鳞癌为多。大多由小支气管上皮癌变而来,远较中央型少见。其诊断标准是:癌结节的直径不超过 2 cm,局部淋巴结无转移。细支气管肺泡癌一般位于胸膜下,有些病例如无间质浸润,也可依此标准诊断为早期 BAC。

大体:在肺外周部实质内,呈结节状,境界尚清楚,无包膜,边缘可稍不整齐。其大小直径为 1~2 cm,切面呈灰白色,稍粗糙,无明显坏死。

光镜:见鳞癌组织呈实性巢或不规则片块,在肺实质内浸润生长,间质为少量纤维组织,癌结节周围无包膜,但与肺组织分界清楚。癌细胞多呈中等分化,角化现象少见。在外周型癌结节旁,有时可见从小支气管上皮发生癌变的现象。如术前行放疗,则癌组织可出现退变、坏死及异物巨细胞反应(图 4-13)。

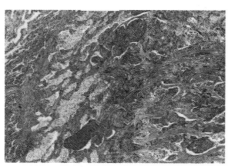

图 4-13 早期肺鳞癌,外周型

鳞癌组织呈巢,在肺实质内浸润生长,与肺组织分界清楚

(夏 振)

第二节 呼吸系统非上皮组织肿瘤

一、良性软组织肿瘤

(一)黏液瘤及微囊性纤维黏液瘤

黏液瘤罕见,一般发生在肺实质内,呈结节状,可有薄的包膜,有黏液感。多发于成人,女性更多见。微囊性纤维黏液瘤发生在外周部,境界清楚,直径为 1~2.3 cm。

光镜:与其他部位的黏液瘤相同,由短梭形、星芒状细胞及黏液样间质构成,其中血管稀少。如梭形、星芒状细胞散布在纤维黏液样间质中,伴有微独的囊形成,可称为微囊性纤维黏液瘤。

免疫组化:肿瘤对 vimentin 表达,但对 S-100 和 desmin 不表达。

鉴别诊断:包括一些以黏液瘤样变为继发特征的肿瘤,如脂肪肉瘤、恶性纤维组织细胞瘤、软骨肉瘤、平滑肌瘤、胚胎性横纹肌肉瘤、神经纤维瘤和侵袭性血管黏液瘤。

(二)孤立性纤维性肿瘤

孤立性纤维性肿瘤是与脏层胸膜相连的胸膜下肿瘤。由梭形成纤维细胞组成,瘤细胞有时像周细胞那样围绕纤细的脉管系统,在其周围排列;玻璃样变是其常见特点。以前所谓的胸膜"良性纤维性间皮瘤"及肺的"纤维瘤"这些局部纤维性肿瘤,现认为是倾向发生于胸膜而不常发生于肺和其他部位的软组织肿瘤。3%~38%的胸膜孤立性纤维性肿瘤可累及肺,但真正全部位于肺内的肿瘤却很少。肺内纤维性肿瘤和胸膜纤维性肿瘤在年龄、性别和临床症状方面几乎无区别。大多数患者是胸部 X 线偶然发现的钱币样病变。

大体:一般位于肺内胸膜下,通常是孤立的,也可多个结节。直径一般小于 8 cm,为圆形或卵圆形,切面较硬,界限清楚,呈旋涡状和纤维样外观。国内文献有支气管纤维瘤的个例报道,在支气管内形成息肉状肿物。

光镜:肿瘤与胸膜的纤维性肿瘤组织学表现相似,由梭形细胞组成,核卵圆形,弥漫而细的染色质,胞浆少,瘤细胞内可含有糖原。瘤细胞多排列成短束状或杂乱的形式,但也可有局部车辐状或血管周细胞样排列(图 4-14A~C)。细胞之间可有不等量的胶原。无细胞不典型性及坏死。核分裂少于 4/10HPF。

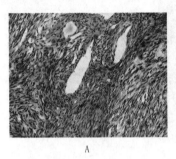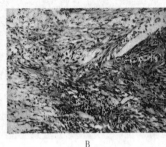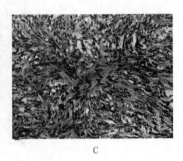

A B C

图 4-14 孤立性纤维性肿瘤

A.瘤组织由梭形成纤维细胞构成,排列无序,之间富于薄壁血管;B.瘤组织
中细胞密集区与细胞稀疏区相间存在;C.局部瘤组织呈车辐状结构

免疫组化:瘤细胞保留肌成纤维细胞或成纤维细胞的表型。表现为 vimentin 强(+),CD34、Bcl-2、CD99 常为(+),keratin 一般阴性。

鉴别诊断。①恶性纤维性肿瘤:胶原纤维少或无,梭形瘤细胞显示异型性,核分裂象易见(通常>4/10HPF),有坏死。其中核分裂象和坏死对良恶性鉴别最有意义。②炎性假瘤:炎性假瘤虽然通常表现为肺内孤立结节和间质明显胶原化,但还有浆细胞、巨噬细胞和黄瘤细胞等炎性成分。③弥漫性恶性间皮瘤:不同之处在于 keratin 阳性,表现为累及胸膜的弥漫性生长方式。

(三)脂肪瘤

肺脂肪瘤少见。此瘤发生在大支气管,呈息肉状突入腔内,而引起阻塞的症状和体征。男性患者多见。发生于周围肺的脂肪瘤更为少见(图 4-15)。

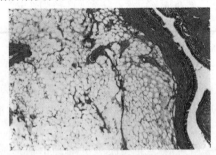

图 4-15 支气管脂肪瘤

支气管壁内瘤组织由分化好的脂肪细胞构成,支气管腔受压呈裂隙状

大体:支气管内病变常累及近端叶和段支气管,肿瘤可能界限不清而与邻近支气管黏膜混为一体。可能出现纤维化、炎症、淋巴组织、软骨和其他间叶成分。

光镜:见肿瘤表面被以正常支气管上皮,其下为分化成熟的脂肪组织,其中有时可见残留的支气管腺体。无包膜,但与周围肺组织分界清楚。

免疫组化:与其他部位的脂肪瘤相同,可显示 S-100 蛋白阳性。

鉴别诊断。①错构瘤:除分叶状脂肪组织外,尚有衬覆上皮的裂隙、软骨、黏液样基质。②脏层胸膜的脂肪化生:常见于纤维化的间质性肺疾病,不应与胸膜下脂肪瘤混淆。

(四)平滑肌瘤及平滑肌瘤病

1.平滑肌瘤(图 4-16)

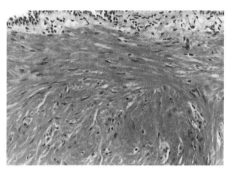

图 4-16　支气管平滑肌瘤

在支气管黏膜上皮下,见瘤组织由分化好的平滑肌细胞构成

此瘤少见,患者平均年龄为 40 岁(范围 5～67 岁),多见于中年妇女,男女比例 1.5∶1。支气管内生长者有阻塞相关的症状,而肺实质的肿块多无症状。

大体:发生在主支气管者占 45%,向腔内突出;亦可见于肺外周实质内(占 55%),呈孤立性结节,一般直径为 1.5 cm 左右,与周围肺组织分界清楚。方绍歧等报道发生在支气管的平滑肌瘤 2 例;冯占秋等报道 1 例,位于左肺上叶,肿瘤大小为 19 cm×14 cm×6.5 cm,包膜完整。平滑肌瘤也可发生于胸膜。

光镜:与其他部位的平滑肌瘤相同,位于主支气管者,由成束的平滑肌细胞相互交织构成,其表面被覆假复层纤毛柱状上皮。肺实质内者,瘤组织富含薄壁血管,考虑是从血管平滑肌发生的。

免疫组化:与其他部位的平滑肌瘤相同,表达 vimentin、actin、desmin 和平滑肌肌球蛋白。

2.平滑肌瘤病(图 4-17A、B)

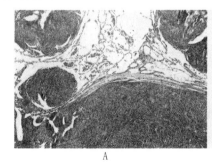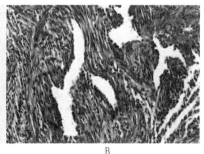

A　　　　　　　　　　　　　　　　　B

图 4-17　肺平滑肌瘤病

A.在肺实质内,见多数大小不一的瘤结节,分界清楚;B.同上放

大,瘤组织中残留的肺泡形态不规则,肺泡上皮清楚可见

肺多发性平滑肌瘤亦称平滑肌瘤病或良性转移性平滑肌瘤,是由分化好的平滑肌组成的多发结节。

临床表现:几乎均为女性,许多患者有子宫平滑肌瘤的病史。平均年龄 47 岁(范围 30～

74岁)。1/3的患者有咳嗽或呼吸困难等症状。有人认为它是因对雌激素反应而导致的多发性平滑肌原位增生,为良性病变;也有人认为是分化好的子宫平滑肌肉瘤的肺转移,其预后依据组织学分级和个体对激素的反应程度而不同,一些肿瘤进展缓慢,对肺功能影响较小;而另一些随着肿瘤的不断扩展、增大可引起呼吸功能不全。

大体:多为双肺弥漫受累,单侧肺受累者占30%。肿瘤结节的大小从粟粒大到10 cm不等,大者可出现囊性变。

光镜:在肺实质内见有多数由平滑肌组织形成的瘤结节,呈圆形,大小不等,境界清楚,但无包膜。平滑肌细胞分化良好,未见核分裂象,亦无坏死。在瘤结内尚可见少数残留的肺泡结构,内衬肺泡上皮,清楚可见,有的腔内还含有尘埃细胞。有的病例细胞成分多,偶见分裂象,但分裂象少于5/50HPF。也有报道分裂象大于5/50 HPF者,所以有人认为是转移性分化好的平滑肌肉瘤。

免疫组化:显示平滑肌细胞的免疫组化特征,vimentin、actin、desmin和平滑肌肌球蛋白阳性。

鉴别诊断:包括伴有明显的平滑肌成分的错构瘤、原发性平滑肌瘤及平滑肌肉瘤、转移性高分化平滑肌肉瘤,以及淋巴管平滑肌瘤病。

(五)软骨瘤

此瘤非常少见。大多数发生于Carney三联症[肺软骨瘤(病)、上皮样平滑肌瘤(病)和肾上腺外副节瘤(病)]的人群。肿瘤可发生于大支气管壁的软骨组织,也可位于肺实质。支气管内者有阻塞症状,肺实质者常无症状。Car-ney三联症者的肺内软骨瘤可为单个或多发,且多为年轻女性;而一些孤立的软骨瘤发生在50岁以上(图4-18)。

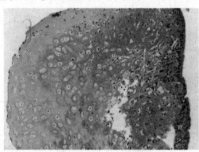

图4-18 **软骨瘤**
瘤组织位于支气管上皮下,由分化成熟的软骨组织构成

大体:表现为孤立的、偶尔是多发性的结节。常与支气管软骨环相连接,直径为1~2 cm,略呈分叶状,质较硬,呈灰白色半透明状,可伴有钙化或囊性变。

光镜:肿瘤由单一的分化成熟的软骨组织构成,可为透明或黏液样透明软骨、纤维软骨或弹力软骨,亦可各种软骨混合存在。有时瘤组织可发生钙化、骨化。肿瘤中细胞量中等,偶可见双核细胞,但无分裂象,小叶周边常为成熟软骨和骨。

免疫组化:S-100阳性。

鉴别诊断:错构瘤、肺软骨瘤缺乏、软骨样错构瘤中所见到的被覆上皮的裂隙和混合性间叶成分。

(六)错构瘤

错构瘤(图4-19A、B)较常见,过去认为是肺的正常成分的异常混合,是一种瘤样畸形,故称为错构瘤。现认为是一种真性良性间叶性肿瘤。因其由纤维、软骨及脂肪组织构成,故称为纤维软骨脂肪瘤。此瘤一般发生在成人,儿童少见,高峰年龄为 60 岁。男性发病率为女性的 4 倍。支气管内生长者可产生阻塞性肺炎或肺不张。

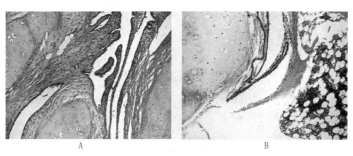

图 4-19 错构瘤

A.在被覆上皮裂隙间,瘤组织包含软骨、脂肪、纤维及平滑肌组
织;B.同上例,在被覆上皮裂隙间,瘤组织包含软骨、骨及骨化生

大体:此瘤大多位于肺外周胸膜下实质内,常呈孤立的球形或不规则分叶状,境界十分清楚,直径为 1～7 cm(平均 2 cm),大多小于 4 cm;中央支气管也可累及,占 10%～20%,常呈广基的分叶状结节突入腔内。

光镜:瘤组织由多种间叶成分构成,包括疏松黏液样成分及其分化的富于细胞的结缔组织、脂肪组织、不同成熟阶段的软骨及骨、平滑肌杂乱地混合在一起,但软骨占主要成分。在病变的周边尚可见由纤毛上皮、无纤毛上皮或产生黏液的上皮内衬的不规则裂隙。肺实质内者被覆上皮的裂隙可能为主要成分。亦可见软骨发生钙化、骨化。偶尔软骨完全缺如,主要成分为脂肪、原始纤维黏液样间质或平滑肌。周围肺可显示阻塞性肺炎。支气管内生长者,脂肪可能更丰富,肿瘤表面可有浆液腺,有时软骨可显示细胞和核染色质增多。

免疫组化:其内不同组织成分各自显示其不同的免疫组化表型。

(七)纤维平滑肌瘤样错构瘤

纤维平滑肌瘤样错构瘤甚罕见,一般发生于成人,为肺实质的孤立性结节,直径为 2.0 cm 左右,患者通常无症状,查体时偶然发现。

光镜:位于肺外周境界清楚的结节,由立方状上皮、纤维组织、大量平滑肌组织及少量脂肪组织混合构成,排列杂乱无序;部分区域上皮及纤维组织可形成乳头状结构(图 4-20A～C)。

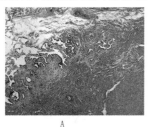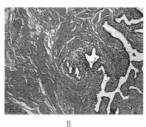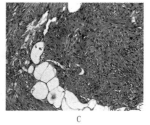

图 4-20 纤维平滑肌瘤样错构瘤

A.瘤组织由排列无序的立方状上皮及大量平滑肌组织构成;B.同上放大,
立方状上皮形成不规则腔隙;C.瘤组织中的脂肪、纤维组织

(八)间叶性囊性错构瘤

间叶性囊性错构瘤非常罕见,1986 年 Mark 首次报道此瘤。

临床表现:可见于儿童及成人。临床表现为咯血、胸痛、气胸、血胸等;影像学特征为多发肺结节,伴有大小不等的囊肿,亦可累及双侧肺;此瘤生长缓慢,数年间可长至 1.0 cm,变成囊性;此瘤较严重的并发症是胸膜下囊肿破裂,引起突然出血至囊内,或气胸、血胸。

光镜:肿瘤位于胸膜下,呈结节状,伴有大小不等囊性腔隙,境界清楚。结节主要由幼稚的原始间叶细胞构成,被衬以正常或化生的呼吸上皮的小气道丛分成乳头状结构,并形成囊腔(图 4-21A～C)。据报道,有 1 例发生恶性变,呈肉瘤表现。

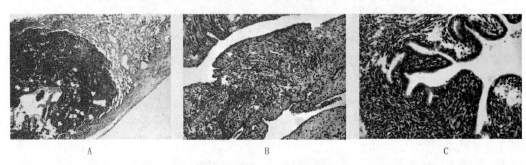

图 4-21　间叶性囊性错构瘤

A.瘤组织位于胸膜下,呈含有大小不等囊腔的结节状;B.瘤组织由原始间叶组织构成,其间见衬以正常呼吸上皮的不规则腔隙;C.瘤组织中形成的乳头状结构,表面被以正常上皮

免疫组化:肿瘤的原始间叶组织 vimentin(＋),其他 desmin、SMA、S-100 均(－)。

(九)淋巴管平滑肌瘤病

此瘤罕见,是一种特殊的平滑肌错构瘤样增生。患者均为女性。病变累及肺和中线的胸部、腹部和腹膜后的淋巴管及淋巴结。软组织的淋巴管肌瘤和肾的血管平滑肌脂肪瘤也与此病相关。发病的妇女绝大多数均在生殖年龄,偶尔可见绝经后妇女(多数服用性腺外激素)。

大体:早期病变显示肺气肿,进展期病变显示类似蜂窝状的弥漫囊性改变。病变可弥漫累及双肺。

光镜:病变位于胸膜下或沿支气管、血管束分布。表现为肺间质中不成熟样的平滑肌细胞的多灶性增生,常有囊腔(图 4-22A、B)。瘤细胞类似上皮细胞、组织细胞或蜕膜细胞,胞浆丰富呈嗜酸性。瘤细胞常包绕嗜酸性均匀一致的无形物质,有时见有钙化。平滑肌细胞比完全分化的平滑肌细胞短、胞浆少,增生的细胞为梭形或多角形,细胞之间常有淋巴样间隙,核卵圆形,核仁明显,胞浆淡染。这些肌细胞与血管平滑肌脂肪瘤中的肌细胞有共同特点,两者可能都是错构瘤性质的。有的瘤组织中可见淋巴细胞聚集。累及淋巴结的显示淋巴结实质被平滑肌取代,淋巴结附近的淋巴管显示同样的变化。

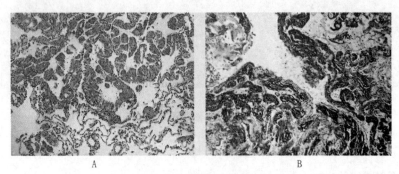

图 4-22　淋巴管平滑肌瘤病

A.瘤组织由呈不规则腔隙的淋巴管及其壁上的平滑肌组织构成,并见淋巴细胞聚集;B.瘤组织 SMA 强(＋)

免疫组化：最新资料认为，与一般的平滑肌细胞不同，此瘤是由血管周上皮样细胞构成的。免疫组化显示，肿瘤细胞具有同时表达 HMB45 和 actin 的特点。瘤组织中异常增生的平滑肌细胞雌、孕激素受体可呈阳性表达。近年报道，Cathepsin-K 可在此瘤表达，具有诊断意义。

鉴别诊断。良性转移性平滑肌瘤：淋巴管平滑肌瘤病与囊性间隙有关，囊壁内伴有平滑肌束，无大体结节形成。而良性转移性平滑肌瘤却是肺实质内无囊性间隙的结节，但结节内可发生囊性变。

（十）弥漫性肺淋巴管瘤病

此瘤是一种特殊的、形态完好的淋巴管、血管的弥漫性增生，可伴有或不伴有较少平滑肌成分，影响肺（胸膜、肺泡间隔、支气管血管束）的淋巴通道。男女患者均可患病，受累的患者一般是患有间质性肺疾病的儿童，也有发生于 40 岁成人的报道。

临床表现：患者表现为呼吸困难或肺功能不全，咯血也是常见症状，并可有胸膜腔积液及纵隔受累。胸部放射线检查患者肺内无肺气肿样囊肿。大多数患者为进展性疾病，少数病例报道大约半数患者死亡，特别是幼儿。

大体：由于相互吻合的淋巴管增生而致支气管血管束增厚而明显。

光镜：主要病变是发育良好的淋巴管在肺及胸膜内呈弥漫性增生，尤以肺间隔及支气管、血管周围间质为著。扩张的淋巴间隙可透过支气管壁或围绕大的肺静脉。病变之间有正常肺组织。瘤组织中可有少量或无平滑肌成分，不见淋巴滤泡。一些管腔内可含有红细胞，邻近的间质内可见含铁血黄素。

免疫组化：与淋巴管平滑肌瘤病相反，如有平滑肌存在，则免疫组化染色 HMB45 为阴性。

鉴别诊断：本病需要与弥漫性血管瘤病、弥漫性肺淋巴管扩张症、淋巴管平滑肌瘤病、间质性肺气肿、Kaposi 肉瘤、血管肉瘤鉴别。

（十一）毛细血管瘤病

肺毛细血管瘤病（图 4-23A、B）罕见，是一种特发性肺疾病。

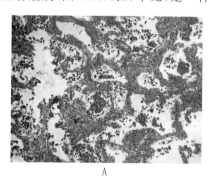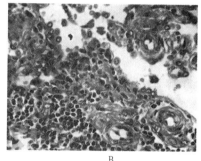

A   B

图 4-23　毛细血管瘤病

A.肺泡壁增厚，毛细血管增生，平滑肌增生；B.肺泡壁毛细血管的内皮细胞显著增生呈多层，淋巴细胞浸润

临床表现：多见于年轻人，以双肺弥漫性毛细血管增生，导致肺动脉高压为突出特征，可出现呼吸困难，并进行性发展，预后不良。

光镜：双肺弥漫性毛细血管增生，见于肺泡壁及大血管和气道周围间质；毛细血管的内皮细胞显著增生，层次增多，可称为不典型内皮细胞增生病。间质平滑肌增生，轻度淋巴细胞浸润，并有出血及肺泡腔内噬含铁血黄素巨噬细胞聚集。有的伴有静脉内膜纤维化，导致继发性静脉闭塞。

(十二)血管周细胞肿瘤

良性血管周细胞瘤样肿瘤包括血管球瘤及肌周细胞瘤,一般发生在四肢远端的皮肤及浅部软组织,也可见于身体各部位包括各种器官,发生在肺者罕见。

1.血管球瘤

肺的血管球瘤罕见。

临床表现:此瘤青年人、老年人均可发生,胸部影像在肺实质呈孤立结节,或发生在大支气管。除咳嗽外,一般无明显症状。

光镜:肺血管球瘤的组织形态与发生在其他部位者基本相同,基于血管球细胞、血管结构及平滑肌细胞在肿瘤中数量多少的不同,可分为实性血管球瘤、球血管瘤及球血管肌瘤。

2.肌周细胞瘤(图 4-24A、B)

发生在肺者国外尚未见报道。近期国内报道 1 例,女性,52 岁,右肺下叶结节 2 年,大小为 3.5 cm×3.0 cm×2.0 cm。

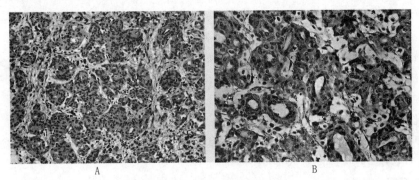

图 4-24　肌周细胞瘤

A.卵圆形-梭形肌样瘤细胞围绕小血管呈同心圆生长;B.免疫组化染色,瘤组织 SMA(＋)

光镜:肌周细胞瘤无包膜,瘤组织有较丰富大小不等的薄壁血管腔隙,瘤细胞为具有嗜酸性胞浆的卵圆形及梭形肌样细胞,环绕小血管呈多层同心圆生长,有的呈洋葱皮样,具有特征性。瘤组织部分基质黏液样变,未见核分裂象及坏死。

免疫组化:与血管球瘤基本相同,瘤细胞 SMA(＋)、vimentin(＋)、calponin 及最新报道的 h-caldesmon可(＋),CK 及 S-100(－)。无助于两者的鉴别诊断。

(十三)炎性肌成纤维细胞瘤

炎性肌成纤维细胞瘤(图 4-25A、B)曾被认为是肺的"炎性假瘤"中的一个亚群,大多数发生在年轻人,主要由肌成纤维细胞和成纤维细胞构成。因有的瘤组织中常有明显的浆细胞、淋巴细胞浸润,而成为肿瘤的主要成分,故以往称为浆细胞肉芽肿。现认为它是儿童最常见的支气管内间叶性良性肿瘤。

光镜:瘤组织中成纤维细胞或肌成纤维细胞排列成束,或呈席纹状结构,梭形细胞胞核卵圆形、细染色质、核仁不明显,核分裂象不常见。其间有各种炎细胞包括淋巴细胞、浆细胞和组织细胞(包括 Touton 型巨细胞)浸润,有的浆细胞可能成为肿瘤的主要成分,将梭形瘤细胞掩盖。组织学特征,包括局部浸润、血管侵犯、细胞成分增加,有奇异巨细胞并出现核分裂象(大于3/50HPF)和坏死等,可能与预后差有关。

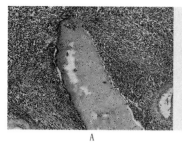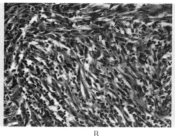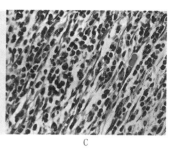

A   B   C

图 4-25 炎性肌成纤维细胞瘤

A.环绕支气管壁软骨的瘤组织弥漫分布;B.瘤组织由梭形肌成纤维细胞构成,其间有较多淋
巴细胞浸润;C.瘤组织中浆细胞浸润占优势,并见 Russell 小体,梭形细胞稀少

(十四)神经鞘瘤

肺的神经鞘瘤(图 4-26A～C)罕见,此瘤 1998 年由 Kindblom 首先描述。文献仅见个例报
道。有学者在某医院日常病理检验工作中遇到 1 例肺的上皮样神经鞘瘤,更为罕见,现报道
如下。

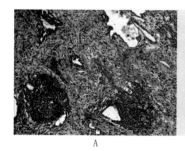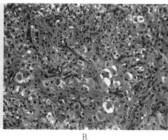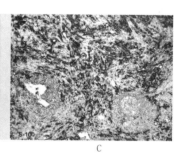

A   B   C

图 4-26 上皮样神经鞘瘤

A.位于胸膜下的肿瘤周边有较多淋巴细胞聚集,或形成淋巴滤泡;B.瘤组织由小圆形上皮样
施万细胞构成;C.免疫组化染色,瘤组织 S-100 强(+)

临床表现:患者女性,18 岁,发现右肺中叶外周部有一结节状肿物,手术切除。

大体:肿瘤位于胸膜下,境界清楚,大小 4.0 cm×2.2.5 cm×2.0 cm,切面呈灰白色。

光镜:瘤组织由小圆形上皮样施万细胞构成,其周边部见有较多淋巴细胞聚集,或形成淋巴
滤泡为其特点。瘤细胞呈单个、小巢状或条束状排列,核圆形,浆较丰,呈上皮样,细胞分化好,大
小较一致,未见核分裂象及坏死;肿瘤的局部间质胶原纤维丰富。

免疫组化:瘤组织 S-100 强(+)。

二、其他良性肿瘤

(一)所谓硬化性血管瘤

所谓硬化性血管瘤(图 4-27A～H)是一种不少见的肺良性肿瘤,占良性肿瘤的 22%～32%,
其组织发生未定,但又非血管源性肿瘤,故仍沿用习惯名称,即所谓硬化性血管瘤。近几年对此
瘤的性质有了一些新的认识。

临床表现:此瘤多见于青年及中年妇女,平均年龄为 46 岁(13～80 岁),右肺较左肺常见,尤
以中叶和下叶为多。肿瘤位于肺的外周部,通常不引起症状,偶有咳嗽、胸痛或咯血。在 X 线胸

片上,表现为一个孤立结节。连续照片观察,生长非常缓慢。4%～5%的病例为多结节性,亦有双侧者。

大体:此瘤为位于肺外周部境界清楚的结节状肿块,直径为0.3～8.0 cm,大多小于3.0 cm,色泽质地不等,从呈海绵状出血性病变到较实性的褐色或黄白色结节,质柔软或如橡皮样,结节内常见出血区,亦可见囊性变和钙化。如发生在段支气管周围,可长入支气管腔内呈息肉状。

光镜:此瘤位于肺实质内,无包膜,与肺组织分界清楚。其突出特征是组织形态多变,呈多样性,易误诊为其他肿瘤。

此瘤的主要形态特点包括以下4种组织形态和2种肿瘤细胞(肺泡上皮及间质中的卵圆形细胞)。

(1)乳头状增生区:表面被覆肺泡上皮呈立方状或低柱状,在其间质中可见卵圆形瘤细胞(图4-27A)。免疫组化及电镜观察证实乳头表面上皮为Ⅱ型肺泡上皮。偶见增生的肺泡上皮异型性显著呈不典型增生,或发生透明细胞变,易误为恶性。

(2)实性细胞区:肺间质内实性细胞区大小不等,有的弥漫成片,其中主要是大小一致的上皮样瘤细胞,胞浆丰富,淡染或呈嗜酸性,有的胞浆透明,胞核圆形或卵圆形,呈泡状,有的可见核仁。此种瘤细胞多镶嵌排列,或呈小巢状,其间常见有多少不等的肥大细胞散在(图4-27B)。

(3)肺泡出血区:有些区可见大的血液湖,即在扩大的腔隙内充满红细胞,犹如海绵状血管瘤。免疫组化证实为肺泡上皮而非内皮细胞。血液湖之间的间质中,亦可见上述瘤细胞存在(图4-27C)。

(4)硬化区:瘤内小血管局灶性增生,血管壁常硬化,有的由于纤维化而管腔闭锁,其间亦可见瘤细胞包绕(图4-27D)。大多数病例,4种形态常混合存在,也可以某种形态为主。此外,部分病例的卵圆形瘤细胞可伴有神经内分泌分化,免疫组化及电镜观察均得到证实。

瘤组织内尚可见其他相伴随的或继发的变化,包括局灶性淋巴细胞浸润,局灶性黄色瘤细胞聚积,含铁血黄素及胆固醇结晶沉着,多核巨细胞或局灶性纤维化。个别病例间质中见少量脂肪组织,亦可有肉芽肿形成。

免疫组化。肺泡及乳头状结构的表面上皮:SPA/B、Clara抗原(+),AE1/AE3、CK-L、CEA(+),EMA、TTF-1(+),vimentin(-)。间质中的圆形细胞:SPA/B,Clara抗原(-),AE1/AE3、CK-L(-),EMA、TTF-1(+),vimentin(+);部分病例卵圆形瘤细胞可分别表达神经内分泌标记CgA、Syn、NSE及GH、降钙素(CTN)、胃泌素(GT)等(图4-27F～H)。

电镜:超微结构亦证实,卵圆形瘤细胞含有神经分泌颗粒(图4-27I)。

近几年来,有学者将此瘤分别命名为乳头状肺细胞瘤,或硬化性肺细胞瘤。因构成此瘤的2种细胞,TTF-1均呈阳性表达,而胎儿的原始肺上皮细胞显示TTF-1阳性,说明此瘤是来自肺原始上皮的一种肿瘤。

到目前为止,国外已有10余例发生转移的报道,故可否将此瘤视为非良性肿瘤,而是一种偶可发生转移的中间型低度恶性肿瘤。近年有学者也遇到1例硬化性血管瘤,除淋巴结转移外,并侵及心包(图4-28)。

(二)透明细胞瘤

透明细胞瘤亦叫"糖瘤",和血管周细胞瘤为同一家族,因其瘤细胞胞浆内含有大量糖原而得名,较罕见,仅有个例报道。

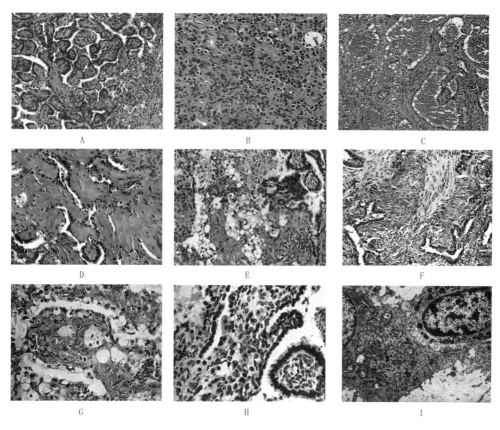

图 4-27　所谓硬化性血管瘤

A.瘤组织呈乳头状增生,表面被以明显增生的立方状肺泡上皮;B.实性区的瘤细胞呈圆形,弥漫排列,其间见肥大细胞;C.肿瘤组织中的肺泡腔扩大、出血,犹如海绵状血管瘤;D.肿瘤组织的硬化区,其中仍可见少数卵圆形瘤细胞;E.乳头状增生的肺泡上皮,发生透明变;F.免疫组化染色,上皮及间质的卵圆形瘤细胞 EMA 均呈(+);G.免疫组化染色,间质中卵圆形瘤细胞 vimentin(+);H.免疫组化染色,上皮及间质的卵圆形瘤细胞 TTF-1 均呈(+);I.所谓硬化性血管瘤超微结构左下为间质中 的瘤细胞含有神经分泌颗粒,其旁为一肥大细胞×6 000

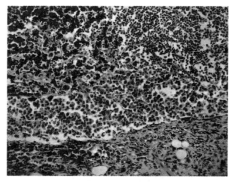

图 4-28　所谓硬化性血管瘤淋巴结转移

局部淋巴结边缘窦内见转移性卵圆形瘤细胞

临床表现:患者年龄 5～73 岁,以五六十岁老人居多,男女无差别,一般无症状,多偶然发现。

大体:肿瘤通常位于肺外周部,为境界清楚的结节,无包膜,直径 2～45 cm。较大者中心部可发生坏死。

光镜:瘤组织由胞浆透亮的大细胞构成,大小较一致,呈多角形、圆形或梭形,胞界清楚,胞浆有的呈嗜酸性颗粒状。因其胞浆内含有糖原,PAS 染色呈强阳性,对淀粉酶消化敏感。胞核圆形或卵圆形,居中,深染,分裂象无或罕见。瘤细胞多围绕薄壁血管呈片状分布,血管周围间质可有透明变性或钙化灶(图 4-29)。

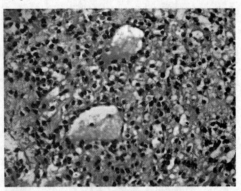

图 4-29　透明细胞瘤
瘤细胞呈透明状,其间富于薄壁血管

免疫组化:此瘤大多数病例抗黑色素细胞标记 HMB45 呈强阳性;S-100 呈局灶性阳性;NSE、Syn 及 Leu7 少数病例阳性;而 CK、EMA、GFAP 及 CgA 均阴性。新近认为,CD34 阳性有助于确定诊断。

电镜:发现多数病例的瘤细胞内见有发育不同阶段的黑色素小体。这些均提示肺透明细胞瘤显示黑色素细胞分化。这在与其他透明细胞肿瘤的鉴别上具有重要意义。

(三)颗粒细胞瘤

颗粒细胞瘤通常发生在皮肤、舌及喉部,亦可见于支气管,较罕见。患者多为中年人,可出现支气管局部阻塞症状。

大体:肿瘤突入气管或支气管腔内,呈息肉样,亦可多发。阻塞可致远端肺萎陷。

光镜:瘤细胞较大,呈多角形或梭形,胞浆丰富呈嗜酸性颗粒状或泡沫状,胞核小圆形或卵圆形,或轻度多形性(图 4-30)。PAS 染色瘤细胞呈阳性反应。

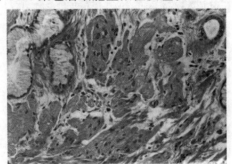

图 4-30　颗粒细胞瘤
支气管壁内瘤细胞呈嗜酸性颗粒状

免疫组化:S-100 蛋白、组织蛋白酶 B、髓鞘相关蛋白和 NSE 染色阳性。

电镜:此瘤的细胞来源一直不清,曾称为颗粒细胞肌母细胞瘤。现认为此瘤来自神经鞘细胞而非肌细胞。此瘤与神经鞘瘤之间在超微结构上有相似点：①两种肿瘤均见有含退变髓鞘的溶酶体（光镜下的颗粒状是由于巨大溶酶体之故）；②瘤细胞均有明显的细胞外基膜；③间质中均见有长间距胶原，即 Luse 小体；④胞浆内的带角小体含有微丝、微管及脂质。

（四）副节瘤

副节瘤亦叫化学感受器瘤（化感瘤），少见。在临床上一般无症状。

大体：此瘤常位于肺外周部，为实性孤立结节，直径 1～4 cm，其形态与外周型类癌类似；亦可发生于支气管。但如肿瘤与动脉壁关系密切，则提示此瘤为副节瘤。

光镜：肿瘤的组织结构及细胞形态与其他部位的副节瘤如颈动脉体瘤相似，瘤组织呈巢，其间富于血窦（图 4-31）；瘤细胞可见胞浆空泡及细胞在细胞内的包围现象。在细胞巢周边部有 S-100 阳性的支持细胞存在。

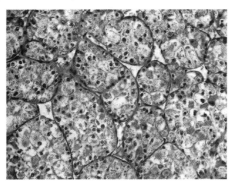

图 4-31 副节瘤

瘤组织呈实性巢，瘤细胞胞浆丰富，其间富于血窦

免疫组化：keratin 阴性（与类癌不同），神经内分泌标记（NSE、CgA、Syn、降钙素、VIP）及 S-100 蛋白、GFAP 可呈阳性。

鉴别诊断：首先要排除其他部位无原发性副节瘤，因副节瘤有恶性者，亦可发生转移至肺。此外，主要是与外周型类癌相鉴别。但鉴别较困难，因两者均属神经内分泌肿瘤。应用免疫组化及电镜观察，两者也有相同之处。不过，仔细观察光镜下各自的形态特点，并辅以免疫组化 CK 染色，还是可以鉴别的。类癌可有小梁状、腺样、菊形团结构，免疫组化 CK 呈阳性反应；而副节瘤 CK 阴性，细胞巢周边有 S-100 阳性的支持细胞存在，而类癌则无。

（五）脑膜瘤

脑膜瘤发生于颅外者罕见，而原发性肺脑膜瘤更为罕见。文献中仅有少数病例报道。患者为年龄较大的成年人或老人，一般表现为无症状的孤立性结节，也有双肺多发性脑膜瘤的报道。

大体：肿瘤位于肺外周部实质内，为境界清楚的结节，直径 2～3 cm，呈灰褐色、实性。与支气管、血管及胸膜均无明显联系。

光镜：瘤组织呈移行型脑膜瘤结构，由梭形及卵圆形细胞混杂排列，有的梭形细胞排列成束，并可见富于细胞的上皮样细胞巢及旋涡状结构，有的伴有砂粒体，其间有少量胶原纤维（图 4-32A）。

免疫组化：肿瘤成分 CK、EMA、vimentin（＋），ER（－），PR 58.3％（＋）（图 4-32B），可作为检测脑膜瘤预后良好的一个因子。

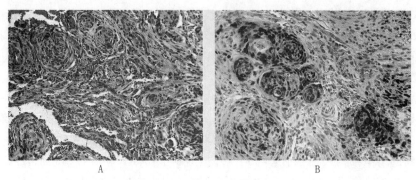

图 4-32　脑膜瘤

A.瘤组织位于肺实质,由梭形细胞及旋涡状上皮细胞巢构成,瘤细胞大小一致;B.旋涡状瘤组织 PR 呈强阳性

(六)胸腺瘤

原发性肺内胸腺瘤非常罕见。确诊之前,必须除外原发性纵隔胸腺瘤的存在。文献中仅有少数病例报道,患者年龄为 25～77 岁,放射影像及手术时,纵隔均无肿物。

大体:肺的胸腺瘤可分为肺门型和外周型两类。肺门型多见于左肺,外周型多见于右肺。多为单发孤立的结节,直径为 1.7～12 cm(平均 3 cm),有包膜,亦可多发。肿瘤切面常为分叶状,可局部呈囊性。

光镜:瘤组织由具有特征性的胸腺瘤细胞成分构成,即由不同比例的上皮细胞和淋巴细胞相混合,被纤维组织带分隔成小叶状(图 4-33A)。

免疫组化:肿瘤的上皮细胞显示 keratin(图 4-33B)、EMA、vimentin 阳性,神经内分泌标记阴性。上皮成分 CD5 阳性,淋巴细胞 CD1a 阳性。

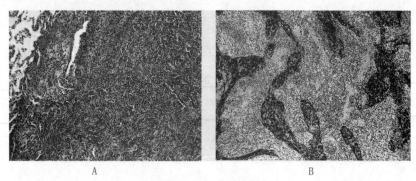

图 4-33　胸腺瘤

A.此瘤位于肺实质内,由不等量的淋巴细胞及上皮细胞构成;B.肿瘤中的上皮性瘤组织 keratin 阳性

(七)畸胎瘤

肺的畸胎瘤极罕见,在确定诊断时,首先要排除肺外如卵巢、睾丸、纵隔等部位的畸胎瘤转移至肺的可能。患者可有咳嗽、咯血等症状,有的甚至咯出豆渣样物和毛发。影像学上,病变呈典型的囊性肿块,常有局部钙化。

大体:肿瘤直径为 2.8～30 cm,大多呈囊性和多房性,很少有以实性为主者。囊腔常与支气管相通,囊内可含有毛发、皮脂;实性部分可见脂肪及骨组织等。

光镜:肺畸胎瘤的组织结构与其他部位者相同。大多数为成熟型,通常呈皮样囊肿表现,囊壁内衬角化的鳞状上皮,壁内见皮脂腺等;有的呈实性,由内胚层、中胚层及外胚层来源的各种不同的组织成分杂乱地混合构成,其中胰腺、胸腺组织常见。如某些组织成分分化不成熟,似胚胎性组织(如软骨组织、神经组织),则为不成熟型畸胎瘤,具有恶性潜能。

三、恶性软组织肿瘤

(一)纤维肉瘤

此瘤亦甚罕见,多见于成人,年龄为23～69岁,平均49岁。它和平滑肌肉瘤基本类似,可发生在支气管内或肺实质内。支气管内者可致咳嗽、呼吸困难及咯血,肺实质者大多无症状。有细针穿刺活检进行诊断的报道。

大体:支气管内者多在叶支气管或主干支气管内,一般较小,直径为1～3 cm,呈灰白色或橘红色息肉状或带蒂肿物,增大时也可累及肺实质;位于肺实质者,大小不一,直径为2～23 cm,境界清楚但无包膜,切面质硬呈灰白色或黄色,可有出血,有时可见大囊腔。

光镜:此瘤通常富于细胞,由梭形细胞构成,与平滑肌肉瘤有时区别困难,但纤维肉瘤的瘤细胞排列成人字形或呈宽的束,细胞境界不清,核呈长尖状,分裂象及坏死区可见,细胞之间有多少不一的胶原化间质。如分化较差,则更富于细胞,核分裂象易见,多者可达(8～40)/10HPF,胶原纤维稀少。网织纤维染色显示网织纤维丰富,纤细的网织纤维围绕在各个细胞之间(图4-34A、B)。

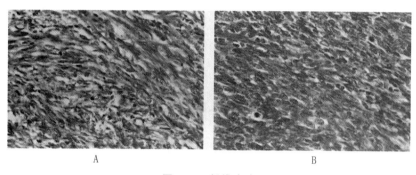

A   B

图4-34 纤维肉瘤
A.肿瘤分化较好部分,由梭形成纤维细胞构成,其间可见胶原纤
维;B.同上例,肿瘤分化较差部分,瘤细胞密集,核分裂象多见

如果在纤维肉瘤的背景上,有相当数量的浆细胞及淋巴细胞浸润,可称为炎性纤维肉瘤。

免疫组化:有助于与其他恶性肿瘤如平滑肌肉瘤、恶性神经鞘瘤相鉴别。纤维肉瘤的瘤细胞只与vimentin呈阳性反应,而对平滑肌肉瘤呈阳性反应的SMA及对恶性神经鞘瘤呈阳性反应的S-100蛋白均为阴性。

鉴别诊断。①转移性肉瘤:最重要的一点是,转移性肉瘤远较原发性肉瘤多见。因此在确定纤维肉瘤的诊断前,必须除外其他部位的原发性肉瘤转移的可能性,特别是转移性纤维肉瘤、单相性滑膜肉瘤。单相性滑膜肉瘤的组织学表现与纤维肉瘤相似,如免疫组化cytokeratin弥漫强阳性。②原发性肉瘤:包括平滑肌肉瘤、恶性神经鞘瘤,免疫组化和电镜有助于把它们区别开来。

(二)平滑肌肉瘤

肺原发性平滑肌肉瘤甚少见,平均年龄50岁(出生～83岁),男、女比例为2.5：1。多数患者有疼痛、咳嗽、咯血、呼吸困难。手术切除后患者5年生存率为50%,而1/4患者发病时已不能切除。国内有肺平滑肌肉瘤的个例报道。

大体：肿瘤多位于肺实质内，呈结节状，直径为 2.5~15 cm；此瘤也可发生在大支气管，肿瘤可突入腔内呈息肉样，可有囊性变，较大者常伴有出血、坏死，并可侵至肺实质。

光镜：其组织形态与发生在其他部位的平滑肌肉瘤相同，瘤细胞多呈梭形，胞浆红染，核呈卵圆形或长梭形，可见核分裂象。有的肿瘤可发生自血管平滑肌组织，可见瘤细胞主要环绕薄壁血管分布的特征，可称为血管平滑肌肉瘤。如平滑肌肉瘤的瘤细胞呈多形性，可称为多形性平滑肌肉瘤。如肿瘤直径大于 5 cm，又富于细胞，分裂象可达（2~5）/10HPF，并伴有出血、坏死，对判断为恶性有重要意义。

免疫组化：免疫组化与其他部位的平滑肌肉瘤相同，vimentin、actin、SMA、desmin 和平滑肌肌球蛋白可呈阳性表达。

有学者在会诊工作中，遇到一例发生自支气管壁血管平滑肌的平滑肌肉瘤。患者男性，60 岁，肿瘤位于左肺上叶突入支气管腔内呈息肉样，并侵及邻近肺实质。瘤组织具有以血管为中心分布的特点，环绕由单层内皮细胞构成的较大血管分布。瘤细胞异型性明显，大小不等，核分裂象多见。可称为支气管的血管平滑肌肉瘤（图 4-35A、B）。免疫组化染色瘤组织 SMA 呈强阳性反应。

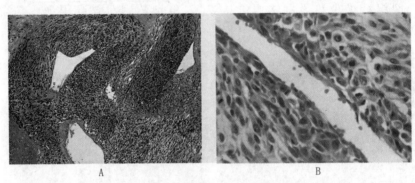

图 4-35 支气管血管平滑肌肉瘤

A.瘤组织在支气管壁内呈环绕血管的现象；B.一条血管内皮细

胞下的瘤细胞呈梭形、卵圆形，胞浆红染，核分裂象多见

鉴别诊断：转移性平滑肌肉瘤如原发性平滑肌肉瘤的患者为女性，则应首先排除来自生殖道平滑肌肉瘤转移的可能性。

（三）横纹肌肉瘤

肺的横纹肌肉瘤更为罕见。可发生在儿童和成人，儿童的横纹肌肉瘤为实性或多囊性肿块，有时累及胸壁，大多数与胸膜肺母细胞瘤有关。成人的横纹肌肉瘤比儿童稍多见，大多数患者为50~60 岁，男性稍多于女性。

大体：肿瘤为大的实性肿块，可累及一个以上肺叶，并侵及支气管血管结构。

光镜：肺横纹肌肉瘤的组织学表现与其他部位的横纹肌肉瘤相同，成人者多为多形性横纹肌肉瘤，小儿则为胚胎性横纹肌肉瘤。

免疫组化：与其他部位横纹肌肉瘤相同，可表达 MyoD1、myogenin、myoglobin、desmin、myosin、actin、vimentin。

（四）脂肪肉瘤

肺的脂肪肉瘤极罕见。故在诊断此瘤时必须首先排除转移性脂肪肉瘤的可能。因为身体其他部位如四肢、胸腹壁、腹膜后等处的脂肪肉瘤并不少见,可经血路转移至肺。

大体:可为单个或多个包块,切面可呈浅黄色,有油腻感。

光镜:其组织结构特点与软组织的脂肪肉瘤相同,可表现为黏液脂肪肉瘤(图 4-36)、多形性脂肪肉瘤等。

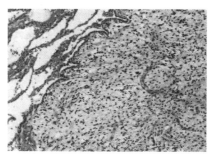

图 4-36　黏液脂肪肉瘤

瘤组织呈黏液脂肪肉瘤表现,左上可见肺组织

(五)上皮样血管内皮瘤

此瘤多见于青年成人,大多为女性。多数患者临床上表现为轻度咳嗽和呼吸困难,进行性肺功能不全。最初将此瘤认为是细支气管肺泡癌的一个亚型,后经免疫组化及电镜观察,显示此瘤是由内皮细胞构成,故认为是肺型上皮样血管内皮瘤。

大体:在肺内的典型表现是具有软骨样外观的多发结节,1/3 的病例表现为孤立结节。多数肿瘤直径小于 1 cm,切面为实性、灰白色似软骨的透明样结节,有的可伴有钙化。

光镜:病变为界限清楚的嗜酸性结节,中心可见类似淀粉样变或软骨瘤的透明变性或凝固性坏死。结节周围细胞成分较多,位于黏液软骨样基质中的细胞团可伸入肺泡腔、细支气管、血管和淋巴管。瘤细胞具有突出的上皮样特征,类似上皮细胞、组织细胞或蜕膜细胞,胞浆丰富呈嗜酸性或明显的胞浆内空泡。细胞核圆形,偶见单个胞浆小泡,被认为是血管腔分化(图 4-37A、B)。有些肿瘤显示中度细胞不典型性、坏死,可见分裂象,这时需要与血管肉瘤及分化差的癌鉴别。有时可见钙化。

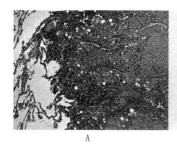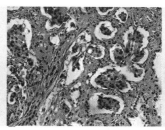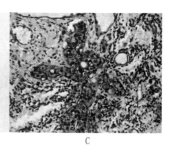

A　　　　　　　　　　B　　　　　　　　　　C

图 4-37　上皮样血管内皮瘤

A.肺实质瘤组织呈结节状,瘤细胞见有大小不等的空泡,伴凝固性坏死;B.瘤组织充满肺泡腔,呈上皮样实性巢;C.免疫组化染色:瘤组织 CD34(＋)

免疫组化:肿瘤细胞 CD34(图 4-37C)、CD31、Fli-1、F8 和 vimentin 阳性,而 cytokeratin 一般阴性。

(六)血管肉瘤

肺的血管肉瘤极罕见,可为单个或多数包块,患者可伴有呼吸困难及咯血。虽然肺可能是最初发病的部位,但大多数肺的血管肉瘤表现为转移性的,其原发部位是心脏、心包脏层、乳腺、肝、脾、肾、肾上腺、骨及脑等。患者平均年龄45岁(5～71岁)。

大体:原发及转移性血管肉瘤呈出血性结节,累及肺或胸膜,周围肺组织可见不等量的出血。

光镜:其特点是瘤组织与其他部位的血管肉瘤相似,由不典型内皮细胞形成大小不等、形状不规则的血管腔隙,偶尔呈实性梭形细胞或上皮样细胞结节,在肺实质内弥漫浸润。瘤细胞异型性明显,分裂象易见,可有出血与坏死。

免疫组化:内皮细胞的标记如第Ⅷ因子、CD31、CD34、UEA等可呈阳性表达。

鉴别诊断:包括Kaposi肉瘤、弥漫性肺淋巴管瘤和血管瘤病、肺毛细血管瘤病、转移性肺动脉肉瘤结节、上皮样血管肉瘤等。

（七）Kaposi肉瘤

此瘤亦名多发性特发性出血性肉瘤,其发生一般与机体免疫状态有关,特别是免疫功能低下者。如在AIDS患者易并发Kaposi肉瘤,可发生在皮肤、淋巴结、肠道及其他内脏器官,但肺的Kaposi肉瘤极罕见。它也可能是多发性瘤灶的局部表现之一。

大体:呈出血性结节。

光镜:与其他部位者相同,在肺实质中瘤组织亦由增生的毛细血管及纵横交错的梭形细胞构成,梭形细胞之间可见红细胞及透明小体。瘤细胞分化较好,分裂象不多见。瘤组织可向周围肺间质浸润生长,故可见残留的肺泡,腔内可见吞噬了含铁血黄素的巨噬细胞(图4-38A、B)。

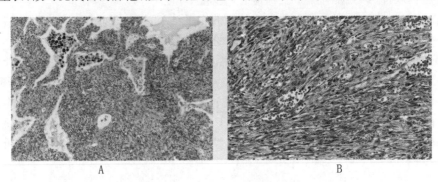

图 4-38　Kaposi 肉瘤

A.瘤组织由富于血管的梭形细胞构成,在肺泡间质中生长;B.同上例放大,梭形细胞间富于增生的小血管及红细胞

（八）恶性血管外皮细胞瘤(图4-39)

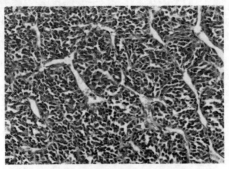

图 4-39　恶性血管外皮细胞瘤

瘤组织富含分支状血管,其周围瘤细胞呈卵圆形

此瘤发生在肺亦较罕见,大多数患者为 50～69 岁,男女性发病相等,常见症性是咯血及胸痛,近半数无症状,常规胸片检查时发现。

大体:在肺实质内大多为孤立性包块,一般直径 2 cm 左右,最大者直径可达 16 cm,可见出血及坏死。有的也可为多数结节。

光镜:主要特征是肿瘤内薄壁血管丰富,卵圆形或短梭形瘤细胞围绕血管分布,呈旋涡状或车辐状排列,偶可见多核巨细胞,核分裂象少见。网织纤维染色显示,瘤细胞间网织纤维丰富,且以血管为中心呈放射状分布,有助于诊断。

此瘤为潜在恶性,如肿瘤大于 8 cm,侵至胸膜及支气管,出现瘤巨细胞及坏死,核分裂象多于3/10HPF,则具有侵袭性生物行为。

免疫组化:肿瘤细胞 vimentin 呈现不同程度阳性,但 actin 和 desmin 阳性者少见,且只呈局部阳性。肿瘤对第Ⅷa因子和 HLA-DR 也呈阳性,CD34 可有散在反应。

(九)恶性纤维组织细胞瘤(图 4-40A、B)

此瘤是老年人最常见的恶性软组织肿瘤。最常累及四肢、腹膜后、躯干,肺的恶性纤维组织细胞瘤亦甚罕见。

临床表现:发病年龄 41～75 岁,最常见于 60～70 岁,男女比例大致相等。2/3 患者有咳嗽、胸痛、气短、咯血和体重减轻。60%～70%的患者有复发或转移。

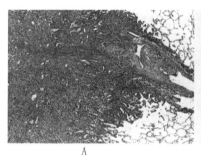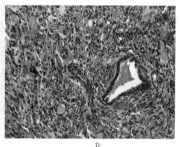

A   B

图 4-40 恶性纤维组织细胞瘤

A.瘤组织在肺实质内浸润性生长,右上见血管内瘤栓;B.在细支
气管周围的瘤组织,可见成纤维细胞、瘤巨细胞及炎细胞浸润

大体:肿块一般在肺实质内或胸膜下,为孤立性肿块,直径为 2～10 cm,常见黄色坏死灶,少数情况出现空洞。

光镜:肿瘤可呈分叶状向周围肺组织生长。其组织形态与发生在身体软组织者相似,组织形态多样,呈车辐状、束状、多形性,排列不一。细胞成分有成纤维细胞样的卵圆形和梭形细胞,有不典型性的组织细胞样细胞及不规则形的黄瘤细胞,还有多形性的单核和多核巨细胞。淋巴细胞和浆细胞常散在于瘤细胞之间,中性粒细胞可存在于坏死周围。偶尔可见明显的黏液样基质或多量弥漫的中性粒细胞(炎症亚型)。核分裂象易见(可多至48/10HPF),包括不典型核分裂象,广泛坏死常见。

免疫组化:肿瘤细胞 vimentin、α-1-AT 和 α-1-ACT 阳性,而 keratin、EMA、CEA、S-100、desmin、myoglobin 阴性。

鉴别诊断。①转移性恶性纤维组织细胞瘤:原发于软组织转移至肺的恶性纤维组织细胞瘤明显多于肺原发性恶性纤维组织细胞瘤,故在诊断时应首先排除转移性恶性纤维组织细胞瘤的可能。②炎性假瘤的纤维组织细胞型:此病变缺乏恶性纤维组织细胞瘤的异型性,包括核染色质深、多形性、奇异的多核细胞,以及坏死和核分裂象。如肿瘤坏死大于 15%,核分裂象多于3/50HPF,则支持恶性纤维组织细胞瘤的诊断。

(十)骨肉瘤

肺的原发骨肉瘤罕见,文献报道不足 10 例。诊断骨肉瘤之前必须除外转移性骨肉瘤及其他伴有骨形成的转移性肿瘤(如子宫内膜癌肉瘤)、胸壁原发性骨肉瘤侵及肺、骨肉瘤性间皮瘤累及肺。

临床表现:患者均为成年人,年龄 35～83 岁,发病率男女几无差别。患者可有咳嗽、呼吸困难、胸痛、咯血或肺炎史。

大体:肿瘤较大,可位于中央或外周部,为孤立性肿块,境界清楚,最大者直径可超过 16 cm。

光镜:其他部位的骨肉瘤一样,瘤组织中有肿瘤性骨或骨样组织,虽然在其他区域有其他成分,如软骨肉瘤或恶性纤维组织细胞瘤存在。

(十一)软骨肉瘤

肺的软骨肉瘤罕见,1993 年 Hayashi 复习文献共发现 13 例,男性 7 例,女性 9 例,平均年龄55 岁。肿瘤位于主支气管和肺实质者几乎相等。多数患者有非特异性症状,咳嗽、胸痛及呼吸困难。位于支气管者较早可出现阻塞症状。

大体:肺原发性软骨肉瘤与发生在其他部位者相似,肉眼观察难以区分其良、恶性。在肺实质者较支气管者为大。此瘤生长缓慢,切除后可局部复发,胸外转移不常见。

光镜:其组织形态和其他部位者相同,也可见黏液样软骨肉瘤结构。在确定诊断前应除外转移性软骨肉瘤、软骨瘤、上皮样血管内皮细胞瘤、胸膜肺母细胞瘤伴有软骨肉瘤灶、原发性及转移性癌具有软骨样特征,以及伴有软骨肉瘤分化的间皮瘤。

(十二)滑膜肉瘤

肺的滑膜肉瘤罕见,通常发生在青年到中年成人,无性别差异。常见表现是咳嗽,可伴有咯血,其次是胸痛。低度发热和体重减轻少见。

大体:常为外周型实性肿块,界限清楚,无被膜。直径介于 0.6～17 cm(平均 5.6 cm);少数病例可累及气管支气管树,在支气管内形成肿块。偶尔肿瘤弥漫浸润至胸壁或纵隔。肿瘤切面可显示囊性变和坏死。

光镜:与发生在软组织的滑膜肉瘤相同,可有双向型和单向型之分。单向型由卵圆形、梭形细胞构成,相互交织、密集成束,可伴以黏液样区,并显示明显的血管周细胞瘤的结构,以及局灶性少量致密透明变的纤维化区。双向型由上皮和梭形细胞成分两者组成。上皮区含有裂隙样的腺样间隙,伴有散在的管状-乳头状分化。细胞呈立方形,胞浆中等呈嗜酸性,核圆形,染色质呈颗粒状,偶见核仁,核分裂象多见(5～25/10HPF)。瘤组织大多有局灶性坏死,也可见钙化及肥大细胞浸润。

免疫组化:大多数双相型滑膜肉瘤表达 CK、EMA,但 EMA 表达比 CK 更常见、更广,上皮细胞比梭形细胞染色强度更显著。在单向型病变中的梭形细胞,可表达 CK7 和 CK19,而在其他类型梭形细胞肉瘤一般为阴性,故在鉴别诊断上特别有用。vimentin 通常在梭形细胞表达,30%以上的肿瘤亦表达 S-100(核及胞浆),有的可灶性表达 calretinin 及 SMA。另外,Bcl-2 及 CD99通常为阳性,CD34、desmin 阴性。

(十三)肺动脉肉瘤及肺静脉肉瘤(图 4-41A、B)

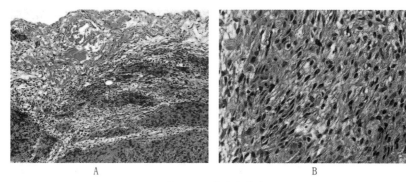

图 4-41 肺动脉肉瘤

A.在黏液样背景上梭形瘤细胞显著增生;B.瘤组织由梭形细胞构成,呈成纤维细胞分化,细胞间有胶原纤维

肺动脉肉瘤是一种少见肿瘤,只有几百例报道,发病率不清,因许多病例术前被误诊为肺动脉血栓,如果不做组织学检查就仍不能确诊。

临床表现:诊断时平均年龄 49.3 岁(范围 13～81 岁),性别无差异。最常见的症状是气短,其次为胸背痛、咳嗽、咯血、体重降低、不适、晕厥、发热和罕见的猝死。这些临床表现通常与慢性血栓疾病不能区别。

肺静脉肉瘤远比肺动脉肉瘤少见,已报道病例少于 20 例。多在女性发生,年龄范围 23～67 岁(平均 49 岁)。最常见的表现是呼吸困难、咯血和胸痛。大多数病例的临床印象是发生在左心房或肺的肿瘤。

大体:肺动脉肉瘤最常见于右肺动脉、左肺动脉、肺瓣膜,最少见的是右心室流道,但也可双侧肺动脉受累。肿瘤表现为在血管腔内随血管分支呈分支状的黏液样或胶样凝块。肺静脉肉瘤一般呈肉褐色,阻塞受累的肺静脉,大小为 3.0～20.0 cm。可侵犯静脉壁而累及其周肺实质。

光镜:在组织形态上,肺动脉肉瘤可分为内膜肉瘤和管壁肉瘤 2 型。内膜肉瘤在腔内呈息肉状生长,表现为在黏液样背景上梭形细胞增生与细胞少的胶原化间质相交替,梭形细胞显示成纤维细胞性或肌成纤维细胞性分化;管壁肉瘤则显示较分化的肉瘤灶,可有骨肉瘤、软骨肉瘤或横纹肌肉瘤。大多数肺静脉肉瘤显示平滑肌分化,因此相当于平滑肌肉瘤,可见核分裂象及坏死。

免疫组化:肺动脉肉瘤 vimentin 呈强阳性,也可表达 SMA。当显示平滑肌或血管分化时,也可表达 desmin 或内皮细胞标记。肺静脉肉瘤对 vimentin、desmin 和 actin 呈阳性表达。40%病例可异常表达 keratin。

四、其他恶性肿瘤

(一)恶性黑色素瘤

肺的原发性黑色素瘤极罕见,国外报道及文献复习共有 20 例,患者均为白种人,无性别差异。故在诊断肺原发性黑色素瘤时要特别慎重,应密切联系临床,首先要排除潜在的皮肤黑色素瘤转移至肺的可能性。

肺的黑色素瘤常发生在支气管黏膜,以大支气管为多,也可发生在外周小支气管,与近端大支气管没有联系。可来自胚胎期支气管黏膜上皮间迷离的黑色素母细胞。

光镜:无论中央型还是外周型,均在肺实质形成肿块,与支气管紧密相连。瘤组织在支气管黏膜上皮下浸润生长,并侵至肺实质,充满肺泡腔内。其瘤细胞形态结构与身体常见部位者相同,瘤细胞含黑色素者较少。故应仔细观察,寻找含黑色素的瘤细胞,以便确诊(图 4-42A、B)。也可借助免疫组化明确诊断。

免疫组化:瘤组织 HMB45、Melan A、vimentin 等(+)。

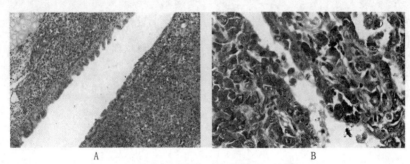

图 4-42　黑色素瘤

A.瘤组织在支气管黏膜上皮下弥漫浸润,左上见支气管软
骨;B.同上例,在支气管上皮下浸润的瘤细胞含有黑色素

(二)绒癌

肺的原发性绒癌甚罕见。鉴于子宫原发性绒癌不少见,且常表现为早期的血行转移,以肺转移最为多见(约55.9%)。因此,诊断肺的原发性绒癌更要十分谨慎,必须从各方面排除转移性绒癌的可能,始可作出诊断。

病理:肺的原发性绒癌的大体形态表现,与转移性者无差异,癌组织亦有明显的出血、坏死。

光镜:癌组织的形态特点与其他原发部位的绒癌相同,由细胞性滋养叶细胞和合体性滋养叶细胞混合构成(图 4-43),常有大片出血、坏死。

免疫组化:癌组织 HCG(+)。

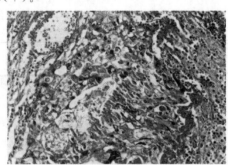

图 4-43　绒癌

绒癌组织位于肺实质内,由细胞性及合体性滋养叶细胞构成

（夏　振）

第五章

内分泌科肿瘤的病理诊断

第一节　甲状腺肿瘤

一、甲状腺腺瘤

甲状腺腺瘤是由单一前体细胞发生基因突变或异常引起局灶性甲状腺滤泡细胞增生、增殖的结果,是最常见的甲状腺良性肿瘤,占所有甲状腺疾病的 16%～25%。TA 可以发生在各个年龄段,以 15～40 岁中青年妇女多见,呈散发性。肿瘤多为单发,表现为甲状腺实质内单个边界清楚的肿物,有完整的包膜,大小从直径数毫米到 3～5 cm,个别患者甚至可达 10 cm 以上。肿瘤内部有时可见囊性变、纤维化或钙化。临床病理分为滤泡性腺瘤和乳头状腺瘤两种,前者多见。

(一)临床表现

TA 多数无自觉症状,常在无意中偶然发现颈前区肿块;多数为单发,圆形或卵圆形,表面光滑,边界清楚,质地韧实,与周围组织无粘连,无压痛,可随吞咽上下移动。肿瘤直径一般在数厘米至十余厘米,生长速度较缓,病程可长达数十年,此类患者常可出现瘤体钙化而使瘤体触质坚硬。但如果一旦发生瘤体内出血,体积可迅速增大,且伴有疼痛和周围器官压迫症状,如呼吸困难和吞咽不适。部分肿块出血吸收后(一般是 2～3 个月)会缩小,部分瘤体生长速度过快,实质部分因血供不足而发生坏死、液化发生囊性变。少数增大的肿瘤逐渐压迫周围组织,引起气管受压、移位,患者会感到呼吸不畅或呼吸困难,特别是平卧时为重。胸骨后的 TA 压迫气管和大血管后可能引起呼吸困难和上腔静脉压迫症。多数典型的 TA 不影响甲状腺功能。需注意的是,中老年女性的 TA 常为滤泡性腺瘤,生长迅速,血运丰富,常伴有压迫症状,部分往胸骨后生长,术中肿瘤质脆而容易破裂,出血多而导致解剖不清,手术难度较大,容易引起喉返神经损伤致术后声音嘶哑。少数 TA 可发展为功能自主性腺瘤(20%)而引起甲状腺功能亢进,出现心慌、手抖、多汗、消瘦和易饥等症状。

(二)病理特征

临床上 TA 一般生长缓慢,体检时随吞咽而上下移动。肉眼:多为单发,圆或类圆形,切面多为实性,色暗红或棕黄,可并发出血、囊性变、钙化和纤维化。

其共同的组织学特点或病理诊断要点:①有完整纤维包膜的单个结节;②肿瘤的组织结构与

周围甲状腺组织不同；③瘤体内部结构具有相对一致性（变性所致改变除外）；④对周围组织有挤压现象。根据肿瘤细胞形态学特点，一般将 TA 分为以下几种病理类型。

1.滤泡性腺瘤

滤泡性腺瘤是最常见的病理类型，占所有良性甲状腺肿瘤的 85%，根据滤泡分化程度，又可分为以下几种亚型。

（1）胚胎型腺瘤：又称梁状和实性腺瘤，瘤细胞小，大小较一致，分化好，呈条索状、小梁状或网片状排列，有少量不完整的滤泡状腺腔散在，无胶质，水肿的疏松纤维间质类似胚胎期甲状腺。

（2）胎儿型腺瘤：又称小滤泡型腺瘤，主要由小而一致、仅含少量胶质或没有胶质的小滤泡构成，上皮细胞为立方形，与胎儿期甲状腺组织相似。

（3）单纯型腺瘤：又称正常大小滤泡型腺瘤，肿瘤包膜完整，肿瘤组织由大小较一致、排列拥挤、内含胶质的滤泡组成，与成年人正常甲状腺相似的滤泡构成。

（4）胶样型腺瘤：又称巨滤泡型腺瘤，肿瘤组织由大滤泡或大小不一的滤泡组成，滤泡内充满胶质，并可互相融合成囊，肿瘤间质少。

2.乳头状腺瘤

滤泡上皮细胞排列成单层，呈乳头状向腺腔内突出，滤泡常形成大囊腔，故亦称囊性乳头状瘤。间质少，肿瘤常并发出血、坏死及纤维化。具有乳头状结构者有较大的恶性倾向，故良性乳头状腺瘤少见。

3.变异类型

（1）嗜酸性粒细胞型腺瘤：又称 Hürthle（许特莱）细胞腺瘤，较少见。瘤细胞大而多角形，核小，胞质丰富嗜酸性，内含嗜酸性颗粒。电镜下见嗜酸性粒细胞内有丰富的线粒体，即 Hürthle 细胞。瘤细胞排列成索网状或巢状，很少形成滤泡。

（2）不典型腺瘤：少见，瘤体包膜完整，质地坚实。其瘤细胞丰富，生长较活跃，有轻度不典型增生，可见核分裂象。瘤细胞排列成索或巢片状，很少形成完整滤泡，间质少，但无包膜和血管侵犯。此类型肿瘤术后应追踪观察，可做降钙素、上皮膜抗原（epithelial membrane antigen，EMA）和角蛋白等免疫组织化学检查，从而与甲状腺髓样癌和转移癌相鉴别。

（3）透明细胞腺瘤：发生于甲状腺的透明细胞型滤泡型腺瘤罕见，应与原发甲状腺透明细胞癌、异位的甲状旁腺腺瘤或转移性肾透明细胞癌鉴别。大体观瘤体包膜完整，切面淡红色，质软及韧。镜下见细胞体积较大呈多边形或圆形，胞质透明或细颗粒状，核异型不明显，包膜完整未见肿瘤细胞浸润。由于本病非常罕见，故容易误诊。因此当甲状腺肿瘤细胞胞质透明或嗜酸性时，应当充分取材、询问病史、行免疫组织化学检测及特殊染色以明确组织来源而排除转移性肾透明细胞癌、甲状旁腺腺瘤及甲状腺透明细胞癌，以免误诊而影响治疗。

（4）功能自主性腺瘤（autonomously functioning adenoma，AFA）：又称毒性甲状腺腺瘤或高功能腺瘤，由于该腺瘤发生功能增强，产生大量甲状腺激素，外周血 T_3、T_4 水平增高，以 T_3 增高较为明显，从而引起甲亢的表现。查体时往往可以发现甲状腺有结节，SPECT 扫描多为热结节，而周围甲状腺组织的放射性核素分布往往缺乏或减低。

二、分化型甲状腺癌

甲状腺癌是起源于甲状腺滤泡细胞和滤泡旁细胞的恶性肿瘤，其发病率近年来呈上升趋势，发病人数也迅速增加。根据 WHO 病理分型主要包括以下四大类：甲状腺乳头状癌、甲状腺滤泡癌、甲状腺髓样癌和甲状腺未分化癌。依据组织学分化程度的不同又可将甲状腺癌分为分化型和未分化型。其中 PTC 和 FTC 属于分化型甲状腺癌(differentiated thyroid carcinoma，DTC)，DTC 占所有甲状腺癌的 90％以上，文献资料显示此类患者 30 年生存率亦超过 90％，预后佳。

(一)甲状腺乳头状癌

甲状腺乳头状癌(papillary thyroid carcinoma，PTC)是甲状腺癌中最多见的一型，既往流行病学资料显示 PTC 占甲状腺癌的 60％～90％，近年来全世界范围内其发病率呈明显上升趋势，一项调查结果显示，PTC 患者比重已经占全部甲状腺癌的 96.0％左右，权重明显升高。其组织学亚型较多，临床特性呈多样化。

甲状腺乳头状癌的发病率因地区、营养状况及医疗水平而异。由于 PTC 远处转移率及病死率均较低，因此 PTC 属低度恶性肿瘤；但在某些特定人群中，如老年人及有射线接触史者，PTC 亦具有较强的侵袭性，并可侵犯喉返神经、气管、食管等。

1.临床表现

PTC 患者初期多无自觉不适，甲状腺肿物为最常见表现。除微小癌外，甲状腺触诊可及单发或多发肿物，质硬，吞咽时肿块移动度减低。随病情进展，晚期可出现声音嘶哑、呼吸困难、吞咽困难等表现。若肿瘤压迫颈交感神经节，可产生 Horner 综合征。颈丛浅支受侵犯时，患者可有耳、枕部、肩等处疼痛。此外，有些患者就诊时可出现颈淋巴结转移及远处脏器转移。需注意的是，目前有相当比例 PTC 患者为微小癌，其临床表现隐匿。这类患者多在常规体检时行颈部超声检查发现甲状腺肿物，或以颈部淋巴结转移为首要症状就诊。颈淋巴结转移是 PTC 较常见的临床表现，可高达 50％以上。转移淋巴结部位以同侧Ⅵ区最为常见。Ⅱ区、Ⅲ区、Ⅳ区也可见转移。Ⅰ区、Ⅴ区偶见。血型转移较少，多见于肺，亦可出现肝、脑、骨转移。

2.病理特征

(1)大体形态：肿瘤直径为数毫米至数厘米不等，可单发亦可多发，多为硬而坚实，亦可硬韧或呈囊实性。微小者多为实性，最小可为数毫米，倘不注意，易被忽略；癌灶多无包膜，常浸润正常甲状腺组织而无清楚分界，呈星芒状，有的似瘢痕组织结节。肿物较大者一般切面呈苍白色，胶样物甚少，常有钙化，切割时可闻磨砂音。可有包膜或不完整，有时可为囊性伴部分实性成分，有时可见乳头状突起，也有的肿物边界极不清楚，无明显肿物轮廓，切面呈散沙状。

(2)镜检：在镜下，典型的 PTC 乳头状结构表现为由中央为纤维血管轴心、表面衬覆一层肿瘤性上皮所构成。典型的乳头较长，有复杂的分支。衬覆在乳头表面和肿瘤性滤泡的上皮细胞核具有特征性改变。细胞核大、互相重叠在一起。核圆形或卵圆形，核边缘欠规则，呈锯齿状或有皱褶，可出现与核长轴平行的核沟。核染色质常平行排列，聚于核内膜下，致使核膜增厚，核空淡，呈毛玻璃样。核仁小，不明显。核分裂现象罕见或无。在乳头纤维血管轴心中、淋巴管内、实性上皮成分之间和肿瘤性滤泡之间的间质中常存在同心圆层状结构的砂粒体。

(3)分型：近年来，国内外认为 PTC 组织学上的多样性可能与其临床表现上的差异具有密切的联系。WHO 已于肿瘤国际组织学分类标准中对 PTC 的组织学分型进行了重新分类，其中主要包括滤泡型、嗜酸性粒细胞型、弥漫硬化型、高细胞型、柱状细胞型等十余型。近年来也有研究将一类有纤维囊包裹的"滤泡亚型甲状腺乳头状癌"(EFVPTC)进行重新命名，现在它的名字则是"带有乳头状细胞核特征的非浸润性滤泡型甲状腺肿瘤"(NIFTP)，此类型为极低度恶性潜能肿瘤，绝大部分肿瘤完整切除后已经可以治愈，不需要追加 RAI 治疗。

下面将对乳头状癌各分型的临床病理特征进行分述。

　　弥漫硬化亚型：该型常累及儿童和年轻成人，表现为双侧或单侧弥漫性甲状腺肿胀。大多数研究表明此型生物学上较经典型乳头状癌更具侵袭性，表现为更高的淋巴结转移率（几乎100％）和较高的远处转移概率。经过充分的治疗，病死率与经典型相似，大概与患者发病时年轻有关。甲状腺实质被白色较硬的组织弥漫替代，切面有砂粒感。典型的组织学特征包括：①弥漫累及单侧腺叶或双侧腺叶；②重度淋巴浆细胞浸润伴生发中心形成；③丰富散在的砂粒体；④多灶而分散的位于淋巴管内的乳头状癌小岛，伴明显的鳞状上皮化生巢（图5-1）；⑤在鳞状分化区域乳头状癌核特征缺失。

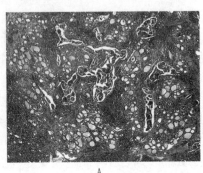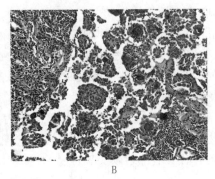

图 5-1　弥漫硬化型乳头状癌

A.桥本甲状腺炎的背景，多灶淋巴管内见乳头状癌巢（HE×50）；B.较多砂粒体形成伴鳞状细胞化生巢（HE×200）

　　实性亚型：指具有50％以上实性生长方式的乳头状癌。由纤细的纤维血管分隔肿瘤细胞岛，肿瘤细胞圆形或不规则形，具有乳头状癌核的特征（图5-2，图5-3）。不出现肿瘤坏死。与普通的乳头状癌相比，其远处转移的频率稍高，预后稍差。此亚型在术中冷冻切片诊断时具有一定难度，因其往往没有明显纤维化，核特征没有常规切片中明显，部分病例浸润性生长亦不明显，但仔细观察在肿瘤边缘多有异型的肿瘤性小结节形成。主要的鉴别诊断是低分化癌（核较深染，核分裂象常见，可见灶性坏死，Ki-67增殖指数较高，多高于10％）和髓样癌（点彩状染色质，淀粉样物，间质富于血管，降钙素阳性）。

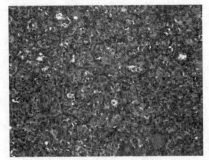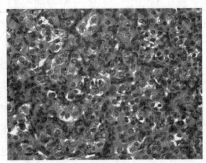

图 5-2　实性亚型乳头状癌(1)

癌巢被纤细的纤维血管分隔（HE×200）

图 5-3　实性亚型乳头状癌(2)

高倍显示可见肿瘤细胞核具有乳头状癌的核特征（HE×400）

　　高细胞亚型：肿瘤细胞的高度至少是宽度的3倍，呈典型乳头状癌特征的核大多位于基底。胞质丰富，因线粒体堆积而呈嗜酸性，有时胞质局灶透明（图5-4）。常富于乳头及高度浸润性。肿瘤体积往往较大。更容易向甲状腺外扩展（2％～82％）。更具侵袭性（复发率为18％～58％，病死率 9%～25%)。

柱状细胞亚型:有包膜的肿瘤可有包膜浸润,有时有血管浸润。浸润性肿瘤常表现为甲状腺外扩散。以混合性乳头、复杂腺体、筛状和实性结构为特征。乳头和腺体被覆高柱状细胞,核呈假复层排列、深染、卵圆形或梭形(类似于结直肠癌或子宫内膜样腺癌)。可出现核下空泡及透明胞质(图 5-5)不同于高细胞亚型,柱状细胞更高,核深染,呈明显假复层排列,胞质缺乏嗜酸性改变,高细胞亚型更像典型的乳头状癌。

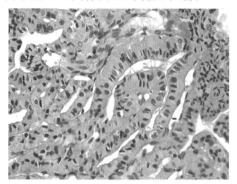

图 5-4　高细胞亚型乳头状癌

肿瘤细胞的高度是宽度的 3 倍以上,胞质嗜酸(HE×400)

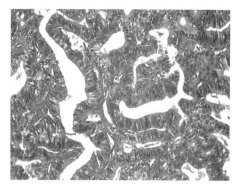

图 5-5　柱状细胞亚型乳头状癌

肿瘤细胞核拉长,类似结肠腺瘤或子宫内膜样(HE×200)

包膜内亚型:指完全由包膜包裹的乳头状癌。纤维性包膜可能显示或不显示肿瘤浸润,但淋巴结转移可能发生在无包膜或血管浸润的情况下。包膜内的乳头状癌形态多样,以乳头状和滤泡结构为最多见(图 5-6)。完全由滤泡组成的病例需仔细辨认核特征进行准确的评估。与经典型乳头状癌相比,患者较年轻,较少出现压迫症状,淋巴结转移率低,预后极好。

滤泡亚型:指全部或几乎完全由滤泡组成的乳头状癌。多数呈浸润性生长,无明显包膜,为滤泡浸润型;有完整包膜者,依据有无包膜浸润,又分为包膜完整亚型和包膜浸润亚型(图 5-7)。滤泡大小、形状不一,滤泡常常拉长,形状不规则,类胶质常常深染,边缘呈锯齿状。可出现砂粒体和间质硬化。诊断主要依靠乳头状癌典型的核特征,临床行为与经典的乳头状癌无明显差别。

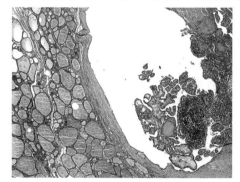

图 5-6　包膜内亚型乳头状癌

有完整包膜包裹,以乳头状为主(HE×50)

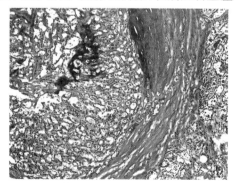

图 5-7　呈包膜浸润的滤泡亚型乳头状癌(HE×100)

Warthin 瘤样亚型:部分乳头状癌类似于唾液腺的 Warthin 瘤,呈乳头状生长,乳头轴心伴有大量淋巴浆细胞浸润(图 5-8)。乳头被覆细胞常常呈嗜酸性,可为立方或柱状细胞。该亚型往往伴有淋巴细胞性甲状腺炎或桥本甲状腺炎背景。

　　嗜酸性粒细胞亚型：主要由含丰富嗜酸性胞质的细胞组成，胞质可部分或全部透明（图 5-9）。具有典型的乳头状癌细胞核，核仁较明显。生物学行为及分子特征与经典型乳头状癌无差别。与嗜酸性粒细胞滤泡性肿瘤的鉴别非常重要，主要在于核特征及有无包膜和/或血管侵犯。

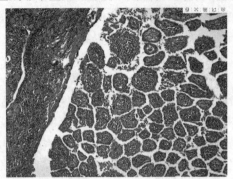

图 5-8　Warthin 瘤样亚型乳头状癌

乳头状结构，表面被覆嗜酸性肿瘤细胞，间质为淋巴组织（HE×100）

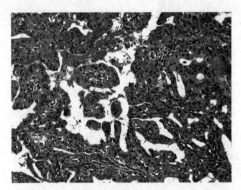

图 5-9　嗜酸性粒细胞亚型乳头状癌

肿瘤细胞胞质嗜酸，核具有异型性（HE×200）

　　透明细胞亚型：经典型乳头状癌和滤泡亚型可以主要由透明细胞构成，常常是乳头状结构占优势，有些可见到滤泡生长方式。肿瘤细胞显示广泛的透明胞质，一部分肿瘤可见到嗜酸性粒细胞和透明细胞相混合（图 5-10）。细胞核的特征与经典型乳头状癌一致。

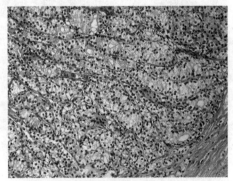

图 5-10　透明细胞亚型乳头状癌

瘤细胞胞质透明，细胞核具有乳头状癌的核特征（HE×200）

　　巨滤泡亚型：50% 以上的区域由大滤泡组成。因为大多数这个亚型的肿瘤有包膜，容易与增生性结节或大滤泡腺瘤相混淆。巨滤泡的被覆细胞变扁,可能不显示乳头状癌的特征性核。然而,部分滤泡细胞含有大而亮的核和乳头状癌所特有的核沟和核内假包涵体用以明确诊断。这一亚型是以很少见到淋巴结转移为特点,当发生转移时,仍然保持原发肿瘤的大滤泡形态。

筛状-桑葚样亚型:罕见类型,以明显的筛状结构为特征,腔内缺乏类胶质;散在鳞状分化(桑葚样)岛(图 5-11)。其细胞核内常有轻度嗜酸性、均质、含生物素的包涵体。紧密排列的滤泡、乳头和小梁结构常混合存在。肿瘤细胞柱状、立方状或扁平。核染色质丰富,但局灶总可见典型的乳头状癌的核特征。肿瘤常界清,甚至有包膜,伴或不伴有包膜及血管浸润。易被误诊为高细胞/柱状细胞乳头状癌、玻璃样变梁状腺瘤、甲状腺低分化癌或腺癌。此亚型可发生于家族性腺瘤性息肉病(FAP,常为多中心)或为散发(常为孤立性)。发生于 FAP 患者的多数甲状腺癌属于这一亚型。女性明显多见(男女比例为 1∶17),确诊时的平均年龄为 27.7 岁,有时先于 FAP 的诊断。此亚型确诊的意义在于提示临床医师警惕与 FAP 的相关性。β-catenin 免疫组织化学染色核阳性是该亚型独特而普遍的表型。

伴丰富结节性筋膜炎样间质的亚型:为少见亚型,乳头状癌伴有丰富的结节性筋膜炎或纤维瘤病样反应性间质(图 5-12)。主体肿瘤由于很分散而不明显可能被掩盖,需仔细寻找,必要时需免疫组织化学染色辅助确诊。间质由梭形肌成纤维细胞组成,位于有外渗红细胞的含血管的纤维黏液基质中。间质与肿瘤的相互作用可能导致特殊的组织学结构,类似乳腺的腺纤维瘤、叶状肿瘤或纤维囊肿病。这些变化没有特殊不好的预后意义。

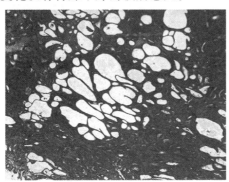

图 5-11　筛状-桑葚样亚型乳头状癌

典型的混合性结构特征,可见筛状、实性及乳头状结构(HE×50)

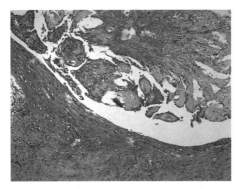

图 5-12　伴结节性筋膜炎样间质的乳头状癌(HE×100)

小梁亚型:超过 50% 的肿瘤呈梁状生长。肿瘤细胞呈立方或柱状,在长直的小梁内垂直排列(图 5-13)。肿瘤往往较大,具有侵袭性。预后较差,可能是乳头状癌的一种低分化亚型。

乳头状癌伴鳞状细胞癌或黏液表皮样癌:原发甲状腺鳞状细胞癌十分罕见。偶见乳头状癌与鳞状细胞癌混合存在(图 5-14)。这种混合性癌不应与乳头状癌伴鳞状上皮化生相混淆,前者呈侵袭性临床过程,而后者临床行为与通常乳头状癌相同。乳头状癌也可与黏液表皮样癌相混合,通常不伴有嗜酸性变或桥本甲状腺炎。

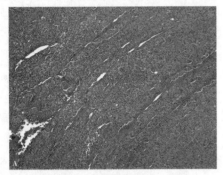

图 5-13 小梁亚型乳头状癌
肿瘤细胞呈小梁状生长方式(HE×100)

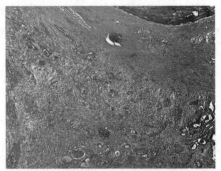

图 5-14 乳头状癌伴鳞状细胞癌
右下为乳头状癌成分,左侧为鳞状细胞癌成分,右上为钙化成分(脱钙处理后切片)(HE×50)

去分化乳头状癌:指乳头状癌与未分化或低分化甲状腺癌并存的状态(图 5-15)。未分化或低分化成分可出现于乳头状癌发生或复发时。这种转化可发生于原发灶或转移灶。由于高级别成分的存在,预后差,除非未分化或低分化成分仅占整体肿瘤的一小部分。

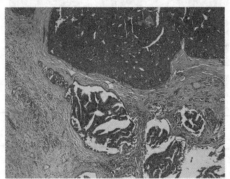

图 5-15 去分化乳头状癌
下方为乳头状癌成分,上方为低分化癌成分(HE×50)

乳头状癌伴梭形细胞化生:少数乳头状癌中会出现梭形肿瘤细胞,所占比例多少不等。形态温和的梭形细胞形成短束状,与乳头状癌成分融合。

乳头状癌伴脂肪瘤样间质:有少数病例,脂肪细胞散在分布于乳头状癌内。

(二)甲状腺滤泡癌

甲状腺滤泡癌(follicular thyroid cancer,FTC)是一种显示滤泡细胞分化,但缺乏乳头状癌特征的甲状腺恶性上皮来源肿瘤,与甲状腺乳头状癌同属于分化型甲状腺癌(DTC),是甲状腺癌第二种常见的组织学类型。目前,全球 FTC 患者比重占所有甲状腺癌的 9%～40%,其结果差异取决于人种、摄碘情况以及甲状腺乳头状癌滤泡亚型作为子诊断的应用等因素,例如文献报道低碘地区甲状腺滤泡癌相对偏多。美国 SEER 数据库统计 1992—2012 年的甲状腺癌患者,发现 75 992 例患者中 25.7％为甲状腺滤泡癌,而我国的 FTC 占比以往为 10％～15％,但近年来有逐渐下降趋势。

1.临床表现

大部分患者的首发表现为甲状腺肿物,肿物生长缓慢,质地中等,边界不清,表面不光滑。早期随甲状腺的活动度较好,当肿瘤侵犯甲状腺邻近的组织后则固定,可出现不同程度的压迫症状,表现为声音嘶哑,发声困难,吞咽困难和呼吸困难等。与 PTC 相比,FTC 发生颈部和纵隔区域淋巴结转移较少,为 8％～13％,远处转移则较多,可高达 20％以上,以肺部和骨转移为常见,其他脏器如脑、肝、膀胱和皮肤等也可累及。

2.病理特征

(1)大体表现:大多数甲状腺滤泡癌呈实性,瘤体存在包膜,剖面呈黄褐色或浅棕色。可发生继发性改变,如出血、囊性变。根据包膜是否完整,甲状腺滤泡癌分型:①有包膜,但有显微镜下血管和/或包膜浸润,此型称为包裹性血管浸润型(图 5-16);②包膜不完整并明显浸润周围甲状腺膜组织,此型称为浸润型(图 5-17)。包裹性血管浸润型滤泡癌肉眼观察像甲状腺滤泡性腺瘤。浸润型滤泡癌切面灰白色,可侵占大部分甲状腺组织并侵出甲状腺包膜外,与周围组织粘连或侵入周围组织(如气管、肌肉、皮肤和颈部大血管)并常累及喉返神经。

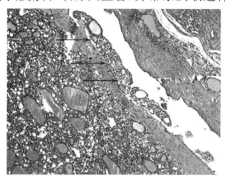

图 5-16 微浸润性滤泡癌(包裹型血管浸润型)
肿瘤栓子位于包膜血管内(箭头所示),表面被覆血管内皮细胞(HE×100)

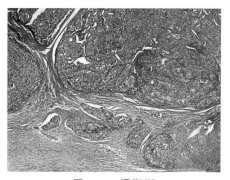

图 5-17 浸润型
肿瘤广泛浸润邻近组织和多个血管(HE×50)

(2)组织学表现:甲状腺滤泡癌以滤泡状结构为主要组织学特征,无乳头状形成,淀粉样物少见。癌细胞一般分化良好,常似正常甲状腺组织,且滤泡中含胶体,有些似甲状腺肿结构,癌细胞可见轻度或中度间变,常见包膜、血管、淋巴管侵犯,癌组织在包膜外浸润性生长。根据滤泡大小,可将甲状腺滤泡癌分为大滤泡型、正常滤泡型及小滤泡型。呈小梁状或实性排列的肿瘤可称为梁状或胚胎型。

除典型的滤泡癌外,许特莱细胞癌和透明细胞癌为甲状腺滤泡癌的 2 个特殊亚型:①许特莱细胞癌,形态与许特莱细胞腺瘤相似,具有丰富的嗜酸性胞质,因线粒体积聚而呈颗粒状,有包膜、血管和/或邻近甲状腺实质浸润或有卫星结节形成。过去研究认为该种亚型预后较差,5 年生存率 20%~40%;而新近研究表明组织学特征能准确地预测许特莱细胞的行为,无浸润的肿瘤可行腺叶切除治疗。②透明细胞癌,罕见,肿瘤由具有透明胞质的癌细胞构成。癌细胞界限清楚,胞质内富含糖原。诊断甲状腺透明细胞癌必须先除外转移性肾透明细胞癌和甲状旁腺癌。

三、甲状腺髓样癌

目前占所有甲状腺癌的 1%~2%,较以往报道的比例有所下降。年龄高峰为 40~60 岁,亦可见于青少年和儿童。性别差别不大。髓样癌来自甲状腺的 C 细胞,能分泌降钙素。80%~90% 的髓样癌为散发性,10%~20% 为家族性。家族性髓样癌为常染色体显性遗传,常合并其他内分泌腺异常如嗜铬细胞瘤、甲状旁腺增生或腺瘤、黏膜神经瘤等,组成多发性内分泌腺肿瘤 2 型(2A 型和 2B 型)。肿瘤由于分泌过多的降钙素而造成患者严重腹泻。此外,肿瘤还能分泌异位激素如 ACTH、5-羟色胺、P 物质和前列腺素等,因此部分患者可合并皮质醇增多症或类癌综合征。

(一)大体

包膜可有可无,直径 1~11 cm,界限清楚。切面灰白色,质实。散发性髓样癌多为单个结节,体积较大。家族性髓样癌常伴 C 细胞增生,为多结节性。分布在甲状腺两侧叶的中上部。

(二)光镜

癌细胞呈圆形、多角形或梭形。核圆形或卵圆形,核仁不显,核分裂罕见。肿瘤可呈典型的内分泌肿瘤样结构,或形成实性片块、细胞巢、乳头或滤泡样结构。如滤泡样结构中充有嗜酸性物质则与滤泡癌所含的胶质很难鉴别。梭形细胞常呈旋涡状排列或呈肉瘤样。髓样癌的另一个特点是间质有淀粉样物质沉着。淀粉样物质的形成据认为是与降钙素的分泌有关。现在越来越多的材料指出髓样癌的形态可像滤泡癌或乳头状癌而且没有间质淀粉样物质。这种肿瘤应做免疫组化及电镜观察,髓样癌为降钙素 calcitonin 阳性(图 5-18)。

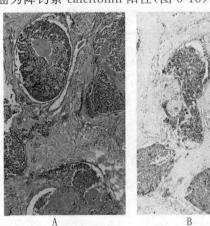

A | B

图 5-18 甲状腺髓样癌

A.癌细胞由小的圆形和卵圆形细胞构成,瘤细胞形成巢,有不等量的纤维组织分隔,细胞之间和间质内有淀粉样物沉着;B.降钙素染色强阳性

(三)电镜

有直径为 $100\sim300$ nm 的神经分泌颗粒。颗粒大小较一致,核心电子密度较高。分子生物学技术检查显示有 calcitonin mRNA 和 CGRP mRNA。

(四)遗传学

散发性髓样癌常有 1p、3p、3q、11p、13q、17p 和 22q 的杂合子丢失(LOH)以及 RET 基因突变。

约 2/3 病例手术时已有颈淋巴结转移。其他转移部位有上纵隔、肺、肝、肾上腺和骨等。手术时无淋巴结转移者预后好,10 年存活率可达 $60\%\sim70\%$;有淋巴结转移者 10 年存活率为 40% 左右。癌组织中有坏死、核分裂多和以梭形细胞为主者预后差。

近来发现越来越多的滤泡上皮和 C 细胞混合型癌,称为髓样-滤泡混合型癌或髓样-乳头混合型癌。光镜下癌细胞排列成小梁或滤泡样或乳头状结构。临床表现恶性度较高。

(五)鉴别诊断

髓样癌为 calcitonin 阳性、thyroglobulin 阴性。滤泡癌、乳头状癌和未分化癌均为 thyroglobulin 阳性、calcitonin 阴性。髓样-滤泡混合型癌和髓样-乳头混合型癌则 thyroglobulin 和 calcitonin 均为阳性。

四、甲状腺未分化癌

甲状腺未分化癌(anaplastic thyroid carcinoma,ATC)又称为间变癌,而梭形细胞癌、巨细胞癌、多形性癌、肉瘤样癌、化生性癌或癌肉瘤也常隶属此类,这些名称都是以组织学形态特点或生物学行为来命名的。它是恶性程度最高的甲状腺肿瘤,也是所有甲状腺恶性肿瘤中预后最差的一种。

甲状腺未分化癌病因不明,其发生受遗传、环境和激素等因素的影响。病因学上一般认为,大多数患者是在原有乳头状癌、滤泡癌或低分化癌的基础上发生间变所致,部分患者有放射线接触史。甲状腺癌恶性程度进展被认为是一个多步骤的肿瘤演进过程,甲状腺滤泡细胞早期可发生 BRAF、RAS 基因突变,导致分化型甲状腺癌的发生,而 P53 基因突变导致了上述细胞进一步失分化成甲状腺低分化癌(poorly differentiated thyroid carcinoma,PDTC)和 ATC。而与 ATC 发生密切相关的基因组改变主要包括 RAS/RAF/MAPK/ERK 信号通路、PI3K/Akt/mTOR 信号通路等。

(一)临床表现

甲状腺未分化癌好发于 60 岁以上老年人。该病临床表现复杂多变,常具有以下特点。①症状多样性:一般为几种症状同时或相互交错出现,或以消化、呼吸系统的某一症状为突出表现,如常伴有吞咽困难、声音嘶哑、呼吸不畅和颈区疼痛等症状;②颈前常可触及板样硬肿物且发展迅速,边界不清,触诊活动度差或相对固定,这是肿瘤广泛侵犯周围组织且与转移淋巴结相融合所致;③早期即可发生淋巴道和血道的转移,转移常可见于肺、肝、肾及上纵隔等部位。

(二)病理

组织学上甲状腺未分化癌全部或部分由未分化细胞组成,可直接发生于甲状腺滤泡细胞,亦可发生于分化较好的甲状腺癌细胞转化而来,此类细胞仅能通过免疫表型或超微结构辨认其上皮源性。由于在形态学上 ATC 表现形式多样,与其他甲状腺原发肿瘤可有部分形态重叠,甚至免疫与遗传学特点亦有重叠,因此其鉴别诊断比较困难。

甲状腺未分化癌往往体积大,质地硬,无包膜,可呈多结节状,切面呈灰白或棕褐色,常伴有坏死、出血,甚至囊性变。细胞学检查可见少量淋巴及单核细胞背景,肿瘤细胞单个或成簇分布,细胞呈鳞状、巨细胞样或梭形(图 5-19)。细胞质丰富,无明确边界,嗜酸性。细胞核明显异形或怪异,染色质粗块状,有单个或多个明显核仁,核分裂象多见,包括病理性核分裂象。

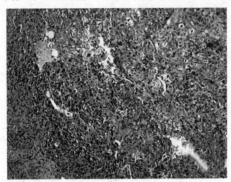

图 5-19 甲状腺未分化癌

可见上皮样及梭形肿瘤细胞弥漫分布,细胞异形性大并可见坏死(HE×100)

ATC 无统一的组织学形态,肿瘤之间差异较大,其组织学特点取决于梭形细胞、鳞状或上皮样细胞、巨细胞的成分构成,表现为以梭形和巨细胞为主的肉瘤样形态,以上皮样细胞为主的癌样形态,或两者混合。

免疫组织化学方面与甲状腺乳头状癌和滤泡癌不同,ATC 的组织学形态更类似于软组织肉瘤,因此在病理诊断过程中常需要免疫组织化学的帮助。低分子量和高分子量角蛋白混合标记物 AE1/AE3 可出现在约 80% 的甲状腺未分化癌中,EMA 在 40% 左右的未分化癌患者中表达,CEA 表达一般不常见,TTF-1 表达呈弱阳性,以上标记物一般为局灶性表达,很少出现大面积的阳性区域。组织学上若未见明显的甲状腺滤泡上皮,则 Tg 不表达;若存在甲状腺球蛋白渗透,则可见 Tg 表达阳性。CD68 常在肿瘤组织中的破骨细胞样巨细胞中表达。此外,未分化癌一般很少出现如 desmin、S100、Myoglobin 等的阳性表达,除非含有横纹肌、软骨及平滑肌肉瘤成分,但常可见 SMA 或 Actin 的灶性阳性表达。

(三)鉴别诊断

1.软组织肉瘤

若肿瘤组织中未见明确的乳头状癌、滤泡癌或低分化癌成分,在组织学形态上很难与恶性纤维组织细胞瘤、纤维肉瘤等软组织肉瘤相区别,但患者常有甲状腺结节病史或甲状腺癌手术史,短期内颈部肿块可迅速增大,病情凶险,提示甲状腺未分化癌可能性大。必要时行连续切片,在肿瘤与正常甲状腺组织交界部位,常能发现原发病变。此外,免疫组织化学能帮助识别肉瘤样组织中残留的上皮性癌成分。

2.髓样癌

部分髓样癌完全由梭形细胞组成,在组织学形态上易与未分化癌相混淆,但髓样癌的梭形细胞形态较温和,异型性小,核分裂象也比未分化癌的少,且常有较多小血管分布,间质中可见淀粉样物质沉着。髓样癌免疫组织化学 Ct、CgA、Syn 常呈强阳性。

3.伴胸腺样分化的梭形细胞肿瘤(SETTLE)

大部分的 SETTLE 肿瘤呈双向分化,既有上皮样成分又有梭形细胞成分。但 SETTLE 常发生于儿童及青少年时期,而 ATC 则常见于老年人。相较于 ATC,SETTLE 细胞异型性不大、核分裂象也不常见,上皮样成分尽管可见腺管或乳头状结构,但细胞呈柱状,有时还能见到纤毛,腺腔内无胶质,这些特点可与甲状腺滤泡相区别。此外,免疫组织化学能帮助确认该上皮细胞是否为真正的滤泡上皮细胞。

五、特殊类型甲状腺癌

(一)原发性甲状腺恶性淋巴瘤

原发性甲状腺恶性淋巴瘤(primary thyroid malignant lymphoma,PTML)是指原发于甲状腺内淋巴组织的恶性肿瘤,亦称为甲状腺淋巴瘤,临床上较为少见。

1.临床表现

PTML 好发于 $50\sim80$ 岁的女性,高峰年龄在 $60\sim70$ 岁。男女发病率比为 $(3\sim4):1$。PTML 典型的临床表现为短期内迅速增大的甲状腺肿块,多为分叶,质韧包块,可伴有声音嘶哑和呼吸困难,吞咽困难较为少见。多数患者甲状腺功能正常,约有 10% 的患者有甲状腺功能减低。少数患者可有恶性淋巴瘤的 B 症状(发热、盗汗和体重减轻等)。约 50% 的 PTML 患者有桥本甲状腺炎(HT)病史,而通过病理及免疫组织化学检测可发现更多的 PTML 同时伴有 HT。流行病学显示 HT 患者发生 PTML 的危险度为正常人群的 $70\sim80$ 倍,每 200 例 HT 患者中将有 1 例发展为 PTML,HT 为 PTML 独立的危险因素。

2.临床病理特征

大体观:肿块大小不等、质地硬实、边界不清晰,无包膜包裹,切面颜色灰白,质地细腻,呈鱼肉状,少数标本伴有出血及坏死。

经染色镜检原发性甲状腺淋巴瘤,可发现该类肿瘤细胞比正常淋巴细胞要大,其细胞核容易被深染,染色质同样比正常细胞粗,且表现为颗粒状,部分呈现出无规则性核沟,其细胞质染色后颜色较浅。在镜检中可以清楚发现肿瘤细胞浸润或者已经对甲状腺滤泡结构造成破坏,部分滤泡已被完全填充,少数可见残余滤泡结构。同时 CD20、CD79a、LCA 均为阳性。PTML 约为全身性恶性淋巴瘤 2.5%,大多数 PTML 是非霍奇金淋巴瘤。其中 $50\%\sim80\%$ 的 PTML 是弥漫大 B 细胞淋巴瘤(DLBCL),$20\%\sim30\%$ 是黏膜相关淋巴组织(MALT)淋巴瘤。大多数结外边缘型,其他罕见亚型包括滤泡淋巴瘤(12%)、霍奇金淋巴瘤(7%),小淋巴细胞淋巴瘤(4%)和 Burkitt 淋巴瘤(4%);同时也有 T 细胞为主 PTML 的个案报道。

3.病理诊断

PTML 是非甲状腺来源的恶性肿瘤,早期诊治可以获得很好的疗效,诊断的方法有多种,病理是诊断 PTML 的金标准。细针穿刺细胞学(FNAC)是初诊时首选的主要方法,但因 FNAC 所取的组织范围较小,很难在细胞学上将甲状腺淋巴瘤从未分化甲状腺癌、甲状腺炎中鉴别出来,尤其是像 MALT 这一类低度恶性的淋巴瘤,同时该项技术存在一定的技术安全性、患者耐受性、标本满意度和诊断准确性问题,限制了其在 PTML 的初始诊断地位。但随着流式细胞技术、免疫组织化学技术、PCR、Southern 印记法等对相关基因重排分析的发展,FNAC 对 PTML 的诊断能力也得到了提高,对诊断仍不明确的病例可在超声引导下行 FNAC,亦可用于不能手术或不宜手术但需组织学检查结果的患者,但假阴性率偏高。

与 FNAC 相比,切开活检或者切除活检能够获得组织学切片,组织切片比细针穿刺涂片能够更全面地反映组织病变的范围、细胞类型,是作为 FNAC 筛选后进一步确诊所必要的。而切开活检在组织病理学上比切除活检有优势,尤其是肿瘤增大并扩散到甲状腺外的组织,因为它没有明显的手术并发症,又可以获得足够的组织行相关的检查,常作为最终的诊断手段。

(二)甲状腺转移癌

由于甲状腺转移癌临床发病率极低,其鉴别诊断也较困难,常被误诊为原发甲状腺癌。本病诊断主要依靠病史、体检及必要的辅助检查,有恶性肿瘤既往史的患者发现甲状腺肿物,特别是对于具有高转移倾向的食管癌、肾癌、肺癌、乳腺癌等,应警惕甲状腺转移癌的可能性。也有患者以甲状腺转移癌为首发症状而没有恶性肿瘤既往史,此时应做详细的全身检查寻找原发灶。甲状腺转移癌男性多发,且转移灶多为单发。

细针穿刺细胞学检查简便、易行、创伤小,能对多数临床可触及的甲状腺肿物做出定性诊断。近年来开展的超声引导下针吸活检技术使穿刺部位更准确,尤其适用于手术困难、危险性大的病例。病理学检查和免疫组织化学在甲状腺转移瘤的诊断和鉴别诊断中有着重要作用,甲状腺转移癌免疫组织化学甲状腺蛋白染色为阴性,而甲状腺原发肿瘤 Tg 染色一般为阳性。

(三)儿童及青少年甲状腺癌

发生于儿童及青少年的甲状腺癌,无论病理、临床表现,还是长期预后,均与成人患者有所不同。有关儿童及青少年甲状腺癌的年龄范围尚不统一,文献对儿童及青少年甲状腺癌年龄段的划分没有一个明确的界定,不同文献报道包括 14 岁、15 岁、18 岁或 20 岁以前定义为儿童及青少年甲状腺癌。由 ATA 颁布的儿童及青少年甲状腺结节与分化型甲状腺癌诊治指南中,将儿童及青少年患者定义为年龄≤18 岁。

1.临床表现

儿童及青少年甲状腺癌以分化型甲状腺癌多见,但特点不同于成人,临床缺乏典型的症状和体征。大部分的分化型甲状腺癌表现为可触及的甲状腺结节,但是也有一部分甲状腺癌表现为颈部淋巴结肿大而不伴有被触及的甲状腺结节,而肿大的淋巴结容易被误诊为慢性淋巴结炎或淋巴结结核。因此,当发现儿童及青少年颈部淋巴结肿大时,应仔细检查双侧甲状腺。还有少数儿童及青少年甲状腺癌是在检查身体其他疾病时由影像学检查偶然发现,甚至有些甲状腺癌在发生远处转移后才被发现。有研究显示,与成人甲状腺癌相比较,儿童及青少年的单发结节癌比例甚高,为 38.6%～44.0%。儿童及青少年甲状腺癌与成年人甲状腺癌比较,局部侵袭性及转移能力较强,颈淋巴结及肺转移率高。文献报道,儿童及青少年甲状腺癌颈淋巴结转移率一般为40%,最高可达 90%。而一份包括61 例14 岁以下的甲状腺乳头状癌患者的病例中,56 例患者合并中央区淋巴结转移(91.8%),47 例患者合并侧颈淋巴结转移(82.5%),表明儿童及青少年分化型甲状腺癌较成人患者具有更强的侵袭转移能力。

2.病理类型

儿童及青少年甲状腺癌绝大多数为分化型甲状腺癌。Winship 报道,在 606 张儿童及青少年甲状腺癌病理切片中,434 例(71.6%)为乳头状癌,家族性髓样癌占 2.6%。有医院统计的1970－1987 年的 59 例儿童及青少年甲状腺癌中,乳头状癌 44 例(74.5%),滤泡癌 9 例(15.3%),髓样癌 4 例(6.8%),未分化癌 2 例(3.4%)。而在近年来的报道中,儿童及青少年甲状腺癌中乳头状癌所占比例高达 90%甚至更多,滤泡癌不常见,而髓样癌及未分化癌则更为罕见。这和目前流行病学研究中发现的甲状腺癌病理类型变化趋势即乳头状癌增多而滤泡癌患者减少是相符合的。在儿童及青少年甲状腺乳头状癌的病理学亚型中,高细胞亚型和弥漫硬化型等高侵袭亚型比例相对偏高(图 5-20)。另外,儿童及青少年甲状腺癌尤其是 10 岁以下儿童的甲状腺乳头状癌,与成人相比可能不具备典型的乳头状结构,而且肿瘤可以不被包裹而表现为广泛侵犯腺体。

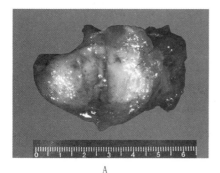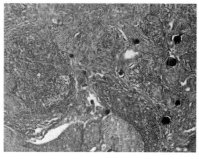

A B

图 5-20 弥漫硬化型甲状腺乳头状癌

A.大体标本;B.HE 染色

（黄 曼）

第二节 甲状旁腺肿瘤

一、甲状旁腺良性肿瘤

甲状旁腺良性肿瘤主要指甲状旁腺囊肿和甲状旁腺腺瘤。

甲状旁腺囊肿极少见,多见于老化的甲状旁腺,可以分为功能性和无功能性两种,无功能性囊肿占 85%,功能性囊肿占 15%,前者以女性多见,后者以男性多见。囊肿通常为单房性,壁薄光滑,囊内有澄清液体,PTH 含量高(图 5-21)。

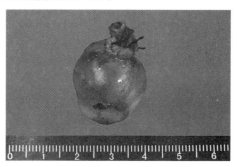

图 5-21 甲状旁腺囊肿大体观

甲状旁腺腺瘤以女性多见,男女性别比为 1:(3~4),多见于 40~60 岁,好发于下部的甲状旁腺,病变累及一个腺体者占 90%,2 个以上的多发性腺瘤仅占 1%~4%。重量 0.1~5 g,有完整包膜,红褐色,质软,光滑,呈椭圆形、哑铃形或泪滴形(图 5-22)。80% 以上的原发性甲状旁腺功能亢进是由于甲状旁腺腺瘤过多分泌甲状旁腺激素引起。

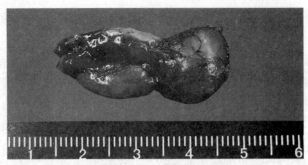

图 5-22　甲状旁腺腺瘤大体观

(一)临床表现

目前临床上约 85% 的原发性甲状旁腺功能亢进患者罹患甲状旁腺腺瘤,因此,文献报道的甲状旁腺腺瘤的主要临床症状和体征都是由于甲旁亢的高钙血症所致。在疾病早期或腺瘤小时,可以有相当一段时间无临床症状。随着肿瘤逐渐生长,分泌 PTH 增多,高钙血症程度增高,可以引起一系列全身症状与体征。在我国,由于血清钙测定不属于常规检查项目,因而极少发现早期病例。近年来超声检查、核医学检查及影像 MRI、CT 检查的广泛应用,早期病例有所增加。

甲状旁腺腺瘤的临床表现包括全身表现及肿瘤局部表现两部分。局部表现为甲状旁腺腺瘤或囊肿初起很小,肿瘤本身不会引起局部症状,当肿瘤增大时许多患者常以甲状腺结节去医院就诊。当腺瘤伴有包膜内出血,局部可有刺激、疼痛感。

(二)病理

甲状旁腺腺瘤为良性肿瘤,由于腺瘤分泌大量 PTH,正常的甲状旁腺呈失用性萎缩,镜下观:甲状旁腺腺瘤有以下 3 种细胞类型。

1.主细胞腺瘤

主细胞腺瘤为边界不清的多角形细胞,直径为 $6\sim8~\mu m$。胞质甚少,核居中,呈圆形而深染,似淋巴细胞的核。多数腺瘤是以主细胞为主的腺瘤。

2.透明细胞腺瘤

透明细胞腺瘤又称水样透亮细胞。直径为 $10\sim15~\mu m$。其特点为细胞质多而不着色,呈透亮状。细胞边界清楚,核居中,其大小与染色均与主细胞相同。

3.嗜酸性粒细胞腺瘤

细胞直径为 $11\sim14~\mu m$,边界清楚。其形态特点为胞质内充满嗜酸性颗粒,经电镜证实为线粒体。核较大。呈卵型,染色较浅。这种细胞发生退变时,胞质呈均匀嗜酸性,核小而深染。

在主细胞和透明细胞之间尚存在过渡性细胞,称为水样透明过渡细胞,这种细胞的核与主细胞核相同,而胞质内出现大空泡。主细胞与嗜酸性粒细胞间也有过渡性细胞,称为嗜酸过渡细胞,此种细胞大多见于甲状旁腺增生时,由此可见,上述细胞往往相互关联。

二、甲状旁腺恶性肿瘤

甲状旁腺恶性肿瘤是一种极为罕见的恶性肿瘤,约占所有恶性肿瘤的 0.005%,占原发性甲状旁腺功能亢进症的 0.5%～5.0%。甲状旁腺恶性肿瘤最常见是腺癌。在美国和大部分欧洲国家甲状旁腺恶性肿瘤占甲状旁腺功能亢进症患者比例<1%,然而日本和意大利有高于 5% 报道。大部分甲状旁腺癌发病年龄为 45～55 岁,很少发生在儿童与青少年,性别分布较均一。近

年来甲状旁腺癌的发病率有所增加,可能原因:①血钙检测的普及;②甲状旁腺功能亢进症手术指征放松。

甲状旁腺癌的临床表现与甲状旁腺腺瘤大多相似,但少部分患者由于肿瘤局部生长和侵犯可出现吞咽困难、声音嘶哑等症状。甲状旁腺癌可出现血行转移至肺、肝、骨等。

病理:甲状旁腺癌的瘤体一般较大,呈白色,常无明显包膜,且与周围有广泛粘连。镜下肿瘤细胞较正常细胞大,胞质丰富,核趋向单形性,有包膜及血管的侵犯和核分裂象,肿瘤组织由纤维条索分隔及索条样生长模式是甲状旁腺癌的诊断标准,肿瘤是否侵出包膜有助于区分腺瘤与癌。应用免疫组织化学方法可以检测出细胞内有免疫活性的甲状旁腺素,神经特异性烯醇化酶可区别肿瘤是甲状腺来源或甲状旁腺来源;电镜可观察到细胞内丰富的粗面内质网及粗而致密的分泌颗粒,提示这种肿瘤为神经内分泌来源。

(夏　振)

第三节　肾上腺肿瘤

一、肾上腺皮质肿瘤

(一)无功能性肾上腺皮质结节和腺瘤

大小自数毫米至数厘米。小者位于包膜内,大者突至包膜外。黄色或橘黄色。

光镜:主要由透明细胞构成。增生的结节与腺瘤的区别以直径 1 cm 为界,≥1 cm 者为腺瘤,<1 cm 者为结节。结节常为多发性和双侧性,多见于高血压患者,高血压患者皮质结节的检出率可 2~4 倍于正常人群。腺瘤直径 1~5 cm。包膜完整或不完整。有纤维间隔将腺瘤分隔成小叶。大腺瘤常有出血、玻璃样变和黏液性变。

(二)无功能肾上腺皮质癌

无功能肾上腺皮质癌较少见。多数发生于成人。男女比例约 2:1。患者常因腹痛、腹块而就诊。癌体积可很大,大者直径>20 cm,重量≥1 000 g。有包膜。切面黄色,常有广泛坏死、出血和囊性变。

光镜:纤维血管间隔将瘤组织分隔成大小不等的小叶,不同肿瘤甚至同一肿瘤的不同部位瘤细胞分化程度不一,有的分化好形如腺瘤,有的分化差,细胞呈梭形或有多量瘤巨细胞和核分裂。肾上腺皮质癌易侵入肾上腺静脉、下腔静脉和淋巴管。转移至肝、肺、淋巴结和其他脏器。手术后 5 年存活率约 30%。

鉴别诊断:腺瘤与癌的鉴别主要根据浸润和转移。其他形态指标如癌常显大片坏死、重量>100 g、有宽的纤维带、弥漫性生长、正常和不正常核分裂、血管浸润等,但这些指标无一特异,就以重量来说良性腺瘤重量可>1 000 g,而癌也可很小,重量仅 38 g。

功能性和无功能性肾上腺皮质肿瘤单从形态上不能鉴别。鉴别诊断主要依据临床症状、生化和激素测定。皮质肿瘤免疫组化显示 Syn 和 Melan-A 阳性,有时 α-inhibin 亦可阳性(图 5-23)。

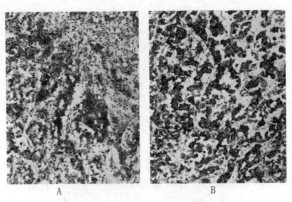

图 5-23 醛固酮增多症的皮质癌

二、肾上腺髓质肿瘤

(一)嗜铬细胞瘤

WHO 2000 年版分类中将肾上腺和肾上腺外嗜铬组织来源的肿瘤统称为交感肾上腺副节瘤,其中包括嗜铬细胞瘤(又称肾上腺髓质副节瘤)、肾上腺外副节瘤和组合性嗜铬细胞瘤;WHO 2004 年版中又改为肾上腺髓质肿瘤,其中包括恶性嗜铬细胞瘤、良性嗜铬细胞瘤和组合性嗜铬细胞瘤、副节瘤;而肾上腺外嗜铬组织来源的肿瘤如肾上腺外交感神经节和膀胱等归入肾上腺外副节瘤。为简化起见,此处肾上腺髓质肿瘤仍按传统分类。

嗜铬细胞瘤是由嗜铬组织发生的较少见的肿瘤。90%来自肾上腺髓质,10%来自肾上腺外嗜铬组织。虽然大多数嗜铬细胞瘤为良性,但因它能合成和分泌去甲肾上腺素和/或肾上腺素,导致阵发性或持续性高血压以及有关并发症而威胁生命。除高血压外其他症状还有高血糖、便秘、消瘦、震颤和易激动等。这些症状是由于儿茶酚胺抑制胰岛素分泌,刺激肝糖原生成、降低胃肠道动力和刺激甲状腺功能亢进引起。嗜铬细胞瘤引起的高血压典型的是阵发性高血压,发作持续数秒至数天,多数在 15 min 以内。发作时除高血压外还伴有出汗、心悸、剧烈头痛、眩晕和视力障碍等。由嗜铬细胞瘤引起的高血压只占高血压患者的 1%以下,切除肿瘤即可治愈。少数嗜铬细胞瘤只分泌多巴胺,这种病例临床上无高血压。

嗜铬细胞瘤多见于 20～50 岁。20%发生于儿童,儿童患者年龄高峰为 9～14 岁。性别无明显差异。肾上腺嗜铬细胞瘤右侧较多见,家族性嗜铬细胞瘤左侧较多见。约 10%为双侧性或多发性。肾上腺外嗜铬细胞瘤最常见的部位为沿后颈部到盆底的交感神经链,主要是腹膜后和后纵隔,30%～50%发生于 Zuckerkandl 器(位于从主动脉分叉到下肠系膜动脉根部之间的腹主动脉腹侧面的嗜铬组织),10%来自膀胱,其他少见部位有肝门、肾门、下腔静脉背侧、肛门、阴道、睾丸和尾骶部等。

大体:肿瘤重量平均 100 g,直径 1～10 cm,平均 3～5 cm。多数肿瘤界限清楚有完整包膜。位于肾上腺内的小肿瘤有一薄的纤维包膜或由周围被压迫的肾上腺组织构成的假包膜。膀胱的嗜铬细胞瘤位于膀胱肌层内(图 5-24),可突入膀胱腔,界限清楚,但无包膜。切面灰白或粉红色。经甲醛溶液固定后呈棕黄色或棕黑色。大肿瘤切面常有出血、坏死和囊性变,有时有钙化。

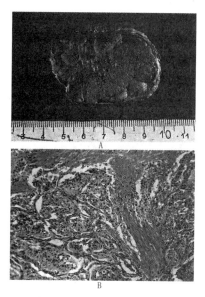

图 5-24　膀胱嗜铬细胞瘤
A.固定后的大标本切面灰棕色,周围为膀胱肌
壁;B.光镜下瘤细胞浸润于膀胱平滑肌层内

光镜:由包膜发出的纤维条索伸入瘤组织内将瘤组织分隔成分叶状。瘤细胞多数为多角形,少数为梭形或柱状。小的多角形细胞与正常髓质中嗜铬细胞大小相似,而大的多角形细胞可比正常嗜铬细胞大2～4倍。瘤细胞胞质丰富,颗粒状,丝状或空泡状。经甲醛溶液固定的组织,瘤细胞胞质嗜碱。瘤细胞核呈圆形或卵圆形,核仁明显,核异型性多见,但核分裂少或无。瘤细胞排列成巢、短索、小梁或腺泡状。有富含血管的纤维组织或薄壁血窦分隔(图5-25)。有些肿瘤中可见到像神经母细胞样的小细胞,有些则可见成熟的神经节细胞。

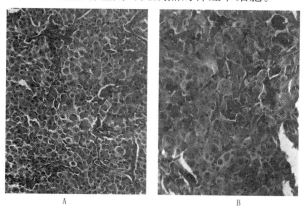

图 5-25　嗜铬细胞瘤(1)
光镜下形态:A.瘤细胞为圆形或多角形,胞质丰富;B.瘤细胞为大多角形核异型性明显

电镜:瘤细胞核呈圆形或卵圆形,有的则核形极不规则,有核内假包涵体。核仁明显,呈岩石或线团样。胞质内有丰富的细胞器如大量线粒体、丰富的粗面和光面内质网、核糖体和溶酶体等,高尔基体较发达。胞质内有不等量的神经分泌颗粒,其形态与正常髓质嗜铬细胞的分泌颗粒相似。分泌肾上腺素的颗粒直径 50～500 nm,形态不规则,除圆形和卵圆形外还有棍棒形、哑铃

形或逗点形等。分泌颗粒核心电子密度高,界膜与核心之间的空晕窄。分泌去甲肾上腺素的颗粒大小较一致,直径为 $100\sim300$ nm,呈圆形或卵圆形。核心电子密度高,均质或花心状。核心偏位,空晕很宽以致有的颗粒像鸟眼。同时分泌去甲肾上腺素和肾上腺素的嗜铬细胞瘤,上述两种不同的颗粒一般储存在不同的瘤细胞内,但亦有同一瘤细胞内含两种颗粒者。

免疫组化:主要是 CgA 强阳性,epinephrine、Syn 也可阳性,其他标记有 NSE、Leu7、Leu-en-kephalin、metenkepha-lin、somatostatin、calcitonin、VIP、ACTH 等,S-100 染色支柱细胞阳性(图 5-26),分子生物学技术检测出 CgA 和 CgB mRNA。

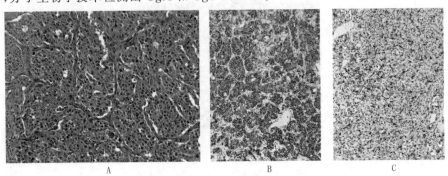

图 5-26　嗜铬细胞瘤(2)

A.光镜下瘤细胞排列成巢状,有薄壁血窦分隔;B.CgA 阳性;C.S-100 阳性的支持细胞

家族性嗜铬细胞瘤发病年龄早,双侧性多见(可高达 70%)。每一家族中发生嗜铬细胞瘤的患者的年龄和部位常常相同。这是一种常染色体显性遗传伴很高的外显率。由于有此遗传背景,所以家族性嗜铬细胞瘤常合并一些遗传基因缺陷病如 von Hippel-Lindau 病、神经纤维瘤病和脊髓发育异常等,亦合并其他内分泌肿瘤如甲状腺髓样癌、甲状旁腺增生或腺瘤,三者构成 MEN 2 型。

嗜铬细胞瘤的良恶性单从形态上不能鉴别,良性瘤中常可见显著的核异型性、瘤巨细胞,甚至奇形怪状核的细胞。另一些肿瘤的细胞形态规则,核分裂少甚至没有,这种形态上"良性"的肿瘤却可发生转移,至于包膜浸润或侵入血管亦不能成为诊断恶性嗜铬细胞瘤的可靠指标,只有广泛浸润邻近脏器与组织以及在正常没有嗜铬组织的器官或组织内发生转移瘤才能诊断为恶性嗜铬细胞瘤。近年有不少学者从形态、tenascin、Ki-67 指数、DNA 倍体等多方面探讨,试图找出可鉴别良恶性的指标。如 Salmenkivi 等研究结果显示恶性嗜铬细胞瘤 tenascin 免疫组化中强阳性,良性则为弱阳性;Elder 等认为 Ki-67 指数和人端粒酶反转录酶(hTERT)表达对鉴别良恶性有意义。我们的研究结果认为 Ki-67 指数>3%,非整倍体,核分裂>1/10HPF 伴或不伴融合性凝固性坏死,这类肿瘤有很高的恶性潜能。由于嗜铬细胞瘤可多发,这些多发瘤可从在体内分布很广的嗜铬组织和副神经节发生,所以要确诊为转移瘤一定要先除外多发瘤。恶性嗜铬细胞瘤的发生率为 10%,但肾上腺外嗜铬细胞瘤的恶性率可高达 30% 或更高。常见的转移部位为淋巴结、肝、肺和骨等。

嗜铬细胞瘤周围的脂肪常呈棕色脂肪性变,即脂肪组织像胚胎或冬眠动物的脂肪组织。据认为这是由于儿茶酚胺的溶脂作用所致。

遗传学:1p、3q、17p 和 22 丢失在散发性和家族性嗜铬细胞瘤中均较多见,1p 上至少有 3 个对嗜铬细胞瘤发生有关的暂定的抑癌基因位点。Dannenberg 等用 CGH 分析 29 例肾上腺和肾上腺外嗜铬细胞瘤,最常见的位点丢失依次为:1p11-p32、3q、6q、3p、17p、11q;最常见的位点增多为:9q 和 17q。6q 和 17p 的丢失与嗜铬细胞瘤的恶性进展密切相关。

鉴别诊断:有功能的嗜铬细胞瘤的诊断不困难。有少数功能不明显(只分泌多巴胺的肿瘤)与肾上腺皮质肿瘤、软组织腺泡状肉瘤、肾细胞癌等鉴别会有一定困难。电镜及免疫组化有一定帮助。嗜铬细胞瘤电镜下有典型的神经分泌颗粒,免疫组化显示 CgA 强阳性,Syn、NSE、CD15 阳性。皮质肿瘤 Syn、D11、α-inhibin 和 melan A 阳性,NSE 部分阳性;肾细胞癌 CK、EMA 和 vimentin阳性;软组织腺泡状肉瘤 PAS 染色胞质内有晶状体样物,肌源性标记为阳性。

(二)副节瘤

副神经节包括颈动脉体、主动脉肺动脉体、颈静脉鼓室、迷走神经体、喉和散在于身体其他部位的副神经节。副神经节与副交感神经系统有密切关系,对血氧和二氧化碳张力的变异起反应,因此参与调节呼吸功能。颈动脉体位于颈总动脉分叉处的颈内动脉远端,通常是一个界限清楚的卵圆形结节,有时可含 2～4 个分散的部分。主动脉肺动脉体的界限不清,可位于动脉导管与主动脉弓之间、沿肺动脉主干、位于无名动脉根部或位于主动脉弓降部的前侧面。颈静脉鼓室副神经节分散在颈静脉球圆顶的外膜内,由数个小球组成。迷走神经体位于迷走神经的外膜内。喉副神经节散在分布于喉附近。各处的副神经节的组织形态相似,以颈动脉体为例,包膜不完整,从包膜发现纤维条索(小梁)将颈动脉体分隔成小叶和细胞巢。细胞为圆形或卵圆形或上皮样。胞质丰富,核圆,染色深,位于细胞中央,纤维小梁中除血管外有丰富的神经纤维。

副神经节发生的肿瘤(副节瘤)一般均以解剖部位命名如颈动脉体副节瘤。副节瘤一般无症状,约 1％副节瘤可分泌儿茶酚胺或儿茶酚胺合成酶从而产生嗜铬细胞瘤样的临床症状。

1.颈动脉体副节瘤

副节瘤中以颈动脉体副节瘤最多见。各年龄段均能发生,最小 3 个月,但多数为 40～50 岁。女性稍多见。散发病例中 3％～8％为双侧性,而有家庭史的病例中 38％为双侧性。多数颈动脉体副节瘤最大径 3～6 cm,亦有＞20 cm 者。肿瘤界限清楚,可有假包膜。瘤细胞卵圆或多角形,较正常大。核可有异型性,但核分裂罕见。瘤细胞排列成巢(细胞球)、索或腺泡状。巢索之间有丰富的血窦(图 5-27),间质可硬化或血窦显著扩张而出血。恶性肿瘤发病率为 1％～10％,可转移至淋巴结、骨、肺、肝等。免疫组化示瘤细胞 CgA 强阳性,支持细胞 S-100 阳性。

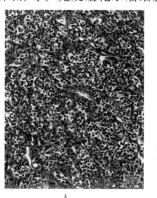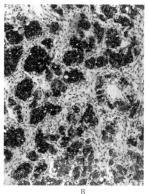

A

B

图 5-27　颈动脉体副节瘤

A.瘤细胞排列成巢(细胞球),有丰富的血窦分隔;B.CgA 阳性

2.颈静脉鼓室副节瘤

颈静脉鼓室副节瘤位于颅底和中耳,肿瘤体积小。解剖部位较清楚者有时可分为颈静脉副节瘤(位于颅底,与颈静脉外膜紧密相连)和鼓室副节瘤(位于中耳)。当肿瘤很大,不能分清解剖部位,则统称为"颈静脉鼓室副节瘤"。肿瘤可沿骨裂缝、裂隙和孔扩散,并侵犯骨质。

3.迷走副节瘤

由位于迷走神经头部(嘴部)的副神经节发生。肿瘤常靠近结状神经节,形态与颈动脉体副节瘤同。

4.喉副节瘤

由与喉相关的播散的副神经节发生,形态与颈动脉体副节瘤同。

5.主动脉肺副节瘤

由位于心底部与大血管相关的播散的副神经节发生。可分为心脏和心外副节瘤。这些肿瘤的相当一部分可功能活跃,分泌过量的儿茶酚胺而产生嗜铬细胞瘤样临床症状,这些肿瘤可能发生于功能活跃的主动脉肺副神经节。

其他少见部位副节瘤有眼眶、翼状窝、鼻咽、食管、气管、甲状腺、涎腺、口腔等。

遗传学:家族型和散发性副节瘤均可检出 11q22-23 和 11q13 LOH。相当部分副节瘤表达 RET,但无 RET 突变。

(三)神经母细胞瘤和神经节瘤

神经母细胞瘤和神经节瘤是一组来自神经母细胞的肿瘤,包括神经母细胞瘤、节细胞神经母细胞瘤和神经节瘤,它们与嗜铬细胞瘤均来自交感神经原细胞。神经母细胞瘤是这组中最不成熟和最恶性的肿瘤,神经节瘤是分化成熟的良性肿瘤,节细胞神经母细胞瘤则是从神经母细胞瘤向神经节瘤分化过程中的中间阶段。这 3 种肿瘤都能分泌儿茶酚胺和它的产物如去甲肾上腺素、香草扁桃酸(vanilmandelic acid,VMA)、多巴胺、高香草酸(homovanillic acid,HVA)和多巴。尿内多巴胺和 HVA 排出量的增加是神经母细胞瘤的特征。神经母细胞瘤本身含很小量的儿茶酚胺,而且所分泌的儿茶酚胺在肿瘤内很快代谢,故多数神经母细胞瘤患者无高血压的症状和体征。

1.神经母细胞瘤

神经母细胞瘤好发于婴幼儿,80%为 5 岁以下,35%为 2 岁以下。少数亦可发生于青少年或成人。成人年龄高峰为 20～40 岁,最大者 70 岁以上。年龄与预后有密切关系,1 岁以下的患儿较 1 岁以上者预后好。神经母细胞瘤、Wilms 瘤、胶质瘤和白血病是儿童期主要的肿瘤。部分神经母细胞瘤有家族史。

神经母细胞瘤的好发部位为肾上腺髓质和腹膜后,占 50%～80%;其次为后纵隔脊椎旁、盆腔、颈部和下腹部交感神经链;偶尔亦可见于后颅凹或其他部位。

大体:肿瘤软,分叶状,有完整或不完整的包膜。重量多数为 80～150 g,亦有<10 g 者。切面灰红色。大肿瘤常有出血、坏死和/或钙化。

光镜:瘤组织由弥漫成片或片块状排列的淋巴细胞样细胞构成。瘤细胞呈圆形、卵圆形或短梭形。核深染。胞质极少。多数肿瘤中可找到假菊形团,假菊形团中央为纤细的神经纤维微丝。

电镜:瘤细胞细胞器极少。神经分泌颗粒小的直径 90～160 nm,大的 250～550 nm,细胞突起内含微丝和神经小管,有像突触样的结构和连接复合器。假菊形团中央的微丝直径约 10 nm。

神经母细胞瘤的转移发生得早而广泛。除局部浸润和局部淋巴结转移外,主要是由血行转移至肝、肺、骨和骨髓内播散。骨转移可呈溶骨性改变或伴新骨形成,以致 X 线下病变骨呈毛刺状或洋葱皮样。

肾上腺神经母细胞瘤的预后比肾上腺外的差。分子生物学技术检测有 *N-myc* 癌基因表达者预后差。

一部分神经母细胞瘤及其转移灶可分化成神经节神经母细胞瘤或神经节瘤。1%~2%的神经母细胞瘤可自行消退。

鉴别诊断:主要与其他小细胞恶性肿瘤如淋巴瘤、Ewing/PNET 瘤、小细胞未分化癌和胚胎性横纹肌肉瘤鉴别。

电镜:有神经分泌颗粒和神经小管。

免疫组化:NF、Syn、NSE 及 CgA 阳性。

2.神经节神经母细胞瘤

神经节神经母细胞瘤是罕见的恶性肿瘤。约 1/3 发生于肾上腺,其余可位于腹膜后、纵隔和其他部位。多见于年龄较大的儿童和成人。镜下特点为由未分化神经母细胞、假菊形团、神经纤维和神经节细胞混合而成。神经节细胞越多预后越好。免疫组织化学 CgA、Syn、NSE、NF 及 S-100 阳性。

3.神经节瘤

神经节瘤是良性肿瘤。儿童和成人都能发生。最常见的部位为后纵隔和腹膜后,其他部位有肾上腺和有交感神经链处,亦可发生于消化道、子宫、卵巢和皮肤。神经节瘤可分泌过量儿茶酚胺而导致高血压。肿瘤为圆形,有包膜,质实。切面灰白色波纹状,可有散在的钙化和黏液性变区。

光镜:为无髓鞘的神经纤维中有成片或散在分化成熟的神经节细胞。

电镜:神经节细胞核大,核仁明显。胞质内含丰富的细胞器。有大量形态不一的线粒体、粗面内质网和扩张的光面内质网,高尔基体发达。神经分泌颗粒直径 100~700 nm。

免疫组化:S-100 和 NSE 阳性。

(四)组合性嗜铬细胞瘤/副节瘤

组合性嗜铬细胞瘤/副节瘤指由嗜铬细胞瘤或副节瘤与神经母细胞瘤系列肿瘤或外周神经鞘瘤组合而成的肿瘤。

三、肾上腺其他肿瘤

(一)髓脂肪瘤

髓脂肪瘤为肾上腺少见的良性肿瘤,由成熟的脂肪组织和造血组织构成。大部分为无功能性,近年来有少数功能性髓脂肪瘤的报道。症状有气短、腹痛、血尿、性激素分泌过多综合征或皮质醇增多症等。肿瘤大小差别很大,从显微镜下可见到直径 20 cm 或更大。肿瘤呈圆形。质软。常无包膜,但与残留的肾上腺组织界限清楚。切面红黄相间,红色区为造血组织,黄色区为脂肪组织。大肿瘤常有出血、钙化或骨化。

(二)肾上腺间叶组织肿瘤

间叶组织来源的肿瘤有血管瘤和血管肉瘤、淋巴管瘤、神经纤维瘤、神经鞘瘤、脂肪瘤、平滑肌瘤和平滑肌肉瘤等。

(三)淋巴瘤

除非洲 Burkitt 淋巴瘤常侵犯肾上腺外,肾上腺的原发和继发的淋巴瘤均罕见,继发淋巴瘤主要为非霍奇金淋巴瘤和浆细胞瘤。

(四)转移瘤

晚期肿瘤全身播散时可累及肾上腺,常见的转移癌来自肺、乳腺、胃和结肠,其他有皮肤黑色素瘤。肾上腺转移瘤因无症状,多数为尸检时偶然发现;仅少数因发生剧痛而手术。

(夏　振)

放射
治疗篇

第六章

耳鼻喉科肿瘤的放射治疗

第一节 鼻 咽 癌

鼻咽癌(NPC)是我国常见的恶性肿瘤之一,全球约有80％的鼻咽癌发生在中国,在我国头颈部恶性肿瘤中占首位。我国鼻咽癌的分布具有明显的地区性差异,呈南高北低趋势。以华南、西南各省高发,特别是南方的广东、广西、福建、湖南、江西等地为最高发区。在流行病学研究中具有地域聚集性、种族易感性及家族高发倾向的特点。移居欧美大陆多年的华侨及其在欧美出生的华裔后代发病率仍明显高于当地人群。鼻咽癌可发生于不同年龄,有文献报道的年龄分布在3～90岁,其中30岁以上呈增长趋势,40～60岁为发病的高峰年龄,60岁以后呈下降趋势。男性多于女性,男、女发病率之比为(2.4～2.8)：1。鼻咽癌的病因尚不确定。目前认为鼻咽癌是一种多基因、具有遗传倾向的恶性肿瘤,与EB病毒感染、化学致癌因素或环境因素等都相关。EB病毒感染在鼻咽癌发病研究中已取得重要进展。业已证明：①在鼻咽痛活检瘤细胞中检出EB病毒的DNA和病毒抗原;②鼻咽癌患者的血清中大多有EB病毒抗体滴度升高,且其滴度水平常与病变好转或恶化呈正相关;③有资料表明在3 536例VCA-IgA(＋)者中检出鼻咽癌87例,比同龄人群鼻咽癌发病高82倍。也有研究表明,亚硝胺及其化合物与鼻咽癌发病关系密切,食用咸鱼已被证实是鼻咽癌的一个危险因素。而高镍饮食可能成为鼻咽癌发病的促进因素。有学者把鼻咽癌易感基因定位在4p15.1-q12的14 cm区域内,这项研究标志着鼻咽癌易感基因的探索迈进了重要的一步。到目前为止鼻咽癌相关易感基因仍在研究中。由于鼻咽腔周围解剖关系复杂。在根治性治疗手段中以放疗为首选也最为有效,放疗后平均5年生存率为60％～78％,早期可高达90％以上。

一、解剖和淋巴引流

(一)鼻咽部解剖

鼻咽部相关结构如图6-1所示,它位于咽的上1/3,在颅底与软腭之间,连接鼻腔和口咽为呼吸的通道。鼻咽腔由6个壁构成:前、顶、后、底和左右两侧壁,顶壁和后壁相互连接,呈倾斜形成圆拱形,因而常合称为顶后壁。垂直径和横径各为3～4 cm,前后径为2～3 cm。

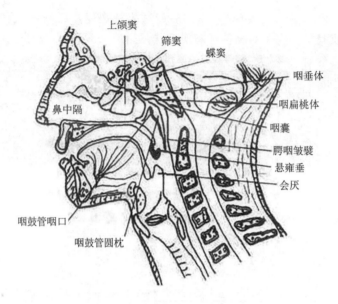

图 6-1　头正中矢状位切面鼻咽和相关结构

1.鼻咽侧壁

鼻咽腔的两侧壁由腭帆张肌、腭帆提肌、咽鼓管咽肌及咽鼓管软骨构成。包绕耳咽管软骨的组织形成隆突样结构,称耳咽管隆突。隆突中央有耳咽管咽口的开口,与中耳相连,开口上部为隆突的圆枕部,前后部也称为前后唇。隆突前方为咽鼓管前区,与后鼻孔后端及咽侧方相接。隆突后方为耳咽管后区,它的后唇与顶后壁之间,形成深约 1 cm 的隐窝称为咽隐窝或称RosenmLiller's 窝。咽隐窝是鼻咽癌最好发的部位。它向外侧经咽上缩肌的上缘延伸到Morgagni窦,其顶端正对破裂孔,仅约 1 cm 之距离,肿瘤也可由此上侵至颅底,是鼻咽癌入颅的重要途径之一。

2.鼻咽顶后壁

自后鼻孔上缘向上,直至软腭水平。由蝶骨体、蝶窦底、枕骨体和第1、第2颈椎构成,形如圆拱穹隆状,其黏膜下淋巴组织丰富,形成咽扁桃体,是咽淋巴环的一部分。咽淋巴环与口咽、舌根和扁桃体共同组成韦氏环。

3.鼻咽前壁

由双后鼻孔缘、下鼻甲后端及鼻中隔后缘组成,上端与顶壁相连,侧方与咽鼓管前区相接。

4.鼻咽底壁

由软腭背面构成,是鼻咽各壁中唯一可活动的部位。原发在底壁的鼻咽癌少见,但原发在顶侧壁的肿瘤较大时,可推压或侵及软腭。可见软腭不对称,单侧软腭下塌,导致软腭活动障碍,影响吞咽。

5.颅底及相关结构

颅底中线及中线旁结构(如蝶窦、海绵窦、斜坡、岩尖等)位于鼻咽顶壁及顶侧壁上方,并通过破裂孔、卵圆孔等天然孔道与颅内相通。海绵窦内及周围有多对脑神经(Ⅲ～Ⅵ)由后向前穿行(表 6-1)。由鼻咽顶壁、顶侧壁侵入颅内的肿瘤组织可压迫或破坏相应部位的颅底骨组织和脑神经,从而引起相应症状。破裂孔、岩尖、斜坡、卵圆孔破坏及Ⅴ、Ⅵ对脑神经损伤最多见。肿瘤也可以向前、向上发展经眶下裂进入球后,或向后越过岩枕裂侵及后颅窝、颈静脉孔及枕骨髁。临床表现为头痛和/或有单一或多对脑神经麻痹症状。

表 6-1　脑神经与颅底孔及相关的解剖结构

颅底孔	结构
筛板	Ⅰ(嗅)神经或者前组筛板神经
视神经孔	Ⅱ(视)神经和眼动脉
眶上裂	Ⅲ(动眼)、Ⅳ(滑车)和Ⅵ(外展)神经,Ⅴ(三叉)神经的眼支
圆孔	Ⅴ(三叉)神经的上颌支
卵圆孔	Ⅴ(三叉)神经的下颌支
破裂孔	上部:颈内动脉,颈交感神经丛
	下部:翼管神经,咽上动脉脑膜支
棘孔	脑膜中动脉和静脉,下颌神经返折支
内耳道	Ⅶ(面)神经和Ⅷ(听)神经
颈静脉孔	Ⅸ(舌咽)神经,Ⅹ(迷走)神经,Ⅺ(脊副)神经
舌下神经管	Ⅻ(舌下)神经,咽升动脉的脑膜支
枕骨大孔	脊髓,脊副神经,椎血管,前后脊髓血管

6.咽部筋膜及咽旁间隙

咽腔周围软组织被上至颅底、下至咽缩肌的咽部筋膜分隔,咽旁间隙即在其中,与鼻咽腔的顶侧壁结构及与肿瘤的外侵关系密切。

(1)咽部筋膜:咽部筋膜左右对称。在内侧的称咽颅底筋膜,在外侧的称颊咽筋膜。咽颅底筋膜从枕骨基底颅外面的咽结节起向外走行,经颞骨岩部颈动脉管内侧折向前内方止于翼内、外板间的舟状窝,其顶端与破裂孔相连。它是鼻咽癌 2008 分期的重要标记线。颊咽筋膜连接咽上缩肌与蝶骨大翼,其走行自蝶骨棘至舟状窝,分内外两层,内层包绕咽鼓管组成其底部,外层包绕腭帆张肌后附于颅底。内外两层在 Morgagni 窦处会合,称 Morgagni 膜,构成咽隐窝顶后外壁。与破裂孔仅隔 1 cm 左右。

(2)咽旁间隙:为一个深在脂肪间隙。与口咽、鼻咽为邻,构成以颅底为底、以舌骨小角为顶、位于颈椎前的倒锥形,前窄后宽;内侧围绕咽部筋膜、外侧是翼肌及腮腺深叶。咽旁间隙通过咽部筋膜、茎突及其附着肌肉,分为咽腔外侧的咽侧间隙和咽腔后方的咽后间隙。咽侧间隙以基突为界,又分为茎突前间隙和茎突后间隙。

茎突前间隙:内上方与咽隐窝为邻,顶端为中颅窝底、蝶骨大翼、圆孔及破裂孔前外侧。三叉神经下颌支自卵圆孔出颅后即在此间隙内穿行。肿瘤侵犯时可出现单一的三叉神经第三支麻痹症状。通过茎突前间隙,肿瘤向前发展可侵犯翼板、翼腭窝、上颌窦后壁甚至窦腔;往前上发展可达眶底;经眶下裂进入眼眶。向外发展可达颞下窝并侵犯邻近结构。临床表现为张口困难、三叉神经第二支支配区麻痹及视力障碍等。

茎突后间隙:内侧与咽后间隙为邻。自内而外有颈内动脉、Ⅸ～Ⅻ对脑神经、交感神经节、颈内静脉及颈静脉淋巴链穿行。其后外方与腮腺深叶相邻,下方与颈间隙相接。肿瘤可从鼻咽直接侵犯至此间隙,也可通过上颈深淋巴结转移至此间隙,常多包绕或侵犯颈内动、静脉鞘。临床表现为静脉回流不畅所致的搏动性头痛、Ⅸ～Ⅻ对脑神经及交感神经麻痹。肿瘤通过茎突后间隙向内后扩展至颈椎侧块可出现颈痛及颈部活动障碍等。茎突后间隙受侵尤其是广泛侵犯,使常规放疗设野极为困难,是导致常规放疗预后不良和生存质量下降的重要因素。

(3)咽后间隙:此间隙在咽腔后壁正中,夹在颊咽筋膜和椎前筋膜之间,以体中线为界分为左右两侧,向上延伸达颅底,向下止于气管分叉平面,与咽侧间隙和椎前间隙毗邻。分为内、外侧组,尤以外侧组更为重要,即"Rouviere's 淋巴结"。该淋巴结一般位于寰椎水平,体中线两侧各约 1.5 cm,正常<0.5~0.7 cm,是鼻咽癌淋巴结转移的常见部位,可见于颈部淋巴结转移之前。也有描述为"鼻咽前哨淋巴结"的。

鼻咽癌咽旁间隙的受侵与否不仅与颈淋巴结转移及远处转移的概率有关,而且与 5 年实际生存率也有相关性。因此,对咽后淋巴结转移甚至椎前软组织受侵与远处转移间的关系应引起重视。

(二)鼻咽肿瘤的直接扩展路径

(1)向前扩展:可至鼻腔后部、筛窦通过筛板到达颅前窝、上颌窦。

(2)向上扩展:到颅底,侵犯蝶骨体及枕骨底,沿蝶窦到蝶鞍浸润垂体。又常通过破裂孔侵犯到海绵窦附近的硬脑膜下,损害第 Ⅱ ~ Ⅵ 对脑神经,亦可沿颈静脉孔侵入颅内。

(3)向下扩展:沿鼻咽侧壁到口咽,从鼻咽顶后壁沿颈前软组织达后壁甚至喉咽后壁。

(4)向外扩展:侵犯咽旁间隙、颞下窝、茎突前后区,侵犯后组脑神经。

(5)向后扩展:穿过鼻咽后壁,侵犯上段颈椎骨,少部分患者可以侵犯颈段脊髓。

(6)向两侧扩展:可以侵犯咽鼓管至内耳、中耳。

(三)淋巴引流

鼻咽癌淋巴结转移发生率高与鼻咽淋巴管网丰富、粗大并且左右交叉有密切的相关性。局限于鼻咽一侧的原发癌可出现双侧或对侧颈淋巴结转移。但通常情况鼻咽黏膜下淋巴管网汇集后,沿着淋巴管引流的方向依次转移,较少出现跳跃现象。鼻咽癌的前哨淋巴结一般认为是咽后淋巴结和颈深上(Ⅱ区)淋巴结。

鼻咽淋巴引流是组成韦氏环的一部分,由鼻咽后壁及侧壁穿出汇入颈深淋巴结。包括颈静脉链淋巴结、副神经周围淋巴结及锁骨上淋巴结。也可按解剖标志分为上、中、下 3 组。

鼻咽癌的淋巴引流途径如下。

(1)经后壁→咽后淋巴结→颈淋巴结,或直接到颈内静脉链周围淋巴结及脊副链淋巴结。

(2)经侧壁向上→颅底颈内动静脉出颅处淋巴结及乳突尖深部淋巴结。

(3)经侧壁向下→颈内静脉链前组淋巴结。

上述三条引流途径→最终到达上颈深淋巴结。上颈深淋巴结包括颈深上组、颈深后组、颈深前组或颈内静脉链前后组、脊副链淋巴结。颈深上组包括颅底颈内动静脉出入颅处淋巴结(Ⅸ~Ⅻ脑神经交感神经)咽后内外侧淋巴结。

由上颈深顺流而下的转移淋巴结可达下颈锁骨上区,少数可有跳跃转移。但对于颈转移灶巨大、淋巴结侵犯皮肤、既往颈部有放疗或手术史等情况的病例可出现逆流转移而致颌下、颏下、颊部面动脉旁淋巴结转移。分化差的癌可有更广泛的转移,如耳前、枕后、腮腺区淋巴结等。晚期病例可有远处淋巴结转移,如腋下、纵隔、腹膜后、腹股沟淋巴结,这些可能是血行转移所致。

近期研究发现腮腺区淋巴结也可能受累。播散路径可能来自咽鼓管淋巴系统,从鼓膜淋巴管和外耳道至腮腺周围淋巴结。另一个淋巴路径从鼻咽至脊副链和颈静脉链淋巴结交汇处的后颈深淋巴结。第三条路径是颈静脉二腹肌淋巴结。

由于精确放疗靶区设计的需要,必须有一个可以准确定位的分区标准来划分颈淋巴区域。

目前放疗专业临床上主要采用以影像学角度的颈淋巴结分区法,各区间分界标志是 CT 图像可以鉴别的且与传统外科学分区标志差别不大的解剖结构(图 6-2)。其中ⅡA 和ⅡB 即上颈淋巴结,解剖位置包括乳突尖部下方的淋巴结、颈内静脉二腹肌淋巴结、颈内静脉淋巴结上群,是鼻咽癌淋巴引流的第一站,最容易发生转移。尽管影像学规定Ⅴ区的淋巴结在颅底至环状软骨下缘水平(位于斜方肌前缘之前、胸锁乳突肌后缘之后)、环状软骨下缘至锁骨上缘水平(位于斜方肌前缘之前、胸锁乳突肌后缘与前斜角肌后外侧缘之间连线的后方),但总体说来基本与外科学规定的Ⅴ区对应,即通常所讲的颈后三角淋巴结。各分区淋巴结转移的发生率有文献统计报道。

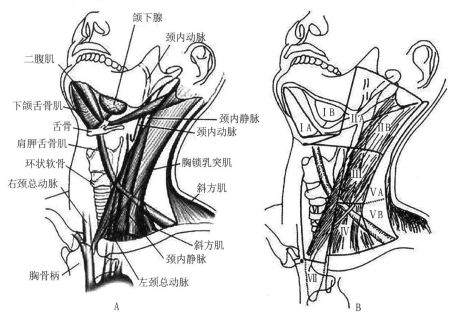

图 6-2 鼻咽癌颈淋巴结分区

二、病理分型

鼻咽癌起源于鼻咽黏膜上皮,光镜和电镜下有鳞状分化特征。鼻咽癌组织病理学类型包括鳞状细胞癌、非角化癌(分化型或未分化型)、基底细胞样癌。腺癌及涎腺来源的癌是鼻咽恶性肿瘤的少见病理类型。以往的名称有淋巴上皮样癌、间变癌、未分化癌、移行细胞癌、泡状核细胞癌、鳞状细胞癌和非角化型癌等。

(一)大体分型

1.菜花状型

呈大块状或形态不规则,表面高低不平,常有坏死。

2.溃疡型

癌灶呈盘状凹陷,周围呈围堤状,表面不规则突起。

3.结节型

鼻咽部局部隆起,边缘光滑,与正常组织分界清楚。

4.黏膜下隆起型

鼻咽部表面光滑,局部隆起,基底较宽。

5.浸润型

局部组织普遍性隆起,边界不清。

(二)组织分型

按照世界卫生组织(WHO)1978 的分类标准,鼻咽癌分为 3 型:Ⅰ型为鳞状细胞癌,经典型;Ⅱ型为非角化型癌;Ⅲ型为未分化癌。

经典型鳞状细胞癌相当于其他器官的高、中分化鳞状细胞癌,常见于老年人,且有研究显示可能与 EB 病毒感染无关。非角化型癌相当于光镜下呈巢状或梭形无明显鳞状分化的癌。而未分化癌则指以往诊断的淋巴上皮癌或泡状核细胞癌。大部分儿童和青少年鼻咽癌属于第Ⅰ型和第Ⅲ型,这两种组织类型的鼻癌与 EB 病毒感染有关。我国鼻咽瘤病理类型中,即使是老年人第Ⅰ型也非常少见,90%以上的鼻咽癌患者属于第Ⅱ型或第Ⅲ型,由于此两型鼻咽癌的临床预后类似,并且都与 EB 病毒感染有关,故多年来基本将鼻癌诊断为低分化癌或未分化癌。

2003 年 WHO 将鼻咽癌的病理类型分为 3 型:非角化型癌、角化型鳞状细胞癌、基底细胞样鳞状细胞癌。非角化型癌相当于 1978 年分类中的Ⅱ型和Ⅲ型,角化型状细胞癌即 1978 年分类中的Ⅰ型。

目前上述几种鼻咽癌镜下分型标准均在使用,给临床工作带来一定的不便,但具体国内到底是用哪个标准,尚有待病理学家的统一认识。

三、临床表现

鼻咽癌发生部位隐蔽,又与眼、耳、咽喉、颅底骨和脑神经等重要器官相邻,其有易于在黏膜下向邻近器官直接浸润或淋巴结转移的生物学行为,所以症状多变或不明显,常被患者或医师所疏忽。既往教科书及文献把鼻咽癌的典型临床表现归纳为"七大症状和三大体征"。所谓"七大症状"是指鼻出血、鼻塞、耳鸣、耳聋、头痛、面麻、复视等;而"三大体征"是鼻咽部有新生物、颈部淋巴结肿大及脑神经麻痹。随着临床研究的进一步深入,对鼻咽癌的临床表现的认识更加完善。

(一)原发癌引发的临床表现

早期鼻咽癌可以无症状,仅在常规体检或普查时检出,或直至颈淋巴结转移才被发现。鼻咽癌常见症状表现如下。

1.血涕

血涕占初发症状的 18%～30%。回吸血涕一般为鼻咽癌外生型病变的较早期表现之一。原因是吸涕时软腭上抬与鼻咽部特别是顶壁肿瘤组织摩擦而导致破溃出血。原发于鼻咽任一壁的肿瘤都可因肿瘤表面丰富的小血管破裂、肿瘤表面糜烂或溃破而表现为回吸性血涕或涕中带血,尤以清晨起床后回吸血涕更有诊断意义。当鼻咽部肿瘤伴有大块坏死,脱落或深大溃疡时,可出现鼻咽大出血。

2.耳鸣及听力下降

原发于鼻咽侧壁咽鼓管咽口、隆突的肿瘤常引发咽鼓管通气及内耳淋巴液循环障碍,造成鼓室负压,出现一侧耳闷、堵塞感、耳鸣及听力下降。鼻咽癌的好发部位为咽隐窝,因此单纯一侧耳闷、耳鸣也是鼻咽癌的较早期临床表现之一,占初发症状的 17%～30%。查体可见鼓膜内陷或充血,部分患者可出现鼓室积液,听力检测常表现为传导性耳聋,易被误诊为中耳炎,抽液后症状可暂时改善但又复出现,严重者可出现鼓膜穿孔、耳道溢液。严重时在外耳道深处形成肉芽样肿瘤结节,可伴出血、坏死、合并感染时可伴有疼痛和异味。

3.鼻塞

原发于鼻咽顶壁、侧壁的肿瘤逐渐增大向前壁侵犯可堵塞或侵入后鼻孔和鼻腔,引起进行性加重的单侧或双侧鼻塞,严重的可致张口呼吸。占初发症状的 $10\%\sim20\%$,确诊时约 40% 的患者有此症状。

4.头痛

初发症状为头痛的患者约占 20%。多表现为一侧为重的持续性偏头痛,少数为顶枕后或颈项部痛。头痛的部位和严重程度常与病变侵犯的部位和程度相关。鼻咽癌患者头痛的原因较多,要仔细判断,主要原因如下。

(1)合并感染:原发肿瘤表面溃疡、坏死合并感染,刺激颅底骨膜而导致头痛。感染所致头痛症状较为严重,呼气时常有明显的异味,经局部冲洗、抗感染治疗后症状常可减轻甚至消失。

(2)肿瘤侵及筋膜、骨膜、颅底骨,三叉神经脑膜支、鼻旁窦、血管(或血管受压)、颅内及颈椎等,均可出现头痛并可呈进行性加重,经抗感染治疗症状往往不缓解或仅轻度缓解,并以患侧持续性疼痛为特征。如果是血管受压、炎症或破坏,主要表现为"搏动性"痛,也就是所谓的"跳"痛。

(3)颅内受侵:可因颅内占位,脑水肿、颅内高压而出现全头痛并可伴恶心、呕吐。颅底和颅内受侵除头痛外,常可伴有相应的脑神经受累症状。枕骨髁、环枕关节、颈椎受侵可致枕后颈项部、肩部疼痛,并可伴颈强直或颈部活动障碍,严重时可出现脊髓压迫症状。初诊患者颅内受侵表现少见,一旦出现,提示局部侵袭严重。治疗后再现头痛判断颅内受侵,应特别谨慎,要排除放疗引起的不良反应。

5.面部麻木

$15\%\sim27\%$ 患者有面部麻木症状,这是三叉神经受侵或受压所致的浅感觉异常,包括三叉神经分布区皮肤蚁爬感、触觉过敏或麻木,是鼻咽癌前组脑神经受损发生率最高的症状。因肿瘤侵及的部位不同,临床表现与相关受累的三叉神经分支有关:单独的 V_1 或 $V_{1\sim3}$ 麻痹其损伤部位应在颅内;单独的 V_2 或 V_3 麻痹其肿瘤侵犯可能在颅内或颅外,而以外受侵更多见。

6.复视

复视占鼻咽癌患者的 $10\%\sim16\%$,可因肿瘤侵至眶内或颅底、海绵窦、眶尖及眼外肌支配神经而致复视。

7.张口困难

张口困难为晚期症状,一般为肿瘤侵及翼内外肌及翼腭窝所致。尤为值得注意的是,初诊患者虽然没有张口困难表现,但是临床检查,提示翼内外肌及翼腭窝受侵,此类患者,放疗结束后,随着肿瘤控制,极易发生翼内外肌形态变化,而导致张口困难。此类患者放疗后的张口功能锻炼尤为重要。

8.颅神经损伤

鼻咽癌脑神经损伤症状及定位体征的判断尤为重要。特别是Ⅲ对与Ⅳ对脑神经损害常常伴行存在。也有相关文献把鼻咽癌脑神经损伤形象描述为"前组脑神经损伤"(主要指Ⅱ对、Ⅳ对、Ⅴ对与Ⅵ对脑神经损伤,与鼻咽癌上行性侵犯颅底,特别是海绵窦有关)和"后组脑神经损伤"(主要指Ⅸ对、Ⅹ对脑神经损伤,与鼻咽癌下行性侵犯咽旁间隙,特别是茎突后间隙有关)。

9.颅底受侵引发的脑神经麻痹综合征

鼻咽癌一旦侵及颅底或颅内,则易造成颅底或颅内相邻结构受损,除表现为头痛外,也可出现由脑神经损伤而导致的综合征。

(1)眶上裂综合征:眶上裂是Ⅲ对、Ⅳ对、Ⅴ对、Ⅵ对脑神经出颅处,有肿瘤侵犯时上述脑神经可由部分麻痹发展到全部甚至完全性麻痹,出现复视、眼球活动障碍或固定伴轻微眼球外突(因全部眼外肌麻痹松弛所致)、眼睑下垂、瞳孔缩小,光反射消失(动眼神经交感支麻痹)、Ⅴ₁支配区麻木、触痛觉减退等多伴有明显头痛。

(2)眶尖综合征:肿瘤侵犯致眶尖视神经管一带,可先有视力下降-复视-失明,一旦失明则复视消失,表现为患侧眼固定性眼育加上部分或全部眶上裂综合征的表现,即Ⅱ对、Ⅲ对、Ⅳ对、Ⅵ对、Ⅴ₁对颅神经麻痹及头痛。

(3)岩蝶综合征:又名海绵窦综合征或破裂孔综合征。是肿瘤侵及破裂孔、岩骨尖后继续往前外卵圆孔和海绵窦一带发展,首先出现外展神经麻痹,继而顺次出现Ⅴ₁~₃对、Ⅲ对、Ⅳ对、Ⅱ对脑神经麻痹。

(4)垂体蝶窦综合征:肿瘤侵及蝶窦后筛窦,Ⅲ对、Ⅳ对、Ⅵ对脑神经先受累,继而Ⅴ₁和Ⅱ对脑神经损伤致失明。

(5)颈静脉孔综合征:肿瘤从破裂孔岩骨尖往后发展越过岩脊或肿瘤自岩枕裂入颅,均可侵犯到后颅凹颈静脉孔一带,出现Ⅸ对、Ⅹ对、Ⅺ对脑神经麻痹症状,包括软腭活动障碍,咽反射减弱或消失,吞咽困难,声哑,并常伴明显头痛。

(6)舌下神经孔症状:肿瘤侵犯枕大孔舌下神经孔一带可致舌下神经损伤,出现舌肌麻痹舌活动障碍,影响说话、咀嚼和吞咽活动。检查可见患侧舌肌萎缩,伸舌偏向患侧。早期的舌下神经麻痹并无肌萎缩的表现,而是患侧舌肌松弛,收缩无力,舌表面呈皱褶状,患侧舌面高于健侧舌面,患侧舌体积大于健侧,触诊患侧舌软、肌力差。

(7)脑桥小脑角受侵症状:肿瘤侵入后颅凹的脑桥小脑角,临床特点常见Ⅵ对、Ⅴ对和Ⅶ对脑神经麻痹,其次为Ⅶ对、Ⅷ对脑神经麻痹,除这些脑神经症状外,常伴有走路不稳、颅内高压、锥体束征等症状。

10.软腭麻痹

因鼻咽部肿瘤侵犯耳咽管周围,造成腭帆张肌、腭帆提肌功能损害以至于软腭上提不能。这是周围肿瘤浸润所致,而非神经侵犯所致。

(二)淋巴结转移引发的临床表现

鼻咽癌淋巴结转移发生率高,初诊时以颈部肿块为主诉的为40%~50%,检查发现颈部淋巴结有转移为70%~80%,但颏下、颌下淋巴结转移则少于2%。颈淋巴结转移一般无明显症状,若转移肿块巨大,浸透包膜或与周围软组织粘连固定,则可能引发血管神经受压的表现,包括以下几点。

1.颈内动静脉受压或受侵

出现与脉率一致的搏动性头痛或回流障碍的面颈胀痛。颈深上组淋巴结转移,压迫或侵犯颈动脉窦而致颈动脉窦过敏综合征,表现为发作性突然晕厥,这常在头颈部扭动、低头等转动体位时发生,反复多次发作患者提示预后不良。

2.颈深上组的后上组淋巴结转移

即在颈动脉出入颅处或乳突深面淋巴结转移,可压迫或侵犯后4对脑神经和颈交感神经节,临床表现为头痛第Ⅸ、第Ⅹ、第Ⅺ、第Ⅶ支脑神经麻痹及Horner's征。

(三)远处转移的临床表现

血行转移在鼻咽癌中发生率较高,占初治患者的10%~13%,死亡患者尸检远处转移率为

45%～60%，T_4、N_3 或颈转移灶曾做非正规的穿刺和/或切取活检者远处转移危险性更大。

血行转移部位以骨转移最多见，其中又以扁骨系统最高发，如椎体、肋骨、骶髂骨、胸骨等，其次为股骨、肩胛骨、脑骨、颅面骨和颌骨。椎静脉系统播散是骨转移的重要途径。骨转移多数先出现骨疼痛，而后摄 X 射线平片证实为骨转移，射线表现溶骨性最为多见，其次为虫蚀状，成骨性少见。放射性核素骨显像是一种无损伤性和灵敏度较高的诊断方法，可比 X 射线平片早 3～6 个月检出病灶，表现为单发或多发性片状浓聚区，多发性的病灶绝大多数为骨转移癌。

其次是肺转移，多数无明显症状，有些出现轻度咳嗽，晚期可出现痰血、胸痛或呼吸困难等。X 射线表现可见单发或多发圆形或类圆形，大小不等的结节或块状阴影，以多发性为多见，预后单发性好于多发性，少数鼻咽癌肺转移患者经放疗、化疗后可长期存活。

肝转移可见单发或多发转移结节，随着转移灶的增大、肝小管的堵塞可出现全身黄疸，晚期可出现腹水。

脑实质转移罕见，其他部位转移会出现不同的症状及体征。多脏器转移时除系统症状外常伴有发热、贫血、消瘦和恶病质。

四、诊断

根据病史、症状和体征作出初步诊断。但是鼻咽癌的早期症状不明显，也无特殊性，容易误诊或漏诊。因此，在临床工作中，必须认真询问病史，详细地检查患者，进行必要的辅助检查。

对于一些有五官症状或有头痛，普查 EB 病毒抗体滴度，尤其是 EA-IgA 滴度明显增高者，或来自鼻咽癌高发区，或有鼻咽癌家族史者，应该高度怀疑，均应做鼻咽镜、影像学及病理学等一系列临床检查以便确诊。鼻咽癌的临床诊断检查一般包括鼻咽局部专科检查（鼻咽及其周围、颈部可扪及的肿块及脑神经检查）、全身检查（除外器官的器质性病变、其他部位的肿瘤及鼻咽癌的远处转移）、影像检查（CT、MRI 等）及实验室检查（器官功能常规及 EB 病毒相关检查）等，现分述如下。

(一)鼻咽及其周围器官专科检查

1.鼻咽部检查

以间接鼻咽镜检查或纤维鼻咽镜及电子鼻咽镜来检查，可以清楚地观察到鼻咽部肿瘤的大小、表面形状、部位、侵犯范围等，是常用的方法，比较简单、方便，而且实用。

2.口腔检查

检查有无牙齿及牙周疾病，观察口咽侧壁和后壁有无隆起或肿瘤情况并进行记录。

3.颈部检查

主要通过体格检查，可以发现淋巴结部位、大小、质地、活动度是否侵犯皮肤等。应采用 WHO 的肿瘤测量方法（肿瘤最大径×最大径的垂直径×厚度）来描述巴结的大小。最好采用颈部影像分区描述淋巴结的部位。若下颈、锁骨上发现有肿大淋巴结，还应常规检查腋窝有无肿大淋巴结。

4.脑神经检查

鼻咽癌容易侵犯颅底，因此，在鼻咽癌的体格检查中，特别强调 12 对脑神经的检查，明确受侵的脑神经，了解病变范围，并且可通过不同脑神经症状出现的早晚及先后顺序，间接判定病变的侵犯途径及范围。另外，也可作为治疗中的疗效观察指标。

(二)影像检查

1.X射线平片检查

鼻咽侧位像、颅底像、颈静脉孔像、舌下神经孔像、蝶窦侧位体层像及鼻咽钡胶浆造影等是过去诊断鼻咽癌的常规影响检查,目前已被CT和MRI取代。肺正侧位片和骨X射线平片仍然是目前排除转移的必备检查项目。

2.CT/MRI检查

可清楚显示鼻咽腔内病变,更可清楚显示病变腔外侵犯的部位、范围大小、深在的转移淋巴结及骨、肺、肝的转移情况,对病变分期、治疗方案及放疗计划的设定、预后估计、随诊等都大有帮助,现在已成为放疗前必不可少的检查。

CT与MRI检查两种方法相比,CT显示颅底骨破坏较直观清晰;而MRI有横断面、冠状面、矢状面等三维显示,可更清楚检查咽旁侵犯的软组织肿物、淋巴结肿大、颅底各天然孔道肿瘤侵犯情况、脑神经受侵的增粗、脑膜受侵的不规则增厚、椎体转移脊神经受压的改变等。此外,脑实质的病变(如腔隙性脑梗死、放射性脑坏死等)、放疗后咽旁间隙改变的定性(放射性纤维变抑或肿瘤残存与复发)MRI显示比CT更清晰。

3.彩色多普勒超声检查

彩色多普勒超声检查在血流动力学上有特征性表现,可鉴别复发和纤维化。颈部复发处内血流丰富,Ⅱ~Ⅲ级血流占90.5%,而纤维化组肿物以0~Ⅰ级血流为主,占82.3%。故彩色多普勒超声可作为鉴别鼻咽癌颈部淋巴结复发和纤维化的主要诊断依据,另外还有助于检出临床扪诊阴性的深部肿大的淋巴结。该项检查比较经济且无创伤,可短期内重复检查,便于密切随诊及动态观察。目前认为超声多普勒对颈转移淋巴结的诊断符合率约为95%,高于MRI和CT的结果。超声多普勒检查用以观察颈内、颈外及颈总动脉疗前、后缩窄改变也是一种可信的方法。

4.放射性核素骨显像

放射性核素骨显像灵敏度高,可能在骨转移症状出现前3个月或X射线平片检出骨破坏前3~6个月即有放射性浓集表现。在有骨痛或骨压痛区放射性核素骨显像阳性符合率一般比X射线平片高30%左右。曾遭受骨外伤或骨炎症时,有可能出现假阳性,故应以病史、临床查体、X射线平片或CT/MRI等综合证据作为诊断依据。

5.正电子发射断层显像

正电子发射断层显像(PET)检查,可检测原发灶、颈部的潜在转移灶、远处转移灶及肿瘤的局部复发或转移,特别是在鼻咽癌放疗后肿瘤复发的早期定性诊断上具有优势。若结合CT和MRI多种综合分析,能提供局部病变结构与代谢改变的综合信息,尤其对局部复发病灶行精确的适形放疗非常重要。研究发现无论是原发病变还是颈部转移淋巴结PET/CT肿瘤区均较MRI/CT肿瘤区有明显的缩小。原发病变的PET/CT肿瘤区与MRI/CT肿瘤区的差异主要在于颅底,而颈部淋巴结勾画差异则主要为孤立或散在性小淋巴结。其次为淋巴结包膜外侵犯至肌肉。有利于肿瘤靶区的勾画和调强放疗的计划设计。

(三)实验室检查

1.血清学检查

鼻咽癌与EB病毒感染有一定的相关性,用血清免疫学测定血清抗EB病毒(EBV)、抗病毒壳抗原(VCA)、抗早期抗原(EA),鼻咽癌患者的滴度明显增高,可作为辅助诊断手段。有作者报道认为EBV-DNA检查比临床检查可以提早6个月发现鼻咽癌复发,并认为外周血EBV-

DNA 检测可以作为诊断鼻咽癌复发的有价值的指标之一。血清 EB 病毒抗体 VCA-IgA 和 EA-IgA 滴度水平通常随病情进展而增高,随病情好转而下降。鼻癌患者血浆中 EBVDNA 水平与肿瘤负荷相关,可作为 NPC 肿瘤负荷和短期疗效的参考指标。

2.病理学检查

鼻咽癌的确诊有赖于病理检查。初诊患者病理检查是确诊的唯一手段。对于局部复发患者,应该尽量取得病理依据,但是,少数颅底海绵窦或者咽旁间隙疑诊复发的患者,有典型临床症状和影像诊断依据,又缺乏手术活检病理检查的基础,按照高度疑诊病例实施治疗。鼻咽、颈部都有肿物时,活检取材部位应首选鼻咽,因鼻咽活检方便快捷、损伤小,对预后影响小,若一次活检阴性,还可重复再取;鼻咽重复活检病理阴性或鼻咽镜检未发现原发灶时,才行颈部淋巴结的活检。颈淋巴结活检应取单个的、估计能完整切除的为好,尽量不要在一个大的转移淋巴结上切取一小块的活体标本或反复穿刺活检。有报道认为颈淋巴结切取或穿刺活检会增加远处转移率,最高可达 20%,对预后有明显的影响。

五、鼻咽癌的分期

(一)T 原发肿瘤

T_x:原发肿瘤大小无法测量;或痰脱落细胞,或支气管冲洗液中找到癌细胞,但影像学检查和支气管镜检查未发现原发肿瘤。

T_0:没有原发肿瘤的证据。

T_{is}:原位癌。

T_1:肿瘤局限于鼻咽腔内。

T_2:肿瘤侵犯鼻腔和/或口咽。

T_{2a}:无咽旁间隙侵犯。

T_{2b}:有咽旁间隙侵犯。

T_3:肿瘤侵犯颅底骨质和/或鼻窦。

T_4:肿瘤侵犯颅内、脑神经、下咽、颞下窝、眼眶咀嚼肌。

(二)N 淋巴结转移

N_x:淋巴结转移情况无法判断。

N_0:无颈淋巴结转移。

N_1:单侧颈淋巴结转移,最大径≤6 cm,位于锁骨上窝以上部位。

N_2:双侧颈淋巴结转移,直径≤6 cm,位于锁骨上窝以上部位。

N_3:颈淋巴结转移,直径>6 cm,锁骨上窝转移。

(三)M 远处转移

M_x:无法评价有无远处转移。

M_0:无远处转移。

M_1:有远处转移。

(四)TNM 分期标准

0 期:$T_{is}N_0M_0$。

Ⅰ 期:$T_1N_0M_0$。

Ⅱa 期:$T_2N_0M_0$。

Ⅱb 期：$T_{1\sim2}N_1M_0$，$T_{2b}N_0M_0$。

Ⅲ 期：$T_{1\sim2}N_2M_0$，$T_3N_{0\sim2}M_0$。

Ⅳa 期：$T_4N_{0\sim2}M_0$。

Ⅳb 期：任何 TN_3M_0。

Ⅳc 期：任何 T 任何 NM_1。

六、治疗原则

鼻咽部位置深，周围重要器官多，且肿瘤多向邻近组织器官及结构浸润，易发生颈部淋巴结转移，手术难度大，很难取得根治性疗效。且鼻咽癌病理多属低分化鳞癌，对放射线敏感，因此鼻咽癌最适合、最有效的治疗手段首选放疗，初治患者可能取得根治性效果，复发后的再程放疗也可以取得一定疗效。当然，随着临床研究的进一步深入，为了进一步提高鼻咽癌的长期生存率，减少治疗后遗症，提高患者生活质量，近年来，晚期及复发转移鼻咽癌以放疗为主的综合治疗模式正逐步得到认可和推荐。但是，目前对于鼻咽癌的规范化治疗方法尚缺乏统一标准。鼻咽癌的放疗，特别是调强放疗的技术规范尚未统一。

（一）根据 2008 分期对鼻咽癌进行分组分层

有条件的单位，可以对所有初治病例进行基因受体及相关预后因素的检测，以补充临床分期以外因素对鼻咽癌预后的影响。

（1）对早期患者可给予单纯体外放疗，也可采用以体外放疗为主，辅以腔内近距离放疗。

（2）Ⅲ～Ⅳ期病例无远处转移，应采取放疗与化疗综合治疗（新辅助化疗或同步化疗或放疗后化疗）。

（3）晚期病例合并远处转移的患者，应以化疗为主，适当考虑配合姑息性放疗。

（4）根治性放疗一般选用连续放疗，避免分段照射。

（二）根治性放疗后复发患者的处理

放疗后 6～12 个月复发的局限于鼻腔的微小病灶可考虑手术切除或后装腔内治疗。如果复发超出鼻咽腔，宜试行外照射加腔内治疗。如果复发时间超过 1 年，按第二程根治性放疗处理，但宜适形放疗，尽量缩小照射范围。对于复发病例合并放射性脑损伤，应避免外照射伤及脑组织，可考虑颞浅动脉插管化疗、全身化疗或后装治疗。

（三）常见转移癌的处理

1.骨转移

鼻咽癌骨转移除了药物治疗以外，可给予放疗，放疗的目的主要是缓解疼痛，解除压迫。药物治疗除用止痛治疗外，化疗也是治疗骨转移的一种选择。特别是未化疗过的患者，有效率更高。同时使用骨溶解抑制性药物，可降低破骨细胞活性，延迟溶骨性转移的进展，减少溶骨性转移骨折的发生，同时减轻疼痛，降低血钙。

2.肺转移

对于肺转移，应首先考虑全身化疗。同时，对于局限转移病灶，可予局部小野放疗。

3.肝转移

鼻咽癌肝转移，主要考虑化疗。可用全身化疗辅以插管化疗。

七、化疗

鼻咽癌远处转移率高是致死的主要原因之一。文献报道初诊时远处转移率 5％～11％，N_2

患者中约有 40% 存在亚临床转移灶,尸检资料证实晚期鼻咽癌患者 87% 有远处转移。因此,鼻咽癌除局部治疗失败外,远处转移也是主要失败原因之一。已有资料表明采用化疗联合放疗治疗晚期鼻咽癌可以提高局部区域控制率,并且降低肿瘤远地转移率,从而提高总生存率和无瘤生存率。

(一)联合用药方案

鼻咽癌有效的药物:铂类药物如顺铂(DDP),卡铂(CBP),奈达铂(NDP);紫杉类药物[紫杉醇(TAX)];5-氟尿嘧啶(5-Fu),环磷胺(CTX),博莱霉素(BLM)或平阳霉素(PYM),阿霉素(ADM),长春新碱(VCR),以及吉西他滨(GEM)等。而以铂类为主的多药联合化疗方案的疗效较好,常用的联合用药方案:①PF 方案(DDP+5-Fu);②TP 方案(TAX+DDP);PFA 方案(DDP+5-Fu+ADM)等。近年用紫杉类药物治疗鼻咽癌认为疗效较理想。

1.PF 方案

(1)DDP:$80\sim100$ mg/m² ,一次给药,但需要严格水化碱化。也可以每次 $20\sim30$ mg/m² 静脉滴注,共 $3\sim5$ 次给药。随着铂类药物的发展,为了避免 DDP 的严重消化道反应和肾毒性,目前临床上常常用卡铂或奈达铂取代顺铂。卡铂用量一般为 AUC $3\sim5$ mg/(mL·min),分次或单次给药,骨髓抑制不容忽视;奈达铂用量一般为 $80\sim100$ mg/m²,单次或分次给药,对鳞癌效果满意。下列方案中 DDP 都可以更换。

(2)5-Fu:$750\sim1\,000$ mg/m² 持续静脉滴注第 $1\sim5$ 天(可加 CF $100\sim200$ mg/m²,静脉滴注,第 $1\sim5$ 天,但黏膜反应明显加重),$21\sim28$ d 为 1 个疗程。

2.PFA 方案

DDP:30 mg/m² 静脉滴注,第 $1\sim3$ 天;5-Fu:500 mg 静脉滴注,第 $4\sim6$ 天;ADM:50 mg 静脉滴注,第 1 天;$21\sim28$ d 为 1 个疗程。

3.TP 方案

(1)TAX:$135\sim175$ mg/m²,静脉滴注,第 1 天。需严格按照紫杉醇给药方法预处理防止超敏反应。也可以用 DOC(多西紫杉醇)$60\sim80$ mg/m²,第 1 天,需严格按照多西紫杉醇给药方法预处理以防止过敏和水肿。

(2)DDP:$80\sim100$ mg/m²,静脉滴注,第 1 天。需用水化和利尿(或 $3\sim5$ d 分次给药)。$21\sim28$ d 为 1 个疗程。

(二)化、放疗的综合方式

对鼻咽癌计划性地化、放疗有以下几种不同的综合方式。

1.新辅助化疗(诱导化疗)

新辅助化疗是指放疗前使用的化疗。它的作用是杀灭体循环中的肿瘤细胞,减少亚临床转移灶;在未接受治疗的患者中使用化疗的依从性较好,可以很好地按计划完成治疗;对于原发肿瘤来说,新辅助化疗可以降低局部和区域的肿瘤负荷,从而提高局部控制率。但是,由于先做化疗,局部放疗延迟或中断,放疗增敏的作用较弱,对放疗抗性肿瘤细胞的抑制作用较小,此外化疗还可以加速肿瘤细胞的再增殖速度。因此在理论上,新辅助化疗可以削弱其后的放疗疗效。到目前为止,随机研究均显示新辅助化疗可以降低远处转移率,而且对提高局部控制率和无瘤生存率也有一定作用,但未提高总生存率。

2.同步化、放疗

同步化、放疗是指在放疗的同时使用化疗。它的作用是化疗药物直接对肿瘤细胞的杀伤;或使肿瘤细胞周期同步,停滞在 G_2/M 期;或通过抑制肿瘤细胞的亚致死损伤修复来增加放疗对肿瘤的杀伤作用。同步放化疗较其他方式的放化综合治疗的优势在于和放疗有协同作用,肿瘤血供未破坏,没有新辅助化疗后的肿瘤再增殖速度加快的现象,也不会有放疗延迟的出现。它的主要目标不仅是要提高局部控制,而且还要防止远处转移的发生,这在其他头颈部肿瘤中已经得到证实。对于同步放化疗来说,最佳化疗药物和方案尚有争论。目前常采用的方案:单药小剂量每天给药;单药每周给药或单药/联合用药,每 3 周 1 次给药。单药以选择铂类药物为主,近年来也有周剂量使用紫杉类药物的。

3.辅助化疗

辅助化疗的主要目的就是要减少远处转移的发生概率,理论上辅助化疗还可以巩固局部放疗的疗效。一些Ⅱ期研究的结果显示辅助治疗可以增加无瘤生存率。

4.同步＋辅助化疗

由于考虑到同步放化疗中化疗剂量较低,对远处转移的作用不肯定,而辅助化疗的主要目的是减少远处转移的发生,因此,许多研究者将两者结合用于治疗晚期鼻咽癌患者。Cox 回归分析显示同步放化疗是总生存的独立影响因素,而辅助化疗无论是对肿瘤的控制率还是生存方面均无显著作用,同步放化疗＋辅助化疗组对生存的作用主要是同步化疗的作用。

5.新辅助＋辅助化疗

有研究将新辅助＋辅助化疗应用于鼻咽癌的治疗,初期结果是阴性的:2 年的无瘤生存率(80%对 81%,$P>0.05$)和总生存率(68%对 72%,$P>0.05$)均无提高。目前临床较少使用。

应该注意的是,鼻咽癌放疗伴用化疗,不同临床病例有不同程度的获益,但也易致化疗毒副反应与并发症发生。尤其在同步放化疗的研究中,毒副作用的发生率显著高于单纯放疗组。因此临床工作中应引起足够的重视,要谨慎选择,不可滥用。

八、基因靶向治疗

随着生物分子学的发展和检测手段的不断进步,鼻咽癌预后的一些相关基因逐渐被研究者认识。已经发现与鼻咽癌预后相关的基因有表皮生长因子受体(EGFR),$p53$ 抑癌基因、HER2/neu、血管内皮生长因子(VEGF)等。目前,研制成功并已开始应用至临床的有 EGFR 单克隆抗体 Erbitux(C-225)、h-R3 和 p53 腺病毒制剂(今又生)。Chan 等在临床Ⅱ期随机研究中使用 C-225 联合卡铂治疗顺铂治疗失败的复发和转移的鼻咽癌患者,结果显示:有效率为 11.7%,肿瘤稳定率为 48.3%,中位生存期 233 d,中位无进展生存时间在有效的患者中可达 173 d。在我国由中国医学科学院肿瘤医院主持的一个由 7 家医院参与的多中心的Ⅱ期随机对照临床研究观察了 h-R3(重组人源化抗人表皮生长因子受体的单克隆抗体)联合放疗治疗局部晚期鼻咽(EG-FR 阳性)患者的疗效和毒副作用结果显示放疗后 17 周的 CR 率 h-R3 组为 90.5%,对照组仅为 51.5%,两者有显著性差异,$P<0.05$。而且研究表明 h-R3 的毒副作用较低,在用药的 70 例患者中,仅 3 例患者出现发热,2 例出现轻度低血压,恶心和皮疹各 1 例。这些患者经对症处理后均好转,未影响放疗的正常进行。h-R3 的长期疗效还在随诊分析中。

抑癌基因 $p53$ 是一种可以调节很多目标基因表达的转录因子。超过半数以上的肿瘤发生伴有 $p53$ 基因突变,而另一半野生型 $p53$ 基因伴有基因功能缺陷。其有我国自主产权的重组人 p53 腺病毒注射液"今又生"联合放疗、化疗或热疗可以提高传统治疗疗效,鼻咽或颈部肿块局部注射或全身静脉给药,在晚期鼻咽癌治疗中已取得一定效果。

到目前为止,基因靶向治疗的研究结果还是令人振奋的,为鼻咽癌的治疗又提供了一个崭新的方式。但是,目前尚在临床应用中,还需积累经验和观察远期疗效。

九、常规放疗

一般要求鼻咽、咽旁、颅底、颈部必须同时照射。照射野范围应先大后小,大而不伤,小而不漏。采用多野、缩野、多方位投照技术,在保证肿瘤组织高剂量的同时,尽量保护正常组织根据病情,因人而异进行个体化设计,特殊情况特殊处理,如剧烈头痛者可设颅底小野,而鼻咽大出血者可给予鼻咽小野,DT10～20 Gy 单次或每次 4～6 Gy,共 4～6 次。

(一)与设野有关的两条重要的体表标志线

1.颅底线

眼外眦与外耳孔连线(称眼耳线、基准线、颅底线)为中颅窝底,眶上缘与基准线平行的线为前颅窝底,基准线向后延长线为后颅窝底(图 6-3)。

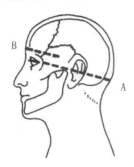

图 6-3　颅底线体表标志

2.鼻咽腔

鼻咽顶壁在颅底线水平,前壁相当于耳屏前 4～5 cm 垂直线,后壁为外耳孔后缘垂直线底壁为鼻翼水平与耳垂下 1 cm 连线(图 6-4)。

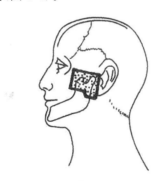

图 6-4　鼻咽腔体表标志

(二)常规外照射方案

1.外照射放射源

鼻咽癌原发灶由于位置较深,一般采用^{60}Coγ线或直线加速器 6～8 MV 高能 X 射线。颈淋巴结引流区可综合使用^{60}Coγ线或直线加器 6～8 MV 高能 X 射线,以及 6～12 MeV 的电子线,使其得到高剂量和均匀的照射。

2.鼻咽癌常规照射范围

鼻咽癌常规照射范围包括鼻咽、颅底骨和颈部 3 个区域,照射靶区定义与范围如下。

(1)鼻咽原发灶区:原发灶区是指临床检查及 CT/MRI/PET 等影像学所见的鼻咽肿瘤区域。

(2)鼻咽亚临床灶区:指鼻咽癌可能扩展、侵犯的区域如颅底、鼻腔,上颌窦后 1/3,后组筛窦、蝶窦、咽旁间隙、颈动脉鞘区和口咽。

(3)颈淋巴结转移区:指临床检查和/或影像学观察到的颈部肿大淋巴结所在区域。

(4)颈淋巴引流区:指临床检查和影像学均未见颈部肿大淋巴结的所在区域。临床依据患者颈部中段皮肤的横纹线或环甲膜水平分为上颈和下颈淋巴引流区。

局限在鼻咽腔内 T_1、T_2,应完全包括鼻咽腔。

前:后筛窦眶尖、中颅窝前端、翼腭窝、上颌窦后壁、后鼻孔前 2 cm;后:包椎体 1/2～2/3;上:蝶窦、蝶骨体、蝶骨大翼各孔道、破裂孔岩尖;下:口咽扁桃体窝上 1/2、软腭鼻底。侵犯全腔或多壁的 T_1N_0:面颈联合野,下界包舌会厌溪。T_2 以上:除上述外,再根据侵犯范围外扩。

颈部照射范围:过去为预防照射范围比侵犯范围多 1～2 站。现在为多发性转移和跳站转移的特点。最好做常规全颈预防,即 N_0～N_1 者预防照射到锁骨上;$N_{2～3}$ 预防照射到锁骨下及切迹上下,如颈淋巴结巨大,融合固定,皮肤浸润可能逆流转移颏下、颌下。近年来,随着影像诊断技术的进步,对于 N_0 的患者是否需要全颈照射有争议。

3.照射剂量、时间和分割方式

(1)鼻咽原发灶:每 6～7.5 周 66～74 Gy。

(2)颈淋巴结转移灶:每 6～7 周 60～70 Gy。

(3)颈淋巴结阴性及预防照射区域:每 5～6 周 50～60 Gy。

(4)分割照射方法:①常规分割,每次 1.9～2 Gy,每天 1 次,每周 5 d 照射。②非常规分割,非常规分割放疗鼻咽癌的方法有很多种类和变化,有超分割、加速超分割等,临床可以根据病情选择使用。

4.常规外照射方法

鼻咽癌常规外照射的方法,采用仰卧位,头部置于合适角度的头枕,等中心照射技术治疗。如拟采用耳前野时,最好使用 C 枕,以使头过伸,便于设颈部切线野。

(1)等中心定位:在模拟机下进行体位固定和确定照射靶区。

(2)采用 MLC 或低熔点铅制作不规则野的错模挡块。

(3)放疗时的体位应与等中心模拟定位时的体位一致。

5.照射野的设置与照射方法

(1)颈淋巴结阴性的病例:第一段面颈联合野 36～40 Gy 后,第二段改为耳前野＋辅助野＋上半颈前野(切线野)照射至总量。

(2)颈淋巴结阳性的病例:第一段面颈联合野 36～40 Gy 后,第二段改为耳前野＋辅助野＋全颈前野(切线野)照射至总量。

(3)对口咽侵犯较大的病例:第一段面颈联合野 36～40 Gy 后,口咽肿瘤仍未消退者,第二段仍用小面颈联合野照射至总量,但后界必须避开脊髓,颈后区用电子线照射,下颈区用前野(切线野)照射。

(4)对于鼻腔、颅底和颈动脉鞘区受侵犯的病例:可分别辅助选用鼻前野、颅底野和耳后野。

6.常用照射野的设计

(1)面颈联合野(图 6-5):应包括前面叙述的鼻咽原发灶区,鼻咽亚临床灶区和上半颈区的范围。上线:在眉弓结节与外耳孔上缘上 0.5～1 cm,有颅底侵犯为上 1～2 cm;前缘:在耳屏前 5～6 cm,有鼻腔侵犯向前 8 cm,需要挡眼及部分口腔;下缘:以颈淋巴结不同而在舌骨水平、喉结节、环甲膜水平;后缘:在耳后沿发际及斜方肌前缘下行。

适应证:除局限于鼻咽 1～2 个壁的鼻咽癌都可使用。

(2)耳颞部侧野(图 6-5):以往称为耳前野。因早期鼻咽癌也应包括鼻咽顶后壁、椎前软组织,故后缘应在耳孔后缘甚至后缘后 0.5～1 cm。下缘在鼻翼水平与耳垂下 12 cm 连线处。

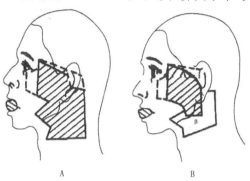

图 6-5 面颈联合野及缩野(耳颞部侧野)示意图

特点:脑干和脊髓可很好保护。

(3)全颈切线野(图 6-6):上:下颌骨下缘 1 cm 与耳垂连线;下:锁骨上缘、下缘、下缘下 2～3 cm;外:锁骨末端、肱骨头内缘;中间:以 3 cm 铅块挡脊髓。但未分化癌或锁骨上有转移只挡喉以上脊髓。

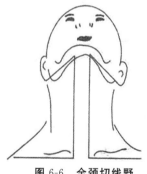

图 6-6 全颈切线野

特点:口咽淋巴结、颈内动静脉出颅处淋巴结得不到照射。

全颈照射时,下界要包括锁骨上区。目前该照射野已较少作为颈部主野使用,主要是由于该切线野常与耳前野在下颌骨角附近有剂量重叠,导致后组脑神经损伤的发生率明显增加,而且如果颈部后仰不足时,易造成部分 VA 区淋巴结漏照或低剂量。

(4)下半颈锁骨区野:在面颈联合照射时已包括了上颈淋巴区,此时可同时设下半颈锁骨区野垂直照射(图 6-7),上界与面颈联合野共用一条线(此两野可能会在衔接处出现超剂量或欠剂量,前者导致放疗后遗症,后者导致颈淋巴结复发,采用半束照射较好)。其下缘、外缘、中间挡铅等同全颈切线野。

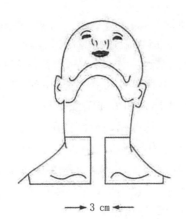

$\longrightarrow$ 3 cm $\longleftarrow$

图 6-7　下颈锁骨上区常规切线野

（5）面前野：以往称鼻前野。为辅助野，800～1 200 cGy。上：眉弓；下：鼻翼下缘下 0.5～1 cm。注意挡眼。

适应证：病变向前上侵犯至前筛、一侧眶内球后、前颅窝底、额窦。鼻咽复发再放疗。

特点：鼻咽、咽旁、一侧颅底、眼眶、前筛全包，深部剂量高。必要时可完全挡住双眼，而前筛、额窦照射充分。分担侧野，减少颞叶、下颌骨、颞颌关节、咬肌损伤。

缺点：脑干受量高。

（6）耳后野（咽旁野）：应包括颈动脉鞘区，颈动脉管，岩尖和斜坡，设计照射野时，注意避免脑干和上颈段脊髓受过量照射。上：中后颅窝标志线上 1～2 cm；下：在标志线下 2～6 cm（只照后颅窝下 2 cm，同时鼻咽和茎突后间隙下 4～5 cm，包上颈深后上组淋巴结下 5～6 cm）；前：在耳孔后缘或耳郭根部后缘；后：在前界后 4～5 cm。入射方向：由后向前与患者矢状面成 30°～45°角。

适应证：一侧茎突后间隙或岩骨、后颅凹颈静脉孔受侵。后组脑神经、颈深上组淋巴结转移。

特点：对一侧偏后病变而又要避开脑干、脊髓的加量好。

（7）颅底野：可包括鼻咽顶壁、筛窦后组、蝶窦、海绵窦和斜坡。

十、适形与调强放疗

鼻咽部解剖结构复杂，周围重要正常组织结构众多，应用传统放疗技术很难在保证鼻咽部受到足量照射的同时避免严重并发症发生。因此，二维照射时急性黏膜反应和晚期口干难以避免。三维适形放疗虽然取得了较二维照射更佳的剂量分布，仍然不能解决这个难题，而调强放疗（IMRT）的优势正是在给予靶区足量照射的同时大大降低了周围正常组织受量。多个剂量学研究已经证实较二维、三维照射，IMRT 具有更佳的剂量优势。对于早期鼻咽癌，IMRT 能够提供更好的腮腺保护；对于局部进展期鼻咽癌，IMRT 除保护腮腺外还可以提供更好的靶区剂量分布。鼻咽癌的肿瘤控制是与照射剂量呈正相关的，应用传统照射技术时由于正常组织受量的限制肿瘤区难以给予高剂量照射，而 IMRT 的剂量学优势使得靶区可以接受更高剂量照射的同时，让正常组织受量在其耐受范围内，因此局部晚期鼻咽癌的疗效可能得到提高。IMRT 的另一个优势在于它的放射生物学效应。在同一次治疗中 IMRT 可以给予不同区域不同剂量照射，在给予预防区传统剂量照射时给肿瘤区更高剂量照射，即同步加速放疗（SMART），获得更佳的放射生物学效应。

IMRT 在提高局控的同时能明显降低放疗后口干程度,提高生活质量。在条件许可的情况下鼻咽癌放疗应选择 IMRT。

(一)鼻咽癌的 IMRT 实施规范

1.体位固定

用碳素纤维底架及热塑面罩,头略过仰位或中仰位,以患者舒适、可耐受和便于每天重复摆位为前提,全颈淋巴结区域需要照射者采用头颈肩面罩。

2.CT 模拟定位

扫描层次上界达头顶,下界达锁骨下缘。鼻咽原发区域内 3 mm 每层薄层扫描,治疗区域外建议 5 mm。定位参考点应选择在划分面颈联合野和锁骨上野的层面,通常为 $C_{4\sim5}$ 下缘。CT 模拟机参数由操作员掌握,建议采用增强扫描或平扫+MRI 融合。

3.靶区的定义和勾画

原发灶 GTV 定义为临床检查、内窥镜及 CT/MRI/PET 所见的病灶。

原发灶周围临床靶区 CTV 为 GTV+鼻咽腔+外放一定的边界(至少 5 mm),其同时必须包括以下结构:前界包括后 1/4 鼻腔及上颌窦后壁,双侧界包括腭肌、翼内肌、部分翼外肌及翼板,向上包括下 1/2 蝶窦及后组筛窦(无蝶窦、鼻腔侵犯者,后组筛窦可以不包括在内);颅底部分须包括部分中颅窝、圆孔、卵圆孔和破裂孔、岩骨尖、枕骨斜坡及颈动脉管等重要解剖结构;向下达口咽上部至 C_2 颈椎中平面,后界需包括双侧咽后淋巴结。

原发灶 PTV 为 CTV 外放 5 mm(GTV 累及邻近脊髓/脑干区域,GTV、CTV、PTV 后壁可无外放,勾画时与脑干/脊髓保留 1 mm 的空隙),颈巴结以 C_5 颈下为界分为上颈区域和下颈+锁骨上区域。

N_0 的患者可以不行下颈+锁骨上区域的照射,N_+ 的患者上颈区域与原发灶执行同一调强计划,下颈+锁骨上区域照射可以纳入同一调强计划中,也可以在同一体位下另设 AP 野照射颈淋巴结 GTV 为 CT/MRI/PET 所见的颈部病灶,阳性病灶定义为直径>1 cm 和/或中心有坏死区的淋巴结。

N_0 病例颈淋巴结 CTV 包括双侧后组ⅠB 区颌下巴结(前界为颌下腺后缘),双侧Ⅱ、Ⅲ 区及 Ⅴ 区上组淋巴结;N_+ 病例颈淋巴结 CTV 为 GTV 外放一定的边界(至少 5 mm),同时包括双侧ⅠB、Ⅱ、Ⅲ、Ⅳ 和 Ⅴ 区淋巴结。

重要器官勾画:包括脊髓、脑干、脑颞叶、垂体、腮腺、内耳及中耳、晶体、眼球、视神经及视交叉、部分舌体和舌根、颞颌关节、下颌骨气管、喉(声带)和甲状腺。

4.处方剂量

靶区及重要组织器官处方剂量一体积的给予:1.8 Gy×28 F 50.4 Gy→CTV_2;1.875 Gy×32 F 60 Gy→CTV_1;2.03 Gy×32 F 65 Gy→GTV_2;2.18 Gy×32 F 70 Gy→GTV_1。

GTV_1 为鼻咽原发灶靶区;GTV_1 为淋巴结转移病灶;CTV_1 为高危亚临床靶区,包括 GTV_1 周围的高危区域和淋巴结周围高危区域,以及大部分Ⅱ,Ⅲ 淋巴引流区;CTV_2 为低危亚临床病灶预防区,包括 CTV_1 外放 5~10 mm 及Ⅳ、Ⅴ 淋巴引流区。淋巴引流区的高危与低危,要结合患者淋巴转移的具体情况而定。处方剂量分二进程给予,首进程 28 次,完成低剂量亚临床预防照射,二进程 4 次,完成剩余处方剂量。如有残留等,考虑补量,也可视为三进程处方剂量点。

在 GTV_1 内选择,尽量使 GTV_1 的剂量在 95%~107%。

如果下颈+锁骨上区域选择由常规方法照射,此区无阳性淋巴结者处方剂量为单前野皮下

3 cm 处给予 50～54 Gy/30 F 的照射,有阳性淋巴结者处方剂量为单前野皮下 3 cm 处给予 54 Gy/30 F的照射后,缩野至阳性淋巴结处外放一定的边界,加量照射至 60～70 Gy。

5.正常组织剂量体积—限制

(1)Ⅰ类:非常重要,必须保护的正常组织。脑干、视交叉、视神经:D_{max} 54 Gy 或 1%体积不能超过 60 Gy;脊髓:D_{max} 45 Gy 或 1%体积不能超过 50 Gy;脑颞叶:D_{max} 60 Gy 或 1%体积不能超过 65 Gy。

(2)Ⅱ类:重要的正常组织。在不影响 GTV、CTV 剂量覆盖的条件下尽可能保护。腮腺:至少一侧腮腺平均剂量<26 Gy 或至少一侧腮腺 50%腺体受量<30 Gy 或至少 20 mm³ 的双侧腮腺体积接受<20 Gy 的剂量;下颌骨:颞颌关节 D_{max} 70 Gy 或 1 cm 体积不能超过 75 Gy。

(3)Ⅲ类:其他正常组织结构。在满足Ⅰ类和Ⅱ类正常组织结构保护条件,且不影响 GTV、CTV 量覆盖的条件下尽可能保护。眼球:平均剂量<35 Gy;晶体:越少越好;内耳/中耳:平均剂量<50 Gy;舌:D_{max} 55 Gy 或 1%体积不能超过 65 Gy。

6.计划的优先权

如果肿瘤靶区剂量覆盖与正常组织受量限制不能同时满足时,参考以下计划优先顺序:Ⅰ类正常组织结构肿瘤、Ⅱ类正常组织结构、Ⅲ类正常组织结构。体现了适形的高剂量区以及危及器官的保护。

(二)鼻咽癌 IMRT 的注意事项

(1)鼻咽癌 IMRT 的靶区勾画非常重要,对于原发灶而言,一定要仔细研究侵犯范围,特别注意有无颅底相关结构或海绵窦侵犯,注意慎重选择,保护垂体。对于咽后外侧淋巴结的阳性判断,以及包膜外侵犯也影响靶区勾画。

(2)颈部淋巴结的勾画,一定要明确影像学分区结构,避免过照或漏照;同时根据 N 分期情况,结合有无坏死及包膜外侵犯,决定胸锁乳突肌等相关邻近结构的照射范围。

(3)由于鼻咽癌为放化疗敏感性肿瘤,治疗过程中,肿瘤退缩可能较快,因此,对于颈部淋巴结,特别是引起局部变形的淋巴结,要密切观察,即时调整照射野范围,防止照射区域移位导致误照。

(4)鼻咽癌在治疗过程中,患者会出现消瘦,面容会发生变形等,要注意观察,及时复合验证,调整治疗计划。

十一、立体定向放疗

目前立体定向放疗在国内外作为鼻咽癌治疗后残留或复发病灶的辅助治疗。

十二、近距离照射技术与方法

由于近距离放疗(后装治疗)空间剂量分布的不均匀性,即照射剂量衰减梯度大的特点,其治疗范围具有一定的局限性,因而只能治疗比较小且表浅的肿瘤,作为外照射的补充治疗手段。

适应证:早期鼻咽腔内局限病灶,常规外照射放疗后鼻咽腔内有残留,放疗后鼻咽腔内复发。

十三、放射反应及损伤

鼻咽癌是放射敏感性肿瘤,但由于鼻咽的位置,以及照射的剂量和范围,会出现放射不良反应,对周围组织造成损伤。由于照射方式及综合治疗手段的不同,出现不良反应,特别是急性不良反应的时间和程度也不一致。总体而言,超分割或加速超分割的急性反应较常规反应重;同步放化疗使急性反应提前出现,且持续时间较常规放疗长,恢复慢;如果合并使用靶向药物,特别是EGFR 单克隆抗体,可能加重口腔黏膜反应和出现皮疹。

(一)早期反应

1.全身性反应

主要表现为食欲缺乏、恶心、呕吐、无力、头晕、精神萎靡、味觉减退和对血象的影响等。

2.皮肤反应

有干性反应和湿性反应。干性反应表现为皮肤色素沉着或粗糙,一般不必处理。湿性反应可表现为皮肤肿胀、水泡、溃破,应保持局部干燥、清洁,避免理化刺激,可用维生素 B_{12} 喷剂、松花粉、贝复济等,忌用膏药、胶布、酒精等。

3.口腔、口咽黏膜反应

可表现为充血、糜烂、白色伪膜形成,尤其是软腭、腭弓、咽后壁区较为明显。要保持良好的口腔卫生习惯,避免吃过硬、过热及刺激性食物。患者反应较重时,可配制含维生素 B_{12} 溶液漱口,如疼痛明显,可加入利多卡因等,此外还可以适当加强支持疗法和抗炎及对症处理,最好不要中断放疗。

4.腮腺急性放射反应

患者照射 1～2 次即可发生,主要表现为腮区肿胀、张口困难、局部疼痛。一般不需特殊处理,待照射经 3～4 次可自行消退。常规适形放疗由于对穿照射,腮腺处于高剂量区域,都会出现急性胀痛,实施 IMRT 后,由于多野照射,腮腺反应因人差异较大,也存在无急性反应者。

(二)晚期反应及损伤

1.口干

放疗过程中三对大唾液腺(腮腺、颌下腺、舌下腺)受到不同的照射,导致唾液腺萎缩,唾液分泌量减少。所有放疗过的患者都有不同程度的口干,且常持续多年。调强放疗对腮腺进行剂量限制,可使腮腺功能得到部分保护,因此,治疗后腮腺功能会部分恢复,口干逐渐改善,但绝大部分患者腮腺功能不能恢复到治疗前水平。

2.面颈部水肿

由于颈深部组织受照射后淋巴回流不畅,导致颈部、颌下、颏下出现肿胀,一般不需处理一年左右可逐渐消退。但易因风吹、日晒、雨淋、感冒等诱发面颈部急性蜂窝织炎,可在放疗后任何时候发生,起病急、来势凶猛,可伴有寒战高热、头痛、呼吸困难。延误诊治可致死亡,及时得当地处理可康复,但常会反复发作,发作时应立即给予抗生素,必要时加用皮质激素。

3.中耳炎及听力减退

当外耳道受照射 DT50 Gy 左右时,可出现耳道黏膜湿性反应或中耳积液,用抗感染治疗耳咽管通气、经鼓膜抽液等方法可减轻症状。中耳和内耳受辐射损伤后,血管和结缔组织发生变性改变,导致纤维变性及听骨坏死,引起听力逐渐下降,甚至发展成耳聋(常为混合性耳聋)。

4.张口困难

咀嚼肌和颞颌关节纤维强直,表现为张口时颞颌关节处发紧、疼痛,甚至牙关紧闭,影响进食,患者非常痛苦。在制订放疗计划时,应采用多野照射,避免高剂量区集中颞颌关节和咬肌处,对于治疗前就存在翼内/外肌受侵,或周围有肿瘤侵犯,也应该充分考虑放疗方式、方法,嘱患者放疗后张口锻炼。

5.放射性龋齿和颌骨坏死

放疗后由于口腔内环境的改变及对牙齿本身的影响,部分患者可能出现放射性龋齿。典型的放射性龋齿临床表现为牙颈部环状龋坏死,导致牙冠折断,整个残牙色素沉着而呈棕黑色。因此,放疗后原则上不允许拔牙,若要拔牙应在放疗后 3~5 年,可分批拔除齿;拔牙前后应常规抗炎处理 5~7 d。由于放射性龋齿多发生在牙齿颈部,常常断裂残留的齿根可引起感染,一般只能做消炎和止痛对症处理。如果发生放射性骨髓炎或骨坏死,可做死骨清除、抗炎及高压氧治疗。

6.放射性脊髓损伤及颞叶损伤

放射性脊髓早期反应的潜伏期时间不一,大多为 1~10 个月。早期表现为一过性低头触电样感觉,经适当休息及营养神经药物对症处理,一般 3~6 个月症状可以消失,少数可能发展为放射性脊髓损伤。当脊髓受量为 40 Gy 以上时,可出现髓晚期反应(即放射性髓病),表现为一侧或双侧下肢麻木,浅感觉减退,症状由下向上发展,严重者可出现脊髓空洞症,也有可能造成完全截瘫。

放射性脑病最常见的损伤部位是双侧颞叶,特别是常规放疗,对穿照射,双侧颞叶处于高剂量区。临床表现为记忆力下降、反应迟钝、呆滞、头晕等,部分患者因局部水肿出现颅内高压症状,也有少数患者无临床症状。CT 或 MRI 检查可见叶底部水肿或液化、坏死。

放射性脑干损伤,临床上常有头晕、复视、语言不清、吞咽困难和共济失调等表现。早期用大剂量皮质激素、B 族维生素、血管扩张剂、能量合剂及高压氧治疗可望恢复,一旦出现脑坏死可考虑手术切除。

十四、肿瘤残留或复发的处理

首程根治量放疗后鼻咽和/或颈转移灶复发率各家报道不一,大多为 20%~40%。70%~80% 的复发发生在放疗后 2~3 年,以后逐渐减少。诊断复发除依据症状体征和 CT/MRI 等表现外,应该取得活检病理证实。有些患者复发发生在颅底、海绵窦等部位,自鼻咽腔获取病理困难,手术风险又大,此时,除充分评估临床症状、体征及影像表现外,还要进行多学科充分讨论,取得一致共识,并经家属及患者同意,报相关部门审批后,才能按照复发实施相关抗肿瘤治疗。

(一)复发癌的处理

可考虑再程放疗,但再放疗距首程放疗时间越短疗效越差,放疗后遗症越重。放疗后 1 年内复发,再放疗后无 5 年生存率极低。放疗后>2 年的复发,再放疗后 5 年生存率可达 15%~30%。

常规再程放疗方法仅鼻咽和/或颅底复发者,只设鼻咽和/或颅底照射野,不做颈预防照射,即再程放疗原则上是尽量设小野、多野,尽量从与首程放疗不同的部位、不同的入射角度投照,以免同一部位正常组织重复照射剂量过高,放射损伤过重。放疗剂量应达到 60 Gy 或更高,除常规分割外,也可选择超分割照射或连续照射。若鼻咽病变局限,可在体外放疗 DT50~60 Gy 后补充高剂量率腔内近距离照射 23 次。结合具体情况也可补充立体定向放疗或适形放疗。

鉴于再程常规外照射不可避免的正常组织的放射性损伤,应尽量采用调强适形放疗技术,已达到在保证靶区剂量的同时,最大限度地降低周围正常组织的剂量。原发灶控制良好的颈转移灶复发,应首选手术治疗。单个活动的、<3 cm 的可行局部切除术,否则应行区域性颈清扫。若转移淋巴结>6 cm、固定,或手术中或术后病理见淋巴结包膜外侵,软组织粘连受侵,癌生长活跃或颈清扫淋巴结转移率>30%(1/3 以上),应补充术后放疗剂量达 50~60 Gy。

（二）再放疗的疗效

总结国内外文献,再程放疗的疗效与再程治疗的总剂量和复发后分期有关。总剂量 DT ≥60 Gy 的,有报道再放疗后 5 年生存率可达 45％,但 Dr＜50 Gy 的无 5 年生存率。与一程放疗间隔＞2 年、Dr≥60 Gy 的 5 年生存率最高达 66％,间隔 12 年者再放疗 5 年生存率较低有报道为 13％。再程放疗后复发行三程放疗者,5 年生存率低,为 4％～10％,且后遗症严重。因此程放疗仅为姑息对症目的。再程放疗是有意义的尤其是复发在首程放疗后 23 年以上再放疗剂量在 DT 60 Gy 以上效果较好但多程放疗后再复发仍用放疗手段往往效果差,毒副作用严重。

再程放疗照射野不宜过大,如果颈部没有淋巴结转移（临床及影像）再程放疗时一般不常规做颈部淋巴结的预防照射。尽管非常困难,但仍要严格限制敏感器官的剂量,以尽量减少或避免严重晚期放射性损伤的发生。

（三）外科解救治疗

鼻咽癌的治疗,由于肿瘤位置深在、隐蔽,常合并颅骨破坏、脑神经受累,且癌细胞分化差手术不彻底,有可能促使癌细胞扩散转移。20 世纪 50 年代末至 60 年代初国内曾有学者尝试手术＋放疗治疗鼻咽癌,并未取得令人满意的治疗效果。相反,由于功能损害较为严重,患者多不愿接受。更重要的是,我国鼻咽癌多为低分化鳞癌,对放疗敏感,故其治疗首选放疗尤其近年来放射设备不断更新,放射技术不断发展,鼻咽癌局部区域病灶的控制率有显著提高,5 年局控率已达 70％以上。

但就鼻咽原发灶而言,根治性放疗结束时仍有 3％～10％肿瘤残存,10％～30％患者随访过程中出现原发部位复发,如何挽救治疗这一部分患者,外科手术治疗可能是一个选择。①首次放疗失败后行解救手术是最好的时机,二程或多程放疗后复发者病变多较广泛,局部及颈部瘢痕组织显著,手术常难以彻底切除。但如何判断根治放疗后残留,需要有充分的证据,比如随访 1～3 个月,残存肿瘤未见明显退缩,活检病理阳性等。②鼻咽局部宜根据不同部位和病变侵及范围选用不同术式,以尽可能小的手术创伤范围,最大限度切除肿瘤。③颈部淋巴结在放疗结束后 1～3 个月如不消退,经磁共振、超声检查提示残留可选择手术切除。④解救手术后是否需再行放疗,应视手术术式及病理结果等具体情况而定。

十五、预后及随诊要求

（一）预后

早期鼻咽癌根治性放疗疗效满意,5 年生存率在 90％左右;中晚期 5 年生存率在 60％～70％;晚期 5 年生存率在 40％～50％。过去常规放疗,鼻咽癌的 5 年总体生存率徘徊在 50％～60％。自实施 IMRT 治疗以来,特别是严格实施分层综合治疗以后,国内多篇文献报道鼻咽癌的 5 年总生存率已达 80％左右。当然,除了临床分期和治疗方法影响患者的预后外患者的年龄、性别、行为状态评分（KPS）、人种、疗前血红蛋白及肿瘤组织细胞分子生物学相关因素、EB 病毒状态等,研究表明对患者预后都有不同程度的影响。

（二）随诊要求

由于鼻咽癌的治疗以放疗为主要手段,而放疗不同于手术和化疗,是一个连续的过程,因此,从疑诊鼻咽癌开始,就需要给患者制定详细的随诊要求。治疗后更应定期到医院随访检查,对比鼻咽、咽旁间隙、颅底等部位的改变。胸、肝及骨的 X 射线摄片、超声波或骨 ECT 扫描的选用有助于全身状况的随访观察。

1.随诊频率

首次随诊根据不同情况可在 1～3 个月进行。晚期患者或治疗肿瘤退缩较慢可能有残留,需要后续抗肿瘤治疗如化疗的患者,应该尽早首次随访,一般在放疗结束后 3～4 周。对于颈部淋巴结考虑残存,放疗后 3 个月复诊仍然没有消退者,可考虑选择性地实施手术处理。放疗后 2 年内建议每 3 个月随诊一次。2～5 年建议每 6 个月随诊一次。5 年后建议每 12 个月随诊一次。随访期间 3 年内最好不拔牙,有张口困难者应张口锻炼。

2.随诊项目

通过间接鼻咽镜或电子纤维鼻咽镜观察鼻咽局部情况,并进行鼻咽及颈部磁共振轴冠矢状位三维扫描。特别动态观测血浆 EB 病毒 DNA 酶拷贝数的变化。对区域淋巴结及易发远转部位全面检查。同时近期观察急性放疗反应(黏膜、皮肤、耳、放射性脊髓炎等),远期观察晚期放疗反应(黏膜、皮肤、唾液腺、听力、CNS 等)。

(杨光明)

第二节　鼻腔癌与鼻窦癌

一、鼻腔癌与筛窦癌

鼻腔癌与筛窦癌除早期外,临床表现相似,难以辨别其原发部位,故一般常将两者视为一体合并讨论。鼻腔癌、筛窦癌的发病高峰年龄在 40～60 岁,男性多于女性。病理类型绝大多数为鳞癌,其次为未分化癌、低分化癌、腺癌和腺样囊性癌等。

(一)应用解剖

鼻腔呈锥体形,以鼻中隔分为左右两侧,前鼻孔与外界相通,后鼻孔与鼻咽相连接,侧方与上颌窦,上方与眼眶、筛窦、额窦及蝶窦等为邻。筛窦位于筛骨中,主要由 8～10 个筛房组成,骨壁薄如纸。筛窦与眼眶、鼻腔、上颌窦、蝶窦、额窦及前颅窝等毗邻。鼻腔筛窦的淋巴引流主要注入咽后淋巴结、颌下淋巴结和颈深上淋巴结。

(二)诊断要点

1.主要症状及体征

有进行性鼻塞、血涕、鼻腔异常渗液,鼻外形变宽、隆起或塌陷。肿瘤侵入眶内可出现突眼或复视。若侵入颅底、颅内出现持续性的头痛,筛窦肿瘤可侵及前组脑神经,可能引起 Ⅰ～Ⅴ 对脑神经损害。晚期病变可出现颌下或上颈淋巴结肿大。

2.鼻镜及 X 射线检查

鼻镜检查可见鼻腔内有新生物;CT、MRI 可见鼻腔内软组织阴影,患侧鼻腔扩大,常见侧壁骨质破坏合并鼻旁窦混浊;必须注意其周围骨质破坏情况。鼻镜发现新生物一定要查上颌窦,因多数"鼻腔癌"是由上颌窦癌侵入鼻腔所致。

3.活组织病理检查

钳取活检,如疑为早期癌难以窥见肿瘤时,可行脱落细胞学检查,如为黏膜下肿瘤,宜行穿刺吸取病理检查。

4.鉴别诊断

须与鼻腔恶性淋巴瘤、上颌窦癌、鼻硬结症、浆细胞肉瘤等鉴别。

（三）治疗原则

早期手术病例与放疗的疗效相似治愈率较高。由于鼻腔的特殊解剖特点,手术易影响功能和美容。因此对于早期病变可首选单纯放疗,对于中晚期患者可采取放射与手术综合治疗。但必须根据病理类型和侵及的范围制订治疗方案。一般认为未分化癌、低分化癌早期者可采用单纯放疗。鳞癌、腺癌和腺样囊性癌应采用手术＋放射综合治疗。晚期患者及未分化癌可与化疗综合治疗。晚期病例不宜手术者可采用姑息性放疗。

（四）放疗

1.常规放疗

仰卧、面罩固定,含口含器,目的是使舌在放疗中少受照射。设野可根据肿瘤累及的范围及病理类型设计适合的照射野(图 6-8),一般以面前野为主,开始照射野要大,在照射 45～50 Gy 后改侧野或电子束加量。常用照射野如下。

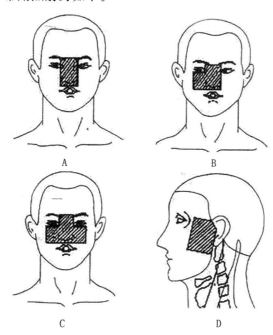

A

B

C

D

图 6-8　鼻腔筛窦癌常用照射野

(1)面前矩形野及 L 形野:病变位于一侧鼻腔和筛窦而未侵犯上颌窦者,用面前单个矩形野。照射野包括同侧鼻腔、筛窦,对侧过中线 1～2 cm;如有同侧上颌窦内侧壁受侵,则改为 L 形野,包括同侧上颌窦内壁或全上颌窦,上界达眉弓,下界达硬腭下缘水平。

(2)面前"凸"字形野:适用于肿瘤侵犯鼻中隔、对侧鼻腔或双侧上颌窦者。

(3)面前"口"形大野:适用于病变已广泛累及颌窦、颅底眼眶或有突眼者。

(4)楔形过滤板的正、侧矩形野:主要适用于病变靠后,侵及鼻咽、眶后,可使剂量分布均匀并提高后组筛窦的剂量(图 6-9)。

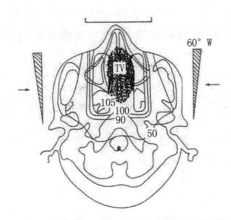

图 6-9　鼻腔筛窦癌的三野楔形板照射剂量分布

（5）颈部照射野：以往颈部无淋巴结转移，一般不做预防性照射。近年来有研究证实，选择性颈部淋巴结预防性照射后，颈部淋巴结的转移率明显下降。因此，建议对晚期病变及分化程度差的鼻腔癌做颈部预防性照射。若有颌下或颈深淋巴结转移，则应进行上颈或全颈淋巴区照射。

通常采用 6 MV 高能 X 射线，6～15 MeV 电子线补量。未分化和低分化 DT 6～6.5 周为 60～66 Gy，鳞癌、腺癌和腺样囊性癌 DT 6.5～7 周为 65～70 Gy。术前放疗 DT 4～5 周为 40～50 Gy，放疗后休息 2 周进行手术。术后放疗剂量根据病灶残留情况或切缘的安全界等不同情况，6～7 周为 55～70 Gy。颈部如有淋巴结转移，照射剂量需达 7 周 70 Gy，先用大野双侧颈部照射 50～55 Gy 后缩小野用电子线加量至 70 Gy。颈部预防性照射 DT 5 周 50 Gy。

2.三维适形放疗

鼻腔筛窦癌紧邻眼睛、脑干等重要组织，采用适形调强放疗有利于正常组织的保护。

（五）疗效

鼻腔筛窦癌的 5 年生存率单纯放疗为 43%～45%，综合治疗（手术＋放疗）为 50%～76%。影响疗效的主要因素：①病理类型及治疗方法。在单纯放疗中，未分化癌、低分化癌及恶性淋巴瘤的 5 年生存率（65.7%）明显优于鳞癌、腺癌及腺样囊性癌（41.5%），腺样囊性癌手术＋放疗的 5 年生存率可高达 84.4%，单纯放疗为 50.0%；②期别。病期越晚预后越差，T_4 的 5 年生存率分别为 68.5%、50%40% 和 16%；③有颈淋巴结转移者预后较差；④病变位于鼻前部者预后好于鼻后部；⑤照射野及照射剂量均不宜过小，否则易复发。

鼻腔筛窦癌治疗失败的原因亦根据病理类型及不同的治疗方法而有不同。鳞癌、腺癌和腺样囊性癌的治疗失败原因在于局部未控，故主张采用手术与放射综合治疗。未分化癌及低分化癌则在于远处转移，故需采用放疗与化疗综合治疗。

二、上颌窦癌

上颌窦癌是最常见的鼻旁窦恶性肿瘤，约占头颈部恶性肿瘤的 23%，占所有鼻旁窦癌的 60%～90%。本病男性多于女性，好发于 40～60 岁。由于病变隐，就诊者大多为晚期，采用任何单一的治疗方法效果都不满意，目前常用手术与放射综合治疗。

（一）解剖和淋巴引流

上颌窦位于颌骨体内，是一个形状很不规则的窦腔，窦孔位于上颌窦内上方，开口于中鼻道与鼻腔相通。上颌窦有 6 个壁,即上壁为眼眶底部,下壁(底壁)为上槽和硬腭,前壁在面颊软组织下方,后壁接近翼板及翼腭窝,内壁与鼻腔共用,外壁为额骨弓。窦腔黏膜的淋巴引流是经中鼻道与鼻腔淋巴汇合注入咽后、颌下和前上颈淋巴结。上颌窦淋巴系统不太丰富,所以上颌窦癌淋巴转移发生较晚。

(二)病理类型

上颌窦癌以中分化鳞状上皮癌最常见,约占 60%。其次为腺癌、腺样囊性癌、黏液表皮样癌、未分化癌等。此外还有淋巴瘤、纤维肉瘤、骨肉瘤等,但较少见。

(三)临床表现

由于上颌窦解剖位置较隐蔽,早期多无症状,一旦出现症状提示病变多已破坏骨壁而浸出窦外。最常见的症状为鼻腔异常分泌物、鼻塞、面部肿胀、疼痛(牙痛、头痛、鼻痛)、三叉神经第 2 支分布区感觉障碍等。肿瘤侵犯各壁可出现表 6-2 所示的各种征象。

表 6-2　上颌窦癌侵犯各壁引起的症状和体征

窦壁	临床症状与体征
上壁	突眼、复视、球结膜充血水肿、眶下疼痛、流泪、两侧眶下缘不对称
下壁	硬腭肿胀、进行性上牙痛、牙齿松动、第 2～7 齿龈处有肿物
内侧壁	鼻腔外壁隆起、肿块、鼻塞、血涕
外、前壁	面颊部隆起、局部皮肤感觉减退、疼痛、溃疡、穿孔
后壁	侵入翼腭窝引起张口困难

(四)诊断

肿瘤局限于窦腔内的早期病例,临床难以发现,晚期上颌窦癌的诊断并不困难。

(1)根据上述的临床症状及体征。

(2)X 射线检查:常用的方法是 CT/MRI,可显示一般 X 射线摄影所难以发现的上颌窦各壁的骨质变化和侵及的范围,还能确定病变与周围结构的关系,为治疗设计确定靶区提供有价值的参考资料,应列为常规检查。

(3)组织病理学检查:早期可行上颌窦穿刺细胞学检查,必要时行上颌窦开窗探查,以取得活组织病检。上颌窦癌患者有前壁破坏,可经龈颊沟行穿刺吸取组织,有医院多年来采用此法,成功率达 90%以上。晚期肿瘤破溃者,可在瘤组织表面直接钳取活检。

(4)需与上齿龈癌、鼻腔癌、筛窦癌等作鉴别诊断。

(五)分期

采用 AJCC 2010 TNM 分期系统。

1.T 原发肿瘤

T_x:原发肿瘤无法评估。

T_0:无原发肿瘤的证据。

T_{is}:原位癌。

T_1:肿瘤局限于上颌窦黏膜,无骨质侵蚀或破坏。

T_2:肿瘤导致骨侵蚀或破坏,包括侵入和/或中鼻道,除外侵犯上颌窦后壁和翼板。

T_3:肿瘤侵犯上颌窦后壁骨质、皮下组织、底或眶内容物、翼窝筛窦中的任何一个部位。

T_{4a}:肿瘤侵犯眶内前部、部皮肤、板、颞下窝筛板蝶窦或额窦。

T_{4b}:肿瘤侵犯眶尖,硬脑膜、脑、颅中窝,除三叉神经上颌支(V_2)以外的脑神经、鼻咽部或斜坡。

2.N 区域淋巴结

N_x:区域淋巴结无法评估。

N_0:无区域淋巴结转移。

N_1:转移于同侧单个淋巴结,最大径≤3 cm。

N_2:转移于同侧单个淋巴结,最大径>3 cm,6 cm;或同侧多个淋巴结转移,最大径为 6 cm;或双侧或对侧淋巴结转移,最大径≤6 cm。

N_{2a}:转移于同侧单个淋巴结最大径>3 cm,≤6 cm。

N_{2b}:同侧多个淋巴结转移,最大径≤6 cm。

N_{2c}:双侧或对侧淋巴结转移最大径≤6 cm。

N_3:淋巴结转移,最大径>6 cm。

3.M 远处转移

M_x:远处转移无法评估。

M_0:无远处转移。

M_1:有远处转移。

(六)治疗原则

上颌窦癌的治疗方法有手术、放射、化疗等。但单用任何一种方法疗效都不满意,单纯手术或单纯放疗后遗症较多,而且局部复发率也高。近年来临床经验证明,综合治疗(手术+放疗)使上颌窦癌的疗效有显著的提高,且并发症少,外貌保存也较好。综合治疗尤以手术前放疗的效果最佳,可能原因:①无手术瘢痕形成,血运富,含氧高,对放射敏感性好;②放疗后肿瘤缩小,可提高切除率;③控制亚临床灶,减少复发率;④癌细胞受照后,其活力降低,降低了手术中、手术后的种植或播散。配合颞浅动脉插管灌注化疗可提高疗效。

(七)放疗

1.放疗前、中、后的注意事项

(1)放疗前的准备:①拔除龋齿,不良义齿残冠残根清洁口腔;②开窗引流(在限沟切开,凿通前下壁),保持引流通畅且便于冲洗换药,清洁窦腔,增加放射敏感性;③抗感染治疗。

(2)放疗中要经常使用抗生素或可地松类眼药水,睡前涂眼药膏,以预防角膜、结膜炎及角膜溃疡的发生。

(3)放疗后处理:①治疗后发生照射区慢性感染急性发作,如角膜溃疡、眼球炎、蜂窝织炎等时予以对症处理,必要时需做眼球摘除;②上颌骨骨炎(放疗后 15 年)骨坏死,应做死骨摘除;③坚持张口锻炼,以防放疗后咬肌及颞颌关节纤维化。

2.放疗方法及剂量

(1)术前放疗:几乎所有上颌窦癌均可采用此方法。①术前放疗+根治性手术:体外照射DT 45~50 Gy,4~5 周,休息 2 周后行上骨根治术。如眼眶受侵应包括眼球照射,但应尽可能保护部分眼球和位于眼眶外上方的大泪腺。②术前放疗+小手术:先开窗引流,然后体外照射 DT 60~70 Gy,6~7 周,后行小型手术摘除部分上颌骨或行肿瘤搔刮术。

(2)术后放疗:适用于 T_3、T_4 肿瘤或手术不彻底及疑有肿瘤残留者。①未做过前放疗,手术未能彻底切除或 T_3、T_4 肿瘤,先用包括整个上颌窦区的大野照射 40 Gy 左右,然后缩小野加至

Dr 60～70 Gy;②手术前已照射 40～50 Gy 者,但手术中上壁、后壁切除不彻底,需要补足剂量,用侧野补照 30 Gy 左右,重点照射肿瘤残留区。

(3)单纯放疗:分为根治性放疗和姑息性放疗两类。①病期较晚不宜手术者,如肿瘤侵及前壁皮肤、鼻咽、颅底、蝶窦或肿瘤已超过中线等;②未分化癌或恶性淋巴瘤等,放射敏感;③手术后复发不宜再手术者,小的复发性肿瘤,可配合窦腔内近距离放疗;④患者拒绝手术或有手术禁忌证者。

单纯放疗的病例照射野开始要大,DT 40 Gy 左右后缩小野照射,增至 70～75 Gy。但未分化癌及恶性淋巴瘤只需 50～60 Gy。

3.照射野的设计

(1)常规放疗。

前野:照射范围要包括可能的扩散途径。上壁不破坏者,照射野上界在内外连线,如肿瘤已侵犯眶底,则应包及眼眶;照射野内界到对侧内眦,则包括鼻腔和双侧筛窦;照射野外界开放,下界包括全部硬腭(图 6-10)。

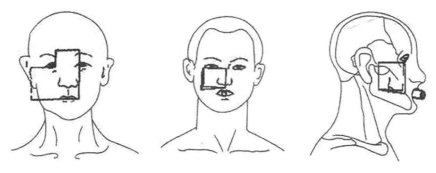

图 6-10　上颌窦癌常用布野(前、侧野)

侧野:上下界参照前野,前界以上颌窦前壁或肿瘤前缘为界,当加用楔形滤板时,前野的外界与侧野的前界即使重叠,也并不会造成剂量热点;肿瘤未侵及翼腭窝时,后界至翼板前缘(位于下颌骨升支的中央线水平),肿瘤侵及翼突,则照射野后缘在下颌骨升支的后缘(包括翼突)。前野和侧野均用楔形滤板照射,既可保证剂量均匀性和靶区高剂量,又可减少脑干的损伤,最好要根据 CT/MRI 所示经 TPS 进行照射野的设计及优化。

颈部野:除晚期外,一般不做常规预防性颈淋巴区照射,如有淋巴结转移,则应另设野照射先设同侧全颈照射,DT 50 Gy 后缩野针对局部淋巴结用电子线补充照射 15～20 Gy(图 6-11、图 6-12)。

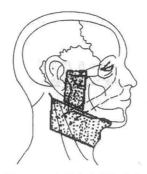

图 6-11　上颌窦癌颈部布野

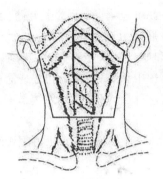

图 6-12　上颌窦癌补充野

(2)适形调强放疗:CTV$_1$由 GTV 在 3D 方向上加 0.5～1.0 cm 构成,处方剂量 66～70 Gy;CTV$_2$(高危亚临床靶区)为 GTV 边缘在 3D 方向上加 1～1.5 cm 构成,处方剂量 60～62 Gy。脊髓脑干、眼睛、耳等为限制器官。

(八)预后

1.治疗方法对疗效的影响

手术与放射的综合治疗明显优于单一治疗方法,5 年生存率在综合治疗者为 53%～67%,其中以术前放疗者为最佳,可达 75%,单纯放疗为 27%～39%,单纯手术仅为 20%～30%。

2.病变部位和范围对疗效的影响

肿瘤侵犯范围越广预后越差。Ohngren 在 20 世纪 30 年代,用内与下颌角的假想连线将上颌窦一分为二,分为前下和后上两部分,后人将此假想线称为 Ohngren 线。肿瘤发生于前下结构者预后明显优于后上结构者。

3.临床分期

TNM 分期越晚预后越差,临床分期越晚预后越差。T 分期越晚,淋巴结转移的概率就大为升高,有无颈淋巴结转移对预后有明显的影响。当出现颈淋巴结转移时,原发灶多为 T 病变,预后较差,5 年生存率仅为 10%～14%。

4.病理类型

鳞癌较其他上颌窦癌具有更强的局部侵袭性和更高的淋巴结转移率和复发率,相比腺样囊性癌,鳞癌的预后较差,而相比低分化癌和中-高度恶性的肉瘤,它的预后就要改善许多。

(杨光明)

第七章

血液科肿瘤的放射治疗

第一节　霍奇金淋巴瘤

霍奇金淋巴瘤(HL)原名霍奇金病(HD),定义为在非肿瘤细胞性反应细胞的背景上具有特征性的镜形肿瘤细胞(RS)及其变异型 RS 细胞的恶性巴瘤。根据 RS 肿瘤细胞形态和免疫表型,以及反应细胞组成的背景进行进一步病理分类。

一、病理分型

HD 病理分类最早由 Jackson 和 Parker 提出,此后在 1966 年 Rye 会议上提出了 HD 的 4 种病理分类。根据基因免疫表型和遗传特点,REAL 和 WHO 将 HL 分为结节性淋巴细胞为主型和经典型 HL 两类,后者包括结节硬化型、混合细胞型、淋巴细胞富有经典 HL 和淋巴细胞消减型。

二、临床特点与分期

HL 绝大多数首发于淋巴结内,且沿淋巴管、淋巴结顺序扩展,呈向心性发展。随着肿瘤细胞恶性程度的增加,晚期 HL 可出现结外犯甚至出现骨髓侵犯。Arbor 分期和 Cotswolds 分期被广泛应用于 HL 的临床分期(CS)中。

三、Ⅰ～Ⅱ期(早期)HL 的预后因素及其治疗分组

传统上,早期 HL 治疗以放疗为主。近年来,早期 HL 的治疗方针正朝着降低治疗毒性进一步提高疗效的方向演变。早期(Ⅰ～Ⅱ期)HL 的预后因素能够预测治疗后肿瘤复发的危险性和生存率,预后不良因素包括高龄、男性、混合细胞型、B 组症状、大纵隔或大肿块、淋巴结受侵区域多、血沉增快、贫血和低蛋白血症。一般认为将 HL 患者分为预后好的早期 HL、预后不良早期 HL 和晚期 HL 较为恰当。这些预后因素决定首程治疗方案和临床研究计划。

四、HL 的放疗适应证

HL 具有连续性淋巴结转移的特性,极少远处转移,这为放疗带来了有利条件。传统上,Ⅰ、

Ⅱ期 HD 治疗以放疗为主,通常采用扩大野照射,即次全淋巴结照射或全淋巴结照射,治疗后 10 年无病生存率(DFS)和总生存率(OS)在 80% 以上,单纯放疗可治愈 >80% 的早期 HD。但放疗后患者 15 年死亡率比普通人群增加 31%,究其原因,有一部分患者因大范围放疗及较高剂量照射所致并发症死亡(第二原发肿瘤、急性心肌梗死等)。因此 HL 通常采用综合治疗,缩小放疗范围、降低放疗剂量、探索疗效好毒性低化疗方案、最佳化疗周期数是早期 HD 治疗趋势。HD 的近代放疗技术为化疗后受累野照射,而不是扩大野照射;放疗剂量降低(由传统的 45~54 Gy 降至 <30 Gy),从而降低长期毒副作用,提高患者的生存质量和生存率。

HL 的放疗适应证:①ⅠA 期淋巴瘤细胞为主型 HL;②预后好或不良Ⅰ~Ⅱ期 HL 化疗后 IF(不论是否达到 CR);③Ⅰ~Ⅱ期不能耐受化疗或化疗失败/抗拒者;④Ⅲ~Ⅳ期化疗前大肿块或化疗后 PR、化疗失败或复发者。

根治性放疗只在下列情况下进行:①早期 HL(淋巴细胞为主型,ⅠA 期患者);②对化疗抗拒的患者;③对化疗不能耐受的患者。

五、受累野照射

(一)受累野设计的原则

(1)照射一个淋巴区,不是个别的淋巴结。

(2)累及野包括化疗前受累的所有淋巴区及部位。

(3)锁骨上淋巴结是颈淋巴结的一部分。单独受侵或伴有颈淋巴结受累,照射单侧全颈如锁骨上淋巴结受累是纵隔病变扩展,颈部其他区域无受侵时同侧上颈部可不照射。

(4)照射野的边界应以骨性标志为准,用模拟机进行定位。

(5)纵隔及腹主动脉旁淋巴结区域需有 CT 资料,按化疗后病变的大小来设计照射野。

(6)设计照射野时应有化疗前、后受侵淋巴结部位及大小的资料。

(二)受累野照射定义

1.单颈野

肿瘤侵犯范围:一侧颈部和/或锁骨上淋巴结,但无耳前淋巴结受侵。靶区定义:一侧颈部和同侧锁骨上下淋巴结,未包括耳前区。上界:下颌骨体中线和乳突尖或耳垂连线。下界:锁骨下缘下 2 cm。外界:肱骨头内缘,包括锁骨内 2/3。内界:如果锁骨上淋巴结未受侵,位于同侧横突,如果肿瘤位于中线,或锁骨上淋巴结受侵,则包括对侧横突。如果为临床Ⅰ期、无中线部位淋巴结受侵,可挡喉及喉以上椎体。

注意儿童 HL 颈淋巴结受侵时,受累野应同时照射双侧颈部,而不是行单颈照射。

2.双颈野

肿瘤侵犯范围:双侧颈部±锁骨上淋巴结,但无耳前淋巴结受侵。靶区定义:双侧颈部和同侧锁骨上下区,未包括耳前区。上界:下颌骨体中线和乳突尖或耳垂连线。下界:锁骨下缘下 2 cm。外界:肱骨头内缘,包括锁骨内 2/3。挡铅:脊髓剂量超过 40 Gy 时,再考虑后野挡脊髓。如果肿瘤未侵犯喉周围组织,应常规挡喉,3 cm×3 cm 挡铅。

3.纵隔野

肿瘤侵犯范围:纵隔和/或支气管肺门淋巴结。靶区定义:纵隔、双侧肺门、锁骨上区和下颈部。虽然无双锁骨上淋巴结受侵,但锁骨上淋巴引流区应常规包括在照射野内。上界:颈 6 上缘。下界:隆突下 5 cm 或 T_8 下缘,或化疗前肿瘤下缘下 2 cm。外界:体中线左右各旁开 4~

5 cm,双锁骨上外界为肱骨头内缘。肺门:包括 1 cm 边缘,如果肺门受侵,则包括 1.5 cm 边缘。

HL 主要表现为前上纵隔受侵,小纵隔时,为减少心脏照射,下界至 T_8 下缘,大纵隔时,下界可移至 T_{10} 下缘。

4.纵隔双颈野(小斗篷野)

肿瘤侵犯范围:纵隔淋巴结和双颈淋巴结±支气管肺门淋巴结。靶区定义:纵隔、双侧肺门和双侧颈部,未包括耳前区。射野为未包括双侧腋窝的小斗篷野。上界:下颌骨体中线和乳突尖或耳垂连线。下界:隆突下 5 cm 或 T_8 下缘,或化疗前肿瘤下缘下 2 cm。外界:体中线左右各旁开 4～5 cm,双锁骨上外界为肱骨头内缘。肺门:包括 1 cm 边缘,如果肺门受侵,则包括 1.5 cm 边缘。

5.单颈纵隔野肿瘤侵犯范围

纵隔淋巴结±肺门淋巴结和一侧颈部淋巴结。靶区定义:纵隔、双侧肺门和一侧颈部区域,未包括耳前区。上界:同侧上界为下颌骨体中线和乳突尖或垂连线,对侧上界位于颈 6 上缘。下界:隆突下 5 cm 或 T_8 下缘,或化疗前肿瘤下缘下 2 cm。内界:颈部为体中线,保护未受侵一侧的上颈部。外界:体中线左右各旁开 4～5 cm,双锁骨上外界为肱骨头内缘。肺门:包括 1 cm 边缘,如果肺门受侵,则包括 1.5 cm 边缘。

6.腋窝野

肿瘤侵犯范围:一侧腋窝淋巴结。靶区定义:同侧腋窝和同侧锁骨上、下区。上界:C_6 上缘。下界:T_8 下缘或最低的腋窝淋巴结下缘下 2 cm。内界:颈部位于体中线同侧 1 cm,向下达锁骨下缘下 2 cm,然后沿胸壁包括约 1 cm 肺组织。外界:肱骨头内缘,沿脑骨内缘向下。

7.腹主动脉旁野

肿瘤侵犯范围:腹主动脉旁淋巴结。靶区定义:腹主动脉旁淋巴引流区。上界:T_{11} 椎体上缘。下界:L_4 下缘。侧界:体中线左右各旁开 4～5 cm 或化疗前体积外至少 2 cm。肝门区受侵时,用 CT 确定肝门区照射。挡肾时,勾画肾脏。

8.单侧盆腔野

肿瘤侵犯范围:一侧腹股沟/股三角/露外淋巴结,任何一组或多组淋巴结受侵时,均采用同一照射野。靶区定义:一侧腹股沟股三角和髂外淋巴结。上界:髂关节中部,总淋巴结受侵时,射野上界为 L_4～L_5 间隙和受侵淋巴结上 2 cm。下界:股骨小转子下 5 cm。外界:股骨大转子垂直向下或受侵淋巴结外 2 cm。内界:闭孔内缘,耻骨联合上 2 cm,直至体中线。

综上所述,受累野照射目前主要应用于早期 HL 综合治疗和晚期 HL 化疗前大肿块或化疗后肿瘤残存的患者,明确受累野的定义和照射范围,为临床规范化治疗提供依据。但是某些受累野定义的合理性需进一步临床研究。需要特别考虑的是,儿童时期对骨骼、肌肉和软组织的照射会影响儿童的生长发育,产生不良的影响。一侧颈部高剂量照射可导致单侧软组织和骨骼发育不良,导致儿童颈部不对称性生长、畸形。因此,儿童 HL 颈淋巴结受侵时,受累野应同时照射双侧颈部,而不是行单侧颈部照射。

(三)受累野照射剂量

HL 根治性受累野照射剂量一般为 Dr 40 Gy,预防照射剂量为 20～30 Gy;弥漫大 B 细胞淋巴瘤,化疗后达到 CR 的患者,受累野照射剂量为 30～40 Gy,化疗后未达 CR 的患者,局部受累野照射剂量可以增加到 45～50 Gy;Ⅰ～Ⅱ期惰性淋巴瘤和黏膜相关淋巴瘤受累野照射剂量一般为 30～35 Gy。

(四)三维适形或调强适形放疗

淋巴瘤患者也可以采用三维适形或调强适形放疗,部分患者常规照射野不能很好地包括靶区,靶区剂量分布不均匀;病变广泛时,也难以很好地保护正常组织。应用三维适形放疗或调强放疗能更好地包括肿瘤靶区,使靶区剂量分布均匀,并更好地保护肿瘤周围的正常组织放疗医师必须在化疗前后详细检查患者,靶区范围的定义和常规放疗相同,具体射野随肿瘤具体情况的不同而有所不同。其体照射范围如下。

1.化疗后达 CR 或 CRu(在完全缓解/不确定的检查应用方面)者

CTV 为化疗前淋巴结病变的体积。疗前受挤压或推移的正常组织及邻近血管不包括在内。

$$PTV＝CTV＋1\ cm\ 周围组织$$

2.纵隔病变化疗后达 CR 者

CTV 的侧界不要超出纵隔边界,CRu 者应把残存病灶包括在内。CTV 的长度为化疗前病变长度,宽度则为化疗后病变的宽度。

$$PTV＝CTV＋1\ cm\ 周围组织$$

3.淋巴结病变化疗后达 PR 者

$$GTV＝残存病灶$$
$$CTV＝化疗前病灶的体积$$
$$pTV＝CTV＋1\ cm$$

两个淋巴结病变间距＞5 cm 时,应分别做计划治疗。

六、放疗反应

放疗反应因照射部位的不同而不同。

(一)急性反应

受照区毛发脱落,咽喉痛,味觉改变,口干、放射性食管炎引起的吞咽痛、干咳、恶心、呕吐。偶可腹泻,多数经对症处理可缓解。

(二)晚期并发症

放疗的晚期并发症包括肺及心脏毒性、甲状腺功能减退、第二原发肿瘤和 Lhemitte 综合征。在现代放射技术条件下,不应发生截断性脊髓炎和缩窄性心包炎。盆腔照射时,对于女性生殖系统会产生毒副作用,引起绝经和闭经。化疗所致的长期毒副作用主要是对生殖能力的损害和第二原发肿瘤。

(徐化璞)

第二节　非霍奇金淋巴瘤

NHL 是恶性淋巴瘤的一大类型,在中国恶性淋巴瘤中 NHL 所占的比例远高于 HL。很多国家 NHL 的发病率有一定增高趋向。病理上 NHL 为一组不均质疾病,其病理分类远比 HL 复杂 NHL 不仅侵犯淋巴结,也常侵犯结外组织和器官,肿瘤常有跳跃播散现象,易有骨髓侵犯,较早出现血行播散,且呈离心性发展。在我国 NHL 以中高度恶性 NHL 和结外原发 NHL 多见,最常见的病理类型为弥漫性大 B 细胞淋巴瘤,而滤泡中心性淋巴瘤比欧美国家少见,结外原发 NHL 以鼻腔多见。肿瘤多为跳跃性转移,除儿童 NHL 和原发纵隔大 B 细胞淋巴瘤外,纵隔受侵少见。

一、NHL 病理分类

随着免疫学和分子生物学的发展,NHL 的分类经历了从单纯形态学分类到结合免疫学表型、细胞遗传学和分子遗传学特征、临床表现的几个阶段。1994 年国际淋巴瘤研究组基于大量相关的研究进展,提出了修订的欧美淋巴瘤分类,简称 REAL 分类。这一分类方法认为,每一种病理类型的 NHL 均具有独特的组织形态学、免疫表型、基因特征、临床表现及预后,因此是一个独立的疾病单位,这将有助于制定个体化的治疗方案和判断预后。REAL 分类囊括了整个淋巴造血系统的恶性肿瘤,包括 HL、NHL 和淋巴细胞白血病,并将 NHL 分为 T/NK 细胞来源和 B 细胞来源。在 REAL 分类的基础上,WHO 提出了新的淋巴系统恶性肿瘤的分类方案(简称 WHO 分类),得到了广泛的应用和认可。

二、非霍奇金淋巴瘤临床分期及国际预后指数

分期仍然依据 Ann Arbor 临床分期。国际 NHL 预后因素指数(IPI)是 Shipp 等 1993 年提出针对预测进展期 NHL 具有重要意义的统计方法,具有预后意义的 5 个因素是年龄、行为状态评分、LDH、临床分期和结外器官受侵,IPI(表 7-1)对 NHL 的预后和制订治疗方案具有指导意义。

表 7-1　NHL 国际预后指数(IPI)

指标	0 分	1 分
年龄	≤60 岁	>60 岁
行为状态(RTOG 标准)	0 或 1 级	2,3,4 级
Ann Arbor 分期	Ⅰ 或 Ⅱ 期	Ⅲ 或 Ⅳ 期
LDH	正常	升高
结外病变,部位数	≤1 个部位	>1 个部位

每个不良预后因素计 1 分,其积分即为 IPI:0~1 分为低危,2 分为中低危,3 分为中高危 4~5 分为高危。另外还有按年龄矫正的 IPI 年龄分为≤60 岁和>60 岁两组,这种 IPI 仅有分期、LDH 和功能状态 3 项指标。IPI 主要用于侵袭性 NHL(指导治疗,判断预后),但也适用于隐袭性 NHL。

三、NHL 治疗

NHL 治疗原则需根据病理分类、病变部位、临床特征和 IPI 判定。早期低度恶性淋巴瘤以放疗或者化疗为主,早期中高度恶性淋巴瘤应综合治疗,化疗 3~4 周期后再行受累野照射。儿童和晚期 NHL 应以化疗为主。根据 REAL 分类,不同亚型 NHL 有不同的治疗原则。对我国常见的几种 NHL 分述如下。

(一)滤泡中心淋巴瘤
来源于生发中心 B 细胞。

1.Ⅰ期、Ⅱ期

≤2个部位受侵,局部放疗,DT 35 Gy。>2个部位受侵,局部照射,DT 35～40 Gy,化疗CHOP 3～4周期。

2.Ⅰ期、Ⅱ期巨块型和Ⅲ、Ⅳ期

CHOP方案化疗6周期后对巨块型或残存病变局部放疗,在化疗同时应用干扰素治疗可提高疗效,抗CD20单克隆抗体治疗应用于B细胞淋巴瘤的治疗。

(二)弥漫性大B细胞淋巴瘤

弥漫性大B细胞淋巴瘤在成人淋巴瘤中最常见,约占40%。

1.Ⅱ期

①非巨块型:预后很好。CHOP化疗3～4周期,如获CR,继以受累野(IF)照射40 Gy,如仅获PR,行扩大野(EX)照射,剂量>40 Gy;②巨块型:6～8周期CHOP化疗,继以IF照射。

2.Ⅲ期、Ⅳ期

治疗随年龄矫正的IPI积分有明显不同,对低危或低中危组(LDH正常功能状态0或1)可行6～8周期CHOP化疗。但如可行,也推荐行较强烈的临床研究方案。高中危和高危组(LDH升高,功能状态2,3,4)做标准治疗的治愈率小于50%。故应进行恰当的临床研究化疗方案,首选高剂量化疗,伴用或不伴用干细胞支持。对不适合者可全程用含蒽环类方案化疗,如CHOP化疗6～8周期。

(三)黏膜相关组织NHL(MALT淋巴瘤)

在结外NHL占相当大的比例,MALT淋巴瘤由Isaacson等于1983年首先提出现已是结外NHL研究的热点。该淋巴瘤可发生于胃肠、唾液腺、泪腺、结膜、眼眶、韦氏环、甲状腺、胸腺、肺、支气管等部位。正常情况下,除扁桃体与回肠末端Peyer's结外,这些部位没有淋巴组织。经反复感染,如幽门螺杆菌(H)感染,人体自动免疫而形成获得性淋巴组织,在抗原反复刺激下,获得性淋巴组织的基因发生突变,形成MALT淋巴瘤。以前所谓的唾液腺、甲状腺、肺、眼眶等部位的炎性假瘤,其实多数是低度恶性MALT淋巴瘤,少数为淋巴组织反应性增生。MALT淋巴瘤常呈局限性,可长期不转移。其可能原因是肿瘤细胞具有"回归"(从淋巴管经胸导管进入血液循环,以回到黏膜等特性)。该淋巴瘤很少浸润骨髓,因而可以局部治疗为主,放疗效果好。但它有在别的黏膜相关组织(MALT)复发的危险,如甲状腺MALT淋巴瘤可在胃肠道复发。

1.胃MALT淋巴瘤

病变局限于胃,如幽门螺杆菌(Hp)(+),先做抗Hp治疗(阿莫西林,洛赛克,甲硝),3个月后行胃镜查Hp和病理,评价疗效,(近2/3达CR)。有6种情况:①Hp(-)NHL有效者予观察;②Hp(-),NHL进展者予全胃放疗,剂量为30 Gy/4周(胃镜证实CR>90%);③Hp(+),NHL退缩或稳定予二线抗Hp治疗;④Hp(+),NHL进展予放疗加二线抗生素治疗;⑤对抗Hp治疗抗拒或复发者予放疗;⑥对放疗无效者做单药或联合化疗。一般手术仅用于对上述治疗无效者。因胃MALT淋巴瘤常有多个病灶,如手术则需做全胃切除,这将影响患者的生活质量。

非局限性病变:可观察等待,直至有出血、饱胀等症状或患者要求时才予治疗,治疗包括单药或联合化疗或局部放疗(按滤泡性淋巴瘤治疗方针)。

2.非胃MALT淋巴瘤

可原发于腮腺、眼眶、结膜、甲状腺、皮肤、乳房、肺和肠道等。下列三病放疗可起决定作用。

①腮腺:患侧腮腺及引流淋巴区照射 30～40 Gy。②结膜和眼眶:对结病变患侧全部结膜照射 24～30 Gy,最好用电子束,注意保护晶体。对眼眶病变,照射患侧眼眶,照射剂量 30～36 Gy,用楔板。③甲状腺:如手术不彻底,常需行放疗,放疗前需做胸腔 CT 以确定有无纵隔或胸骨后扩展。

(四)结外原发 NHL

1.韦氏环 NHL

韦氏环 NHL 定义为原发于咽淋巴环的淋巴瘤,包括鼻咽、扁桃体、舌根和口咽。韦氏环 NHL 在我国常见,占全部 NHL 的 23.5% 左右,也是最常见的头颈部 NHL,是最好发的结外部位。韦氏环 NHL 病理类型以弥漫性大 B 细胞淋巴瘤为主,原发部位以扁桃体最常见,约为 60%,其次是鼻咽腔、舌根和口咽。

韦氏环 NHL 的治疗原则主要依据病理类型和临床分期,早期弥漫性大 B 细胞淋巴瘤以 3～4 周期 CHOP 化疗加受累野照射(韦民环及区域淋巴结照射)为主要治疗手段,Ⅲ～Ⅳ期以化疗为主。早期低度恶性 NHL 建议放疗,晚期以化疗为主。

照射技术:韦氏环 NHL 照射采用面颈联合野和下颈切线野。面颈联合野包括鼻(颅底)、口咽、扁桃体、舌根和中上颈淋巴引流区。下颈切线野照射,包括下颈和锁骨下淋巴结面颈联合野在 DT 30～35 Gy 分野,后颈采用 6～8 MeV 电子线补量照射。根治性照射剂量为 DT 50 Gy。非大肿块、化疗后达 CR 的患者照射剂量为 DT 40 Gy,单次照射剂量 1.8～2.0 Gy。下颈切线野上界必须挡脊髓,以避免面颈联合野和下颈切线野照射剂量重叠,肿瘤侵及后鼻孔时可加鼻前野,原发于鼻咽腔并伴有脑神经症状者还须包括颅底线上 2 cm 或根据病情设野。照射时必须使整个靶区剂量均匀,尤其是颈部皮肤也得接受根治剂量(50 Gy 左右)而颈髓需限量于 35 Gy 以下。

影响韦氏环 NHL 预后的主要因素包括临床分期、部位、国际预后指标和病理类型等,Ann Arbor 分期是影响预后的重要因素。近年来本病有较多报道,对Ⅰ期的 5 年生存率由 38% 上升到 93%,均为化疗和放疗综合治疗。单纯放疗的疗效在仅侵及鼻咽腔或扁桃体者的 5 年生存率为 43.5%,侵及整个韦氏环者 24.5%,双侧扁桃体切除再放疗者为 50%,颈部无受侵者为 50%,同侧颈部受侵者为 53%,双侧颈部受侵者为 23%。

2.鼻腔 NK/T 细胞淋巴瘤

原发鼻腔 NHL 是亚洲、拉丁美洲和南美洲较常见的恶性淋巴瘤。在中国鼻腔 NHL 是韦氏环以外最常见的结外 NHL,占全部恶性淋巴的 2%～10%,欧美鼻腔 NHL 极少见,其发生与 EB 病毒感染有关。鼻腔 NK/T 细胞淋巴瘤指原发于结外 NHL,具有广泛的病理形态学表现,以血管中心性病变、血管破坏和坏死为主。肿瘤细胞侵犯小血管壁或血管周围组织,可引起组织缺血和广泛坏死,故以往常诊断为坏死性肉芽肿或中线恶网。大部分患者表现为 NK 细胞来源,极少表现为 T 细胞来源,故命名为 NK/T 细胞淋巴瘤,在 REAL 巴瘤分类中,来源于 NK/T 细胞的原发鼻腔 NHL 是一种独立的病理类型,被命名为血管中心性淋巴瘤,WHO 分类中命名为鼻腔鼻型淋巴细胞 NK/T 细胞淋巴瘤。鼻腔 NK/T 细胞淋巴瘤专指原发于鼻腔的病例,其他结外原发、具有鼻腔 NK/T 细胞淋巴瘤临床病理特征的淋巴瘤称为鼻型 NK/T 细胞淋巴瘤。鼻腔外鼻型 NK/T 细胞淋巴瘤最常见的原发部位包括韦氏环、皮肤、胃肠道、睾丸、肾和上呼吸道,国内以韦氏环最常见。

鼻腔 NK/T 细胞淋巴瘤最常见的症状为鼻塞,局部广泛受侵时,出现眼球突出、面部肿胀、硬腭穿孔、脑神经麻痹、恶臭和发热等症状和体征。B 组症状常见,约 30%。肿瘤常局限于鼻腔及邻近结构,邻近器官或结构受侵以同侧上颌窦和筛窦最常见,其他依次为鼻咽、局部皮肤、硬腭、软腭、眼球和口咽等。42%的患者有多部位直接侵犯。患者就诊时,颈部淋巴结受侵和远处结外器官转移少见,颈淋巴结受侵以颌下淋巴结最常见,其次为中上颈,这和鼻腔淋巴引流途径相符合。远处转移以皮肤最常见,和 T 淋巴细胞归巢现象有关。

由于 Ann Arbor 分期不能正确反映结外 NHL 原发肿瘤的侵犯程度,有研究使用修正后的 Ann Arbor 分期原则,将 Ann Arbor 分期中的IE 期鼻腔 NHL 划分为局限IE 期和广泛IE 期(即超腔 E 期),Ⅱ～Ⅳ期仍采用 Ann Arbor 分期原则。局限Ⅰ E 期指肿瘤局限于鼻腔,未侵及周围邻近器官;广泛Ⅰ E 期指肿瘤超出原发结外部位直接侵犯周围器官,但均未合并淋巴结或远程转移。

(1)治疗:根据鼻腔、鼻型淋巴细胞 NK/T 细胞淋巴瘤临床研究证据。其治疗策略:局限IE 期鼻腔 NK/T 细胞巴瘤建议单纯放疗,超腔Ⅰ E 期和Ⅱ E 期建议放疗后固性化疗,Ⅲ～Ⅳ期应以化疗为主。

(2)照射方法:肿瘤局限于一侧鼻腔,未侵犯邻近器官或组织结构(局限Ⅰ E 期)射野靶区应包括双侧鼻腔、双侧前组筛窦和同侧上颌窦。肿瘤超出鼻腔时(广泛Ⅰ E 期),靶区应扩大至受累的邻近器官或结构,如果前组筛窦受侵,应包括同侧后组筛窦。如果原发肿瘤邻近后鼻孔或侵犯鼻咽,照射野应包括鼻咽。Ⅱ E 期在原发病灶和受侵器官或结构照射时,需同时做双颈照射。Ⅲ～Ⅳ期化疗后放疗,照射野包括原发灶和区域淋巴引流区。肿瘤照射剂量 DT 50 Gy,预防照射剂量 40～45 Gy。鼻腔 NHL 的主要治疗失败原因为远处结外器官转移,颈淋巴结复发极少见,因此,局限Ⅰ E 期和广泛Ⅰ E 期不考虑做颈淋巴结预防照射。

(3)常用照射野:①L 形野。肿瘤侵犯一侧鼻腔,位于鼻腔中前部,未侵犯后鼻孔及鼻咽,靶区包括双侧鼻腔、同侧上颌窦和同侧前组筛窦,如果前组筛窦受侵,则包括后组筛窦。6 MV X 射线照射和 15～21 MeV 电子线混合照射。②"凸"形野。肿瘤侵犯双侧鼻腔或侵犯鼻中隔,位于鼻腔中前部,靶区包括双侧鼻腔、双侧上颌窦和双侧前组筛窦,如果前组筛窦受侵,则包括后组筛窦。6 MV X 射线照射。③耳前野加筛窦野。肿瘤侵达鼻腔后 1/3 或鼻腔肿瘤直接侵犯鼻咽、口咽,射野靶区包括双鼻腔、上颌窦、筛窦和鼻咽或口咽。④面颈联合野和下颈切线野。原发肿瘤伴颈淋巴结受侵时,多采用面颈联合野和下颈切线野照射。

常规照射野不能很好地包括靶区,靶区剂量分布不均匀。病变广泛时,难以很好地保护正常组织。应用三维适形放疗或调强适形放疗能更好地包括肿瘤,使靶区剂量分布均匀,并更好地保护正常组织,如腮腺、脑干、晶体等重要器官。建议有条件的单位尽量应用适形放疗或适形调强放疗。

3.蕈样霉菌病

皮肤淋巴瘤中约 50%为蕈样霉菌病(MF),MF 和赛塞利综合征(SS)是皮肤 T 细胞淋巴瘤的两种主要类型。SS 是 MF 的变种,出现广泛的红皮病,且外周血中有异形细胞(C>7%)。MF 具有明显的嗜表皮性,属低度恶性淋巴瘤,自然病程长,发展缓慢,可分为 3 个阶段:①红斑期,平均 5～10 年;②斑块期,此期进展迅速;③肿瘤期,此期可转为高度恶性。MF 患者除皮肤病变外,一般无别的病变,但 10%～20%最终出现皮肤外侵犯。首先侵犯引流区淋巴结,以后才侵犯内脏。淋巴结受侵者中位生存期<2 年,内脏受侵者<Ⅰa。MF 有专用的 TNM 分期。

MF 的治疗目前有以下几种。

(1)表面化疗:用氮芥液或 BCNU 溶液涂抹,疗效较好,局限性 MF 可首先用表面化疗,但病变厚者应做放疗。

（2）光化疗（PUVA）：服补骨脂素，然后照射紫外线，CR 率约 60％，CR 后需维持治疗，否则很快复发，PUVA 对较厚的病变无效。

（3）局部放疗：对局限性病变可先用局部放疗，最好用电子束照射 20～30 Gy，疗效好，这种剂量不影响以后做全身皮肤电子束照射。

（4）全身皮肤电子束照射（TSEBT）：它是治疗 MF 最有效的方法。采用 4～6 MeV 电子束，目前一般用六野照射（前后野，一对前斜野，一对后斜野）。应用 20 双机架，每 2 年为 1 个周期。全皮肤照射 2 Gy/2 d，每周照射 4 次总量为 32 Gy/32 d。足底、会阴、下、腹股沟、乳房下及头顶皮肤另需照射 4 MeV J3 线，20 Gy/10 d。T_1、T_2 期 CR 率为 71％～98％。5 年生存率和无瘤生存率分别为 80％～90％和 55％～65％。

（5）全身化疗：单药 CR 率仅 30％，联合化疗为 35％～50％。高剂量化疗加干细胞移植支持尚在研究中，但初步结果令人失望。因化疗效果差，目前除对晚期患者外，不主张做全身化疗。

4.原发性中枢神经系统淋巴瘤

原发性中枢神经系统淋巴瘤（PCNSL）指发生于脑和脊髓的结外 NHL，是少见的恶性肿瘤，分别占中枢神经系统恶性肿瘤和恶性淋巴瘤的 5％和 1％。临床上 PCNSL 可发生于免疫功能正常的人群或有先天性或获得性免疫缺陷综合征（AIDS）的患者，后者 HIV 感染是最主要的危险因素。

大部分 PCNSL 病理为高度恶性 B 细胞淋巴瘤，免疫功能正常的以弥漫性大 B 细胞淋巴瘤最常见，高度恶性 NHL 少见，AIDS 患者多为高度恶性 NHL，免疫母细胞型或小无裂细胞型占 60％。

5.原发睾丸淋巴瘤

原发睾丸 NHL 定义为以睾丸肿块为首发症状或主要症状、无明显其他结外器官受侵。原发睾丸 NHL 极少见，仅占所有 NHL 的 1％～2％，睾丸肿瘤的 5％。发病年龄多为 60 岁以上老人，常见双侧睾丸受侵。它是一种高度侵袭性疾病，容易向其他结外器官转移，预后差。由于该病罕见，至今也未有规范的治疗模式，目前已达成共识的是先经腹股沟精索高位结扎睾丸切除术，Ⅲ～ⅣE 期患者可待全身化疗达完全缓解后再行睾丸切除。由于血屏障的存在，化疗药物难于进入睾丸组织，使睾丸成为恶性肿瘤细胞的"庇护所"，所以睾丸切除既可以取得病理诊断，又可以消除这个"庇护所"。早期患者术后多考虑放疗和化疗综合治疗，放疗可降低局部复发，常进行对侧睾丸的预防照射。

睾丸 NHL 与睾丸生殖细胞肿瘤一样，经相同的淋巴引流路径首先到达腹膜后淋巴结，放疗部位应包括腹主动脉旁、腔静脉旁及盆腔淋巴结，采用倒"Y"野或"狗腿野"，放疗剂量 30～45 Gy。放疗后主要失败部位为结外器官，约 70％在放疗后复发，但放疗后极少出现腹膜后复发。因此，睾丸 NHL 的治疗均应以化疗为主要治疗手段，即使是早期患者也应采用积极的全身化疗。

（徐化璞）

第八章 骨科肿瘤的放射治疗

第一节 骨血管瘤

一、病因

骨血管瘤病因不清,可能是肿瘤样畸形或错构瘤所致,骨血管瘤是一种呈瘤样增生的血管组织,掺杂于骨小梁之间,不易将其单独分离,从组织学上分为海绵状血管瘤及毛细血管瘤,前者多见于脊柱和颅骨,后者多见于扁骨和长管骨干骺部。

二、临床表现

骨血管瘤实为血管畸形,脊柱为好发部位,其中以下胸椎骨至上腰椎骨为多,颅骨其次,长骨很少。多无症状,有些可有局部疼痛,患部肿胀或肿块,肿块为骨性硬度。若肿瘤穿破骨皮质,侵及椎管,可产生脊髓压迫症状,如感觉异常、神经根痛及瘫痪等。X射线表现为骨纹理增粗和蜂窝状疏松栅状改变,原发于椎体者栅状改变更为特异性,X射线的断层片与CT片更清楚地显示血管瘤的范围甚至于横突及小关节的病变及向椎管硬脑膜延伸的征象。血管造影更有临床价值。

三、治疗

骨血管瘤无症状时可定期观察,不需治疗,血管组织可由纤维组织代替,血管自行愈合。有临床症状者方需做如下治疗。

(一)放疗

骨血管瘤对放射疗法为中度敏感。适应证:①不适应手术治疗者;②手术切除不彻底者,用放疗消除残余的肿瘤组织。放射疗法会损害脊髓血管的内皮细胞,发生血栓,导致放射性脊髓炎,在选择治疗时应慎重。骨血管瘤对射线中度敏感,而手术出血多,危险性大,可因出血不止而手术难以进行,故以放疗为主,特别是脊椎血管瘤应首选放疗,效果良好,照射剂量多小于脊髓耐受量,为30 Gy左右。脊椎血管瘤伴截瘫也首选放疗,无效时再手术减压,不要热衷手术,以免意外发生,单纯放疗有效率可达85.7%。

（二）手术治疗

脊柱骨血管瘤侵犯脊髓引起截瘫时，若具备条件，可行椎体肿瘤切除脊髓前方减压，或行椎弓肿瘤切除脊髓后方减压，手术可解除肿瘤对脊髓的压迫，有利于脊髓功能的恢复。若条件不具备或术者手术经验不足，主张先放疗，放疗无效者再手术切除。术前放疗可减少出血，有利于手术的进行。对脊柱病理性骨折脱位，引起椎管狭窄，骨性压迫脊髓引起截瘫者，应尽早手术减压，术后放疗。四肢骨血管瘤特别是引起病理性骨折或功能障碍者，尽可能切除肿瘤，骨折复位，大块植骨内固定。病变广泛者也可作肿瘤段切除，再修复缺损，重建功能。颅骨血管瘤以手术切除为宜，大剂量照射可能损伤脑组织。

（三）血管栓塞治疗

国外应用比较多，通过选择性动脉造影，确定肿瘤的供血动脉，插入导管，从导管中注射栓塞剂，使血管发生栓塞，阻断肿瘤的血液供应，使肿瘤缩小，以缓解症状或使手术时出血减少，有利于手术彻底切除。此手术技术要求较高，关键是选择动脉进行栓塞，否则，将有可能导致血管性脊髓损伤。

（唐成琼）

第二节 骨巨细胞瘤

一、病因

骨巨细胞瘤的病因目前还不清楚。瘤组织血供丰富，质软而脆，似肉芽组织，有纤维机化区及出血区，按良性和恶性程度分为三度：一度为良性，巨细胞很多，少有细胞分裂。二度介于恶性或良性之间，间质细胞较多，巨细胞较一度为少。三度为恶性，发生少，间质细胞多，细胞核大，形态如肉瘤，细胞分裂多，巨细胞少而小，核数目也少，一、二度可转化为三度。

二、临床表现

本病多见于 20～40 岁患者，很少在 20 岁以前发生。好发于四肢长骨的骨端，其中以股骨下端、胫骨上端和桡骨下端最多，占全部病例的 60%～70%，尤多见于膝关节附近。局部疼痛是主要症状，伴有局部肿胀，且因骨质膨隆，扪诊时有捏乒乓球感。典型的 X 射线表现为肿瘤偏心性生长和蜂窝状、肥皂泡状的囊性阴影，肿瘤穿过骨皮质可形成软组织肿块。

三、治疗方法

（一）手术治疗

手术为骨巨细胞瘤的首选治疗方法，应尽量做局部广泛切除手术，对破坏范围小的 Ⅰ、Ⅱ 级病例，可考虑行刮除术。对少数破坏广泛且侵犯邻近重要神经和血管时的 Ⅱ 级、术后复发或 Ⅱ 级病例，可考虑做更大范围甚至截肢手术。但手术后易复发。Goldenberg 报道 218 例骨巨细胞瘤，手术后总复发率为 35%，单纯刮除者约为 77.8%，截肢者为 22.7%。但也有学者报道本病手术后有 60%～100% 可治愈。有学者认为整块切除是最佳手术方式。手术与放疗综合治疗可明显降低复发率和提高生存率。

(二)放疗

1.放疗适应证

(1)对不能彻底截除者,如骨、颅骨、脊椎骨等处,在局部刮除手术后2周即应放疗。

(2)刮除手术后有残留者。

(3)对于破坏广泛的Ⅰ、Ⅱ级和全部Ⅲ级者手术后宜补充放疗防止复发。

(4)不宜手术者或转移者,放疗有一定的作用,可控制发展,改善症状。

2.放疗技术

放疗范围根据X射线与CT提示肿瘤大小与软组织肿块的范围来决定,应包括肿全部肿瘤外2 cm与邻近肿胀的软组织,皮肤及过去做过经皮闭合穿刺点。如病变在长骨,则需包括瘤外5~7 cm,注意保护关节腔、脊髓等组织。椎骨巨细胞瘤如有脊髓压迫症,先做椎板减压,同时活检,然后放疗。良性型DT 4~5周40~50 Gy,恶性型应给予Dr 6~8周60~70 Gy。

有学者认为本病放疗后可增加恶变率,但骨巨细胞瘤本身就有10%~15%发生恶变,所以不能认为全是放疗所致的恶变。应注意对放疗结束后近期内出现的骨质吸收及后期的纤维囊性X射线影像学改变,切不可误认为恶变或复发而进行不必要的截肢,对此应有正确的判断和仔细地随访观察。放疗后3个月复查X射线,一般可见肿瘤缩小,可出现骨小梁再钙化。如放疗后一度病变钙化后又出现骨吸收应考虑癌变。另外,对于良性骨巨细胞瘤治疗5年后的复发者,应高度怀疑其发生了恶性转化,手术后恶变者比放疗后恶变者的组织学分级为低。

四、预后

5年生存率为60%~100%,复发率可在40%~80%,且复发者病理可升级,恶变或转移率为6.8%~30%。病理分级越高,预后越差。

(唐成琼)

第九章

皮肤科肿瘤的放射治疗

第一节 皮 肤 癌

一、病因与流行病学

皮肤癌在我国发病率较低,在澳大利亚和新西兰约占恶性肿瘤的一半,美国德克萨斯州占全部肿瘤的 35%,白种人是非白种人的 45 倍多。常见的皮肤癌有皮肤原位癌、基底细胞癌、鳞状细胞癌(30%)。发病因素与紫外线照射、宿主因素、电离辐射、化学致癌物质(焦油、沥青等)及某些皮肤癌前病变(如白癜风、着色性干皮病等)等有关。皮肤癌发展相当缓慢,恶性程度较低,转移较少。此病因位于体表,易于早期诊断和早期治疗,治愈率可达 90% 以上。

二、病理学与临床表现

(一)皮肤原位癌

1.鲍恩病(Bowen 病)

即皮肤原位癌,是一种较少见的早期皮肤癌,好发于躯干和臀部,最常见暴露于日光的部位,病变多数单发,初起为淡红或暗红色丘疹,渐融合汇成边缘清楚、并稍隆起的不规则形斑片,表面覆以厚痂,强行剥去,则露出颗粒状或乳头状浸润面。病理变化主要发生在表皮层内。

2.乳房外湿疹样癌(乳房外派杰病)

乳房外湿疹样癌较少见,好发于大汗腺分布部位,如肛门周围、会阴、外生殖器和腋窝等。临床表现似乳腺湿疹样癌,边缘清楚并略呈堤状隆起,中央部分湿润或糜烂,上覆少量鳞屑或结痂,病变限于基底层或基底层上部。

3.增殖性红斑

增殖性红斑好发于阴茎龟头,包皮和女阴。病灶为边缘清楚、略高于表面的红斑,表面干燥,如绒毯状,上覆灰白色、微亮的鳞屑。病理改变类似鲍恩病,但多核上皮巨细胞较少见。

(二)基底细胞癌

本病多发生在 40 岁以上,男性较多见,具局部侵袭性,但极少转移,好发于颜面及颈部,且多发生在眶周及鼻部。也可见于手背、前臂及上背部等,结节溃疡型最常见。病程长,初起为细小的犹状结节,渐增大,中心部形成浅在溃破面,继续扩展,则形成边缘清楚或边缘卷曲不整齐、呈鼠咬状之溃疡,溃疡面较大时,则具有特殊的破坏力,可侵及深层组织,严重者破坏骨组织。色素型呈浅表的扁平肿瘤,由蜡状小结节聚集而成,粒状表面有色素沉着,上面常有痂。表浅型呈中心萎缩或有斑痕,上覆鳞屑或结痂的斑点,可见边缘呈细线状隆起,可糜烂。少数囊肿型、硬斑型可不形成溃疡,但放疗敏感性较差。多数表浅型的浸润性小,放疗效果最好。

(三)鳞状细胞癌

中年尤其老年人较多,多由紫外线照射引起,恶性度较高。本病主要为局部浸润性生长也可外生性生长,与基底细胞癌相比发展较快,易转移至区域淋巴结,血行转移也较基底细胞癌常见。病灶多发生于头颈部,也可发生于躯干及四肢,早期临床表现与基底细胞癌相似,但发展快。肿瘤向深部发展,可侵犯肌肉和骨骼,形成较大溃疡并常引起继发感染。肿瘤向外发展,可形成乳头状或菜花状新生物,基底也可向深部扩展。表浅型、外突菜花型者深层侵犯较少,对放疗敏感;浸润型、溃疡型发展快,侵蚀性强,常有淋巴转移和骨破坏,对放疗敏感性稍差。

三、诊断与分期

(一)诊断

经久不愈或有少量出血的皮肤溃疡,结节性隆起,经久不消的红色瘢痕并出现表浅糜烂等,应警惕恶变的可能。仔细检查、准确记录肿瘤大小、直径、浸润深度和是否多发、淋巴结转移,应进行病理检查。

(二)分期

皮肤癌 TNM 分期系统见下述。

1.T 原发肿瘤

T_x:原发肿瘤无法评价。

T_0:无原发肿瘤证据。

T_{is}:原位癌。

T_1:肿瘤最大直径<2 cm。

T_2:肿瘤最大直径>2 cm,而<5 cm。

T_3:肿瘤最大直径>5 cm。

T_4:肿瘤侵犯深部皮肤外组织,如软骨、骨和肌肉。

注:同时多个原发病灶,依据最高的肿瘤分期,并在括号中表明肿瘤数目,如 $T_3(5)$。

2.N 区域淋巴结转移

N_x:区域淋巴结,无法评价。

N_0:无区域淋巴结转移。

N_1:有区域淋巴结转移。

3.M 远处转移

M_x:无远处转移无法评价。

M_0:无远处转移。

M_1:远处转移。

4.TNM 分期标准

0 期:$T_{is}N_0M_0$。

Ⅰ期：$T_1N_0M_0$。

Ⅱ期：T_2N_0M，T3N_0M_0$。

Ⅲ期：$T_3N_0M_0$，任何 TN_1M。

Ⅳ期：任何 T 任何 NM_1。

四、治疗原则

皮肤癌的治疗方法较多，有药物、电灼、激光、冷冻、手术和放疗等。外科切除和放疗都有很高的治愈率，所选择的治疗方式应在能根治的前提下，尽可能保护外观和功能。影响治疗方式选择的因素有病灶大小、肿瘤生长部位、是否累及毗邻的骨和软骨、侵犯的深度、肿瘤病理类型及分级、既往治疗史和患者的一般状况等。手术治疗是皮肤癌治疗的主要手段。病变较大，尤其累及骨或软骨时宜手术，术后需要时再做修补。对放疗后残留或复发病变、瘢痕癌放射区癌宜做手术，有淋巴结转移者做淋巴结清扫术。鲍恩病、乳房外湿疹样癌及增殖性红斑等皮肤原位癌，应首选手术，疗效较好。

五、放疗

(一)适应证

基底细胞癌和鳞状细胞癌病变较小或局限者，手术切除与放疗效果相似，但手术切除常遗留瘢痕，影响功能和美容，放疗则无这方面的缺陷。因此，当病灶位于头颈部，尤其是嘴、眼、耳或鼻的早期病变或头皮肿瘤与颅骨固定时应首选放疗；其他部位的病灶，有手术禁忌或不愿手术治疗者，也可首选根治性放疗。对于病期较晚、有区域淋巴结转移或软骨、骨侵犯者，可进行姑息放疗或与手术的综合治疗。术后放疗适用于切缘未净的鳞状细胞癌，对于这类患者，术后尽早放疗可以提高局部控制率和生存率。

(二)放疗技术

(1)颌面部的病变，应给予疗前洁齿，防止发生放射性骨坏死。

(2)皮肤癌的放疗常采用电子束治疗。可根据肿瘤大小、厚度和部位选择射线和射野，可选择深部 X 射线与低能 β 线(15 MeV 以下)，β 线有很陡的剂量跌落能保护正常组织，应用越来越多，要求 80%～90% 的等剂量曲线完整包括肿瘤，表面加 0.5 cm 厚填充物。

(3)照射范围与方法：①确定肿瘤界线，需用手摸，了解肿瘤范围并注意下层组织是否浸润。②根据病变范围设计照射野，照射范围包括肿瘤及其边缘外 0.5～1.0 cm 正常组织，若肿瘤浸润性生长，手触边缘不清楚或肿瘤较大时可扩大至 3～4 cm。周围的红晕区也应包括在内。③一般采用垂直照射，对于病变较大的皮肤癌或巨大菜花状肿瘤或为了保护重要深部组织(如脑等)，应尽可能采用切线加垂直照射或多野照射或电子束照射。④有区域淋巴转移者可连同病灶一起照射，或另设野照射。区域淋巴结一般不做预防性照射。⑤邻近不同部位，特别是不在同一平面(如鼻尖和鼻旁)的多发性肿瘤，应分别设野照射。⑥根据照射野大小剪出各种相应形状的铅皮或铸铅模，以保护周围正常组织。眼睑皮肤癌要注意保护角膜和晶体。

(4)照射剂量：小病灶应肿瘤外扩 1 cm，较大病灶应在肿瘤外扩 2～3 cm，当剂量在 30～40 Gy 时，调整射野和外扩 1 cm 和降低能量，总照射剂量 6～7 周 60～70 Gy。

常规分割时，肿瘤区变为平坦柔软之肉芽面，但尚未形成放射性溃疡时即可停止照射。

(5)放疗中的注意事项：放疗前冲洗换药，以控制感染；放疗中每天或隔天更换敷料，注意病情变化,防止继发感染;治疗结束后也需继续换药,直至愈合。

(三)放疗反应

主要放疗反应为急性皮肤反应及慢性放射性皮炎。急性皮肤反应分为 3 度。

1. Ⅰ度反应

在常规放疗的情况下,先有红斑,接着是脱皮、色素沉着。可以用放射防护药膏减轻症状。

2. Ⅱ度反应

湿性脱皮,真皮层暴露。可出现湿性脱皮、白膜反应等,局部皮肤可用 0.5% 氢化可的松软膏,对眼球的反应可用 2.5% 可的松混悬液滴眼。

3. Ⅲ度反应

溃疡、坏死,溃疡区渗液增多。慢性放射性皮炎表现为放疗后皮肤萎缩或增厚、干燥、皲裂。较严重的是后期发生的毛细血管扩张和纤维化。眼周围皮肤癌放疗时易损伤角膜和晶体,应注意保护。放射性溃疡极少见,一旦发生,可用 α_2 巨球蛋白、维生素 B_{12} 或中药治疗,若经久不愈,则可用手术治疗。

(四)放疗疗效

皮肤癌单纯放疗有较好的效果,放疗病变完全消失者为 98.7%,5 年生存率为 90.73%,复发皮肤癌为 83.62%,疗后保持面容效果好或可接受占 92.62%。影响预后的主要因素是病理类型和肿瘤大小。基底细胞癌 5 年生存率为 94.4%,鳞癌为 77.1%;肿瘤 <3 cm 者 5 年生存率为 92.0%,3～5 cm 者为 77.3%,>5 cm 者为 67%。

(唐成琼)

第二节　皮肤恶性黑色素瘤

一、概述

恶性黑色素瘤又称为黑色素瘤,是指来源于基底层(神经嵴)的黑色素细胞在免疫缺陷、遗传因素及多种理化因素等影响下恶变而形成的一种恶性肿瘤,发病呈明显上升的趋势,常见于浅色人种。长期紫外线照射,有发育不良的痣或家族史者危险性高,慢性摩擦损伤可能为恶变的病因。男性多在躯干,女性多在四肢。恶性黑色素瘤的生物学行为高度恶性。早期即可发生区域淋巴结及血行转移。即使经根治性手术后亦可复发或转移;对晚期有转移的患者,放疗和化疗很少能明显延长存活。在几种常见恶性肿瘤中,恶性黑色素瘤的无病存活及带瘤存活的比率很低。

二、诊断与分期

(一)诊断

当皮肤病变出现以下症状时,应完整切除并进行病理检查。①棕色及黑色加深或褪色;②病变区域增大;③原斑块病变出现表面隆起;④持续瘙痒、结痂或出血;⑤出现卫星病灶;⑥出现锯齿状变化。

(二)分期

恶性黑色素瘤 AJCC 的 TNM 分期见下述。

1.T 原发肿瘤

T_x:原发肿瘤无法评价(有过活检或肿瘤退变)。

T_{is}:原位癌。

T_1:肿瘤厚度≤1 mm。

T_{1a}:肿瘤无溃疡,Clark 分类Ⅱ和Ⅲ度。

T_{1b}:肿瘤有溃疡或 Clark 分类Ⅳ和Ⅵ度。

T_2:肿瘤厚度 1.01～2 mm。

T_{2a}:无溃疡。

T_{2b}:有溃疡。

T_3:肿瘤厚度 2.01～4 mm。

T_{3a}:无溃疡。

T_{3b}:有溃疡。

T_4:肿瘤厚度>4 mm。

T_{4a}:无溃疡。

T_{4b}:有溃疡。

2.N 区域淋巴结

N_x:区域淋巴结无法评价。

N_1:1(个)淋巴结转移。

N_{1a}:镜下淋巴结转移。

N_{1b}:肉眼淋巴结转移。

N_2:2～3 个局部淋巴结转移或无局部转移但有淋巴结转移。

N_{2a}:镜下(临床隐形转移)。

N_{2b}:肉眼(临床显形转移)。

N_{2c}:有卫星灶,或有淋巴引流管转移。

N_3:4 个以上淋巴结转移或融合淋巴结转移,淋巴结转移伴卫星灶,或伴有淋巴引流管转移。

3.M 向远处转移

M_x:无远处转移,无法评价。

M_1:任何部位远处转移。

M_{1a}:皮肤、软组织或病灶外结节转移。

M_{1b}:肺转移。

M_{1c}:其他内脏受累或同时伴血清 LDH 升高。

三、治疗

手术是治疗黑色素瘤的一种主要方法,需进行病灶广泛切除,保证切缘阴性。中晚期病变加区域淋巴结清扫。Ⅰ～Ⅱ期病变手术治愈率为 90%。尽管全身化疗的缓解率很低,但对晚期恶性黑色素瘤仍是主要的治疗手法。达卡巴嗪是最有效的治疗转移性恶性黑色素瘤的化疗药物。以往认为黑色素瘤对放射抗拒,现认识到该瘤对大分割照射有较好的敏感性。放疗常可减轻转移性恶性黑色素瘤的症状,特别是对有中枢神经系统和骨骼转移的患者。放疗对Ⅲ期恶性黑色素瘤淋巴结切除术后及发生远处转移的恶性黑色素瘤有局部控制作用。

四、放疗目的与适应证

(一)根治性放疗

(1)肿瘤位于头颈部、足跟等部位,为不影响功能和美容可首选根治性放疗。

(2)有手术禁忌证及患者拒绝手术者也可进行根治性放疗。

(二)术前放疗

适应于身体各部位的黑色素瘤。术前放疗有助于防止肿瘤扩散,并能提高生存率。

(三)术后放疗

手术后对原发肿瘤区及区域淋巴区做预防性放疗,能降低局部复发率。

(四)姑息放疗

大分割照射对全身各部位的转移灶均有一定姑息作用,尤其是皮肤与软组织的转移灶有较好疗效。

五、低(大)分割放疗的原理

黑色素瘤对常规分割照射抗拒是因为黑色素瘤的细胞辐射存活曲线有一宽大的"肩区",Dq值为2.74~2.92 Gy。这是由于:①黑色素含乏氧细胞多;②黑色素细胞对放射敏感性有明显的异质性(个体差异和病灶差异),α/β比值从小到大幅度很大(2.5~18 Gy)其中a/p比值≤5 Gy者辐射存活曲线"肩区"宽大,辐射引起的亚致死损伤的修复能力很强;③在放疗过程中可迅速再增殖。采用低(大)分割照射(每周少于5次,每次>2 Gy)的作用机制是降低黑色素瘤细胞对辐射损伤的修复能力,从而提高瘤细胞的辐射效应,而对乏氧细胞用大分割照射则不利。

六、放疗技术

用深部X射线或低能量β线进行照射,能量依病变厚度选择,肿瘤靶区剂量不能小于90%,β线治疗加约0.5 cm的填充物。黑色素瘤低(大)分割放疗多为每周照射2次、每次4~6 Gy,总量40 Gy左右;或分次剂量为2.5~3.5 Gy/F,每周3~5次相当于总剂量70~80 Gy/35 F。原位癌外放1 cm,厚度小于1 mm者为2 cm边界,而1~4 mm或大于4 mm者为3 cm边界。对于眶区、鼻部等部位的肿瘤,可行术后CRT或IMRT,靶区应严格控制,一般原肿瘤位置外扩5~10 mm即可。黑色素的放射效应与总剂量无明显关系,而与分次剂量密切相关,故总剂量一般不超过40 Gy。另外,肿瘤被照射后有一段逐步消退的过程,一般要观察数月。但也有学者认为低(大)分割照射效果与常规分割照射无差异,用常规分割照射时剂量应达65~70 Gy或以上。

七、预后因素

(一)病理学与预后因素

(1)表浅扩散型占70%,呈扁平放射性生长。5年生存率为70%。

(2)结节型占15%~30%,可直接向真皮穿透,5年生存率为45%。

(3)雀斑型占4%~10%,好发老年妇女的头颈部,5年生存率为95%。

皮肤浸润深度和病变厚度对预后有明显的影响:原发肿瘤厚度<0.76 mm,淋巴结转移率

＜1％,5 年生存率为 96％～99％;原发肿瘤厚度为 0.76～1.5 mm,淋巴结转移率为 10％～15％,5 年生存率为 87％～94％;原发肿瘤厚度为 1.51～4.0 mm,淋巴结转移率为 20％～40％,5 年生存率为 66％～77％;原发肿瘤厚度＞4.0 mm,淋巴结转移率为 50％～65％,5 年生存率＜50％。

(二)分割照射方式与预后因素

低(大)分割照射的疗效明显好于常规照射者,Habermals 等用分次量＞6 Gy,每周 1～2 次,总剂量 30～40 Gy 的治疗皮肤转移 33 例,有效率为 88％,而分次量 2～2.5 Gy 治疗的 11 例只有 1 例有效。Harwood 等报道头颈部黏膜黑色素分次量＞4 Gy 的病灶完全消失率达 86％,而分次量＜4 Gy 仅 28％。Strauss 等用分次量 3～4 Gy,总剂量 21～33 Gy 治疗颅内转移性黑色素瘤 12 例仅 3 例缓解,而用分次量 47 Gy 治疗的 6 例全部好转。也有人报道颅内黑色素瘤低、高分次量照射效果相似,但高分次量照射引起较严重的晚期并发症,故对颅内黑色素瘤的适宜分次照射方法值得进一步探讨,特别是对重要功能区要慎用大分割照射。虽然有报道对低(大)分割照射法提出质疑,但这可能与作用机制和不同肿瘤细胞的生物学特性有关。低(大)分割照射的主要机制为降低瘤细胞对放射线的亚致死损伤修复能力,而常规分割或超分割放疗则主要是针对乏氧细胞。另外,黑色素瘤有明显的放射敏感异质性,其 a/p 比值在 6～18 Gy 或 2.5～15 Gy;a/p 比值小者(≤5 Gy)表明存活曲线的肩部宽,细胞对放射损伤的修复能力强,也支持采用大分割治疗。国内首次报道 1 例用大分割照射治愈的病例。因此,对黑色素瘤的放疗方案应个体化处理(不同病例和不同病灶),建议对病灶附近无重要晚发反应性正常组织的患者可用低(大)分割放疗。

（唐成琼）

第十章

其他科室肿瘤的放射治疗

第一节 口 腔 癌

一、概述

口腔癌是头颈部较常见的恶性肿瘤。唇癌在解剖上和治疗上与口腔的关系密切,故将其一起讨论。据统计,口腔癌约占全身恶性肿瘤的 1％,占头颈部恶性肿瘤的 12％,居头颈恶性肿瘤的第 4 位。口腔癌包括唇、舌(前 2/3)、口底、颊黏膜上下齿龈和硬腭部、磨牙后三角部位的癌。最常见的病理类型是鳞癌,占 90％以上,少数为小涎腺肿瘤、腺癌或其他类型。

(一)病因

口腔癌的发病可能与黏膜白斑病,长期异物刺激摩擦、吸烟、饮酒(不肯定)、嚼槟榔、人乳头状瘤病毒(HPV)感染、紫外线、口腔卫生差等因素有关。

(二)临床表现

口腔癌的临床表现及预后跟其发生部位、组织学类型和肿瘤分期有关。大部分的口腔癌都原发于口腔黏膜表面,所以直视下仔细观察和触摸非常必要且非常重要。尽管所有口腔癌均容易发现,但易被患者或医师忽略。晚期病变常常浸润深部结构如肌肉和骨,与周围器官粘连固定,导致相应临床症状。口腔癌约 1/3 会出现淋巴结转移。T 分期高,病灶靠近中线,都是淋巴结转移的危险因素。口腔癌的淋巴结转移率也与肿瘤的部位有关,颈部转移率自高到低依次为舌、口底、下牙龈、颊黏膜、上牙龈、硬腭与唇。绝大多数颈部转移位于 Ⅰ～Ⅲ区,且大多按由近到远的顺序转移。靠近中线病灶可出现双侧淋巴结转移。口腔癌一般较晚出现远处转移,大多远处转移的患者也同时合并局部或区域复发。

(三)分期

口腔癌目前较常用 AJCC TNM 分期系统,注意不包括非上皮组织如淋巴组织、软组织、骨和软骨来源肿瘤。

1.T 原发肿瘤

T_x:原发肿瘤不能评价。

T_0:没有原发肿瘤的依据。

T_{is}:原位癌。

T_1:肿瘤最大直径≤2 cm。

T_2:肿瘤最大直径>2 cm 但≤4 cm。

T_3:肿瘤最大直径>4 cm。

T_{4a}:唇表现为肿瘤侵犯骨皮质,下牙神经,口底,或面部皮肤(颏部或鼻)。口腔表现为肿瘤侵犯邻近结构例如穿透骨皮质(下颌骨或上颌骨)浸润至深部舌肌、上颌窦、面部皮肤。(注意:原发齿龈癌仅对骨/牙槽的表浅侵蚀并不能归为 T_4)。

T_{4b}:肿瘤侵犯咀嚼肌间隙、翼板或颅底和/或包绕颈内动脉。

2.N 区域淋巴结

N_x:区域淋巴结情况不能评价。

N_0:临床检查淋巴结阴性。

N_1:同侧单个淋巴结转移,其最大径≤3 cm。

N_2:同侧单个淋巴结转移,其最大径>3 cm 但<6 cm;或同侧多个淋巴结转移,但其最大径均≤6 cm;或双侧对侧淋巴结转移,但其最大径均≤6 cm。

N_{2a}:同侧单个淋巴结转移,其最大径>3 cm 但≤6 cm。

N_{2b}:同侧多个淋巴结转移,但其最大径均≤6 cm。

N_{2c}:双侧或对侧淋巴结转移,但其最大径均≤6 cm。

N_3:转移淋巴结的最大径>6 cm。

3.M 远处转移

M_0:无远处转移。

M_1:有远处转移。

4.G 组织学分级

G_x:分级不可评估。

G_1:分化良好。

G_2:中度分化。

G_3:低度分化或分化差。

G_4:未分化。

5.TNM 分期标准

0 期:$T_{is}N_0M_0$。

Ⅰ期:$T_1N_0M_0$。

Ⅱ期:$T_2N_0M_0$。

Ⅲ期:$T_3N_0M_0$,$T_{1\sim3}N_2M_0$。

ⅣA 期:$T_{4a}N_{0\sim1}M_0$,$T_{1\sim4a}N_2M_0$。

ⅣB 期:任何 TN_3M_0,T_{4b}任何 NM_0。

ⅣC 期:任何 T,任何 N,M_1。

(四)治疗

治疗前应该对患者进行详细的体格检查,确定原发病灶的位置和侵犯范围,评估可能发生的淋巴结转移。CT、MRI 检查能够帮助确定肿瘤的范围(尤其是深部侵犯),发现可能存在的骨侵犯,并显示局部淋巴结。对于磨牙后三角区病灶,MRI 对于评估肌肉侵犯非常有用。不推荐常规行 PET 检查。

不同部位口腔癌在治疗上有类似之处。由于根治手术可造成伤残,影响患者的美容、功能、生活和工作,所以首选的治疗方法需由外科专家和放疗专家共同商议确定。对于早期病灶（T_1到早 T_2），手术和放疗的疗效相似,在大部分口腔部位,单纯手术或单纯放疗都能够获得非常好的局部控制和生存率（85％～90％）。放疗后残存灶经手术挽救仍可获得较好的疗效。手术未能彻底切除或存在复发危险病理因素也可进行术后放疗（或同步放化疗）。治疗模式的选择要根据功能保全要求和可容忍的治疗不良反应来决定。一般来讲,如果不会造成残疾影响美容和功能,早期癌可首选手术治疗。如果手术有以上不利风险,则首选放疗。中期病灶（大 T_2 到早 T_3）常采取的治疗方式为单纯放疗或手术＋放疗,控制率在 60％～80％。对于局部晚期病灶（大 T_3 或 T_4），大部分情况需要放疗加手术（术前或术后放疗）因为单一的治疗模式下肿瘤的控制率较低（≤30％）。对于单纯术后局部复发肿瘤,可以采取手术挽救治疗后再行术后放疗或术后同步放化疗,或者姑息放疗。对根治性放疗或放化疗后局部复发肿瘤可以用手术挽救治疗,姑息化疗,或者最佳支持治疗。对失去手术机会的晚期患者,放疗加化疗可达到姑息减症作用。

对于口腔癌放疗来说,口腔准备与护理非常重要。无论有无牙齿,所有照射上颌骨或下颌骨任一部分的患者都必须在放疗前做全面的口腔科检查。放疗医师应该告知患者的牙科医师其接受的照射范围和剂量。为了提供合适的治疗前意见,牙科医师应该熟悉可能的放疗后并发症,比如龋齿和放射性骨坏死。放疗后患者的口腔愈合功能将终身受到影响,尤其当牙齿被拔除后因牙槽骨抗感染和修复能力差可导致放射性骨坏死。患者在放疗后拔除牙齿或对受照骨做有创操作前必须咨询放疗医师。

治疗前口腔评估的一个重要目的就是决定照射范围内的牙齿是否能在治疗后长期保持在一个健康的状态。因为至少在放疗后 3～5 年,患者不能拔牙。为了减少未来放射性骨坏死的风险,如果受照剂量高于 55 Gy,有高危牙科因素的患齿应该在治疗前拔除。推荐拔牙后到放疗前有 14～21 d 的愈合时间,至少不应短于 7～10 d。因此应合理安排牙科处理时间,以免延迟肿瘤治疗。拔除健康牙齿并不能减少放射性骨坏死的风险,故应当避免。对大唾液腺做放疗的患者有终身发生猖獗龋的风险,每天必须使用氟化物以预防龋齿。放疗医师应该密切随访患者治疗后的口腔状况,防止晚期放疗后遗症的发生,包括张口困难、口干、龋齿、口腔念珠菌病等。

二、舌癌

(一)概述

据统计,我国舌癌占口腔癌的 40％,在口腔癌中居第 1 位。好发年龄为 50～70 岁,男性多于女性。好发部位在舌的侧缘特别是中 1/3 侧缘,其次为舌腹及舌背舌尖最少。其发病与口腔卫生不良,长期嗜好烟酒,局部创伤（多为牙齿残根、不适合的义齿）等因素有关。临床上有的舌嘉有明显的癌前病变史,主要是白斑,有时可能为扁平藓。

(二)应用解剖和淋巴引流

舌是一个主司语言、吞咽、咀嚼、味觉和口腔清洁的肌性器官。界沟把舌分成口腔部（舌前 2/3）和咽部（舌根,舌后 1/3）。舌根癌归入口咽癌中讨论。口腔舌分为舌背、舌腹和舌侧缘,中线肌间纤维间隔将舌分为左右两半。轮廓乳头是最大的味蕾；直径 12 mm,位于界沟的前方。舌肌分为舌内肌（起止于舌内）和舌外肌（起于骨止于舌内）。口腔舌具有 3 个淋巴引流路径：舌尖引流至颌下淋巴结；舌侧部的淋巴引流至颌下淋巴结并进一步引流至颈深淋巴结；舌中间部的淋巴结直接引流至下颈深淋巴结。约15％的患者淋巴结转移绕过Ⅱ区直接转移至Ⅲ区和Ⅳ区。淋巴引流多为单侧,较少引流至对侧淋巴系统。

(三)病理和扩散方式

95％的口腔舌癌为中分化或高分化鳞癌。舌活动部癌常以局部侵犯为主,可直接侵犯口底、咽前柱、舌腹侧、下颌骨。在口腔癌中,舌癌的区域淋巴结转移发生率最高,为60％～80％,而45％的口腔舌癌患者在初诊时即有临床阳性的淋巴结,5％为双侧,若原发癌累及中线,对侧颈转移机会可明显增多。舌癌最常见二腹肌淋巴结转移,其次为颌下淋巴结和中颈淋巴结,颏下淋巴结转移较少见,少数可发生锁骨上转移。远处转移较少见。

(四)临床表现、诊断

口腔舌癌患者经常表现为舌刺激不适感或异物感。体检发现舌部硬结、糜烂或溃疡。当肿瘤向深部浸润,可出现舌活动受限,会影响言语和吞咽功能。进展期溃疡型病灶常会有恶臭和疼痛。舌和口底的触诊、视诊和舌移动度的评估会帮助确定原发灶的范围。CT/MRI检查有助于了解大病灶的深部侵犯范围及评估颈部淋巴结情况,确定 T 和 N 分期。

(五)治疗原则

治疗方法根据原发肿瘤的大小、部位、生长类型和淋巴结转移情况确定。

1.早期病灶(T_1和表浅 T_2)

在控制口腔舌癌较小病灶方面,手术和放疗是同等有效的。表浅的界限清楚的病灶仅用单纯切除术就可治愈,并且功能保留良好。对于术后病理提示切缘阳性或近切缘、多发颈淋巴结转移、血管侵犯、淋巴结破包膜、神经侵犯等不良因素,推荐术后放疗。虽然根治性放疗是安全的,严重放疗并发症的风险较低,但仍首选手术治疗,因为考虑到放疗后存在持续数月到数年的放射性骨坏死和软组织坏死的可能性。如果患者拒绝手术或预计手术并发症的风险较高,可予根治性的放疗。口腔舌癌放疗可采用外照射＋组织间插植或口腔照射筒推量,或单纯组织间插植治疗。单纯外照射的治疗效果欠佳。

2.中晚期病灶(大 T_2 和 T_3)

中晚期病灶常采用舌部分切除术＋术后放疗。组合模式的治疗具有较高的治愈率。术前放疗很少应用,因为未照射时外科医师容易确定肿瘤的范围。术前放疗也会导致术后并发症的风险增高。

3.晚期病灶(T_4)

T_4期舌癌治愈的可能性较低。早 T_4肿瘤可能适合采取舌部分切除术＋辅助放疗。更晚期的病变需要做全舌切除术±全喉切除术(为了防止误吸)和重建术。对病变不能切除的肿瘤患者,可采用术前放疗至少50 Gy/25 F,以增加手术切除率或允许外科医师切除更加彻底。对于一般状况差的患者或同时有晚期颈部转移的患者可采取姑息放疗。

(六)放疗

外照射治疗＋近距离放疗口腔舌癌是非常有效的,对原发灶可达到较满意的局部控制,且可保持舌的正常功能。可采用外照射 1.6 Gy,每天 2 次,到 32 Gy＋组织间插植给量 35～40 Gy。这种技术减少了总治疗时间和避免了较大的分割剂量(30 Gy/10 F,2 周)。外照射＋组织间插植也可成功挽救 T_1 和 T_2病灶根治术后病理切缘阳性的患者。

与组织间插植相比较,口腔筒放疗使得下颌骨的剂量较低,也不需要麻醉或住院,并发症的风险也较小。可采用方案为口腔筒电子束或常压 X 线照射:3 Gy×(8～9)F(每周 5 F)＋外照射

(包括原发灶和颈部)30 Gy/10 F 或 32 Gy/1.6 Gy,2 周,每天 2 次。如果是分段治疗(时间间隔 1～2 周),则应相应提高外照射剂量。

适形调强放疗(IMRT)由于靶区的适形度高,可大大降低周围正常组织的高剂量照射体积和剂量,但应注意的是,舌是一个活动的器官,而且局部浸润性生长的趋势明显,因此在勾画 GTV 和 CTV 时应予以高度重视,以免遗漏靶区,甚至有的专家不主张行 IMRT。

在口腔舌癌中亚临床颈淋巴结转移较常见,随着肿瘤的厚度增加隐匿性颈淋巴结转移的风险也将增大,在肿瘤的厚度≥2～5 mm 时行选择性的颈部治疗非常重要。若没有行选择性颈部照射,40％左右的患者会颈部复发。对 T_2～T_4 的病灶,推荐对临床阴性颈部做选择性的治疗,剂量至少大于 40 Gy。若不做颈部预防治疗等复发后再做补救治疗则预后明显变差。

1.T_1 和 T_2 肿瘤

对于单纯放疗,减少总治疗时间是口腔舌察治疗成功的关键。分化良好的肿瘤且厚度4 mm以下用单纯近距离放疗是最佳的。瘤体越小,效果越好。此法的优点是疗程短,全身反应较轻,可保存舌的功能,不致影响患者治疗后的生活和工作能力。组织间插植可通过包埋于尼龙条中硬绝针或塑料管技术(铱)来实现。由于操作技术上的困难,尼龙条包埋硬龟针的方法只在肿瘤相对表浅的情况下采用。多数情况下可首选塑料管技术。总剂量达(65～70)Gy/(5～7)d。

口腔筒接触 X 线照射是一种局限性的放疗手段,适用于舌的前部或口底前部的早期病变,病灶的厚度不要超过 0.5 cm,需要与外照射配合治疗,也可选用合适能量的电子线和适当大小的限光筒进行照射。口腔筒放疗应该在外照射之前做,因为患者的耐受性更好并且能够清楚确定病灶边界。

分化差的舌癌患者,以及侵犯深度 5 mm 以上的,应该用外照射和近距离放疗的组合治疗模式。单独使用组织间插植或外照射,其疗效均差。宜先用外照射,使瘤体缩小和抑制外围的肿瘤细胞,并能控制舌癌伴有的炎症,然后再行组织间照射。外照射技术:放射源可选用 4～6 MV 高能 X 射线,8～12 MeV 电子线。仰卧位,含口含器将舌体下压,使之与上分开使照射野内的正常组织体积最小。常规用头部固定器。平行对穿野设野包括原发灶和 Ⅰ,Ⅱ 区淋巴引流区。上界:舌背上 1.5～2 cm。下界:包括Ⅱ区。前界:以避开下唇为度。后界:以包括颈深上淋巴结为准。患侧野与对侧野的权重分配是 3:2 给量 30 Gy/10F,每天 1 次,或者 32～38.4 Gy,1.6 Gy/F,每天 2 次,2～2.5 周。Ⅲ区和Ⅳ区淋巴结采用颈前切线野照射技术。

外照射完成后,用组织间插植加量 35～40 Gy。两者间隔的时间不宜过长,一般为 1～2 周。

2.T_3 和 T_4 肿瘤

大多数患者采用手术＋术后放疗的治疗模式。术后放疗剂量依赖于切缘状态;阴性切缘患者一般接受 60 Gy/30 F。对于阳性切缘/有多个危险因素/手术和术后放疗起始间隔超过 6 周的患者应该考虑改变分割方式。可选择的方案是 74.4 Gy,1.2 Gy/F,6.5 周,每周 2 次。对于高危的情况推荐同步顺铂化疗。设计照射野应包括原发病灶和两侧颈部淋巴引流区。如果颈淋巴结受累则初始野应伸展至颅底以包括咽后淋巴结。在切口上放置凡士林纱布团以确保足够的表面剂量。除非双侧颈淋巴结阳性,可以采用 IMRT 技术保护对侧腮腺。不完全切除的 T_3 和 T_4 肿瘤患者预后较差,治疗可采取外照射剂量 74.4～76.8 Gy,1.2 Gy/F,6.5 周,每周 2 次＋同步化疗。此后,评估患者情况以决定进一步行手术切除残留原发灶还是做组织间插植。首选残留灶切除,因为增加近距离放疗会带来较高的组织坏死风险。那些病情进展情况较差的不适合积极治疗的口腔舌癌患者,则行姑息放疗,可采用 30 Gy,10F、2 周或 20 Gy/2 F,分割间隔 1 周。

(七)并发症

放疗后,患者可能会诉舌的敏感性增加,甚至在黏膜已经修复后。治疗后 1~3 个月,味觉倾向于改善,但是因为口干症放疗后的味觉感知力会减低。小的、自限性的软组织坏死较常见,应与肿瘤复发鉴别并排除复发可能性。对于坏死病灶,可采取保守治疗。对于保守治疗无效的进展的较大坏死灶可采用高压氧治疗。持续存在的大坏死灶通常伴随骨坏死,外科手术是最后的治疗手段。

放射性骨坏死并不常见,起始于放疗后的 1 个月到数年。在接受较高分割量/肿瘤侵犯骨的患者中相对多见。骨坏死的治疗常需数月,处理与软组织坏死类似。放射所致的口干症是常见的,跟唾液腺组织的受照体积和照射剂量有关。用近距离放疗或口腔筒放疗没有外照射的患者常能保留唾液腺功能。

有资料证实,对于 T_1 和 T_2 病灶,比较手术±放疗与单纯放疗,其严重并发症发生率的差异并不明显但对 T_3 期病灶,手术治疗模式严重并发症的发生率明显增高。

(八)预后

放疗的局控率主要与肿瘤的大小和原发灶的浸润深度有关,与肿瘤的分化程度关系不大。

舌癌治疗后总的 5 年生存率为 50% 左右。预后主要取决因素;①临床分期。病期的早晚是影响疗效的主要因素。5 年生存率Ⅰ期为 80%~90%,Ⅱ期为 60%~80%,Ⅲ期仅为 30%~70%,Ⅳ期为 10%~40%。有颈淋巴结转移者预后不佳,而在颈部临床阴性的患者中颈部复发后再行挽救治疗的 5 年生存率仅为预防性颈淋巴结清除术后 5 年生存率的一半。所以在舌癌治疗中,正确处理颈淋巴结是一个重要问题。②肿瘤部位及生长方式。舌尖部瘤除晚期外,一般预后较其他部位者为好,舌后部的预后差。浸润性生长的肿瘤较外突型效果差。③治疗方法。单纯外照射的疗效要比外照射＋组织间插植者差。总体来说,包含手术的治疗模式比单纯放疗的疗效好。

三、口底癌

口底癌占口腔癌的 10%~15%。病因与吸烟、酒和口腔卫生差有关,口底白斑易发生恶变。好发年龄为 50~70 岁,男性多于女性。病理类型以中高分化癌为主,也有来源于腺组织的肿瘤,如腺样囊性癌、黏液表皮样癌等。

(一)解剖及扩散类型

口底为位于下颌骨间的 U 形区域,前为下牙弓,上为舌腹面,后界为腭舌弓,深层为颏舌骨肌。口底黏膜下有舌下腺、颌下腺前部及其导管。口底癌好发于中线附近、口底的前部、颌下腺开口的周围,易侵及下颌神经管并沿此管生长。常侵及舌,早期即可引起舌运动受限。肿瘤可直接侵犯疏松的颏下,颌下间隙和舌肌,也可侵犯下齿龈、下颌骨和颌下腺。口底癌区域淋巴结转移率较高,就诊时约 30% 的患者伴有颈淋巴结转移,主要转移至颌下淋巴结,其次为二腹肌淋巴结,颈中深淋巴结,少数可转移至颏下淋巴结,其中 20% 发生双颈淋巴结转移。淋巴结转移率与肿瘤的大小和浸润的深度密切相关。临床检查颈淋巴结转移率 T_1 约为 10%,T_2 为 25%,T_3 为 50%,T_4 为 70%,约 20% 的患者为亚临床颈淋巴结转移。口底癌的远处转移率约占 9%,常见受累器官为肺、肝、骨和纵隔。约有 1/4 的口底鳞癌患者可发生上呼吸道、消化道第二原发肿瘤。

(二)临床表现和分期

早期患者可自觉舌尖触及异物感,晚期患者可有疼痛、出血、口水多、讲话困难和牙齿松动如果病变与下颌骨关系密切,应行下颌骨 CT 或 MRI,以除外下颌骨受侵。增强 CT/MRI 检查是分期的必查项目。

(三)治疗原则

(1)早期(T_1和表浅 T_2)病灶采用手术切除或放疗都可以获得较好的疗效。

(2)T_2、T_3(早期外生型)可做全程放疗,残存病灶可行手术挽救。

(3)可手术切除的晚期病变(T_3、T_4)首选手术与放射的综合治疗(术前或术后放疗)。

(4)颈部淋巴结转移率高,应考虑行选择性颈清扫或预防性放疗。

(5)少数失去手术机会的晚期患者可行姑息性放疗,但疗效差。

(四)放疗

口底癌的放疗方式包括外照射和组织间照射。

1.外照射

取仰卧位,头颈部面置固定。照射范围包括原发灶区、颈部转移及亚临床灶。常规放疗时在模拟机透视下定位,设两侧平行相对野,上界在含口含器状态下设在舌背上 1~1.5 cm,下界至甲状软骨切迹,后界至椎体后缘,根据病变范围尽可能保护腮腺组织,避开上下唇。根治性放疗剂量为 DT 7 周 70 Gy,术前放疗 DT 5 周 50 Gy,休息 2 周后行手术治疗。适合单纯放疗的早期病变可在 DT 5 周 50 Gy 后,行局部组织间插植治疗 20 Gy。对切除不净或切除不够的病例,应做术后放疗,DT 6~7 周 60~70 Gy。注意保护脊髓。对 T_1N_0、T_2N_0 病例应做颌下、颏下及上颈淋巴结预防性照射,下颈和锁骨上一般不做常规预防性照射。$T_{2\sim3}N_{1\sim2}$ 的晚期病例应行下颈和锁骨上预防性放疗。

可行三维适形调强放疗,根据 CT/MRI 在照射区域进行靶区勾画,术后放疗患者的术前 CT/MRI,手术记录,银夹标记和病理报告对照射野的设计极具参考价值。需要勾画的正常组织有脊髓、脑干、颞颌关节、下颌骨、腮腺等。

2.组织间照射

对早期病变可行单纯组织间插植近距离治疗。病变与下颌骨的最近距离应大于 5 mm 剂量与分割方法为每次 15~20 Gy,(1~2)次/(1~3)周。也可采用超分割技术,每次剂量不超过 5 Gy,4~5 F 完成。治疗时注意下颌骨的剂量不宜过高。

(五)并发症

早期以口腔黏膜炎、味觉丧失常见,晚期并发症有局限软组织坏死,难以愈合的溃疡伴感染及疼痛,以及放射性骨坏死等。对症治疗可采用抗生素、局麻药、己酮可可碱及高压氧,必要时可手术。

(六)预后

早期口底癌的疗效较好,晚期较差。预后与 T 分期、有无颈巴结转移密切相关。5 年生存率Ⅰ~Ⅱ期分别为 80%、50%~60%,晚期病例单纯放疗的 3 年生存率不到 25%。对于晚期病例采用放疗与手术综合治疗可提高疗效,控制率明显高于单纯手术和单纯放疗者。

四、齿龈癌

齿龈癌好发于老年男性,约 80% 的齿龈癌起源于下齿龈,其中 60% 发生于前磨牙的后部多数为鳞状细胞癌。在诊断上齿龈癌应注意与上颌窦的原发癌相鉴别。齿龈癌位置表浅,易被发现,但由于患者疏忽,就诊时多属晚期。

（一）解剖及扩散类型

齿龈覆盖子牙槽嵴之上。上齿龈由上颌骨的齿龈缘构成，表面覆盖黏膜和牙齿，并延伸至硬腭。下齿龈从龈颊沟至口底的范围内，覆盖在下颌骨齿槽突的表面，但不包括磨牙后区齿槽突基底部。

上齿龈癌常直接侵犯上颌窦或上龈颊沟，下齿龈癌就诊时下颌骨受侵率约为 50%，也可侵犯磨牙后三角，邻近的颊黏膜及口底。

上、下齿龈癌的淋巴结转移方式相似。首先转移至颌下和上颈内静脉淋巴结。首诊时可有 16% 的临床阳性淋巴结，3% 的患者出现对侧淋巴结受累，亚临床淋巴结转移率为 $17\%\sim19\%$。淋巴结转移的发生率随 T 分期的升高而增大，T_1 和 T_2 为 12%，T_3 和 T_4 为 13%。

（二）临床表现

齿龈鳞癌的患者首先表现的症状可能为疼痛，牙齿松动，长期不愈的溃疡，间歇性的出血，侵犯下牙槽神经可导致下唇的感觉异常或麻木。齿龈癌是否有骨受侵对放疗的疗效会产生很大的影响，因此有条件应常规行 CT/MRI 检查以评估下颌骨的情况。

（三）治疗原则

1.早期病灶（T_1 和表浅 T_2）

早期齿龈癌的治疗以手术为主。当存在骨侵犯时，需要切除下颌骨或上颌骨的部分节段。

2.中晚期病变（大 T_2，T_3 和 T_4）

中晚期病变以手术和放射的综合治疗为主，行术前或术后放疗可提高疗效。大病灶可能需要行半下颌骨切除术或部分上颌骨切除术，因为局部骨侵犯可能沿着骨膜下淋巴系统扩展，所以切除术后需行放疗以根除边缘区的显微病灶，同时消除颈淋巴结的亚临床转移，以提高治愈率。术后放疗的适应证还有神经侵犯、多个阳性淋巴结、淋巴结包膜外侵犯。推荐术后放疗时行同步化疗。

（四）放疗

1.T_1 和 T_2 病灶

不适合做手术的患者可行放疗。小病灶可采用口腔筒放疗＋外照射。组织间插植不适用此病，因为骨的邻近会导致放射性骨坏死的风险明显增高。

取仰卧位，含口含器，面罩固定头部。外照射可采用同侧正交楔形野照射或两斜野加同侧电子线补充照射。应精确调整治疗的深度，从而使得肿瘤深部欠量的可能性降到最低。当病灶明显侵犯软腭或舌（T_1 或 T_2 时不常见）应采用平行对穿野，权重比为3（肿瘤侧）：2。IMRT 也可作为一种治疗选择用来保护对侧腮腺。上齿龈癌易侵犯上颌骨及上颌窦，照射野应包括部分上颌窦。下齿龈癌照射野应包括同侧全下颌骨，颈部淋巴结阴性者，上颈部做预防性照射。剂量要求为 T_1:6～6.5 周 60～65 Gy。T_2:7 周 70 Gy 或行 1 d2 次的超分割放疗，剂量为 74.4 Gy/62 F。先用大野照射 DT 4 周 40 Gy 时缩野避开脊髓，DT 50～60 Gy，5 周后可进一步缩野推量至根治剂量。有明确颈淋巴结转移时应行颈部照射，下颈用颈前切线野（4 MV 或 6 MV X 射线），预防照射 50 Gy/25 F，上界置于甲状上切迹（图 10-1）。

2.T_3 和 T_4 病灶

T_3 和 T_4 患者单纯放疗治愈率较低，最优的治疗方式为手术＋术后放疗。对于术后患者照射野应包括下颌骨或上颌骨的邻近节段。当有神经侵犯时须照射整个半下颌骨或半上颌骨，范围包括远端的神经孔到蝶腭神经节。如果颈淋巴结受累或原发灶外侵明显，下颈须预防照射。术后放疗的剂量根据切缘状况来定,一般为 60～70 Gy。照射野设置类似前述。根据 RTOG 和 EORTC 的随机临床试验数据推荐同步顺铂化疗。对于无根治希望的晚期患者或不能耐受根治治疗的患者可接受姑息放疗。

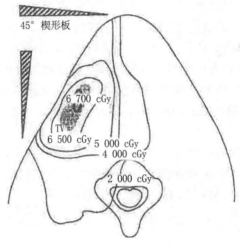

图 10-1　口底癌照射野设计

(五)放疗并发症

放疗的并发症包括龋齿、软组织坏死和放射性骨坏死。晚期病灶发生并发症的风险增高。

(六)预后及影响因素

齿龈鳞癌以手术为主的治疗 5 年生存率约为 50%,T_3 和 T_4 患者单纯放疗 5 年生存率为 30%～40%。单纯放疗局控率早期为 70% 以上,另有报道单纯放疗局控率早期骨侵犯者为 50%,广泛外侵者仅为 25%。

局控率的影响因素为原发灶大于 3 cm 和阳性术缘。生存不利的影响因素:进展的 T 分期,阳性手术切缘,骨受侵和颈转移。下颌骨切除范围,神经侵犯,组织学分级对局控率及生存率无显著影响。而治疗前原发灶区的拔牙对生存率的影响尚有争议。

五、颊黏膜癌

颊黏膜癌的发病率较低,仅占口腔癌的 5%,好发于老年患者,男性多于女性。病理类型最常见为分化好的鳞癌,其他类型少见,如疣状癌。病变好发于颊黏膜中后部的咬合线上,靠近下磨牙区,通常有溃疡形成,伴深部浸润。

(一)解剖及扩散类型

颊黏膜由颊部黏膜面,上和下唇黏膜面,臼后三角区和上、下龈颊沟的黏膜组成。颊内覆黏膜面与唇黏膜面相连续并且结构相同。颊的肌肉为颊肌。

大多数颊黏膜来源的肿瘤为低级别的鳞癌,常和黏膜白斑病有关。颊黏膜癌的早期病变多不连续,呈外生性生长或黏膜表面生长。晚期病变可发生溃疡,常有肌肉侵犯。以局部直接侵犯为主,可直接侵犯龈颊沟、上下齿龈、硬腭、上颌骨、下颌骨等。淋巴转移率较低,第一站淋巴结为颌下和二腹肌下淋巴结,后可至颈深上淋巴结,部分可引流至颏下、中颈部及腮腺淋巴结。在初诊时临床阳性淋巴结的发生率为 9%～31%,亚临床淋巴结转移的风险为 16%,双侧颈淋巴结转移非常少见。局部晚期病变发生淋巴结转移的风险较高(60%)。血行转移较少见。

(二)临床表现

早期无症状,晚期可出现疼痛、溃疡、出血、感染和张口困难或淋巴结转移等。CT/MRI 用于评价病变的深部侵犯范围,发现骨侵犯,评价腮腺和面淋巴结。

(三)治疗原则

1.早期病灶(T_1和表浅 T_2)

颊黏膜癌大多数为分化较好的鳞癌,具有一定的放射抵抗,故首选治疗方式为手术,单纯放疗一般用于不能手术的患者。术后除有切缘阳性等情况,一般不需要加术后放疗和化疗 T_1 和 T_2 患者的放疗可采用外照射和组织间插植组合的方法。

2.中晚期病灶(大 T_2、T_3 和 T_4)

大 T_2 和 T_3 病变可采用放疗,但是如果有深部肌肉侵犯,放疗的治愈率将会变差对于大 T_3 和 T_4 的患者首选的治疗是原发灶切除联合颈清扫＋术后放疗。不能手术的患者治疗采用外照射和同步化疗。虽然非常希望采用近距离照射作为治疗的一部分,但是用组织间插植充分包括进展的病灶的可能性是较小的。同步化疗方案常用顺铂。

3.疣状癌的处理存在争议

可选用手术和放疗。放疗的剂量基本上跟鳞癌需要处方的剂量一样。有报道疣状癌放疗后的结果跟鳞癌患者相似。

(四)放疗

1.T_1 和 T_2 病变

经典的外照射技术;患者取仰卧位,面膜固定,采用同侧两形野(前野加侧野用 45°楔板,夹角 90°),照射野上界应放至颧弓水平,前界唇联合后缘,后界至 1/2 椎体外(如臼后三角区病变应放至椎体后缘),下界根据淋巴结转移情况决定。如为 N_0 患者,已做原发灶根治术＋颈淋巴结清扫,颈部无须放疗。如仅行原发灶根治术,应行颈部预防照射。用高能 X 射线照射至 Dr 40 Gy,4 周后避开脊髓,照射至 50 Gy,5 周后予以组织间插植或电子线或口腔筒加量 20 Gy 左右。

2.T_3 和 T_4 病变

偏一侧肿瘤用单侧野照射。肿瘤明显侵犯到中线的患者用平行对穿野放疗。病变侧和对侧权重比为 3:2。在 40.8～45.6 Gy 和 60 Gy 时缩野。照射下颈时采用前野 6 MV X 射线给量至 50 Gy/25 F,1 F/d。此后依据阳性颈淋巴结的位置,对部分或全部下颈椎量,依据病变的范围可考虑 IMRT,以使得肿瘤的覆盖最优化,同时限制邻近重要器官的剂量,比如小脑和颞叶。

T_2 或以上肿瘤的患者,肿瘤厚度大于 6 mm 或侵犯深度大于 3 mm 的患者局部复发风险大于 30%,应该行术后放疗。对于术后放疗,靶区应包括原发灶瘤床和同侧的颌下和二腹肌下淋巴结。广泛同侧阳性淋巴结的患者应该考虑照射双侧颈。晚期患者不适合积极治疗,可考虑姑息放疗。分割方案为 20 Gy/2 F(一周分割间隔)或 30 Gy/10 F,2 周。

(五)并发症

颊黏膜可耐受高剂量的放疗,晚期并发症风险较低。如果咬肌接受高剂量照射可发生牙关反闭。

(六)预后及相关因素

放疗的 5 年无病生存率(DFS)为 50%～60%,取决于原发的分期和淋巴结转移状态。以放疗为初始治疗,则原发灶的总控制率为 52%,但晚期病变的控制率仅 25%。随着 T 分期的增加复发风险增高。某医院报道了 119 例黏膜癌的患者。单纯手术者 84 例(71%),术后放疗 22 例,

13 例术前放疗,38 例患者(32%)出现局部复发。5 年总生存率为Ⅰ期 78%;Ⅱ期 66%;Ⅲ期 62%;Ⅳ期 50%。肌肉侵犯、腮腺管侵犯和转移淋巴结的包膜外侵犯和生存时间减少显著相关。

六、硬腭癌

硬腭癌以来源于小涎腺者居多,且大多分化较好。发生自黏膜的鳞癌次之,多呈溃疡型且分化较差。前者对放射敏感性差。

(一)解剖和扩散类型

硬腭是腭骨的水平板,为口腔的顶壁和鼻腔的底壁,软腭的肌肉附其后缘。硬的黏膜紧密附着于肌膜表面,黏膜下有较多的小涎腺。大部分硬腭癌来源于小涎腺,其中腺样囊性癌可沿第 V_2 支脑神经上侵至中颅窝。淋巴引流主要至咽后,颌下,二腹肌和颈外侧深部淋巴结,即Ⅰ区和Ⅱ区淋巴结。临床上硬腭癌淋巴转移较少发生,一般认为就诊时淋巴结转移率 10%。远处转移率很低。

(二)诊断

早期临床可表现为无痛性肿物、硬腭处异物感等。CT/MRI 检查对了解有无骨受侵有帮助。

(三)治疗原则

大多数学者认为硬腭癌的单纯放疗疗效欠佳,而主要是以手术为主。这是因为大多数患者可能存在潜在的骨侵犯,此时单纯放疗效果较差。实际上大而表浅的病灶可采用放疗作为初始治疗。术后放疗指针包括病理提示近切缘或阳性切缘,神经/脉管侵犯,多个阳性淋巴结破包膜或骨侵犯。小涎腺来源肿瘤常采用手术+术后放疗的模式,尤其分化较差时早期鳞癌手术及放疗效果均好,放疗后的残存灶可行手术挽救。晚期应有计划性地采用放疗与手术综合治疗。

(四)放疗

1.T_1 和 T_2 病灶

放疗一般用于有手术禁忌的患者,放疗范围仅包括腭部和颌骨。大多数病灶一般并不完全偏于一侧,因此常规放疗时照射野常采用平行对穿野,包括原发灶且外放不超过 2 cm,通常上界至上颌窦的下 1/2,下界至软腭下。来源于小涎腺的腺样囊性癌,因有沿神经鞘播散的可能,故照射野要适当加大。应使用口含器以压低舌、下颌骨、下唇以减少正常组织受量。多数病灶并不适合近距离放疗,因此患者常单纯外照射。而单纯放疗,即使是早期病灶,治愈率也相对较低,因此可改变分割方式。倾向于超分割 74.4~76.8 Gy,每次 1.2 Gy,每天 2 次,6~6.5 周。

颈部淋巴引流区一般不做常规预防性照射,但侵袭性的、分化差的肿瘤照射野可考虑包括区域淋巴结。照射区域淋巴结可显著增加急性反应。可 45.6 Gy/38 F 后缩野后仅充分包及原发灶。下颈可采用颈前野预防照射,与原发灶野相接于甲状切迹,剂量 50 Gy/25 F,5 周。

2.T_3 和 T_4 病灶

最优治疗模式为手术+术后放疗,照射野包括原发灶和区域淋巴结(如上所述)。术后放疗于术后 6 周内开始。阴性切缘的患者一般接受 60 Gy/30 F。40 Gy 时避脊髓。如果需要补量,颈后区可采用 8~10 MeV 电子线照射。对于有阳性切缘多个危险因素或延迟放疗的患者可考虑改变分割方式。术后放疗常采用同步顺铂化疗。不能手术的 T 和 T 患者采用单纯放疗治愈率较低。可予 76.8 Gy,每次 1.2 Gy,每天 2 次,6.5 周,同步每周顺铂化疗。

（五）并发症

较严重的并发症主要为硬腭穿孔预防为主,避免腭骨剂量过高。其他有食欲减退、乏力、口干、口腔黏膜炎等。

（六）预后

本病总的 5 年生存率Ⅰ期为 75%、Ⅱ期为 66%、Ⅲ期为 36%、Ⅳ期仅为 17%。病灶大小及颈淋巴结转移直接影响疗效。5 年生存率肿瘤>3 cm 者为 16%,有颈淋巴结转移者为 15%,综合治疗预后优于单纯放疗。

（杨光明）

第二节 乳 腺 癌

乳腺癌是严重威胁妇女健康的主要癌症。全世界每年约有 120 万妇女发生乳腺癌,其中有 50 万妇女死于乳腺癌。在我国,乳腺癌发病率每年以 3%~4% 的速度上升,以京津沪等大城市和沿海地区高发。乳腺癌死亡率呈同步上升趋势。

一、解剖和淋巴引流

（一）解剖

成年女性乳房位于胸前部,其大小、形状、位置和功能与女性的发育、妊娠及哺乳有关。乳腺内侧达到同侧的胸骨缘,外侧为同侧的腋中线,上缘达到第二肋骨水平,下缘达到第六肋骨水平。临床上以乳头乳晕为中心按水平线和垂直线将乳腺分为外上、外下、内上、内下象限及乳头乳晕所在的中央区。乳腺外上象限处组织较其余部分丰富,是乳腺癌的好发部位。

（二）淋巴引流

女性乳房的淋巴管网非常丰富,引流方向与淋巴结群的位置具有重要临床意义。乳腺的淋巴引流区在生理状态下主要包括两大部分,即腋窝淋巴结区和内乳淋巴结区,一般认为约 75% 的乳腺淋巴液流向腋淋巴结区,而约 25% 的乳腺淋巴液流向内乳淋巴结区。

1.腋窝淋巴结

从乳腺癌的转移特征及病理学角度出发的腋窝淋巴结分群是以胸小肌为标志,将腋窝淋巴结分为 3 组。

Ⅰ组(水平Ⅰ,腋下组):分布在胸小肌下缘的淋巴结,主要收纳乳房外侧部、中央部与胸外侧壁的淋巴引流,注入腋窝中组淋巴结,少部分直接注入腋窝尖淋巴结。

Ⅱ组(水平Ⅱ,窝中组):位于胸小肌上下缘之间的巴结,收纳下组与部分乳房上部的淋巴引流,注入腋窝尖淋巴结。

Ⅲ组(水平Ⅲ,腋窝上组):分布在胸小肌上缘上方的淋巴结,包括锁骨下(即腋窝尖部,一般在锁骨中段下方 1~1.5 cm 处)锁骨内淋巴结,收纳腋窝中组部分乳房上部的淋巴引流与少部分腋下组的淋巴引流,然后注入锁骨上淋巴结,部分直接融合成锁骨下淋巴干注入胸导管(左侧)或右淋巴导管。

2.内乳淋巴结

位于胸骨旁肋软骨后沿胸廓内动静脉排列的淋巴结,通常将淋巴结及其淋巴管合称胸骨旁淋巴链,可分布在第1到第6肋间,接纳乳房内部、乳头乳晕区和胸前壁等的淋巴引流,注入锁骨上淋巴结和胸导管(左侧)或右淋巴导管(右侧),少数可直接注入颈静脉角。80%以上的乳房淋巴主要引流至第1到第3肋间淋巴结,且第1到第3间双侧的内乳巴结可有交通部分与上纵隔淋巴结亦有广泛交通。

二、病理分型

病理检查是乳腺癌治疗决策与预后风险评估的最重要依据。内容包括:①一般外观情况;②大体病理改变;③镜下病理改变,包括肿块类型大小病变数目侵犯范围、切缘情况及微小钙化点、广泛导管内成分等情况;④病变组织内微小淋巴管及微小血管栓塞情况;⑤病理组织学分级(SBR分级法);⑥清扫淋巴结总数,转移淋巴结大小,阳性淋巴结数目,融合、包膜,以及与相邻结构的关系;⑦雌激素受体(ER)、孕激素受体(PR)和HER-2状态检测报告。

(一)WHO乳腺恶性肿瘤组织学分类

1.恶性上皮肿瘤

(1)非浸润性癌:指癌瘤最早阶段,病变局限于乳腺导管或腺泡内,未突破基底膜时称非浸润癌。

小叶原位癌:起源于小叶导管及末梢导管上皮的癌,约占乳腺癌的1.5%。切面呈粉红色半透明稍硬颗粒状区,病变大多呈多灶性,癌细胞体积较大、形态一致,但排列紊乱,导管周围基底膜完整,常累及双侧,发展缓慢。

导管内癌:发生于中心导管的原位癌,病变可累及导管,范围广或呈多中心,散在分布,切面呈颗粒状带灰白或淡黄色小点,犹如皮肤粉刺样物。

(2)早期浸润癌:从非浸润性癌到浸润性癌是逐渐发展的过程。其间经过早期浸润阶段根据形态的不同,分为两类。

早期浸润小叶癌:小叶原位癌穿过基底膜,向小叶内间质浸润,但尚未浸润至小叶范围之外。

早期浸润导管癌:导管内癌少量癌细胞突破导管基底膜,向间质浸润,但浸润范围小。

(3)浸润性癌:癌组织向间质内广泛浸润,形成各种形态癌组织与间质相混杂的图像。浸润型癌又分为浸润性特殊型癌和浸润性非特殊型癌。浸润性非特殊型癌又根据癌组织和间质比例多事分为单纯癌、硬癌、髓样癌。

浸润性非特殊型癌:①单纯癌,较多见,占乳腺癌一半以上。癌组织主质和间质成分接近,癌细胞常集聚成小巢、片状或粗索状。②硬癌,占乳腺癌总数的10%左右,癌主质少间质多为特点。体积小,质地硬,切面瓷白色,癌边缘呈蟹足状向周围浸润。③髓样癌,占乳癌总数10%~20%,癌组织主质为多,间质少。瘤体可达巨大体积,切面灰白色,中心部常有坏死。根据间质中淋巴细胞浸润程度的不同,可分为两个亚型:淋巴细胞浸润少的为非典型髓样癌,浸润多的为典型髓样癌。后者预后好,常划入特殊型浸润癌内。

浸润性特殊型癌:①乳头状癌,大导管内癌,极少由大导管内乳头状瘤演变来。多见于50~60岁妇女,肿块单发或多发,部分有乳头溢液,大多血性,溢液涂片可找到癌细胞。切面呈棕红色结节,质脆,结节内有粉红色腐肉样或乳头状组织。此癌生长缓慢,转移也较晚。当癌实质一半以上表现为腺管样结构时,可诊断为腺癌。②黏液腺癌,又名胶样癌,较少见。发病年龄大,生长缓慢,境界清楚,切面半透明胶冻样物,癌组织中含有丰富黏液,恶性程度较低,皮下淋巴转移较少见。③湖疹样癌,又称乳腺派杰病(Paget'sdisease)。此癌形态上特征为乳头、乳晕皮肤呈湿疹样改变和表皮内出现一种大而有特征性的派杰细胞。此癌多数合并导管内癌和小叶原位癌,部分为浸润性导管癌等。

2.结缔组织和上皮肤性混合肿瘤

纤维腺瘤、叶状囊肉瘤、癌肉瘤。

3.其他恶性肿瘤

软组织肉瘤、皮肤恶性肿瘤、恶性淋巴造血组织肿瘤。

(二)SBR 病理分级

WHO 推荐的 SBR 分级方法简便易行。乳腺癌针吸细胞学可以推测乳腺癌患者的预后,主要形态学标准:①有无腺样排列;②细胞核大小;③细胞核的异型程度;④核仁的大小及数目;⑤浓染细胞核数目;⑥核分裂相。SBR 根据腺管排列、细胞核异型程度、有丝分裂相将瘤细胞定为 9 分 3 级。

三、临床表现

(一)肿块

绝大多数表现为乳腺无痛性肿块,常为无意中发现。不同部位的乳房肿块大约 38.5% 发生在外上象限,14.2% 在内上象限,8.8% 在外下象限和 5% 在内下象限。

(二)皮肤改变

(1)酒窝征:当肿瘤侵及乳腺悬韧带时,该韧带缩短导致局部皮肤内陷而"酒窝征"。

(2)橘皮样变:当皮下淋巴管被癌细胞阻塞时,因淋巴回流障碍导致皮肤水肿、毛囊内陷而呈"橘皮样变"。

(3)卫星结节和铠甲样癌:当进入皮下淋巴管内的癌细胞独自形成转移结节时,在原发灶周围可见分散的多个结节,临床称其"卫星征";结节融合成片称"铠甲征癌"。

(4)皮肤受侵、溃烂:肿瘤侵犯皮肤时,可呈红色或黯红色样变。当肿瘤继续增大时,局部可缺血、溃烂呈翻花样改变,称为"菜花征"。炎症样改变是一种炎性乳腺癌,发展急剧,短期扩展至整个乳腺组织、皮肤淋巴网和小血管,回流障碍致使乳房肿大、潮红,发热,白细胞计数增多,酷似炎症。此类型常见于妊娠、哺乳期的乳腺癌。

(三)乳头改变

(1)乳头回缩、偏斜:多为肿瘤侵犯乳头下方组织所致。

(2)乳头溢液:多为血性溢液,少数为浆液性或水样的乳头溢液。常见于导管内癌。

(3)湿疹样变:即派杰病。可见乳晕、乳头糜烂、结痂、渗液、脱屑,酷似湿疹。

(四)区域淋巴结肿大

(1)同侧腋窝淋巴结转移:发生转移的概率与肿瘤大小呈正相关。

(2)内乳区淋巴结转移:首诊时出现内乳淋巴结肿大者比较少见。肿瘤位于内侧,且腋窝淋巴结阳性时,内乳区淋巴结转移率为 45%～72%;若腋窝淋巴结阴性,其转移率为 6%～14%。中央区肿瘤内乳淋巴链转移概率高达 46%。

(五)远处转移

(1)乳腺癌的播散的主要途径与部位:①区域淋巴引流系统;②局部皮肤直接侵犯;③远处器

官的血行播散。

（2）部分患者在初诊时伴有远处转移：淋巴结阴性患者中 1/3 伴有远处转移淋巴结阳性患者 50％伴有远处转移。采用单克隆抗体标记检测患者骨中乳腺癌细胞，可以发现临床各期患者均存在微小骨髓转移；骨髓转移是预后不良的独立预后因素。

（3）初始转移部位与发生频率：骨为 30％～40％；肺为 20％～30％；软组织为 10％；肝为 4％～9％，中枢神经系统为 10％～15％；30％的患者为多发转移。

四、诊断与分期

(一)诊断

早期发现、早期诊断，早期治疗直接关系到乳腺癌患者的临床疗效与预后。双侧乳腺 X 射线摄片是乳腺癌最基本的影像检查手段，也是乳腺癌早期筛查、早期发现的最重要检查手段。超声检查是一种与 X 线片形成互补的重要影像检查。MRI 可以用于高危人群早期筛查。

根据病史、症状、体征和双侧乳腺 X 射线摄片或超声检查，乳腺组织取活检行病理检查可以确诊。确诊后根据具体情况选择胸部 X 射线片/CT、ECT 全身骨扫描或 PET/CT 检查等明确肿瘤侵犯的范围，以明确分期。

其他相关的检查包括雌激素受体(ER)、孕激素受体(PR)、HER-2 状况等测定，对判断风险与预后，指导治疗具有十分重要的意义。乳腺癌相关抗原(CA15-3)、癌胚抗原(CEA)检测，有乳腺癌家族史的高危人群，建议接受遗传性乳腺癌相关的基因 *BRCA1* 和 *BRCA2* 突变基因检测，帮助乳腺癌的诊断、分类与分型、风险与预后判断及治疗指导。

(二)分期

1.TNM 分期

根据国际抗癌联盟(UICC)第 7 版乳腺癌的 TNM 分期如下。

（1）T 原发肿瘤。

T_x：原发肿瘤大小无法测量。

T_0：没有原发肿瘤的证据。

T_{is}：原位癌（导管内癌，小叶原位癌，无肿块的乳头 Paget's 病）。

T_1：原发病灶最大径≤2 cm。

T_{1mic}：微小浸润性癌（肿瘤超过基底膜），最大径≤0.1 cm。

T_{1a}：肿瘤最大径＜0.1 cm，但≤0.5 cm。

T_{1b}：肿瘤最大径＞0.5 cm，但≤1.0 cm。

T_{1c}：肿瘤最大径＞1.0 cm，但≤2.0 cm。

T_2：肿瘤最大径＞2.0m，但≤5.0 cm。

T_3：肿瘤最大径＞5 cm。

T_4：肿瘤大小不论，但直接侵犯胸壁或皮肤。

T_{4a}：肿瘤直接侵犯胸壁，包括肋骨、肋间肌前肌但不包括胸肌。

T_{4b}：肿瘤表面皮肤水肿（包括橘皮症），乳房皮肤溃疡或微型结节限于同侧乳房。

T_{4c}：包括 T_{4a} 和 T_{4b}。

T_{4d}：炎性乳腺癌（皮肤广泛浸润，表面红肿，但不一定触摸到其下的肿块）。

注：除了 T_{4a} 和 T_{4b} 外皮肤粘连、酒窝症乳头回缩和其他皮肤改变可以出现在 $T_{1\sim3}$ 中但不影

响 T 分期。

（2）N 淋巴结转移。

N_x：淋巴结情况不确定（例如已被手术切除）。

N_0：无区域淋巴结肿大。

N_1：同侧腋淋巴结肿大、转移，但能活动。

N_{2a}：同侧淋巴结肿大转移，互相融合，或与其他附近组织粘连。

N_{2b}：肿瘤转移至同侧内乳淋巴结，但无同侧腋淋巴结肿大、转移。

N_{3a}：同侧锁骨下窝淋巴结肿大转移。

N_{3b}：同侧内乳淋巴结转移并伴有同侧淋巴结肿大转移。

N_{3c}：同侧锁骨上窝淋巴结肿大转移。

（3）M 远处转移。

M_x：无法评价有无远处转移。

M_0：无远处转移。

M_1：有远处转移。

2.TNM 分期标准

0 期：$T_1N_0M_0$。

Ⅰ期：$T_1N_0M_0$。

ⅡA 期：$T_0N_1M_0$，$T_1N_0M_0$，TN_0M_0。

ⅡB 期：$T_2N_1M_0$，$T_3N_0M_0$。

ⅢA 期：$T_0N_2M_0$，$T_1N_2M_0$，$T_2N_2M_0$，$T_3N_1M_0$，$T_3N_2M_0$。

ⅢB 期：$T_4N_0M_0$，$T_4N_1M_0$，$T_4N_2M_0$。

ⅢC 期：任何 TN_3M_0。

Ⅳ期：任何 T 任何 NM_1。

五、治疗原则

乳腺癌的治疗分局部治疗（手术和放疗）与全身治疗（化疗、激素治疗与分子靶向药物治疗）。随着人们对乳腺癌认识的不断加深，通过分子分型与风险评估，进一步推动了乳腺癌的治疗朝着多种治疗模式联合的保存乳房治疗、个体化治疗的趋势发展。以改善患者生活质量为目的的肿瘤整形外科（乳房成形与再造等）逐渐成为现代乳腺癌治疗中一个重要的组成部分。

（一）外科手术治疗

乳腺癌的手术治疗主要包括乳房原发病灶和区域淋巴结的处置，原发病灶可以通过改良根治术或局部肿瘤切除术处理，区域淋巴结需要通过腋窝淋巴结清扫或者前哨淋巴结节活检进行处理。

1.乳房保守手术

部分乳腺组织切除术适用于早期乳腺癌及有强烈保存乳房意愿的乳腺癌患者。

（1）原则：完全切除肿瘤病变和尽可能小的安全边缘组织（指超出一定范围的正常组织）保乳治疗需要满足以下 3 个条件：①可以获得与乳腺切除术相同的生存率；②较低的局部复发率；③满意的美容效果。

（2）主要方式：肿瘤切除术和乳腺象限切除术，部分乳房切除术。

(3)适应证:①Tcis;②肿瘤＜3 cm 的 T_1 和 T_2 期;③不伴有炎性特征的乳腺癌。

2.乳房改良根治术

保留胸肌的改良根治手术是目前乳腺癌外科治疗的基本手术方式。

3.乳房重建术

乳房重建术是指乳房改良根治术后乳房假体植入或带蒂皮瓣移植乳房重建。放疗会影响重建乳房的美容效果,建议在重建手术前实施放疗,应当避免重建乳房术后照射(弥漫性乳腺导管内癌除外)。

4.腋窝淋巴结清扫术

腋窝淋巴结清扫术是保乳手术治疗的重要组成部分,对临床上有淋巴结转移的患者具有治疗作用。对临床上腋窝淋巴结无转移的患者,术后淋巴结的病理检查对辅助性放化疗的应用及预后判断提供重要依据。主张清扫的范围以包括一、二组淋巴结为宜。清扫手术前宜先行前哨淋巴结活检术,当前哨淋巴结阴性,可以免除腋窝清扫手术。

(二)化学药物与激素治疗及分子靶向药物治疗

1.化学药物治疗

化学药物治疗是乳腺癌的重要治疗手段之一,是绝大多数乳腺癌患者的基本治疗,除外原发肿瘤≤1 cm,腋窝淋巴结(－),ER/PR＋,SBRⅠ级,年龄 35 岁以上者。辅助化疗应在患者从手术中恢复后尽早开始。化疗方案多选用多药联合的方案,20 世纪 80 年代使用蒽环类药物(阿霉素 ADM 和表阿霉素 EPI)。20 世纪 90 年代使用紫杉类药物(紫杉醇),使乳腺癌的预后有了明显改善。吉西他滨、卡培他滨等药物的临床应用使晚期乳腺癌患者有了有效的补救治疗措施。

2.激素治疗

乳腺癌是一种激素依赖性的肿瘤,内分泌治疗通过改变乳腺癌生长所依赖的内分泌环境使肿瘤生长受到抑制,从而达到临床缓解,是一种重要的全身治疗手段。主要方法:①卵巢去势,包括手术切除卵巢、放射线照射卵巢、药物抑制卵巢功能,主要适用于绝经前和绝经期乳腺癌患者;②抗激素类,包括三苯氧胺、法乐通等,适用于各年龄层患者;③芳化酶抑制剂,主要适用于绝经后的患者,绝经前双侧卵巢去势的患者同样适用。

三苯氧胺对乳腺癌放疗的影响存在争议。实验研究中,三苯氧胺可以阻止肿瘤细胞 G_0/G_1 期转换,可能降低放疗的疗效,部分临床研究显示同时服用三苯氧胺会增加乳房纤维化的发生率。也有文献表明同期联合使用与否没有统计学意义的差异。

3.分子生物靶向药物治疗

生物靶向药物治疗将治疗直接指向肿瘤的某些相关基因,利用生物免疫反应等原理,来阻断癌细胞赖以生长的生物机制。乳腺癌发生发展过程中,Her 激酶家族的异常表达在乳腺瘤中十分常见。作为 Her-2 的单克隆抗体,赫赛汀是第一个直接针对细胞外 He-2 受体的单克隆抗体,也是第一个应用于乳腺癌临床治疗并被证实有效的生物治疗药物。

六、放疗

(一)放疗原则

1.术前放疗

利用射线的杀灭作用,缩小肿瘤达到降低期别、提高手术切除率的目的。适用于局部晚期乳腺癌保守治疗。方法包括体外照射和近距离放疗、乳房插植放疗。体外照射放疗 40 Gy,4～

4.5周放疗,通过术前放疗联合综合治疗,85%的患者肿瘤缩小50%以上,使77%的患者可以接受保乳治疗。受限于放射源生产与防护等问题,低剂量率¹⁹²Ir插植术放疗在我国极少使用。

2.术中放疗

利用特殊设备装置,在术中直接给予乳房瘤床单次大剂量照射。主要适用于低危早期乳腺癌的辅助放疗或者作为术后辅助放疗的瘤床推量照射的一部分,配合术后放疗。

3.术后放疗

术后放疗为乳腺癌术后主要局部辅助放疗方式,宜在手术后尽早启动放疗,有化疗指征者在化疗后启动。早期乳腺癌高危人群术后辅助化疗与放疗的时机需引起高度重视,推迟术后放疗启动时间增加局部复发率风险。文献报道,术后放疗在8周以内启动者,局部复发率为5.8%;术后放疗在9～16周开始者,局部复发率为9.1%。

根据不同手术方式,术后放疗需要照射的靶体积各不相同,需要参照乳腺癌术后放疗适应证加以确认。可以选择二维、三维适形放疗或者三维适形调强放疗或者与其他近距离特殊补量照射技术联合应用。

4.姑息放疗

适用于各种转移部位的姑息、减症止痛或解除压迫等。主要采用体外照射技术,根据肿瘤转移部位和治疗目的不同给予放疗剂量30～40 Gy,10～20次分割照射。

(二)放疗靶体积与处方剂量

1.放疗靶体积

照射野与靶体积:①乳腺肿瘤病灶或手术后残留病灶;②瘤床;③患侧乳房(保乳术后);④胸壁组织(改良根治术后);⑤区域淋巴引流区(腋窝、锁骨上下区及内乳淋巴引流区)。

2.处方剂量

乳房及胸壁:50～54 Gy;瘤床补量:10～16 Gy;内乳和锁骨上淋巴引流区腋窝淋巴引流区;45～50 Gy;分割方式与治疗时间:每次1.8～2.5 Gy,每周4～5次。

七、放疗技术

乳腺癌的放疗技术包括体内近距离放疗技术和体外照射技术。

近距离¹⁹²Ir插植放疗技术是利用低剂量率¹⁹²Ir线性放射源,与Mammosite放疗技术是一种特殊专用的球形施源器。在乳房局部切除术中,利用高剂量率¹⁹²Ir后装近距离治疗设备给乳房瘤床实施分割照射,剂量34 Gy,分10次照射,5 d完成。适用于早期低危局部复发风险的乳腺癌放疗。术中电子线放疗技术是利用专用可移动放疗装置,选择4～12 MeV的电子线,在手术中直接对瘤床实施的单次大剂量照射。剂量10～20 Gy,在2 min内快速实施的术中放疗,主要用于低危局部复发风险乳腺癌的部分乳腺照射(20 Gy),或作为常规外照射的瘤床补量(10 Gy)。术中低能X射线放疗技术是指利用50 kV低能软X射线设计的专用放疗设备装置和特殊专用球形施源器,在手术中直接对瘤床进行的单次大剂量照射。单次剂量照射20 Gy。适应证同术中电子线放疗。

由于近距离¹⁹²Ir插植放疗技术与Mammosite放疗技术和术中电子线放疗技术需要特殊设备与装置,在我国乳腺癌放疗的临床应用普及率较低,在此不做详述。

此处将重点介绍乳腺癌体外照射放疗技术。体外照射放疗技术主要有二维普通放疗、三维适形放疗和三维适形调强放疗。

(一)二维普通放疗(2DRT)

指根据临床标记,在普通 X 射线模拟定位机上实施定位,采用对穿野切线照射乳房或胸壁,垂直野照射淋巴引流区的二维普通放疗。

(1)体位与固定:患者取仰卧位,乳腺托架固定,根据胸部形状和乳房大小选择角度 15°～35°,尽可能将胸壁调整到接近水平面。上臂上举放置于可调节托架上,外展 90°。标记乳房的边界,同时标记需要照射的内乳区和锁骨上区边界。

(2)布野:各靶体积照射野设计如下。

腋窝-锁骨上下区联合野。上界:肩上缘下 1 cm;下界第一肋间隙下缘;内界:中线旁开 1 cm;外界:完整包绕窝与下界形成 1 cm×1 cm 的漏空。机架倾斜 10°,以 3 cm 深度计算照射剂量,辅以腋窝后野补充照射。

腋窝后野。上界:平锁骨;内界:胸廓内 1.5 cm;下界:胸小肌游离缘外 1 cm;外界:脑骨内缘。主要用于腋窝-锁骨上区联合野补量照射。

锁骨上下区野。腋窝-锁骨上区联合野基础上将内界退至锁骨 1/2 处。用于提高锁骨上区照射剂量。

内乳野。上界:与切线野齐平;内界:中线旁开 1 cm;外界:中线外 4～5 cm,包括患侧 1、2、3 前肋间隙。

乳腺与胸壁切线野。上界:与腋窝-锁骨上区联合野下界间隔 3～5 mm;下界乳腺根部下 1～2 cm,改良根治术后参照健侧乳腺根部水平,如果手术瘢痕过长,给予电子线单野补量照射内界:内乳根部旁开 1 cm,或与内乳野相交接,或者中线旁开 1～2 cm。

瘤床补量照射野:依据手术后银夹标记和病变部位采取小切线野或单野电子束补量照射野。

(3)治疗计划与剂量:选择 4～10 MV 能量的 X 射线源皮距或等中心照射,乳腺与胸切线野鼓励使用非对称射野,最大限度降低肺与心包等正常组织受照范围与剂量。电子束单野照射方式常用于瘤床或淋巴引流区照射的推量照射,剂量 10～16 Gy,5～8 次。内乳淋巴链照射时常用 9～12 MeV 的电子线联合 X 射线混合照射剂量按照 20∶30 比例给予。

选择切线野上界(交接野剂量评估)、射野中心平面和乳腺根部平面轮廓计算切线野照射剂量与评价剂量分布的均匀性。要特别注意照射野衔接处,避免出现明显的剂量热点。

局部晚期乳腺癌皮肤及皮下组织累及率较高,也给予剂量均匀性要求,需要采用楔形板和 0.5～1 cm 的等效组织补偿膜,以优化靶体积内剂量分布。

瘤床补量照射可以采用小切线野照射、电子线垂直野照射、乳房插植近距离放疗及 Mammosite 后装等放疗技术。也可以在术中采用低能 X 射线(50 kV)或电子线接触照射方式单次大剂量照射。

(二)三维适形放疗(3D-CRT)

乳腺癌推荐采用三维适形放疗技术。

(1)体位与固定:患者取仰卧位,固定在特定角度的乳腺托架,双手上举,紧握手柄。在 X 线模拟机下标记患者体表或固定装置上的定位标记,或直接在大孔径 CT 模拟定位机标记体表定位标志,扫描并重建图像。范围要求上界完整包绕锁骨上区上 2 cm,下至乳腺根部下 3 cm,右侧乳腺癌要求包括整个肝脏。5 mm 层厚平扫。瘤床残留病灶区域可以 3 mm 薄层扫描,并将图像传至勾画靶区的计算机上。

(2)靶区勾画:①DGTV,乳腺肿瘤病灶或手术后残留病灶;②CTV,瘤床,患侧乳房(保乳术后),胸壁组织(改良根治术后),区域淋巴引流区(腋窝、锁骨上下区及内乳淋巴引流区);③PTV,包括CTV本身,以及照射中器官运动和日常摆位、治疗中靶位置体积变化及资料传输中的误差等不确定因素引起的扩大照射的组织范围。

(3)布野和剂量计算:根据照射靶区和危及器官的受量限制优化射野的权重和射野分布给出剂量分布图,用治疗计划系统(TPS)计算并标出至少3个正交面上剂量分布情况计算剂量体积直方图(DVH)。

(三)三维适形调强放疗(IMRT)

以其优越的剂量分布有效地降低了正常组织受照的体积与剂量,与二维放疗技术比较剂量分布更优越,放疗中及放疗后毒副作用显著降低,乳房形态、质地、外观美容效果优于传统技术。放疗急性Ⅱ度皮肤放射性皮炎发生率显著降低;皮肤色素沉着发生率显著降低;远期不良反应非常少见,色素沉着发生概率低,乳房纤维化或僵硬及乳房水肿发生率0～1%。这些优点已经得到许多临床研究证实,有可能成为未来乳腺癌的标准治疗模式。

(1)患者体位与固定要求,以及CT模拟定位要求同三维适形放疗:建议配合呼吸门控技术。

(2)靶体积勾画:①GTV,乳腺肿瘤病灶或手术后残留病灶;②CTV,瘤床,患侧乳房(保乳术后),胸壁组织(改良根治术后),区域淋巴引流区(腋窝、锁骨上下区及内乳淋巴引流区);③PTV,包括CTV本身,以及照射中器官运动和日常摆位、治疗中位置、靶体积变化及资料传输中的误差等不确定因素引起的扩大照射的组织范围。

(3)处方剂量:GTV,66 Gy,33 次(CTV 18 Gy,33 次)。

(4)治疗计划:野中野调强模式以及剂量分布,与二维放疗技术剂量分布比较。

(5)危及器官及其限制剂量。

肺:同侧肺是紧要器官之一。接受 20 Gy 照射的体积不超过同侧肺体积的 15%;V_{20}≤15%。接受 30 Gy 照射的体积不超过同侧肺体积的 10%;V_{30}≤10%。

心脏:在照射左侧乳腺时心脏是紧要器官之一。全心脏的最大限制剂量为 35 Gy。

肝脏:照射右下肺侧乳腺时,肝脏应该考虑为紧要器官。接受 30 Gy 照射的体积不超过肝脏体积的 50%,即 V_{30}≤50%。

脊髓:常规分割照射时最大耐受剂量为 45 Gy。

食管:接受 40 Gy 照射的食管长度不超过 15 cm。

臂丛神经:最大限制剂量为 55 Gy。

喉:需要进行保护。喉部特别是声门区的最大限制剂量为 20 Gy。

甲状腺:照射锁骨上区时甲状腺是紧要器官之一,需要进行保护。

八、乳腺癌放疗适应证

(一)早期乳腺癌的根治性放疗

1.乳房及胸壁照射适应证

保守手术后,具有以下因素者:①导管内原位癌或早期浸润性导管癌乳房切除术后,切缘干净;②术后病理分级 SBRⅠ～Ⅱ级;③未见微小淋巴管或血管内癌栓;④绝经后;⑤年龄大于60岁;⑥激素受体阳性,接受全乳房及胸壁照射 50 Gy/25 次＋/－,8 次 16 Gy 照射。

保守手术后,具有以下高危局部复发因素之一:①导管内原位癌或早期浸润性导管癌乳房切除术后,可疑不全切除或切缘距肿瘤间距离不足 2 mm;②术后病理分级 SBRⅢ级伴有微小淋巴管或血管癌栓者;③腋窝淋巴结阳性;④绝经前,年小于 60 岁特别是年龄小于 35 岁的携带 BRCA 1/2 突变的绝经前患者;⑤激素受体阴性。接受全乳房及胸壁照射 25 次 50 Gy,加或不加瘤床推量照射 5 次 10 Gy,局部残留病灶推量照射 8~10 次 16~20 Gy。

2.部分乳房照射适应证

非标准治疗方式,主要用于临床研究。对接受保守手术后肿瘤瘤床及周围高危亚临床病灶区域实施的一种部分乳房照射。适用于低危局部复发风险患者:年龄>60 岁,单一病灶 $T_1N_0M_0$,切缘阴性,ER 阳性,无 BRCA1/2 突变者。可以采用加速分割部分乳房照射(APBI,每天 2 次,连续 5 d,共 10 次,总剂量 34 Gy 或 38.5 Gy)。或 ^{192}Ir 乳房插植近距离放疗(37 Gy)及 Mammosite 后装(34 Gy)等放疗。也可以在术中采用低能 X 射线(50 kV)或电子束接触照射方式单次大剂量照射(10~20 Gy)。

3.保守手术+放疗禁忌证

有以下情况者不宜接受保守手术+放疗治疗模式:①弥漫性或多灶性乳腺癌;②年龄<35 岁;③切缘阳性乳腺病;④既往接受过乳腺放疗。

(二)局部晚期乳腺癌的根治性放疗

局部晚期乳腺癌是指乳腺肿瘤>3 cm 和区域淋巴结阳性,但尚无远处脏器转移的一组病变。包括皮肤溃疡、水肿、卫星结节,肿瘤与胸壁固定,腋窝淋巴结>2.5 cm,固定或锁骨上、下淋巴结或内乳淋巴结转移等。推荐新辅助化疗 3 个疗程或术前全乳房放疗剂量:40 Gy,4 周后评估。有手术禁忌证或者拒绝手术者可以实行根治性放疗;全乳房包括胸壁放疗照射剂量 50 Gy,25 次,残留病灶推量照射 10~16 Gy,5~8 次。局部晚期乳腺癌皮肤及皮下区域肿瘤侵犯的概率较大,放疗时应提高皮肤及皮下区域的照射量,需要添加等效组织材料补偿膜解决。

1.胸壁照射适应证

改良根治术后伴有以下高危因素中两项以上者:①T_3~T_4期乳腺癌;②术后病理显示多中心性;③SBR 分级Ⅱ~Ⅲ级;④微小脉管癌;⑤腋窝淋巴结阳性;⑥绝经前;⑦腋窝淋巴结阴性,年龄低于 40 岁者。需要接受胸壁预防性照射 50 Gy,25 次。

无需胸壁预防性照射:①改良根治术后切缘阴性;②窝淋巴结阴性;③低危复发人群。

2.淋巴引流区域照射适应证

以下情况需要腋窝照射:①腋窝淋巴结阳性,清扫淋巴结总数目>7 个以上,阳性数目/淋巴结总数目>50%,腋窝淋巴结区需要接受预防照射;②局部晚期乳腺癌或炎性乳腺癌根治性放疗时。腋窝淋巴结阳性,接受术后预防性腋窝淋巴结照射 50 Gy,25 次照射,单纯根治性放疗 50 Gy,对残留淋巴结推量照射 10~16 Gy,5~10 次。

以下情况腋窝照射需要专家意见:腋窝清扫术后阳性淋巴结数目 1~3 个,而且清扫淋巴结总数目少于 7 个,需要结合其他因素评估风险,由多学科专家会议讨论决定腋窝淋巴结区域是否需要照射。

以下情况不做腋窝照射:①前哨淋巴结阳性,肿瘤小于 2 cm,窝清扫术后淋巴结阴性;②前哨淋巴结阴性,或肿瘤大于 2 cm,腋窝清扫淋巴结阴性。

内乳淋巴链和锁骨上下区照射:前哨淋巴结阳性,术后腋窝淋巴结阳性;位于内侧象限或中央区乳腺癌,肿瘤大于 2 cm,年轻,绝经前,术后病理显示微小脉管癌栓等高危人群,需要接受内乳淋巴链和锁骨上下区预防性照射 50 Gy,25 次。

(三)炎性乳腺癌的放疗

治疗原则:根据初诊时的病理类型,激素受体情况,HER-2-状态、BRCA1/2 等因素风险评估后,先行全身治疗,后实施全乳房与胸壁及各淋巴引流区域照射根治性放疗。

(四)局部复发乳腺癌的放疗

综合治疗基础上给予局部根治性放疗或补救手术后局部辅助放疗 60～66 Gy,30～33 次。

(1)保乳手术和放疗后乳房局部复发和区域淋巴结复发。应接受补救性手术治疗,需要行放疗时,不同患者应用的照射范围大小不一,从局部小野照射到包括胸壁和淋巴引流区在内的大范围照射。对以往未接受术后辅助性放疗的复发患者,要用大范围照射。大范围照射较局部野照射可降低第二次复发风险,延长生存期。

(2)根治术后局部复发:应该争取切除复发病灶。放疗范围与剂量:全胸壁照射 50 Gy,复发灶切除者对原病灶区加量到 60 Gy;有病变残留者,总量达 65～70 Gy 或更高。胸复发时应对锁骨上区做照射腋窝及内乳区不做预防性照射。

(五)转移性乳腺癌的放疗

转移性乳腺癌接受综合治疗后 2％～5％的患者可以获得临床完全缓解。单纯骨转移患者中位生存期在 18～24 个月;5 年生存率 5％～10％,2％～5％的患者可以长期生存。

根据转移部位、转移病灶的数量,以及对组织、器官功能的影响和患者自我感觉与主诉,不同情况应予以不同的治疗。主要是以综合治疗为基础的联合放疗,如全身化疗、激素治疗、分子生物靶向药物治疗与阻止骨破坏的双磷酸盐类药物治疗,联合姑息放疗减轻症状,提高生活质量。

脑转移的姑息性放疗:全脑放疗 30 Gy,10 次;或 40 Gy,20 次。孤立病灶可考虑局部提高剂量补量照射。

骨转移局部姑息放疗可以改善症状,减轻脊髓压迫和减少病理性骨折。剂量 40～60 Gy,20～30 次。

九、放疗毒副作用

近年来随着放疗技术的发展和照射剂量的规范,乳腺癌的放疗并发症明显减少,但一旦发生不可逆转,将严重影响患者的生存质量和远期疗效。临床上以预防为主,改进放疗技术,合理应用综合治疗,避免毒性的叠加。

(一)皮肤反应

皮肤的放射早期反应一般定义为放疗中和放疗的 2 个月内出现的皮肤反应,是最常见的放疗并发症。高能射线照射时放射性皮炎的发生率约为 20％;胸壁用电子线照射,20 Gy 即可出现干性皮炎,特别是胸壁复发用电子线大剂量照射时发生放射性皮炎的概率更大。而手术瘢痕、腋窝皱褶和乳房下沟处是出现湿性皮炎的常见部位。皮肤放疗并发症也应以预防为主远期主要表现纤维化改变

(二)放射性肺损伤

肺部并发症主要表现为无症状性放射性肺炎,放射性肺炎的发生率在 1％～6％,症状性肺炎发生率 0.6％。影响因素包括照射容积、总剂量、分次剂量和联合化疗。最佳预防的方法是应用三维适形调强放疗技术,降低肺的受照体积与照射剂量。有症状的放射性肺炎,可以使用抗生素、激素配合支气管扩张剂等治疗。远期主要表现为局限性肺纤维化。

(三)放射性咽喉炎和食管炎

放射性咽喉炎和食管炎均为乳腺癌放疗中常见急性毒副反应,与局部受照剂量相关。一般症状较轻微,无需特殊处理。

(四)心血管并发症

放疗后心血管毒性作用是造成非乳腺癌死亡率增加的最主要的因素。心血管远期毒性与照射容积有关,左侧肿瘤与右侧肿瘤相比心脏疾病死亡风险为 1.34;存在剂量-效应关系。蒽环类化疗药物联合放疗时,可以降低心脏对放疗的耐受性。应用放疗新技术,三维适形放疗与调强放疗可以降低乳腺放疗的心肺等组织与器官的受照剂量,大大减轻放疗的心血管毒副作用。

(五)臂丛神经损伤

臂丛神经走向基本沿腋静脉上缘,与锁骨上、窝淋巴引流处紧邻,当锁骨上野和腋窝-锁骨上联合野及腋窝后野照射时,臂丛神经受到不同剂量的照射。放射性臂丛神经损伤的发生率为 0.2%~5%,临床表现为同侧上臂和肩膀的疼痛、麻木和麻木刺痛感及上肢无力,可在放疗结束后数月或数年才出现。放射性臂丛神经损伤的发生率与锁骨上和腋淋巴结照射野及分割剂量有关。当剂量>50 Gy,臂丛神经损伤发生率明显增高。

(六)上肢淋巴水肿

上肢淋巴水肿多由腋窝淋巴管回流障碍所致。单纯手术或放疗的发生率为 3%~4%,手术加放疗为 20%~30%。

(七)肋骨骨折

肋骨骨折的发生率为 1%~5%,较多见于 ^{60}Co 和 4 MV X 射线照射者可能与皮下浅表部组织剂量增加有关,化疗亦是影响因素之一。多数情况下患者无自觉症状,是在复查骨扫描或 X 射线检查时发现;少部分患者可有胸壁或肋骨疼痛,一般可自行愈合,无需特殊治疗。

十、放疗结果与预后

欧美文献报道早期乳腺癌保守手术联合放疗与改良根治手术疗效相当。保守手术联合放疗组 5 年局部复发率进一步降低。Peters(1939—1969 年)报道,217 例乳腺癌 T_1N_0 或 T_2N_0 接受保乳手术加放疗,5 年、10 年、20 年生存率分别为 75%、58%和 48%,与乳房切除术后 30 年生存率无差别。法国 1972—1980 年进行 179 例早期乳腺癌 T_1/T_2、N_0/N_1 的研究证实,保守手术联合放疗与根治性手术治疗两组在 10 年生存率没有显著差异,95% vs 91%。美国 NSABP 研究组 1976—1984 年对 1 219 例早期乳腺癌的对照研究结果显示,两组在 8 年总生存率方面没有显著差异,接受放疗组为 76%,单纯根治术组为 71%。接受放疗组局部复发率明显降低;局部切除＋放疗组复发率 7.7%,单纯局部切除组 27.9%;有淋巴结侵犯时,差异更加显著:2.1% vs 36.2%。基于该项研究结果,保守手术联合放疗成为美国早期乳腺癌的标准治疗,该研究 20 年数据更新结果显示接受术后放疗组局部复发率 2.7%。该项研究成为保守手术＋放疗治疗模式的有力证据。

近年来,大量文献显示导管内原位癌保守手术后放疗可以降低同侧乳腺癌复发率 50%显著改善局部控制率。逐渐成为广泛应用于导管内原位癌的保存乳房治疗的重要措施。

中国自 20 世纪 80 年代末期开始了相应探索与研究。但是保守手术治疗的比率徘徊在 20%~30%,随着外科医师与患者观念转变,保守手术治疗的比率在不断上升。有学者报道了 1990—1996 年 51 例Ⅰ～Ⅱ期乳腺癌患者行保留乳房治疗的病例。所有接受局部肿瘤切除手术后放疗,高剂量率^{192}Ir瘤床补量照射,5年局部控制率为90%,生存率为87%;乳房保存与美容效果满意率为87.1%。

乳腺癌根治术或改良根治术后孤立的局部和区域淋巴结的复发率在3%～27%,其中半数患者胸壁为唯一的复发部位。乳腺内复发为局部失败的主要形式,75%～90%在原发病灶及其周围的乳腺组织内,乳腺其他部位的复发少见。Pierquin(1961—1974年)等报道245例T_1和T_2乳腺瘤,接受保守手术加根治性放疗,总生存率86%(T_1),54%(T_2),局部复发的患者均顺利接受了乳房切除术,30%的患者接受了补救性外科手术,成活15年无疾病进展征象部分乳腺癌的补救性手术、放疗、化疗、激素治疗及分子靶向药物治疗可以获得良好的局部控制率和长期生存。

近年来,由于分子分型的进步,提高了人们对不同复发风险乳腺癌的认识,治疗策略更加个体化。同时,为了持续改进乳腺癌疗效,进一步降低放疗毒副作用,部分乳房照射和适形调强放疗在乳腺癌治疗中的应用研究取得了进一步的循证医学证据,有望在未来的乳腺瘤治疗中发挥重要作用。

(张延可)

第三节 胸 腺 瘤

胸腺瘤是成人前纵隔最常见的肿瘤,约占整个纵隔肿瘤的20%。大多数胸腺瘤患者为成人,男女发病率基本相同,通常在50～60岁最常见,儿童发生率低,但如果发生多为恶性。

一、解剖学

胸腺位于前上纵隔,是一个不规则的分叶状的器官,上至颈部甲状腺下缘,下达第四肋软骨水平,有时可达第六肋软骨水平,前方紧贴胸骨,后方从上至下贴附于气管、无名静脉、主动脉弓和心包。胸腺分颈、胸两部分,颈部包括甲状腺韧带和胸骨体,胸部位于胸骨柄和胸骨体后方。

二、病理

按组织学结构,胸腺瘤可分为以下4种类型。

(一)淋巴细胞为主型

肿瘤主要由淋巴细胞构成,上皮样细胞不多,肿瘤细胞呈弥漫性或结节状排列,有时可见生发中心,罕见胸腺小体。

(二)上皮细胞为主型

最常见,是以上皮样细胞为主,淋巴细胞不多。有时上皮样细胞呈巢状排列,伴核分裂等恶性表现时,诊断为胸腺癌。

(三)混合型细胞型或称淋巴上皮型

两种细胞成分均匀增生,其间有较多结缔组织间质,偶见胸腺小体。

(四)梭形细胞型

梭形上皮细胞以束状或螺旋状排列,是上皮细胞为主型的亚型。

三、临床表现

胸腺瘤一般生长相对缓慢,30％～40％病例无症状。它的症状及体征一般由于肿瘤压迫侵犯、转移或伴随疾病而造成。严重的病例有胸骨后疼痛,呼吸困难,胸膜渗出,心包积液,上腔静脉阻塞综合征等,一般提示为浸润型胸腺瘤。扩散方式即使是浸润型胸腺瘤,也以胸内进展为主,可向颈部延伸侵犯甲状腺。侵及胸膜及心包时,出现胸腔积液、心包积液,并可直接侵犯周围组织及气管。淋巴结转移少见,血行转移更少见。

伴随疾病有重症肌无力、单纯红细胞再生障碍性贫血、获得性丙种球蛋白缺乏症,也可合并皮质醇增多症、系统性红斑狼疮或硬皮病等。

四、诊断

对于胸腺瘤的诊断CT是最有价值的,它能够显示肿瘤的大小形状轮廓、组织密度及与周围组织器官的关系等,并有助于肿瘤的分期,帮助设计照射野。MRI与CT价值相似但MRI具有显示血管结构的优势。大部分胸腺瘤需外科手术切除,如果无法手术,组织学诊断通常采用胸腔镜、纵隔镜活检术,或在CT、B超引导下经皮穿刺活检术及细针穿刺细胞学检查。

五、分期

胸腺瘤被广泛采用的分类有两种:浸润型和非浸润型。胸腺瘤的分期通常根据浸润的程度,最常采用的分期系统是Masaoka的病理分期系统。

Ⅰ期:肿瘤包膜完整,镜下无包膜浸润。

Ⅱ期:①镜下见肿瘤侵犯周围脂肪组织或纵隔胸膜;②镜下侵犯被膜。

Ⅲ期:肉眼见肿瘤侵犯周围器官。

Ⅳ期:①胸膜或心包播散;②淋巴结或血行播散。

六、治疗原则

(1)外科手术是胸腺瘤治疗的首选方法,尽可能地完整切除或尽可能多地切除肿瘤。

(2)对浸润型胸腺瘤,术后一律给予根治性放疗。

(3)对Ⅰ期非浸润型胸腺瘤,不需常规术后放疗,术后定期复查,一旦发现复发,争取二次手术后再行根治性放疗。

(4)对晚期胸腺瘤(Ⅲ、Ⅳ期),只要患者情况允许,不要轻易放弃治疗,应积极给予放疗和/或化疗仍有获得长期生存的可能。

七、放疗

(一)放疗适应证

浸润性生长的胸腺瘤外科术后;胸腺瘤未能完全切除的患者、仅行活检的患者及晚期患者;部分胸腺瘤的术前放疗;复发性胸腺瘤的治疗。

(二)放疗技术

可采用常规放疗或三维适形(调强)放疗。

1.常规放疗

(1)放射源：^{60}Co 或高能 X 射线或电子线。

(2)放疗范围：局部瘤床边缘外放 1 cm(包括胸腺瘤和可能被浸润的组织或器官)；对已有明确心包种植转移或心包积液者，应先给予全纵隔、全心包放疗，给予肿瘤量 DT 30～35 Gy，3 周后，局部瘤床加量。如已有胸膜或肺转移结节者，可行全胸膜照射。双锁骨上区不需做预防性照射。

(3)放疗剂量：单纯放疗包括胸腺瘤未能完全切除的患者、仅行活检的患者和晚期的患者给予 DT 50～60 Gy，5～6 周；对手术完整切除的浸润型胸腺瘤，术后放疗剂量为 DT 50～60 Gy，5～6 周。

(4)放疗野设计：对肿瘤巨大和/或病情偏晚的病例及部分浸润型胸腺瘤术后病例，可以采用高能 X 射线和电子线综合使用，一般可先给予前后对穿治疗，采用前后野不同剂量比，注意脊髓受量控制在肿瘤吸收剂量 DT 40 Gy 以下，前后野比例一般 2：1 或 3：1，然后改两前斜野加楔形板等中心治疗。这样可以提高肿瘤靶区剂量，同时减少肺受量。如肿瘤巨大、位置较深时，可采用两前斜野加楔形板和一正中后野等中心照射，剂量分配为正中后野为两前斜野的 1/4 或 1/3。双锁骨上区不需常规做预防照射。

2.三维适型(调强)放疗

(1)靶区的定义。GTV：胸腺肿瘤或术后残留病变为 GTV。CTV：GTV 边界外放 1 cm。PTV：CTV 外放 0.5 cm，在 CTV 基础上外放形成 PTV 时，各个方向上均匀外放。

(2)危及器官体积及限量：重要危及器官有肺、髓、心脏和食管，双肺 V_{30}≤30%，脊髓≤45 Gy，心脏 V_{40}≤30%，V_{30}≤40%，食管 V_{50}≤50% 等。

(三)注意事项

(1)胸腺瘤合并重症肌无力时，放疗应慎重，放疗前应先用抗胆碱酶药物控制肌无力，放射开始剂量要小，可以从 1 Gy 起，缓慢增加剂量至 2 Gy，治疗中或治疗后要密切观察肌无力的病情变化，一旦出现肌无力加重，应及时处理。

(2)对不伴重症肌无力的胸腺瘤放疗时，一般分次量为 DT2 Gy，每周 5 次，至少每周透视 1 次，了解肿块退缩情况，对肿块退缩明显者，应在剂量达 30～40 Gy 后及时缩野，避免放射性肺炎的发生。

(3)脊髓剂量不超过其耐受量。

(4)注意射野及分割剂量，减少心包炎等并发症。

八、胸腺癌

(一)组织病理学及临床表现

胸腺癌来源于胸腺上皮的恶性肿瘤，细胞学形态呈现严重的原始化和细胞排列很不规范的恶性特点，包括鳞状细胞癌、梭形细胞癌、淋巴上皮样癌、黏液表皮样癌、透明细胞癌和腺鳞癌等。1999 年 WHO 提出的胸腺肿瘤国际组织学分类中将胸腺癌归为 C 型胸腺瘤。一些学者建议将胸腺癌分为低分级组恶性肿瘤(包括鳞状细胞癌、黏液表皮样癌)和高分级组恶性肿瘤(淋巴上皮样癌、未分化癌、小细胞癌及透明细胞癌等)。通常病理为高分级组的恶性肿瘤其侵性、局部复发率及远处转移率明显高于低分级组恶性肿瘤。

多数胸腺癌(TC)初始症状表现为咳嗽、胸痛、上腔静脉压迫征或膈神经麻痹等，进一步检查常可显示纵隔肿块。与胸腺瘤相似,TC 也常发生在前上纵隔。胸腺癌一般病程短,进展快,除表现为胸内快速进展和侵犯,如胸膜、心包和肺的直接侵犯或种植转移外,胸外淋巴结转移及血行转移多见,约占半数以上,其预后比胸腺瘤明显差。由于胸腺癌的外侵和死亡率较高,通常需要多种形式的治疗。

(二)治疗

以多学科的综合治疗为主。首选手术,争取尽可能多地切除肿瘤,如估计肿瘤巨大或与邻近结构关系密切而切除困难时,可先做术前放疗 Dr 40 Gy,4 周,以利提高切除率,术后一律做根治性放疗,部分患者行化疗。

1.手术治疗

手术治疗仍是胸腺癌的主要的治疗手段。由于胸腺癌外侵明显,常常侵及重要血管(上腔静脉、主动脉、肺血管、无名静脉)及纵隔重要组织,但是如果能将原发肿瘤连同受侵组织完整切除,还是能够获得较高的 5 年生存率。目前,比较一致的看法认为,进行广泛手术完整切除肿瘤是获得长期 5 年生存的决定性因素。广泛手术就是把原发肿瘤连同受侵组织包括受侵肺组织、重要血管和受累的心包切除,进行重要的血管置换及心包修补术等。但是,上腔静脉综合征;声音嘶哑;膈经麻痹、胸腔积液;心包积液包绕大血管(肺血管、主动脉无名动脉)4 种情况下应尽量避免手术。另外,有明确的远处转移或明显的上腔静脉综合征,也不建议切除和重建上腔静脉。多数胸腺癌(50%~95%)治疗时肿瘤为进展期(Ⅲ或Ⅳ期),获得完整切除的机会并不多,文献报道,对于胸腺癌,减瘤术和不能手术的 5 年生存率没有统计学差异。

2.放疗

因胸腺癌就诊时病期晚,局部侵犯广泛,多数患者难以获得完整切除,并且胸膜和心包直接侵犯或种植转移率高,锁骨上淋巴结转移率高。根据局部胸腺瘤的治疗经验,认为即使完整切除术后也应进行常规放疗,所以多数患者需行术后放疗。放疗范围应包括相应纵隔和部分或全心包,如包括全心包的照射剂量为 DT 30~35 Gy,3~3.5 周。然后缩野包括瘤床加量至 Dr 60~70 Gy,6~7 周,双锁骨上区预防照射 DT 40~50 Gy,4~5 周。多数文献报道,放疗范围多为瘤床外放 1~2 cm。目前三维适形放疗及调强适形放疗已应用于胸腺癌的治疗中,可以更好地保护正常组织,减少放射毒副作用,提高肿瘤局部剂量。术后放疗应该成为常规治疗,辅助放疗可以提高生存率,增加局部控制率。术后放疗剂量多为 50~60 Gy,对于不能手术的或仅做单纯活检的放疗剂量要达到 60 Gy 以上。局部复发多在照射野外、纵隔及胸膜等。

3.化疗

因为化疗方案和综合治疗的组成不同,且缺乏大规模临床试验,到目前为止尚没有统一关于胸腺癌的化疗标准。有报道给予顺铂为主,包含长春花碱、阿霉素和环磷酰胺的联合化疗方剂对胸腺癌有一定效果。

(三)预后因素

手术切除程度、Masaoka 分期、组织学分级及组织学分类治疗模式等为主要的影响预后因素。KPS、年龄、性别、肿瘤大小不影响切除率和生存率。

(张延可)

第四节 直 肠 癌

直肠癌是指直肠齿状线以上至乙状结肠起始部之间的癌肿,是常见的恶性肿瘤之一。随着我国经济的发展、人们生活方式及膳食结构的变化,其发病率逐年增高,已上升到第四位。

一、解剖及淋巴引流

直肠位于盆腔内,长为 12~15 cm,与乙状结肠相接,起于第三椎水平,向下延续,终止于盆膈,以齿状线为界而与肛管相连。通常直肠被人为分为 3 段:齿状线上 5 cm 为直肠下段,5~10 cm 为中段,10~15 cm 为上段,肿瘤位于不同区段可采取不同手术术式。

直肠的血供主要来自直肠上动脉和直肠下动脉。直肠上动脉是由肠系膜下动脉延伸向下,在直肠上端后方分为两支,沿直肠两侧向下形成的,主要供应齿状线以上的直肠血运。直肠下动脉起自髂内动脉或阴部内动脉,沿直肠两侧韧带进入直肠,主要供应直肠下段血运。直肠的淋巴引流通常沿同名血管走行。以齿状线为界,直肠的淋巴引流分为上下两组:齿状线以上的直肠淋巴为上组,以下为下组。上组的淋巴引流分为 3 个方向:①向上沿直肠上动脉引流至肠系膜下动脉和腹主动脉旁淋巴结;②向两侧经直肠下动脉延伸至前淋巴结;③向下可至肛提肌上淋巴结或穿过肛提肌至坐骨直肠窝淋巴结,然后沿肛内血管至髂内淋巴结。齿状线以下的下组淋巴经会阴引流至双腹股沟淋巴结(图 10-2)。由于上下两组淋巴引流网存在广泛吻合,所以少数直肠癌也可以通过淋巴道转移到腹股沟淋巴结。

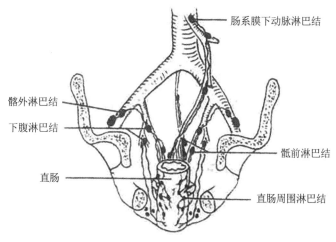

图 10-2 直肠癌的解剖和淋巴引流

二、转移播散途径

(一)直接蔓延

包括在黏膜或黏膜下层向周围扩大与向深部浸润肠壁各层。癌肿蔓延环绕肠管的倾向较大,因而容易形成肠腔狭窄,但向上下蔓延的距离不大,很少超过肿瘤边缘以外 2~3 cm。当肿瘤穿透直肠壁后可侵犯邻近器官,如前列腺、膀胱、精囊腺、子宫、阴道、输尿管、盆壁,以及低尾部血管和神经丛。如果肿瘤浸润粘连紧密，常导致不能完整切除肿瘤，甚至使医师放弃手术切除。

(二)淋巴转移

肠壁浸润的深度与淋巴结转移的危险性有关，淋巴结转移率随肿瘤恶性度增高而显著增加，肿瘤分化差的淋巴结阳性率高达50%。淋巴转移是直肠癌主要的扩散途径，是影响直肠癌预后的重要因素。

(三)种植转移

直肠癌浸润生长浸透浆膜层后，部分肿瘤细胞可以从浆膜表面脱落种植于腹腔壁腹膜或盆壁。直肠癌的发生以低位直肠癌为主，肿瘤表面无腹膜覆盖，发生腹膜种植转移比较少见。

(四)血行转移

血行转移是直肠癌最常见的转移方式。直肠癌组织侵入静脉后，癌细胞栓子可以通过直肠上静脉，肠系膜下静脉，门静脉转移至肝内；也可由静脉转移至肺、骨和脑等。肿瘤位于直肠的位置越高，发生肝转移的概率也越大，这是因为直肠的上端静脉汇入肠系膜下静脉，最后入门静脉至肝脏。

三、临床特征与诊断

(一)临床特征

直肠癌最常见的表现是排便习惯改变，如排便次数增多、便秘，以及粪便形状的改变如粪便不成形、稀便、排便困难或粪便带血、肛门下坠等。局部晚期直肠癌伴有直肠全周受侵时，通常表现为排便困难，排不尽感或里急后重感；如果有排尿困难或会阴区疼痛，通常提示肿瘤已有明显外侵。

(二)诊断

本病的诊断过程包括对患者病史的详细询问、体格检查、内窥镜、影像学检查及实验室检查，直肠指检简单实用，但常被忽视而延误诊断。钡剂灌肠与纤维肠镜、胸片、CT 或 MRI(盆腔、腹部)、超声、肿瘤标记物检查都是必需的，直肠内超声检查有助于了解病变是否局限于肠壁和是否存在淋巴结受累情况，癌胚抗原(CEA)虽然是非特异性的，但应作为治疗前、治疗中评价疗效治疗后随访的定期测量指标。PET 检查有助于治疗计划的制定。

四、病理类型和分期

直肠来源于肠末端的泄殖腔后份，上皮起源于内胚层，为单层柱状上皮，因此直肠癌多为腺癌，组织病理学分为黏液腺癌、印戒细胞癌、腺鳞癌、髓样癌、未分化癌及其他亚型。

直肠癌根据肿瘤浸润的深度、局部/区域淋巴结的转移情况和有无远处转移进行分期。目前，TNM 分期成为最常用的分期方法。AJCC/UICC 结直肠癌 TM 分期系统如下。

(一)T 原发肿瘤

T_x：原发肿瘤无法评价。

T_0：无原发肿瘤证据。

T_{is}：原位癌，局限于上皮内或侵犯黏膜固有层。

T_1：肿瘤侵犯黏膜下层。

T_2：肿瘤侵犯固有肌层。

T_3：肿瘤穿透固有肌层到达浆膜下层，或侵犯无腹膜覆盖的结直肠旁组织。

T_{4a}:肿瘤穿透腹膜脏层。

T_{4b}:肿瘤直接侵犯或粘连于其他器官或结构。

(二)N 区域淋巴结转移

N_x:区域淋巴结无法评价。

N_0:无区域淋巴结转移。

N_1:有 1～3 个区域淋巴结转移。

N_{1a}:有 1 枚区域淋巴结转移。

N_{1b}:有 2～3 个区域淋巴结转移。

N_{1c}:浆膜下肠系膜无腹膜覆盖结肠/直肠周围组织内有肿瘤种植(TD),无区域淋巴结转移。

N_2:有 4 枚以上区域巴结转移。

N_{2a}:4～6 个区域淋巴结转移。

N_{2c}:7 枚及更多区域淋巴结转移。

(三)M 远处转移

M_0:无远处转移。

M_1:有远处转移。

M_{1a}:远处转移局限于单个器官或部位(如肝肺,卵巢,非区域淋巴结)。

M_{1b}:远处转移分布于一个以上的器官/部位或腹膜转移。

(四)TNM 分期标准

0 期:$T_1N_0M_0$。

Ⅰ期:$T_1N_0M_0$。

ⅡA 期:$T_3N_0M_0$。

ⅡB 期:$T_4N_0M_0$。

ⅢA 期:$T_{1～2}N_1M_0$。

ⅢB 期:$T_{3～4}N_1M_0$。

ⅢC 期:任何 TN_2M_0;任何 TN_2M_0。

Ⅳ:任何 T;任何 N,M_1。

注:cTNM 是临床分期,pTNM 是病理分期,前缀 y 用于接受新辅助(前)治疗后的肿瘤分期(如 ypTNM),病理学完全缓解的患者分期为 $ypT_0N_0cM_0$,可能类似于 0 期或Ⅰ期。前级 r 用于经治疗获得一段无瘤间期后复发的患者(rTNM)。

五、治疗原则

直肠癌的治疗主要依据临床分期,是多学科的综合治疗。手术是直肠癌根治性的治疗手段。对于Ⅰ期直肠癌,单纯根治性手术即可获得较满意的长期生存率,术后无需其他治疗;如果Ⅰ期直肠肿瘤距离肛门缘较近,可行肿瘤局部切除手术术后放疗,在保留肛门的同时,可以获得与根治性手术相同的疗效。对于Ⅱ～Ⅲ期可进行手术切除的直肠癌($T_{3～4}$,N+),术前放疗、术前同步放化疗、术后同步放化疗与手术相比,降低了Ⅱ/Ⅲ期直肠癌的局部区域复发率,并显著提高了长期生存率,成为Ⅱ/Ⅲ期直肠癌的标准治疗手段。术前同步放化疗与术后同步放化疗相比,取得了与术后同步放化疗相似的长期生存,并在此基础上进一步降低了局部复发率,同时不良反应发生率更低并且可能提高保肛率。因此,越来越多的研究单位选择术前同步放化疗作为Ⅱ～

Ⅲ亚期可进行手术切除的直肠癌的标准方法。对于局部晚期不可切除的直肠癌,术前同步放化疗是推荐的首选治疗手段。通过同步放化疗,可以使部分患者得到手术的机会;而对放疗后无法切除的患者,同步放化疗也可以缓解症状,达到姑息治疗的目的。可见放疗是直肠癌的重要辅助手段。

六、放疗

(一)放疗适应证

直肠癌放疗或放化疗的主要目的为辅助治疗和姑息治疗。辅助治疗的适应证主要针对Ⅱ～Ⅲ期直肠癌;姑息治疗的适应证为肿瘤局部区域复发和/或远处转移。对于某些不能耐受手术或者有强烈保肛意愿的患者,可以试行根治性放疗或放化疗。

(1)Ⅰ期直肠癌不推荐放疗,但局部切除术后,有以下因素之一,建议放疗。①术后病理分期为 T_2;②肿瘤最大径大于 4 cm;③肿瘤占肠周大于 1/3;④低分化腺癌;⑤神经侵犯或脉管瘤栓;⑥切缘阳性或肿瘤距切缘＜3 mm。如拒绝或无法手术者,建议行根治性放疗。

(2)临床诊断为Ⅱ/Ⅲ期直肠癌推荐行术前放疗或术前同步放化疗。

(3)根治术后病理诊断为Ⅱ/Ⅲ期亚期直肠癌,如果未行术前放化疗者,必须行术后同步放化疗。

(4)局部晚期不可手术切除的直肠癌(T_4),必须行术前同步放化疗后重新评估争取根治性手术。

(5)局部区域复发的直肠癌,首选手术;如无手术可能,推荐放化疗。

(6)Ⅳ期直肠癌:对于初治Ⅳ期直肠癌,建议化疗原发病灶放疗,治疗后重新评估可切除性;转移灶必要时行姑息减症放疗。

(7)复发转移直肠癌:可切除的局部复发患者,建议先行手术切除。然后再考虑是否行术后放疗。不可切除的局部复发患者,推荐行术前同步放化疗,并争取手术切除。

(二)Ⅱ～Ⅲ期直肠癌的辅助放疗

术前同步放化疗是Ⅱ～Ⅲ期可手术切除直肠癌的标准方法。术前放疗优点:①在生物学上,新辅助放疗术前杀伤肿瘤细胞,可以防止手术种植的发生。由于血液供应未受手术影响,肿瘤细胞相对氧合好,对放疗敏感。②在解剖上,由于小肠未受手术影响(手术可造成小肠固定于盆腔),小肠放射损伤小。③在功能上,术前放疗能够降低肿瘤分期,使一部分本应采取 Miles 术的病例变为可行保留肛门的手术。④对不可手术的局部晚期病例,术前放疗可以提高切除率。

在术前新辅助放疗技术上,曾出现 4 种术前新辅助放疗方法:①术前低剂量放疗;②术前中等剂量放疗,Dr 34.5 Gy,15 次,每次 2.3 Gy;③术前短疗程高强度放疗,1 周内放疗 5 次,每次 5 Gy,放疗结束后 1 周内手术;④大剂量常规分割放疗,每次 1.8～2.0 Gy,每周 5 次,共 5～6 周,DT 45 Gy 左右,可以同步化疗,放疗结束后 4～6 周手术。术前低剂量放疗与单纯手术相比,局部控制和生存期均无提高。术前中等剂量放疗局部复发率降低,但生存期与单纯手术相比没有延长。因此术前中低剂量的放疗已不再采用。术前短疗程高强度的放疗,与单纯手术相比提高了局部控制率,但降低分期作用有限。常规方法的大剂量新辅助放疗是目前推荐使用的放疗方法。

术前放疗后,盆腔处于充血、水肿状态,立即手术可能会增加手术的并发症。如果拖延过久,也可能造成放射区域的纤维化,增加手术难度。最佳手术时机是放疗医师和外科医师共同关注的问题。对于肿瘤距离肛门>6 cm,行保留肛门括约肌手术的可能性较大,或肿瘤距离肛门很近,很可能不能保留肛门,在这两种情况,术前放疗与手术的间隔不必考虑很长,一般 4 周左右。如果外科医师术前对能否实施保留肛门括约肌的手术把握性不大,期望通过术前放疗可以使肿瘤缩小,并增加保留肛门括约肌手术的可能性,建议延长放疗后的休息时间。一般推荐放疗和手术的间隔时间为 4~6 周,以使肿瘤充分缩小,而正常组织得以恢复。

术前放疗也有不足之处。对于早期直肠癌如 $T_{1\sim2}N_0M_0$ 的患者如进行术前放疗,将导致过度治疗,因为早期直肠癌仅通过局部切除就可获得良好的预后。随着影像诊断技术的不断发展(如直肠内 B 超、盆腔 MRI/PET/CT),术前分期诊断越来越明确,也许能够弥补这个不足。

术后放疗适应证为Ⅱ~Ⅲ期可手术切除直肠癌。术后放疗的优点在于有准确的病理分期,避免了 $T_{1\sim2}N_0M_0$ 患者的不必要照射,但不利点在于,第一由于术后腹盆腔解剖结构的改变导致更多的小肠受到照射;第二瘤床血管破坏,术后瘢痕的出现使瘤床在术后潜在乏氧;第三对具有保留肛门潜在可能的患者,不能保留肛门;第四经腹会阴联合切除术时需包括会阴手术瘢痕,照射野大,毒副作用较多。

(三)放疗范围

必须进行原发肿瘤高危复发区域和区域淋巴引流区照射。

(1)原发肿瘤高危复发区域包括肿瘤/瘤床、直肠系膜区和前区,中低位直肠癌靶区应包括坐骨直肠窝。

(2)区域淋巴引流区包括真骨盆内髂总血管淋巴引流区、直肠系膜区、髂内血管淋巴引流区和闭孔淋巴结区。

(3)有肿瘤和/或残留者,全盆腔照射后局部缩野加量照射。

(4)盆腔复发病灶的放疗:①既往无放疗病史,建议行原发肿瘤高危复发区域、区域淋巴结引流区(真骨盆区)照射和肿瘤局部加量放疗;②既往有放疗史根据情况决定是否放疗。

(四)放疗技术

1.常规放疗

(1)体位:俯卧位,最好使用有孔腹部定位装置。有孔腹部定位装置是在一个平板上在相当于腹部的地方留置一个 30 cm×30 cm 或 40 cm×40 cm 的孔,定位时让患者俯卧在平板上,腹部置于孔的位置,这样由于重力的作用,更多的小肠可以落入孔中。有孔腹部定位装置在 20 世纪 90 年代广泛应用于直肠癌放疗已经成为直肠癌的标准定位装置。有孔腹部定位装置和充盈膀胱两种方法可以有效地降低小肠受照射体积,如果两种方法同时使用,小肠受照体积将最小。

(2)定位前准备:患者 1 h 前排空膀胱,间断饮水 800~1 000 mL,充盈膀胱。定位前经肛门注入 20~50 mL 钡剂(术前放疗和 Dixon 手术后患者),在肛门处或会阴瘢痕处放置金属标记(Mile's 手术患者)。

(3)定后野及两侧野:①定后野。机架 0°,上界 L_5 下缘,下界为肿瘤下缘下 3 cm(术前放疗)或闭孔下缘(Dixon 手术)或会阴瘢痕放置金属标记处下 2 cm 左右(Mile's 手术),两侧界为真骨盆外 1~1.5 cm。②定侧野。机架 90°,上下界同后野,后界包括骨外侧皮质,前界在造影剂显示直肠前壁前 2~3 cm(术前放疗和 Dixon 手术后),或根据术后盆腔 CT 片,包括膀胱后 1/3 处。

(4)照射野的范围设计:根据上述治疗范围设计照射野,在患者皮肤上标记各射野中心、深度及相应机架角度,在腹部有孔定位板,孔的上下界位置标记于患者身体两侧。通常选择≥6 MV X 射线,采用一后野及两侧野照射,剂量比为 2:1:1,侧野用 30°形板(或者根据治疗计划决定剂量比和楔形板的度数)。DT 45 Gy 左右,常规分割。术后放疗患者如有残留,病灶处可加量15 Gy 左右。

2.三维适形(调强)放疗

(1)体位及定位前准备:同常规放疗。尽可能使用有孔腹板、热塑膜或真空垫固定体位。

(2)CT 扫描范围 L_5 上 3~4 个椎体,至坐骨结节下 10~15 cm。层厚 5 mm。

(3)靶区勾画与定义。

(五)放疗并发症

直肠癌放疗过程中常见的并发症:①恶心、呕吐、食欲下降等胃肠道症状。②放射性肠炎,可以发生在放疗期间,急性放射性肠炎在开始放疗后的 2 周左右,表现为大便次数增多、稀便和里急后重。放疗结束后若干个月,仍存在腹泻症状,这种慢性放射性肠炎还可以出现肠出血、穿孔、坏死和梗阻。③放射性膀胱炎,常发生在放疗过程中,很少发生在放疗后的几个月里,因为膀胱对射线的耐受性较高。④骨髓抑制,放疗、化疗同步者较容易出现外周血白细胞减低。⑤放射性皮肤损伤常发生在肛门周围的皮肤,严重者出现皮肤溃破,影响放疗进行。放疗过程中患者饮食应以易消化、低纤维素为主,放疗期间不进食奶类食品,因为腹泻时对乳糖的消化能力下降。患者应保持外阴清洁,避免泌尿系统感染的发生。

(徐化璞)

第五节 睾丸肿瘤

睾丸恶性肿瘤包括组织形态学和临床表现不同的一大类恶性肿瘤,绝大部分发生于阴囊内睾丸,也可发生于异位睾丸,如盆腔隐睾或腹股沟隐睾。睾丸肿瘤相对少见,占男性恶性肿瘤的1%~2%,其发病有地区和种族差异,如北欧丹麦发病率较高,为 3.2 万/10 万,亚洲国家为1/10 万,非洲黑种人很少发生睾丸肿瘤。绝大多数睾丸生殖细胞肿瘤发生于 50 岁以前。各类肿瘤发病年龄不同,取决于其病理类型。如胚胎癌和畸胎瘤多发于 20~30 岁精原细胞瘤多发于30~40 岁。睾丸精原细胞瘤发生于隐睾者占 15%~20%。隐睾导致恶变的原因与温度升高、血行障碍、内分泌失调或生殖腺发育不良有关。6 岁以前行睾丸固定术是预防隐睾恶变的有效措施。在睾丸肿瘤患者中,常可追溯到外伤史,外伤不一定是引起肿瘤的主要因素,但已患肿瘤的患者很可能因外伤使病情加重而出现症状。

一、病理

根据世界卫生组织(WHO)的分类,把睾丸肿瘤分成生殖细胞瘤(GCT)和非生殖细胞瘤(NSGCT)两大类。95%以上睾丸肿瘤为 GCT。单纯为一种细胞类型者占 60%,40%为混合性。其中精原细胞瘤占 GCT 的 50%,可分为经典型、间变型和精母细胞型。非精原细胞瘤也约占50%,包括胚胎性癌、畸胎瘤、内胚窦癌、绒毛膜上皮癌。NSGCT 主要发生于睾丸的间质细胞和支持细胞,且多发生于儿童时期,如恶性淋巴瘤、间质细胞瘤、性腺胚细胞癌和横纹肌肉瘤等。本节主要以生殖细胞瘤为主进行说明。

二、解剖和转移途径

正常睾丸大小约 4 cm×3 cm×2.5 cm,胚胎发育过程中从腹膜后生殖脊位置通过腹股沟管下降至阴囊。睾丸被膜包括睾丸鞘膜、精索外膜和阴囊。睾丸被致密的白膜被覆,睾丸上极为附睾。致密的白膜对睾丸肿瘤的生长有一定的限制作用,肿瘤很少穿透白膜侵及阴囊皮肤。

睾丸淋巴网分深浅两层,深层淋巴网来自睾丸实质和附睾,先沿精索上行到达腹膜后,再沿腰大肌上行于第四腰椎水平,跨过输尿管再分支向上,向内进入腹主动脉旁淋巴结及下腔静脉淋巴结。两侧睾丸的淋巴引流均终止于下腔静脉外侧或前方及下腔静脉与腹主动脉之间(图 10-3)。腹膜后淋巴结可借乳糜池及胸导管转移至纵隔和左锁骨上淋巴结,少数也可转移到右锁骨上淋巴结。浅层淋巴道转移:睾丸鞘膜和阴囊皮肤淋巴汇流于腹股沟淋巴结,经髂淋巴链上行。

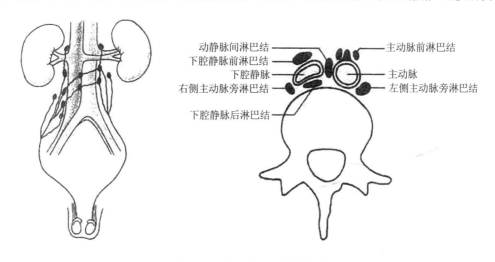

动静脉间淋巴结 —— 主动脉前淋巴结
下腔静脉前淋巴结 —— 主动脉
下腔静脉 —— 主动脉
右侧主动脉旁淋巴结 —— 左侧主动脉旁淋巴结
下腔静脉后淋巴结

图 10-3 睾丸的淋巴引流途径

睾丸肿瘤因睾丸鞘膜的限制,不易发生直接蔓延,淋巴转移是最主要、最常见途径。睾丸为腹腔器官,在胎儿期从腹腔下降至阴囊,因此,睾丸肿瘤的第一站淋巴转移为腹主动脉旁淋巴结。腹股沟淋巴结转移只有在极少见的情况下出现,如肿瘤侵及阴囊皮肤,既往有腹股沟手术史如腹股沟疝手术和睾丸固定术,腹膜后淋巴结广泛转移引起梗阻可使癌细胞逆流至腹股沟。因此睾丸肿瘤绝对禁忌经阴囊活检和穿刺,因为经阴囊活检会给患者带来阴囊和皮肤种植及腹股沟淋巴结转移之可能,从而使病情及治疗复杂化。

晚期患者可经血行转移,特别是滋养层细胞癌易发生血行转移。胚胎性癌和畸胎瘤晚期可发生血行转移,主要到达肺、肝、骨等处。

三、临床表现

患者早期常无症状,睾丸肿大是早期表现,常为无痛性,有时可有睾丸酸胀感及阴囊、下腹部、尿路刺激症状及下肢水肿。隐睾患者表现为阴囊内无睾丸,肿块位于腹股沟或盆腔。有的患者可首先出现转移的症状,如腰背痛、腹内肿块及锁骨上淋巴结肿大等。睾丸肿瘤由于主要生在体表,一般较易诊断,但也常被误诊或延误。在诊断上除临床表现及体征外,胸片应列为常规检查,必要时行胸部 CT 检查,腹部、盆腔 CT 可显示淋巴结转移灶,还可了解转移灶侵犯邻近组织及脏器的程度,为准确分期和治疗方案确定提供可靠的依据。睾丸肿瘤标志物有两类:①与胚胎发育相关的癌性物质,如甲胎蛋白(AFP)、人绒毛膜促性腺激素(HCG);②细胞酶类,如乳酸脱氢酶(LDH)。AFP、HCG、LDH是最重要的肿瘤标记物,对睾丸肿瘤诊断、判断预后、疗后监测复发和转移有一定参考价值。绒毛膜上皮癌患者的HCG滴度增高,随治疗病情好转而下降或恢复正常。恶性畸胎瘤和胚胎癌患者的AFP增高,也随治疗病情而变化而单纯的精原细胞瘤AFP为阴性。LDH是睾丸生殖细胞瘤的重要预后因素。血清LDH浓度的增高反映了肿瘤负荷和细胞增殖能力。所有患者均应做LDH检查,在临床分期中,考虑了LDH增高对预后的影响。

(一)分级与分期

睾丸肿瘤可根据血清肿瘤抗原分级(表10-1)。

表 10-1　血清肿瘤抗原分级

级别	LDH	HCG/(mIU/ mL)	AFP/(ng/mL)
S_1	<1.5 倍正常值	<5 000	<1 000
S_2	1.5~10 倍正常值	500~50 000	1 000~10 000
S_3	>10 倍正常值	>50 000	>10 000

睾丸恶性肿瘤的分期也可采用UICC/AJCC于2002年制定的TNM分期标准。

1.T 原发肿瘤

T_x:原发肿瘤不能评价。

T_0:无原发肿瘤证据。

T_{is}:原位癌。

T_1:肿瘤局限于睾丸和附睾,无血管和淋巴管浸润;肿瘤可侵及白膜,但未侵及睾丸鞘膜。

T_2:肿瘤局限于睾丸和附睾,合并血管和淋巴管浸润;或肿瘤可侵及白膜并侵及睾丸鞘膜。

T_3:肿瘤侵及精索,有或无血管和淋巴管浸润。

T_4:肿瘤侵及阴囊,有或无血管和淋巴管浸润。

2.N 区域淋巴结转移

N_x:淋巴结转移不能评价。

N_0:无淋巴结转移。

N_1:淋巴结转移最大直径≤2 cm;多个淋巴结转移,最大直径≤2 cm。

N_2:淋巴结转移最大直径>2 cm,但≤5 cm。

N_3:淋巴结转移最大直径>5 cm。

3.M 远处转移

M_x:远处转移不肯定。

M_0:无远处转移证据。

M_{1a}:区域外远处转移或肺转移。

M_{1b}:肺以外其他部位远处转移。

4.TNM 分期标准

0 期:$pT_{is}N_0M_0S_2$。

Ⅰ 期:$T_{1\sim4}N_0M_0S_x$。

Ⅰ A 期：$T_1N_0M_0S_0$。

Ⅰ B 期：$T_{2\sim4}N_0M_0S_2$。

Ⅰ C 期：$T_{0\sim4}N_0M_0S_{1\sim3}$。

Ⅱ 期：$T_{0\sim4}N_{1\sim3}M_0S_x$。

Ⅱ A 期：$T_{0\sim4}N_1M_0S_{0\sim1}$。

Ⅱ B 期：$T_{0\sim4}N_2M_0S_{0\sim1}$。

Ⅱ C 期：$T_{0\sim4}N_3M_0S_{0\sim1}$。

Ⅲ A 期：$T_{0\sim4}N_{0\sim3}M_{1a}S_{0\sim1}$、$T_{0\sim4}N_{1\sim3}M_0S_2$。

Ⅲ B 期：$T_{0\sim4}N_{1\sim3}M_{1a}S_2$、$T_{0\sim4}N_{1\sim3}M_0S_3$。

Ⅲ C 期：$T_{0\sim4}N_{0\sim3}M_{1a}S_3$、$T_{0\sim4}N_{0\sim3}M_{1b}S_{0\sim3}$。

(二)治疗原则

目前对本病的治疗方案多以综合治疗为主。随着诊断水平提高,各种新的化疗药物的出现和放疗的进展,对睾丸恶性肿瘤的治疗有了相当大的进展。不论是哪一种睾丸肿瘤,治疗均应做睾丸切除术,然后根据病理类型及临床分期决定进一步的治疗方法。手术过程中应首先结扎精索血管及输精管,高位切除睾丸,避免挤压睾丸,以防肿瘤播散。

1.精原细胞瘤的治疗

精原细胞瘤或有精原细胞成分的睾丸肿瘤需做术后放疗。早期睾丸肿瘤(Ⅰ期和ⅡB期),15%～20%出现复发,而且所需放疗剂量低,并发症很小,术后应给予腹主动脉旁和同侧髂血管淋巴结照射(即狗腿野),剂量 Dr 20～30 Gy,不建议术后仅进行观察随诊,由于很少出现纵隔复发,所以无需给予纵隔预防照射。ⅡA期亦应给予狗腿野照射,ⅡC期适用大野或全腹照射。ⅡB期及ⅡC期患者可选择性地做纵隔及左锁骨上区预防性照射,而且放疗前后可行周期性化疗。Ⅲ期患者应以联合化疗为主,化疗后复查 CT,若无肿块残存可观察,若有残存建议行PET/CT检查,若 PET/CT 阳性可考虑手术或挽救化疗,对腹膜后转移肿块、纵隔、锁骨上区、肺内孤立转移灶及颅内转移者,放疗也可取得良好疗效。

2.非精原细胞瘤的治疗

绒毛膜上皮癌原则上除进行睾丸切除外,不做进一步手术或放疗,一般只做化疗;畸胎癌和胚胎癌Ⅰ期睾丸高位切除术后应行腹膜后淋巴结清扫术或观察。如清扫后有淋巴结转移者,应行术后化疗。ⅡA期和ⅡB期先行腹膜后淋巴结清扫术和术后化疗,然后进行腹主动脉旁淋巴区照射。虽然放疗敏感性不如精原细胞瘤,但仍为有效的治疗方法。ⅡC期和Ⅲ期首选联合化疗,辅以放疗。对复发或转移灶行补救性放疗仍非常有效,5年生存率可达50%以上。

3.放疗设野

(1)狗腿野(Dog-Leg 野):靶区为腹主动脉旁及同侧髂血管淋巴引流区。在模拟机下定位,照射范围设计:上界在第十胸椎下缘,两侧各距中线 4～5 cm,亦即双侧肾门之内缘,患侧由上向下延伸至第 4 腰椎下缘,再与同侧髋臼外缘相连,由此处再向下延伸;健侧则由上向下延伸至第 5 腰椎下缘交点连线,最后在闭孔下缘与内外两条垂线相连,此野形状似狗腿,故称"狗腿野(Dog-Leg 野)"。

此照射野的优点完全依据腹主动脉旁和患侧盆腔淋巴引流的解剖而设计,同时照射野各距体中线 4～5 cm,两侧等宽,无左右侧病变不相等的区别(图 10-4)。

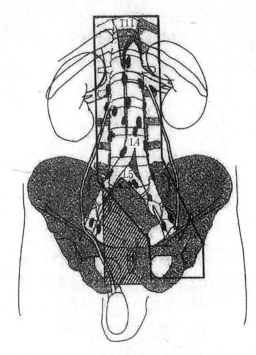

图 10-4　Ⅰ期、ⅡA期、ⅡB期睾丸精原细胞瘤放疗的"狗腿野"

　　腹股沟淋巴结不是睾丸精原细胞瘤的照射靶区,未包括在狗腿野和腹主动脉旁照射野内。在既往有腹股沟手术史的患者,如果诊断时未见腹股沟淋巴结转移,仍然不需做淋巴结的预防性照射。因为阴囊和腹股沟复发少见,只有在阴囊皮肤明显受侵才考虑照射同侧阴囊。Ⅰ期睾丸精原细胞瘤不论肿瘤是否外侵或是否经腹股沟手术切除肿瘤,均不必照射腹股沟和阴囊。

　　(2)纵隔野-锁骨上野:对ⅡB期以上患者可做预防性或治疗性照射。在有纵隔淋巴结转移时,需照射纵隔,包括全纵隔及肿瘤所在部位。上界在锁骨头水平即胸切迹水平,下达 T_{10} 椎体水平,侧界包括纵隔转移灶外放 1~2 cm(图 10-5)。

　　(3)腹部大野或全腹照射:腹部大野或全腹照射依腹部淋巴结大小决定,但应及时缩野,以保护小肠和肾脏,切忌过量照射。

　　三维适形与调强放疗技术已在临床普遍应用,也可根据淋巴引流途径在定位 CT 上进行靶区勾画,进行三维适形或调强放疗,对正常组织的保护将更为有利。

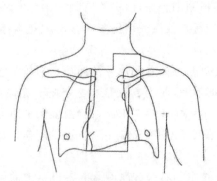

图 10-5　ⅡB期以上睾丸精原细胞瘤放疗的纵隔—锁骨上野

4.放射剂量

精原细胞瘤对放射高度敏感。一般说来,精原细胞瘤I期以 25～30 Gy,3～4 周为宜。ⅡA 期及ⅡB 期 35 Gy,4～5 周。ⅡC 期全腹照射 20 Gy 后缩野,总量 35～40 Gy,4～5 周。纵隔有转移时 35～40 Gy,4～5 周。锁骨上淋巴结转移则 40 Gy,4 周。纵隔和锁骨上预防性照射,用25 Gy,3 周为宜;睾丸胚胎癌和畸胎癌需达 45～50 Gy,4～5 周,如有转移时,则缩野增至 50～60 Gy,5～6 周。术前放疗肿瘤量应限于 10 Gy,1.5 周,以免造成术后病理诊断的困难,但一般不做常规术前放疗。

5.放疗反应

胃肠道反应较为普遍,主要为恶心、呕吐、胃食欲缺乏和大便次数增多。白细胞及血小板下降也较常见,故照射速度宜慢,并给予支持疗法和对症处理。睾丸精原细胞瘤经放疗后尚无明确后遗症发生。但非精原细胞瘤的生殖细胞肿瘤如照射剂量偏高,不及时缩野和保护脏器,则有可能发生下肢水肿、放射性肠炎、放射性肾炎,治疗时应谨慎。

6.化疗

睾丸精原细胞瘤术后需做放疗已被公认,一般可不做化疗,而对ⅡB、腹腔大肿块ⅡC 期和Ⅲ期的睾丸精原细胞瘤,以及Ⅱ期和Ⅱ期以上的睾丸非精原细胞瘤手术后可采用化疗,尤其是绒毛膜上皮癌,化疗更为重要。如患者合并"马蹄肾"则不予放疗,改用全身化疗目前主张以顺铂为主的联合,疗后的长期生存率在 80％以上。化疗方案以 PEB 方案(DDP、VP-16、BLM)和 EP 方案(VP-16、DDP)方案为标准化疗方案,此方案完全缓解率为 58.5％～81.8％。化疗后复查 CT 若无肿块残存可观察,若有残存建议 PET/CT 检查,若 PET/CT 阳性可考虑手术挽救化疗或放疗。若无条件行 PET/CT,CT 残存肿块>3 cm 者,可选择手术、放疗或观察,若≤3 cm,可观察;若复查 CT 进展,可行挽救治疗。

四、预后

(一)临床分期

病期越早预后越好,一旦出现转移则生存率明显下降。Ⅰ期 5 年生存率为 95％～100％,Ⅱ期为 50％～90％,Ⅲ期为 0～56％。

(二)病理类型

就疗效来说,单纯精原细胞瘤最好,胚胎癌和畸胎癌较差,绒毛膜上皮癌更差。

(三)治疗方法

合理的综合治疗(手术＋放疗和/或化疗)优于单一治疗。单纯手术治疗效果较差,配合放疗或化疗可明显提高生存率和降低复发率及远处转移率。如对精原细胞瘤行睾丸切除后,不做腹膜后淋巴区照射的 5 年生存率仅为 50％左右,进行术后放疗者为 80％～100％。

(四)复发和转移的患者

应采取积极治疗,仍有可能获得根治。有医院有 2 例在手术加下淋巴区放疗后出现肺转移,进行放疗后又已分别健康生存 7 年和 8 年。其中 1 例睾丸精原细胞瘤合并胚胎癌及畸胎瘤患者,放疗后 9 个月出现右肺巨大转移灶(10 cm×10.5 cm),经局部和纵隔照射 40 Gy 后,肿块仅稍有缩小,观察 9 个月后肿块完全消失,健在 8 年,并能参加正常工作。

(唐成琼)

综合
治疗篇

第十一章

神经科肿瘤的综合治疗

第一节 神经胶质细胞瘤

一、概述

神经胶质细胞瘤,简称胶质瘤,是发生于神经上皮组织的肿瘤。在颅内各种肿瘤中胶质瘤发病率最高,约占50%,在胶质瘤中星形细胞瘤发病率居第1位,多形性胶质母细胞瘤次之。

二、临床表现

(一)病程

长短不一,一般病程自出现症状至就诊时间多为数周至数月,少数可达数年,取决于肿瘤的病理类型、性质及肿瘤发生的部位等。恶性度高,发生在功能区或后颅窝的肿瘤病程短,良性肿瘤或位于所谓静区的肿瘤病程都较长,肿瘤如有出血或囊肿形成时病程进展会加快。

(二)颅内压增高症

头痛、呕吐、复视、视力下降、癫痫发作等。

(三)局部症状

由于肿瘤压迫、浸润,破坏局部脑组织而产生相应的症状,且进行性加重。

三、诊断要点

(一)症状及体征

根据病史,颅内压增高及颅脑局灶性症状。

(二)辅助检查

(1)颅脑 CT 扫描:尤其是增强扫描,可以较准确地显示肿瘤所在部位、形状、范围、脑正常组织反应情况及脑室受压情况。

(2)磁共振:对脑瘤的诊断较 CT 扫描更准确,可发现 CT 扫描所不能显示的微小肿瘤。

(3)正电子发射断层扫描(positron emission tomography,PET):不仅可以得到与 CT 扫描相似的图像,还能观察到肿瘤代谢情况,有助于良、恶性肿瘤的鉴别。

(4)脑脊液检查:颅内压显著增高者行腰椎穿刺有促进脑疝的危险,应该慎用,一般仅用于需与炎症或出血鉴别时,或有蛛网膜下腔种植性转移的高危患者。

四、治疗方案及原则

(一)手术治疗

脑胶质瘤应以手术治疗为主,其原则是在保存神经功能的前提下尽可能多地切除肿瘤。部分患者需行减压手术,如去骨板减压或脑脊液分流术。

(二)放疗

放疗是治疗神经系统肿瘤的重要组成部分。

1.术后放疗

脑胶质瘤绝大多数为浸润性生长,与正常脑组织无明显边界,再加上颅脑的特殊功能与结构,致使手术无法彻底切除肿瘤,为了提高肿瘤局部控制率,放疗成为脑瘤术后的重要治疗手段。术后放疗开始时间以术后 2～4 周为宜。但是如有术后并发症,如感染、活动性出血、神经损伤、颅内压增高等,均需得到一定控制后再开始放疗。

(1)低度恶性脑胶质细胞瘤:一般认为星形细胞瘤、少突胶质瘤、少突星形细胞瘤为低度恶性肿瘤,但有浸润生长的生物行为,应选择性做术后放疗。小脑星形细胞瘤、Ⅰ级的大脑半球星形细胞瘤手术切除干净、无临床症状患者,可不作术后放疗,只需密切随访。肿瘤未能全切者均需做术后放疗。放疗原则为局部照射,靶区范围以术前脑 CT 或 MRI 扫描所显示肿瘤区适当外放。有条件者可采用三维适形放疗技术。复发或有转移者可配合化疗。

(2)高度恶性脑胶质细胞瘤:通常指间变性星形细胞瘤、胶质母细胞瘤、恶性少突胶质瘤,恶性少突星形细胞瘤和多形性胶质母细胞瘤。所有患者均需做术后放疗。靶区范围为局部扩大野,即术前 CT 或 MRI 扫描所显示肿瘤边缘适当外放。常规分割,部分患者可作立体定向放疗。多发病灶者可先行全脑放疗。

2.单纯放疗

神经胶质瘤原则上不采用单纯根治性放疗。对个别不能耐受手术,有手术禁忌证的恶性胶质瘤的患者可给予单纯放疗,但疗效差。条件允许者最好有组织学诊断(立体定向活检)。追加剂量可采用缩野技术或三维适形放疗、立体定向放疗或组织间照射。

(三)其他治疗

如有颅内压增高,电解质紊乱或癫痫发作的患者,应予对症处理。注意急性放射反应的治疗与护理。

(四)化疗

恶性脑胶质瘤(间变性星形细胞瘤、多形性胶质母细胞瘤)患者术后或放疗后可考虑化疗。

(五)随诊

除注意一般临床检查外,要注意观察及鉴别放疗的晚期反应与肿瘤复发,定期复查脑 CT 或 MRI。

(耿亭亭)

第二节 松果体区肿瘤

松果体区肿瘤发病率仅占颅内肿瘤的 0.4%～1%，80% 以上发生于青少年。这是一组来源各异的肿瘤，每一种肿瘤有其相对独特的病程和临床表现，治疗方法与预后也不同。约 69% 为胚生殖细胞来源的肿瘤（生殖细胞瘤占大多数，其次为畸胎瘤、绒毛膜上皮癌、内胚窦瘤等），约 14% 是来源于松果体实质细胞的肿瘤（松果体细胞瘤、松果体母细胞瘤），约 17% 为胶质细胞瘤。

一、流行病学特点

松果体区肿瘤占成人颅内肿瘤的 1%～2%，占儿童颅脑肿瘤的 3%～8%。据日本肿瘤登记数据库资料统计 1969－2000 年日本全国脑肿瘤发病率，松果体区肿瘤以生殖细胞瘤最为多见，占全部松果体区肿瘤的 49.2%，其后依次为松果体细胞瘤 8.5%，胶质瘤 6.5%，松果体母细胞瘤 5.1%，恶性畸胎瘤 5.2%，畸胎瘤 5.1%。

（1）年龄分布：生殖细胞瘤好发年龄段为 10～19 岁，有些患者年龄＞30 岁；松果体母细胞瘤好发年龄段＜5 岁；而松果体细胞瘤好发年龄段较宽，分布于 10～60 岁。

（2）性别差异：生殖细胞瘤发生在第三脑室后部时，男性：女性为 3：1，发生于第三脑室前部时则为 1：1。

（3）5 年生存率：生殖细胞瘤 89.4%；胚胎癌为 35.3%，卵黄囊肿瘤 37.5%，绒癌为 58.1%。

总结上述流行病学有如下特点：①有明显的年龄差异。②某些肿瘤还有明显的性别差。③有地域差异，亚洲似乎多于欧美。尤其是年龄和性别对诊断有重要参考价值。

二、临床表现

（1）颅内压增高症：头痛、呕吐、视盘水肿，婴儿可出现囟门膨隆等症状。

（2）眼症：肿瘤压迫四叠体上丘，引起眼球上视不能，伴瞳孔散大及光反应消失，称其为 Parinaud 综合征。

（3）小脑症：肿瘤向后下方发展，侵及或压迫上蚓部，而出现躯干共济失调及眼球震颤。

（4）丘脑下部损害症：尿崩症、嗜睡、肥胖等。

（5）内分泌症：性发育紊乱，多数表现性早熟。

三、病理与影像学

松果体区肿瘤的组织成分和来源复杂，不同报告中的发病率差异很大。按照来源分类大致有 4 种：生殖细胞、松果体实质细胞、胶质细胞、脑膜细胞等其他支持组织细胞和某些非肿瘤性囊性占位性病变，如松果体囊肿等。

（一）来源于生殖细胞

1.生殖细胞瘤

生殖细胞瘤占松果体区肿瘤的 50% 以上，脑脊液（cerebral spinal fluid，CSF）转移高达 50%。生殖细胞瘤发病率东西方有种族差异。亚洲人高于西方人数倍。90% 为 20 岁以下的青年患者。有性别差异,发生于松果体区的中枢神经系统(central nervous system,CNS)生殖细胞瘤男性占绝大比例。

CNS 的生殖细胞来源肿瘤分为两类:纯粹来自生殖细胞的"纯"生殖细胞瘤和来自并非生殖细胞的生殖细胞瘤。后者包括畸胎瘤、绒毛膜上皮癌等。"纯"生殖细胞瘤对放疗敏感,5 年生存率近 90%。非生殖细胞性生殖细胞瘤中,以成熟型畸胎瘤预后最好。其余预后不良。此类肿瘤发病率低,单纯临床和影像学上有时很难鉴别,但其肿瘤细胞表型有一定差异。因此可以通过血清和脑脊液中肿瘤标志物的检测做进一步鉴别。必要时可以定向或导航下活检,通过病理学和免疫组织化学方法以明确病理诊断。

血清或脑脊液中特异性癌蛋白不仅有鉴别诊断价值,还可以用于治疗效果的追踪观察指标。常用肿瘤标志物如下。

甲胎蛋白(AFP)正常由卵黄囊内胚层、胚肝、胚肠上皮分泌;绒毛膜促性腺激素(β-HCG)合体滋养层细胞分泌的糖蛋白;胎盘碱性磷酸酶(PLAP)合体滋养层和原始生殖细胞产生的细胞表面蛋白。

生殖细胞瘤影像学:CT 上表现为稍高密度的均质性占位病变,并可均匀强化。MRI T_1 上表现为稍低或等信号,T_2 上为等或高信号,并可存在囊性改变。全部患者均应行强化成像,转移病灶可在转移部位呈显著增强改变。生殖细胞瘤强化后表现为程度不同的混杂信号。MRI 生殖细胞瘤 T_1 像呈略低灰质信号强度的低信号病变,在 T_2 像上为等信号和高信号混杂;或在 T_1 和 T_2 上均为等信号强度。对放疗高度敏感是区别胶质瘤和畸胎瘤的特征之一。除定向活检等措施外,常可行试验性放疗以资鉴别。放疗 5 年存活率可达 75%~85%。

2.畸胎瘤

畸胎瘤发病率仅次于生殖细胞瘤,在松果体区原发肿瘤中占第 2 位。发病人群主要为婴幼儿,好发年龄在 10 岁以内,男性占绝大多数。畸胎瘤分为成熟(良性)、中分化和未成熟(恶性)3 类,表现为巨大反差的异质性,如钙化、脂肪、脂类成分、出血、坏死和囊变等混合存在。钙化为线状或结节状,CT 上很容易被检出。

CT 和 MRI 上混杂密度或信号,伴环形强化。脂肪或脂类在 T_1 上表现为高信号。畸胎瘤病理学上表现为明显的异质性,反映在影像学上为混杂密度(或混杂信号),并常有钙化,T_1 和 T_2 上显著高信号,偶见脂肪信号。恶性畸胎瘤除上述表现外,还显示浸润性生长特征,如侵蚀中脑顶盖部、胼胝体压部等结构。畸胎瘤区别于松果体细胞瘤的主要表现是为高度异质性的蜂巢状多发囊变,混杂脂肪和钙化组织。

(二)来源于松果体细胞

1.松果体瘤

松果体瘤来源于松果体细胞,WHO Ⅱ级,缓慢生成,很少转移。占松果体实质性肿瘤的45%,全部颅内肿瘤的 0.4%~1%。发病年龄在 18~50 岁,无性别差异。组织学上为小的成熟的松果体细胞组成,细胞质比例较多,形成松果体样的条带。松果体细胞瘤为良性界限良好的成熟细胞,与支持松果体细胞几乎难以区别。影像学表现的变化差异很大。MRI 上为分叶状实质性占位,显著强化。CT 等密度或高密度。均质性或异质性强化,可见钙化。MRI 上 T_1 呈低信号,T_2 呈高信号。中等度增强,信号均匀或不均匀混杂。松果体细胞瘤囊变发生率为 90%。中度分化的松果体细胞瘤占松果体实质性肿瘤的 10%~20%。各年龄段均可发生,但较易侵犯年轻人,女性偏多,进展较快,WHO Ⅱ~Ⅲ级。松果体瘤是由松果体细胞或其前体细胞发展而来。

中等程度的细胞成分,核的非典型性和有丝分裂象。CT上稍高密度,并伴有较多数目的钙化。MRI T_1 上病变显示高信号,T_2 上显示低或等信号,提示细胞成分较多。显著强化,较大肿瘤显示混杂信号(异质性)。

2.松果体母细胞瘤

松果体母细胞瘤由恶性的、未分化的松果体细胞组成,WHO分级属Ⅳ级。虽然各年龄段均可发生,但易侵犯10岁以内和20岁以内两个年龄段的青少年。此类肿瘤是发生于松果体的神经外胚层肿瘤,实属神经外胚层肿瘤的亚型之一,类似于髓母细胞瘤或神经母细胞瘤。多数确诊时已从蛛网膜下腔或脑室内转移,生长迅速,发现时肿瘤直径往往≥4 cm。肿瘤形状不规则,无被膜,侵入周围结构,如顶盖、胼胝体、丘脑和小脑蚓部等,同时可合并CSF转移。肿瘤内常有出血和坏死,因此表现为混杂密度或信号。MRI T_1 相对灰质为等信号或低信号,T_2 为等信号或高信号;可被对比剂增强;偶见间杂囊状坏死灶。在 T_2 像上信号与大脑灰质相同的等信号。如细胞成分比例增大,则表现为高信号,同时可能还有瘤周水肿和侵蚀周围结构的表现。5年生存率为50%。

(三)来源于胶质细胞

松果体区的胶质瘤多由来自附近脑组织向该部位蔓延形成的,少数为起始于松果体胶质的肿瘤。如发生于中脑顶盖部,多为低级别胶质瘤,压迫导水管,早期形成脑积水。来自丘脑和胼胝体的胶质瘤恶性度较高,多为分化不良型或胶质母细胞瘤。

(四)来源于其他支持细胞

1.脑膜瘤

脑膜瘤多从小脑幕尖发生,T_1 为低信号,T_2 半数为等信号,半数为高信号。均匀性强化显著。硬膜附着处增厚并强化,形成硬膜尾征是其特征。

2.松果体囊肿

松果体囊肿占松果体区肿瘤的15%,难与真性肿瘤鉴别。其大小多数在10~15 mm。松果体囊肿为常见的良性囊性占位,在尸检中的检出率高达40%,囊壁由松果体细胞、胶质细胞和胶原纤维构成,囊壁光滑,境界清楚。囊内容物对于CSF为均质性等信号或高信号。后者提示囊液被孤立,或蛋白含量高,甚或出血。影像学表现各异,MRI扫描表现一般无强化或强化延迟,如有松果体细胞残留,该处可有强化表现。

四、诊断要点

(1)常见症状:颅内压增高症、内分泌紊乱症、性早熟、尿崩症等。

(2)临床检查:视盘水肿,展神经不全、麻痹、双眼上视困难等。

(3)影像学检查:CT或MRI可显示肿瘤范围。

(4)血清和脑脊液中甲胎蛋白(AFP)和 β-HCG 的检测。

(5)由于难以进行活体组织检查,常无法获得病理诊断,可进行诊断性放疗。

五、治疗方法

(一)显微外科手术适应证

治疗策略各不相同,仍有争议。

(1)良性肿瘤,如松果体瘤、脑膜瘤等。

(2)对放疗不敏感的非生殖细胞性恶性肿瘤。

(3)囊壁完整,无转移征象的肿瘤。

(二)立体定向活检

手术指征:①取材明确病理诊断;②囊性病变的治疗。

立体定向活检是有一定风险的诊治操作,病死率1.3%,病残率7%。质地坚韧,难以穿入者穿刺活检的并发症较多,不可勉强,改行开颅术为妥。

(三)放疗

照射野的设计以病理诊断指导最为理想。若病理诊断确诊为生殖细胞瘤,照射野应以全脑＋全脊髓(全中枢神经系统)照射为宜。全中枢神经系统照射的原则:①经 CT、MRI 或腰穿检查证实有椎管内播散。②颅内有多发病灶或异位生殖细胞瘤。③脑室内播散。④患者无条件定期返院复查。无病理证实时,可采用诊断性放疗,若肿瘤明显缩小(体积至少缩小 50%),则提示生殖细胞瘤的可能性较大,进一步的治疗按生殖细胞瘤治疗原则实施,否则按原野继续放疗至根治量。

生殖细胞瘤对放疗敏感,为放疗首选病种。对诊断稍有疑惑者,有时可行 5 Gy 小剂量的放疗敏感试验。如果肿瘤缩小,可继续行全剂量放疗。对于脑和椎管转移患者,除增加病变部位照射剂量外,还须行全脑和脊髓的照射。但后者对于防止广泛转移的预防性的应用效果尚存争议。

(四)化疗

全身化学药物治疗简称为全身化疗,也称为系统性化疗。全身化疗与手术治疗、放疗等局部治疗手段不同,它是通过全身(静脉或口服)给药来直接杀死肿瘤细胞,或者通过遏制肿瘤细胞增殖,改变肿瘤细胞的生物学行为。与手术治疗、放疗比较而言,化疗属于比较新兴的学科。20 世纪 40 年代,氮芥被成功应用于淋巴瘤的治疗,这一成就促进了烷化剂的合成和应用研究,从而拉开了肿瘤现代化疗的序幕。此后,随着新型细胞毒性药物,如紫杉类、喜树碱类、鬼臼类的衍生物、新型烷化剂(替莫唑胺)等的发现,推动了药物治疗的发展。虽然肿瘤现代化疗至今仅有 60 余年的历史,但由于新药的不断涌现及在细胞增殖动力学理论指导下的联合化疗的出现,使化疗的重要性日益增加。目前,化疗与外科手术、放疗已成为恶性肿瘤治疗的三大常用手段,包括化疗在内的多学科综合治疗已成为绝大多数实体瘤的标准治疗模式。

长期以来,由于神经系统肿瘤发生来源的特殊性,以及缺乏有效的化疗药物、存在血-脑屏障等特殊问题,化疗在神经系统肿瘤治疗中的地位和作用并未引起人们足够的重视。随着新药(如替莫唑胺)的不断出现,以及对神经系统肿瘤分子生物学和分子遗传学特征的认识,化疗在神经系统肿瘤中的应用范围不断扩大。目前,化疗用来治疗原发中枢神经系统恶性肿瘤如间变性星型胶质瘤和多形性胶质母细胞瘤已被广泛认可。在原发中枢神经系统淋巴瘤、生殖细胞肿瘤、髓母细胞瘤等敏感肿瘤中,化疗已成为常规治疗。在脑转移瘤中,化疗也开始扮演越来越重要的角色,逐渐成为综合治疗不可缺少的一部分。综合 12 个随机对照研究进行的 Meta 分析以及前瞻性的多中心临床Ⅲ期研究均证实,化疗确实可以延长恶性脑胶质瘤患者的生存时间。

全身化疗主要是通过静脉或口服给药,可以单药给予,也可联合用药。单药不易克服耐药,联合用药可起到协同或叠加作用,也有利于克服耐药。联合用药的原则:尽量选择作用机制不同,作用时相各异,不良反应类型不同的药物联合;所设计的联合化疗方案应经严密的临床试验证明其有实用价值。根据化疗目的可分为根治性化疗、辅助化疗、新辅助化疗、姑息性化疗和研究性化疗。辅助化疗在诊断和其他治疗之后实施,如胶质母细胞瘤在手术和放疗后,但在复发前、即尚未出现疾病进展时给予。有时候,化疗也可以和其他治疗如放疗同时给予(同期放/化疗),可增加放疗的敏感性,提高疗效。姑息性化疗主要用于其他治疗失败之后的挽救治疗。此外,为了寻找高效低毒的新药和新方案,开展探索性的新药或新化疗方案的临床试验也是必要的,但研究性化疗应有明确的目的,完善的试验计划,详细的观察和评价方法,并需严格遵守医学伦理学原则,现在已有规范化的质控标准,称为"GCP"。

(五)外科治疗

1.手术入路概况和选择

(1)后方入路:根据病变的原发部位和扩展范围,常用手术有5种,细分为后上(经胼胝体压部切开),后外上(经侧脑室三角区),后外下(经颞底),正后中线旁幕上(枕下经小脑幕切开)和正后中线幕下(幕下小脑上)等入路,可根据病变部位、大小、性质和范围,患者一般情况和术者经验恰当选择。其中较常用的是枕下经小脑幕入路和幕下小脑上入路,基本可以满足临床需要。

(2)枕下经小脑幕入路:适当切开镰幕接合部附近的小脑幕前缘和/或大脑镰下缘,有利于扩大暴露视野,由于此处病变已经将大脑内静脉和基底静脉推挤开,游离该静脉并不困难。幕下小脑上入路的优点是在深静脉系统后方进入四叠体池,对大脑大静脉及其诸回流支(基底静脉、大脑内静脉等)的损伤最小,同时易于处理病变向深静脉系统回流的出血,适合于病变向下延伸,小脑幕比较平坦的患者。

(3)枕下经小脑幕入路:躯干摆放同醉汉体位,令术侧朝下,以减少该侧枕叶牵开;头颈部适当前屈,头部抬高,头纵轴向对侧倾斜,使大脑镰与地平面呈45°倾角。后枕部马蹄形切口,切口起止两端齐上项线,内侧缘跨过中线,皮瓣翻向后方。骨窗内侧缘恰位于矢状窦外侧,下缘平齐横窦上缘,具体高度和宽度根据术前磁共振静脉成像(MRV)上矢状窦后部和横窦走行个别调整。X形沿两对角线切开硬膜,或先切开连接后上角至外下角对角线硬脑膜,然后在此线中点,向内下角做1/2对角线的切开,硬脑膜切口呈斜丁字形。未曾切开的外上1/2硬脑膜作为枕叶的保护,内下和外下1/4硬脑膜瓣,分别翻向矢状窦和横窦侧悬吊。牵开枕叶内侧面,刺破四叠体池后壁蛛网膜,释放脑脊液。待脑张力下降后,再进一步牵开枕叶,扩大术野,分离深静脉,游离肿瘤,切除病变。肿瘤体积较大时,可先行瘤内挖空,待病变与周围组织出现间隙时,再沿分离界面切除肿瘤。

(4)幕下小脑上入路:体位包括坐位、半坐位、俯卧位、协和式体位和醉汉体位。有学者习惯采用醉汉体位。坐位或半坐位摆放复杂,对麻醉条件要求高,容易发生气栓和气颅并发症。

此入路有两个基本要求:松果体区肿瘤大部分位于中线并向幕下延伸,向幕上和向两侧扩展较少;患者小脑幕对水平面的倾角较小。反之,若该倾角较大,小脑幕陡立,术者视线严重受限,视线不能平视直达松果体区和第四脑室内。如再遇患者颈部较短,前屈困难,给体位摆放增加难度,可改行选择枕下经小脑幕开颅。如小脑幕两侧之间对矢状面的下夹角较锐利,则有利于经此入路暴露病区。术前应进行静脉影像检查如MRV、CT血管成像(CTA),DSA,了解横窦、枕窦以及深静脉和颅后窝静脉回流等变异情况,以设计颅后窝硬脑膜切口。

术中有时需要多普勒超声测量桥静脉临时夹闭后小脑半球局部脑血流,以确定该静脉是否可以永久性阻断。

2.术前计划及准备

(1)影像学检查:鉴别、排除转移瘤和生殖细胞瘤。后者对放疗敏感,因此可以采取放疗。对于难以确定病理性质的患者,考虑病理活检等鉴别措施。对于手术计划,了解病变位置和扩展范围,浅静脉有无阻挡,深静脉属支与病变的关系,确定术式。有利深静脉成像:确认上矢状窦的走行、位置和偏离中线的程度;横窦的位置和优势引流侧;回流到上矢状窦的桥静脉的分布、走行、位置和粗细,是否阻挡手术路径,可否阻断,有助于选择手术侧别;明确大脑大静脉及其属支的位置、分支及其与病变的关系等。

（2）肿瘤标志物:用作来源于生殖细胞的肿瘤诊断和鉴别参考。

（3）一般准备:纠正营养不良、脱水等内环境紊乱。

（4）脑室外引流:一般情况下,术中可先行脑室钻孔置管外引流,以备术中调节颅内压和术后引流之需。如果术前患者因脑积水出现严重的高颅压和意识障碍,为提高手术的安全性和耐受性,可酌情采用术前脑室外引流,3～4 d后,再行开颅切除肿瘤。脑室外引流应距钻孔切口 5 cm以外,另做小切口引出,或用特制尾端带引流管的三棱针穿出。引流管在帽状腱膜下间隙内潜行一段,再引出皮外,引出前预置两针缝合线,一针用于固定引流管;另一预置针线用作拔出引流管后,结扎头皮切口。一个部位引流管放置时间通常不应超过4～5 d。如果术后需要继续引流,可更换部位引流,如拔出额角引流管,改行枕角再引流。内镜第三脑室底造瘘术可以同时探查第三脑室和松果体并行活检。诊断与治疗并举,对于囊性病变尤其值得推荐。

3.手术步骤、要点和风险

手术步骤和要点详情可参考有关手术学书籍。本节主要讲述手术的难点和风险。"适可而止",这一外科医师经验准则是说:术者在术中不仅要时刻清楚"处于何处",而且要正确掌控手术进行该"在何处打住"。脑和神经结构的完整性保留,动脉、静脉和脑脊液循环通畅性的保持与病变切除同等重要,甚至有时病变切除要让位于结构保存原则。神经外科学人性化准则不提倡以牺牲脑重要结构与功能为代价,而一味追求病变的全切除。

松果体区的动脉走行方向是从后向前,从外向内。这一走行与经后方入路暴露方向和顺序一致,因此动脉出血的控制并不十分困难。此区最重要的影响因素是深静脉系统和静脉窦与病变和手术路径的关系。松果体区和第三脑室的病变均位于此深静脉系统的前方,病变的静脉是向后回流到大脑大静脉系统或其属支。当这些静脉在术中意外地被齐根撕断后,这些大静脉的前壁形成漏孔,出血较凶猛,且背向术者,术者视线被静脉干遮挡,不易看到出血漏口,影响直视下的止血。对于此类出血,不应牺牲所在静脉主干,应用小面积的肌肉片或止血纱贴在吸收性明胶海绵上,压迫静脉破口,再用适当口径的吸引器带小块脑棉吸引、冲洗,反复交替进行,直至出血停止。防止此类出血发生要在直视下分离肿瘤,看清肿瘤的供血动脉和回流静脉,逐一阻断,不可粗暴牵拉。肿瘤体积较大阻挡视野时,可先行瘤内挖空,待瘤中心体积缩小后,周边腾出操作空间再寻找恰当界面分离的方法。

幕下小脑上入路偶有遭遇横窦缺如或发育不良时枕窦替代横窦的变异情况,此时需要保留枕窦,分别在枕窦的左右侧剪开硬膜;或是偶遇小脑旁中央静脉或小脑上静脉发达,或保留该静脉,或在术中应用多普勒超声,试验性临时夹闭该回流静脉,看是否影响小脑的血流,再决定是否可以永久性阻断该静脉,以防止小脑静脉淤血性水肿和梗死。术前如能常规检查 MRV 或CTA,了解静脉窦和相关静脉回流情况,或可避免此类灾难发生。

（1）调整显微镜和术者站位(通常需要转 90°),改变视角至面对出血漏口,再进行止血操作。

（2）用适当口径的吸引器带小棉片,压迫出血点并翻转静脉干,使静脉漏口处于直视下。

（3）保留大的静脉,不用电凝,用小面积的肌肉片-海绵-脑棉片覆盖出血漏口,压迫片刻至出血停止为止。

(4)开颅后,充分切开四叠体池后壁的蛛网膜,并充分松解足够长度的静脉干,以便一旦出血,可以按照上述步骤处理。

其次是病变层次与蛛网膜关系。脑膜瘤发生于四叠体池蛛网膜外位,当其生长时,将蛛网膜推挤到肿瘤的表面,与大脑大静脉及其属支均有蛛网膜相隔,剥离时保持手术剖面在蛛网膜外,可以降低损伤深静脉的机会。但起源于四叠体池内的病变,与深静脉两者之间无蛛网膜相隔,直接接触或粘连,分离病变时容易损伤。

最后,由于松果体距离导水管很近,后者是幕上脑脊液排向第四脑室的咽喉要道,因此解决脑积水问题,恢复脑脊液循环通畅性是手术应实现的最基本目标。手术最低要求是打通脑脊液的循环通路。此区患者术前多数合并脑积水,一期手术起码要求解决脑积水引起的高颅压问题,肿瘤切除多少还排在其次地位。措施包括:行侧脑室-枕大池分流术、侧脑室-腹腔分流术或第三脑室造瘘术等。如果第 1 次手术不能实现这一最低目标,术后会出现头皮切口愈合不良,脑脊液漏,颅内感染和高颅压等一系列棘手问题。

4.术后并发症处理

松果体区域的手术病死率在显微外科技术应用于临床前高达 26.5%。随着显微外科技术的走向成熟,目前手术病死率多数降低到 5% 以下。

(1)大脑大静脉系统损伤:Samii 总结术后静脉并发症有 4 种机制:①静脉窦撕裂;②静脉或静脉窦闭塞;③脑牵拉造成静脉回流障碍;④由于病变切除后静脉血流动力学改变。大脑大静脉及其属支的损伤除术中出血外,部分分支梗阻引起相应部位的静脉性梗死,如大脑大静脉主干回流受阻,引起几乎是全脑的静脉淤血性弥漫性脑肿胀,患者表现为静脉窦闭塞性高颅压症状:头痛、呕吐、意识恶化等,严重者出现脑室或脑实质内出血。将患者头部抬高,脱水治疗,数周后症状自行缓解。重者且合并视力障碍者须做脑室腹腔分流术。脑室出血者可行临时的脑室外引流。

(2)脑积水:导水管直径仅 3 mm,极易因肿瘤或水肿压迫闭塞引起脑积水。对于术前已经有脑积水存在的患者,因梗阻的导水管术后不一定马上开放,或可因水肿而加重病情,因此开颅前最好先做经枕角预置脑室外引流管,便于术中控制颅内压和术后引流,待脑水肿逐渐消退后拔除。如为内镜手术,切除病变前,可先行预防性第三脑室底造瘘术。

(3)视野缺损:属脑牵拉性损伤,是枕叶牵拉过重,或时间过长造成的枕叶视皮质中枢功能障碍。较大的动脉或静脉损伤也可以造成枕叶缺血性梗死或淤血性梗死。手术需要切开胼胝体压部的患者,左侧枕叶损伤还会增加术后失读的风险,故尽可能采用右侧入路。

(4)脑脊液漏:多半在脑积水的基础上发生。因高颅压存在,头皮张力高不易愈合,或硬脑膜和头皮缝合不确切,脑脊液经伤口漏出很容易引起颅内感染。一旦发现,应及时补针,严密缝合,并行腰池引流数天,暂缓颅高压,以利伤口愈合。

(5)气栓和气颅:是特殊体位和麻醉带来的风险造成的症状。如严重脑积水引起脑室扩张,一旦梗阻打通后,脑室迅速塌陷,产生气颅,硬脑膜下积液、积血,甚至发生蛛网膜下腔出血或颅内血肿。坐位、半坐位或头位过高时,静脉窦压力为负值,术中瘤体意外破裂时,极易发生气栓。当头抬高 25°时,窦汇内静脉压力为零。坐位手术气栓发生率为 9.3%。

(耿亭亭)

第三节 脑 膜 瘤

脑膜瘤主要发生在颅内有脑膜组织覆盖的区域,是由脑膜组织中的蛛网膜细胞形成的轴外病变。无脑膜组织覆盖的器官因胚胎时期残留蛛网膜细胞也可形成脑膜瘤,如头皮、眼眶、鼻窦等部位,在这里不做讨论。脑膜瘤位置多样,脑膜的结构及各种发病部位解剖学特点在这里不做赘述。本节主要介绍脑膜瘤的一些临床常见特点及处置原则。

一、病因

脑膜瘤的病因目前尚不清楚。可能与染色体缺失、脑膜损伤、放射线及其他因素有关。

(一)染色体缺失

目前报道脑膜瘤患者基因异常可发生在 1、3、6、7、8、10、12、14、18、19、X 和 Y 等染色体上,但与之关系最为密切的是 22 号染色体,理由:①部分脑膜瘤患者 22 号染色体为单体型,染色体缺失造成与之相关的抑癌基因缺失;②Ⅱ型神经纤维瘤病和乳腺癌患者可并发脑膜瘤,而这两种病也存在 22 号染色体缺失。此外,H-ras、c-fos、$cmyc$、c-erb、c-sis 等一些癌基因也与脑膜瘤的发生相关。

(二)脑膜损伤

脑膜瘤发病可能与脑膜损伤有关,有研究发现部分脑膜瘤患者有外伤病史,发病部位与外伤部位一致;而颅脑手术后在手术部位亦有发生脑膜瘤的患者。

(三)放射线

研究发现接受头部放疗的患者,脑膜瘤的发病率增高,放疗剂量越大,危险性越高。

(四)其他因素

脑膜瘤的发生还可能与病毒感染、性激素、生长因子、细胞因子等受体异常有关,但都缺乏确切证据,有待于进一步研究。

二、发病率

脑膜瘤是颅内发病率最高的良性肿瘤之一,占颅内肿瘤的15％～24％。成年人发病率占中枢神经系统肿瘤的约30％,而儿童及青少年的发病较低,占 0.4％～4.6％。Wiemels 等做的脑膜瘤流行病学调查显示,女性发病率要略高于男性并随年龄增长发病率升高。

近年来,随着 CT、MRI 技术的发展,脑膜瘤的患病率呈逐年增高趋势,全国 50 家大型医院 2008 年至 2010 年收治肿瘤118 484 例,脑膜瘤 28 750 例,脑膜瘤占颅内肿瘤的比例平均为 24.2％。

三、发病部位

脑膜瘤可发生于颅内任何部位,好发部位靠前的依次包括:①矢状窦旁和大脑镰旁(两者起源和临床表现具有相似之处);②大脑凸面;③蝶骨嵴;④嗅沟、鞍结节(两区相近);⑤桥小脑角、小脑幕(两区相近);⑥颅中窝、斜坡(两区相近)。

四、病理

脑膜瘤由脑膜组织发生,大脑表面有3层脑膜组织:硬脑膜、蛛网膜、软脑膜。目前认为脑膜瘤主要是由蛛网膜细胞发生,其理由:①蛛网膜细胞具有修复和演变功能;②细胞演变后形态与脑膜瘤多种亚型细胞形态相似;③蛛网膜颗粒的分布与脑膜瘤的好发部位一致;④蛛网膜颗粒细胞巢结构与脑膜瘤病理相似。

脑膜瘤形态多呈球形或类圆形,在颅底存在于骨嵴或硬脑膜游离缘的部位,因其阻隔作用而呈哑铃形,部分脑膜瘤呈扁平状;良性脑膜瘤多有一层包膜,肿瘤借此包膜与脑组织间形成明显界面,呈球形的脑膜瘤一般质地韧,包膜厚,而扁平状或不规则形态的脑膜瘤多质地软而包膜薄;恶性脑膜瘤常无包膜或包膜不完整,呈浸润性生长。肿瘤实质多为灰白色,剖面有旋纹,内部可有钙化、骨化或囊变。周围颅骨可因破坏或反应性骨增生而出现筛状小孔和骨疣。

1993年WHO在1979年分类的基础上对脑膜瘤进行了重新分类,2000年WHO根据脑膜瘤侵袭性和复发倾向对分类的亚型进行分组和分级。

颅内有多个不相连的脑膜瘤,同时伴有神经纤维瘤病,称为脑膜瘤病。

颅内有多个不相连的脑膜瘤,不伴有神经纤维瘤病,称为多发脑膜瘤。

脑膜瘤肉眼全切后,在肿瘤原生长部位处又重新出现肿瘤,称为复发脑膜瘤。

五、临床表现

(一)局灶性症状

因脑膜瘤生长缓慢,增大的肿瘤体积因脑组织和脑脊液的代偿作用而不引起明显的颅内压增高,局灶症状常常是脑膜瘤的首发症状,最常见的是癫痫(额、颞叶多见),尤以老年人明显。根据肿瘤部位不同可出现不同的症状,如肢体运动或感觉障碍、精神症状、记忆力和计算力下降、失语、视野缺损、脑神经功能障碍、眩晕、眼震、共济障碍、尿崩、意识障碍等。

(二)颅内压增高症

脑膜瘤引起颅内压增高症状常不明显,常有轻微头痛。视盘水肿常见,有时可见视神经萎缩,当肿瘤增长到一定体积,颅内压失代偿时会出现剧烈头痛、恶心、呕吐症状。

六、辅助诊断

(一)头颅 CT 检查

头颅 CT 检查是筛查和体检中发现脑膜瘤的最常见手段,可显示肿瘤钙化情况,肿瘤邻近骨质变化情况。典型表现:①边界清晰、密度均一的占位病变,多呈类圆形、半圆形,也可有分叶状或不规则形改变。②肿瘤多呈等密度或略高密度,少数可呈低密度,囊变者可密度不均,钙化者局部可伴点、块状高密度影。③增强扫描均匀强化。④部分肿瘤附近颅骨可见增厚、骨疣或缺失。⑤有的伴有瘤周低密度水肿带。

(二)头部 MRI 检查

头部 MRI 检查可在轴位、冠状位、矢状位清晰显示肿瘤部位,肿瘤与周边邻近神经、血管、脑组织等的关系,特别是肿瘤与硬膜的关系,为脑膜瘤的主要诊断方法,是手术前不可缺少的诊断资料。脑膜瘤具有诊断意义的 MRI 表现:①边界清晰、密度均一的肿瘤影,T_1 加权像多呈等 T_1 或略长 T_1(低)信号,少数可呈略短 T_1 信号;T_2 加权像多呈等 T_2 信号或略长 T_2(高)信号,肿瘤可有囊变(长 T_1、长 T_2 信号)或钙化表现(长 T_1、短 T_2 信号)。②多数呈广基底与硬脑膜接触,少数向脑内球状生长者亦可找到与脑膜相连接处,脑室内脑膜瘤与脉络丛相连;肿瘤基底硬脑膜附着处可见脑膜尾征,为其特征性表现。③少数脑膜瘤在瘤周或瘤内形成囊变,囊变部分表现为长 T_1 和长 T_2 表现。④有的脑膜瘤伴有明显的瘤周水肿。

(三)血管成像(DSA、MRA、CTA、MRV)检查

邻近鞍结节、蝶骨嵴或侧裂、静脉窦、斜坡、枕骨大孔等部位的脑膜瘤应行血管成像检查。血管成像检查目的:①观察肿瘤周边动静脉的出入情况,血管受侵袭情况,重要血管术中加以保护,如海绵窦内脑膜瘤观察颈内动脉位置及受累情况,斜坡脑膜瘤观察基底动脉是否被包裹。②观察肿瘤供血动脉,增粗、分支变多而无重要功能的动脉可术前栓塞或在适当时机结扎,如颈外动脉供血术前栓塞,脑膜中动脉供血在开骨窗时可闭。③观察静脉窦受侵袭情况及阻塞程度,静脉窦完全阻塞可术中切除,如矢状窦旁脑膜瘤在矢状窦闭塞术中切除。众多方法中因 MRA、MRV 检查为无创检查,应用次数逐渐增多。CTA 能够很好地显示颅底脑膜瘤与颅底骨质、血管的关系。DSA 有多个成像期,是观察肿瘤血管细微形态的有利手段,在毛细血管期可见肿瘤染色,静脉期仍可见,称迟发染色;因其有创和价格昂贵在脑膜瘤的辅助诊断中应用较少,需要术前栓塞的患者更适合做 DSA。各种血管成像的特点不再一一介绍。

(四)头部 X 线片检查

目前已基本不用于脑膜瘤的辅助诊断,可看到一些间接征象:肿瘤钙化可见高密度影,局部骨质破坏或增生改变,板障静脉增粗等。

七、治疗

脑膜瘤的有效治疗方法包括手术治疗和立体定向放疗,目前以手术治疗为主。

(一)手术治疗

大多数脑膜瘤属于良性肿瘤,通过手术切除可以达到治愈,肿瘤全切是防止术后复发的关键,因此任何部位的脑膜瘤在不引起不可逆性功能障碍和致命性损伤的前提下都应该力争全切肿瘤。下列情况出现其中一条应行手术治疗:①肿瘤有明显的占位效应,引起局灶性神经功能缺失、脑室受压移位、梗阻性脑积水;②肿瘤引起颅内高压症状、刺激症状如癫痫,局部改变如瘤周水肿;③肿瘤直径>3 cm,且两次检查对比肿瘤有增长趋势;④肿瘤邻近重要结构,肿瘤生长导致手术难度大大增加或不能行放疗的区域,如大脑凸面、矢旁、镰旁、海绵窦旁、鞍结节、嗅沟、桥小脑角、蝶骨嵴。脑膜瘤手术没有绝对的适应证和禁忌证,其他情况应根据患者年龄、患者全身状态、肿瘤大小、肿瘤部位综合考虑是否需要手术治疗。肿瘤较小而无症状者建议定期复查,长期随访。

注意事项:①在条件允许的情况下先处理瘤蒂或颈外系统供血动脉是减少术中出血的有效方法;②肿瘤包裹神经、有功能血管或操作空间较小时分块切除扩大空间是保护神经血管的有效途径;③保护肿瘤周边粘连而未进入肿瘤的动静脉,邻近动静脉可在设计手术切口和入路时避开;④术中不要刻意寻找在影像学上观察到的肿瘤周边的血管和神经,减少对脑组织的牵拉和损伤;⑤静脉窦旁的脑膜瘤先处理窦周肿瘤,再处理窦内肿瘤,切开静脉窦前要做好止血和静脉窦修补或重建的准备,完全闭塞的静脉窦可切除,但有时术前静脉成像显示无血流通过时不代表完全闭塞,术中试行夹闭血管是有效观察手段,同时要防止气体栓塞;⑥前颅底和岩骨嵴附近的脑膜瘤,处理硬膜及颅骨后时要防止脑脊液鼻漏和耳漏;⑦全切肿瘤、处理受侵硬膜和颅骨是防止

复发的关键,但斜坡、蝶骨嵴内侧等深在复杂区域的脑膜瘤适当残留有助于提高患者术后生活质量。

Simpson 在 1957 年提出的对脑膜瘤切除程度的评估分类法得到国际公认,G_1:彻底切除-全切肿瘤,并切除附着硬膜及受侵颅骨;G_2:全切除-全切肿瘤,但与其附着的硬膜仅做电灼;G_3:肉眼全切除-全切肿瘤,但肿瘤附着的硬脑膜及受侵颅骨未作处理;G_4:次全或部分切除-肿瘤未全切,有残留;G_5:开颅减压-肿瘤仅作减压或活检。

(二)立体定向放疗

立体定向放疗的治疗方法包括 γ 刀、X 刀和粒子刀,其优点是无手术创伤、无感染、低并发症。X 刀照射准确性略差;粒子刀具有高度精准性且正常组织副损伤微小,治疗病灶体积可>3 cm 等优点,但价格昂贵使其应用较少;一般 γ 刀因高度准确性(误差<0.2 mm),操作简单而得到广泛应用,在此简单介绍 γ 刀对脑膜瘤的治疗。γ 刀一般治疗<3 cm 的脑膜瘤,适用于位于颅底及重要结构附近的脑膜瘤,术后残存或早期复发者,年高体弱不适合手术者。γ 刀治疗肿瘤生长控制率(肿瘤停止生长或缩小)在 90% 左右,γ 刀治疗后脑水肿的发生率较高,尤其是大脑凸面脑膜瘤,所以大脑凸面脑膜瘤及已经有瘤周水肿的脑膜瘤建议手术治疗;γ 刀治疗需有一定的副损伤距离,例如肿瘤上表面与视交叉的距离必须>3 mm;治疗效果有潜伏期,需半年至数年后才能观察到肿瘤缩小。

八、不同部位脑膜瘤

(一)矢状窦旁脑膜瘤

矢状窦旁脑膜瘤是指脑膜瘤的基底部主要位于矢状窦外侧壁或一部分基底部覆盖矢状窦;前者主要是起源于矢状窦壁的脑膜组织,而后者可能起源于大脑镰或者大脑凸面,随着肿瘤不断增长,基底部蔓延覆盖矢状窦,当矢状窦受累后肿瘤的临床表现、处理方法和预后与前者相似,所以归为一类。矢状窦旁脑膜瘤瘤体多位于矢状窦一侧,早期多位于矢状窦外,后期长入矢状窦可造成矢状窦部分或完全阻塞,晚期肿瘤浸透矢状窦,从对侧矢状窦壁长出,形成矢状窦双侧脑膜瘤。

1.分类

Krause-Merrem 按照肿瘤生长过程将矢状窦旁脑膜瘤分为 6 型。

(1)Ⅰ型:肿瘤仅附着于矢状窦的侧壁。

(2)Ⅱ型:肿瘤侵犯上矢状窦的外侧角。

(3)Ⅲ型:肿瘤向窦腔内生长,同侧窦壁全层受侵。

(4)Ⅳ型:上矢状窦部分闭塞,肿瘤侵及上矢状窦顶。

(5)Ⅴ型:上矢状窦完全闭塞,肿瘤侵及对侧窦壁内侧。

(6)Ⅵ型:上矢状窦完全闭塞,肿瘤侵袭对侧窦壁全层,生长至对侧。大脑镰旁脑膜瘤起始于大脑镰,基底部附着于大脑镰而肿瘤突向脑实质内,矢状窦旁和大脑镰旁脑膜瘤占脑膜瘤的23%～31%。

2.临床表现

颅高压症状包括头痛、视力减退。局灶症状前中后各异,主要有以下几方面。

(1)肿瘤位于矢状窦或大脑镰前1/3,局灶症状以额叶症状为主,包括癫痫、痴呆、淡漠、欣快、记忆力减退、计算力下降,癫痫常常是主要和首发症状。

（2）肿瘤位于矢状窦或大脑镰中 1/3，局灶症状以癫痫、对侧肢体运动障碍和/或感觉障碍为主，病变位于大脑纵裂内，因累及中央旁小叶症状以下肢为重，凸面受压出现上肢症状，最后是面部。

（3）肿瘤位于矢状窦或大脑镰后 1/3，常缺乏局灶神经缺损表现，可引起对侧视野缺损。

3.影像学要点

（1）矢状窦旁脑膜瘤侵袭颅骨时，CT 骨窗位或 X 线可见邻近肿瘤的颅骨受侵袭破坏，MRI检查可判断肿瘤是否穿透颅骨长至皮下。

（2）MRI 检查可显示肿瘤的基底部位，确定肿瘤是矢旁还是镰旁，判断肿瘤与矢状窦或大脑镰的关系，矢状位检查分辨前、中、后 1/3 的关系。

（3）MRI 冠状位检查可辨别肿瘤是单侧或双侧生长，有助于合理设计切口。

（4）MRI 水平位检查常可见中 1/3 位置肿瘤前后粗大血管，对术中操作有重要提示作用。

（5）动脉成像（DSA、MRA 或 CTA）检查了解肿瘤供血动脉，矢状窦前、中 1/3 肿瘤供血多主要来源于大脑前动脉，脑膜中动脉也可供血，如脑膜中动脉供血丰富，可术前栓塞，后 1/3 肿瘤供血主要是大脑后动脉。

（6）静脉成像（DSA 或 MRV）检查观察矢状窦是否阻塞变细或中断，回流静脉与肿瘤的关系及移位情况。

4.手术治疗

矢状窦旁或大脑镰旁脑膜瘤以手术切除为主，手术应考虑如下情况。

（1）肿瘤是单侧还是双侧生长，单侧生长手术切口达中线，上侧生长手术切口过中线。

（2）开骨窗时注意保护矢状窦，矢状窦表面出血以吸收性明胶海绵压迫止血为主，单侧开骨窗要贴近矢状窦，有利于打开纵裂。

（3）中 1/3 部位手术时要根据动脉成像及 MRI 检查判断回流静脉与肿瘤的位置关系，合理设计入路，尽可能避开回流静脉或给予保护，避免术后偏瘫。

（4）前 1/3 部位手术可做矢状窦结扎，中后 1/3 部位手术如果术前或术中证实矢状窦已经闭塞，可做矢状窦切除，但是要保护周围代偿回流静脉，如果证实未完全闭塞，窦内不可做切除，或切开窦壁刮除同时做窦壁修补或矢状窦再建成形术。

（5）如切开矢状窦应预防气体栓塞或瘤细胞栓塞。

（6）做到 Simpson 1 级切除是防止复发的关键，在条件允许的情况下尽可能切除受侵的矢状窦或大脑镰。

（二）大脑凸面脑膜瘤

大脑凸面脑膜瘤的发生率较高，占颅内脑膜瘤的 18%～27.7%，大多数凸面脑膜瘤呈半球形，基底位于硬脑膜而球面突向脑实质；有的肿瘤瘤蒂窄小，而大部分被脑组织覆盖深埋于脑实质内，这类肿瘤血供主要来源于脑表面血管，整体切除困难；部分肿瘤可致颅骨反应性增生，手术时应一并处理颅骨，恶性度高的脑膜瘤可侵袭穿透颅骨长至皮下，这类脑膜瘤术中尽可能不要使用自体血回输，避免种植转移。

1.临床表现

症状依部位不同而各异，包括：癫痫、精神症状、运动障碍、感觉障碍、视野缺损、失语、头痛、呕吐、视盘水肿、视神经萎缩等。

2.影像学要点

凸面脑膜瘤的影像学表现没有特殊之处,较易诊断。阅片时:①注意脑膜瘤基底宽度与肿瘤最大直径间的关系,有利于手术切口的设计;②注意增强 MRI 上脑膜尾征,个别患者脑膜尾征呈小的串珠样改变,术中应尽可能全切避免复发;③动脉成像(DSA、MRA、CTA)可观察肿瘤的血供,有时肿瘤以颈外系统供血为主。

3.手术治疗

大脑凸面脑膜瘤治疗原则是彻底切除脑膜瘤及其附着的硬膜,处理受侵的颅骨,手术治疗相对简单,术中可用神经导航系统辅助设计皮、骨瓣,减少开颅面积,功能区脑膜瘤应注意保护周边引流静脉,尽可能从蛛网膜层分离肿瘤。

(三)蝶骨嵴脑膜瘤

蝶骨嵴脑膜瘤起源于蝶骨大、小翼表面脑膜,内自前床突,外达翼点范围内的脑膜瘤称为蝶骨嵴脑膜瘤。蝶骨嵴脑膜瘤占颅内脑膜瘤 10.6%～23%,发病率仅次于矢状窦旁和大脑镰旁脑瘤癌、大脑凸面脑膜瘤。Cushing 将蝶骨嵴球形脑膜瘤按肿瘤与脑膜的黏着部位不同分为 3 型,该分型被广泛采用和接受:蝶骨嵴内部(内1/3),称床突型;蝶骨嵴中部(中1/3),称小翼型;蝶骨嵴外部(外1/3),称大翼型。Al-Meft 进一步将床突型脑膜瘤细分为 3 种。Ⅰ型:肿瘤起源于前床突下方;Ⅱ型:肿瘤起源于前床突上方或侧方;Ⅲ型:起源于视神经管。临床上各种分型常混合存在,无法细分。

1.临床表现

蝶骨嵴附近结构复杂,有垂体、视神经、颈内动脉、动眼神经、滑车神经、展神经、三叉神经、大脑中动脉及其分支等,蝶骨嵴脑膜瘤因其起源部位和生长方向不同,其临床表现多样。①蝶骨嵴内侧(床突型):视力下降,肿瘤压迫视神经或造成颅高压引起,肿瘤生长较大时,因慢性颅高压可出现 Foster-Kennedy 综合征,表现为同侧视神经萎缩,对侧视盘水肿;突眼、眼睑肿胀,原因有两种,一种是肿瘤引起蝶骨嵴或蝶骨翼骨质增生,造成眶内容积变小,一种是肿瘤压迫海绵窦,两者均可引起静脉回流受阻,这种突眼一般无疼痛、无波动;上睑下垂、眼球固定、瞳孔散大、角膜反射消失、眼神经分布区感觉障碍等症状形成眶上裂综合征或海绵窦综合征,主要是由于肿瘤累及第Ⅲ、Ⅳ、Ⅴ、Ⅵ对脑神经所致;精神症状(额叶受累)、嗅觉丧失(嗅神经受累)、垂体功能低下(垂体受累)、对侧肢体偏瘫(大脑脚受累)等。②蝶骨嵴中部(小翼型)。颅高压症状:头痛、恶性、呕吐、视力下降;额叶症状:记忆力、计算力下降,精神症状,失语,运动障碍等。③蝶骨嵴外部(大翼型):癫痫、头痛、颅骨局部隆起、精神症状、运动障碍等;肿瘤生长至蝶骨嵴中内部时,可引起相应的中内部症状。

2.影像学要点

影像学要点:①CT 或 MRI 检查可见肿瘤位于前颅中窝交界、蝶骨嵴所在位置处。②MRI 检查可观察肿瘤与垂体、颈内动脉、大脑中动脉、海绵窦、侧裂的关系,是否有主要血管在肿瘤内穿行,是重要术前参考资料。③动脉成像检查可显示肿瘤的供血动脉及与肿瘤的毗邻关系,特别是颅底 CTA 检查可显示肿瘤、颅骨、动脉三者的毗邻关系;内侧型多与颈内动脉和大脑中动脉粘连或包裹,颈内动脉虹吸部拉直后移,有时可见大脑前动脉向对侧移位;外侧型多与大脑中动脉及其分支粘连或包裹,大脑中动脉弧形走向消失,陡峭抬高,颈外系统的脑膜中动脉是外侧型主要供血动脉,血供丰富者可发生术前栓塞。

3.手术治疗

蝶骨嵴脑膜瘤常选用翼点入路或扩大翼点入路,也可选用经额下或颞下入路。术中注意事项:①蝶骨嵴脑膜瘤应尽可能全切,但有神经、血供粘连包裹,特别是内侧型脑膜瘤时,不要刻意全切,避免术后出现严重并发症,残存肿瘤可术后放疗。②蝶骨嵴脑膜瘤颈外动脉系统供血丰富,使邻近肿瘤的颞肌和颅骨血供增多,在开颅时易出血,应快速、沉稳止血;皮瓣形成过程中可解扎颞浅动脉,翻开骨瓣后可缝扎脑膜中动脉,减少外侧型脑膜瘤出血。③蝶骨嵴脑膜瘤一般血供丰富,手术难度大;球形脑膜瘤一般质韧,不易切除,但电凝肿瘤易止血,且与脑组织易分辨;不规则形态的脑膜瘤,质地软,不易止血,邻近侧裂不易与脑组织分辨,应注意保护侧裂内血管。④靠近内侧的脑膜瘤应可能分块切除,以扩大操作空间,保护颈内动脉和视神经;靠近外侧的肿瘤应先处理肿瘤基底部,减少肿瘤血供。肿瘤体积小、质地韧、与脑组织间有蛛网膜分界是整体切除的有利条件。

(四)嗅沟脑膜瘤

嗅沟脑膜瘤基底位于嗅沟及附近筛板至鞍结节之间的硬脑膜,文献报道发病率不尽相同,据报道嗅沟脑膜瘤占颅内脑膜瘤发病率的百分比范围为8%～18%,嗅沟脑膜瘤可单侧生长也可双侧生长,哪种生长占多数,统计结果各异,肿瘤供血主要来自眼动脉的分支筛前和筛后动脉。

1.临床表现

(1)嗅觉障碍:最常见且具有诊断价值,主要是由于肿瘤生长将嗅球抬高或推向外侧,嗅神经被拉断造成嗅觉障碍,可发生单侧或双侧障碍,单侧障碍常因不影响患者主观感受而被忽略。

(2)视力障碍:视神经受压或颅高压造成视盘水肿、视神经萎缩都可以引起视力障碍。

(3)颅高压症状:头痛、恶心、呕吐,部分患者嗜睡。

(4)额叶症状:精神症状、癫痫、记忆力下降等。

2.影像学要点

(1)CT 或 MRI 检查可见肿瘤位于前颅底中线一侧或双侧,单靠 CT 检查难与颅前窝底脑膜瘤鉴别。

(2)MRI 检查可观察颅底骨质变化和肿瘤与大脑前动脉的关系。

(3)动脉成像(DSA、CTA、MRA)检查可见大脑前动脉向后移位,A2 段抬高。

3.手术治疗

(1)一般采用单侧或双侧额下入路或翼点入路。

(2)双侧额下入路,结扎并切断矢状窦和大脑镰。

(3)分离肿瘤周边蛛网膜,减少对视神经的牵拉,尽可能多地保留嗅神经。

(4)肿瘤为双侧嗅沟脑膜瘤时,术中争取至少保留一侧嗅神经,避免术后双侧嗅觉丧失。

(5)在肿瘤后方要注意保护视神经、视丘下部和大脑前动脉,特别是肿瘤巨大时要注意减少对视丘下部的牵拉和损伤,以免造成术后昏迷、内分泌功能不足和生物节律紊乱。

(6)处理筛孔处脑脊液鼻漏时,如肿瘤侵袭严重,可用肌肉、生物胶、人工硬脑膜等修补。

(五)鞍结节脑膜瘤

鞍结节脑膜瘤起源于鞍结节脑膜,临床上的鞍结节脑膜瘤还包括鞍膈、前床突、蝶骨平台脑膜瘤。鞍结节脑膜瘤占颅内脑膜瘤的 5%～10%。

1.临床表现

(1)视力减退、视野缺损,因视神经受压可出现单眼或双眼颞侧偏盲,随着肿瘤的增长可逐渐加重至视力完全丧失。

（2）头痛，以额部、颞部为主。

（3）尿崩、无力、闭经、性欲减退，垂体受压出现内分泌功能障碍症状。

（4）眼球运动障碍（第Ⅲ、Ⅳ、Ⅵ对脑神经受累）、脑积水（第三脑室）、嗜睡（下丘脑）、精神症状（额叶）、运动障碍（后期累及内囊、大脑脚、脑干）等。

2.影像学要点

（1）CT、MRI检查可见鞍上区肿瘤影像，视交叉被抬高，颈内动脉可毗邻粘连或被包裹。

（2）动脉成像检查可见双侧大脑前动脉上抬、后移，呈拱门形改变。

（3）肿瘤向上方生长突入三脑室，向下方生长进入鞍内，肿瘤也可长入视神经管内。

3.手术治疗

一般采用翼点入路、扩大翼点入路或单侧额下入路，也可采用双侧，操作与嗅沟脑膜瘤相似。

（1）注意保护肿瘤两侧的颈内动脉、后交通动脉，注意保护后方的视交叉、终板、大脑前动脉和前交通动脉，注意保护前方的视神经。

（2）该区动脉分支较多，注意保护过路的穿通动脉，特别是贴附于肿瘤表面蛛网膜内的穿支动脉，这些血管多供应下丘脑、视神经、视交叉等结构，损伤容易造成严重并发症。

（3）切除肿瘤时尽可能先行基底部切断，有利于减少出血。

（4）可在视交叉间隙、视神经和颈内动脉间隙、颈内动脉与小脑幕游离缘间隙内对肿瘤不同的角度电凝使之缩小或分块切除，减少对周边组织的牵拉。

（王　策）

第四节　垂　体　腺　瘤

垂体腺瘤占中枢神经系统肿瘤10％～15％。在随机尸检中，无症状的垂体腺瘤高达20％。1/3的垂体腺瘤无分泌激素功能，2/3的垂体腺瘤具有分泌激素的功能。垂体腺瘤不能单纯根据病理特征区分良性、恶性。侵及局部骨质和软组织的垂体腺瘤经常是良性，而细胞的多形性经常与临床恶性表现不一致，因而垂体腺瘤有良性、侵袭性和垂体腺癌之分。90％以上的垂体腺瘤为良性肿瘤。

正常垂体位于颅底中央，蝶鞍上面的垂体窝。垂体由腺垂体（相当于前叶）和神经垂体（相当于后叶）组成。垂体腺瘤是发生在垂体前叶的肿瘤。垂体位于蝶鞍内，其两侧以海绵窦为界，垂体的前上方是视交叉，因此垂体肿瘤向上发展可压迫视交叉，导致双颞侧偏盲和挤压丘脑下部而致视野缺损，向两侧侵袭可到海绵窦（其内有第Ⅱ、Ⅲ、Ⅳ、Ⅵ对脑神经），向下至蝶窦，向上发展可顶起前后床突，少数病变可蔓延侵袭颞叶、第三脑室和后颅窝。

根据垂体前叶腺细胞普通染色方法，可分为嗜色性（嗜酸性或嗜碱性）和嫌色性（中性）细胞两大类。细胞的着色反映了细胞所产生的激素的化学特性。生长激素（GH）和催乳素（PRL）可见于嗜酸性粒细胞。促肾上腺皮质激素（ACTH）和促甲状腺素（TSH）、卵泡刺激素（FSH）、促黄体素（LH）和（MSH）在嗜碱性粒细胞内产生。

一、流行病学

(一)患病率

1.尸检资料

Ezzat 等报道,垂体腺瘤的患病率为 16.7%,尸检率为 14.4%,影像学率为 22.5%,垂体腺瘤中催乳素腺瘤占 43%、促肾上腺皮质激素腺瘤占 4.9%、促性腺激素腺瘤占 1.4%、生长激素腺瘤占 2.8%、促甲状腺激素腺瘤占 0.7%。Buurman 等报道,3048 例标本中发现 316 个有垂体腺瘤(10.4%),其中催乳素腺瘤占 39.5%、无功能腺瘤占 22.5%、嗜酸性腺瘤占 9.3%、促肾上腺皮质激素腺瘤占 13.8%、促性腺激素腺瘤占 6.6%、生长激素腺瘤占 2.1%、促甲状腺激素腺瘤 2 例、Ⅰ型多激素分泌腺瘤 5 例、Ⅱ型多激素分泌腺瘤 4 例、不能分类腺瘤 6 例、包含 α 亚基的腺瘤 2 例;腺瘤直径<0.1 mm 占 43.1%,76 例(22.7%)直径>3 mm,3 例直径>10 mm,肿瘤的平均直径为 1.97 mm。

2.肿瘤研究中心资料

Molitch 等总结美国脑肿瘤注册中心(Central Brain Tumor Registry of the United States,CBTRUS)的 18 902 例垂体标本,得到垂体腺瘤的患病率为 10.7%,考虑影像学分析所选取的样本不规范,未对影像学研究进行分析。1999 年 Surawicz 等总结 CBTRUS 的数据,得到垂体腺瘤的年发病率为 8/10 万,占脑、中枢神经系统肿瘤的 9.1%。2009 年 Daly 等报道,脑和中枢神经系统原发肿瘤的患病率为(130～230)/10 万,其中垂体腺瘤为 5%～20%,20～34 岁成年人中垂体腺瘤患病率占 20%。综合所有数据后,垂体腺瘤患病患占中枢神经系统原发肿瘤的 10%～15%。

3.人口调查

1999 年,Clayton 等进行人口调查报道垂体腺瘤总体的患病率为(19～28)/10 万。2006 年,Daly 等抽样调查 71 972 人,垂体腺瘤年患病率为 94/10 万(1:106 4),其中催乳素腺瘤占 66.2%,无功能腺瘤占 14.7%,生长激素腺瘤占 13.2%,促肾上腺皮质激素腺瘤占 5.9%,这项报道所提到的患病率远比之前的研究高 3～5 倍,比癌症登记系统的数据高 6～11 倍。2010 年,英国样本量为 81 149 的一项流行病学调查发现了 63 名垂体腺瘤患者,患病率为 77.6/10 万(催乳素腺瘤占 57%,无功能腺瘤占 28%,生长激素腺瘤占 11%,促肾上腺皮质激素腺瘤占 2%,无法分类的腺瘤占 2%)。各组织类型垂体腺瘤中位年龄分别为催乳素腺瘤 32 岁,无功能腺瘤 51.5 岁,生长激素腺瘤 47 岁,促肾上腺皮质激素腺瘤 57 岁,催乳素腺瘤在低于 60 岁的患者中最常见,其中 0～20 岁占 75%,20～60 岁占 61%,年龄>60 岁的患者无功能腺瘤占 57%。男性发病率最高的为无功能腺瘤占 57%,对应催乳素腺瘤在女性患者中占 76%。垂体卒中患病率为 6.2/10 万。最近的以 1992—2007 年芬兰北部人口发病率为目标的回顾性研究中发现,垂体腺瘤的年发病率为 4/10 万。其中,催乳素腺瘤为 2.2/10 万,生长激素腺瘤为 0.34/10 万,促肾上腺皮质激素腺瘤为 0.17/10 万,促甲状腺素腺瘤为 0.03/10 万。男性与女性的发病率分别为 2.2/10 万和 5.9/10 万,同时当调查结束时,人口的总患病率为 68/10 万。虽然年发病率呈现上升趋势,但有学者认为,主要是因为影像学诊断水平的进步。2009 年瑞士的一项研究中,发现垂体腺瘤患病率为 80.5/10 万。

(二)家族性孤立性垂体腺瘤

所谓家族性孤立性垂体腺瘤(FIPA)指发生于同一家族中,相同或不同组织类型的垂体腺瘤。尽管早期的研究提到垂体腺瘤患者后代的标准化发病率与普通人群并没有显著的差异,但随着 FIPA 这个概念的提出,使得家族性垂体腺瘤占垂体腺瘤类型中的 5%,涉及家族性垂体腺瘤的研究对于相关基因研究更有意义,研究结果显示在 RR(Relative risk)值在第一代和第三代亲属中明显升高,分别为2.83和1.63。在 Ciccarelli 发表于 2005 年的一项研究中显示,在 FIPA 中催乳素腺瘤占 41%,生长激素腺瘤占 30%,无功能腺瘤占 13%,催乳素生长激素腺瘤占 7%,促性腺激素瘤占 4%,促肾上腺皮质激素腺瘤占 4%,促甲状腺激素细胞瘤占 1%,在 firstdegree 中,患垂体腺瘤的患者,占 75%,FIPA 发病时间比自发性垂体腺瘤早4年,且在自发性垂体腺瘤中不常见的大腺瘤占 FIPA 中的 63%。

(三)垂体腺瘤与其他肿瘤相关性研究

在 2007 年一项研究提示:上一代患皮肤癌,白血病与子代垂体腺瘤发病率有相关性,分别为1.60 和 1.90(慢性淋巴细胞白血病为 2.59,可能通过 microRNA 作用)。而联系最为密切的是血管外皮细胞瘤为 182,相关的研究还有生长激素腺瘤患者的父母中,甲状腺癌(3%)、宫颈癌(3%)、子宫内膜癌(3%)、结肠癌(2%)的发生率比正常人群升高。

(四)垂体癌的患病率

垂体癌患病率较低,占垂体肿瘤的 0.2%。

(五)偶发瘤的预后

偶发瘤定义为偶然发现的,无任何临床相关症状的肿瘤。在维基百科上给出垂体腺瘤的相关解释,强调相关内分泌水平并无明显变化,包括 TSH,PRL,胰岛素样生长因子-1,肾上腺功能以及性激素水平。在涉及偶发瘤 3~5 年的跟踪研究中发现,12.5% 的偶发瘤生长为大腺瘤,5.7% 存在实性变,3.3% 发展为小腺瘤,0.05% 为囊性变,造成垂体卒中和视野缺损的患者并不常见。在另一篇类似研究中,提示 0.6% 的患者会出现垂体卒中,0.6% 出现视野缺损,0.8% 出现内分泌功能紊乱,且垂体卒中发生率随腺瘤大小而改变。

以上为涉及垂体腺瘤主要流行病学研究,其中尸检可作为分析垂体腺瘤组织类型的最佳方法,人群调查对发病率和患病率研究的准确性最高,不过并没有人群调查相关的 Meta 分析。FIPA作为家族性垂体腺瘤为基础研究提供了更佳的选择,如果能够追踪到临床上 FIPA 的家系,对基因相关研究有促进作用。国内对于垂体腺瘤的流行病学研究尚待完善。

二、病理生理

腺垂体:细胞排列成团索状,细胞间质由毛细血管窦和结缔组织构成。HE 染色可分为嗜酸性粒细胞、嗜碱性粒细胞和嫌色细胞。电镜免疫细胞化学技术发现,各种腺细胞均具有分泌蛋白类激素的结构特点,根据细胞质中分泌颗粒数量的多少可分为致密颗粒和稀疏颗粒细胞,而各类腺细胞细胞质内颗粒的形态结构、数量及所含激素的性质存在差异。

(一)嗜酸性粒细胞

嗜酸性粒细胞呈圆形或椭圆形,胞质内含嗜酸性颗粒。嗜酸性粒细胞分以下两种。①生长激素细胞:可合成和释放生长激素,能促进体内多种代谢过程。在幼年时期,生长激素分泌不足可致垂体侏儒症,分泌过多引起巨人症;成人则表现为肢端肥大症。②催乳素细胞:女性含量较多。生理情况下,胞质内分泌颗粒的直径<200 nm;在妊娠和哺乳期,分泌颗粒的直径可>600 nm,分泌的催乳素能促进乳腺发育和乳汁分泌。

(二)嗜碱性粒细胞

嗜碱性粒细胞呈椭圆形或多边形,胞质内含嗜碱性颗粒,含糖蛋白类激素。嗜碱性粒细胞分3 种:①促肾上腺皮质激素细胞,呈多角形,胞质内的分泌颗粒大,可分泌促肾上腺皮质激素和促脂素。前者促进肾上腺皮质分泌糖皮质激素,后者作用于脂肪细胞,使其产生脂肪酸。②促性腺激素细胞,呈圆形或椭圆形,可分泌卵泡刺激素和黄体生成素。卵泡刺激素在女性促进卵泡的发育,在男性则刺激生精小管的支持细胞合成雄激素结合蛋白,促进精子的发生。黄体生成素在女性促进排卵和黄体形成,在男性则刺激睾丸间质细胞分泌雄激素。③促甲状腺激素细胞:呈多角形,分泌的促甲状腺激素能促进甲状腺激素的合成和释放。

(三)嫌色细胞

嫌色细胞细胞数量多,体积小,呈圆形或多角形,胞质少,着色浅,细胞界限不清楚。电镜下,部分嫌色细胞胞质内含少量分泌颗粒,因此认为这些细胞可能是脱颗粒的嗜色细胞,或是处于形成嗜色细胞的初期阶段。其余大多数嫌色细胞具有长的分支突起,突起伸入腺细胞之间起支持作用。

下丘脑视前区和结节区(弓状核等)的一些神经元具有神经内分泌细胞功能,细胞合成的多种激素经轴突释放进入漏斗的第一级毛细血管网,经垂体门静脉输至远侧部的第二级毛细血管网。这些激素调节远侧部各种腺细胞的分泌活动,包括对腺细胞分泌起促进作用的释放激素,对腺细胞起抑制作用的释放激素。下丘脑通过所产生的释放激素和释放抑制激素,经垂体门脉系统,调节腺垂体内各种细胞的分泌活动。目前已知的释放激素有生长激素释放激素(GRH)、催乳激素释放激素(PRH)、促甲状腺激素释放激素(TRH)、促性腺激素释放激素(GnRH)、促肾上腺皮质激素释放激素(CRH)及黑色素细胞刺激素释放激素(MSRH)等。释放抑制激素有生长激素释放抑制激素(或称生长抑素,SOM)、催乳激素释放抑制激素(PIH)和黑素细胞刺激素释放抑制激素(MSIH)等。

视上核和室旁核的神经内分泌细胞合成抗利尿素和缩宫素,分泌颗粒沿轴突运送到神经部储存。抗利尿素的主要作用是促进肾远曲小管和集合管重吸收水,使尿量减少;抗利尿素分泌若超过生理剂量,可导致小动脉平滑肌收缩,血压升高,故又称加压素。

三、分类和临床表现

(一)分类

1.按肿瘤细胞内分泌功能分

催乳素腺瘤、生长激素腺瘤、促肾上腺皮质激素腺瘤、促甲状腺素腺瘤、促性腺激素腺瘤、混合激素腺瘤、无内分泌功能腺瘤。

2.按肿瘤大小分

肿瘤<1 cm 为微腺瘤,肿瘤>1 cm 为大腺瘤,>4 cm 为巨大腺瘤。

(二)临床表现

垂体腺瘤主要有肿瘤增大后引起的神经压迫症状和功能性腺瘤分泌过多激素所引发的内分泌功能紊乱的临床症状。主要有以下两方面。

1.功能性腺瘤激素分泌过多

功能性腺瘤激素分泌过多引起一系列的代谢紊乱和脏器损害。如催乳素腺瘤引起女性月经紊乱、闭经、泌乳、不孕,男性性功能减退、阳痿、不育等;生长激素腺瘤引起肢端肥大症或巨人症;促肾上腺皮质激素腺瘤引起的 Cushing 病,表现为向心性肥胖,下腹部、腰背部和臀部等处紫纹,可伴有高血压、糖尿病等;促甲状腺素腺瘤引起甲状腺功能亢进;促性腺激素腺瘤引起闭经、不育、性功能减退、阳痿等。

2.肿瘤压迫症状

(1)头痛:垂体腺瘤增大后颅内压增高,压迫周围正常组织结构,如肿瘤压迫垂体周围硬脑膜致头痛,头痛主要位于前额或两颞部;肿瘤出血、坏死后颅内压急性增高,头痛可急性起病或剧烈头痛。

(2)视野缺损、视力下降:肿瘤压迫视交叉、视神经引起视野缺损、视力下降。典型者可表现为双颞侧偏盲;肿瘤偏侧生长可有单眼颞侧偏盲或象限盲;肿瘤大或病程长者可引起视力严重下降甚至双眼近全盲,常有视神经萎缩,术后视力恢复困难;大或巨大肿瘤不伴有视力下降和视野缺损,提示视交叉前置位或后置位。

(3)垂体功能低下:肿瘤增大后正常垂体组织受压,引起垂体功能低下,导致相应靶腺功能障碍。

(4)其他:肿瘤压迫或侵犯海绵窦导致海绵窦内第Ⅲ、Ⅳ、Ⅴ、Ⅵ对脑神经受压引起眼睑下垂、眼球运动障碍等。肿瘤增大向后上方发展压迫垂体柄和下丘脑可出现尿崩症和下丘脑功能障碍,肿瘤压迫第三脑室、室间孔和中脑导水管引起颅内压增高、梗阻性脑积水。肿瘤侵及额叶产生精神症状、向颅中窝生长产生颞叶症状。肿瘤向下突破鞍底骨质和硬脑膜,向鼻腔生长,产生脑脊液漏、鼻漏甚至颅内感染,临床可见于催乳素腺瘤经溴隐亭治疗后肿瘤缩小者。

四、检查

(一)内分泌检查

1.常规内分泌检查

性激素 6 项(血清卵泡刺激素、促黄体生成素、催乳素、雌二醇、血清黄体酮、血清睾酮),生长激素,甲状腺功能 5 项(T_3、T_4、TSH、fT_3、fT_4),血清促肾上腺皮质激素(ACTH),血清皮质醇(8 am、12 pm、4 pm),24 h 尿游离皮质醇(UFC)。

2.Cushing 病的内分泌检查

(1)对疑为 ACTH 腺瘤患者:测定血浆 ACTH,正常人上午 8～10 时平均值为 22 pg/mL,晚上 10～11 时平均值为 9.6 pg/mL,ACTH 不稳定,进入血浆中很快分解,含量甚微。血浆皮质醇及尿游离皮质醇>100 μg 有临床诊断意义。

(2)垂体源性 Cushing 病:血浆 ACTH 中度增高或正常,血浆皮质醇升高、且昼夜节律消失,24 h 尿游离皮质醇升高,小剂量地塞米松抑制试验不能抑制,大剂量地塞米松抑制试验能抑制,对明确诊断有特殊意义。

(3)肾上腺素瘤或肾上腺癌:血浆 ACTH 不升高,血浆皮质醇明显增高、节律消失,大小剂量地塞米松抑制试验均不能抑制。

(4)异位源性皮质醇增多症(肺癌、支气管类癌):血浆 ACTH 明显增高,节律消失,大小剂量地塞米松抑制试验均不能抑制。

(5)对诊断困难者可行 ACTH 刺激试验、胰岛素低血糖诱发试验,双侧岩下窦采血、颈内静脉或下腔静脉采血对诊断有帮助。

3.肢端肥大症或巨人症的内分泌检查

(1)口服葡萄糖耐量试验后 GH 谷值>2.5 μg/L(口服葡萄糖 75 g,分别于服葡萄糖前、服糖后 30 min、服糖后 60 min、服糖后90 min、服糖后 120 min 抽血测 GH)。

(2)胰岛素样生长因子-1(insulin-like growth factor 1,IGF-1)水平至少超过性别、年龄相匹

配正常值上限。

（3）心肺功能及腹部 B 超等检查。

（二）影像学检查

1.X 线检查

X 线检查可见蝶鞍底等处局部骨质吸收、破坏，蝶鞍扩大，鞍背和后床突向后移位，鞍底双边征等。

2.CT 检查

CT 检查是诊断垂体腺瘤常用的方法。目前高分辨率薄层扫描、蝶鞍区的冠状位和矢状位重建，提高了垂体微腺瘤的检出率。同时，蝶鞍区轴位、冠状位和矢状位的图像对经蝶手术准确定位有重要参考价值。

垂体微腺瘤的 CT 影像。①直接征象：鞍内低密度影，少数为高密度影；②间接征象：垂体高度＞10 mm，垂体上缘局部饱满或膨隆，垂体柄偏移。鞍底局部骨质变薄、塌陷。

垂体大腺瘤的 CT 影像：鞍内和/或鞍上等密度或高密度影，增强后肿瘤内不均匀强化，向鞍上生长，可有"雪人征""束腰征"等征象，视交叉可受压移位，鞍上池、第三脑室可变形、闭塞，两侧可推压海绵窦或包绕颈内动脉。

3.MRI 检查

MRI 检查是诊断垂体腺瘤重要方法。包括 T_1 加权像和 T_2 加权像的平扫和增强扫描，随着 1.5T 和 3.0T MRI 的广泛应用，对垂体微腺瘤早期诊断已非难事，垂体动态强化扫描可增加垂体微腺瘤的检出率。MRI 可清楚显示肿瘤与视交叉、海绵窦、颈内动脉、鞍上池、三脑室等周围结构的关系。①垂体微腺瘤：T_1 像呈低信号或等信号，T_2 像高信号，可有鞍膈不对称膨隆、垂体柄偏移等间接征象。②垂体大腺瘤：T_1 像呈低信号或等信号，T_2 像高信号，增强后腺泡颗粒样强化为典型征象。

4.其他检查

PET-CT 检查对了解垂体功能和正常垂体位置需积累资料。血管造影（CTA、MRA 和 DSA）检查对单纯诊断垂体腺瘤较少应用，对鉴别蝶鞍区血管性疾病可酌情选用。

五、诊断

垂体腺瘤的诊断根据临床表现、内分泌检查、影像学检查 3 个方面结合确诊。

（1）临床症状、内分泌及影像学检查典型者，诊断垂体腺瘤并不难，如闭经、泌乳或性功能减退，血催乳素增高，影像学有鞍区肿瘤，可诊断为垂体催乳素腺瘤；如患有肢端肥大症状，血清生长激素和胰岛素样生长因子-1 增高，生长激素腺瘤诊断可明确；如视力障碍、视野缺损，影像学有鞍内肿瘤，而内分泌激素检查正常，应重点考虑无功能腺瘤。临床症状不明显或轻微，内分泌及影像学检查支持，诊断上亦无困难。

（2）功能性垂体腺瘤的内分泌学指标：血清 PRL＞200 μg/L，GH 谷值＞2.5 μg/L，24 h 尿游离皮质醇（UFC）＞100 μg/L，上午血清促 ACTH＞20 pg/mL，TSH、游离 T_3 和游离 T_4 高于正常值上限，对明确诊断有意义。

（3）垂体腺瘤患者的早期症状往往非特异性、不典型，容易漏诊或误诊，如老年无功能性垂体腺瘤导致的垂体功能低下，视力下降；儿童及青春期垂体腺瘤出现视力下降；男性催乳素腺瘤所致阳痿；女性催乳素腺瘤所致月经紊乱、不孕；肢端肥大症患者的症状缓慢发展，这不仅需要神经外科、内分泌科医师重视,而且需要眼科、妇产科等相关科室医师的重视,其中 MRI 和内分泌激素检查是提高垂体腺瘤早期诊断的重要手段。

(4)仅有临床表现或内分泌检查异常,垂体影像学检查未能明确,应排除垂体以外的其他病变,并进行随诊观察。对于磁共振发现蝶鞍区占位病变的患者,应做全面的内分泌检查及详细询问病史,与其他病变如淋巴细胞性垂体炎、垂体脓肿、甲状腺功能低下所致的垂体增生、拉克氏囊肿等相鉴别;同时应与鞍区生殖细胞瘤、颅咽管瘤、脑膜瘤等相鉴别。这些病变的具体治疗方案及手术入路的选择与垂体腺瘤有区别,故在术前尽可能地做出正确诊断。

六、鉴别诊断

(一)颅咽管瘤

颅咽管瘤多见于儿童或青春前期。有内分泌功能低下、视力下降、视野缺损、发育迟缓等表现,约 1/3 患者有尿崩表现。X 线或 CT 检查可有鞍区骨质破坏,囊性者囊壁呈环形强化,鞍内和/或鞍上出现钙化斑块,囊壁呈蛋壳样钙化是颅咽管瘤的特点。实质性颅咽管瘤有时难与无功能垂体腺瘤鉴别,需病理检查才能确诊。

(二)脑膜瘤

脑膜瘤可有头痛、视力视野改变,内分泌症状不明显,多为实性,囊变较少。CT 或 MRI 检查 T_1 像呈低信号或等信号,T_2 像稍高信号,增强后均匀强化,可伴有硬脑膜尾征。影像学上肿瘤形态不规则、边界不清,周围脑水肿明显,邻近骨质受侵蚀破坏,增强 CT 肿瘤无强化或不均匀强化,提示肿瘤有侵袭生长倾向。

(三)Rathke 囊肿

Rathke 囊肿起源于 Rathke 囊残余部分,多数位于鞍内,可向上生长突破鞍膈达鞍上。临床症状主要是由囊肿压迫周围组织结构所引起,如内分泌功能改变和视觉功能损害的临床表现,与鞍内型颅咽管瘤、无功能性垂体腺瘤临床表现相似。CT 上为低密度影,增强后无强化征象,病灶边缘清楚。MRI 为长 T_1、长 T_2 信号,增强后无强化征象。

(四)垂体增生

垂体增生包括生理性增生和病理性增生。青春发育期、妊娠哺乳期可引起垂体生理性增生。病理性增生多有垂体细胞异常肥大和/或分泌异常,如 PRL 腺瘤、GH 腺瘤和无功能腺瘤等。甲状腺功能低下或肾上腺皮质功能低下反馈造成垂体促甲状腺激素分泌细胞和促肾上腺皮质激素细胞增生,治疗精神病药物诱发垂体增生。生理性增生不需要特殊处理,病理性增生则需治疗干预。

(五)垂体细胞瘤

垂体细胞瘤十分罕见,是起源于成年人神经垂体或者垂体柄神经胶质细胞的良性实体性梭形星形细胞肿瘤。有学者单位确诊 2 例,加文献报道共 30 例。

CT 检查示病灶内密度不均,有多个囊变区及斑片状钙化影,呈不均匀强化,MRI 检查示肿瘤呈囊性、囊壁环形强化,肿块信号不均,T_1WI 呈稍低信号混杂稍高信号,T_2WI 为高信号混杂低信号,T_2WI 水抑制序列仍为不均匀高信号

甲状腺功能低下致垂体增生,左甲状腺素 3 周后明显缩小治疗 4 个月后垂体形态恢复正常

垂体细胞瘤是起源于成年人神经垂体或垂体柄神经胶质细胞的实体性良性梭形星形细胞肿瘤,属 WHO I 级。构成神经垂体和垂体柄的神经胶质细胞包括主细胞、暗细胞、嗜酸瘤细胞、室

管膜细胞和颗粒细胞5种,垂体细胞瘤被认为起源于前两种细胞或其前体细胞。该概念由 Brat 等于 2000 年首先提出,在 2007 年 WHO 中枢神经系统肿瘤分类法中得到认可。过去所提及的颗粒细胞瘤、迷芽瘤、毛细胞星形细胞瘤和颗粒细胞成肌细胞瘤等也被包含在垂体细胞瘤范围内,此外,还包括"神经垂体星形细胞瘤"和起源于垂体柄的"漏斗瘤"。

目前,垂体细胞瘤被明确定义为是不同于上述肿瘤的星形细胞肿瘤,其同义词"漏斗瘤"不再使用,也不再与神经垂体星形细胞瘤混用。WHO 工作组认为:"垂体细胞瘤"有助更清楚地对起源于神经垂体和垂体柄的肿瘤进行临床分类。

1.临床表现

临床症状依次为视力、视野损害,性欲减退,头痛,全身乏力,少数患者表现为记忆减退、恶心、眩晕、精神异常、尿崩、肿瘤卒中、腺垂体功能低下、催乳素增高、促肾上腺皮质激素增高和男性乳房发育等症状。有学者单位 2 例表现为视力、视野损害,头痛和视物模糊。

2.影像学特征

主要表现为鞍内、鞍上肿物;CT 显影为等密度类圆形实体性肿块,呈明显均匀强化,未发现钙化、瘤组织坏死、周围骨组织破坏等。MRI 显像上肿瘤表现为实体性肿块,边界清楚,T_1 为等信号,T_2 大多为轻、中度高信号,绝大多数患者表现为均匀一致的明显强化,非均质强化和囊性变少见。有学者单位 2 例表现为鞍内、鞍上肿物,肿瘤边缘清晰,增强肿瘤密度较均匀,见斑片状低密度未强化影。

3.病理学特点

肿瘤主要由呈胶质纤维束状或席纹状排列的纺锤状或胖圆状的双极梭形细胞构成,血管网丰富,细胞含较丰富的嗜酸性胞质,边界清楚。主要特点包括:梭形细胞肿瘤,免疫组织化学 GFAP(+),免疫组织化学 S-100(+)和 vimentin(+),MIB-1<2%。

CT 检查增强扫描,大小为 9 mm×7 mm×6 mm,肿瘤呈均一增强;术前 MRI 检查轴位和冠状位增强,强化强度与垂体一致,肿物与垂体柄及垂体漏斗分界不清。

4.临床治疗方法

手术切除肿瘤是主要治疗手段。手术方式包括经颅和经蝶入路。有研究发现 1 例经蝶全切除、1 例经颅全切除,术后分别随访 3 年和 2 年,肿瘤均无复发。28 例患者,仅 12 例肿瘤全切除,其余为次全切除或部分切除,未能全切除主要原因是肿瘤血供丰富。化疗和放疗有待总结。

(六)脊索瘤

脊索瘤起源于胚胎残留的脊索组织,在胚胎期间,脊索上端分布于颅底的蝶骨和枕骨,部分达到颅内面;脊索的下端分布于骶尾部的中央及旁中央等部位。脊索瘤好发蝶枕部和骶尾部。头痛为最常见的症状,约 70% 的患者有头痛,头痛与缓慢持久的颅底骨浸润有关。蝶鞍区脊索瘤可有垂体功能低下、视力减退、视野缺损等表现;鞍旁脊索瘤可有第Ⅲ、Ⅳ、Ⅵ对脑神经麻痹,以展神经受累较为多见;斜坡脊索瘤可有脑干受压症状,如步行障碍、锥体束征、第Ⅵ、Ⅶ对脑神经功能障碍。

(七)空蝶鞍综合征

空蝶鞍综合征可有先天性和继发性,CT 或 MRI 检查可确诊。无症状者不需要处理,有脑脊液漏或进行性视力视野障碍可手术治疗。

(八)垂体脓肿

垂体脓肿包括原发性脓肿和继发性脓肿。脓肿病因可有来自邻近的感染病灶,如上颌窦、筛窦、蝶窦、额窦、乳突、中耳的炎症直接波及;目前隐源性脓肿有增多趋势。典型脓肿可有发热、血白细胞计数升高等表现,临床上很少见;乏力、食欲减退、头痛等为非特异表现。术前难与Rathke囊肿、垂体腺瘤囊性变等鉴别。影像学上无特异性,脓液沉积后可有分层排列。

(九)朗格汉氏组织细胞增生症(Langerhans 细胞增生症)

CT上增强扫描呈轻度不均匀强化,边界清楚,肿瘤周围骨质破坏。MRI 检查表现为 T_1WI 呈不均匀等信号伴稍低信号、T_2WI 不均匀高信号,注射 Gd-DTPA 后肿块呈不均匀性轻度强化,伴有蝶窦、斜坡周围骨质破坏,髓质骨高信号区消失。

增生的组织压迫神经垂体和下丘脑可引起尿崩症、垂体功能低下等表现。化疗对本病有一定疗效。MRI 显像表现垂体柄明显增粗,垂体柄位置居中,向上轻度推移视交叉;垂体形态饱满,信号欠均匀,T_1WI 后叶残存细条状高信号影。T_1WI 呈等信号,T_2WI 大部分呈等信号,内见少量高信号,注射 Gd-DTPA 后可见逐渐明显强化。

(十)多发内分泌腺瘤

多发性内分泌腺瘤病(multiple endocrine neoplasia,MEN)为遗传性多种内分泌组织发生肿瘤综合征的总称,有 2 个或 2 个以上的内分泌腺体病变。肿瘤可有功能性(分泌活性激素并造成特征性临床表现)或无功能性,可同时出现或先后发生,间隔期可长短不一。MEN 可分为两种类型:MEN 1 及 MEN 2,还有不能归属于 MEN 1 或 MEN 2 的混合型 MEN。

(十一)异位松果体瘤

异位松果体瘤典型者可有性早熟、尿崩等。其内分泌功能正常或低下,有时要依靠病理诊断来确诊。

(十二)淋巴细胞性垂体炎

淋巴细胞性垂体炎可局限于腺垂体,发病机制不清楚,目前认为是一种自身免疫性内分泌疾病。MRI 上显示垂体体积增大,明显大于均匀的强化,垂体柄常不偏移,神经垂体短 T_1 信号消失,周围硬脑膜可明显受累。蝶鞍压迫症状主要是头痛和视觉功能异常。本病并不都出现腺垂体功能低下症状,可有神经垂体受累——尿崩症状。激素治疗可有一定疗效。

(十三)视交叉胶质瘤

视交叉胶质瘤可有视力和视野改变,常为低级别的毛细胞型星形细胞瘤,多见于儿童,占儿童鞍旁肿瘤的 25%。MRI 上 T_1 低信号,T_2 高信号。

(十四)垂体癌

原发性垂体癌患病率较低,占垂体肿瘤的 0.2%。继发性垂体癌常见的原发灶为乳腺、肺和前列腺。垂体癌的临床表现无特异性,术前难与垂体腺瘤鉴别。垂体癌以手术治疗为主,放疗和化疗的疗效需要更多数据评价。

七、治疗

手术是治疗垂体腺瘤的主要方法,包括经蝶窦入路、神经内镜和内镜辅助经蝶窦入路、翼点入路、额下硬脑膜外和硬脑膜下入路、眶上锁孔入路等手术方式,以经蝶窦入路为首选。

(一)术前准备

1.影像学检查

了解蝶窦发育情况、肿瘤大小、生长方向、肿瘤与周边结构的关系、肿瘤有无囊变和出血等。MRI 可清楚显示病变范围及肿瘤对海绵窦、蝶窦和斜坡的侵犯程度。CT 可发现病变钙化和颅底骨质破坏程度,鞍区薄层扫描和三维重建对垂体腺瘤定位有帮助。

2.眼科检查

眼科检查包括视力、视野、眼底检查。

3.内分泌检查

常规行内分泌激素检查,包括生长激素、催乳素、促肾上腺皮质激素、促甲状腺激素、尿促卵泡素、黄体生成素、血尿皮质醇等。

4.药物准备

肾上腺皮质功能不全者应于围术期补充氢化可的松、甲泼尼龙等。伴有甲状腺功能低下者术前应补充甲状腺素。患者于手术前 3 d 鼻腔内开始滴入抗生素溶液,术前 1 d 剪除鼻毛并清洗鼻腔。

5.特殊情况准备

Cushing 病、GH 型腺瘤患者合并高血压、高血糖应予以控制;TSH 腺瘤伴甲状腺功能亢进者应予以纠正;垂体腺瘤伴电解质紊乱者术前应予以纠正。

(二)术中处理

(1)体位与切口:患者采用仰卧位,上半身抬高 20°～30°,头后仰 15°～30°。单鼻孔蝶窦入路适合大多数病例,鼻孔过小、大及巨大肿瘤或肿瘤侵袭海绵窦者选用唇下切口或扩大经蝶窦入路。根据条件可选用术中 C 臂 X 线机、神经内镜、导航系统或术中 MRI。

(2)切除肿瘤:了解骨窗与鞍结节、斜坡等结构的位置关系。先切除鞍内后方和两侧肿瘤,然后切除侵入鞍旁和海绵窦部分,最后切除鞍上肿瘤。随着鞍内部分肿瘤的切除,视野外鞍上部分肿瘤会逐渐进入鞍内。术区渗血用止血材料压迫常能止血。术中有少数病例的颈内动脉祥可进入蝶窦内,此时需先保护好颈内动脉,再切除颈内动脉外侧肿瘤。切除蝶窦、蝶鞍及鞍膈上肿瘤时,应注意中线两旁的重要神经血管结构,如视神经、颈内动脉及海绵窦等。在蝶鞍内操作时需注意保护肿瘤周围的残留垂体组织,勿损伤垂体柄,以免术后垂体功能低下或尿崩。为减少术后脑脊液漏发生,术中应尽量避免进入蛛网膜下腔。肿瘤侵犯海绵窦可选用扩大经蝶窦入路的方法,辅以神经内镜可扩大侧方视野。

(3)术中如蛛网膜破裂,瘤腔可填塞脂肪,这时应使用生物蛋白胶封闭鞍底,骨性鼻中隔重建鞍底,术后辅腰大池引流,以减少脑脊液漏发生。

(三)术后处理

(1)抗生素:选用第三代头孢菌素,用药 3～7 d,出现脑脊液漏者,酌情延长抗生素使用时间。

(2)激素替代治疗:可选用氢化可的松、甲泼尼龙等,术后 48～72 h,根据血皮质醇、尿皮质醇结果和临床症状调整药物用量或停用;伴有甲状腺功能低下者,补充皮质激素后可加用甲状腺素。术前有垂体功能低下或肿瘤急性卒中者,术后需系统内分泌激素替代治疗。

(3)注意视力和视野变化。

(4)术中有蛛网膜破裂按脑脊液鼻漏处理。

(5)记录:每小时尿量和 24 h 液体出入量。尿崩者应酌情补液和用药物治疗尿崩症,定期复查电解质。

(6)鼻腔内填塞物于术后 3 d 左右取出,唇下入路可术后 5 d 取出。

(7)术后复查:根据垂体腺瘤病理类型,复查相关激素水平,MRI 等检查根据患者具体情况安排。

(四)治愈标准

(1)GH腺瘤治愈标准:口服葡萄糖耐量试验后GH谷值<1 μg/L,IGF-1水平降至与性别、年龄相匹配正常水平。新的肢端肥大症治疗指南建议GH谷值<0.4 μg/L为治愈标准。

(2)PRL腺瘤治愈标准:没有多巴胺受体激动剂治疗情况下,女性PRL<20 μg/L,男性PRL<15 μg/L。

(3)ACTH腺瘤治愈标准:血ACTH水平、血皮质醇水平、尿皮质醇水平正常。

(4)TSH腺瘤治愈标准:TSH、游离T_3和游离T_4水平恢复正常;接受甲状腺放射性核素治疗者,每6小时服用甲状腺素25 μg,持续10 d以上,TSH水平正常。

(5)无功能腺瘤治愈标准:术后3至6个月MRI检查无肿瘤残留。

(6)对于功能性腺瘤,一般要求术后激素水平恢复正常持续6个月以上为治愈基线。

(五)术后并发症

1.尿崩症

尿崩与术中骚扰神经垂体或垂体柄有关,绝大多数尿崩是一过性,极少数为持续性尿崩。患者表现为口干、口渴、饮水多、尿多,24 h尿量>4 000 mL,尿比重<1.005。常用去氨加压素(弥凝)治疗尿崩症,剂量每次0.05~0.1 mg,每天2~3次,剂量可根据每天尿量做相应调整,同时注意电解质变化。

2.鼻出血

术后鼻出血多与鼻腔填塞物拔除后鼻黏膜分离出血或蝶腭动脉分支出血有关。鼻黏膜出血量一般不多,多数可自行停止,出血多时可适当加用止血药物;出血量较多可能与蝶腭动脉分支结痂脱落有关,可在鼻内镜下止血处理。多数病例内镜下也未能有明确出血点时,可用碘仿纱或膨胀海绵填塞。蝶腭动脉分支或颈内动脉海绵窦段分支破裂,可表现为出血凶猛、出血量大,甚至形成颈内动脉海绵窦漏,这时可按颈内动脉海绵窦漏处理。

病灶T_1WI以混杂等信号为主、T_2WI压脂以混杂低信号为主,病灶内可见小斑片样T_1WI高信号影,病灶与右侧颈内动脉虹吸段关系密切。T_1WI高信号区未见明显强化。病灶向后上延伸。MRA和DSA证实术区假性动脉瘤并附壁血栓形成,病灶与右侧颈内动脉相通。

3.脑脊液鼻漏

脑脊液鼻漏多见于肿瘤与鞍膈蛛网膜粘连紧密、蛛网膜菲薄者。脑脊液鼻漏多数发生于术中,术后也可因用力不当、打喷嚏、便秘或增加腹压等情况发生。患者头低位后可有清水样液体滴出,收集漏液做生化检查,若含有糖即可确诊脑脊液漏。头颅CT或MRI检查提示蛛网膜下腔或脑室内积气量增加,表明蛛网膜下腔与外界持续相通,也提示有脑脊液漏存在。

对于术中鞍膈蛛网膜破裂者,除术中修补鞍底外,术后可常规放置腰大池引流,术后一周左右拔除,可减少术后脑脊液鼻漏发生。术后出现脑脊液鼻漏者,可半卧位息,广谱抗生素预防感染,避免做打喷嚏、便秘等引起颅内压增高的动作,同时放置腰大池引流,多数可治愈。对于经非手术治疗不愈者,可选择显微镜下鼻内入路修补术和内镜下修补术等术式。一次手术未治愈者可再次手术。脑脊液鼻漏形成张力性气颅者,在修补漏口时应行气颅钻孔引流术。

4.术后视力下降

大多数患者经蝶窦手术后视力、视野得到不同程度的改善,少数患者术后视力下降。主要原因:①术中损伤视神经管;②术中操作时突破鞍膈,伤及视神经或视交叉;③瘤腔出血或鞍内填塞物过多、过紧而压迫视交叉及视神经;④较大鞍上肿瘤与视交叉有粘连,术中强行分离引起损伤;

⑤较大肿瘤切除后，鞍膈塌陷引起视交叉移位或扭曲，导致视交叉卒中或视交叉综合征。术后视力下降原因大多数与手术操作有关。医师术中应熟悉相关解剖，勿损伤视神经、视交叉及其血管，鞍内填塞物松紧要适度。对于视交叉卒中或视交叉综合征者，在排除出血情况下，可用扩张血管、溶栓药物。瘤腔出血者，可经原切口入路血肿清除。若为瘤腔渗血，止血处理后多数可治愈。

(六)经蝶窦手术评价

1.显微镜经蝶窦手术

自 1889 年 Horsley 经额下入路切除第一例垂体腺瘤以来，经 Schloffer、Cushing、Dott、Guiot、Hardy 等前辈们的临床实践，垂体腺瘤手术方式经历了经蝶窦入路兴起、经颅入路占主导地位、经蝶窦入路复兴等发展阶段。由于对垂体柄、下丘脑、视神经干扰小，病死率及严重并发症发生率低，手术时间短、术后恢复快等优点，经蝶窦入路显微手术成为了垂体腺瘤首选的治疗方式。手术的主要适应证:功能性腺瘤者(催乳素腺瘤可首先药物治疗)，大或巨大垂体腺瘤伴有视觉功能障碍或垂体功能低下者，治疗或随访期间肿瘤增大者，药物治疗无效或效果欠佳者，不能耐受药物不良反应者，拒绝长期服用药物治疗者，垂体腺瘤伴脑脊液鼻漏者，复发垂体腺瘤者。

大样本研究报道(Hardy Ⅰ级 406 例、Hardy Ⅱ级 1823 例、Hardy Ⅲ级 1620 例、Hardy Ⅳ级 201 例)显微镜下 Hardy Ⅰ级、Hardy Ⅱ级、Hardy Ⅲ级和 Hardy Ⅳ级的全切除率分别为 97.3%、95.2%、90.4%和 47.4%;1987 年前的病例总切除率为 87.6%,1987 年至 2003 年间总切除率为96.9%。另一研究报道,1140 例垂体腺瘤中,大腺瘤 788 例(69.1%),其中 233(20.4%)例肿瘤侵犯一侧或双侧海绵窦。功能性垂体腺瘤治愈率为 66.1%,无功能性垂体腺瘤治愈率为 64.8%;微腺瘤和大腺瘤的治愈率分别为 78.9%和 55.5%,肿瘤侵犯海绵窦的治愈率为 7.4%,病死率为0.26%。以上数据说明经蝶窦手术是安全有效的。

20 世纪 90 年代以来，经唇下鼻中隔蝶窦入路得到进一步应用发展，出现经鼻-鼻中隔-蝶窦入路、经单鼻孔直接经蝶窦入路等术式，丰富了经蝶窦手术方式。随着手术器械改进和手术者经验的积累，经蝶窦手术适应证进一步扩大，如哑铃形腺瘤经蝶窦手术等。而扩大经蝶窦手术通过磨除鞍结节部分骨质、筛窦后壁及蝶骨平台、海绵窦腹侧骨质和斜坡肿瘤前方的骨质，可切除鞍结节、额叶底部、海绵窦、颞叶底部和中上斜坡的肿瘤，部分向前、中、颅后窝发展的肿瘤避免开颅手术，提高手术疗效，减少术后并发症。而一些向鞍上发展的巨大腺瘤可采用分次经蝶窦手术，以提高肿瘤全切除率。一些巨大侵袭性腺瘤可先采用手术、结合药物和放疗等综合治疗策略。当然，经蝶窦手术方式的选择，应以术者的经验和对本项技术应用的熟练程度为前提，盲目追求新技术和新方法，不仅不能达到预期效果，有时还会带来不必要的损伤。

2.神经内镜和内镜辅助经蝶窦手术

近十多年来，神经内镜由于对病变组织及其周围结构观察清晰，可用不同角度的内镜观察显微镜下看不到的视野死角等优点，使得神经内镜或内镜辅助经蝶窦手术治疗垂体腺瘤得到快速发展，并取得较好疗效。综合文献分析，在总体疗效方面，神经内镜与显微镜在肿瘤全切除率和激素水平缓解率方面无统计学差异，内镜手术脑脊液鼻漏发生率低于显微镜手术。

2009 年,Tabaee 首先报道 3D 内镜手术治疗 13 例垂体大腺瘤,其中未侵犯海绵窦的 7/9 获得全切除,3D 内镜在手术时间、住院时间等与 2D 内镜无差异,术者主观的立体视觉效果明显好于2D内镜。Vladimir 报道 3D 内镜手术治疗垂体腺瘤 72 例,2D 内镜手术治疗 43 例,平均手术时间 145 和 168 min,住院时间均为 5 d,功能性腺瘤治愈率分别是 20/30(67%)和 12/21(57%),

脑脊液鼻漏修补率分别为 0/72(0%)和 3/43(7%),两者在脑脊液鼻漏修补方面有统计学差异,3D 内镜可提高手术疗效。对于向鞍上发展的巨大腺瘤、向侧方生长或侵袭海绵窦的肿瘤,神经内镜更易在直视下将其切除,而术中脑脊液漏和出血限制内镜的运用。

内镜和内镜辅助经蝶窦手术目前病例数较少,且为回顾性数据,缺乏对照资料,需进一步积累经验,相信内镜在治疗垂体腺瘤方面会有更广阔的发展空间。

3.术中 MRI、导航和超声在经蝶窦手术中的应用

神经影像学的飞速发展,使得术中超声、神经导航、术中 MRI 应用于垂体腺瘤手术,这些技术的应用不仅提高肿瘤的全切除率,也能够最大限度的保留正常组织和减少并发症的发生。

(1)术中 MRI:Theodosopoulos 等报告 27 例垂体腺瘤手术,在参考术中 MRI 后有 23 例全切除肿瘤(85%)。也有报告称4 例垂体瘤患者在参考术中 MRI 影像后有 3 例完全切除残余肿瘤,肿瘤全切除率达 96%。Wu 等报告 55 例垂体大腺瘤(Hardy's Ⅱ～Ⅳ级),术中 MRI(0.15 TeslaPolestar N20)发现有 17 例残留肿瘤,在参考术中 MRI 影像后获得全切除,肿瘤全切除率从 58.2%升至 83.6%。Pettersen 等报告 20 例垂体大腺瘤,肿瘤直径 11～41 mm(平均 27 mm),术中 MRI(0.5T)检查后有 8/20 例肿瘤获得全切除,再次手术后行术中 MRI 检查有 4/12 例肿瘤全切除,剩余病例中有 3 例行第 3 次手术,均未能切除肿瘤,肿瘤全切除率为 12/20(60%)。Berkmann 等报告 60 例垂体大腺瘤术中使用 MRI(0.15T),并与之前 32 例垂体大腺瘤作对照,术中 MRI 组肿瘤全切除率为 85%、对照组为 69%;术中 MRI 组不需要进一步治疗,对照组 13%需治疗,垂体功能低下发生率术中 MRI 组与对照组分别为 29%和 45%。研究认为,低磁场 MRI 对估计鞍旁海绵窦内肿瘤残余量方面存在不足,低磁场 MRI 可能会提供错误或不确切的影像信息而难以区分海绵窦内残余肿瘤和血液成分。近年来,国内外一些医疗单位采用 1.5T 或 3.0T 高磁场术中 MRI 辅助垂体腺瘤手术,取得较好效果。Hlavac 等报告 19 例大腺瘤或复发腺瘤术中使用 1.5T MRI,肿瘤全切除率从 62%升至 85%。

然而,也有学者对术中 MRI 的效果提出质疑,即使 MRI 发现残留肿瘤,也不能直视下切除肿瘤,只有内镜才能在直视下看到术区内的肿瘤范围及其邻近的解剖结构,由此认为内镜技术比术中 MRI 在提高肿瘤完整切除率方面作用更大。

(2)神经导航:近年来,神经导航在经蝶窦手术中得到广泛应用,导航可实时监控手术过程,定位精确,减少偏差,增加手术安全性、减少并发症,对经鼻蝶窦入路术后复发和甲介型蝶窦的垂体腺瘤更为合适。Xu 等报告,神经导航切除垂体腺瘤,术后复发病例肿瘤全切除 12 例,9 例肿瘤次全切除;30 例侵袭性生长激素腺瘤无一例内分泌治愈;45 例生长激素微腺瘤均全切除、其中 38 例激素水平正常;甲介型蝶窦各有 2 例肿瘤全切除和次全切除;研究认为神经导航下垂体腺瘤手术是精确、安全和有效的,尤其适合复发病例和鞍底较复杂的病例,并可避免X线定位的放射损害。

(3)术中超声:由于术中 MRI 和导航设备昂贵,使用费用高,所以术中超声也是近来发展的新技术。Suzuki 等报告 3 例巨大腺瘤和2 例不规则腺瘤使用术中超声,术时在患者额部颅骨钻一孔,硬脑膜表面置入探头实时监测肿瘤切除,4 例肿瘤获得全切除。Ole 等报告 9 例垂体大腺瘤术中应用带侧面高频探头的二维高分辨率超声,术中获得高清图像,能分辨周围神经血管和正常垂体,对指导肿瘤切除有益;Ole 建议开发可弯曲的探头直接经蝶窦进入手术区来获得图像,将使超声在经蝶窦术中发挥更大作用。

综上所述,经过一个多世纪的发展,经蝶窦手术治疗垂体腺瘤的手术疗效取得了可喜成绩,

神经影像及神经内镜也在蝶窦手术中得到广泛应用。而对于侵袭海绵窦的肿瘤、巨大肿瘤和质地韧的垂体腺瘤,无论采取何种治疗手段,疗效仍不尽人意。需要强调的是垂体腺瘤手术应由经验丰富的治疗团队来完成,才能更好地结合患者的实际情况,选择合适的治疗方式,以期达到最佳的手术疗效和尽可能减少手术并发症。

(七)药物治疗

药物治疗部分病例有一定的疗效。如多巴胺受体激动剂溴隐亭,半合成的麦角肽衍生物如培高利特、喹高利特和卡麦角林治疗 PRL 腺瘤;生长抑素(奥曲肽、兰瑞肽、醋酸奥曲肽和生长激素受体阻滞剂)治疗 GH 腺瘤或 TSH 瘤;赛庚啶、美替拉酮治疗 ACTH 腺瘤;药物治疗可不同程度缓解症状,但不能根本治愈,停药后症状会复发,瘤体可能会继续增大。

(八)放疗

适用于手术后肿瘤残留、患者体质差或合并有其他系统疾病不能耐受手术者,尽管放疗垂体腺瘤有一定的疗效,但临床上对其剂量、疗效以及对视交叉视神经、周围血管神经结构等的损害尚待进一步研究。

(九)随诊观察

并不是所有的垂体腺瘤都需要手术切除,直径＜1 cm 的垂体无功能性瘤、临床上无明显症状者可定期复查。

八、不同病理类型垂体腺瘤

(一)催乳素腺瘤(PRL 腺瘤)

多见于女性,男性约占 15%,以 20～30 岁年龄段多见。女性患者临床典型症状为闭经-溢乳-不孕三联症(Forbis-Albright 症),一些病例并不完全具备这 3 种症状,患者就诊时常诉乳头有分泌物或乳汁样物质,就诊检查时有溢乳;其他症状可有性欲减退、流产、肥胖等症状。男性患者 PRL 增高后可引起血清睾酮生成和代谢障碍,血清睾酮降低,或抑制下丘脑促性腺激素释放激素的释放,导致精子生成障碍,数量减少,活力降低,形态异常;临床上出现性功能减退、阳痿、不育、睾丸缩小等症状,可伴有毛发稀少、肥胖、乳房发育等女性第二性征出现。男性病例大腺瘤多见,肿瘤增大向鞍上、鞍旁生长,可伴有视力下降、视野缺损。PRL 腺瘤在经溴隐亭治疗肿瘤缩小后可出现脑脊液鼻漏。

(二)垂体 PRL 微腺瘤

1.随诊观察

月经周期正常、性功能正常、泌乳轻、不准备妊娠者,可随访观察。随诊期间定期复查 PRL 水平,血清 PRL 水平高于两倍基础值时应加药物治疗。

2.药物治疗

溴隐亭可使 80%～90% 患者的催乳素水平恢复正常,大部分患者泌乳减少或消失。半合成的麦角肽衍生物,如卡麦角林、培高利特和喹高利特等,疗效优于溴隐亭,但需更多临床数据。少部分患者药物可以治愈。

3.经蝶窦手术治疗

手术是最根本的治疗方法,适合不能耐受药物不良反应或多巴胺激动剂耐药者。对于有经验的经蝶窦手术专家,手术严重并发症发生率很低。

(三)垂体 PRL 大腺瘤

1.药物治疗

催乳素大腺瘤患者可以首选药物治疗,对有占位效应的患者也可选用药物治疗;药物敏感者肿瘤可缩小,血清 PRL 水平下降,月经恢复、泌乳消失。溴隐亭治疗期间,应根据血清 PRL 水平增加或减少溴隐亭的剂量,调整至长期维持治疗剂量。对于有生育要求者,应在妊娠后停用溴隐亭,孕期定期复查 PRL 水平,直至产后再恢复溴隐亭治疗。有临床数据证明,新生儿的致畸率和智力障碍发生率与孕期服用溴隐亭无相关性。

2.手术治疗

药物治疗无效或治疗后视力、视野障碍无改善的患者应行手术治疗。视力、视野障碍严重或伴有卒中患者应首选手术治疗。垂体大腺瘤合并轻微 PRL 升高,可能是无功能腺瘤,对此需要进行手术治疗。对于肿瘤边界清楚的大腺瘤或微腺瘤,也可首选手术治疗,手术治愈率高。手术治疗本病可避免长期服药和药物相关不良反应。

3.放疗

单纯放疗很少使 PRL 降至正常水平,放疗是 PRL 腺瘤的辅助手段,用于手术后肿瘤残留者。

(四)生长激素腺瘤(GH 瘤)

GH 分泌过多可引起代谢紊乱,软组织、骨骼及内脏过度生长。在青春期前因骨骺未闭合,表现为巨人症,成年后表现为肢端肥大症。促生长作用是 GH 通过肝脏所产生胰岛素样生长因子-1(IGF-1)作用于含有 GH 受体的各种细胞来完成的。由于肿瘤本身引起的压迫症状,生长激素对代谢影响(糖尿病、高血压),IGF-1 对躯体生长的影响,以及由此产生的并发症(关节炎、心律失常、呼吸睡眠暂停综合征、恶性肿瘤),使得肢端肥大症患者病死率和致残率比正常人群高 2 倍以上,患者中位数生存年龄约 50 岁。

肢端肥大症的早期主要症状:额骨增宽变长、鼻唇肥厚、颧骨突出、皮肤粗糙,手指脚趾变粗大、手指伸屈幅度下降、易疲劳,记忆力下降、晨起时手指小关节僵硬、双手麻木,手指不灵活,鞋码逐渐变大,女性患者可有月经紊乱、闭经及不孕等症状,男性患者可有性功能减退、阳痿等症状。值得注意的是这些症状缓慢发展,从发病到诊断的平均时间为 6~10 年,且是非特异性症状,不易被患者和长期生活在一起的亲属注意。晚期则有全身乏力、记忆力减退、注意力不集中、头痛及全身疼痛等症状。少数病例可有多汗、突眼性甲状腺肿等。部分病例伴有血清 PRL 增高,可能为下丘脑控制失调或为 GH-PRL 混合性腺瘤。本病易并发糖尿病、高血压、关节炎、心律失常、呼吸睡眠暂停综合征等并发症,如不及时治疗可因代谢并发症、心血管疾病、呼吸系统疾病而死亡。

肢端肥大症治疗目标是完全切除腺瘤或减少肿瘤体积,抑制 GH 过多分泌,使 IGF-1 恢复至与年龄、性别相匹配的正常水平。手术、药物和放疗是治疗肢端肥大症的 3 种方法。

经蝶窦神经外科手术切除垂体腺瘤,是绝大多数肢端肥大症患者首选的治疗方法,手术能迅速减少 GH 和 IGF-1 分泌,手术的病死率和严重并发症发生率低,是安全有效的。对于有经验的神经外科专家,微腺瘤的一次手术治愈率在 90% 上下,而大腺瘤手术能使 50%~70% 患者的 IGF-1 水平正常化,而对于肿瘤侵袭海绵窦者,手术治愈率为 15%~49%。

目前,治疗肢端肥大症的药物有 3 类,即多巴胺受体激动剂、生长抑素类似物(奥曲肽、长效奥曲肽和兰瑞肽)、GH 受体拮抗剂。生长抑素类似物(somatostatin analogues,SSA)能使 60%

以上肢端肥大症患者的 GH 和 IGF-1 水平正常化,且能减轻临床症状。SSA 能缩小肿瘤体积,大约 75% 的肢端肥大症患者 SSA 治疗后肿瘤体积缩小超过 20%(体积缩小中位数是 50%)。特别是大腺瘤,理论上来讲瘤体缩小后更容易获得根治性切除。对于手术前 SSA 治疗能否提高手术治愈率方面的研究仍有争议,一些研究认为术前 SSA 治疗能提高手术治愈率,而另一些则认为与手术前未用药者相比无差异。

γ 刀治疗肢端肥大症患者 5 年缓解率为 29%~60%,而 γ 刀在选择病例时通常包括诸多微腺瘤的患者,治疗结果易产生偏倚。在其他治疗措施安全前提下,放疗存在的主要问题是安全性。放疗后 5~10 年,患者垂体功能低下发生率>50%,普通放疗和立体定向放疗在垂体功能低下发生率方面相近,大约 5.5% 患者有潜在视觉功能损害的危险。普通放疗由于放射性血管病变、存在继发其他肿瘤事件的风险,这些风险仍需要长期随访数据。因此,放疗通常作为治疗肢端肥大症的三线方案,偶尔用作二线治疗,很少用于一线治疗。

(五)促肾上腺皮质激素腺瘤(ACTH 瘤,Cushing 病)

神经肿瘤细胞会分泌过多的 ACTH 导致肾上腺皮质增生,分泌过多的糖皮质激素引起多种物质代谢紊乱。

(1)因脂肪代谢紊乱可引起头、面、颈及躯干的脂肪增多,四肢相对瘦小,即向心性肥胖,脸呈圆形(满月脸),背颈交界处有肥厚的脂肪层(水牛背)。

(2)因蛋白质代谢紊乱可导致皮肤、真皮处成胶原纤维断裂,皮下血管暴露,在下腹、股、臀及上臂等处产生"紫纹";骨质疏松导致腰背酸痛、佝偻病、病理性骨折,儿童可影响骨生长;血管脆性增加可导致皮肤瘀斑、伤口不易愈合等。

(3)因糖代谢紊乱,部分病例可产生类固醇性糖尿病。

(4)因电解质代谢紊乱患者产生血钾、血氯降低,引起低钾、低氯性碱中毒,可出现顽固性低钾血症。

(5)因垂体促性腺激素的分泌受抑制,女性患者可出现闭经、不孕及不同程度男性化(乳房萎缩、毛发增多、痤疮等),男性患者出现性欲减退、阳痿、睾丸萎缩等。

(6)约 85% 患者有高血压,晚期可导致左心室肥大、心力衰竭、脑卒中及肾衰竭。

(7)因患者抗体免疫功能降低,使溶酶体膜稳定性增加而不利于消灭抗原,导致细菌性或真菌性感染经久不愈。

促肾上腺皮质激素腺瘤由于较早出现向心性肥胖、满月脸、水牛背及在下腹、股、臀及上臂等处产生"紫纹"等症状,临床上多数 ACTH 微腺瘤就诊时能得到确诊。本病常合并糖尿病、高血压及顽固性低钾血症,建议尽早行经蝶窦手术治疗。药物治疗,如赛庚啶、美替拉酮等,疗效有待于进一步评价。放疗(如 γ 刀)由于起效较慢,不易对 ACTH 瘤所产生的糖尿病、高血压及顽固性低钾血症等症状早期控制,在诊断为 Cushing 病后不建议首选。

(六)促甲状腺激素腺瘤(TSH 瘤)

此类型肿瘤少见。本病患者 TSH、T_3、T_4 均增高,可出现突眼、性情急躁、易激动、双手颤抖、多汗、心动过速、食欲亢进、消瘦等甲状腺功能亢进症状;甲状腺局部可扪及震颤、闻及血管杂音。本病首选手术治疗。有报道生长抑素(奥曲肽、兰瑞肽、长效奥曲肽和生长激素受体阻滞剂)治疗 TSH 瘤,疗效有待评价。

(七)促性腺激素腺瘤(FSH/LH 瘤)

临床上较为罕见。本病血 FSH 增高、睾酮降低,男性早期可无性功能改变,晚期可有性欲减退、阳痿、睾丸缩小、不育等。女性有月经紊乱或闭经。

此类型肿瘤多数确诊时肿瘤已为大腺瘤或巨大腺瘤,建议尽早行经蝶窦手术治疗,以减轻对视交叉的压迫,避免视力恶化。对于侵入海绵窦或包绕颈内动脉部分肿瘤,术中不能完全切除者,术后可行放疗。

(八)混合性腺瘤

按肿瘤细胞分泌的激素不同,可产生相应的症状。本病临床上较为少见,以经蝶窦手术治疗为首选。

(九)无分泌功能腺瘤

临床无明显内分泌功能紊乱症状,主要是肿瘤增大后引起压迫症状及产生垂体功能低下的临床表现,例如肿瘤压迫鞍底硬脑膜产生头痛、视交叉受压引起视野缺损,垂体功能低下可表现为少汗、疲劳、乏力、精神萎靡、食欲减退、嗜睡及第二性征变化等。多数确诊时肿瘤已为大腺瘤或巨大腺瘤。无分泌功能腺瘤首选手术治疗。

(十)Nelson 症

患 Cushing 综合征行双侧肾上腺切除后,有 10%～30% 患者可发生垂体腺瘤,其原因多为当初认为 Cushing 综合征即为 ACTH 微腺瘤所致,因肿瘤微小检查未能发现,或未能作进一步检查;双侧肾上腺切除后,因缺少皮质醇对下丘脑所释放的 CRH 的负反馈作用,CRH 得以长期刺激垂体产生肿瘤或使原有微腺瘤增大而产生症状。年轻妇女及术后妊娠者易发。临床症状有全身皮肤、黏膜等处色素沉着,部分肿瘤有侵袭性生长。大腺瘤以经蝶窦手术为首选,术后补充皮质激素。

(王 策)

第五节 椎管内肿瘤

一、概述

椎管内肿瘤是发生于椎管内各种组织,如脊髓、神经根、脊膜和椎管壁组织的原发性肿瘤及转移性肿瘤的统称。原发于椎管内肿瘤根据肿瘤与脊髓和硬脊膜的关系,一般可分为髓内、髓外硬膜内及硬膜外 3 种。按病理类型分,有神经纤维瘤、脊膜瘤、神经胶质瘤(室管膜瘤占 60%,星形细胞瘤占 30%)及一些先天性肿瘤。

二、临床表现

(1)早期症状:肌力减退、感觉异常、运动障碍为其早期症状。早期诊断、早期治疗才能取得较好的疗效,故熟悉其早期症状十分重要。

(2)肿瘤所在部位不同,所引发的症状也不同。如由于神经根牵拉引起相应分布区阵发性刺痛,脊髓实质受压产生的布切综合征,髓内肿瘤可致病变同侧痛温觉减退,马尾部肿瘤可发生马尾综合征等。

三、诊断要点

(一)临床检查

注意有无脊髓和神经受压症状和体征。脑脊液检查有无蛋白-细胞分离现象。

(二)影像学检查

脊髓 X 线平片检查可显示椎体和附件有无破坏,椎间孔及椎管有无扩大及钙化等。脊髓造影可显示蛛网膜下腔及脊髓病变范围、椎管阻塞情况及病变所在部位。CT、MRI 可显示肿瘤的部位、大小、范围,以及骨质破坏情况。

四、治疗方案及原则

椎管内肿瘤一般采用手术与放疗的综合治疗或单纯放疗。

(一)术后放疗

放疗原则:除多灶性分化差的恶性室管膜瘤和恶性淋巴瘤外,一般采用肿瘤局部放疗。

(二)单纯放疗

因各种原因不能手术的,可行单纯放疗,但效果较差,易出现放射性脊髓炎。

(王　策)

第十二章

呼吸科肿瘤的综合治疗

第一节　肺　　癌

一、肺癌的病因

肺癌是目前全世界发病率最高的恶性肿瘤。目前,外科手术仍是早期肺癌的首选治疗方式,大多数肺癌患者确诊时已为晚期,失去了最佳治疗时机,其5年生存率仅为19.7%。肺癌防重于治,认识肺癌的危险因素,积极预防以及早发现早治疗尤为重要。

(一)吸烟

肺癌的主要风险因素是吸烟,大约85%~90%的肺癌可归因于吸烟。吸烟也影响肺癌的发展,吸烟与肺癌的相关性研究已比较充分。从烟草流行史和肺癌流行病学变化特点来看,肺癌的流行病学变化往往滞后于烟草流行性变化的20~30年;在北美洲、欧洲及澳大利亚等发达国家,烟草在男性和女性中分别流行于20世纪50年代,并于20世纪80年代达到顶峰;之后,逐渐下降,肺癌发病率上升趋势随之缓和,男性和女性肺癌发病率分别在20世纪80年代中期和20世纪90年代末期开始出现了下降趋势;男性和女性肺癌的死亡率也分别于1990年和2002年开始下降,因此,美国学者将美国肺癌发病率和死亡率的下降主要归因于美国的烟草控制策略。

香烟烟雾中含有多种致癌化学物质(如亚硝胺、苯并芘二醇环氧化物)。肺癌的风险随每天吸食香烟包数和烟龄(即吸烟史的包年数)而增加。暴露于二手烟的非吸烟者患肺癌的相对风险也增加(RR=1.24);其他研究也把吸烟作为中度危险因素(风险比=1.05)。

国内外研究显示,吸烟与肺鳞癌关系尤为密切,随着吸烟剂量的上升而增强,非吸烟者中肺腺癌占有主要地位。中国男性吸烟率仍居高不下,但研究显示,近年来中国人群的肺癌组织学亚型呈现肺鳞癌和SCLC所占比例逐渐下降,肺腺癌逐渐上升的趋势,这与世界上其他国家相似。有研究也发现吸烟病例中鳞癌和腺鳞癌比例均呈显著下降,而腺癌比例逐年上升。

关于肺腺癌与吸烟的关系,一直是学者们研究的热点,从宏观到微观,不断深入。先前研究认为肺腺癌易发生在女性及不吸烟患者,但目前研究认为肺腺癌与吸烟仍存在相关关系。

吸烟可显著增加肺腺癌的发病率,并提出在肿瘤分化程度方面,较重的吸烟习惯与低分化腺癌有关。这可能与过滤卷烟使烟草烟雾的成分发生了改变相关。理论上,过滤香烟的使用可减少尼古丁、焦油和一氧化碳的含量，但由于吸烟者的补偿行为如堵住滤嘴上透气孔、加大吸入烟草烟雾量等，并没有减少吸烟者体内的尼古丁和焦油含量，而加大烟草烟雾量和过滤嘴的使用，使小成分烟草烟雾更易到达肺外周气道，进而造成腺癌高发。也有文献报道助燃剂的使用使一氧化氮增加，促进亚硝胺类物质的形成，而亚硝胺-4-(甲基化亚硝胺类)-1-(3-吡啶基)-1-丁酮与肺腺癌密切相关。目前对吸烟与肺腺癌的关系已深入到基因水平，指出吸烟与 ALK、EGFR 基因突变也密切相关。

肺癌吸烟患者中，大细胞癌呈下降趋势，可能与组织学诊断技术的提升有关，如腺状或鳞状分化免疫标记物在组织学诊断中的应用使腺癌、鳞癌的诊断更为明确，世界卫生组织肺癌组织学分类中明确指出，如果 TTF-1 或 P40 阳性，显示实性生长方式的肿瘤应分别被重新归类为实性型腺癌或非角化型鳞状细胞癌，而非大细胞癌。其他组织学类型在吸烟和不吸烟肺癌患者中均显著下降，这可能由于组织学诊断技术的提高使一些不能诊断或不明诊断类型比例下降。

目前肺腺癌与吸烟的关系仍存在分歧。虽然吸烟对肺腺癌的影响程度仍不明确，但吸烟可引起肺癌得到了广泛的认可。因此，劝导人们戒烟是规避肺癌的重要措施。

(二)大气污染

过去 30 年中，随着中国工业化和城市化进程加快，大气污染程度也显著增加。大气污染可诱发多种疾病，中国每年有 35 万～50 万人因大气污染导致过早死亡。人体呼吸系统和外界大气直接相通，大气污染物中致癌物质可直接进入呼吸系统损害呼吸道上皮细胞，进而导致呼吸系统多种疾病的发生，甚至致癌。目前已有大量的流行病学研究证实了大气污染和肺癌的强关联性，基于全球 18 个团队研究成果的综述显示，细颗粒物每增加 10 $\mu g/m^3$，肺癌的发病率增加 9%；因此，世界卫生组织下属的国际癌症研究机构已将大气污染列为肺癌的 I 类致癌物。

世界卫生组织国际癌症研究机构进行的审查结论是，室外空气污染是肺癌死亡的首要环境原因。2013 年国际癌症研究机构(IARC)正式将室外大气污染列为一级致癌物。大气污染物主要包括细颗粒物(PM2.5)、可吸入颗粒物(PM10)、二氧化硫(SO_2)、氮氧化物(NO_x)、二氧化氮(NO_2)、一氧化碳(CO)和臭氧(O_3)等。PM2.5 因粒径小、表面积大、易于富集空气中的有毒有害物质，并可随呼吸进入肺泡或血液循环，是大气环境中化学组成最复杂、危害最大的污染物之一，也是引起雾霾的主要因素。我国于 2012 年 2 月发布并从 2016 年 1 月开始实施的《环境空气质量标准》(GB3095—2012)第三次修订版第一次将 PM2.5 纳入环境大气污染物基本项目，并规定了 PM2.5、PM10、SO_2、NO_x、NO_2、CO 和 O_3 等污染物的浓度限值。

中国 PM2.5 污染呈现覆盖范围广、污染程度高，以及受影响人群大的特点。根据环保部门的检测数据，PM2.5 的严重超标地区覆盖了包括京津冀、长三角及珠三角等重要的经济带，有 6 亿人口受到 PM2.5 的严重污染影响。

PM2.5 可在遗传物质的不同水平产生毒性作用，致使染色体结构改变、基因突变、DNA 损伤等，其致肺癌的机制目前认为主要包括免疫损伤、DNA 氧化损伤、DNA 修复异常、DNA 加合物形成以及影响细胞的增殖和凋亡等。

PM2.5 作为大气污染最主要的组成成分之一，对我国居民健康的危害程度已经不亚于吸烟。目前大气污染与肺癌的相关性研究主要由发达国家开展，其结论固然对中国有借鉴意义，但因为污染的严重程度、人群易感性、人口结构的不同，以及大气污染组分的差异，国外研究结果在我国的适用性值得商榷。PM2.5、PM10 和 NO_2 是被国外学者纳入研究次数最多的污染物，也被多项研究证明了与肺癌的相关性。我国现有的流行病学研究证据表明，PM2.5、PM10、O_3 和

SO_2的暴露与我国居民肺癌风险呈正相关。近几年,中国肺癌发病率的变化呈现肺腺癌和多原发肺癌显著增加的特点,而肺腺癌属于 NSCLC,主要产生于女性和非吸烟者。有研究表明,肺腺癌的发生和空气污染有一定的关联。

(三)室内空气污染

除大气污染外,室内局部空气污染与肺癌的发病有重要关系。中国女性的吸烟率低于某些欧洲国家,但中国女性的肺癌发病率(20.4 万/10 万人)却高于这些欧洲国家,其主要原因可能是中国妇女长期处于使用通风不佳的煤炉所造成的室内空气污染环境中。

在中国经济不发达的地区,暴露于室内燃煤的人群比例较高。研究者对云南省宣威市肺癌高发的原因进行探究,结果显示该地区肺癌的高发病率与烟煤燃烧排放物中含有多环芳烃类化合物具有明显因果关系。使用这些燃料会引起许多呼吸道问题,包括儿童的急性呼吸道感染,非吸烟者的慢性阻塞性肺病。在通风不良的房屋中取暖或烹饪产生的煤烟对肺癌的影响已引起人们的关注。在我国,一些地处山区的农村男性和女性肺癌平均死亡率高于我国一些大中城市,在排除了工业污染和吸烟两个主要的危险因素后,这些人群肺癌的高发与生活燃料、室内燃煤关系密切。

另一个被怀疑为肺癌的危险因素是高温加热的食用油所产生的挥发性物质。一直以来女性肺烹饪油烟接触史未得到普遍的重视。流行病学显示,肺癌与食用油烟萃取物(cooking oil fumes,COF)暴露之间有显著的关联,尤其是在厨房没有使用排烟器或呼吸器的情况下。这些关联已经被分子和生化研究证实,例如,COF 的成分会引起氧化 DNA 损伤、DNA 加合物的形成和肺癌的发生。中国传统的烹饪方式增加了暴露在 COF 中的毒素和受到毒素损害的风险。

植物油的种类对烹饪油烟产生的颗粒物的大小影响不大,但与加热温度有密切的关系。中式烹饪对室内颗粒浓度的贡献约为 30%。烘焙中式食品可导致亚微米粒子和 PM2.5 浓度的升高,甚至比正常高出 5 倍和 90 倍。油烟中含有 200 多种有害气体,烹调油烟的暴露与中国妇女肺癌的高死亡率有关。大量的基础研究揭示了烹调油烟促进肺腺癌细胞存活的机制。尽管有超过 160 万中国移民和 320 万散居在美国的华人以及大量的餐馆工人,但基本上没有证据表明暴露在这些人群中是否仍然是肺癌和其他癌症的危险因素。由于中式烹饪而导致的 COF 接触风险可能特别高,在美国和其他迁移到的国家,中国人和其他面临风险的社区可能面临同样高的风险。尽管其中许多因素,如主动和被动接触烟草烟雾、饮酒习惯、年龄、过去的肺病史、饮食习惯等,都被考虑在混杂因素内,但其他潜在因素可能尚未得到解决。现有的证据强调,不仅需要彻底调查美国高危人群中 COF 暴露与肺癌之间的关系,而且需要制定和评估减少这些风险的具体干预措施。

室内局部空气污染的致癌物可能包含大气细颗粒物 PM2.5,烹调油烟中的 PM2.5 能够抑制人肺上皮细胞 A549 增殖,且呈现剂量-时间效应关系;烹饪油烟中还可能包含燃料燃烧不充分所产生的某些致肺癌物质。

(四)职业暴露

国际癌症研究机构列出了已知会导致肺癌的几种物质,包括砷、铬、石棉、镍、镉、铍、氧化硅和柴油烟尘。暴露于致肺癌物质的工人肺癌发病率异常增高,且肺癌发病风险随着暴露时间增加而增加。据估计,有 3%~4% 的肺癌是由石棉接触引起的。石棉粉尘暴露对人体的伤害很大,石棉的致癌强度呈剂量相关性,石棉暴露水平每增加 1f-y/mL,患肺癌的相对危险度增加 1%~4%。石棉还会导致恶性胸膜间皮瘤。氡气是[226]镭的衰变产生的放射性气体,也可能会引起肺癌。

随着职业防护意识的加强,越来越多的致肺癌物质正在被人们认识。在发达国家,较先进的设备和较完备的职业防护措施已使职业危害在很大程度上得到控制。但作为发展中国家,尤其在我国一些经济欠发达地区,职业防护意识低,劳动保护力度还很薄弱,处于煤矿、加工产业及建筑业等行业的职业伤害仍屡见不鲜。

(五)肿瘤家族史

20世纪60年代 Tokuhata 和 Lilienfeld 发现肺癌患者的一级亲属中再患肺癌的人数较对照组高,揭示了肺癌的家族聚集性是肺癌发生风险因素之一。此后多项研究对肺癌的家族聚集性进行了研究。有研究表明,肺癌先证家系(指家系研究中遗传疾病的家属史研究中的渊源者,先证者,基人)一级亲属患肺癌的风险是对照家系的1.88倍,并进一步进行分层分析发现先证家系的父亲、母亲及兄弟姐妹患肺癌的风险分别是对照家系的1.62倍、1.96倍和1.92倍;吸烟和非吸烟先证者一级亲属患肺癌的风险分别是对照组吸烟者和非吸烟者一级亲属患肺癌的1.73倍和1.42倍;女性和男性肺癌先证者一级亲属患肺癌的风险性分别是对照组中女性和男性一级亲属患肺癌的1.89倍和1.99倍,差异具有显著统计学意义。我国的一项多个省份地区的队列研究说明较吸烟肺癌人群,不吸烟的肺癌人群中遗传因素可能起到更重要的作用,尤其是在一个女性的癌症患者中。因此,女性亲属癌症家族史是肺癌的一个强有力的预测因子。这可能也解释了肺腺癌易发生在女性不吸烟患者中的原因。但日本的一项大样本研究则与上述研究结论相反即所有癌症家族史与肺癌发病风险增加无关。目前关于肺癌与家族史的关系未细化,关于肺腺癌与家族史关系的报道仍较少,所以下一步可细化关于肺腺癌、肺鳞癌、小细胞肺癌等不同病理类型与家族史的密切程度。

(六)年龄

癌症是一种与年龄相关的疾病,肺癌发病率随年龄的增长而逐渐增高。一方面,细胞癌变是多阶段、多基因的损伤过程,年龄越大,细胞损伤修复的功能越低,癌变概率就越高;另一方面,随着年龄的增长,细胞中DNA更容易发生点突变、缺失、扩增、易位或移位等,导致原癌基因的活化。肺癌在≥40岁男性和≥60岁女性癌症患者中为第一多发癌。年龄越高,危险因素对机体的防御体系损害越严重,修复能力越低,细胞内基因变异累积至一定程度,癌症才能发生,而慢性病刚好是这些变异累积的温床。年龄是肺癌发生的独立危险因素,即随着年龄的增长肺癌的发病率呈上升趋势。

(七)呼吸系统疾病

肺部疾病,如慢性阻塞性肺疾病(COPD)、肺气肿和慢性支气管炎,被认为在导致肺癌发生中起重要作用。2012年,国际肺癌合作组织证实肺部炎症导致肺癌发生的相对危险度增加了2.44倍,其中慢性支气管炎可致肺癌发病达1.47倍,肺结核可增加1.48倍,肺炎可增加的1.57倍。事实上,呼吸系统疾病与肺癌之间存在许多未知的联系,COPD可能通过增加氧化应激增加肺癌风险,导致DNA损伤,长期暴露于促炎细胞因子,抑制DNA修复机制和增加细胞增殖。

特发性肺纤维化、硅肺、硅肺等疾病也与肺癌关系密切。关于肺部良性疾病与肺癌的关系研究结果差异较大,但大部分学者认为肺结核、肺气肿、慢性阻塞性肺疾病等疾病与肺癌关系密切。

二、肺癌的临床表现

肺癌的临床表现比较复杂,症状和体征的有无、轻重,以及出现的早晚,取决于肿瘤发生部位、大小、病理类型、是否压迫、侵及邻近器官,以及有无转移、有无并发症,患者的反应程度和耐受性的差异。肺癌早期症状常较轻微,甚至可无任何不适。中心型肺癌症状出现早且重,周围型肺癌症状出现晚且较轻,甚至无症状,常在体检时被发现。肺癌的症状主要包括:①由原发肿瘤局部生长引起的症状;②由肿瘤引起的全身症状;③由肿瘤引起的副癌综合征;④由肿瘤外侵转移引起的症状;⑤由肿瘤引起的其他症状。由原发肿瘤局部生长引起的症状主要包括咳嗽、痰中带血或咯血、胸痛、胸闷或气急、发热等。

三、非小细胞肺癌的化疗

(一)早期非小细胞肺癌(non-small cell lung cancer,NSCLC)

在局限性(Ⅰ～Ⅲ期)NSCLC 患者中手术切除仍然是首选治疗方法。辅助化疗在Ⅱ～Ⅲ期患者中使用的证据很广泛,已成为完全切除Ⅱ～Ⅲ期 NSCLC 患者的标准治疗方法。与辅助治疗相比,将新辅助治疗＋手术与单独手术相比的研究要少得多。随着一系列临床研究结果的公布,辅助治疗和新辅助治疗在肺癌治疗中的地位逐步确立。

1.辅助化疗

NSCLC 协作组进行的 1 394 例 NSCLC 患者的荟萃分析,结果显示,与单纯手术组相比,手术加铂类为基础的化疗组 5 年生存率延长 5%,虽然两组间总生存期(overal survival,OS)的差异均无统计学意义($P = 0.08$),但提示术后含铂双药化疗可能有效。

2008 年 NSCLC 顺铂辅助协作组(lung adjuvant cisplatin evaluation collaborative group,LACE)的荟萃分析纳入 5 项临床研究,共 4 584 例 NSCLC 患者。研究提示化疗组 OS 显著延长,死亡风险下降 11%,5 年生存获益增加 5.4%。进一步进行亚组分析显示,与对照组相比,术后行长春瑞滨＋顺铂方案的Ⅲ期 NSCLC 患者生存获益最大(5 年生存率提高 14.7%),其次是Ⅱ期(5 年生存率提高 11.6%),Ⅰ期生存无显著获益(5 年生存率提高 1.8%)。LACE 荟萃分析还表明,化疗效果与性别、年龄、组织学、手术类型、计划放疗或计划的顺铂总剂量之间没有关联。

2010 年 NSCLC 协作组荟萃分析包括了 26 项随机研究,共纳入 8 447 例 NSCLC 患者,结果发现,与单纯手术组相比,手术加化疗组 5 年生存率提高 4%($P < 0.001$)。这些研究的结果均提示:辅助化疗可改善完全切除的Ⅱ期和Ⅲ期疾病患者的生存率。同时,也为完全切除术后的ⅠA 期 NSCLC 不需辅助化疗提供了证据。

CALGB9633 临床试验是第一个针对ⅠB 期 NSCLC 患者的临床研究,研究共纳入 344 例ⅠB 期 NSCLC 患者,随机分为辅助化疗组和对照组,化疗组方案为紫杉醇 200 mg/m²,卡铂 AUC=6,21 d 为 1 个周期,共 4 个周期。两组生存没有显著差异,特别是对于肿瘤<4 cm 的患者,辅助化疗并不能改善生存。

JBR10 试验是第一项对入组患者完全采用第三代化疗方案的临床试验,研究纳入 482 例ⅠB 期(T_2N_0)或Ⅱ期(T_1N_1 或 T_2N_1)NSCLC,随机分为辅助化疗组和对照组,辅助化疗组:顺铂 50 mg/m²,28 d 为 1 个周期,共 4 个周期,长春瑞滨 25 mg/m²,7 d 为 1 个周期,共 16 个周期。针对ⅠB 期患者进行分析显示,观察组和术后辅助化疗组的总生存率并无显著统计学差异。因此,现有证据均提示对于Ⅰ期 NSCLC 患者,不推荐进行辅助化疗。

目前非小细胞肺癌术后辅助治疗中国胸外科专家共识(2018 版)推荐:Ⅰ～ⅢA 期行完全手术切除的 NSCLC。①Ⅰ期,不需要辅助化疗(1A 级证据);②ⅡA 期,不常规推荐辅助化疗,术后综合评估包括与肿瘤内科专家会诊,评估辅助化疗对于每个患者的效益和风险,在做出建议时,还要考虑肿瘤分期以外的其他因素，包括组织病理学特征和基因改变等。当有证据支持，专家组有统一认识，利大于弊，可考虑给予辅助化疗（2B级证据）；③ⅡB～ⅢA期，常规辅助化疗（1A级证据）。

2.新辅助化疗

虽然有很好的证据支持对于可手术的肺癌患者进行辅助化疗，随着各项临床研究结果的回报和更新，也需要对于化疗的给药时间进行进一步探索。

NVALT2是一项多中心、随机对照的临床研究，入组来自英国、荷兰、德国和比利时等70个中心的519名患者，随机分组为单独进行手术（单纯手术组）和新辅助化疗＋手术（新辅助化疗组）。研究结果显示新辅助化疗是可行的，有良好的49%反应率，并且对术后并发症发生率没有影响。然而，两组之间的总生存率依然相似。

SWOG9900试验也对于单纯手术和新辅助化疗＋手术进行了比较，研究共入组354名患者，两组之间的无病生存率（DFS）无统计学差异，新辅助化疗＋手术组中位总生存期（OS）显著延长（62个月 vs 41个月），该试验在证据公布后早期结束，证明新辅助治疗可使生存受益。

CHEST研究比较手术前新辅助吉西他滨＋顺铂与单纯手术治疗ⅠB～ⅢA期NSCLC患者。研究结果显示：3年DFS提高了5.1%，3年OS提高7.8%，ⅡB/ⅢA亚组的DFS和OS都有显著提高。CHEST是唯一获得阳性结果的新辅助化疗的Ⅲ期研究，提示ⅡB/ⅢA期患者新辅助化疗获益更大。然而，像SWOG 9900一样，它也提前关闭，计划700名患者招募不到一半。

NATCH研究是一项随机Ⅲ期临床研究，入组624例Ⅰ～ⅢA期（T3N1）患者随机分为共有三组：①新辅助化疗（紫杉醇/顺铂）＋手术（201例）；②单独手术（212例）；③手术＋辅助化疗（211例）。结果显示新辅助化疗组中97%的患者能开始计划的化疗，而辅助化疗组只有66.2%。然而5年无病生存期（DFS）在新辅助化疗组、辅助化疗组和单独手术组分别为38.3%、36.6%和34.1%，虽显示出一定的趋势，但差异没有统计学意义。NATCH试验表明，90%接受新辅助化疗的患者接受了三个周期的化疗，这增加了新辅助治疗增加接受化疗的患者百分比而不影响接受手术百分比的论点。但该研究因大部分为Ⅰ期患者以及存在设计缺陷而受到批评。

IFCT0002研究旨在探讨完全术前化疗组（所有化疗周期均在术前进行）和围术期化疗组之间的生存差异，共入组528例ⅠA～Ⅱ期可切除的NSCLC患者，随机分为术前化疗序贯手术组（完全术前化疗组）和术前化疗序贯手术、再序贯化疗组（围术期组）。完全术前化疗组和围术期化疗组的3年总生存率分别为67.8%和68.6%（P＝0.96）。术前完成全部化疗计划的患者依从性更高，但是两组的生存并无差异。在亚组分析方面，IFCT0002也给我们带来了一定的提示：不同的组织学类型生存分析显示，鳞癌患者3年生存率术前化疗组68.1%，围术期组77.2%，而非鳞癌患者术前化疗67.7%，围术期组61.6%，但无统计学差异（P＝0.35）。

2014年由非小细胞肺癌（NSCLC）Meta分析协作组进行的一项荟萃分析汇总了15项随机试验的结果，包括10项研究仅为新辅助化疗，5项研究包含新辅助化疗和辅助化疗。这些试验将新辅助化疗＋手术与单纯手术进行比较，共纳入2 385名患者。结果是：术前化疗对生存率有显著影响，相对死亡风险降低13%，5年总生存率增加5%，无复发生存率（RFS）和远处复发时间均显著延长，没有特定的患者亚组（包括年龄和阶段）受益于术前化疗，在分析中无法评估毒性效应，新辅助治疗需要更广泛的证据基础才能作为标准治疗方案引入。

CSLC0501（NCT00321334）是一项多中心、随机对照、Ⅲ期临床研究，旨在比较根治性手术切除的ⅠB～ⅢA期NSCLC患者接受3个周期多西他赛＋卡铂方案的新辅助化疗或辅助化疗的疗效差异,2018 年 ASCO 年会报告了 CSLC0501 试验的最新结果。CSLC0501 研究从 13 个医疗机构筛选出 214 例ⅠB～ⅢA 期 NSCLC 患者,其中 198 例患者被随机分组:97 例患者行新辅助化疗(N 组),101 例患者行辅助化疗(A 组),给予术前或术后化疗(多西他赛:75 mg/m²,卡铂:AUC=5,每 3 周为一个周期,共 3 周期)。ⅠB 期、Ⅱ期和ⅢA 期患者分别占 32.5%、40.6%和26.9%。N 组有 100%的患者进行新辅助化疗,A 组中 87.4%的患者完成了辅助化疗。N 组和 A 组的 3 年 DFS 分别为 40.2% vs 53.4%($P=0.033$),5 年 DFS 为 29.9% vs 47.9%($P<0.01$),中位无病生存期(DFS)为 2.1 年 vs 4.8 年($P<0.05$),中位生存期分别为 4.2 年 vs 7.1 年($P=0.104$)。术前化疗较术后辅助化疗组依从性更好,但却有约 15%的患者未能接受手术。本研究的结果澄清了术前和术后化疗的优劣,对于指导临床实践有较大的意义。

鉴于术后辅助化疗相比术前辅助治疗有 DFS 和 OS 上的优势,对于早期非小细胞肺癌,推荐直接手术后再评价是否适合接受术后辅助化疗。而术前新辅助化疗则可用于预后差(肿瘤较大或者局部晚期)的患者,有可能增加这部分患者接受根治性治疗的机会。

(二)晚期 NSCLC

化疗是目前晚期无驱动基因突变 NSCLC 患者主要的治疗选择,但化疗研究进展缓慢,迫使研究者必须寻找化疗以外的治疗手段,抗血管生成药物以及免疫治疗药物显示出巨大的治疗潜力。

1.一线化疗

早在 1995 年,就有研究报道化疗优于最佳支持治疗,其中,化疗可使一年生存率由 5%升高到 15%,因此,化疗对于 NSCLC 有着重要价值。ECOG1594 研究中首次比较了以铂类为基础的不同的化疗方案(吉西他滨联合顺铂,多西他赛联合顺铂,紫杉醇联合卡铂,紫杉醇联合顺铂),结果表明四种方案在 ORR、中位生存期(MST)和 1 年生存率方面无明显差异,没有哪种方案明显优于其他方案。而 SWOG9505 及 ILCP 试验也得到相同的结论,其中紫杉醇联合卡铂方案显示出较低的毒副反应。

白蛋白结合型紫杉醇利用独特的纳米技术使疏水性紫杉醇与白蛋白结合,一方面可以增加紫杉醇的药物递送和生物利用度,另一方面避免了有机溶剂引起的超敏/毒性反应,同时不需要激素预处理。白蛋白结合型紫杉醇的全球注册Ⅲ期临床研究 CA031 研究证实,与传统紫杉醇/卡铂方案相比白蛋白结合型紫杉醇/卡铂方案能显著提高客观缓解率(ORR,33% vs 25%,$P=0.005$),达到研究的主要终点,同时发现鳞癌亚组的患者表现出更大的获益(ORR,41% vs 24%,$P<0.001$)。基于 CA031 研究的结果,美国 FDA 于 2012 年批准白蛋白结合型紫杉醇联合卡铂用于晚期 NSCLC 的一线治疗,同时 NCCN 指南 1 类证据推荐白蛋白结合型紫杉醇联合卡铂用于晚期 NSCLC 的一线治疗。

CTONG 1002 研究是一项白蛋白结合型紫杉醇联合卡铂对比吉西他滨联合卡铂作为晚期肺鳞癌一线治疗的随机对照Ⅱ期临床研究。该研究共纳入 127 例未经治疗的晚期肺鳞癌患者,1∶1随机分为两组,实验组共 62 例患者接受白蛋白结合型紫杉醇(135 mg/m²)联合卡铂(AUC 5)治疗(Nab-P/C 组),对照组 65 例患者接受吉西他滨(1 250 mg/m²)联合卡铂(AUC 5)治疗(GC 组),均为 21 d 为 1 个周期,最多治疗 6 个周期,主要研究终点为客观缓解率(ORR)。结果显示白蛋白结合型紫杉醇联合卡铂组 ORR 达到 42%,较对照组 ORR 有提升但未达统计学差异(27%,$P=0.076$)。中位 PFS 和 OS 在两组中无显著性差异。两组治疗方案总体安全性良好,两个周期后白蛋白结合型紫杉醇联合卡铂组剂量降低的比例显著低于对照组(12% vs 27%,

$P<0.05$）。本研究同时进行了生活质量评估，试验结局指数（TOI）量表显示，生活质量改善Nab-P/C 组显著优于 G/C 组（75% vs 58%，$P<0.05$），白蛋白结合型紫杉醇联合卡铂组较对照组生活质量得到显著改善。CTONG 1002 研究在中国人群重复了 CA031 的研究结果，验证了白蛋白结合型紫杉醇/卡铂方案在肺鳞癌治疗中良好的疗效和安全性，同时优化了给药方案，135 mg/m² 的给药方案更便于临床应用。基于此研究结果《中国临床肿瘤学会（CSCO）原发性肺癌诊疗指南》将白蛋白结合型紫杉醇联合卡铂用于晚期肺鳞癌的一线治疗纳入Ⅲ级推荐（2B 类证据）。

JMDB 研究是一项前瞻随机、双盲、全球多中心晚期 NSCLC 一线治疗的Ⅲ期临床研究，对1 725 例 NSCLC 患者随机分组后分别采取培美曲塞＋顺铂或吉西他滨＋顺铂方案化疗，通过病理分型分析发现培美曲塞组在腺癌及大细胞癌患者中有显著的生存优势（12.6 个月 vs 10.9 个月），而在鳞癌患者中，培美曲塞＋顺铂组的生存期反而比吉西他滨＋顺铂的生存期短（9.4 个月 vs 10.8 个月）。因此，肺癌的组织分型成为治疗方案的一个选择标准：培美曲塞对于改善肺腺癌患者的总生存更有利，而吉西他滨对于改善鳞癌患者的总生存更有利。

晚期/复发肺鳞癌Ⅲ期随机临床研究 WJOG5208L，多西他赛联合奈达铂和多西他赛联合顺铂的疗效进行比较，研究结果显示，两者的中位 OS 分别为 13.6 个月和 11.4 个月，中位 PFS 同样更长（4.9 个月 vs 4.5 个月，$P=0.050$）。

白蛋白紫杉醇联合卡铂也是一线治疗晚期 NSCLC 的有效方案。晚期肺鳞癌患者的Ⅲ期临床研究结果：总有效率方面，白蛋白紫杉醇联合卡铂方案比较紫杉醇联合卡铂方案疗效更优，但是两者具有相似性。在 2014 年 ASCO 会议上也证实了此观点，在肺鳞癌的一线治疗中白蛋白紫杉醇与卡铂联合组的客观缓解率优于吉西他滨与卡铂联合组。

抗体-药物偶联物（antibody-drug conjugate，ADC）由抗体、细胞毒性药物及偶联链三部分组成，兼具了抗体的高特异性和细胞毒素对肿瘤的高毒性，是一种定点靶向癌细胞的强效抗癌药物。不仅能够消除单克隆抗体在临床单独给药时而出现的疗效局限性，还能够降低药物对机体正常细胞的影响。Vintafolide 是一种由叶酸与去乙酰基长春碱单酰肼组成的结合物，作为一种叶酸受体（folate receptor，FR）的配体，是一种新的靶向治 FR 表达的 ADC。TARGET 研究比较了 Vintafolide 单药、Vintafolide 联合多西他赛和多西他赛单药治疗 FR 表达的晚期 NSCLC 患者，Vintafolide 联合多西他赛组的中位 PFS 优于多西他赛单药组（4.2 个月 vs 3.3 个月，$P=0.007$）。ADC 药物利用抗体独特的靶向性，经药物特异性运输到肿瘤部位，为肿瘤的精准治疗提供了有效武器。

2. 二线治疗

晚期 NSCLC 治疗以提高生活质量、延长患者生存期为主要目标。一线化疗后出现病情进展，因对机体状态较好的患者进行二线化疗。虽然晚期肺癌的治疗目前有多个新药，在二线全身治疗的应用中报道有效率通常不到 10%。中国原发性肺癌诊疗专家共识推荐二线治疗药物包括培美曲塞、多西他赛、EGFR-TKIs 等。推荐培美曲塞用于非鳞 NSCLC，推荐多西他赛、吉西他滨或厄洛替尼用于晚期 NSCLC 二、三线治疗。有研究显示培美曲塞在非鳞 NSCLC 的二线化疗优于多西他赛。根据 CTONG0806、DELTA、TAILOR 研究结果提示在 EGFR 基因突变阴性患者中，首选化疗而不是 TKIs 作为二线治疗。

2015 年的 TCOG0701 CATS 研究是日本的一项随机Ⅲ期临床研究，对比ⅢB/Ⅳ期 NSCLC二线使用替吉奥联合顺铂和多西他赛联合顺铂方案的疗效，研究结果显示，S-1 联合顺铂治疗的中位 OS 优于多西他赛联合顺铂(16.1 个月 vs 17.1 个月),S-1 联合顺铂对于晚期 NSCLC 患者较多西他赛联合顺铂表现出更好的耐受性。

3.维持治疗

维持治疗是患者完成标准的几个周期联合化疗同时疾病得到控制(SD、CR、PR)后再接受化疗,理论基础源于假说,即尽早使用非交叉抑制药物可以在耐药产生前增加杀伤肿瘤细胞的同时延长了治疗时间。目前常用的 NSCLC 维持治疗药物有培美曲塞、多西他赛、EGFR TKI、贝伐珠单抗和西妥昔单抗。

晚期 NSCLC 的一项研究化疗选择紫杉醇＋卡铂与吉西他滨＋卡铂后吉西他滨维持,结果显示:两者中位 PFS 为 4.6 个月和 3.5 个月($P = 0.95$),中位 OS 为 15 个月和 14.8 个月,两者生存率和总体反应均无显著差异。因吉西他滨耐受性好推荐用于维持治疗。

PARAMOUNT 试验旨在研究在初治ⅢB/Ⅳ期非鳞 NSCLC 患者在培美曲塞联合顺铂方案诱导化疗后使用培美曲塞维持治疗的效果。在这项双盲、安慰剂对照的临床试验中,939 例患者接受了 4 个疗程的培美曲塞(500 mg/m^2,21 d 为 1 个周期)加顺铂(75 mg/m^2,21 d 为 1 个周期)诱导化疗。对诱导化疗后疾病未进展,且 ECOG 体能状态(PS)评分为 0~1 分的 539 例受试者进行随机,并根据疾病分期、PS 评分以及诱导化疗疗效进行分层,按 2∶1 比例将受试者随机分入培美曲塞(500 mg/m^2)＋支持治疗组(维持治疗组)与安慰剂＋支持治疗组(对照组),治疗持续至疾病进展。研究结果显示,培美曲塞持续治疗组有 PFS 获益,且显著延长了 OS(13.9 个月 vs 11.0 个月),培美曲塞是唯一在维持治疗中取 OS 获益的化疗药物。

4.化疗与抗血管药物

抗血管生成药物治疗并不直接作用于肿瘤细胞本身,而是作用于肿瘤微环境,从而发挥抗肿瘤的作用,因此,无论患者的基因突变状态如何,抗血管生成药物治疗均是可供选择的治疗手段。基于近年来对抗血管生成药物治疗 NSCLC 的研究进展,目前,抗血管生成药物在 NSCLC 的化疗中已占据重要地位。

目前认为,主要有 3 条信号转导通路对于血管的生成进行调控:①血管内皮生长因子(vascular endothelial growth factor,VEGF);②血小板源性生长因子(platelet-derived growth factor,PDGF);③成纤维细胞生长因子(fibroblast growth factor,FGF)及其受体。并且,这 3 条信号转导通路对刺激血管新生和细胞增殖具有协同作用。肿瘤微环境缺氧可诱导包括 VEGF、PDGF、FGF 等多种血管生成相关因子的表达,其中,VEGF-A 为主要的促血管生成因子,其主要的功能性受体为 VEGFR-2。有研究发现,肿瘤高密度微血管和循环高表达 VEGF-A 与非鳞状 NSCLC 的预后差密切相关。基于上述机制,目前应用于临床的抗血管生成药物主要为针对 VEGF 及其受体的单克隆抗体,以及针对其他肿瘤血管生成相关因子介导的小分子酪氨酸激酶抑制药(tyrosine kinase inhibitor,TKI)。

四、小细胞肺癌的化疗

小细胞肺癌(small cell lung cancer,SCLC)占肺癌总数的 10%~15%,属于支气管肺神经内分泌癌,其发病与吸烟密切相关。SCLC 倍增时间短,增殖指数高,早期易发生转移,未接受治疗的患者常在 2~4 个月死亡,尽管初治患者对化疗较敏感,但很容易产生耐药性和复发,且对二线化疗药物相对不敏感,预后较差。小细胞肺癌的患者在确诊时 30%~40%处于局限期,60%~70%处于广泛期。

（一）一线治疗

环磷酰胺是第一个临床研究证实可以在肺癌（包括 SCLC 和 NSCLC）患者中带来显著生存获益的细胞毒性药物，后续一系列研究发现，蒽环类药物、长春碱类药物、依托泊苷、异环磷酰胺、顺铂、卡铂等细胞毒性药物治疗 SCLC 有效。在这些细胞毒性药物单药治疗 SCLC 的临床研究中，鬼臼毒素类（依托泊苷）的有效率较高。

McIllmurray 等首次报道了多种细胞毒性药物联合治疗 SCLC 的疗效，该研究入组了 103 例初治 SCLC 患者，分为依托泊苷单药组、环磷酰胺＋阿霉素＋长春新碱（CAV）方案组，两组患者的完全缓解率（CRR）分别为 7％和 23％（P＜0.05），由于后续治疗中患者交叉入组，两组患者生存期无差异。后续研究报道，CAV 方案或环磷酰胺＋表柔比星＋长春新碱（CEV）方案在广泛期 SCLC 患者中的 CRR 为 14％，总缓解率为 57％，中位生存期为 26 周。在局限期 SCLC 患者中 CRR 为 41％，总缓解率为 75％，中位生存期为 52 周。鉴于依托泊苷较高的有效率，有研究者尝试（CAVE 联合依托泊苷）CAV 方案治疗 SCLC，但并没有带来明显生存获益，同时明显增加了血液学毒性。因此，直到 20 世纪 80 年代中期，CAV 仍是 SCLC 一线诱导化疗的标准方案。

鉴于基础研究发现铂类药物治疗 SCLC 有效，同时发现依托泊苷和铂类药物有协同作用，研究者设计了依托泊苷/顺铂（EP）方案。随后的Ⅲ期临床研究结果显示，在局限期 SCLC 患者中，EP 方案的 2 年和 5 年生存率优于 CEV 方案（25 vs 10％，8％ vs 3％）。对于广泛期 SCLC 患者，EP 方案同样可以带来生存获益，但生存率与 CEV 方案比较无差异。后续的一系列研究亦证实了 EP 方案的有效性，于是 EP 方案越来越广泛地应用于 SCLC 的一线化疗。

由于 EP 方案中顺铂的毒副作用，研究者尝试用卡铂代替顺铂。2012 年发表的 COCIS 荟萃分析纳入了 4 项 SCLC 铂类治疗的随机临床研究，结果显示，EP 方案和 EC 方案两组患者的有效率（67％ vs 66％，P＝0.83）、中位无进展生存（5.5 个月 vs 5.3 个月，P＝0.25）和中位总生存期（9.4 月 vs 9.6 月，P＝0.37）均无差异。毒副作用方面，卡铂的血液学毒性更重，而顺铂的非血液学毒性如恶心、呕吐、神经毒性、肾毒性等较重。此研究提示顺铂和卡铂两者的疗效相似，临床医师可以根据患者的年龄、一般状况、伴随疾病及骨髓储备功能等选择合适的药物。

随着新的化疗药物的问世，研究者设计了一系列新的联合化疗方案，探索其治疗 SCLC 的疗效。来自日本的 JCOG 9511 研究纳入 230 例初治的广泛期 SCLC 患者，分为伊立替康＋顺铂（CPT－11＋DDP，IP）方案组和 EP 方案组。结果显示，两组患者的 ORR 分别为 84.4％ vs 67.5％（P＜0.05），中位生存期分别为 12.8 个月 vs 9.4 个月（P＜0.01）。该研究证明 IP 方案作为一线化疗可以给广泛期 SCLC 患者带来生存获益。但后续来自北美的两项关于 IP 方案的临床研究却未能证明 IP 方案优于 EP 方案，研究者推测这可能与亚洲人群和高加索人群的药物基因组学差异性有关。

贝洛替康是新型的喜树碱类细胞毒性药物，其作用机制主要是抑制拓扑异构酶Ⅰ。在Ⅱ期临床研究中，单药一线化疗治疗 SCLC 有较好疗效，总缓解率为 53.2％，至疾病进展时间为 4.6 个月，中位生存期达 10.4 个月。随后的Ⅱ期临床研究发现，贝洛替康联合顺铂取得大于 70％的总缓解率和大于 10 个月的中位生存期。

氨柔吡星是人工合成的蒽环类细胞毒性药物，其作用机制是抑制拓扑异构酶Ⅱ，临床前研究发现其活性代谢产物易于在肿瘤细胞内富集。一系列Ⅰ期/Ⅱ期临床研究证明其单药或与铂类药物联合治疗 SCLC 有效。

(二)维持治疗

由于多数 SCLC 患者在初治有效后很快复发,研究者对其维持治疗进行了一系列探索。研究者先后尝试用拓扑替康、依托泊苷、伊立替康等细胞毒性药物,以及贝伐单抗、伊马替尼、坦西莫司等靶向药物做维持治疗,遗憾的是均未取得理想效果。近期一项荟萃分析纳入 21 项关于 SCLC 维持治疗的临床研究,入组 3 688 例患者,结果显示,维持治疗未能显著延长无进展生存期和总生存期。

(三)复发/进展后治疗

一线化疗后复发或进展的 SCLC 尚无标准治疗方案。数项临床研究发现,初始治疗的疗效和应答时间是后续治疗效果的预测指标。通常认为一线接受含铂方案治疗结束 3 个月以内复发或进展者提示铂类耐药,3 个月内未复发或进展的患者提示铂类敏感,再次使用含铂的联合化疗方案或许能够带来获益,6 个月以上复发或进展的患者可以再次使用初始治疗方案。

在复发的 SCLC 患者二线化疗中,尽管含铂的联合化疗方案疗效优于单药方案,但联合化疗所产生的毒副作用可能会导致患者在生存期上并无明显获益。一项Ⅲ期临床研究证实,拓扑替康联合最佳支持治疗组总生存期、生活质量及症状的改善均明显优于单用最佳支持治疗组。另一项Ⅲ期临床研究对比了拓扑替康和 CAV 方案治疗复发的 SCLC 的疗效,两个方案有效率分别为 24.3% 和 18.3%($P=0.285$),中位生存期分别为 25.0 周 vs 24.7 周($P=0.795$),均未提示显著差别。其他证实复发后治疗有效的药物还包括喜树碱类药物、紫杉类药物、氨柔吡星、伊立替康、吉西他滨和长春瑞滨等。

五、非小细胞肺癌(NSCLC)的靶向治疗

(一)早期 NSCLC

对于可手术切除的 NSCLC 患者,完全性手术切除联合术后辅助放化疗仍然是主要的治疗模式。精准治疗的时代已经到来,能否将不良反应轻,且在晚期患者疗效得到证实的靶向治疗用于术后患者甚至于术前新辅助治疗,使患者获得更长期的生存获益,为了解决这个问题,国内外专家对此做出了大量的临床试验来寻找术后辅助靶向治疗的答案,包括一系列的前瞻性及回顾性研究。

Ⅱ期 EVAN 和Ⅲ期 ADJUVANT 的阳性结果相互印证,为辅助靶向治疗策略奠定了基础。在新辅助治疗领域能否按图索骥,将 TKI 的应用向前线推进,这是一个非常受关注的问题。

CTONG 1103 是第一项对比 EGFR-TKI 和双药化疗用于ⅢA/N_2期 NSCLC 新辅助治疗的Ⅱ期随机对照研究。CTONG 1103 研究共纳入来自中国 17 个中心的 386 名患者,其中 72 名 N_2期患者 1:1 随机分成两组,一组接受 EGFRTKI 厄罗替尼治疗 2 周期(42 d),另一组采用传统的吉西他滨+顺铂化疗方案治疗 2 周期(42 d),然后进行疗效评估。如果患者手术可切除则再行手术,术后再行厄洛替尼治疗 1 年或 GC 方案辅助治疗 2 个周期。研究结果显示:厄洛替尼组的有效率优于双药化疗组(54.1% vs 34.3%,$P=0.092$),而且在完全切除率(13.0% vs 4.2%)、淋巴结降期率(3/28 vs 0/22)等指标也具有一定优势,厄洛替尼较化疗组有更多患者进行了手术(83.8% vs 68.6%)。而厄洛替尼组相比双药化疗组 DFS 也显著提高(21.5 个月 vs 11.9 个月,$P<0.05$)。此外,厄洛替尼的安全性优于化疗,未发生 3/4 级毒性事件与意外不良事件。

经过多年在肺癌术后靶向治疗的探索,目前 EVAN 和 ADJUVANT 研究为术后辅助治疗提供了最高级别的证据,这两项结果直接影响了国内指南的制定,CSCO 指南更新会议上,已经

作为Ⅰ类证据推荐ⅢA/N₂期患者术后的辅助治疗。但对于术后靶向治疗,目前仍然面临着争议与挑战,包括OS数据尚不成熟,需要最终OS数据为临床决策提供更高级别的循证依据。而术后靶向治疗时长的选择,是2年还是更久,一线给予靶向治疗后,若出现耐药或者进展之后的治疗的选择,这些问题仍需积极探索。新辅助靶向治疗方面,虽然CTONG 1103研究首次证明了新辅助靶向治疗较新辅助化疗有多项指标的改善,但新辅助靶向治疗的效果并未完全达到预期,其54.1%的ORR低于TKI在Ⅳ期疾病中约70%的预期疗效,只有13%的患者达到了主要病理缓解,其中的原因尚未明确。另外,新辅助靶向治疗42 d的持续时间是否足够,是否因此影响ORR及病理缓解率越需要进一步的探索。

(二)晚期NSCLC

个体化靶向治疗已逐渐成为肺癌临床标准治疗中举足轻重的组成部分,与传统化疗相比,靶向治疗采用分子病理诊断和靶向药物治疗,而对晚期肺癌活组织检查组织的突变基因检测结果正逐渐成为对患者进行常规和最佳个体化治疗的重要依据。目前,小分子靶向药物已经成为有驱动基因突变患者标准的一线治疗药物。

1.EGFR敏感突变NSCLC

EGFR-TKI(epidermal growth factor receptortyrosine kinase inhibitor, EGFR-TKI)为NSCLC靶向治疗研究揭开了序幕。EGFR-TKI通过竞争EGFR细胞内激酶的催化位点,从而阻断EGFR激酶的活性,干扰细胞的异常增殖,最终促进凋亡。EGFR基因突变以19外显子缺失和21外显子L858R位点突变常见,占白种人的10%~20%,亚裔人群的48%,多见于无吸烟史、较年轻的女性患者。

(1)一代TKI(厄洛替尼、吉非替尼、埃克替尼):IPASS研究是一项随机、开放、平行、多中心、Ⅲ期临床试验,旨在比较晚期NSCLC患者中吉非替尼与含铂双药化疗的疗效,研究共纳入了1 217例来自东亚地区初治的、非吸烟或既往少量吸烟的、晚期肺腺癌患者(ⅢB/Ⅳ期),随机分为两组,一组接受吉非替尼(N=609例),另一组接受紫杉醇+卡铂方案化疗(N=608例)。在所有纳入研究的1 217例患者中,437例患者通过基因检测方法(ARMS-PCR)评估*EGFR*突变情况,检测结果显示261例患者检测有*EGFR*基因突变,其中140例为EGFR 19外显子缺失突变,111例为EGFR 21外显子*L858R*突变,而基因突变患者在两组间分布无显著差异。研究结果显示吉非替尼能够显著降低*EGFR*突变阳性患者52%疾病进展风险,同时显著延长PFS(9.5个月*vs* 6.3个月),而在*EGFR*突变阴性患者或者*EGFR*突变情况未知的患者,吉非替尼无法实现PFS的获益。除了显著的有效性外,吉非替尼在不良反应的发生率也显著小于常规化疗。之后的OPTIMA研究中再次证实厄洛替尼的效果。

2015年发表在Clinical Oncology的一项meta分析结果显示,吉非替尼、厄洛替尼、阿法替尼用于EGFR突变亚型患者的一线靶向治疗相比化疗有明显的优势,且不良反应更少、症状控制更佳。多项研究表明,对比野生型,*EGFR*突变亚型在多变量分析中显示一线治疗选择对OS没有影响,19外显子缺失突变对比外显子21点突变有更长OS。EGFR突变亚型有助于确定最适宜治疗方案,同时考虑到临床获益、生活质量、安全性,以及错失EGFR-TKI使用时机存在风险,一线优先选择EGFR-TKI治疗。

CTONG0901是一项前瞻性的Ⅲ期临床研究,头对头比较厄洛替尼与吉非替尼在EGFR(19外显子或21外显子)突变的晚期非小细胞肺癌中的安全性和有效性,主要终点中位PFS为10.4个月*vs* 13.0个月(*P*=0.108),无显著差异。无论EGFR 19外显子或21外显子突变,厄洛替尼都没有比吉非替尼显示更好的有效率和生存获益,两者都有类似的毒性。而且无论是厄洛替尼组还是吉非替尼组,19 外显子突变患者的 ORR 和 OS 明显优于 21 外显子突变患者。

CONVINCE 是一项多中心、随机、开放、平行对照、Ⅲ期临床研究,旨在 EGFR 突变阳性晚期 NSCLC 腺癌患者中比较埃克替尼单药与培美曲塞＋顺铂一线化疗后培美曲塞维持治疗的疗效与安全性。研究纳入 285 例 EGFR 19 外显子和/或 21 外显子突变的ⅢB/Ⅳ期肺腺癌患者,随机入组埃克替尼单药组和化疗组,埃克替尼组 ORR 显著高于培美曲塞＋顺铂化疗组(64.8% vs 33.8%,P＜0.001),埃克替尼组中位 PFS 也同样长于化疗组(9.9 个月 vs 7.3 个月,P＝0.05)。且埃克替尼组与化疗组相比,不良反应发生率显著降低。CONVINCE 研究首次证实,埃克替尼一线治疗 EGFR 突变阳性肺腺癌的疗效优于化疗＋单药维持。无论是独立评审的 PFS,还是研究者评估的 PFS,埃克替尼均显著优于一线化疗,且安全性更佳。CONVINCE 研究表明,埃克替尼作为一线治疗 EGFR 突变晚期 NSCLC 的安全性和疗效均优于化疗＋单药维持,该研究结果奠定了 EGFR-TKI 治疗 EGFR 突变阳性 NSCLC 的一线治疗地位。

ICOGEN 研究比较了吉非替尼和埃克替尼治疗晚期 NSCLC 的效果,在 PFS 方面,埃克替尼并不劣于吉非替尼,中位 PFS 分别为 4.6 个月 vs 3.4 个月。并且与吉非替尼组的患者相比,接受埃克替尼患者的药物相关不良反应减少。此研究结果证明埃克替尼治疗晚期 NSCLC 效果并不比吉非替尼差,并且在一定程度上其药物不良反应优于吉非替尼。

(2)二代 TKI(阿法替尼、达克替尼):随着研究的不断深入,阿法替尼作为第二代 EGFR-TKI 登上历史舞台。在两项Ⅲ期临床研究 LUX Lung3 和 LUX Lung6 研究中发现,比较阿法替尼对比标准化疗在一线治疗 EGFR 突变晚期 NSCLC 中的疗效,阿法替尼组均显著提高了 PFS。两项研究汇总分析的结果显示,阿法替尼组比标准化疗组,在 19 外显子缺失突变的患者中能够显著延长 OS(31.7 个月 vs 20.7 个月,P＜0.001)。

一代、二代 EGFR-TKI 之间也进行头对头比较。一项ⅡB 期 LUX Lung7 研究比较二代阿法替尼与一代吉非替尼在 EGFR 突变患者中的疗效,结果显示中位 PFS(11.0 个月 vs 10.9 个月),中位随访 42.6 个月后更新 OS 数据显示阿法替尼与吉非替尼中位 OS 分别为 27.9 个月和 24.5 个月,均无疗效差异,亚组分析两组在 19、21 突变中 OS 相近。

LUX-Lung8 主要比较晚期鳞癌对不同靶向药物的疗效,研究对比了阿法替尼和厄洛替尼用于含铂化疗失败后晚期鳞癌患者二线治疗的效果,研究结果提示阿法替尼相比厄洛替尼更适合作为晚期鳞癌患者的二线治疗方案。

ARCHER1050 研究是一项国际、多中心、Ⅲ期临床研究,旨在比较二代 TKI 达克替尼与吉非替尼在 EGFR 突变晚期非小细胞肺癌一线治疗中的疗效,达克替尼组显著改善 PFS(14.7 个月 vs 9.2 个月,P＜0.000 1),ARCHER 1050 研究显著提高 PFS 至 14.7 个月,该研究支持达克替尼作为一线治疗的有效性。ARCHER 1050 研究 24 个月无进展生存率达克替尼(30.6%)高于 LUX Lung7 研究阿法替尼(17.6%)。两研究显示在 19 外显子缺失突变、21 外显子 L858R 突变 2 个亚组之间在无进展生存率和客观反应率方面没有显著疗效差异。

(3)三代 TKI(奥希替尼):一线 EGFR TKI 一般在 9 个月后出现耐药,有理论指出 EGFR-TKI 继发耐药分为 4 类,包括:①EGFR 通路的二次突变,如 T790M 突变(可同时合并 EGFR 扩增),其他少见突变如 L747、D761Y 等;②旁路激活或下游通路的激活,如 c-MET 扩增、HER2 扩增及 BRAF 突变;③组织学转化,如 EGFR-TKI 敏感的非小细胞肺癌在治疗过程中向小细胞肺癌转化,或者上皮细胞向间叶细胞转化(EMT);④肿瘤异质性:多种 TKI 耐药机制共同存在如 T790 突变与 MET 扩增。其中,T790M 突变占耐药原因的主导地位,50%~60%的耐药机制是 EGFR 20 号外显子第 790 位点上的苏氨酸为蛋氨酸所取代(790M),从而改变 ATP 的亲和性,导致 EGFR-TKI 不能有效阻断信号通路而产生耐药。

针对 T790M 突变有多个三代 EGFR-TKI 药物正在研究。其中,奥西替尼是第三代口服、不可逆的选择性 EGFR 突变抑制剂,对 EGFR-TKI 耐药合并 T790M 突变的患者有明显疗效。

2017 年 WCLC 公布了奥希替尼Ⅲ期临床试验 AURA3 的数据,对比了奥希替尼和含铂双药联合化疗治疗经一线 EGFR-TKI 治疗后病情进展的 NSCLC 的随机Ⅲ期临床研究,结果显示奥希替尼组较含铂双药化疗组中位 PFS 明显延长(10.1 个月 vs 4.4 个月($P<0.05$),ORR 也明显优于化疗组 71%和 31%($P<0.05$)。在 EGFR-T790M 阳性耐药突变的晚期 NSCLC 患者中,奥希替尼展现了绝对的优越性。

FLAURA 研究是一项随机、双盲的Ⅲ期临床研究,一项共纳入 30 个国家 556 名初治的ⅢB/Ⅳ期EGFR 突变阳性 NSCLC 患者,研究结果显示,相比标准一线治疗(一代 TKIs),奥希替尼用于 EGFR 19 外显子缺失和 21 外显子 L858R 突变的 NSCLC 患者的一线治疗,中位 PFS 可达 18.9 个月,而标准治疗组仅为 10.2 个月。此外,对于脑转移患者,奥希替尼相比标准治疗显示出显著优势,中位 PFS 为 15.2 个月 vs 9.6 个月($P<0.001$)。总体安全性和标准治疗相当。OS 数据目前尚未成熟。以上结果提示三代 TKI 药物奥希替尼除用于耐药后的二线治疗,也可应用于 EGFR 突变患者的一线治疗。2019 年 NCCN 指南将奥希替尼列为 EGFR 突变阳性 NSCLC 患者首选推荐药物。

2018 年公布的一项真实世界回顾性研究,旨在研究在一线阿法替尼治疗后使用奥希替尼,对于 EGFR T790M 突变阳性的 NSCLC 患者的疗效。研究结果表明,在一线阿法替尼治疗后再使用奥希替尼的中位 PFS 为 27.6 个月。2 年与 2.5 年生存率分别为 78.9%和 68.8%。虽然奥希替尼是一线治疗的一种有效手段,但它缺乏后续 TKI 治疗选择。因此,许多患者在奥希替尼治疗失败后只能接受化疗。该试验结果表明,在阿法替尼治疗失效后使用奥希替尼的治疗顺序有望为大量患者带来持续的临床获益,延长无化疗治疗期。

(4)三代 TKI 耐药后:三代 TKI 带来明显的获益的同时,肿瘤耐药问题仍未解决,研究表明 EGFR 酪氨酸激酶结构域 C797S 突变是针对第三代靶向 T790M 突变不可逆 EGFR 抑制剂的主要耐药机制。研究发现 EAI045 在 EGFR 突变中具有最高的选择性抑制作用,并在二聚化缺陷型 EGFR 突变体中显著活跃,西妥昔单抗可通过阻止 EGF 配体结合而阻断 EGFR 二聚化,EAI045 和西妥昔单抗的联合治疗在携带 L858R/T790M/C797S 的 EGFR 突变的小鼠模型中肿瘤明显缩小。EAI045 代表第一个四代 EGFR-TKI 药物用于克服 T790M 和 C797S 突变,但目前的研究仅处于临床前阶段。此外 C797S 突变不是第三代 EGFR-TKI 耐药的唯一机制,EAI045 并没有完全克服这些耐药问题,第四代 EGFR-TKI 还有很长的路要走。

2.EGFR 非经典突变 NSCLC

伴随 NGS 方法在临床应用的普及,传统方法无法检测的突变将越来越多地被检出。LUX-Lung2/3/6 研究接受阿法替尼治疗的 600 例患者中,75 例(12%)患者携带非经典突变,这些非经典突变治疗的研究也在进行中。

中国回顾性分析发现在 1 837 例 EGFR 阳性患者中,非经典突变有 218 例(12%),主要包括 20 外显子插入(31%)、G719X 点突变(21%)、L858R 复合型突变(17%)、T790M 复合型突变(14%)及其他突变(17%)。相比 EGFR 常见突变,男性(55.1% vs 44.4%)和吸烟(30.7% vs 24.3%)

的患者更容易出现少见突变。一代 EGFR-TKIs 对非经典突变的疗效明显低于经典突变。一代 EGFR-TKI 对于 G719X、20ins、L861Q、19del/L858R＋T790M、19del 或 L858R＋其他、19del＋L858R、其他的 PFS 分别为 5.98 个月、2.00 个月、8.90 个月、1.94 个月、9.79 个月、9.53 个月、3.78 个月。有临床研究显示,在 1 402 例 EGFR 突变中,外显子 18 突变(包括 G719X、E709X 和 Del18)占 3.2％,携带 G719X 突变的肺癌患者对阿法替尼的应答率(80％)高于一代 TKI(35％～56％)。LUX-Lung2,3 和 6 临床研究结果表明阿法替尼治疗 EGFR 非经典治疗:G719X、L861Q、S768I 位点突变治疗的 PFS 分别为 13.8 个月、8.2 个月、14.7 个月。2018 年 1 月,FDA 批准阿法替尼用于治疗具有非耐药性 EGFR 罕见突变(L861Q、G719X 和/或 S768I)的转移性非小细胞肺癌(NSCLC)患者的治疗。

EGFR Exon 20 插入位点具有位阻结合区,易导致一代 EGFR-TKI 耐药,且对 EGFR TKIs 均不敏感。2017 年 WCLC 报道了一项关于 Poziotinib 的Ⅱ期临床研究,Poziotinib 是一个专门针对 20 插入突变设计的小分子 TKI,其治疗 Exon20 突变患者 73％(8/11)可达 PR。

2018 年 ASCO 会议报道 TAK-788(AP32788)的Ⅰ期临床试验,TAK-788 是抗活化 EGFR 和 HER2 突变活性(包括外显子 20 插入)的强效选择性药物,结果是 TAK-788 治疗 EGFR 外显子 20 插入患者有抗肿瘤活性,且安全性特点与其他 EGFR-TKI 相似。

3.基于 EGFR-TKI 为基础联合治疗

(1)EGFR-TKI 联合化疗:EGFR-TKI 单药治疗对 EGFR 突变的 NSCLC 已经取得较好治疗效果,但疗效仍有限,为了能让患者在 EGFR-TKI 治疗的基础上更大地临床获益,目前基于 EGFR-TKI 联合治疗的几项临床研究已经取得了令人满意的结果。

EGFR-TKI 联合化疗最早的Ⅱ期临床研究 NEJ005,该研究入组 80 例未经治疗的 EGFR 突变的 NSCLC 患者,随机分为同期和顺序交替吉非替尼和卡铂＋培美曲塞联合治疗,最后的结果显示在同期组和顺序交替组的中位 PFS 分别为 18.3 个月和 15.3 个月,且同期组有更好的 OS(41.9 个月 vs 30.7 个月,$P<0.05$),观察到的不良事件是可逆的,没有出现致命的间质性肺疾病。

基于此研究结果进行了Ⅲ期随机对照研究 NEJ009,对比了吉非替尼联合培美曲塞＋卡铂对比吉非替尼单药治疗 EGFR 突变晚期 NSCLC 患者的疗效。该研究在日本 47 个研究中心共入组 345 例晚期 EGFR 突变 NSCLC 患者,随机按照 1∶1 接受吉非替尼联合化疗(联合组)或吉非替尼单药治疗(单药组)。联合组患者在初始治疗阶段每天口服吉非替尼 250 mg 一次,同时接受 4～6 周期培美曲塞＋卡铂化疗,疾病没有进展的患者进入维持治疗阶段,每天口服吉非替尼一次,每 21 d 静脉滴注培美曲塞,直至疾病进展。单药组的患者则每天口服吉非替尼 250 mg 一次直至疾病进展,当患者疾病进展则接受含铂化疗。联合组的客观缓解率(84％ vs 67.4％,$P<0.05$)、中位无进展生存期(20.9 个月 vs 11.2 个月,$P<0.05$)、中位总生存期(52.2 个月 vs 38.8 个月,$P<0.05$)都显著优于单药组。

FASTACT2 研究是一项对比化疗联合或交替厄洛替尼和单纯化疗一线治疗晚期 NSCLC 的随机对照的Ⅲ期临床研究,入组 451 例未经治疗的ⅢB/Ⅳ期 NSCLC 患者,随机 1∶1 入组联合治疗组(吉西他滨＋顺铂/卡铂＋联合或交替厄洛替尼治疗)和单纯化疗组(吉西他滨＋顺铂/卡铂)。研究结果显示在 EGFR 突变阳性 NSCLC 患者中联合治疗组对比单纯化疗组中位 PFS(16.8 个月 vs 6.9 个月,$P<0.001$)和中位 OS(31.4 个月 vs 20.6 个月,$P<0.01$)均显著优于单纯化疗。

JMIT 研究是一项随机对照 Ⅱ 期临床研究,对比吉非替尼同步联合培美曲塞和吉非替尼单药一线治疗 EGFR 突变阳性的晚期 NSCLC 亚洲患者。研究结果显示,吉非替尼联合组显示中位 PFS 显著优于吉非替尼单药组(15.8 个月 vs 10.9 个月,P<0.05),联合组在不同 EGFR 突变类型的人群中均显示 PFS 获益,ORR 相似,且在 EGFR 19 外显子缺失突变的患者敏感性更高,两组的总体生存数据尚不成熟,在安全性方面,联合用药组有更多 3 级或更严重的不良反应,但是毒性是常见的和可控的。

(2)EGFR-TKI 联合抗血管药物:有研究表明,EGFR 的表达与 VEGF 的表达呈一定的正相关,两种药物联合使用(A+T)可能增加疗效。

4.EGFR-TKI 治疗过程中进展后治疗

根据疾病控制时间、肿瘤负荷、临床症状可以将 EGFR-TKI 治疗失败患者分为 3 种模型:局部进展型、缓慢进展型、快速进展型。对于局部进展者给予局部的放疗或外科手术治疗。多个回顾性分析显示 EGFR 突变患者出现局部进展后,继续 EGFR-TKI 治疗联合局部治疗可继续延长 PFS 或 TTP 时间 4.0~13.8 个月,亚组分析显示相比多发进展以及出现颅外进展的患者,孤立进展或单纯颅内中枢神经系统进展患者疗效更佳。

对于缓慢进展型者,前瞻性 ASPIRATION 研究 EGFR 突变的肺癌患者一线厄洛替尼在缓慢进展后继续使用厄洛替尼,由 RECIST(实体瘤疗效评价标准)标准来定义第 1 个无疾病进展生存(PFS1),第 2 个 PFS2 的节点是由研究者来决定停止药物。在 EGFR 19 外显子或者 21 外显子突变患者中 PFS1 为 11 个月,PFS2 为 14.1 个月,如果患者在缓慢进展后继续服用 TKI,有 3.1 个月的 PFS 临床获益。这对于许多缓慢、无痛、无症状的疾病进展的患者可以继续应用最初的靶向药物,在临床医师决定继续维持不会获益时再改变治疗方案。

对于广泛进展,来自 Ⅲ 期全球多中心 IMPRESS 临床研究,71 个中心共入组 265 例患者在 EGFR 突变一线吉非替尼耐药后对比化疗和化疗联合吉非替尼的疗效,随机接受培美曲塞+顺铂两药化疗联合吉非替尼或安慰剂,吉非替尼治疗组对比安慰剂组中位 PFS 并无显著改善,均为 5.4 个月,初步结果显示对照组较吉非替尼治疗组具有更好 OS。来自 IMPRESS 关于 OS 的更新数据显示,继续吉非替尼联合顺铂和培美曲塞与安慰剂联合顺铂和培美曲塞相比,中位 OS 为 13.4 个月和 19.5 个月(P<0.05)。根据此研究结果,一线耐药进展后不再给予 TKI 治疗,而以铂类为主的化疗目前仍为 EGFR-TKI 耐药后经典治疗选择。

5.ALK 融合基因阳性 NSCLC

人类 2 号染色体短臂倒位,重排为 EML4-ALK 融合基因,造成棘皮动物微管相关蛋白样 4 (EML4)编码蛋白 N-末端部分融合至间变淋巴瘤激酶(ALK)的细胞内酪氨酸激酶结构域,导致异常酪氨酸激酶表达,促进肿瘤细胞的增殖侵袭。在 NSCLC 患者中 ALK 基因突变的存在通常与 EGFR/KRAS 基因突变互斥(少数情况下存在双驱动基因共存),ALK 融合基因阳性患者的临床病理特征通常为年轻患者、既往不/轻度吸烟、腺癌(印戒细胞型或腺泡型)。

(1)第一代 ALK-TKI:克唑替尼是一种小分子多靶点口服 TKI,可对 ALK、ROS-1 融合蛋白等产生剂量依赖性抑制作用。在 Ⅰ 期研究(PROFILE 1001)中,克唑替尼在 ALK 阳性 NSCLC 患者中有明显的生存获益,在接受克唑替尼一线治疗的 24 例患者(16%)的 PFS 为 18.3 个月,6 个月和 12 个月的 OS 率分别为 87.9% 和 74.8%,且大多数患者有放射学证据显示肿瘤缩小。在接下来的 Ⅱ 期研究(PROFILE 1005)研究中,PFS 和 OS 均有明显改善。在 Ⅲ 期临床研究(PROFILE 1007)中,347 例接受铂类化疗方案或铂类化疗方案进展的 ALK 阳性 NSCLC 患者被随机分配接受克唑替尼或二线化疗。克唑替尼组 ORR 为 65％,而化疗组 ORR 为 20％,克唑替尼组显著优于化疗组。再进一步的Ⅲ期临床研究(PROFILE 1014)中,将 343 例未接受化疗的晚期 ALK 阳性 NSCLC 患者随机分配至克唑替尼组或培美曲塞＋铂类化疗组。与前期试验数据一致,克唑替尼组较化疗组的中位 PFS 为 10.9 个月 vs 7.0 个月($P < 0.001$),ORR 为(74％ vs 45％,$P < 0.001$),但 OS 无显著差异。克唑替尼是第一种用于临床的 ALK 抑制剂,对于 ALK 阳性的晚期 NSCLC 患者,该药无论是用作一线治疗还是二线治疗,对结局的改善都明显优于化疗,但仍有许多患者对克唑替尼产生耐药,这就使二代 ALK 抑制剂治疗成为重要的考虑。

(2)第二代 ALK-TKI。

色瑞替尼:色瑞替尼是一种口服 ALK 抑制剂,其效价是克唑替尼的 20 倍。2014 年 FDA 批准色瑞替尼用于克唑替尼耐药或者无法耐受的患者。ASCEND 研究主要评估色瑞替尼的有效性和安全性。ASCEND-1 为一项开放的Ⅰ期研究,招募 246 例 ALK 阳性的 NSCLC 患者,分别对克唑替尼未治疗组和克唑替尼已治疗组出现疾病进展的患者加用色瑞替尼,色瑞替尼对两组的患者均显示出高度有效性。未接受克唑替尼治疗组较已接受克唑替尼治疗组的患者中位 PFS 为 18.4 个月 vs 6.9 个月。ASCEND-2 为一项Ⅱ期研究,招募 140 例 ALK 阳性的 NSCLC 经前期化疗或克唑替尼治疗出现疾病进展的患者,主要研究终点 ORR 为 38.6％,中位 PFS 为 5.7 个月。ASCEND-3 为另一项开放性Ⅱ期研究,根据是否合并脑转移,将 124 例患者分为两组,分别接受色瑞替尼治疗,结果显示合并脑转移组较无脑转移组 ORR 为(58％ vs 67.6％),中位 PFS 为(10.8 个月 vs 11.1 个月)。ASCEND-4 是一项Ⅲ期多中心研究,376 例未经治疗的晚期 ALK 阳性的 NSCLC 患者被随机分至色瑞替尼组或化疗组,色瑞替尼组较化疗组 PFS 有显著改善(16.6 个月 vs 8.1 个月)($P < 0.000\ 01$)。ASCEND-5 为一项随机的开放性Ⅲ期临床研究,比较色瑞替尼和化疗对既往接受克唑替尼或化疗治疗且进展的 ALK 阳性 NSCLC 患者的有效性,在这项研究中色瑞替尼组相比化疗组中位 PFS(5.4 个月 vs 1.6 个月,$P < 0.000\ 1$)和 ORR(42.6％ vs 6％),中位 OS 为 18.1 个月 vs 20.1 个月。

阿来替尼:阿来替尼是一种高度选择性的第二代 ATP 竞争性 ALK-TKI,其对 L1196M 突变及克唑替尼相关耐药突变具有明显的抑制作用。在美国进行的Ⅰ/Ⅱ期、Ⅱ期研究证实阿来替尼(600 mg,每天 2 次)显示出良好的临床活性。J-ALEX 为一项Ⅲ期临床研究,招募 207 例之前未使用过克唑替尼的日本 ALK 阳性 NSCLC 患者,随机分配至阿来替尼组或克唑替尼组,研究结果表明阿来替尼组中位 PFS 显著延长(20.3 个月 vs 10.2 个月,$P < 0.000\ 1$),艾乐替尼的耐受性更好。ALEX 研究是一项全球性、多中心、随机,开放性Ⅲ期临床研究,入组 303 例患者,随机分配至一线治疗采用阿来替尼(600 mg,每天 2 次)或克唑替尼组(250 mg,每天 2 次),研究结果显示,阿来替尼组中位 PFS 显著延长(34.8 个月 vs 10.9 个月)。ALESIA 研究是一项针对亚裔的研究,从全方位来评估阿来替尼在亚洲 ALK 阳性 NSCLC 患者人群中的疗效,这是一项随机、开放的Ⅲ期研究,该研究从 3 个亚洲国家(中国、韩国和泰国)共入组 187 例患者,克唑替尼组和阿来替尼组分别入组了 62 和 125 例患者,研究结果显示,阿来替尼组的 PFS 显著更优,研究者评估的和克唑替尼组阿来替尼组的中位 PFS 分别为 11.1 个月和尚未达到($P < 0.000\ 1$),ORR 方面克唑替尼组和阿来替尼组分别为 77.4％和 91.2％。亚组分析中,合并颅内转移患者克唑替尼组和阿来替尼组的 ORR 分别为 21.7％和 72.7％。ALESIA 研究进一步确立了阿来替尼作为 ALK 阳性晚期 NSCLC 患者的一线治疗地位。但目前,J-ALEX、ALEX 和 ALESIA 研究的 OS

数据均尚未成熟,让我们拭目以待。

ALEX 研究是目前 PFS 最长的 ALK 阳性临床研究,由此,对于新诊断出 ALK 阳性 NSCLC 的患者,建议将阿来替尼用作一线首选治疗药物,获得了美国 FDA 授予的突破性疗法认定。

布加替尼:布加替尼是新一代口服 ALK 抑制剂,用于治疗 ALK 阳性且克唑替尼治疗进展后的 NSCLC 患者,于 2017 年 4 月美国 FDA 加速审批通过上市,在临床前的研究中除了证实针对 ALK 抗性突变体的广泛活性之外,与克唑替尼相比,布加替尼还能显著延长 ALK 依赖性原位脑肿瘤模型中的存活时间并降低肿瘤负荷。Ⅰ/Ⅱ期研究显示,在先前暴露于克唑替尼的晚期 ALK 阳性 NSCLC 的患者中,ORR 为 72%,中位 PFS 为 13.2 个月。ALTA 是一项Ⅱ期临床试验,入组曾接受克唑替尼治疗的 222 名 ALK 阳性 NSCLC 患者,222 名患者按 1∶1 随机接受布加替尼(A 组:90 mg,每天 1 次)或(B 组:90 mg 每天 1 次,7 d+180 mg 每天 1 次)。A 组相比 B 组 ORR 为 46% vs 54%,中位 PFS 为 8.8 个月 vs 11.1 个月。研究结果表明,在 ALK 阳性、基线脑转移 NSCLC 患者中,布加替尼显示出明显的颅内缓解和持久的中位 PFS。克唑替尼与布格替尼的头对头比较正在进行(NCT02737501,ALTA-1L 试验),期待更新的研究成果。

恩沙替尼:恩沙替尼(X-396)是一种 ALK 抑制剂,主要用于治疗 ALK 融合突变阳性非小细胞肺癌。体外细胞学研究中,相比一代 ALK 抑制剂克唑替尼,在抑制 ALK 阳性肺癌细胞系的生长能力方面,恩沙替尼是克唑替尼的 10 倍。对于导致克唑替尼耐药的 L1196M 和 C1156Y 突变,恩沙替尼也表现出较强的抑制活性。盐酸恩沙替尼(X-396)用于此前接受过克唑替尼治疗后进展的或者对克唑替尼不耐受的间变性淋巴瘤激酶(ALK)阳性的局部晚期或转移性非小细胞肺癌(NSCLC)患者的药品注册申请获得国家药品监督管理局受理。盐酸恩沙替尼申报药品注册依据的是"评价 X-396 胶囊治疗克唑替尼耐药的 ALK 阳性非小细胞肺癌患者疗效和安全性的Ⅱ期单臂、多中心临床研究",研究是由广州中山大学肿瘤医院张力教授带领的团队开展的,研究结果显示盐酸恩沙替尼对克唑替尼耐药的 ALK 阳性非小细胞肺癌患者有良好的疗效和安全性。在疗效性方面,恩沙替尼整体 ORR 为 52%,疾病控制率为 93%,颅内 ORR 为 70%,颅内病灶控制率达 98%,整体疗效和颅内疗效均显示出良好的持续性结果。综上所述,作为一种新型强效、高选择性的新一代 ALK 抑制剂,盐酸恩沙替尼治疗克唑替尼耐药的 ALK 阳性非小细胞肺癌患者具有良好的疗效和安全性,可为中国 ALK 阳性的 NSCLC 患者带来一种新的有效的治疗选择。

(3)第三代 ALK-TKI:劳拉替尼是一种高度选择性的 ALK 和 ROS-1 抑制剂,研究表明,劳拉替尼是对所有临床相关的克唑替尼、色瑞替尼和阿来替尼耐药的 ALK 突变最有效的抑制剂。一项多中心Ⅰ期临床试验评估劳拉替尼治疗 ALK 阳性 NSCLC 患者的安全性和疗效,41 例 ALK 阳性 NSCLC 患者中 ORR 和中位 PFS 均有所改善,其中接受过两种或更多 TKI 的患者中,ORR 为 42%,中位 PFS 为 9.2 个月,接受过一次 ALK-TKI 的患者中位 PFS 为 13.5 个月。

六、小细胞肺癌的靶向治疗

靶向治疗已经在非小细胞肺癌领域取得突破性的进展,在小细胞肺癌(small cell lung cancer,SCLC)领域也开展了许多相关临床试验,虽然大多数的结果都是阴性的,但是相关临床试验的研究结果给未来 SCLC 的治疗带来了希望。

(一)受体酪氨酸激酶抑制剂

一项关于特异性小分子受体酪氨酸激酶抑制剂伊马替尼的Ⅱ期临床研究,纳入的复发性

SCLC 患者中大约有 70% 的患者高表达 c-Kit 基因,但是伊马替尼并没有得出阳性结论。同样,表皮生长因子受体酪氨酸激酶抑制剂厄洛替尼、吉非替尼、阿法替尼和胰岛素样生长因子-1 受体酪氨酸激酶抑制剂 linsitinib 也不能显著提高 SCLC 患者的 OS 和 PFS。

目前,我们正在等待人源化单克隆抗体 cixutumumab 和 dalotuzumab 的 Ⅱ 期临床试验结果。安罗替尼是一种新型小分子多靶点受体酪氨酸激酶抑制剂,能有效抑制血管内皮细胞生长因子受体、血小板衍生生长因子受体、成纤维细胞生长因子受体及 c-Kit 受体的激酶活性,已被我国药监局批准用于非小细胞肺癌的三线治疗。一项安罗替尼用于 SCLC 三线治疗的 Ⅱ 期临床试验结果是阳性的,但研究结果尚未正式发布。

(二)Notch 信号通路抑制剂

Notch 信号通路在肿瘤细胞自我更新、增殖、分化方面具有重要作用,抑制 Notch 信号通路可以有效抑制肿瘤的生长和转移。Deltalike ligand-3(DLL3)作为 Notch 受体的重要配体,在 SCLC 中高表达,目前已作为药物靶点进入研究。rovalpituzumabtesirine(Rova-T)是一种 DLL3 蛋白抑制剂。一项关于 Rova-T 治疗 SCLC 患者的 Ⅰ 期临床试验结果令人欣喜,该研究入组了 74 例晚期复发的 SCLC 患者,其中可进行评估的患者 60 例,研究结果显示,Rova-T 二线治疗 DLL3 表达阳性 SCLC 患者的 ORR 为 40%,临床获益(clinical benefit rate,CBR)为 73%。Rova-T 三线治疗 DLL3 表达阳性 SCLC 患者的 ORR 为 38%,CBR 为 77%,说明 Rova-T 在 SCLC 的二、三线治疗中有很好的疗效。2016 年,世界肺癌大会更新了该项研究结果,60 例患者的中位 PFS 为 2.8 个月,中位 OS 为 4.6 个月,1 年生存率为 18%。在 DLL3 阳性表达≥50% 的 26 例患者中,10 例获得缓解,中位 PFS 为 4.3 个月,中位 OS 为 5.8 个月,1 年生存率为 29%。2018 年 ASCO 公布了一项 Rova-T 的 Ⅱ 期临床研究结果,该研究入组 199 例复发性 SCLC 患者,结果表明 Rova-T 在 SCLC 的三线治疗中有较好的中位 PFS 和中位 OS。Rova-T 作为标准依托泊苷+顺铂方案化疗后维持治疗的 Ⅲ 期临床试验正在进行。

(三)信号通路抑制剂 Hedgehog(Hh)

信号通路在胚胎发育过程中有重要作用。研究发现,Hh 信号通路分子 Smo 蛋白在 RB1 和 TP53 基因突变的小鼠中可以促进 SCLC 的形成,而降低 Smo 则可以抑制肿瘤形成。通过给予小鼠 Hh 信号通路抑制剂可以减少 SCLC 的复发,说明 SCLC 对 Hh 信号通路抑制剂敏感。目前,Hh 信号通路抑制剂 LDE225+依托泊苷+顺铂治疗进展期 SCLC 正在进行 Ⅰ 期临床试验。

(四)抗凋亡蛋白抑制剂(Bcl-2 抑制剂)

Bcl-2 基因是最常见的抗凋亡靶点之一,在 SCLC 肿瘤组织中高表达。Bcl-2 抑制剂可以通过与抗凋亡蛋白竞争性的结合,从而释放凋亡蛋白,发挥诱导细胞凋亡的作用。目前,Bcl-2 抑制剂 ABT263 用于治疗 SCLC 患者的 Ⅱ 期临床试验没有看到期望的结果,另一种 Bcl-2 抑制剂 APG1252 正在进行 Ⅰ 期临床试验。

(五)极光激酶 A 抑制剂

极光激酶 A 是极光激酶家族成员,为丝氨酸/苏氨酸激酶,是有丝分裂调节因子。alisertib 是一种极光激酶 A 抑制剂,研究发现其在 SCLC 模型中有抗肿瘤作用。一项入组 178 例 SCLC 患者的 Ⅱ 期临床试验结果显示,alisertib 与紫杉醇联合治疗晚期 SCLC 患者的 ORR 为 21%。

(六)PARP 抑制剂

PARP 是 DNA 损伤应答(DDR)过程中的一种关键酶,在该过程中具有十分重要的作用。而采用 PARP 抑制剂就是能够将 DNA 上的 PARP1 捕获,实现阻止多聚 ADP 核糖链和 PARP1

在 DNA 中释放的过程,从而对 DNA 的修复造成明显的影响。

随着临床研究和临床技术的不断发展,靶向药物治疗得到了极大的发展,虽然目前临床中的相关研究仍然具有一定的局限性,但也为 SCLC 患者带来了新的希望,期待更多的研究和探索指导临床 SCLC 治疗。

七、肺癌的免疫治疗

19 世纪末,外科医师 William Coley 报道将灭活的细菌注入肉瘤中可导致肿瘤缩小后,这是有记载的首次免疫学与肿瘤学的联系。此后,人们对免疫监视与肿瘤的发生发展相互关系的认识逐步深入,使得肿瘤的治疗取得了很大进步。尤其是近些年来在肺癌领域,免疫治疗进展迅速。

(一)肿瘤免疫的机制

1.参与肿瘤免疫识别和清除的免疫细胞

肿瘤细胞是机体正常细胞恶变的产物。肿瘤细胞在免疫学上的突出特点是出现某些在同类正常细胞中看不到的新的抗原标志。机体的免疫系统通过多种途径消除肿瘤细胞或抑制其增长。参与机体抗肿瘤的免疫应答包括细胞免疫和体液免疫。细胞免疫是主要的肿瘤免疫应答方式。作为特异性免疫应答,主要对抗原性较强、实体肿瘤细胞产生免疫应答。体液免疫起协同作用,是非特异性免疫应答。参与肿瘤免疫识别和清除的免疫细胞包括以下几点。

(1)CD8$^+$T 淋巴细胞(细胞毒性 T 细胞)和 CD4$^+$T 淋巴细胞的 Th1/Th2 亚群(辅助 T 细胞)通过与抗原提呈细胞(antigen-presenting cell,APC)的“免疫突触”来区分自身和非自身抗原。

(2)自然杀伤(natural killer,NK)细胞能非特异性杀伤肿瘤细胞和病毒感染细胞的淋巴细胞。可表达多种抑制分子,最主要的是多种杀伤免疫球蛋白样受体(killer immunoglobulin-like receptor,KIR)亚型。NK 细胞的细胞毒活性不需要主要组织相容性复合体(major histocompatibility complex,MHC)的抗原提呈。它可以靶向并破坏 MHC Ⅰ类分子低表达的细胞。

(3)免疫抑制细胞如 FoxP3＋CD25＋CD4$^+$ 调节性 T 细胞和髓源抑制性细胞(myeloid derived suppressor cells,MDSCs)主要抑制细胞毒性 T 淋巴细胞活性。

(4)Th17 细胞是 CD4$^+$T 细胞的一个亚群,可分泌白细胞介素(interleukin,IL)-17,与自身免疫和肿瘤相关。

(5)巨噬细胞有两种不同的表型:M1 巨噬细胞释放干扰素(interferon,IFN)-γ,发挥吞噬作用;M2 巨噬细胞释放 IL-4、IL-10、TGF-β 等细胞因子,能够抑制炎症反应、促进免疫耐受。

2.免疫突触

在免疫监视中,需要通过细胞间的相互联系发挥作用,免疫细胞间相互识别的功能主要通过细胞间的突触来完成,包括多种刺激性和抑制性受体,而这些受体的表达又受各种细胞因子的调节。研究最多的现象是 T 细胞如何通过 T 细胞受体(TCR)区分由 APC(如树突状细胞)提呈的自身与非自身抗原。

T 细胞受体(T cell receptor,TCR)是 T 细胞表面的特异性受体,负责识别由主要组织相容性复合体(MHC)所呈递的抗原。T 细胞受体是异源二聚体,由两个不同的亚基所构成。95％的 T 细胞的受体由 α 亚基和 β 亚基构成,另外 5％的受体由 γ 亚基和 δ 亚基构成。

T 细胞受体与 MHC 所呈递的多肽的特异性结合会引发一系列生化反应,并通过众多的辅助受体、酶和转录因子激活 T 细胞,促进其分裂与分化。

(1)与 MHC 结合的 CD4 或 CD8 受体:这些 CD4/CD8 分子的可变区与抗体的可变片段类似,使特定 T 细胞对特殊抗原具有特异性。

(2)CD3 分子编码不可变的跨膜蛋白复合物,具有胞内酪氨酸活化部分,可以将细胞表面信号转导至细胞内下游的效应器。

TCR 结合 MHC 分子递呈的特定短序列氨基酸。MHC Ⅰ类分子表达于所有的有核细胞,由 $CD8^+$ T 细胞识别,而 MHC Ⅱ类分子由 APC 组成性表达,由 $CD4^+$ T 细胞识别。

要有效激活幼稚 $CD8^+$ T 细胞,其 TCR 必须在存在第二共刺激信号的情况下与 MHC 提呈的肽结合。这种结合会启动 CD3 胞内信号转导,引起促炎症细胞因子的分泌,如 IL-12 和 IFN-γ。如果缺乏共刺激信号,就会发生对抗原的外周免疫耐受状态。

CD28 是幼稚 T 细胞中最重要的共刺激信号,与 APC 细胞的 B7-1 和 B7-2(CD80/CD86)结合。共刺激过程存于 APC 细胞和 T 细胞上的"激动"分子(如 GITR、OX40、ICOS)与抑制信号的严格调节,这些分子常被统称为"免疫检测点"分子。共抑制分子或"免疫检测点"分子包括细胞毒性 T 淋巴细胞相关蛋白-4(cytotoxic T-lymphocyte-associated protein 4,CTLA-4)、程序性细胞死亡分子-1(programmed cell death-1,PD-1)、T 细胞免疫球蛋白黏蛋白分子 3(T-cell immunoglobulin and mucin domain3,TIm3)和淋巴细胞活化基因 3(lymphocyte activation gene-3,LAG3)等。抗原慢性识别(比如恶性克隆或慢性病毒感染中)可能导致效应 T 细胞功能的反馈抑制,导致所谓的"耗竭"表型。

3.肿瘤逃避免疫

免疫系统和肿瘤发生发展的过程称为"肿瘤免疫编辑",分为以下 3 个阶段。

(1)清除阶段是固有免疫和适应性免疫对特定肿瘤相关抗原的免疫应答,以 IFN-α、IFN-γ 和 IL-12 等细胞因子介导的 T 细胞、B 细胞和 NK 细胞的效应功能为特点。

(2)相持阶段是适应性免疫系统(如激活的 $CD4^+$ 和 $CD8^+$ T 细胞)介导的免疫杀伤和少量恶性克隆持续存在处于平衡的阶段。

(3)逃逸阶段是恶性克隆获得了逃避适应性免疫系统监视的能力。

已确定的免疫逃逸机制包括:①特定抗原或抗原加工的缺乏或改变。肿瘤细胞缺乏主要 MHC Ⅰ类分子的表达,或失去了将肿瘤抗原转移至肿瘤细胞表面让 T 细胞识别的胞内加工机制。②肿瘤可以通过调控细胞因子(增加 IL-6、IL-10 和 TGF-β 的分泌;消耗 IL-2)促进免疫耐受微环境的形成,这些细胞因子的改变促进 Treg 细胞、MDSCs 和其他类型细胞的浸润,这些细胞能抑制细胞毒性 T 细胞功能。随后,这些细胞强烈抑制 $CD4^+$ 和 $CD8^+$ T 淋巴细胞的增殖,进而导致 $CD4^+$ 和 $CD8^+$ T 淋巴细胞不能识别肿瘤抗原。③肿瘤可以上调免疫检测点分子的表达,如 PD-1 和 PD 配体 1(PD ligand 1,PD-L1),促进外周 T 细胞耗竭。

(二)免疫检查点 PD-1/PD-L1 抑制剂在非小细胞肺癌(NSCLC)治疗中的应用

肺癌是美国及全世界癌症相关死亡的主要原因。超过 80% 的肺癌属于非小细胞肺癌(non-small cell lung cancer,NSCLC)。靶向治疗可用于分子学清晰的 NSCLC 患者,如表皮生长因子受体(epidermal growth factor receptor,EGFR)基因突变和间变性淋巴瘤激酶(anaplastic lymphoma kinase,ALK)基因重组 NSCLC;对于不携带靶基因的 NSCLC 可以应用化疗或免疫治疗等系统治疗,从而改善生存和提高生活质量。

1.影响初始治疗选择的因素

晚期 NSCLC 患者的治疗是姑息性的,旨在尽可能延长生存期和提高生活质量,同时尽量减少治疗相关不良反应。NSCLC 临床治疗中,常规进行基因检测,明确分子病理分型,根据分子病理制定治疗方案。对于无驱动基因突变的 NSCLC 常使用针对程序性死亡受体 1(programmed death receptor 1,PD-1)或其配体(PD-L1)的免疫检测点分子抑制剂。治疗选择的影响因素包括:PD-L1 表达水平、疾病分期和分子病理学结果。

2.免疫检查点抑制剂在 NSCLC 治疗中的应用

人类免疫检查点抑制剂可以抑制 PD-1 受体或 PD-L1,增加机体抗肿瘤免疫。PD-1 受体在激活的细胞毒 T 细胞表面表达。和靶向治疗及细胞毒治疗相比,免疫检查点抑制剂常常会表现出延迟的临床获益。免疫检查点抑制剂单药治疗或免疫治疗联合化疗不推荐用于有禁忌证的 NSCLC 患者,如活动性或既往有自身免疫性疾病,正在应用免疫抑制剂,或携带有驱动基因。免疫检查点抑制剂可以选择性用于一线治疗也可用于后续治疗。

越来越多的证据表明,化疗的抗肿瘤活性不仅通过细胞毒性作用介导,而且还通过调节免疫作用介导,包括促进肿瘤抗原释放启动免疫,增强肿瘤抗原的交叉提呈以及调节免疫细胞亚群,如减少调节性 T 细胞(Treg)或髓系来源的抑制性细胞(MDSC)。抗 PD-1/PD-L1 抗体通过阻断 PD-1/PD-L1 信号通路恢复 T 细胞活性来杀伤肿瘤细胞,提示化疗与 PD-1/PD-L1 抗体治疗具有协同抗肿瘤作用。白蛋白结合型紫杉醇的多项研究数据展示了高的客观缓解率,更有利于肿瘤抗原的充分释放,另一方面白蛋白结合型紫杉醇不需要激素的预处理,避免了对免疫反应的抑制,基于以上优势,多项免疫联合化疗的临床研究选择白蛋白结合型紫杉醇未配伍化疗方案。而免疫治疗和化疗及抗血管生成药物的联合应用,双免疫的联合治疗,免疫检查点抑制剂在新辅助治疗中的应用也取得了显著的进展。

目前批准用于肺癌的免疫检查点抑制剂包括 PD-1 抑制剂(纳武利尤单抗和帕博利珠单抗)和 PD-L1 抑制剂(阿特珠单抗和得瓦卢单抗)。

我国自主研发的 PD-1 抑制剂有信迪利单抗和卡瑞利珠单抗。在肺癌中的研究应用也在进行中,并在 2019 年 ASCO 和 WCLC 陆续有 PFS 和 OS 数据的公布。

帕博利珠单抗被批准一线单药用于 PD-L1 表达阳性大于 50%,并且不携带驱动基因 EGFR 突变或 ALK 基因重排的患者。并且在最新版的 NCCN 治疗指南推荐对于 PD-L1 表达阳性(1%～49%),EGFR 突变阴性、无 ALK 基因重排或基因突变情况不明的转移性非小细胞肺癌,无论病理类型的均可推荐帕博利珠单抗的单药治疗,作为 2B 类证据推荐.对于初治不携带 EGFR 基因突变或 ALK 基因重排的非小细胞肺癌,无论 PD-L1 表达情况如何,均推荐免疫治疗(帕博利珠单抗或阿特珠单抗联合贝伐单抗)联合化疗。德瓦鲁单抗推荐用于不可手术的Ⅲ期 NSCLC 经同步放化疗后无疾病进展患者的免疫维持治疗,属于Ⅰ类推荐。而帕博利珠单抗推荐用于转移性 NSCLC,PD-L1 表达大于 1% 的患者的序贯治疗。纳武利尤单抗或阿特珠单抗选择性用于转移性 NSCLC 患者的序贯治疗,无论 PD-L1 表达情况如何。在二线治疗,PD-1 或 PD-L1 抑制剂单药治疗在携带 EGFR 突变或 ALK 重排患者,无论 PD-L1 表达情况如何,疗效均有限。另外,在患者接受 PD-1/PD-L1 抑制剂治疗之后,无论是否接受了化疗,如果疾病出现进展,并没有证据表明换用另外一种免疫抑制剂能给患者带来获益。

免疫治疗和抗血管生成的互相协同作用也逐步被认识。肿瘤按免疫原性的高低被分为"冷肿瘤"和"热肿瘤",其实是指有免疫原性的肿瘤(热肿瘤)和无免疫原性的肿瘤(冷肿瘤)。热肿瘤:典型特征指肿瘤组织标本中能看到在癌细胞的周围和附近,有较多的免疫细胞聚集:比如,T细胞、B细胞、巨噬细胞等;当然这些免疫细胞,并不都是能够识别并杀伤肿瘤的免疫细胞,有些免疫细胞失去了肿瘤的识别能力。冷肿瘤:那就是肿瘤组织中没有或者只有很少的免疫细胞。并且免疫T细胞不能识别肿瘤并被微环境的组分排除。肿瘤细胞内部和周围的微环境中含有血管和特殊的免疫细胞(包括骨髓来源的抑制细胞和调节性T细胞)。这些调节性T细胞通过分泌阻碍T细胞进入肿瘤的细胞因子等免疫抑制化学信使来降低正常免疫反应,形成"免疫沙漠"。研究发现热肿瘤几乎都是突变多的肿瘤,因此,产生的抗原较多,容易被免疫细胞发现,因此使用免疫治疗效果较好,而冷肿瘤单独使用免疫治疗,疗效是不佳的。调节血管生成的分子可以以至少三种方式影响免疫细胞及其与肿瘤的相互作用:由免疫细胞表达的同源受体时的直接作用;诱导内皮细胞蛋白质表达变化时的间接作用;通过促进血管正常化或减少新血管生成来实现间接的物理效应。

血管生成调节因子以三种已有的方式对免疫系统产生影响。①VEGF可以增加调节性T(Treg)细胞增殖和归巢至肿瘤组织,抑制树突细胞成熟和CD8$^+$T细胞增殖和功能,并导致T细胞衰竭。血管生成素2(ANG2)可以与巨噬细胞和单核细胞结合,导致免疫抑制。HGF以及PDGFAB可以与树突细胞结合,从而抑制它们的成熟。HGF还可以与T细胞结合并抑制效应T细胞功能。因而,抑制VEGF可以直接改善免疫抑制状态。②通过调节黏附分子的表达允许某些免疫抑制细胞进入肿瘤组织(例如,稳定1介导的Treg细胞运输),并且可以阻断某些效应细胞向肿瘤的浸润(例如,细胞间黏附分子1)(ICAM1)下调导致自然杀伤(NK)细胞和T细胞运输抑制。③抑制血管内皮细胞可改善免疫细胞的进入,调节肿瘤免疫状态。血管正常化可导致间接的物理效应,从而导致缺氧减少和免疫细胞浸润增加。在低水平的VEGF阻断后,曲折的肿瘤脉管系统变得瞬时正常化,具有更规则的血管和周细胞覆盖。ANG2阻断导致血管正常化延长,其特征在于内皮细胞-细胞接触和周细胞覆盖的稳定性增加以及扩增血管分支减少。

同时也有研究显示,在免疫治疗研究中,T细胞的数量和活性发生了改变,肿瘤血管也趋向正常化。也就是说,肿瘤内效应T细胞的增加和激活促进了血管和肿瘤微环境(tumor microenvironment,TME)的重塑,趋向正常化。表明免疫细胞的激活又能反过来促进血管正常化,因此两者形成了一项正反馈的循环机制。在起始阶段,免疫抑制细胞的出现和效应T细胞功能的失活形成了一个免疫抑制的TME。而在免疫检查点抑制剂激活了效应T细胞功能后,就能促进肿瘤血管正常化,促进T细胞对肿瘤细胞的浸润,改善TME,削弱免疫抑制,进而又促进更多的肿瘤血管正常化。由此可见,只需在上述机制的链条中克服部分关键阻碍,便有望形成良性循环,达到疾病控制和客观缓解的状态。目前来看,首要操作应是改善TME,也就是使血管正常化和激活免疫系统。

3.用于NSCLC的PD-1/PD-L1抑制剂

(1)nivolumab:NCCN推荐转移性非鳞癌或鳞癌NSCLC患者若既往一线未接受PD-1/PD-L1抑制剂治疗,在一线治疗中或一线治疗结束后出现进展的患者应用纳武利尤单抗单药治疗。

对于转移性非鳞癌NSCLC患者,推荐纳武利尤单抗用于序贯治疗是基于Ⅲ期临床研究CheckMate-057的结果。在此研究中,患者接受纳武利尤单抗治疗,中位总生存为12.2个月,优于多西他赛化疗组的9.4个月(HR,0.73;95%CI,0.59~0.89;$P=0.002$)。中位治疗反应时间为17.2个月,而化疗组为5.6个月。18个月总生存,纳武利尤单抗治疗组为39%(96%CI,34%~45%),化疗组为23%,(95%CI,10%~28%)。3~5级治疗毒性在免疫治疗组为10%,而化疗组为 54%。PD-L1 表达为 1%～10% 或更高的患者有更长的总生存，为 17～19 个月，而化疗组为 8～9 个月。PD-L1 表达阴性的患者免疫治疗组和化疗组的总生存没有显著区别。但免疫治疗组患者有更长的治疗反应时间和更少的副反应。

为更好为非鳞癌 NSCLC 制定治疗决策，FDA 批准 PD-L1 表达检测为伴随诊断。对即将接受纳武利尤单抗治疗的患者不强制进行 PD-L1 检测，但是可以提供更多有效的信息。吸烟患者或曾吸烟患者对免疫检查点抑制剂的治疗反应更佳。

基于 CheckMate-017 的结果，NCCN 治疗指南推荐在一线治疗中或治疗后进展的转移性肺鳞癌患者应用纳武利尤单抗做序贯治疗。CheckMate-017 研究中纳武利尤单抗组的中位总生存时间为 9.2 个月，而多西他赛化疗组为 6.0 个月。纳武利尤单抗组治疗总反应率为 20%，而化疗组仅为 9%。在鳞癌患者，PD-L1 表达状态与纳武利尤单抗疗效没有相关性。在免疫治疗组，有更低的 3～4 度治疗相关毒性，约 7%。而化疗组 3～4 度治疗相关毒性为 55%。纳武利尤单抗组无治疗相关死亡。多西他赛化疗组有 3 例治疗相关死亡。在 CheckMate-057 和 CheckMate-017 研究的后续研究中发现 2 年总生存和治疗反应时间在纳武利尤单抗治疗组均明显优于化疗组。晚期非鳞癌 NSCLC 患者接受纳武利尤单抗治疗的 2 年总生存为 29%（95% CI，24%～34%），多西他赛组为 16%（95% CI，12%～20%）晚期鳞癌患者 2 年总生存在 23%（95% CI，16%～30%）多西他赛组为 8%（95% CI，4%～13%）纳武利尤单抗组有更低的 3～4 度治疗相关毒性（4% vs 55%）。

免疫治疗相关毒性反应如肺炎，在纳武利尤单抗组似乎更高。发生免疫相关不良反应的患者根据不良反应的严重程度可以静脉应用大剂量糖皮质激素。对于发生严重或威胁生命的免疫性肺炎患者需要永久停用纳武利尤单抗。

一项 Ⅲ 期临床试验将转移性鳞癌或非鳞癌 NSCLC，TMB≥10mut/mb，患者分为三个治疗组，患者分别应用双免疫-纳武利尤单抗联合 ipilimumab 治疗，纳武利尤单抗单药治疗或接受化疗。一年 PFS 在双免疫治疗组为 42.6%，而化疗组为 13.2%。中位 PFS 时间双免疫治疗组为 7.2 个月，化疗组 5.5 个月。双免疫治疗组客观缓解率为 45.3%。化疗组为 26.9%。两组的 3～4 度治疗相关性毒性分别为 31% 和 36%。免疫单药治疗组和化疗组的中位 PFS 时间无显著差异，分别为 4.2 个月和 5.6 个月。而亚组分析发现 TMB-H 患者免疫治疗单药组 PFS 为 9.7 个月，而化疗组为 5.8 个月。因此肿瘤突变负荷 TMB 检测被列为伴随诊断。NCCN 指南推荐高 TMB 患者应用纳武利尤单抗治疗，可联合 ipilimumab。

（2）帕博利珠单抗。帕博利珠单抗用于一线治疗：人类免疫检查点抑制剂通过抑制 PD-1 受体或 PD-L1 来增加机体的抗肿瘤免疫。PD-1 受体表达于激活的细胞毒 T 细胞表面。帕博利珠单抗可以抑制 PD-1 受体。一项 Ⅲ 期临床研究（Keynote-024）对比了帕博利珠单抗单药治疗和标准含铂两药方案作为一线治疗，入选人群为进展期非鳞癌或鳞癌肺癌患者，PD-L1 表达大于 50% 或更高，不携带 EGFR 突变或 ALK 融合基因。6 个月总生存帕博利珠单抗治疗组为 80.2%，而化疗组为 72.4%（死亡风险为 0.6；95% CI。0.41～0.89，P=0.005）。治疗反应率在帕博利珠单抗治疗组也明显高于化疗组，分别为 44.8% 和 27.8%。3～5 级治疗相关副反应在帕博利珠单抗治疗组低于化疗组，分别为 26.6% 和 53.3%。正是基于此项研究，NCCN 指南推荐帕博利珠单抗用于 PD-L1 表达高于 50% 进展期非小细胞肺癌的一线治疗，在应用帕博利珠单抗做一线治疗之前要求进行 PD-L1 表达的检测。另外一项 Ⅲ 期随机研究（Keynote-042）对比了帕博利珠单抗单药治疗对比含铂两药联合方案用于进展期鳞癌或非鳞癌的 NSCLC 一线治疗，患者

不携带 *EGFR* 突变基因或 *ALK* 融合基因,PD-L1 表达大于 1%。亚组分析发现,在 PD-L1 表达为 1%～49%阳性的患者,两组的总生存相似,帕博利珠单抗单药组为 13.4 个月(95%CI,10.7～18.2),而化疗组为 12.1 个月(95%CI,11.0～14.0)。在 PD-L1 表达高于 50%的亚组,帕博利珠单抗单药组优于化疗组,分别为 20.0 个月(95%CI,15.4～24.9)和 12.2 个月(95%CI,10.4～14.2)。KEYNOTE-407 研究是一项帕博利珠单抗联合(白蛋白结合型)紫杉醇＋卡铂对比单纯(白蛋白结合型)紫杉醇＋卡铂一线治疗晚期肺鳞癌的Ⅲ期研究,结果显示联合治疗组较单纯化疗组 PFS (mPFS 6.4m *vs* 4.8m,HR ＝ 0.56,*P* ＜ 0.001)和 OS(mOS 15.9m *vs* 11.3m,HR ＝ 0.64,*P* ＜0.001)得到显著延长,亚组分析结果提示,帕博利珠单抗联合白蛋白结合型紫杉醇/卡铂获得更多的 OS 获益(NR *vs* 12.6,HR＝0.59),基于此研究结果 NCCN 指南Ⅰ类推荐帕博利珠单抗联合(白蛋白结合型)紫杉醇＋卡铂方案用于晚期肺鳞癌的一线治疗。

作为Ⅰ类推荐,NCCN 推荐帕博利珠单抗一线用于进展期鳞癌或非鳞癌 NSCLC 并且 PD-L1 表达高于 50%阳性,不携带 *EGFR* 突变/*ALK* 重排或基因突变情况不明的患者。在这组选择性人群推荐帕博利珠单抗单药治疗,无需联合化疗。一线单药帕博利珠单抗治疗进展的患者后续应用含铂方案的联合化疗。在 NCCN2019 第 4 版更新中,作为ⅡB 类证据,推荐不能耐受或不愿接受含铂两药联合方案化疗,PD-L1 表达 1%～49%阳性,无免疫治疗禁忌的进展期鳞癌或非鳞癌 NSCLC,不携带 *EGFR* 突变或 *ALK* 融合基因的患者一线应用帕博利珠单抗单药治疗。尽管 PD-L1 免疫组化检测还不是一个十分理想的伴随诊断,但在一线免疫治疗之前,NCCN 依然推荐进行 PD-L1 检测。而不同的 PD-L1 检测试剂盒的结果可能存在偏颇,不同的药物根据临床试验推荐应用不同的试剂盒。

推荐在一线应用免疫治疗之前进行 PD-L1 表达的评估,同时应进行基因测序分析,肿瘤突变负荷及微卫星不稳定的检测。如果患者取得组织标本较为困难或存在风险,尽管外周血基因检测的准确性及敏感率同组织检测存在一定差距,也可应用外周血进行基因检测。

NCCN 推荐非鳞癌 NSCLC 联合应用帕博利珠单抗/卡铂(或顺铂)/培美曲塞联合治疗:对于没有免疫治疗禁忌的进展期非鳞癌 NSCLC,不携带 EGFR 敏感突变/ALK 基因重排/或基因突变状况不明,无论 PD-L1 表达情况如何,均推荐免疫治疗联合含铂方案的化疗。并推荐帕博利珠单抗/培美曲塞维持治疗。如果免疫治疗联合化疗失败的患者,二线推荐多西紫杉醇,培美曲塞或吉西他滨单药化疗。

对于转移性肺鳞癌,PD-L1 表达 1～49%阳性患者,推荐应用卡铂/紫杉醇(或白蛋白紫杉醇)/帕博利珠单抗作为一线治疗。此推荐基于Ⅲ期随机对照研究,(Keynote-407),为Ⅰ类推荐。此研究中免疫联合化疗组的治疗总有效率为 58.3%,而化疗组为 35%。后续研究发现,仅有 35%的患者 PD-L1 表达阳性率 TPS 低于 1%。

帕博利珠单抗在续贯治疗中的应用:基于一项Ⅱ/Ⅲ期临床试验(Keynote-010),对于一线未接受 PD-1/PD-L1 治疗的转移性非鳞癌或鳞癌 NSCLC,PD-L1 表达大于 1%,在一线含铂两药方案化疗后进展的患者,NCCN 推荐应用帕博利珠单抗单药治疗。

Keynote-010 研究纳入一线治疗后进展的非鳞癌及鳞癌 NSCLC,PD-L1 表达大于 1%,大部分患者为既往吸烟或吸烟者。患者随机进入三组,帕博利珠单抗 2 mg/kg 组,帕博利珠单抗 10 mg/kg 组,以及多西他赛治疗组 75 mg/m²,每三周方案。中位总生存在帕博利珠单抗低剂量组为 10.4 个月,高剂量组为 12.7 个月,多西他赛化疗组为 8.5 个月。帕博利珠单抗两个剂量组总生存均显著优于多西他赛化疗组。亚组分析发现在 PD-L1 表达大于 50%的患者,帕博利珠单抗显示出更长的生存获益。3~5级治疗相关毒性的发生率在免疫治疗组明显低于化疗组。

（3）阿特珠单抗——PD-L1抑制剂：阿特珠单抗是一个单克隆抗体结合至PD-L1并阻断PD-L1与PD-1和B7.1受体的相互作用。发挥对PD-L1/PD-1介导的免疫反应的抑制作用，包括抗肿瘤免疫反应的活化和诱导抗体依赖细胞毒性。在同源小鼠肿瘤模型中，阻断PD-L1活性导致肿瘤生长减低。

阿特珠单抗的一线应用：基于IMpover150研究，NCCN推荐阿特珠单抗/贝伐珠单抗联合化疗（卡铂/紫杉醇）用于转移性非鳞癌的NSCLC患者的一线治疗。患者EGFR敏感突变阴性，ALK基因重排阴性或状态不明，不论PD-L1表达状态如何。之后序贯阿特珠单抗，或贝伐珠单抗或阿特珠单抗/贝伐珠单抗中位总生存为19.2个月（95%CI,17.0~23.8），而化疗联合贝伐单抗组为14.7个月（95%CI,13.3~16.9），死亡风险为0.78（95%CI,0.64~0.96；$P=0.02$）。PFS在含阿特珠单抗治疗组有明显延长，8.3个月，而化疗联合贝伐珠单抗组为6.8个月，HR 0.62，（95%CI,0.52~0.74）。部分EGFR突变或ALK重排的患者经TKI治疗后进展或不能耐受TKIs治疗的患者也纳入了此研究。和化疗组相比，化疗联合阿特珠单抗组PFS也有延长，分别为6.1个月和9.7个月；HR 0.59（95%CI,0.37~0.94）。IMpower 130研究是一项阿特珠单抗联合白蛋白结合型紫杉醇＋卡铂对比白蛋白结合型紫杉醇＋卡铂一线治疗晚期非鳞NSCLC的Ⅲ期临床研究，结果显示联合治疗组较单纯化疗组PFS（mPFS 7.0m vs 5.5m，HR＝0.64，$P<0.0001$）和OS（mOS 18.6m vs 13.9m，HR＝0.79，$P<0.033$）得到显著延长，该治疗方案目前获得了EMA的批准。

阿特珠单抗在续贯治疗中的应用：OAK研究评估了在转移性NSCLC系统治疗后进展的患者，应用阿特珠单抗或多西他赛作为后续治疗的疗效。在阿特珠单抗治疗组比多西他赛化疗组总生存有明显延长，分别为15.6个月及11.2个月，HR 0.73（0.6~0.89）。在肺鳞癌组总生存仅有轻度延长，8.9个月和7.7个月，HR 0.73（0.54~0.98），$P=0.038$。治疗相关毒性反映在阿特珠单抗治疗组低于化疗组（15% vs 43%）。

（4）卡瑞利珠单抗的研究进展：在2019年WCLC会议上，有学者公布了卡瑞利珠单抗单用治疗不同PD-L1表达水平的二线以上NSCLC的Ⅱ期伞式研究。纳入标准包括：ⅢB/Ⅳ期NSCLC；ECOG PS评分：0~1分；至少一处可测量病灶；EGFR/ALK突变阴性患者在接受以铂类为基础的双药化疗过程中或之后出现疾病进展；EGFR/ALK突变阳性、既往接受TKI治疗后疾病进展且肿瘤PD-L1表达≥50%的患者。主要研究终点——ORR达到了18.5%。次要研究终点-中位PFS达到了3.2个月。在经治的晚期NSCLC患者中，无论PD-L1表达水平如何，与二线化疗的既往数据相比，卡瑞利珠单抗在ORR、PFS和OS上都有所提高；PD-L1表达水平越高，卡瑞利珠单抗疗效越好。PD-L1≥25%的患者获益最显著，PD-L1<1%的患者其疗效与二线单药化疗相当；并且卡瑞利珠单抗具有良好的耐受性。对于具有EGFR基因突变或ALK基因融合的患者，即使PD-L1>50%，也可能无法从卡瑞利珠单抗治疗中获益；卡瑞利珠单抗同样在局部晚期NSCLC的一线治疗中给患者带来获益。卡瑞利珠单抗联合化疗一线治疗EGFR/ALK野生型晚期非鳞NSCLC的随机Ⅲ期研究在2019年WCLC上进行了数据更新。一线治疗晚期非鳞NSCLC患者治疗组合对照组PFS分别为11.3和8.3月[HR 0.61（0.46~0.80），$P=0.0002$]。治疗总反应率ORR分别为60.0% vs 39.1%（$P<0.0001$）。在总生存，治疗组尚未达到，对照组为20.9个月。未观察到新的安全性问题。

（5）信迪利单抗在NSCLC新辅助治疗中的应用：2019ASCO公布了信迪利单抗注射液联合

化疗一线治疗晚期 NSCLC 的 Ⅰ 期临床试验的数据。信迪利单抗在一线治疗安全有效,另外两项 Ⅲ 期肺鳞癌及非鳞 NSCLC 的临床试验正在进行。中国医学科学院肿瘤医院的研究团队在 PD-1 单抗的新辅助治疗研究也进行了数据披露。肺鳞癌患者接受信迪利单抗的新辅助治疗后,耐受良好,取得了 45.5% 的主要病理缓解。PET-CT 提示原发灶的 SUV 摄取有明显降低。更多的 PD-1 单抗在新辅助治疗和辅助治疗中的应用研究正在进行。

4.治疗持续时间

通常建议我们会持续使用 PD-1/PD-L1 抑制剂至疾病进展或发生不可耐受的毒性反应,但治疗 2 年后也可停药。对于初始方案包含基于铂类化疗的患者,我们通常会给予 4～6 个周期的化疗治疗。

这一方法是基于促使美国 FDA 批准 PD-1/PD-L1 抑制剂使用的随机临床试验结果,这些试验中各药物都持续使用到疾病进展。根据 PD-1/PD-L1 抑制剂可能的疗效持续时间、持续的毒性风险,以及长期治疗的高成本,还需要进一步临床试验评估长期持续给药的替代方案。

5.PD-1/PD-L1 抑制剂耐药的处理

PD-1/PD-L1 抑制剂耐药患者管理的相关数据正在逐步增加。一般而言,应用免疫检查点抑制剂治疗时疾病进展的患者可采用化疗,之前未使用化疗者采用含铂类的二联化疗,接受过化疗者采用单药化疗。然而,如果是在最后一次 PD-1 或 PD-L1 抑制剂治疗后数月或数年才出现进展,则可能尝试重新开始此类治疗。

如果患者 PD-1/PD-L1 抑制剂治疗获得初始缓解后,又发生局限于 1 个或 2 个部位的进展("寡进展"),则进展部位可局部治疗(即放疗、热消融或手术),同时继续 PD-1、PD-L1 抑制剂进行全身治疗,这或许可替代全身性补救治疗,但应注意其支持数据有限。一项回顾性分析纳入了 26 例对 PD-1/PD-L1 抑制剂治疗获得性耐药的患者,其中 88% 的患者发生了局限于 1 个或 2 个部位的疾病复发。15 例患者(58%)接受了寡进展部位的局部治疗,但未启用全身性补救治疗;11 例患者在局部治疗后继续接受各自的 PD-1/PD-L1 抑制剂治疗。这 15 例患者的 2 年生存率是 92%。

6.生物标志物的局限性

虽然多项试验显示肿瘤表达 PD-L1 时,检测点抑制剂的疗效可能更好,但这既不能保证此类药物用于 PD-L1 高表达肿瘤一定有效,也不能说明其对 PD-L1 阴性肿瘤绝对无效。肿瘤内和不同部位肿瘤间的 PD-L1 表达水平可能存在一定异质性,并且肿瘤的 PD-L1 表达水平可随治疗疗效情况发生改变。然而,根据上述 KEYNOTE-024 试验数据,推荐对所有新诊断 NSCLC 患者都常规行 PD-L1 检测,以便决定一线治疗是否使用帕博利珠单抗单药治疗。

检测点抑制剂试验目前正在评估另一个指标肿瘤突变负荷(tumor mutation burden, TMB),但尚未确定其临床效用。

7.类固醇对免疫疗法疗效的影响

主要来自黑素瘤免疫疗法研究的现有数据表明,采用皮质类固醇治疗免疫相关不良事件并不会影响免疫治疗疗效。但有证据显示,基线使用相当于 ≥ 10 mg 泼尼松的皮质类固醇时,免疫疗法结局较差。目前还不清楚这些患者结局不太好是与长期应用皮质类固醇的免疫抑制作用直接相关,还是仅仅反映了存在需要使用类固醇不良因素,如有症状的脑转移、体重减轻、严重乏力或其他因素。虽然还需要更大型的验证性研究,但我们建议开始免疫治疗时使用皮质类固醇要保守且谨慎,除非有相应的治疗指征,如脑转移。

一项回顾性研究纳入 640 例采用 PD-L1 阻滞剂单药治疗晚期 NSCLC 的患者,多变量分析显示,接受相当于≥10 mg/d 泼尼松的泼尼松皮质类固醇的患者(占 14%)中,OS(HR 1.3,95% CI 1.03~1.57)和 PFS(HR 1.66,95%CI 1.3~2.2)更差。

(三)小细胞肺癌免疫治疗进展

小细胞肺癌(SCLC)占肺癌的 15%~20%。早期已发生血行转移,恶性度高,发展快。往往确诊时已为中晚期。治疗近数十年来是以化疗为主的综合治疗模式。一线含铂方案化疗敏感,但很快出现复发和转移。复治 SCLC 化疗效果差,预后不佳。近数十年小细胞肺癌的研究在不断探索中。2012 年 SCLC 全序列基因检测结果发布,发现很多潜在治疗靶点,但靶向治疗研究一直未有突破性进展。而小细胞肺癌应用免疫检查点抑制剂取得一定进展。

1.小细胞肺癌三线应用免疫检查点抑制剂

近年来,有研究中发现 SCLC 具有高突变负荷,提示 SCLC 纳武利尤单抗单药治疗的 ORR 为 10%,mPFS 为 1.4 个月,联合 ipilimumab 治疗可将 ORR 提高至 19%~23%。后续随机队列研究显示单药和联合方案治疗的 ORR 分别为 12% 和 21%。研究同时报道了三线接受纳武利尤单抗单药治疗患者的疗效,ORR 为 11.9%,mDOR 为 17.9 个月。基于这一数据,2018 年 8 月 FDA 批准纳武利尤单抗晚期 SCLC 三线治疗。

帕博利珠单抗也在复发性 SCLC 中进行了 2 项研究。KEYNOTE-028 研究是一项 IB 期研究,纳入了 24 例复发性广泛期 SCLC。后续一项 II 期研究纳入了 107 例经治 SCLC,对 PD-L1 表达状态没有选择。帕博利珠单抗单药治疗 ORR 为 19.3%,mPFS 为 2.0 个月,mOS 为 7.7 个月。基于汇总分析结果,美国 FDA 批准帕博利珠单抗用于晚期 SCLC 三线治疗。

从上述研究可知,SCLC 治疗临床上存在未被满足的巨大需求,虽然纳武利尤单抗治疗 SCLC 的 III 期临床研究结果以失败告终,但 NCCN 指南仍将纳武利尤单抗作为三线治疗推荐写入指南;而帕博利珠单抗获批用于 SCLC 三线治疗,也仅是基于 II 期研究数据。

2.在 SCLC 二线治疗的探索

临床上很多 SCLC 患者并没有机会接受三线治疗,因此更早线免疫治疗探索更具吸引力。在 SCLC 二线治疗上,也进行了相关免疫治疗研究,但结果令人失望。CheckMate 331 是一项随机 III 期研究,入组了 568 例含铂双药化疗进展后的患者,1∶1 随机分配接受纳武利尤单抗或研究者选择的化疗(拓扑替康或氨柔比星),结果显示,纳武利尤单抗并不能延长患者的 OS,mOS 分别为 7.5 个月和 8.4 个月;ORR(13.7% vs 16.5%);PFS(1.4 个月 vs 3.8 个月),对比显示化疗组在数值上更优。

在 SCLC 维持治疗的探索中,鉴于复发性 SCLC 对大多数治疗耐药,有研究用于维持治疗,但结果亦令人失望。一线单臂 II 期研究入组了 45 例一线 EP 方案治疗后取得缓解或疾病稳定的患者,给予帕博利珠单抗维持治疗,研究既定的 PFS 为 3.0 个月,但观察到的 PFS 仅 1.4 个月。另一项更大型的 III 期研究 CheckMate 451 显示出相似的结果。研究未达到主要终点,纳武利尤单抗+伊匹木单抗组和安慰剂组的 mOS 分别为 9.2 个月和 9.6 个月。这两项研究显示,SCLC 免疫维持治疗并未取得阳性结果。

3.免疫治疗在 SCLC 一线治疗的探索

虽然免疫治疗用于二线和维持治疗均未取得阳性结果,但其在一线治疗的研究引发了大家的关注。最初的研究探索了化疗联合抗 CTLA-4 单抗,但取得阴性结果。该研究评估了伊匹木单抗联合紫杉醇卡铂对比安慰剂联合化疗用于 SCLC 一线治疗,但联合方案并未改善 PFS(伊匹

木单抗组 *vs* 安慰剂组分别为 3.9 个月 *vs* 5.2 个月）或 OS（9.1 个月 *vs* 9.9 个月）。后续一项伊匹木单抗联合 EP 方案的Ⅲ期研究也取得了阴性结果，联合治疗并未改善 OS（11.0 个月 *vs* 10.9 个月）和 PFS（4.6 个月 *vs* 4.4 个月）。

在 2018 年世界肺癌大会（WCLC）上，阿特珠单抗联合化疗一线治疗广泛期 SCLC 的 IMpower133 研究结果重磅发布并在新英格兰医学杂志同步发表。

IMpower133 研究是一项全球、随机、安慰剂对照的双盲研究，纳入 403 例初治广泛期 SCLC 患者。所有患者接受 4 个周期的 EC 化疗，并随机分配接受联合阿特珠单抗或安慰剂治疗，在完成 4 个周期联合治疗后，分别给予阿特珠单抗或安慰剂维持治疗，直至疾病进展或未再获得临床获益。分层因素包括性别、ECOG PS 评分（0 *vs* 1 分）、脑转移状态（有 *vs* 无）。主要共同终点为 OS 和研究者评估的 PFS。

（朱　瑞）

第二节　肺部转移癌

肿瘤远处转移是恶性肿瘤的主要特征之一。肺脏有着丰富的毛细血管网，承接来自右心的全部血流，并且由于肺循环的低压、低流速的特点，使得肺成为恶性肿瘤最常见的转移部位之一。此外肿瘤还可以通过淋巴道或直接侵犯等多种方式转移到肺，尸检发现 20％～54％死于恶性肿瘤患者发生了肺转移，但仅有部分患者在生前被发现（表 12-1）。血供丰富的恶性肿瘤更容易发生肺部转移，如肾癌、骨肉瘤、绒毛膜癌、黑色素瘤、睾丸肿瘤、睾丸畸胎瘤、甲状腺癌等。大多数肺部转移瘤来自常见的肿瘤，如乳腺癌、结直肠癌、前列腺癌、支气管癌、头颈部癌和肾癌。

表 12-1　原发恶性肿瘤肺内转移情况

原发肿瘤	临床发现（％）	尸检发现（％）
黑色素瘤	5	66～80
睾丸生殖细胞瘤	12	70～80
骨肉瘤	15	75
甲状腺瘤	7	65
肾癌	20	50～75
头颈部肿瘤	5	15～40
乳腺癌	4	60
支气管肺癌	30	40
结肠直肠癌	<5	25～40
前列腺癌	5	15～50
膀胱癌	7	25～30
子宫癌	<1	30～40
宫颈癌	<5	20～30
胰腺癌	<1	25～40
食管癌	<1	20～35

原发肿瘤	临床发现(%)	尸检发现(%)
胃癌	<	20~35
卵巢癌	5	10~25
肝细胞瘤	<1	20~60

一、转移途径

恶性肿瘤肺部转移的途径有 4 种：血行转移、淋巴道转移、直接侵犯和气道转移。血行转移是恶性肿瘤肺部转移的主要方式。肺部有着丰富的毛细血管网，并且位于整个循环系统的中心环节，来自原发病灶的肿瘤栓子，经过静脉系统、肺动脉，很易被肺脏捕获，在适宜的微环境下肿瘤细胞发生增殖，形成转移肿瘤。经血行转移的肿瘤多位于肺野外带及下肺野等毛细血管丰富的部位，以多发转移病灶多见，少数情况下为孤立病灶。

经淋巴道转移在肺转移瘤中相对少见，肿瘤栓子首先通过血流转移到肺毛细血管，继而侵犯肺外周的淋巴组织，并沿淋巴管播散，临床上表现为肺淋巴管癌病，常见于乳腺癌、肺癌、胃癌、胰腺癌或前列腺癌的转移。原发肿瘤也可以先转移到肺门或纵隔淋巴结，再沿淋巴道逆行播散到肺，这种转移方式少见。

发生在肺脏周围的肿瘤皆有可能通过直接侵犯的方式转移到肺，如起源于胸壁的软组织肉瘤、起源于纵隔的原发瘤、食管癌、乳腺癌、贲门癌、肝癌、后腹膜肉瘤等。恶性肿瘤经气道转移罕见，理论上头颈部肿瘤、上消化道肿瘤及气管肿瘤有可能通过这种方式转移，但临床上很难证实。

二、临床表现

90％的肺转移瘤患者有已知的原发肿瘤或原发肿瘤的症状，但 80％～95％肺部转移瘤本身没有症状。当肿瘤巨大、阻塞气道或出现胸腔积液时会出现呼吸困难。突然出现的呼吸困难与胸腔积液突然增加、气胸或肿瘤内出血有关。气道转移瘤在肺部转移肿瘤中非常罕见，临床上表现为喘鸣、咯血、呼吸困难等症状，常见于乳腺癌、黑色素瘤等。肿瘤侵犯胸壁可以出现胸痛。个别患者在发现肺部转移瘤时没有原发肿瘤的症状，应积极寻找原发肿瘤，特别是胰腺癌、胆管癌等容易漏诊的肿瘤。淋巴管癌病的患者主要表现为进行性加重的呼吸困难和干咳、发绀，一般无杵状指，肺部体征轻微，常有细湿啰音。

三、影像学检查

常规的胸部 X 线摄影(chest X-ray,CXR)是发现肺部转移瘤的首选方法，胸部 CT 较 CXR 的敏感性高，其分辨率是 3 mm，而 CXR 仅能发现 7 mm 以上的病变，尤其是肺尖、近胸壁和纵隔的病变更容易漏诊。但 CT 扫描费用较高，特异性较 CXR 没有增加。如果 CXR 发现肺部有多发的转移灶，没有必要再进行 CT 检查，但以下情况应进行 CT 检查：CXR 正常、没有发生其他部位转移的畸胎瘤、骨肉瘤；CXR 发现肺内孤立性转移灶或打算进行手术切除的肺部转移瘤。对于高度危险的肿瘤，如骨和软组织肉瘤、睾丸畸胎瘤、绒毛膜癌等，应 3～6 个月复查胸部 CT，连续随访 2 年。

肺部转移瘤通常表现为多发结节影，由于发生转移的时间不同，结节常大小不等，直径 3～

15 mm,或者更大,同样大小的结节,提示是同一时间发生,结节位于肺野外带,尤其是下肺野。<2 cm 的结节常常是圆形的,边界清楚。较大的病灶尤其是转移性腺癌,边缘不规则,有时呈分叶状。4%的转移瘤有空洞,常见于鳞癌,上肺的空洞性病变比下肺多见,但多发性空洞性病变可能是良性病变,如 Wegener 肉芽肿。出血性转移灶表现为肿瘤周围的晕征,常见于绒毛膜癌,有时也见于血管肿瘤,如血管肉瘤或肾细胞癌。

肺部转移瘤的单发结节影少见,占所有单发结节影的 2%～10%。容易形成单发结节的肿瘤包括结肠癌、骨肉瘤、肾癌、睾丸癌、乳腺癌、恶性黑色素瘤等。结肠癌尤其是来源直肠乙状结肠的结肠癌,占孤立性肺部转移瘤的 1/3。

肺淋巴管癌病主要表现为弥漫的网索状、颗粒状或结节状阴影,支气管壁增厚,动脉轮廓模糊,CXR 可见 KerleyB 线。20%～40%的患者有肺门及纵隔淋巴结肿大,30%～50%的患者有胸腔积液或心包积液。但 CXR 检查难以发现早期的肺淋巴管癌病,在早期诊断肺淋巴管癌病方面高分辨 CT 有更大优势。

FDG-PET 用于鉴别肺部良恶性病变的特异性较 CT 和 CXR 高,PET 检查能够提供更多的信息。但 PET 的分辨率不高,直径<1 cm 的病变显像不佳,一些肉芽肿和炎症病变也可能出现假阳性结果。近年来 CT 与 PET 联合应用的 CT-PET 技术已在临床广泛应用,明显提高了恶性肿瘤诊断和鉴别诊断的敏感性和特异性,但目前此项检查的费用较高。

四、组织学检查

(1)由于转移瘤主要位于胸膜下,因此经胸针吸活检是组织学检查最常用的方法。其诊断肺部恶性病变的敏感性为 86.1%,特异性 98.8%,但对肺淋巴管癌病的诊断价值有限。气胸是最常见的并发症,发生率为 24.5%,但需要插管的仅 6.8%。其他并发症包括出血、空气栓塞、针道转移较少见。

(2)气管镜检查可以采用多种手段获取组织标本,如经支气管镜肺活检、气管镜引导下针吸活检、刷检、肺泡灌洗等。对于外周病变,支气管检查的阳性率不到 50%,但淋巴管癌病的诊断率较高。

(3)电视胸腔镜可以取代开胸肺活检用于肺转移瘤的诊断,并可同时进行手术治疗,并发症少,诊断特异性高。

(4)此外,经食管超声引导下的纵隔淋巴结针吸活检、纵隔镜下纵隔淋巴结活检对于诊断肺部转移瘤也有一定的参考价值。

五、治疗

手术是肺部转移瘤首选的治疗方法,和不能手术的患者相比,能够手术切除的肺部转移瘤患者的长期生存率明显改善,在满足手术条件的患者中(不论肿瘤类型),预计超过 1/3 的患者能获得长期生存(>5 年)。接受肺转移瘤切除术的患者应满足以下条件:没有肺外转移灶(如果有肺外转移灶,这些转移灶应能够接受手术或其他方法的治疗);患者的机体状态能够耐受手术;转移病灶能够完全切除,并能合理地保护残存的正常肺组织;原发肿瘤能被完全控制或切除。

手术方式主要包括胸骨正中切开术、胸廓切开术、横断胸骨双侧胸廓切开术和胸腔镜手术(VATS),各种手术方式的优劣见表 12-2。手术以剔除术为主,病灶切除时使肺膨胀,尽可能保留肺组织,应避免肺叶或全肺切除术。

表 12-2　转移瘤切除术比较

手术方式	优点	缺点
胸骨正中切开术	行双侧胸腔探查,疼痛轻	不利于肺门后病灶,左肺下叶病灶的切除。胸骨放疗是胸骨正中切开术的绝对禁忌证
胸廓切开术	标准手术方式,暴露好	只能暴露一侧胸腔,疼痛明显;双侧胸腔探查多需分期手术
横断胸骨双侧胸廓切开术	可以行双侧胸腔探查,改进下叶暴露,便于探查纵隔病变及胸腔的情况	切断了乳内动脉,痛苦增加
胸腔镜手术(VATS)	胸膜表面显示清楚,疼痛轻,住院时间短和恢复快,并发症很少	不能触诊肺脏,无法发现从肺表面不能看见的或CT未能查出的病变,可能增加住院费用

　　肺部转移瘤即使在完全切除后仍有一半的患者会复发,中位复发时间是 10 个月,再手术患者的预后明显好于未手术患者,5 年、10 年生存率分别为 44%、29% 及 34%、25%。目前再发肺转移瘤的手术适应证仍无明确的定论,一般认为对于年龄较轻、一般状况较好的患者,如果再发肺转移较为局限,原发肿瘤的恶性程度较低,原发肿瘤已被控制且无其他部位的远处转移,心肺功能能耐受手术的情况下可以考虑再次手术治疗。

　　肺转移瘤患者手术本身的并发症较低,手术死亡率为 0～4%。能够手术的肺转移瘤患者总的 5 年生存率可以达到 24%～68%,但不同组织类型的肿瘤预后有很大的差异,手术后预后较好的肿瘤为畸胎瘤、绒毛膜癌、睾丸癌,其次是肾癌、大肠癌和子宫癌等,预后较差的是肝癌和恶性黑色素瘤。转移灶切除是否完全对预后也有影响,完全切除患者的 5 年、10 年生存率分别为 36% 和 26%,而不完全切除者则分别为 22% 和 16%。无瘤间期(disease-free interval,DFI)是指原发肿瘤切除至肺转移出现的时间,DFI 越长,预后越好。肿瘤倍增时间(tumor-doubling time,TDT)反映的是转移瘤的发展速率,TDT 也是患者预后的重要预测指标,TDT 越长,预后越好,如果 TDT≤60 d 则不应进行手术治疗。

　　除手术以外,对化疗敏感的肿瘤或不能手术的肺部转移瘤仍应进行全身化疗,如霍奇金和非霍奇金淋巴瘤、生殖细胞肿瘤对化疗非常敏感,乳腺癌、前列腺癌和卵巢癌对全身化疗也有较好的反应。软组织肉瘤对化疗不敏感,但联合转移瘤切除术仍能改善患者的预后。除全身化疗外,对于不能手术的患者可以考虑局部栓塞和化疗,由于肿瘤局部药物浓度较高,在减轻化疗引起的全身反应的同时,可以提高治疗局部肿瘤的疗效。

　　放疗对于肺转移瘤患者的长期生存没有益处,对于气道阻塞的患者,放疗可以作为姑息性治疗方法。

(谭家富)

<h1>第三节　纵隔肿瘤</h1>

一、胸腺瘤

　　胸腺来源有第 3、第 4 腮囊,正常时位于前上纵隔,青春期后,胸腺多逐渐退化。胸腺瘤、畸胎类肿瘤和神经源性肿瘤为三种最常见的纵隔肿瘤。国内一组 467 例原发性纵隔肿瘤报道中，胸腺瘤占 114 例，仅次于畸胎(124 例)和神经源性肿瘤(116 例)。胸腺瘤在组织学可分成上皮细胞型、淋巴细胞型、梭形细胞型和混合型。胸腺肿瘤的良、恶性可通过大体标本中有无侵犯邻近结构来决定。胸腺瘤良性的较多，多数良性肿瘤有完整包膜。胸腺类癌亦有报道。

多数胸腺瘤患者年龄在 40 岁以上，男性略多于女性。半数以上的患者无症状，往往在体检时发现。如肿瘤压迫邻近器官，可出现咳嗽、胸痛、气急、吞咽困难等症状。另外，胸腺瘤与重症肌无力关系密切。重症肌无力为一种自身免疫性疾病，与胸腺的某些改变有关，可出现眼睑下垂，表情缺乏，咀嚼肌无力，行走困难等症状。休息时多无症状，活动后症状加剧，可累及任何骨骼肌。少数胸腺瘤患者还可伴有单纯红细胞再生障碍性贫血、皮质醇增多症、低丙种球蛋白血症，主要表现为 IgG、IgA 水平低下，并伴细胞免疫功能低下，临床可出现反复感染。恶性胸腺瘤可致上腔静脉综合征、胸腔积液、心包积液等。胸腺类癌罕见，源于胸腺组织中的胃肠嗜银细胞，临床上除有胸痛、气急、咳嗽等症状外，还可能出现甲状旁腺增生和胃泌素瘤综合征以及皮质醇增多症，并有向胸膜、肋骨和淋巴结转移的倾向。

X 线检查可见胸腺瘤多位于前纵隔，一般在心脏与升主动脉连接处。少数可发生于中纵隔甚至后纵隔。肿瘤呈圆形或类圆形阴影，可呈分叶状，密度均匀，可有钙化。良性肿瘤边缘清晰光滑。恶性肿瘤由于包膜不完整，边缘多毛糙不规则，分叶明显，可侵犯邻近组织，并可见胸腔积液，心包积液等征象。CT 扫描有助于胸腺肿瘤的定位诊断，尤其当恶性肿瘤侵犯邻近器官时，CT 能清晰地显示。

胸腺瘤应与畸胎瘤相鉴别，两者同为前纵隔肿瘤。一般认为胸腺瘤位置略高于畸胎瘤，但也有学者认为两者位置无差异。畸胎瘤发病年龄较轻，多在儿童和青春期发病，而胸腺瘤患者的年龄一般在 40 岁以上。如患者主诉咳出毛发，或 X 线胸片发现瘤内有骨状阴影或牙齿影，可确定为畸胎瘤。如伴有重症肌无力，则为胸腺瘤。

治疗首选手术切除。恶性胸腺瘤术后应给予化疗和/或放疗。良性者预后好，恶性胸腺瘤预后较差。预后还与患者是否存在重症肌无力等特殊疾病有关。

二、畸胎瘤

畸胎瘤也是最常见的纵隔肿瘤之一。根据其结构可分为 3 种类型：上皮样囊肿、皮样囊肿和畸胎瘤。上皮样囊肿是反衬以鳞状细胞的囊肿；皮样囊肿有鳞状上皮内衬，含有皮肤附件成分，毛发和皮脂物质；畸胎瘤可为实性或囊性，含有 2 个或 3 个胚层的成分。但组织学研究发现，无论何种类型往往存在一个胚层以上的成分，故可统称为畸胎瘤或畸胎类肿瘤，分成囊性畸胎瘤和实质性畸胎瘤。

畸胎瘤来源于脱离了最初组织原始影响的细胞。这些细胞来自第 3、第 4 腮裂和腮囊。畸胎瘤在组织学上可含有三个胚层的多种组织。外胚层组织包括表皮、毛发、皮脂腺、牙齿、胆固醇结晶、神经组织；中胚层组织包括肌肉、骨、软骨、血管、结缔组织；内胚层组织包括胸腺、甲状腺、支气管上皮、肠上皮、肝等。大多数畸胎类肿瘤为良性。

畸胎瘤可发生于各种年龄，但多数为 40 岁以下的青年和儿童，男、女均可患病。成年患者多无症状，儿童患者多有症状。症状多为肿瘤压迫邻近组织所致，可有咳嗽、声音嘶哑、上腔静脉综合征，继发性右心室增大等。囊性肿瘤感染时，可波及邻近组织。若肿瘤穿破支气管，可咳出毛发、油脂物质，还可能引起支气管哮喘反复发作。穿入胸膜腔，可发生脓胸。穿入心包，可致心脏压塞。以心包积液为主要表现者亦有报道。少数患者可伴小睾丸综合征。

X线和CT扫描显示肿瘤多位于前纵隔,常不对称,少数向两侧突出。偶可位于后纵隔,甚至侵及食管,经食管裂孔进入上腹部。肿瘤呈圆形或类圆形,边缘清晰,可呈分叶状,密度不均匀,边缘可钙化,肿瘤内有时可见骨状影或齿状影。肿瘤如有恶变、继发感染或出血,可在短期内明显增大。

治疗方法为手术切除。恶性畸胎瘤常可复发和扩散,且对化疗和放疗不敏感,预后差。

三、胸内甲状腺块

胸内甲状腺块包括假性胸内甲状腺肿瘤和真性胸内甲状腺肿瘤。假性胸内甲状腺肿瘤为颈部甲状腺在胸腔内的延伸;真性胸内甲状腺肿瘤为先天性,与颈部甲状腺无关,其血供直接来自纵隔内血管,临床上较少见。胸内甲状腺肿块的病理类型包括单纯甲状腺肿、甲状腺腺瘤和甲状腺癌。

胸内甲状腺肿块多发生于女性,男、女患者的比例约为 1：2,年龄都在 40 岁以上,一般病史较长。肿瘤逐渐增大产生压迫症状,出现咳嗽、吞咽困难、声音嘶哑、呼吸困难,甚至严重的呼吸困难,需气管切开挽救。甲状腺癌偶可引起肺上沟瘤综合征的表现。甲状腺功能亢进的症状很少见。

X线及CT检查显示肿块位于前上纵隔,多偏右侧,少数位于左侧或向双侧突出,一般在气管前方,偶见于后纵隔。假性胸内甲状腺肿块上端与颈部软组织影相连,边缘清晰,可为分叶状,气管、食管可受压移位。透视下可见肿块随吞咽活动而上下移动。真性胸内甲状腺位置变化较多。超声检查、^{131}I扫描、经皮穿刺检查等亦有助于诊断。手术切除是首选的治疗措施。

四、甲状旁腺腺瘤

甲状旁腺腺瘤是一种少见的纵隔肿瘤,多位于前纵隔。常伴甲状旁腺功能亢进而引起高钙血症。绝大多数可经颈部手术切除。

五、淋巴瘤

淋巴瘤是在网状内皮系统和淋巴系统产生的一组异质性的肿瘤。主要有霍奇金病与非霍奇金淋巴瘤两种类型。

根据组织病理学,霍奇金病可分为4类。①淋巴细胞为主型:有很多淋巴细胞和少数 R-S 细胞;②混合细胞型:有中等量 R-S 细胞并有混合型浸润物;③结节硬化型:除有浓密的纤维组织围绕霍奇金组织的结节之外,其他一般如混合细胞型;④淋巴细胞消减型:无多少淋巴细胞,有很多 R-S 细胞,同时有弥散性纤维化。

美国国立癌症研究所将非霍奇金淋巴瘤分类为以下几型。①低度恶性或预后良好的淋巴瘤:分化良好的弥散型;分化不良的淋巴细胞性结节型;结节混合型。②中度恶性或预后中等的淋巴瘤:结节组织细胞型;弥散分化不良淋巴细胞型;淋巴细胞型及弥散混合型。③高度恶性或预后不良的淋巴瘤:弥散型组织细胞型淋巴瘤(弥散型大细胞核裂和无核裂细胞,以及免疫母细胞型);未分化的弥散型(伯基特或非伯基特型);淋巴母细胞 T 细胞淋巴瘤。④杂型淋巴瘤:混合淋巴瘤、蕈样肉芽肿病、真正的组织型、其他的以及不能分类的类别。引起淋巴瘤的病因尚未明确,但有迹象表明可能与某些病毒感染有关。⑤纵隔淋巴结可能是淋巴瘤的原发部位,亦可能是全身淋巴瘤的一部分。霍奇金病和非霍奇金淋巴瘤的临床表现相似,主要为肿瘤压迫引起的症状,如咳嗽、胸痛、呼吸困难等,同时可伴有颈部和全身淋巴结进行性、无痛性肿大。全身症状有瘙痒、发热、乏力、贫血等。X 线和 CT 扫描显示肿瘤多位于中纵隔、肿块影像一侧或双侧凸出,呈分叶状,可有肺部浸润和肺不张,可伴胸腔积液。骨转移时胸骨、肋骨、脊柱等可有骨质破坏及病理性骨折。经皮纵隔淋巴结穿刺活检、纵隔镜检查以及颈部淋巴结活检可明确诊断和组织学类型。治疗以化疗和放疗为主。

六、神经源性肿瘤

神经源性肿瘤是最常见的纵隔肿瘤之一,占纵隔肿瘤的 20% 左右,无明显性别差异,儿童和成人均可发生。其中,成人 20%~30%、儿童 50% 为恶性神经源性肿瘤。

根据神经源性肿瘤的不同来源和性质,可分类为以下几种。

(一)源于神经鞘

1.良性

神经鞘瘤,神经纤维瘤。

2.恶性

恶性神经鞘瘤即神经源性肉瘤。

(二)源于自主神经节

1.良性

神经节瘤。

2.恶性

成神经细胞瘤即成交感神经细胞瘤,未完全分化的神经节瘤。

(三)源于副神经节系统

1.来源于交感神经

(1)良性:嗜铬细胞瘤。

(2)恶性:恶性嗜铬细胞瘤。

2.来源于副交感神经

(1)良性:非嗜铬性副神经节瘤即化学感受器瘤。

(2)恶性:恶性副神经节瘤。

神经源性肿瘤几乎都位于脊柱旁沟,沿着交感干,或与脊髓或肋间神经有关联。少数神经源性肿瘤可位于中纵隔,其发生与迷走神经或膈神经有关。

患者一般无症状,多在常规胸部 X 线检查时发现。肿瘤压迫周围组织,可产生胸痛、咳嗽、气急、吞咽困难和 Horner 征等临床表现,有些肿瘤压迫脊髓可致肢体麻痹。源于自主神经的肿瘤和嗜铬细胞瘤可产生儿茶酚胺,并可引起腹泻、腹部膨胀,高血压,出汗,皮肤潮红等症状。尿中香草苦杏仁酸(VMA)可升高。

X 线胸片示后纵隔脊柱旁圆形或类圆形块影或呈"哑铃状",边缘清晰,密度均匀,可呈分叶状,少数有钙化。如肿瘤压迫椎体或肋骨,可致骨质缺损。治疗以手术为主。

七、支气管囊肿

支气管囊肿可位于肺实质和纵隔中。囊肿表层为复层纤毛柱状上皮、黏液腺、软骨和平滑肌,腔内有乳状黏液,一般无症状。幼儿气管或隆凸部位的囊肿压迫气管、支气管时,可有咳嗽、呼吸困难和哮鸣等表现。如囊肿与支气管相通,继发感染时,可出现发热、脓痰和咯血等表现。

X线检查见病变多位于中纵隔,圆形或卵圆形,密度均匀、较实质性肿块略低,边缘光滑,常呈分叶状。与支气管相通时,囊肿内可出现气液平面。食管钡餐检查可见食管在隆凸水平有压迹。CT密度分辨能力强,对诊断支气管囊肿有意义。明确诊断后,应手术治疗。

八、心包囊肿

心包囊肿是纵隔中最常见的先天性囊肿。因原始心包板不能融合或胚胎胸膜的异常折叠而成,少数与心包相连。囊的外壁由结缔组织膜和少许弹性纤维、肌肉纤维组成,内壁为间皮细胞,上有血管分布。囊内含透明淡黄色液体。患者临床症状少,无特异性。

X线示囊肿位于前纵隔,多数在右心膈角前方,呈圆形或卵圆形,密度均匀,边缘光整。CT扫描有助于明确诊断,MRI有血液流空效应,可分辨心脏与囊肿。治疗以手术为主。

九、脂肪肿瘤

纵隔脂肪肿瘤少见,多为良性,即脂肪瘤,可发生于纵隔内任何部位,但以前纵隔为多见。一般无症状。X线检查显示肿瘤密度较低,由于柔软的脂肪组织受重力影响,在不同体位下形态可不同。CT密度分辨力强,对诊断脂肪瘤有帮助。

纵隔脂肪肉瘤罕见,可单发或多发。一般在手术后方能确诊。

十、囊性水瘤

纵隔囊性水瘤多为颈部囊性水瘤的延伸,也可单独存在于纵隔。多位于前纵隔。囊内含有澄清黄色或暗棕色液体。诊断一般需通过手术确定。

十一、其他纵隔肿瘤

其他纵隔肿瘤如纤维瘤、平滑肌瘤、血管瘤等均很少见。一般需经手术后病理检查才能诊断。

(谭家富)

第十三章

消化科肿瘤的综合治疗

第一节 食 管 癌

一、病因学

(一)烟和酒

长期吸烟和饮酒与食管癌的发病有关。有学者研究,大量饮酒者食管癌的发病率是基本不饮酒者的发病率的 50 余倍,吸烟量多者的发病率比基本不吸烟者高,酗酒嗜烟者的发病率是既不饮酒又不吸烟者的 156 倍。一般认为饮烈性酒者患食管癌的危险性更大,根据日本一项研究,饮用威士忌和当地的 Shochu 土酒危险性最大,而啤酒最小。非洲特兰斯开地区,用烟斗吸自己种的烟叶的人食管癌的发病率比吸纸烟者高。

(二)食管的局部损伤

长期喜进烫的饮食也可能是致癌的因素之一。例如,新加坡华裔居民中讲福建方言的人群有喝烫饮料的习惯,其食管癌的发病率比无此习惯的讲广东方言人群高得多。哈萨克族人爱嚼刺激性很强含有烟叶的"那司",可能和食管癌高发有一定关系。在日本,喜吃烫粥、喝烫茶的人群的发病率亦较高。

各种原因引起的经久不愈的食管炎,可能是食管癌的前期病变,尤其伴有间变细胞形成者癌变危险性更大。有研究者报道,食管炎和食管癌关系十分密切,食管炎往往比食管癌早发 10 年左右。食管炎也好发于中胸段食管,在尸检中食管炎往往和癌同时存在。

(三)亚硝胺

亚硝胺类化合物是一种很强的致癌物,中科院肿瘤研究所在人体内、外环境的亚硝胺致癌作用研究中发现,食管癌高发区林县居民食用的酸菜中和居民的胃液、尿液中,除有二甲基亚硝胺(NDMA)、二乙基亚硝胺(NDEA)外,还存在能诱发动物食管癌的甲基苄基亚硝胺(NMBZA)、亚硝基吡咯烷(NPYR)、亚硝基胍啶(NPIP)等,并证明食用的酸菜量与食管癌发病率成正比。最近报道用 NMBZA 诱导人胎儿食管癌获得成功,为亚硝胺病因提供了证据。

(四)霉菌作用

河南医科大学从林州市的粮食和食品中分离出互隔交链孢霉 261 株,它能使大肠埃希菌产生多种致突变性代谢产物,其产生的毒素能致染色体畸变,主要作用于细胞的 S 和 G_2 期。湖北钟祥市的河南迁居者中食管癌死亡率为当地居民的 5 倍,迁居者的主食中霉菌污染的检出率明显高于当地居民,迁居者食用的酸菜中黄曲霉毒素的检出率最高。用黄曲霉毒素、交链孢属和镰刀菌等喂养 Wistar 大鼠,能使大鼠食管乳头状瘤变和癌变,这已得到实验证实。

(五)营养和微量元素

综观世界食管癌高发区,一般都在土地贫瘠、营养较差的贫困地区,膳食中缺乏维生素、蛋白质及必需脂肪酸。这些成分的缺乏,可以使食管黏膜增生、间变,进一步可引起癌变。有些地区以肉食为主,很少吃新鲜蔬菜,粮食吃得很少,营养供给极不平衡,维生素明显缺乏,尤其是维生素 C 及维生素 B_2 缺乏。瑞典在食管癌高发区粮食中补充了维生素 B_2 后,明显降低了发病率。微量元素(铁、钼、锌等)的缺少也和食管癌的发生有关。钼的缺少可使土壤中硝酸盐增多。调查发现河南林县水土中缺少钼,可能和食管癌的高发有关。文献报道,高发区人群中血清钼、发钼、尿钼及食管癌组织中的钼都低于正常水平。钼的抑癌作用已被美国等地研究者们所证实。

(六)遗传因素

人群的易感性与遗传和环境条件有关。食管癌具有比较显著的家族聚集现象,高发地区连续 3 代或 3 代以上出现食管癌患者的家族屡见不鲜。例如,伊朗北部高发区某一村庄中有 12 个家庭共 63 人,其中食管癌患者 14 人,而 13 人是一对夫妻的后裔。由食管癌高发区移居低发区的居民,也仍保持相对高发。

(七)其他因素

进食过快、进食粗硬食物可能引起食管黏膜损伤,反复损伤可以造成黏膜增生间变,最后导致癌变。某些食管先天性疾病(如食管憩室、裂孔疝),或经常接触石棉、铅、矽等可能和食管癌的发病有一定联系。放疗癌症数年后,在放射范围内又可诱发另一癌症的报道也不罕见。

二、诊断

(一)临床表现

1.早期症状

在食管癌的始发期和发展早期,局部病灶处于相对早期阶段,出现症状可能是由局部病灶刺激食管引起食管蠕动异常或痉挛,或由局部炎症、肿瘤浸润、食管黏膜糜烂、表浅溃疡所致。发生的症状一般比较轻微而且时间较为短暂,其间歇时间长短不一,常反复出现,时轻时重,间歇期间可无症状,可持续 1~2 年甚至更长时间。主要症状为胸骨后不适,有烧灼感或疼痛,食物通过时局部有异物感或摩擦感,有时吞咽食物在某一部位有停滞或轻度梗阻感。下段食管癌还可引起剑突下或上腹不适、呃逆、嗳气。上述症状均非特异性,也可发生在有食管炎症和其他食管疾病时,唯食管癌的症状常与吞咽食物有关,进食时症状加重,而食管炎患者吞咽食物时这些症状反而减轻或消失。

2.中晚期症状

(1)吞咽困难:是食管癌的典型症状。由于食管壁具有良好的弹性及扩张能力,一般出现明显吞咽困难时,肿瘤常已侵犯食管周径 2/3 以上,此时常已伴有食管周围组织的浸润和淋巴结转移。吞咽困难在开始时常是间歇性的,可以由于食物堵塞或局部炎症水肿而加重,也可以因肿瘤坏死脱落或炎症的水肿消退而减轻。但随着病情的发展,总的趋向是进行性加重且呈持续性,其发展一般比较迅速,多数患者如不治疗可在梗阻症状出现后 1 年内死亡。吞咽困难的程度与病理类型有关,缩窄型和髓质型病例较为严重,其他类型较轻。也有约10%的患者就诊时并无明显吞咽困难。吞咽困难的严重程度与肿瘤大小、手术切除率和生存率等并无一定的关系。

(2)梗阻:严重者常伴有反流,持续吐黏液,这是由食管癌的浸润和炎症反射性地引起食管腺和唾液腺分泌增加所致。黏液积存于食管内可以反流,引起呛咳甚至吸入性肺炎。

(3)疼痛:胸骨后或背部肩胛间区持续性钝痛常提示食管癌已有外浸,引起食管周围炎、纵隔炎,疼痛也可以是肿瘤引起食管深层溃疡所致。下胸段或贲门部肿瘤引起的疼痛可以发生在上腹部。疼痛严重不能入睡或伴有发热,不但手术切除的可能性较小,而且有肿瘤穿孔的可能。

(4)出血:食管癌患者有时也会因呕血或黑便而来医院诊治。肿瘤可浸润大血管特别是胸主动脉而造成致死性出血。对于有穿透性溃疡的病例特别是CT检查显示肿瘤侵犯胸主动脉者,应注意出血的可能。

(5)声音嘶哑:常是肿瘤直接侵犯或转移至淋巴结压迫喉返神经所引起的,但有时也可以由吸入性炎症引起的喉炎所致,间接喉镜有助于鉴别。

(6)体重减轻和厌食:因梗阻进食减少,营养情况日趋低下,消瘦、脱水常相继出现,但患者一般仍有食欲。患者在短期内体重明显减轻或出现厌食症状常提示肿瘤有广泛转移。

3.终末期症状和并发症

(1)恶病质、脱水、衰竭:是由食管梗阻致滴水难入和全身消耗所致,常同时伴有水、电解质紊乱。

(2)肿瘤浸润:穿透食管侵犯纵隔、气管、支气管、肺门、心包、大血管等,引起纵隔炎、脓肿、肺炎、肺脓肿、气管食管瘘、致死性大出血等。

(3)全身广泛转移引起的相应症状,如黄疸、腹水、气管压迫,导致呼吸困难、声带麻痹、昏迷等。

(二)病理

1.早期食管癌的大体病理分型

经过20多年对早期食管癌的研究,尤其是对早期食管癌切除标本的形态学研究,可将早期食管癌分成4个类型。

(1)隐伏型:在新鲜标本上,病变略显粗糙,色泽变深,无隆起和凹陷。标本固定后,病灶变得不明显,镜下为原位癌。该型是食管癌最早期阶段。

(2)糜烂型:病变黏膜轻度糜烂或略凹陷,边缘不规则,呈地图样,与正常组织分界清楚,糜烂区内呈颗粒状,偶见残余正常黏膜小区。在外科切除的早期食管癌中较为常见。

(3)斑块型:病变黏膜局限性隆起,呈灰白色斑块状,边界清楚,斑块最大直径<2 cm。切面质地致密,厚度为3 mm以上,少数斑块表面可见有轻度糜烂,食管黏膜纵行皱襞中断。病理为早期浸润癌,肿瘤侵及黏膜肌层或黏膜下层。

(4)乳头型或隆起型:肿瘤呈外生结节状隆起,乳头状或息肉状突入管腔,基底有一个窄蒂或宽蒂,肿瘤直径为1~3 cm,与周围正常黏膜分界清楚,表面有糜烂并有炎性渗出,切面为灰白色均质状。这一类型在早期食管癌中较少见。

田德发等对林州市人民医院手术切除的100例早期食管癌标本做了大体病理分型研究。早期食管癌除上述4个类型外,可增加两个亚型:①表浅糜烂型为糜烂型的一个亚型,特点是糜烂面积小而表浅,一般不超过2.5 cm。病变边缘无下陷,周围正常黏膜无隆起,表浅糜烂常多点出现,一个病灶内可见几个小片状糜烂近于融合。病理为原位癌或原位癌伴浸润或黏膜内癌。

②表浅隆起型是从斑块型中分出的一个亚型,特点是病变黏膜轻微增厚或表浅隆起,病变范围较大,周界模糊,隆起的黏膜粗糙,皱襞紊乱、增粗,表面似卵石样或伴小片浅表糜烂。病理为原位癌,少数为微小浸润癌。

2.中、晚期食管癌的大体病理分型

(1)髓质型:肿瘤多累及食管周径的大部或全部,大约有一半病例的肿瘤超过 5 cm。肿瘤累及的食管段明显增厚,向管腔及肌层深部浸润。肿瘤表面常有深浅不一的溃疡,瘤体切面为灰白色,均匀致密。

(2)蕈伞型:肿瘤呈蘑菇状或卵圆形,突入食管腔内,隆起或外翻,表面有浅溃疡。切面可见肿瘤已浸润食管壁深层。

(3)溃疡型:癌组织已浸润食管深肌层,有深溃疡形成。溃疡边缘稍有隆起,溃疡基部甚至穿透食管壁引起芽孔,溃疡表面有炎性渗出。

(4)缩窄型:病变浸润食管全周,呈环形狭窄或梗阻,肿瘤大小一般不超过 5 cm。缩窄上段食管明显扩张。肿瘤切面结构致密,富于增生结缔组织。癌组织多浸润食管肌层,有时穿透食管全层。

(5)腔内型:肿瘤呈圆形或卵圆形向腔内突出,常有较宽的基底与食管壁相连,肿瘤表面有糜烂或不规则小溃疡。腔内型食管癌的切除率较高,但远期疗效并不佳。

3.分期

1987 年国际抗癌联盟(UICC)对食管癌的 TNM 分期进行了修订。首先对食管的分段进行了修改。以往食管的分段为颈段食管从食管入口(下咽部)到胸骨切迹,上胸段从胸骨切迹到主动脉弓上缘(T_6 下缘),中胸段从主动脉弓上缘到肺下静脉下缘(T_8 下缘),下胸段从肺下静脉下缘到贲门入口(包括膈下、腹段食管)。这一分段方法的缺点是 X 线片上不能辨认肺下静脉,主动脉弓随年龄老化屈曲延长而上移,使胸段食管分割不均等。新的分段方法是颈段食管分段如旧,上胸段食管以气管分叉为下缘标志,即从胸骨切迹至气管分叉为上胸段,气管分叉以下至贲门入口再一分为二,分成中胸段和下胸段。如此分段分割均等,易于在 X 线片上确定标志点。临床上,上胸段食管手术以经右胸为好,而中、下段食管癌大多可经左胸手术,因此更有实际意义。

UICC 制定的 TNM 国际食管癌分期如表 13-1 所示。

表 13-1　TNM 国际食管癌分期

TNM 分期	具体分期		描述
	T_x		不能明确的原发癌,如拉网等细胞学检查发现瘤细胞,但未能发现瘤体
	T_0		无原发瘤证据
	T_{is}		高度不典型增生,指局限在上皮层内、未浸出基底膜的肿瘤
T 分期(原发肿瘤)	T_1	T_{1a}	肿瘤侵及黏膜固有层或黏膜肌层
		T_{1b}	肿瘤侵及黏膜下层
	T_2		肿瘤侵犯肌层,未达食管纤维膜
	T_3		肿瘤侵及食管纤维膜
	T_4	T_{4a}	肿瘤侵犯胸膜、心包、奇静脉、膈肌或腹膜(壁腹膜受累为第 8 版新增)
		T_{4b}	肿瘤侵犯主动脉、椎体或器官等其他重要脏器

续表

TNM 分期	具体分期	描述
	N_x	不能评估区域淋巴结
	N_0	无区域淋巴结转移
N 分期（区域淋巴结）	N_1	区域淋巴结组有 1～2 枚淋巴结转移
	N_2	区域淋巴结组有 3～6 枚淋巴结转移
	N_3	区域淋巴结组有 7 枚或更多淋巴结转移
	M_x	不能评估远处转移
M 分期（远处转移）	M_0	肿瘤无远处脏器和淋巴结转移
	M_1	肿瘤已转移至远处淋巴结和/或其他脏器

（三）实验室及其他检查

1.食管功能的检查

食管功能检查分为食管运动功能检查和胃食管反流情况的测定。此类检查在国外已开展30 多年，近年来国内亦相继开展，简单介绍如下。

（1）食管运动功能试验：①食管压力测定适用于疑有食管运动失常的患者，即患者有吞咽困难或疼痛症状而 X 线钡餐检查未见器质性病变，如贲门失弛症、食管痉挛和硬皮病，还可对抗反流手术的效果做出评价或作为食管裂孔疝的辅助诊断。可用腔内微型压力传感器或用连于体外传感器的腔内灌注导管系统。测定时像放置鼻胃管那样将测压器先置于胃内，确定胃的压力曲线后，将导管往回撤，分别测定贲门部（高压带）、食管体部、食管上括约肌和咽部等处的压力曲线，分析这些压力曲线的改变即可了解食管压力的变化，对食管运动功能异常做出诊断。②酸清除试验适用于测定食管体部排除酸的蠕动效率。方法是让测试者吞服一定浓度酸 15 mL 后，正常情况下经 10～12 次吞咽动作后即能将酸全部排入胃内，如果需要更多的吞咽动作才能排除或根本没有将酸排除，则视为食管的蠕动无效，也就是说食管运动存在障碍。

（2）胃食管反流测定：胃食管反流的原因很多，如贲门的机械性缺陷、食管体部的推进动作不良、胃无张力、幽门功能失常、胃排空延滞以及食管癌手术。胃内容物（特别是胃酸）反流至食管，使食管黏膜长期与胃内容物接触，引起食管黏膜损伤，患者常有胃灼热、反呕、胸骨后疼痛等症状。下列试验有助于胃食管反流的测定。

食管的酸灌注试验：让测试者取坐位，以每分钟 6 mL 的速度交替将生理盐水和 0.1 mol/L盐酸灌入食管中段，以测定食管对酸的敏感性。灌酸时患者出现胃灼热、胸痛、咳嗽、反呕等症状，而灌生理盐水后症状消失为试验阳性。灌酸 30 mL 不发生症状为试验阴性。

24 h 食管 pH 监测：将 pH 电极留置于下段食管高压带上方，连续监测 pH 24 h，以观察受试者日常情况下的反流情况。当 pH 降至 4 以下算是一次反流，pH 升至 7 以上为碱性反流。记录患者在不同体位进食时的情况，就能对患者有无反流、反流的频度和食管清除反流物的时间做出诊断。

食管下括约肌测压试验：食管下括约肌在消化道生理活动中起着保证食物单方向输送的作用，即抗胃食管反流作用。食管下括约肌的功能如何，不仅取决于它在静止时的基础压力，还取决于胸、腹压力的影响，以及它对胃扩张、吞咽、体位改变等不同生理因素的反应。另一个决定食管下括约肌功能的因素是它在腹内的长度。可从鼻孔插入有换能器的导管至该部位进行测定。

2.影像学诊断

(1)X线钡餐检查:该方法是诊断食管及贲门部肿瘤的重要手段之一,由于其检查方法简便,患者的痛苦小,不但可用于大规模普查和食管癌的临床诊断,而且可追踪观察早期食管癌的发展演变过程,为研究早期食管癌提供可靠资料。做食管钡餐检查时应注意观察食管的蠕动状况、管壁的舒张度、食管黏膜改变、食管充盈缺损及梗阻程度。食管蠕动停顿或逆蠕动,食管壁局部僵硬不能充分扩张,食管黏膜紊乱、中断和破坏,食管管腔狭窄、不规则充盈缺损、溃疡或瘘管形成以及食管轴向异常均为食管癌重要的X线征象。对于早期食管癌和食管管腔明显梗阻狭窄,低张双重造影检查优于常规钡餐造影。X线检查结合细胞学和食管内镜检查,可以提高食管癌诊断的准确性。

早期食管癌X线改变可分为扁平型、隆起型和凹陷型。扁平型肿瘤扁平无蒂,沿食管壁浸润,食管壁局限性僵硬,食管黏膜呈小颗粒状改变或紊乱的网状结构。隆起型肿瘤向食管腔内生长,表现为斑块状或乳头状隆起,中央可有溃疡形成。凹陷型肿瘤区有糜烂、溃疡,呈现凹陷改变。侧位为锯齿状不规则状,正位为不规则的钡池,内有颗粒状结节,呈地图样改变,边缘清楚。

中晚期食管癌的X线表现。髓质型:在食管片上显示为不规则的充盈缺损,上缘、下缘与食管正常边界呈斜坡状,管腔狭窄。病变部位黏膜破坏,常见大小不等的龛影。蕈伞型:在食管片上显示明显充盈缺损,其上缘、下缘呈弧形,边缘锐利,与正常食管分界清楚。病变部位黏膜纹中断,钡剂通过有部分梗阻现象。溃疡型:在食管片上显示较大龛影,在切线位上见龛影深入食管壁内甚至突出于管腔轮廓之外。如溃疡边缘隆起,可见"半月征"。钡剂通过时梗阻不明显。缩窄型:食管病变较短,常在3 cm以下,边缘较光滑,局部黏膜纹消失。钡剂通过时梗阻较严重,病变上端食管明显扩张,呈现环型或漏斗状狭窄。腔内型:病变部位食管管腔增宽,常呈梭形扩张,内有不规则或息肉样充盈缺损,病变上、下界边缘较清楚、锐利,有时可见清晰的弧形边缘,钡剂通过尚可。中晚期食管癌分型以髓质型最为常见,蕈伞型次之,其余型较少见。

(2)食管癌CT表现:CT扫描可以清晰地显示食管与邻近纵隔器官的关系。正常食管与邻近器官分界清楚,食管壁厚度不超过5 mm,如食管壁厚度增加,与周围器官分界模糊,则表示有食管病变。CT扫描可以充分显示食管癌病灶的大小、肿瘤外侵的范围及程度,明显优于其他诊断方法。CT扫描还可帮助外科医师决定手术方式,指导放疗医师确定放疗靶区,设计满意的放疗计划。1981年,Moss提出食管癌的CT分期:Ⅰ期肿瘤局限于食管腔内,食管壁厚度≤5 mm;Ⅱ期肿瘤伴食管壁厚度>5 mm;Ⅲ期食管壁增厚,同时肿瘤向邻近组织器官(如气管、支气管、主动脉或心房)扩展;Ⅳ期为任何一期伴有远处转移者。CT扫描时,重点应观察食管壁厚度、肿瘤外侵的程度、范围及淋巴结有无转移。肿瘤外侵在CT扫描上表现为食管与邻近器官间的脂肪层消失,器官间分界不清。颈胸段食管癌CT扫描显示肿块向前挤压气管,形成气管压迹。轻者可见气管后壁隆起,突向气管腔内;重者肿瘤可将气管推向一侧,气管受压变形,血管移位。中胸段食管癌CT扫描显示食管壁增厚,软组织向前侵犯,使食管与主动脉弓下、气管隆嵴下的脂肪间隙变窄甚至消失,其分界不清。尤其在气管分叉水平,肿瘤组织的外侵挤压造成气管成角改变,有时可见气管向前移位,重者可见气管壁受压而变弯。肿瘤向右侵犯,CT扫描显示食管壁增厚,奇静脉窝变浅甚至消失。肿瘤向左后侵犯,CT扫描显示食管与降主动脉间的界线模糊不清。下胸段食管癌外侵扩展,CT扫描显示左心房后壁出现明显压迹。CT不能诊断淋巴结转移(正常大小),难以诊断食管周围淋巴结转移,一方面是CT难以区别原发灶浸润和淋巴结转移,另一方面是良性的炎症改变也可引起淋巴结肿大,特别是肿瘤坏死易引起淋巴结炎症反应,因此 CT 对食管癌淋巴结转移的诊断价值很有限。一般直径<1.0 cm 的淋巴结为正常大小,直径为 1.0~1.5 cm 的淋巴结为可疑淋巴结,淋巴结直径>1.5 cm 即为不正常。

CT 扫描诊断食管癌的依据是食管壁的厚度、肿瘤外侵的范围及程度,但食管黏膜不能在 CT 扫描中显示,因此 CT 扫描难以发现早期食管癌。将 CT 与 X 线检查相结合,有助于食管癌的诊断和分期水平的提高。

3.食管脱落细胞学检查

食管脱落细胞学检查方法简便,操作方便、安全,患者的痛苦小,其准确率在 90% 以上,为食管癌大规模普查的重要方法。食管脱落细胞学检查结合 X 线钡餐检查可作为食管癌的诊断依据,使大多数患者免受食管镜检查的痛苦。但食管狭窄有梗阻时,脱落细胞采集器不能通过,应行食管镜检查。

大多数患者均能耐受食管脱落细胞学检查,但对食管癌有出血及出血倾向者,或伴有食管静脉曲张者应禁止做食管拉网细胞学检查;对 X 线片上见食管有深溃疡或合并高血压、心脏病及晚期妊娠的食管癌患者,应慎行食管拉网脱落细胞检查;对全身状况差,过于衰弱的患者应先改善患者的一般状况再做细胞学检查;对合并上呼吸道及上消化道急性炎症者,应先控制感染再行细胞学检查。

4.食管镜检查

近年来,纤维食管镜被广泛应用于食管癌的诊断。纤维食管镜镜身柔软,可随意弯曲,光源在体外,插入比较容易,患者的痛苦少。做食管镜检查时可以在直视下观察肿瘤的大小、形态和部位,为临床医师提供治疗的依据,同时也可在病变部位做活检或镜刷检查。食管镜检查与脱落细胞学检查相结合,是食管癌理想诊断方法。

(1)适应证:①患者有症状,X 线钡餐检查为阳性,而细胞学诊断为阴性时,应先重复做细胞学检查,如仍为阴性,应该做食管镜检查及活检以明确诊断。如 X 线钡餐检查见食管明显狭窄,预计脱落细胞学检查有困难,应首先考虑食管镜检查。②患者有症状,细胞学诊断为阳性,而 X 线钡餐检查为阴性或 X 片上仅见食管有可疑病变,需做食管镜检查明确食管病变部位及范围。③患者有症状,细胞学诊断为阳性,X 线钡餐检查怀疑食管有双段病变时,为了帮助临床医师选择治疗方案,需通过食管镜检查明确食管病变的部位及范围。④食管癌普查中,细胞学检查为阳性,而患者没有自觉症状,X 线钡餐检查为阴性,为了慎重起见,必须做食管镜检查,以便最后确诊。

(2)禁忌证:①有严重心肺疾病、明显的胸主动脉瘤,高血压未恢复正常,有脑出血及无法耐受食管镜检查者。②有巨大食管憩室,明显食管静脉曲张或高位食管病变伴高度脊柱弯曲畸形者。③有口腔、咽喉、食管及呼吸道急性炎症者。④有严重出血倾向或严重贫血者。

(3)食管镜下表现:食管镜下早期食管癌的形态表现如下。①病变处黏膜充血肿胀,微隆起,略高于正常黏膜,颜色较正常黏膜深,与正常黏膜界线不清楚,镜管触及易出血,管壁舒张度良好。②病变处黏膜糜烂,颜色较正常黏膜深,失去正常黏膜光泽,有散在小溃疡,表面附有黄白色或灰白色坏死组织,镜管触及易出血,管壁舒张度良好。③病变处黏膜有类似白斑样改变,微隆起,白斑周围黏膜颜色较深,黏膜中断,食管壁较硬,触及不易出血。进展期食管癌病灶直径一般为 3 cm 以上,在食管镜下可分为肿块型、溃疡型、肿块浸润型、溃疡浸润型及四周狭窄型。

三、治疗

(一)手术治疗

1.手术方法

手术是治疗食管癌的主要方法。就外科切除而言,可分为根治性切除(切除全部或大部分食管、纵隔软组织及食管周围转移淋巴结)和姑息性切除(切除不彻底,以解决吞咽困难为主要目的)。不管是根治性还是姑息性切除,食管癌的手术有一定的并发症和死亡率。在手术前必须认真评估是否需要手术和是否能够耐受手术。

(1)手术禁忌证。①患者病期晚:为 T_4 期(除侵犯胸膜、心包或膈肌外)或有多处或多脏器转移。②患者不能耐受手术:判断是否能耐受手术,需对患者的情况进行综合分析,不能只凭一项指标轻率地做出判断。归纳起来,主要的手术禁忌证包括:患者伴有烟草、酒精中毒既往史,70 岁以上;伴有或不伴有无应变性体重下降 15% 以上;各项呼吸功能指标缩减 40% 以上;有肯定的肝细胞功能不足及伴有心血管疾病及糖尿病等。当上述指标存在于同一个患者时应禁止施行一切外科操作。如果 2 个或 3 个指标同时存在,不应该视为手术绝对禁忌证,综合分析,慎重地做出决定。

(2)手术适应证:①$T_1 \sim T_3$ 期,以及 T_4 期可切除肿瘤(除侵犯胸膜、心包或膈肌外),尤其是肿瘤位于胸下段。②放疗后复发者应该首选手术。

外科切除的原则,切除的正常食管的长度至少应距离肿瘤的上、下缘 5 cm。此外,局部切除的广度也十分重要,在后纵隔存在一些解理层和临时阻癌屏障(前为心包,后为胸主动脉外膜,两侧为纵隔胸膜),应将癌变的食管连同其周围的脂肪结缔组织和淋巴组织等整块切除,只有在切断食管时才可见到食管肌层。临床资料分析表明,这种整块组织的受侵比例很高,并且清扫者的预后远好于未清扫者。

食管癌的外科治疗术式:胸段食管癌手术的主要术式包括进胸手术(Sweet 手术、Ivor-Lewis 手术、Akiyama 手术)、非开胸手术(经膈肌裂孔食管切除术、食管拔脱术)及微创手术等。颈段食管癌的主要术式为咽-喉-全食管切除术。手术术式的选择主要依据原发肿瘤的大小、部位以及外科医师的习惯。对吻合口的最佳位置一直存在争议。颈部吻合的优点包括对食管有更大的切除范围,有可能不开胸,有较少的严重食管反流症状以及较少的吻合口瘘相关的严重并发症。胸内吻合的优点包括:吻合口瘘和吻合口狭窄的发生率低。术式简介如下。

Sweet 手术:通过一个手术切口施术(单一胸部切口或胸-腹部联合切口)。该法多用于食管下 1/3 段食管癌,也可用于中 1/3 段食管癌。

Ivor-Lewis 手术:经右胸和腹部双切口施术,于胸腔顶部行食管-胃吻合。这种方法能彻底了解肿瘤的腹腔内扩散和转移情况。如果需要可进行系统的胃左动脉和腹腔干区的淋巴结清扫,同时能切除足够长的食管及广泛切除食管周围的淋巴和软组织,以行纵隔清扫,也往往适用于食管下 1/3 和中 1/3 段食管癌。

Akiyama 手术(三野清扫术):从颈、胸、腹 3 个切口施术,清扫颈部、胸部和腹部的淋巴结。该术式理论上的好处是能切除足够长的正常食管和彻底清扫淋巴结;而且该术式采用颈部吻合,降低了吻合口瘘发生的概率,即使发生也比胸腔内吻合容易处理。但是,该术式的手术范围大,操作困难,也很危险,并发症的发生率高。该术式可用于任何一段的食管癌。该术式由日本人发起,并在日本和中国部分地区得到认可。但欧洲和美国认为该术式并没有提高疗效,且并发症高。

经食管裂孔食管切除术:选用颈、腹2个切口,在颈部和贲门处将食管切断,采用钝性分离的方法,经颈部和食管膈肌裂孔上、下游离食管并"会师",然后将游离的胃/结肠经食管床提至颈部与食管吻合。该术式的特点是没有对纵隔淋巴结进行清扫,创伤小,手术时间短,患者恢复得好,手术对患者的心肺功能影响小,经济负担轻。欧美国家多用该术式,他们的随机分组研究认为该术式与二野清扫取得相同的疗效。国内多数外科医师对这一术式有不同观点,主要将其用于早期无明显外侵和远处淋巴结转移者,或高龄、有严重心血管等内科疾病者。

食管拔脱术:目前较少应用,选用颈、腹2个切口,在颈部和贲门处将食管切断,用拔脱器将病变食管黏膜向上或向下牵拉,由切口拔出。游离的胃/结肠经扩张后的食管肌层管道提至颈部与食管吻合。该术式是下胸段食管癌或食管贲门癌的一种姑息治疗手段,患者耐受性好,与经食管裂孔食管切除术相比较,减少了纵隔出血、气管损伤及乳糜胸等并发症的发生。

咽-喉-全食管切除术:为了避免术后复发和上切缘阳性,对肿瘤的上缘距离食管起始部不足5 cm 的颈段食管癌(尤其当肿瘤位于食管入口水平时),采用该术式。

微创手术:是20世纪90年代后发展起来的一种手术。食管癌微创手术分为胸腔镜下食管切除术、胸腔镜辅助下的食管切除术(大开胸食管切除术、小开胸食管切除术)、纵隔镜下食管切除术。无论是哪一种手术,通过镜像的利用,与开胸手术相比减轻了开胸手术所引起的胸壁损伤,在一定程度上提高了手术的安全性,同时也减轻了患者术后的疼痛,所以,胸腔镜、纵隔镜使用的适应证方面均有逐步扩大的趋势。但是,能否在胸腔镜下进行食管癌的根治性切除术还有很多争议。所以,能否在胸腔镜下安全地施行手术,并取得与开胸食管癌根治术同样效果,目前仍是一个需要研究的问题。关于胸腔镜食管癌外科尚无统一的指征,还有待于临床上进一步探索。

2.术后治疗

R_1 切除(镜下残留)术后,应该给予患者放疗或联合 5-氟尿嘧啶(5-FU)/顺铂为主的化疗;R_2 切除(肉眼残留)术后,应该给予患者放疗及化疗,并且根据肿瘤的扩散范围给予补救治疗。对术后 R_0 切除(没有残留)患者,如果淋巴结呈阳性,后续的治疗取决于病灶的部位和组织类型。食管远端或胃食管交界处的腺癌患者应该接受术后的辅助化疗和放疗,然而近端或中段食管腺癌及任何部位的鳞癌可以密切随访。如果淋巴结呈阴性,R_0 切除术后有3个选择:①对 T_1 期患者随访。如果没有明确的复发证据,不推荐进一步治疗。②应对 T_2N_0 患者随访。部分有复发转移倾向的高危患者可以选择性做放疗及化疗。③T_3N_0 患者可选择接受放疗或放疗及化疗,也可接受随访观察。

(二)放疗

1.适应证

适应证为局部区域性食管癌,一般情况较好,无出血和穿孔倾向。

2.禁忌证

禁忌证为恶病质、食管穿孔、食管活动性出血或短期内曾有食管大出血,同时合并有无法控制的严重内科疾病。

3.放疗前的注意事项

放疗前应注意控制局部炎症,纠正患者的营养状况,治疗重要内科夹杂症。放疗中应保持患者的营养供给,防止食物梗阻,进食后应多喝水,防止食物在病灶处潴留,导致或加重局部炎症,影响放疗的敏感性。

4.照射范围和靶区的确定

(1)常规模拟定位:有条件者应在定位前用治疗计划系统(TPS)优化,根据肿瘤的实际侵犯范围设定照射野的角度和大小。对胸段食管癌多采用一前二后野的三野照射技术。根据CT和食管X线片所见肿瘤的具体情况,前野宽7～8 cm,二后斜野宽6～7 cm,病灶上、下端各放3～4 cm。缩野时野的宽度不变,上、下界缩短到病灶上、下各放2 cm。如果肿瘤较大,也可以考虑先前后对穿照射,缩野时改为右前左后照射。颈段食管癌一般仅仅设2个正负60°角的前野,每个野需采用30°的楔形滤片。

(2)三维适形放疗(3D-CRT):参照诊断CT和食管X线片,在定位CT上勾画肿瘤靶区(GTV)及危及器官(OAR),包括脊髓、两侧肺和心脏。GTV勾画的标准为食管壁厚度>0.5 cm,临床靶区(CTV)为GTV前、后、左、右均匀外扩0.5 cm,上、下外端外扩2.0 cm。PTV为CTV前、后、左、右均匀外扩0.5 cm,上、下外扩1.0 cm,纵隔转移淋巴结的CTV为其GTV均匀外扩0.5 cm,PTV为其CTV均匀外扩0.5 cm。正常组织的限制剂量如下。①肺(两肺为一个器官):V_{20}为25%～30%。Dmean为16～20 Gy。②脊髓:最大剂量<45 Gy。(注:V_{20}为受到20 Gy或20 Gy以上剂量照射的肺体积占双肺总体积的百分比。Dmean为双肺的平均照射剂量)。

5.剂量和剂量分割

(1)单纯常规分割放疗:为每天照射1次,每次1.8～2.0 Gy,每周照射5～6次,总剂量6～8周60～70 Gy。

(2)后程加速超分割放疗:先大野常规分割放疗,每次1.8 Gy,每天1次,总剂量为23次41.4 Gy;随后缩野照射,每次1.5 Gy,每天2次,间隔时间6 h或6 h以上,总剂量为18次27 Gy。肿瘤的总剂量为44 d41次68.4 Gy。

(3)同期放疗及化疗时的放疗:放疗为每次1.8 Gy,每天1次,总剂量为38 d28次50.4 Gy(在放疗的第1天开始进行同期化疗),此剂量在西方国家多用。

6.非手术治疗的疗效

对局部区域性食管癌行单纯的常规分割放疗,五年总生存率为10%左右,五年局控率为20%左右。后程加速超分割放疗的总生存率为24%～34%,局控率为55%左右。同期放疗及化疗的生存率为25%～27%,局控率为55%左右。当然,放疗或以放疗为主的综合治疗的生存率高低也与患者的早晚期有密切关系。早期患者的五年生存率可达到80%以上。

(三)化疗

化疗主要用于姑息治疗,或作为以手术和/或放疗为主的综合治疗的一种辅助方法。近来的研究表明,放疗同期联合化疗能显著提高放疗的疗效,而且随着新的药物(或新的联合方案)的发现,化疗在食管癌治疗中的地位越来越重要。

1.适应证及禁忌证

(1)适应证:对于早期患者,同手术或放疗联合应用;对于晚期患者,用于姑息治疗(最好同其他方法联合应用);对小细胞癌,应同手术或放疗联合应用。

(2)禁忌证:骨髓再生障碍、恶病质以及脑、心、肝、肾有严重病变且没有控制。

2.常规用药

(1)紫杉醇＋DDP:紫杉醇175 mg/m²,静脉注射,第1天;DDP 40 mg/m²,静脉注射,第2

天、第 3 天。3 周重复。

中国医学科学院肿瘤医院用该方案治疗了 30 例晚期食管癌患者,有效率为 57%。Vander Gaast 等治疗了 31 例晚期食管癌患者,有效率为 55%,耐受性好。

(2)TPE:紫杉醇 75 mg/m^2,静脉注射,第 1 天;DDP 20 mg/m^2,静脉注射,第 1~5 d;5-FU 1 000 mg/m^2,静脉注射,第 1~5 d。3 周重复。

Son 等治疗 61 例食管癌,有效率为 48%,中位缓解期为 5.7 个月,中位生存期为 10.8 个月,但毒副作用重,46% 的患者需减量化疗。

(3)奥沙利铂(L-OHP)+甲酰四氢叶酸(LV)+5-FU:L-OHP 85 mg/m^2,静脉注射,第 1 天;LV 500 mg/m^2 或 400 mg/m^2,静脉注射,第 1~2 d;5-FU 600 mg/m^2,静脉滴注(22 h 持续),第 1~2 d。

Mauer 等报道,此方案对 34 例食管癌的有效率为 40%,中位有效时间为 4.6 个月。中位生存时间为 7.1 个月,一年生存率为 31%。主要毒性为白细胞下降,4 级占 29%。1 例死于白细胞下降的脓毒血症。2~3 级周围神经损伤为 26%。

(4)CPT-11+5-FU+氟达拉滨(FA):CPT-11 180 mg/m^2,静脉注射,第 1 天;FA 500 mg/m^2,静脉注射,第 1 天;5-FU 2 000 mg/m^2,静脉滴注(22 h 持续),第 1 天。每周重复,共 6 周后休息 1 周。

Pozzo 等报道,该方案治疗了 59 例食管癌,有效率为 42.4%,中位生存时间为 10.7 个月。3/4 级中性粒细胞下降为 27%,3/4 级腹泻占 27%。

(5)多西紫杉醇+CPT-11:CPT-11 160 mg/m^2,静脉注射,第 1 天;多西紫杉醇 60 mg/m^2,静脉注射,第 1 天。3 周重复。

Govindan 等报道,该方案治疗初治晚期或复发的食管癌,有效率为 30%。毒副作用包括 71% 的患者出现 4 度骨髓抑制,43% 的患者出现中性粒细胞减少性发热。

(6)吉西他滨(GEM)+LV+5-FU:GEM 1 000 mg/m^2,静脉注射,第 1 天、第 8 天、第 15 d;LV 25 mg/m^2,静脉注射,第 1 天、第 8 天、第 15 d;5-FU 600 mg/m^2,静脉注射,第 1 天、第 8 天、第 15 d。每 4 周重复。

该方案治疗了 35 例转移性或局部晚期食管,有效率为 31.4%。中位生存时间 9.8 个月。1 年生存率 37.1%。3~4 级的白细胞下降 58%。

3.单一药物治疗

单一药物治疗食管癌,有效率不高,一般在 20% 以内。较早的药物包括 5-FU、丝裂霉素(MMC)、DDP、博来霉素(BLM)、甲氨蝶呤(MTX)、米多恩醌、CPT-11、ADM 和长春地辛(VDS)。新的药物包括紫杉醇、多西他赛、长春瑞滨、吉西他滨、奥沙利铂和卡铂。5-FU 和 DDP 的联合方案被广泛认可,有效率为 20%~50%,是食管癌化疗的标准方案。紫杉醇联合 5-FU 和/或 DDP 被认为是一个对鳞癌和腺癌都有效的方案。另外,CPT-11 和 DDP 的联合方案也对部分食管鳞癌有效。

4.食管癌联合化疗方案

(1)DDP+5-FU:DDP 100 mg/m^2,静脉注射,第 1 天;5-FU 1 000 mg/m^2,静脉滴注(持续),第 1~5 d。3~4 周重复。

(2)ECF:表阿霉素 50 mg/m^2,静脉注射,第 1 天;DDP 60 mg/m^2,静脉注射,第 1 天;5-FU 200 mg/m^2,静脉滴注(持续),第 1~21 d。3 周重复。

(3)吉西他滨＋5-FU：吉西他滨 1 000 mg/m²，静脉注射，第 1 天、第 8 天、第 15 d；5-FU 500 mg/m²，静脉注射，第 1 天、第 8 天、第 15 d。3 周重复。

(4)DDP＋长春地辛(VDS)＋CTX：CTX 200 mg/m²，静脉注射，第 2～4 d；VDS 1.4 mg/m²，静脉注射，第 1 天、第 2 天；DDP 90 mg/m²，静脉注射，第 3 天。3 周重复。

(5)DDP＋博来霉素(BLM)＋VDS：DDP 120 mg/m²，静脉注射，第 1 天；BLM 10 mg/m²，静脉注射，第3～6 d；VDS 3 mg/m²，静脉注射，第 1 天、第 8 天、第 15 d。每 4 周重复。

(6)DDP＋ADM＋5-FU：DDP 75 mg/m²，静脉注射，第 1 天；ADM 30 mg/m²，静脉注射，第 1 d；5-FU 600 mg/m²，静脉注射，第 1 天、第 8 天。3～4 周重复。

(7)BLM＋VP-16＋DDP：VP-16 100 mg/m²，静脉注射，第 1 天、第 3 天、第 5 天；DDP 80 mg/m²，静脉注射，第 1 天；BLM 10 mg/m²，静脉注射，第 3～5 d。4 周重复。

(8)DDP＋BLM：DDP 35 mg/m²，静脉注射，第 1～3 d；BLM 15 mg/m²，静脉滴注(18 h 持续)，第 1～3 d。3～4 周重复。

（左安华）

第二节 胃 癌

胃癌是指发生于胃上皮组织的恶性肿瘤,是消化道恶性肿瘤中最多见的肿瘤。胃癌的发病率在不同国家、不同地区差异很大。日本、智利、芬兰等为高发国家,而美国、新西兰、澳大利亚等的发病率较低。我国也属于胃癌高发区,西北地区发病率最高,东北及内蒙古次之,中南及西南地区低。胃癌是我国常见的恶性肿瘤之一,在我国其发病率居各类肿瘤的首位。胃癌的发生部位:以胃窦部最多见,约占半数,其次为贲门区,胃体较少,广泛分布者更少。根据对上海、北京等城市 1 686 例胃癌的统计,胃癌的好发部位依次为胃窦(58%)、贲门(20%)、胃体(15%)、全胃或大部分胃(7%)。

临床早期 70% 以上毫无症状,中晚期出现上腹部疼痛、消化道出血、穿孔、幽门梗阻、消瘦、乏力、代谢障碍以及肿瘤扩散转移而引起的相应症状。胃癌可发生于任何年龄,但以 40～60 岁居多,男女发病率之比为(3.2～3.6)：1。其发病原因不明,可能与多种因素,(如生活习惯、饮食种类、环境因素、遗传素质、精神因素)有关,也与慢性胃炎、胃息肉、胃黏膜异形增生和肠上皮化生、手术后残胃,以及长期幽门螺杆菌(helicobacter pyloris,Hp)感染等有一定的关系。由于胃癌在我国极为常见,危害性大,所以了解有关胃癌的基本知识对防治胃癌具有十分重要的意义。

胃癌是一种严重威胁人民生命健康的疾病,据统计每年约有 17 万人死于胃癌,接近全部恶性肿瘤死亡人数的 1/4,每年还有 2 万以上新的胃癌患者,胃癌的死亡率居恶性肿瘤之首位。胃癌具有起病隐匿的特点,早期多无症状或仅有轻微症状而漏诊。有些患者服用止痛药、抗溃疡药或饮食调节后疼痛减轻或缓解,因而往往忽视而未做进一步检查。随着病情的进展,胃部的症状渐渐明显,出现上腹部疼痛、食欲缺乏、消瘦、体重减轻和贫血等。后期常有肿瘤转移、出现腹部肿块、左锁骨上淋巴结肿大、黑便、腹水及严重营养不良等。早期胃癌诊治的五年生存率、十年生存率分别可达到 95% 和 90%。因此,要十分警惕胃癌的早期症状,正确选择合理的检查方法,以提高早期胃癌检出率,避免延误诊治。

一、病因

胃癌的发生可能是因为环境中有某些致癌因素和抑癌因素的复杂作用,细胞受到致癌物的攻击,并受到人体营养状况、免疫状态以及精神因素等作用的影响,经过较长时间的发展过程而逐渐发展成癌。从有关研究胃癌的发病因素来看,胃癌的发病因素是复杂的,难以用单一的或简单的因素来解释,很可能是多种因素综合作用的结果。至今,对胃癌的病因仍在探索,许多问题尚待进一步研究探讨。但通过大量的流行病学调查和实验研究,已积累了大量资料。根据这些资料证实,胃癌可能与多种因素有关,也与慢性胃炎等有一定的关系,是以下因素相互作用的结果。

(一)饮食因素

胃是重要的消化器官,又是首先与食物长期接触的脏器。因此,在研究胃癌的发病因素时首先注意到饮食因素。近 30 年来,发达国家胃癌的发病率呈明显下降趋势,多数国家胃癌的死亡率下降达 40% 以上。这些国家发胃癌的病率下降与饮食因素有关。其共同的特点是食物的贮藏、保存方法有明显的变化,减少了以往的烟熏等食物贮存方式,改变为冷冻保鲜贮存方法,食物的保鲜度有很大提高;盐的摄入量稳定而持久地下降,牛奶、奶制品、新鲜蔬菜、水果、肉类及鱼类的进食量有较显著的增加。减少了致癌性的多环烃类化合物进入人体。高浓度盐饮食能破坏胃黏膜保护层,有利于致癌物与胃黏膜直接接触。而牛奶及乳制品对胃黏膜有保护作用,水果新鲜蔬菜中的大量维生素 C 又能阻断胃内致癌亚硝胺的合成,由于饮食组成中减少了引起胃癌的危险因素,增加了保护因素,从而导致胃癌的发病率下降。食用大蒜可使胃的泌酸功能增加,胃内亚硝酸盐的含量及霉菌或细菌的检出率均有明显下降。

(二)地理环境因素

世界各国对胃癌流行病学方面的调查表明,不同地区和种族的胃癌发病率存在明显差异。这些差异可能与遗传和环境因素有关。有些资料说明胃癌多发于高纬度地区,距离赤道越远的国家,胃癌的发病率越高。也有资料认为其发病与沿海因素有关,也应考虑地球化学因素以及环境中存在致癌物质的可能。

全国胃癌综合考察流行病学组曾调查国内胃癌高发地区(如黄河上游、长江下游、闽江口),发现除太行山南段为变质岩外,其余地区为火山岩、高泥炭,局部或其一侧有深大断层,水中 Ca^{2+} 与 SO_4^{2-} 含量的比值小,而镍、硒和钴含量高。考察组还调查胃癌低发地区,(如长江上游和珠江水系),发现这类地区为石灰岩地带,无深大断层,水中 Ca^{2+} 与 SO_4^{2-} 含量的比值大,镍、硒和钴含量低。已知火山岩中含有 3,4-苯并芘,有的竟高达 $5.4 \sim 6.1\ \mu g/kg$,泥炭中亚硝胺前体含量较高,易使胃黏膜发生损伤。此外,硒和钴可引起胃损害,镍可促进 3,4-苯并芘的致癌作用。以上地理环境因素是否为形成国内这些胃癌高发地区的原因,值得进一步探索。

(三)社会经济因素

根据调查研究,发现胃癌的发生与社会经济状况有关,经济收入低的阶层死亡率高。我国胃癌综合考察结果表明,该病与进被食霉菌污染的粮食呈正相关。

(四)胃部疾病因素

胃部疾病及全身健康状况大量调查表明,胃癌的发生与慢性萎缩性胃炎,尤其是伴有胃黏膜异型增生以及肠上皮化生密切相关,并且与胃溃疡(特别是经久不愈的溃疡)有关。另外,与胃息肉、胃部手术后、胃部细菌感染等有关。据报道,萎缩性胃炎的癌变率为 6%～10%,胃溃疡的癌变率为 1.96％,胃息肉的癌变率约为 5％。还有报道称,恶性贫血的患者患胃癌的概率高。

根据纤维胃镜检查所见的黏膜形态,慢性胃炎可以分为浅表性、萎缩性和肥厚性 3 种。现已公认萎缩性胃炎是胃癌的一种前期病变。浅表性胃炎可以治愈,但也有可能逐渐转变为萎缩性胃炎。肥厚性胃炎与胃癌发病的关系不大。萎缩性胃炎颇难治愈,其组织有再生趋向,有时形成息肉,有时发生癌变。长期随访追踪可发现萎缩性胃炎发生癌变者达 10％左右。

关于胃溃疡能否癌变的问题,一直存在着不同意见。不少人认为多数癌的发生与溃疡无关。但从临床或病理学的研究中可以看到,胃溃疡与胃癌的发生有一定关系。国内报道胃溃疡的癌变率为 5％～10％,尤其是胃溃疡病史较长和中年以上的患者并发癌变的机会较大,溃疡边缘部的黏膜上皮或腺体受胃液侵蚀而发生糜烂,在反复破坏和再生的慢性刺激下转化成癌。胃大部切除术后残胃癌的发病率远较一般人群高,已受到临床工作者的重视。

任何胃的良性肿瘤都有恶变的可能。而上皮性的腺瘤或息肉的恶变机会更多。在直径大于 2 cm 的息肉中,癌的发生率增大。有报道称经 X 线检查诊断为胃息肉的患者中,20％伴有某种恶性变;在胃息肉切除标本中,见 14％的多发性息肉有恶变,9％的单发息肉有恶变,这说明对一切经 X 线检查诊断为胃息肉的病例均要重视。

胃黏膜的肠上皮化生是指胃的固有黏膜上皮转变为小肠上皮细胞的现象,轻的仅在幽门部有少数肠上皮细胞,重的受侵范围广泛,黏膜全层变厚,甚至胃体部也形成肠假绒毛。肠腺化生的病变可能代表有害物质刺激胃黏膜后所引起的不典型增生(又称间变)。如刺激持续存在,则化生状态也可继续存在;若能经过适当治疗,化生状态可以恢复正常或完全消失,因此轻度的胃黏膜肠腺化生不能被视为一种癌前期病变。有时化生的肠腺上皮的增生变化超过正常限度,这种异形上皮的不典型增生发展严重时(如Ⅲ级间变),可以被视为癌前期病变。

(五)精神神经因素

大量研究证明,受过重大创伤和生闷气者胃癌的发病率相对较高,迟缓、呆板、淡漠或急躁不安者的危险性相对略低,而开朗、乐观、活泼者的危险性最低。

(六)遗传因素

胃癌的发生与遗传有关,有着明显的家庭聚集现象。临床工作者可能遇到一个家族中两个以上的成员患有胃癌的情况,这种好发胃癌的倾向虽然非常少见,但至少提示了有遗传因素的可能性。有报道称胃癌患者的亲属中胃癌的发病率要比对照组高。在遗传因素中,不少研究者注意到血型的关系。有学者统计,血型的 A 型者的胃癌发病率要比其他血型的人高 20％。但也有一些研究者认为不同血型者的胃癌发生率并无差异。近年来有人研究胃癌的发病与 HLA 的关系,尚待进一步得出结论。

(七)化学因素

与胃癌病因有关的因素中,化学因素占有重要地位,可能的主要化学致癌物是 N-亚硝基化合物,还有多环芳香烃类化合物等。某些微量元素可影响机体某些代谢环节,影响机体生理机能,而对肿瘤起着促进或抑制作用。关于真菌与真菌毒素的致癌作用以及其与人体肿瘤病因的关系,近年来也有很多研究报道。在胃癌的形成中,既有黄曲霉毒素等真菌毒素的致癌作用,又有染色曲霉等真菌在形成致癌物前体以及在 N-亚硝基化合物合成中所起的促进作用。

1.N-亚硝基化合物

国内外大多数研究者认为 N-亚硝基化合物可能是引起胃癌的主要化学致癌物。N-亚硝基化合物是亚硝酸盐与仲胺或仲酰胺反应形成的化合物。亚硝酸盐与仲胺反应形成的化合物为

N-亚硝基胺(简称N-亚硝胺或亚硝胺),亚硝酸盐与仲酰胺反应形成的化合物为 N-亚硝基酰胺(简称 N-亚硝酸胺或亚硝酸胺),两者总称 N-亚硝基化合物,也称亚硝胺类化合物。其中-R 可为各种烷基、芳香基或其他官能团。因-R 的结构不同,N-亚硝基化合物可以有多种。目前已做过动物实验的 N-亚硝基化合物有 300 多种,其中确实有致癌性的占 75%,所以该类化合物是当今公认环境中重要的致癌物之一,对胃癌的病因可能有重要作用。

N-亚硝基胺经活化致癌,N-亚硝基酰胺直接致癌,N-亚硝基胺不具活性,在机体中可经代谢活化。它只能在代谢活跃的组织中致癌。N-亚硝基酰胺不需活化即可致癌。它在生理 pH 的条件下不稳定,分解后产生的中间体与 N-亚硝基胺经活化产生的中间体相同而具有致癌性。N-亚硝基酰胺可以任意分布在所有组织中,并以相等程度分布,因此能在许多不同的器官中引起肿瘤。其致癌剂量远远小于芳香胺及偶氮染料。如每天给大鼠 N-二乙基亚硝基胺少于 0.1 mg/kg,即可出现食管癌及鼻腔癌。不少N-亚硝基化合物只要大剂量一次攻击即可致癌。而且无论是口服、静脉注射、肌内注射、皮下注射还是局部涂抹,都可引起器官或组织癌变。已发现 N-亚硝基化合物都有致癌性,致癌的组织和器官很多,包括胃、肝、肺、肾、食管、喉头、膀胱、鼻腔、舌、卵巢、睾丸、气管、神经系统、皮肤等。

许多 N-亚硝基化合物既能溶于水又能溶于脂肪,因此它们在机体内活动范围广,致癌范围也广,并且能与其他致癌物产生协同作用。

N-亚硝基化合物及其前体在空气、土壤、水、植物及多种饮食中广泛存在,并且还可以在机体内合成。

2.多环芳香烃(polycyclic aromatic hydrocarbons,PAH)

PAH 为分子中含有两个或两个以上苯环结构的化合物,是最早被认识的化学致癌物。早在1775 年,英国外科医师 Pott 就提出打扫烟囱的童工成年后多发阴囊癌,其原因就是燃煤烟尘颗粒穿过衣服擦入阴囊皮肤,实际上就是煤焦中的所致。多环芳香烃也是最早在动物实验中证实的化学致癌物。在 20 世纪 50 年代以前多环芳香烃被认为是最主要的致癌因素,20 世纪 50 年代后被认为是不同类型的致癌物之一。但总的来说,它在致癌物中仍然有很重要的地位,因为至今它仍然是数量最多的一类致癌物,而且分布极广。空气、土壤、水体及植物中都有其存在,甚至在深达地层下 50 米的石灰石中也分离出了 3,4-苯并芘。在自然界,它主要存在于煤、石油、焦油和沥青中,也可以由含碳、氢元素的化合物不完全燃烧产生。飞机及各种机动车辆所排出的废气中和香烟的烟雾中均含有多种致癌性 PAH。露天焚烧(失火、烧荒)可以产生多种 PAH 致癌物。烟熏、烘烤及焙焦的食品均可受到 PAH 的污染。目前已发现的致癌性 PAH 及其致癌性的衍生物已达 400 多种。

3.霉菌毒素

通过流行病学调查,发现我国胃癌高发区粮食及食品的真菌污染相当严重。胃癌高发区慢性胃病患者空腹胃液真菌的检出率也明显高于胃癌低发区。在胃内检出的优势真菌中杂色曲霉占第一位,并与胃内亚硝酸盐含量及慢性胃炎病变的严重程度呈正相关。

4.微量元素

人或其他生物体内存在着几十种化学元素,有些是生命活动必需的。它们在生物体内分布不是均一的。在各个器官、组织或体液中的含量虽因个体情况而有差异,但平均正常值基本处于同一水平。正常情况下,生物体一般是量出为入,缺则取之,多则排之,只有在病态时,某些元素在生物体内的含量或分布可能出现不同程度的变化。这种变化可能是致癌的原因,也可能是病理变化的结果。近年来临床及动物实验证明,肿瘤的发生和发展过程中伴有体内某些元素的代谢异常。例如,某些恶性肿瘤患者血液中铜含量升高,锌含量降低,体内硒缺乏。一些恶性肿瘤患者体内某些元素代谢的异常可能是致癌的因素。也可能是继发的结果。国际癌症研究机构的一个工作小组通过对实验性和流行病学资料的研究,建议将所有致癌化学物质分为三类:第一类包括 23 种物质和 7 种产品,它们对人体的致癌性已肯定,其中有微量元素砷、铬及其化合物;第二类包括对人体可能具有致癌危险的物质,如微量元素镍、铍、镉;关于铝致癌结论不一,其被列为第三类。另外,在动物致癌或致突变试验中,发现其他微量元素(如钴、铁、锰、铅、钛和锌)的化合物也有致癌或促癌或致突变的作用。

二、扩散转移

(一)直接播散

直接播散是胃癌扩散的主要方式之一。浸润型胃癌可沿黏膜或浆膜直接向胃壁内、食管或十二指肠扩展。肿瘤一旦侵及浆膜,即容易向周围邻近器官或组织(如肝、胰、脾、横结肠、空肠、膈肌、大网膜及腹壁)浸润。癌细胞脱落时也可种植于腹腔、盆腔、卵巢与直肠膀胱陷窝等处。

(二)淋巴结转移

淋巴结转移占胃癌转移的 70%,胃下部肿瘤常转移至幽门下、胃下及腹腔动脉旁等的淋巴结,而上部肿瘤常转移至胰旁、贲门旁、胃上等的淋巴结。晚期癌可能转移至主动脉周围及膈上淋巴结。因腹腔淋巴结与胸导管直接交通,故可转移至左锁骨上淋巴结。

(三)血行转移

部分患者的外周血中可发现癌细胞,可通过门静脉转移至肝脏,并可达肺、骨、肾、脑、脑膜、脾、皮肤等处。

(四)种植转移

胃癌侵至浆膜外后,癌细胞可自浆膜面脱落,种植于腹膜及其他脏器的浆膜面,形成多数转移性结节,此种情况多见于黏液癌。具有诊断意义的是直肠前陷凹的腹膜种植转移,可经直肠指检摸到肿块。

(五)卵巢转移

胃癌有易向卵巢转移的特点,目前原因不明。临床上因卵巢肿瘤做手术切除,病理检查发现为胃癌转移者,比较多见,此种转移瘤又名 Krukenberg 瘤。其转移途径除种植外,也可能经血行或淋巴逆流。

三、临床表现

(一)症状

1.早期胃癌

70% 以上无明显症状,随着病情的发展,可逐渐出现非特异性的、类似于胃炎或胃溃疡的症状,包括上腹部饱胀不适或隐痛、泛酸、嗳气、恶心,偶有呕吐、食欲减退、消化不良、黑便等。日本有一组检查检出的早期胃癌中,占 60% 左右的病例并无任何主诉。国内 93 例早期胃癌分析中85% 的患者有一种或一种以上的主诉,如有胃病史、上腹痛、反酸、嗳气、黑便。

2.进展期胃癌

症状有胃区疼痛,常为咬啮性,与进食无明显关系,也有类似消化性溃疡疼痛,进食后可以缓解。有上腹部饱胀感、沉重感,还出现厌食、腹痛、恶心、呕吐、腹泻、消瘦、贫血、水肿、发热等。贲门癌主要表现为剑突下不适,疼痛或胸骨后疼痛,伴进食梗阻感或吞咽困难;胃底及贲门下区癌常无明显症状,直至肿瘤巨大而发生坏死、破溃,引起上消化道出血时才引起注意,或因肿瘤浸润延伸到贲门口,引起吞咽困难后引起重视;胃体部癌以膨胀型较多见,疼痛不适出现得较晚;胃窦小弯侧以溃疡型癌最多见,故上腹部疼痛的症状出现得较早,当肿瘤延及幽门口时,则可引起恶心、呕吐等幽门梗阻症状。肿瘤扩散转移可引起腹水、肝大、黄疸及肺、脑、心、前列腺、卵巢、骨髓等的转移而出现相应症状。

(二)体征

绝大多数胃癌患者无明显体征,部分患者有上腹部轻度压痛。位于幽门窦或胃体的进展期胃癌有时可扪及肿块,肿块常呈结节状,质硬。当肿瘤向邻近脏器或组织浸润时,肿块常固定而不能推动,提示手术切除之可能性较小。在女性患者中,于中下腹扪及可推动的肿块时,常提示可能为 Krukenberg 瘤。当胃癌发生肝转移时,有时能在肿大的肝脏中触及结节块状物。当肝十二指肠韧带、胰十二指肠后淋巴结转移或原发灶直接浸润压迫胆总管时,可以发生梗阻性黄疸。有幽门梗阻者上腹部可见扩张的胃型,并可闻及震水声。胃癌通过圆韧带转移至脐部时在脐孔处可扪及质硬的结节;通过胸导管转移可出现左锁骨上淋巴结肿大。晚期胃癌有盆腔种植时,直肠指检于直肠膀胱陷凹内可扪及结节。有腹膜转移时可出现腹水。小肠或系膜转移使肠腔缩窄,可导致部分或完全性肠梗阻。肿瘤穿孔导致弥漫性腹膜炎时出现腹壁板样僵硬、腹部压痛等腹膜刺激症状,亦可浸润邻近腔道脏器而形成内瘘。有胃结肠瘘者食后即排出不消化食物。这些症状和体征,大多提示肿瘤已届晚期,往往已丧失了治愈机会。

(三)常见并发症

当并发消化道出血时,可出现头晕、心悸,排柏油样大便,呕吐咖啡色物;胃癌腹腔转移使胆总管受压时,可出现黄疸,大便为陶土色;合并幽门梗阻,可出现呕吐,上腹部见扩张的胃型,闻及震水声;肿瘤穿孔致弥漫性腹膜炎,可出现腹肌板样僵硬、腹部压痛等腹膜刺激征;形成胃肠瘘管,排出不消化食物。

四、检查与诊断

对于胃癌的检查和诊断,化验仅仅是一种辅助手段。虽然各种生化指标有着各自的临床意义,但还必须结合胃癌的其他特殊检查,如 X 线钡餐检查、内镜检查,综合分析才能得出正确的诊断结果。千万不要在没有细胞病理学诊断依据时,只见到某项指标轻度改变,就判断为胃癌,造成患者不必要的心理负担。

胃癌的检查方法比较多,一般首选内镜检查,其次是 X 线气钡双重对比造影检查。而 B 超和 CT 只用于胃癌转移病灶的检查。内镜和 X 线检查各有所长,可以互为补充,提高胃癌诊断的准确率。内镜检查准确率高,能够发现许多早期胃癌,可以澄清 X 线检查的可疑发现,但对于浸润型进展期胃癌,由于病变主要在胃壁内浸润扩展,胃黏膜的改变不明显,不如 X 线钡餐检查准确。

(一)化验检查

胃癌的主要化验检查如下。

1.粪便潜血试验

粪便潜血试验是指在消化道出血量很少时,肉眼不能见到粪便中带血,而通过实验室方法能检测出粪便中是否有血的一种化验。正常参考值为阴性。粪便潜血试验对消化道出血的诊断有重要价值,现常作为消化道恶性肿瘤早期诊断的一个筛选指标。在患胃癌时,往往粪便潜血试验持续呈阳性,而消化道溃疡性出血时,间断呈阳性。因此,此试验可作为对良性、恶性疾病的一种鉴别诊断方法。但值得注意的是,潜血阳性还见于钩虫病、肠结核、溃疡性结肠炎、结肠息肉等疾病。另外,摄入大量维生素 C 以及可引起胃肠出血的药物,如阿司匹林、皮质类固醇、非类固醇抗炎药,也可造成化学法潜血试验假阳性。

2.血清肿瘤标志物检查

(1)CEA:CEA 最初发现于结肠癌及正常胎儿消化道内皮细胞中。血清 CEA 水平升高,常见于消化道癌症,也可见于其他系统疾病;此外,吸烟对血清中 CEA 的水平也有影响。因此,其单独应用于诊断的特异性和准确性不高,常与其他肿瘤标志物的检测联合应用。正常参考值血清 CEA 水平低于 5 ng/mL。血清 CEA 水平升高可见于胃癌患者,阳性率约为 35%。因其特异性不高,常与癌抗原CA19-9联检,用于鉴别胃的良性、恶性肿瘤。可用于对病情的监测。一般情况下,病情好转时血清 CEA 水平下降,病情恶化时升高。术前测定血中 CEA 水平,可帮助判断胃癌患者的预后。胃癌患者术前血清 CEA 水平高于 5 ng/mL,与 CEA 水平低于 5 ng/mL 患者相比,其术后生存率要差。对于术前 CEA 水平高的患者,术后 CEA 水平监测还可作为早期预测肿瘤复发和化疗反应的指标。

(2)癌抗原:CA19-9 是一种与胰腺癌、胆囊癌、结肠癌和胃癌等相关的肿瘤标志物,又称胃肠道相关癌抗原。血清 CA19-9 的正常参考值低于 37 U/mL。CA19-9 常与 CEA 一起用于鉴别胃的良性、恶性肿瘤。部分胃癌患者血清 CA19-9 水平会升高,其阳性率约为 55%,可用于判断疗效。术后血清 CA19-9 水平降至正常范围,说明手术疗效好;行姑息手术者及有癌组织残留者术后测定值亦下降,但未达正常。术后复发者血清 CA19-9 水平一般会再次升高。因此测定血清 CA19-9 水平对胃癌病情的监测有积极意义,可作为判断胃癌疗效和复发的参考指标。

3.血沉检查

血沉的全称为"红细胞沉降率",是指红细胞在一定条件下的沉降速度,它可帮助判断某些疾病发展和预后。一般来说,凡体内有感染或组织坏死,抑或疾病向不良性进展,血沉会加快。所以,血沉快并不特指某个疾病。男性的正常参考值(魏氏法)为 0~15 mm/h,女性的正常参考值(魏氏法)为 0~20 mm/h。约有 2/3 的胃癌患者血沉会加快。因此,血沉可作为胃癌诊断中的辅助指标。

(二)内镜检查

纤维胃镜和电子胃镜的发明和应用,是胃部疾病诊断方法的一个划时代的进步,与 X 线检查共同成为胃癌早期诊断的有效方法。胃镜除了能明确诊断疾病外,还可为某些病症提供良好的治疗方法。内镜检查是利用光纤的特性,使光线在光纤内前进而不会流失,且光纤可随意弯曲,将光线送到消化道内,再将反射出的影像送出,供医师诊断。胃癌依其侵犯范围与程度在内视镜上的有许多不同的变化,有经验的医师根据病灶的外观、形状变化作出诊断,区别是良性还是恶性的病灶,必要时可立即采用活检工具直接取得,做病理化验。

根据临床经验,可把处于高发病年龄段(30 岁以上)并有下列情况者列入检查对象或定期复查胃镜:近期有上腹隐痛不适,食欲缺乏,特别是直系亲属中有明确胃癌病史者;有明确的消化性溃疡,但腹痛规律消失或溃疡治疗效果不明显者;有萎缩性胃炎,特别是有中度以上腺上皮化生或不典型增生者;有胃息肉病史者,或曾做胃大部切除术,术后达 5 年以上者;有原因不明的消瘦、食欲缺乏、贫血等,特别是呕血、大便潜血试验持续阳性超过2周者。

但许多人害怕做胃镜检查,一般在检查前要向咽部喷射2～3次局麻药物(利多卡因),以减轻检查时咽部的反应。在检查时为了将胃腔充盈,使黏膜显示清楚,往往要向胃内注气,患者有可能会有轻度腹胀,但很快就会消失。检查结束后有的人可能会有咽部不适感或轻微疼痛,几小时后就会消失。极少数可能引起下列并发症:①吸入性肺炎,由咽部麻醉后口内分泌物或返流的胃内液体流入气管所致。②穿孔,可能因食管和胃原有畸形或病变、狭窄、憩室等,在检查前未被发现。③出血,原有病变在行活检后有可能引起出血,大的胃息肉摘除后其残端可能出血。④麻醉药物过敏,大多选用利多卡因麻醉。⑤心脏病患者可出现短暂的心律失常、ST-T改变等。有的患者由于紧张血压升高,心率加快。必要时可让患者服镇静剂,一般检查都可顺利进行。

胃镜检查有以下禁忌证:①严重休克患者。②有重度心脏病。③有严重呼吸功能障碍。④有严重的食管、贲门梗阻,脊柱或纵隔严重畸形。⑤可疑胃穿孔。⑥患者精神不正常,不能配合检查。

胃镜检查方法有其独特的优越性,可以发现其他检查方法不能确诊的早期胃癌,确定胃癌的肉眼类型,还可追踪观察胃癌前期状态和病变,又能鉴别良性与恶性溃疡。胃镜还可以进行自动化的胃内摄影和录像、等动态观察,并可保存记录。其突出优点如下。①直接观察胃内情况,一目了然为最大特点,也能发现比较小的胃癌,还能在放大情况下观察。②胃镜除了直接观察判断肿瘤的大小和形状外,还能取小块胃黏膜组织做病理检查,确定是否是肿瘤以及肿瘤的类型。并可通过胃镜取胃液行胃黏膜脱落细胞学检查,以发现胃癌细胞。③胃镜采用数千束光导纤维,镜体细而柔软,采用冷光源,灯光无任何热作用,对胃黏膜无损伤。④胃镜弯曲度极大,视野广阔而且清楚,几乎无盲区,能够仔细观察胃内每一处的情况,因此,胃镜是目前各种检查手段中确诊率最高的一种。⑤检查的同时可行治疗,胃镜检查时可喷止血药物来止血,还能在胃镜下用微波、激光、电凝等方法切除胃息肉及微小胃癌,避免开腹手术之苦。

(三)X线钡餐检查

X线钡餐检查是诊断胃癌的主要方法,阳性率可达90%以上,可以观察胃的形态和黏膜的变化、蠕动障碍、排空时间等。肿块型癌主要表现为突向胃腔的不规则充盈缺损。溃疡型胃癌主要表现为位于胃轮廓内的龛影,溃疡直径通常大于2.5 cm,外围见新月形暗影,边缘不齐,附近黏膜皱襞粗乱、中断或消失。浸润型癌主要表现为胃壁僵硬,黏膜皱襞蠕动消失,胃腔缩窄而不光滑,钡剂排出快。如整个胃受累则呈革袋状胃。近年来X线检查方法改进,使用双重摄影法等,可以观察到黏膜皱襞间隙的微细病变,因而能够发现多数的早期胃癌。早期胃癌的X线表现有以下几种类型。

1.隆起型

隆起型可见到小的穿凿性影和息肉样充盈缺损像,有时还能看到带蒂肿瘤的蒂。凡隆起的直径在2 cm以上,充盈缺损的外形不整齐,黏膜面呈不规则的颗粒状,或在突起的黏膜表面中央有类似溃疡的凹陷区,均应考虑为癌。

2.平坦型

黏膜表面不规则和粗糙,边缘不规则,凹凸不平,呈结节状,出现大小、形状、轮廓与分布皆不规则的斑点。此型甚易被漏诊,要注意区别此型与正常的胃小区及增殖的胃黏膜。

3.凹陷型

常需区别凹陷型与良性溃疡。癌溃疡的龛影形状不规则,凹陷的边缘有很浅的黏膜破坏区,此黏膜破坏区可能很宽,也可能较窄,包围于溃疡的周围。

(四)超声检查

由于超声检查可清楚地显示胃壁的层次和结构,近年来被用于胃部病变的检测和分期已逐渐增多。特别是内镜超声发展,其在鉴别早期胃癌和进展期胃癌及判断胃周淋巴结累及情况等方面具有优点,使胃癌超声检查更受到重视。

1.经腹 B 超检查

胃 B 超检查通常采用常规空腹检查和充液检查。在空腹时行常规检查以了解胃内情况和腹内其他脏器的情况。胃内充液超声检查方法可检测胃内息肉、胃壁浸润和黏膜下病变,特别适合于胃硬癌的检查。

(1)贲门癌声像图特征:在肝超声窗后方,可见贲门壁增厚,呈低回声或等回声,挤压内腔;横切面可见一侧壁增厚,致使中心腔强回声偏移;饮水后可见贲门壁呈块状、结节蕈伞状、条带状增厚,并向腔内隆起,黏膜层不平整或增粗。肿瘤侵及管壁全周,则可见前、后壁增厚,内腔狭窄,横断切面呈靶环征。超声对贲门癌的显示率可达 90.4%。

(2)胃癌声像图特征:在 X 线和内镜的提示下,除平坦型早期黏膜癌以外,超声一般可显示出胃癌病灶。其特征为胃壁不同程度增厚,自黏膜层向腔内隆起;肿瘤病灶的形态不规整,局限型与周围正常胃壁分界清晰,浸润型病变较广泛,晚期胃癌呈"假肾征",胃充盈后呈面包圈征;肿瘤呈低回声或等回声,较大的肿瘤回声可增强不均;肿瘤局部黏膜模糊、不平整,胃壁层次结构不规则、不清晰或消失;胃壁蠕动减缓或消失,为局部僵硬的表现;合并溃疡则可见肿瘤表面回声增粗、增强,呈火山口样凹陷。

肝和淋巴结转移的诊断:胃癌肝转移的典型声像图为"牛眼征"或"同心圆"结构,为多发圆形或类圆形,边界较清晰,周围有一条较宽的晕带,这类声像图约占半数;余半数为类圆形强回声或低回声多灶结节。超声对上腹部淋巴结的显示率与部位、大小有关。在良好的显示条件下,超声能显示贲门旁、小弯侧、幽门上、肝动脉、腹腔动脉、脾门、脾动脉、肝十二指韧带、胰后、腹主动脉周围淋巴结。大小达0.7 cm以上一般能得以显示。胃癌转移至淋巴结多呈低回声,边界较清晰,呈单发或多发融合状。较大的淋巴结可呈不规则形,内部见强而不均匀的回声多为转移至淋巴结内变性、坏死的表现。

2.超声波内镜检查

超声内镜可清晰地显示胃癌的五层结构,根据肿瘤在各层中的位置和回声类型,可估计胃癌的浸润深度,另外对诊断器官周围区域性淋巴结转移有重要意义。近年来国外广泛开展的早期胃癌非手术治疗(如腹腔镜治疗、内镜治疗),都较重视超声波内镜检查的结果。

早期胃癌的声像图因不同类型而异。平坦型癌黏膜增厚,呈低回声区。凹陷型癌黏膜层有部分缺损,可侵及黏膜下层。进展期胃癌的声像图表现:大面积局限性增厚伴中央区凹陷,第一、二、三层回声带消失,见于溃疡型癌;胃壁增厚及肌层不规则低回声带,见于硬性癌;黏膜下层为低回声带的肿瘤所隔断,见于侵及深层的进展型癌;清楚的腔外圆形强回声团块可能为转移的淋巴结,或在胃壁周围发现光滑的圆形成卵圆形结构,且内部回声较周围组织低,则是转移性淋巴结;第四、五层和回声带辨认不清,常为腔外组织受侵。超声内镜对判断临床分期有一定帮助,但不能区别肿瘤周围的炎症浸润及肿瘤浸润,更不能判断是否有远处转移。

(五)CT 检查

因为早期胃癌局限于胃黏膜层和黏膜下层,通常较小,而且其密度与胃壁密度差别不大,所以,CT对早期胃癌的诊断受到一定的限制,不作为胃癌诊断的首选方法。CT常能发现中晚期胃癌的肿块,并能确定浸润范围,弥补了胃镜和钡餐检查的不足。其特点是对胃癌的浸润深度和范围能明确了解;确定是否侵及邻近器官和有无附近大的淋巴结转移;确定有无肝、肺、脑等处转移;显示胃外肿物压迫胃的情况;CT检查结果可为临床分期提供依据,结合胃镜或钡餐检查对确定手术方案有参考价值。

五、治疗

胃癌是我国最常见的恶性肿瘤,主要治疗方法有手术治疗、放疗、化疗和中医药治疗。虽然胃癌的治疗仍以手术为主,但由于诊断水平的限制,我国早期胃癌病例中手术治疗的仅占10%左右,对早期胃癌单纯手术的治愈率只有20%～40%,术后两年内有50%～60%发生转移;3/4的病例就诊时已属进展期胃癌,一部分患者失去手术治疗机会,一部分患者即使能够接受手术做根治性切除,其术后五年生存率仅为30%～40%。因此,对失去手术切除机会、术后复发或转移患者应选择以下内科治疗。

(一)化疗

1.术后化疗

胃癌根治术后患者的五年生存率不高,为提高生存率,理论上术后应对患者进行辅助治疗。但长期以来,临床研究并未证实辅助治疗能够延长胃癌患者的生存期(OS)。综观以往试验,入组的患者数相对较少、使用的化疗方案不强、试验组和对照组患者的选择有偏倚等因素,可能影响了研究的准确性。而西方国家最近完成的研究中,绝大多数研究的结论仍然是辅助化疗不能显著延长患者的生存期。在美国INT 0116的Ⅲ期临床研究中,556例胃癌或胃食道腺癌患者被随机分为根治性手术后接受5-FU联合亚叶酸钙加放疗的辅助治疗组和仅接受根治性手术的对照组,结果显示,术后辅助放疗及化疗组的中位生存期为36个月,明显长于对照组(27个月,$P=0.005$);术后辅助放疗及化疗组的无病生存期为30个月,也明显长于对照组(19个月,$P<0.001$)。因此,美国把辅助放疗及化疗推荐为胃癌根治术后的标准治疗方案。但是,国内外不少研究者对此研究的结论持有异议,认为胃癌术后的局部复发与手术的方式、切除的范围以及手术的技巧关系密切。此研究的设计要求所有患者行D2手术,但试验中仅10%的患者接受了D2手术,术后放疗及化疗中的放疗后对仅接受D0或D1手术的患者获益更大,而接受D2手术者的获益可能较小。所以,研究者们认为,INT 0116研究仅能证明术后放疗及化疗对接受D0或D1手术的患者有益。在英国的MAGIC试验中,有68%的患者接受了D2手术,结果显示,接受围术期放疗及化疗患者的五年生存率为36%,仍然明显高于单纯手术组患者的23%($P<0.001$)。目前,无论是东方还是西方国家的研究者普遍认同单纯手术并非是可切除胃癌的标准治疗,但术后是否行辅助治疗,仍建议按照美国国家癌症综合网(NCCN)的指导原则,依据患者的一般状况、术前和术后分期以及手术的方式来做决定。

与西方国家的研究相比,亚洲国家的研究结果更趋于认同胃癌的辅助治疗。这可能与东西方患者中近端和远端胃癌所占的比例不同、患者的早期诊断率不同、术前分期不同以及手术淋巴结的清扫程度不同有关。最近,日本的一项入组1 059例患者的随机Ⅲ期临床试验(ACTS-GC),把D2术后Ⅱ期和Ⅲ期胃癌患者分为S1辅助化疗组与不做化疗的对照组,比较他们的生存情况,结果显示,S1组患者的三年生存率为80.5%,明显高于对照组(70.1%,$P=0.0024$),而且辅助化疗组患者的死亡风险降低了32%。

2.术前化疗

在消化道肿瘤中,局部晚期胃癌的术前新辅助化疗较早引起人们的关注。从理论上说,术前化疗能降低腹膜转移的风险,降低分期,增加 R0 切除率。一些 Ⅱ 期临床试验表明,术前化疗的有效率为 31%～70%,化疗后的 R0 切除率为 40%～100%,从而延长了患者的生存期。但是,以上结论还有待于 Ⅲ 期临床研究的证实。

对于手术不能切除的局部晚期胃癌,如果患者年轻,一般状况较好,建议应选择较为强烈的化疗方案。一旦治疗有效,肿瘤就变成可手术切除。为了创造这种可切除的机会,选择强烈化疗,承担一定的化疗毒性风险是值得的。由于胃癌根治术后上消化道的生理功能改变,患者在很长一段时间内体质难以恢复,辅助化疗不能如期实施。因此,应把握好术前化疗的机会,严密监控化疗的过程和效果,一旦有效,应适当增加化疗的周期数,以尽量杀灭全身微小病灶,以期延长术后的 DFS 甚至生存期。当然,术前化疗有效后,也不能因过分追求最佳的化疗疗效,过度化疗,延误最佳的手术时机。新辅助化疗的周期数要因人而异,因疗效而异,虽然尚无循证医学的证据,但一般不要超过 4 个周期,而对于认为能达到 R0 切除者,术前化疗更应适可而止。

3.晚期胃癌的解救治疗

对于不能手术的晚期胃癌,应以全身化疗为主。与最佳支持治疗比较,化疗能够改善部分患者的生活质量,延长生存期,但效果仍然有限。胃癌治疗可选择的化疗药物有 5-FU、ADM、PDD、VP-16、MMC 等,但单药应用的有效率不高。联合方案中 FAMTX(5-FU＋ADM＋MTX)、ELF(VP-16＋5-FU＋LV)、CF(PDD＋5-FU)和 ECF(EPI＋PDD＋5-FU)是以往治疗晚期胃癌常用的方案,但并不是公认的标准方案。ECF 方案的有效率较高,肿瘤中位进展时间(time to progression,TTP)和 OS 较长,与 FAMTX 方案比较,其毒性较小,因此,欧洲研究者常将 ECF 方案作为晚期胃癌治疗的参考方案。临床上常用的 CF 方案的有效率也在 40% 左右,中位生存期达 8～10 个月。因此,多数研究者都将 CF 和 ECF 方案作为晚期胃癌治疗的参考方案。

紫杉醇(PTX)、多西紫杉醇(DTX)、草酸铂、伊立替康(CPT-11)等细胞毒药物已经用于晚期胃癌的治疗。相关临床研究显示,PTX 一线治疗的有效率为 20%,PCF(PTX＋PDD＋5-FU)方案治疗的有效率为 50%,生存期为 8～11 个月;DTX 治疗的有效率为 17%～24%,DCF(DTX＋PDD＋5-FU)方案治疗的有效率为 56%,生存期为 9～10 个月。另外,V325 研究的终期结果表明,DCF 方案优于 CF 方案,DCF 方案的有效率(37%)高于 CF 方案的有效率(25%,$P=0.01$),TTP(5.6 个月)和生存期(9.2 个月)也长于 CF 方案(TTF 3.7 个月,$P=0.0004$,生存期为 8.6 个月,$P=0.03$),因此认为,DCF 方案可以作为晚期胃癌的一线治疗方案。但是 DTX 的血液和非血液学毒性是制约其临床应用的主要因素。探索适合我国胃癌患者的最适剂量,是临床医师要解决的问题。草酸铂作为第 3 代铂类药,与 PDD 不完全交叉耐药,与 5-FU 也有协同作用。FOLFOX6 方案(5-FU＋LV＋草酸铂)治疗胃癌治疗的有效率达 50%。CPT-11 与 PDD 或与 5-FU＋CF 联合应用的有效率分别为 34% 和 26%,患者的中位 OS 分别为 10.7 和 6.9 个月。目前,口服 5-FU 衍生物以其方便、有效和低毒的优点而令人关注,其中,卡培他滨或 S1 单药的有效率为 24%～30%;与 PDD 联合的有效率＞50%,中位 TTP＞6 个月,中位 OS＞10 个月。

分子靶向药物联合化疗多为小样本的 Ⅱ 期临床试验。靶向 EGFR 的西妥昔单抗与化疗联合一线治疗晚期胃癌的有效率为 44%～65%,但其并不能明显延长患者的 OS。另外,有关靶向 Her-2/neu 的曲妥珠单抗的个别报道,也显示了曲妥珠单抗较好的疗效。正在进行的 Ⅲ 期 ToGA 试验比较了曲妥珠单抗联合化疗与单纯化疗的效果,但尚未得出结论。靶向血管内皮生长因子的贝伐单抗与化疗联合一线治疗晚期胃癌的有效率约为 65%，患者的中位生存期为 12.3 个月。国际多中心的临床研究也正在评价贝伐单抗联合化疗与单纯化疗的效果。从目前的结果看，虽然分子靶向药物治疗胃癌的毒性不大，但费用较高，疗效尚不确定，对临床效果尚需要更多的数据来评价。

一些新的化疗药物的作用机制与以往的药物作用机制不同，无交叉耐药，毒性无明显的重叠，因此有可能取代老一代的药物，或与老药联合。即便如此，目前晚期胃癌一线化疗的有效率仅为 30%～50%。化疗获益后，即使继续原化疗方案，中位 TTP 也仅为 4～6 个月。因此，化疗获益后的继续化疗，只能起到巩固和维持疗效的作用。在加拿大进行的一项对 212 名肿瘤内科医师关于晚期胃癌化疗效果看法的调查结果显示，仅 41% 的医师认为化疗能延长患者的生存期，仅 59% 的医师认为化疗能改善患者的生活质量。据文献报道，传统方案化疗对患者生存期的延长比最佳支持治疗仅多 4 个月，而以新化疗药物（如 CPT-11，PTX 和 DTX 为主的方案），对生存期的延长比最佳支持治疗仅多 6 个月。一般说来，三药联合的化疗方案（如 ECF、DCF、PCF 和 FAMTX）属于较为强烈的化疗方案，而单药或两药联合的化疗［如 PF(PTX＋5-FU)、CPT-11 ＋5-FU 和卡培他滨］属于非强烈的方案。Meta 分析表明，三药联合的生存优势明显，如以蒽环类药物联合 PDD 和 5-FU 的三药方案与 PDD 和 5-FU 联合的两药方案比较，患者的生存期增加了 2 个月。但是含 PDD、EPI 或 DTX 的化疗方案的毒性相对较大。目前，晚期胃癌的临床治疗重点为以下两方面：①控制肿瘤生长，提高患者的生活质量，使患者与肿瘤共存。因此，在治疗方案的选择上，既要考虑个体患者的身体状况、经济状况，又要考虑所选方案的有效率、毒性的种类和程度，权衡疗效和毒性的利弊。②探索新的治疗方案，以达到增效减毒的作用。例如，REAL-2 的 III 期临床研究就是以标准的 ECF 方案作为对照，通过 2×2 的设计，综合权衡疗效和毒性后，得出以草酸铂替代顺铂、卡培他滨替代 5-FU 后组成 EOX 方案的效果最佳的结论。

胃癌治疗的理想模式是个体化治疗，包括个体化选择药物的种类、剂量以及治疗期限等。最近，英国皇家 Mamden 医院对一组可以手术切除的食管癌、食管和胃连接处癌患者，进行了术前基因表达图谱与术前化疗及手术后预后的分析研究。35 例患者术前接受通过内镜取肿瘤组织做基因图谱分析，通过术前化疗，其中有 25 例接受了手术治疗。初步的结果显示，根据基因图谱预测预后好和预后差的两组患者的生存期差异有统计学意义（$P<0.001$），表明药物基因组学或蛋白质组学的研究是实现真正意义上胃癌个体化治疗的重要手段。

（二）放疗

胃癌对放疗不甚敏感，尤其是印戒细胞癌和黏液腺癌，不过，未分化、低分化、管状腺癌和乳头状腺癌还是对放疗有一定的敏感性的。放疗包括术前、术中、术后放疗，主要采用钴或直线加速器产生 γ 射线进行外照射，多提倡术前及术中放疗。由于胃部的位置非常靠近其他重要的器官，在进行胃癌的放疗时，很难不会对其他的器官造成不良反应。在这种情况下，胃癌的放疗有严格的适应证与禁忌证，同时应在胃癌的放疗过程中服用中药来保护周围脏器。

适应证：未分化癌、低分化癌、管状腺癌、乳头状腺癌；癌灶小而浅在，直径在 6 cm 以下，最大的不超过 10 cm；肿瘤侵犯未超过浆膜面，淋巴结转移在第二组以内，无周围脏器、组织受累。

禁忌证：因放疗对黏液腺癌和印戒细胞癌对放疗无效，故两者应视为禁忌证。其他禁忌证包括癌灶直径大于 10 cm，溃疡深且广泛，肿瘤侵犯至浆膜面以外，有周围脏器转移。

从以上分析我们可以看出，放疗适用于胃癌早期，不适用于已有转移的中晚期。

1.术前、术中放疗

某些进展期胃癌,临床上可摸到肿块,为提高切除率而进行术前局部照射。Smalley 等总结了胃的解剖特点和术后复发的类型,并提供了详细的放疗推荐方案。北京报道了一项 Ⅲ 期临床试验,360 例患者随机接受术前放疗再手术或单纯手术。两组患者的切除率分别为 89.5% 和 79.4%($P<0.01$)。两组术后病理 T_2 分期范围为 12.9% 和 4.5%($P<0.01$),T4 分期范围为 40.3% 和 51.3%($P<0.05$),淋巴结转移率分别为 64.3% 和 84.9%($P<0.001$)。两组患者五年生存率及十年生存率分别为 30%、20%,20%、13%($P=0.009$)。这些数据提示术前放疗可以提高局部控制率和生存率。Skoropad 等报道,78 例可手术切除的胃癌患者随机接受单纯手术,或术前放疗(20 Gy/5 次)后再手术及术中放疗(20 Gy)。研究发现,有淋巴结侵犯及肿瘤侵出胃壁的患者,接受术前及术中放疗组的生存期显著优于单纯手术组。两组间在死亡率上无显著差异,提示术前放疗安全可行。关于术前放疗的大型临床研究资料有限,有待进一步的研究。

2.术后放疗及化疗

多数研究者认为术后单纯放疗无效。有文献显示,术后单纯放疗未能提高生存率。术后放疗及化疗的设想合理,放疗可控制术后易发生的局部复发,化疗可以进行全身治疗,同时化疗能够起到放疗增敏的作用。5-FU 是一种最常用于与放疗联合的化疗药物,与单纯放疗相比,前者能够提高胃肠道肿瘤患者的生存期。

为了彻底了解放疗及化疗在胃癌术后辅助治疗中的疗效,INT0116 试验于 1991 年被启动。共入组 603 例患者。其中 85% 有淋巴结转移,68% 为 T_3 或 T_4 期病变。患者随机分为术后同步放疗及化疗组和单纯手术组(n=281 和 275)。单纯手术组接受胃癌根治性切除术,同步放疗及化疗组在根治性切除术后接受如下治疗:第 1 周期化疗,每天给予 5-FU 425 mg/m^2 和 CF 20 mg/m^2,连续用 5 d;4 周后再进行同步放疗及化疗,放疗总剂量为 45 Gy,分 25 次给予,每周 5 次,共 5 周。放疗范围包括瘤床、区域淋巴结和切缘上、下各 2 cm。在放疗最初 4 d 及最后 3 d 连续给予上述化疗,放疗完全结束后 1 个月再给予以上化疗方案 2 周期。结果显示联合化疗、放疗组的无病复发时间明显延长(30 个月,原为 19 个月,$P<0.001$),中位生存期明显延长(35 个月 v 26 个月,$P=0.006$),三年生存率(48%,原为 31%)和总生存率(50%,原为 41%,$P=0.005$)均有提高。最常见 3~4 级的毒性反应为骨髓抑制(54%)、胃肠道反应(33%)、流感样症状(9%)、感染(6%)和神经毒性(4%)。

无疑,INT0116 试验正式确立了放疗及化疗在胃癌术后辅助治疗中的地位。但是,关于该试验仍存在不少争议,焦点集中在以下几个方面。

第一,关于淋巴结的清扫范围。INT0116 中每例患者都要进行胃癌 D2 淋巴结清扫术,但实际上仅 10% 的手术达到该标准,36% 为胃癌 D1 手术,54% 为胃癌 D0 手术(即未将 N1 淋巴结完全清扫)。因而很多研究者认为,术后放疗及化疗后生存率提高可能是因为弥补了手术的不完全性,并由此提出胃癌 D2 淋巴结清扫后是否有必要接受辅助放疗及化疗的疑问。Hundahl 等在回顾性研究中收集了 INT0116 试验的完整手术资料,分层分析结果显示,术后放疗及化疗对提高胃癌 D0 或 D1 手术患者的生存率有益,而对胃癌 D2 手术后的患者并无帮助。然而,INT0116 试验中接受胃癌 D2 手术的患者极少,较小的样本量使分析结果缺乏说服力。Lim 等给予 291 例 D2 手术的胃癌患者 INT0116 治疗方案,结果显示五年生存率和局部控制率比美国 INT0116 的研究结果更好。Oblak 等分析 123 例接受 INT0116 治疗方案的患者,其中 107 例行根治性(R0)切除,其两年局部控制率、无病生存率、总体生存率分别达 86%、65% 和 73%。但上述两项研究缺乏对照组。生存率和局部控制率的提高是由于手术(D2 或 R0)、放疗及化疗或两者共同作用还不能肯定。韩国的一项多中心的观察性研究比较了 544 例 D2 术后接受放疗及化疗的胃癌患者与同期 446 例仅接受 D2 术胃癌患者的复发率和生存率。结果表明,放疗及化疗组的中位总生存时间、无复发生存时间明显优于单纯手术组,分别为 95.3 个月、62.6 个月($P=0.020$)、75.6 个月、52.7 个月($P=0.016$)。两者的五年总体生存率、无复发生存率分别为57.1%、51.0%($P=0.0198$),54.5%、47.9%($P=0.0161$),且放疗及化疗组的死亡风险降低了 20%。研究者认为胃癌 D2 术后辅以放疗及化疗能提高生存率,减少复发。

第二,INT0116 试验方案的安全性,即术后放疗及化疗的毒性反应也受到关注。试验进行中近 75% 的患者出现了大于 3 级的毒性反应,另有 17% 的患者因毒性反应未能完成全部疗程。术后放疗及化疗是否安全? 是什么因素使患者的耐受性下降? Tormo 和 Hughes 的两个临床研究认为 INT0116 试验的放疗及化疗方案是安全的,毒性反应可以接受。在 INT0116 试验中,放疗方法多为传统的前后野照射,射野计划很少基于 CT 定位。而现在采用的放疗方法常为多野照射,且使用 CT 进行放疗计划,这些措施必将减轻正常组织的毒性反应。

此外一个争议为,INT0116 试验使用的化疗药物为静脉推注的 5-FU,之后的分析发现,5-FU 的使用并没有减少腹腔外的复发(放疗及化疗组及单纯手术组的腹腔外的复发率分别为 14% 和 12%)。这就提示放疗及化疗带来的生存益处是由于放疗提高了局控率。

在某种程度上,5-FU 充当了放疗增敏的角色而并未起到全身化疗的效果。当然,INT0116 试验设计于 20 世纪 80 年代,在当时静脉推注 5-FU 还是一项标准治疗。然而,单药 5-FU 治疗胃癌的有效率太低,目前出现了很多有效率更高的化疗方案,可以用于全身治疗。

Leong 等在放疗时同步输注 5-FU,治疗的前后使用 ECF 方案(用于胃癌的辅助治疗),并采用多野放疗。3 或 4 级毒性反应发生率分别为 38%、15%,主要毒性表现为骨髓抑制(3~4 级发生率为 23%)、胃肠道反应(3 级发生率为 19%)。Fuehs 等在一个含 ECF 方案的同步放疗及化疗研究中也观察到相似的毒性反应,3~4 级的粒细胞减少及胃肠道反应分别为 29%、29%。目前,一个大型的Ⅲ期临床研究(Trial 80101)正在进行。该研究将根治性胃癌切除术的患者随机分为两组,术后的辅助治疗分别 FU/LV+放疗(45 Gy)/输注的5-FU+FU/LV方案及 ECF+放疗(45 Gy)/输注的 5-FU+ECF。其结果值得期待。

(三)生物治疗

随着分子生物学、细胞生物学和免疫学等研究的进展,胃癌的治疗已形成了除以手术治疗为主,辅以放疗、化疗外,还包括生物治疗在内的综合治疗。

胃癌生物治疗主要基于以下几个方面:①给予免疫调节剂、细胞因子或效应细胞,调动或重建受损免疫系统。增强机体的抗癌能力并提高机体对放疗、化疗的耐受。②通过各种手段促进癌细胞特异抗原表达、递呈或对免疫杀伤的敏感性,增强机体抗癌的攻击靶向力与杀伤效率。③对癌细胞生物学行为进行调节,抑制其增殖、浸润和转移,促进其分化或死亡。

代表性的治疗方法有单细胞因子和多细胞因子疗法,IL-2/LAK 疗法、TIL/IL-2 疗法、单细胞抗体导向抗胃癌疗法、胃癌疫苗的接种、主动性特异性免疫疗法及基因治疗。

1.免疫调节剂治疗

其对免疫功能抑制程度较轻,一般状态较好者有一定疗效。具有代表性的免疫调节剂有卡介苗、K-432、短小棒状杆菌菌苗、左旋咪唑以及多糖类中的云芝多糖、香菇多糖等。其能够非特异性提高胃癌患者单核-巨噬细胞活性与细胞因子产生,调动机体免疫系统,促进残存癌细胞的清除,减少复发与转移,支持进一步的放疗、化疗。

2.单克隆抗体及其交联物导向治疗

该疗法将单克隆抗体与化疗药物、毒素或放射性核素相偶联,利用抗体对癌细胞的特殊亲和力定向杀伤癌细胞,适用于清除亚临床病灶或术后微小残存病灶,减少胃癌复发和转移。用于胃癌治疗研究的抗体主要针对癌相关抗原或与细胞生物学行为相关的抗原,如癌胚抗原、细胞膜转铁蛋白受体、细胞膜表面 Fas 蛋白、与细胞恶性转化相关的表皮生长因子受体以及与癌组织血管形成密切相关的血管内皮生长因子及其受体。但胃癌专一特异性抗体尚未发现。

目前,该疗法的临床应用并不令人满意,原因可能有鼠源性抗体选择性不高及异源蛋白拮抗,胃癌抗原免疫性弱。异质性强致使单抗导向力降低;抗体半衰期短,与药物交联的稳定性及其生物活性间存在相互影响;存在抗体转运生理屏障与循环抗原封闭等。近年来应用基因工程开发的人-鼠嵌合抗体、人源性单克隆抗体、单链抗体和双特异抗体等可显著提高对癌细胞的导向与亲和力。其临床效果尚有待观察。

3.细胞因子治疗

该方法适用于免疫功能损害较严重,外源性免疫调节剂已很难刺激机体产生免疫应答的患者。用于胃癌治疗的主要基因重组细胞因子有白细胞介素-2、干扰素-α。肿瘤坏死因子-a、粒细胞集落刺激因子、粒-巨噬细胞集落刺激因子。临床上多将细胞因子与放疗、化疗及其他生物疗法联用;也可在瘤内或区域内给药,以减轻毒副作用。细胞因子治疗研究目前多集中在改进现有临床方案;改良细胞因子结构(分子修饰,提高生物活性,降低毒性);通过分子生物学技术,构造出癌特异性抗体-细胞因子融合蛋白或细胞因子基因转移等。

4.肿瘤疫苗

免疫治疗是生物治疗的主要组成部分之一。肿瘤疫苗是肿瘤特异性的主动免疫治疗,其诱导的机体特异性主动免疫应答增强机体抗肿瘤能力的作用在动物试验中取得了肯定。许多肿瘤疫苗已进入临床实验研究,显示出良好的前景。对于胃癌的免疫研究,将有助于胃癌综合治疗的实施、消灭残癌、预防复发与转移、提高患者的生活质量和生存率。胃癌的肿瘤疫苗主要有以下几种。

(1)肿瘤抗原肽疫苗:近年来,应用肿瘤相关抗原(tumor-associated antigen,TAA)或肿瘤特异性抗原进行主动免疫治疗的研究发展较快。免疫效应细胞识别的是由抗原呈递细胞吞噬、并经 MHC 分子呈递的肽段,因此免疫活性肽的发现为肿瘤主动免疫治疗提供了新的思路,出现了以不同抗原肽为靶点的肿瘤疫苗。

(2)胚胎抗原疫苗:CEA 是最早发现的 TAA,属于胚胎性癌蛋白,也是与胃癌相关的被研究得最多的 TAA。Zaremba 等对 CEA 肽联 CAP1 的部分氨基酸残基进行替换,得到 CAP1-6D,其不仅能在体外致敏 CEA 特异的细胞毒性 T 淋巴细胞(CTL),在体内也能诱导 CEA 特异的CTL。目前部分 CEA 疫苗已进入 I 期临床试验。曾有研究表明:在胃癌组织中可分别在胞核、胞质中识别到特异性对抗黑色素瘤抗原基因(*MAGE* 基因)蛋白的单克隆抗体 77B 和 57B,而且*MAGE* 可在大多胃癌患者中发现,故其可作为特异性免疫治疗胃癌的靶基因。但亦有报道认为*MAGE* 基因多发生于进展期胃癌的晚期,应再考虑它在肿瘤免疫治疗中的价值。国内也有报道,胚胎抗原疫苗多为混合性多价疫苗。邵莹等研究发现,应用 MAGE-3-HLA-A2 肿瘤肽疫苗可诱导产生*MAGE-3* 胃癌细胞特异性 CTL,这种 CTL 对胃癌细胞杀伤力很强,具有临床应用价值。

（3）其他肿瘤抗原肽疫苗：应用肿瘤细胞裂解产物经生物化学方法可以提取出肿瘤细胞的特异性抗原肽，目前这方面的研究较多。Nabeta 等从胃癌提纯了一种肿瘤抗原，称之为 F4.2，经体内、体外试验证实：应用 F4.2 肿瘤肽疫苗可以诱导产生抗胃癌的特异性 CTL，F4.2 有望作为一种 HLA-A31 结合性肽疫苗用于胃癌治疗。

（4）独特型抗体疫苗：抗独特型抗体具有模拟抗原及免疫调节的双重作用，同时能克服机体免疫抑制，打破免疫耐受，故能代替肿瘤抗原诱发特异性主动免疫。研究者已成功构建了拟用于胃癌治疗的抗独特型抗体。何凤田等应用噬菌体抗体库技术成功地将胃癌单克隆抗体 MG7 改造成抗独特型抗体的单链可变区片段（SeFv），因为抗独特型抗体的 SeFv 组成及功能域的排序理想，足以模拟初始抗原来激发机体的抗肿瘤免疫反应，所以其研究为应用抗独特型抗体 SeFv 治疗胃癌创造了条件。抗独特型抗体在实际应用中也存在一些问题，肿瘤抗原决定簇出现变化时会影响抗独特型抗体疫苗的效果，大量有效抗独特型抗体的制备过程还存在一定困难，若使用人单抗则可出现人体杂交瘤细胞不稳定、产量低等现象。这些均需通过进一步的研究解决。

（5）病毒修饰的肿瘤细胞疫苗：德国癌症中心研究开发了新城鸡瘟病毒修饰的自体肿瘤疫苗，是目前研究较多的一种病毒修饰肿瘤细胞疫苗。主要方法是将新城鸡瘟病毒转染肿瘤细胞，待其增生后灭活作为疫苗，皮下注射。现该治疗方法在全世界范围内多中心多种癌症的临床治疗研究中取得了良好的效果，在胃癌也有应用，疗效亦较满意。

（6）树突状细胞肿瘤疫苗：树突状细胞（dendritic cells，DC）即是体内最有效的专业抗原呈递细胞，也是抗原特异性免疫应答的始动者，具有摄取、加工、呈递抗原至 T 淋巴细胞的能力，表达高水平的 MHCⅠ、MHCⅡ和 CD80、CD86 等共刺激分子，在免疫应答中起关键作用。以 DC 为基础的各种疫苗在胃癌免疫治疗中取得了很大的成就。

临床采用外周血单个核细胞及自体肿瘤抗原在体外制备 DC 疫苗，采用临床随机对照研究，将 50 例胃癌术后患者随机分为两组，给对照组常规化疗；对疫苗治疗组常规化疗 2 周后皮下注射 DC 肿瘤疫苗，每周 1 次，共 4 次。在治疗前、后相应各时相点采取患者外周血，检测 IL-12、IL-4、γ-IFN 的水平。结果疫苗治疗组患者注射 DC 肿瘤疫苗前及注射后 2 周、4 周和 8 周的外周血 IL-12 的水平分别为（37±4）pg/mL、（68±6）pg/mL、（96±12）pg/mL 和（59±9）pg/mL，γ-IFN 的水平分别为（61±12）pg/mL、（134±19）pg/mL、（145±20）pg/mL 和（111±15）pg/mL，IL-4 的水平分别为（55±7）pg/mL、（49±6）pg/mL、（46±5）pg/mL 和（50±8）pg/mL。而常规治疗组患者外周血 IL-12、γ-IFN 及 IL-4 的水平分别为（39±7）pg/mL、（45±9）pg/mL、（44±10）pg/mL、（44±6）pg/mL、（63±10）pg/mL、（61±13）pg/mL、（62±11）pg/mL、（61±7）pg/mL、（52±11）pg/mL、（55±9）pg/mL、（53±10）pg/mL、（55±8）pg/mL。疫苗治疗组患者外周血 IL-12 及 γ-IFN 水平在疫苗治疗后明显提高，与同期正常对照组相比差异有显著意义（$P<0.05$）。结论 DC 肿瘤疫苗可提高胃癌患者术后外周血 IL-12 的水平，并促进 T 细胞向 Th$_1$ 方向发展，临床应用无明显不良应。

Sadanaga 等用负载 *MAGE-3* 的自身 DC 治疗 12 例胃肠道肿瘤（胃癌 6 例），患者临床表现均有改观。其中 7 例患者的肿瘤标记物表达下降，3 例患者肿瘤有消退现象，未发现毒副作用，表明用 DC 负载肿瘤 *MAGE-3* 治疗胃肠道肿瘤安全有效。目前，DC 作为体内最强的抗原呈递细胞，是肿瘤治疗的研究热点，以 DC 为中心的肿瘤疫苗是否能给胃癌生物治疗开辟新途径尚需深入研究，尤其是更深入的临床应用研究，相信 DC 肿瘤疫苗将给胃癌的治疗带来新的希望。

（7）DNA 疫苗：一项国家自然科学基金资助项目——构建以胃癌 MG7-Ag 模拟表位为基础

的 DNA 疫苗,在第四军医大学西京医院全军消化病研究所完成。这项研究成果为胃癌的免疫治疗提供了一条新途径。胃癌 MG7-Ag 是西京医院全军消化病研究所发现的一种特异性较好的胃癌标记物,并已被初步证实可以诱导抗肿瘤免疫。研究者希望能利用这类 DNA 疫苗制备容易、诱导免疫持久、广谱的特点,研制出一种新型的胃癌疫苗,将其应用于胃癌的免疫治疗。

(四)营养治疗

恶性肿瘤患者大多营养不良。营养不良既是癌症的并发症,又是使其恶化造成患者死亡的主要原因之一,因此癌症患者需要营养支持以改善其生活质量。其基本方法有胃肠内营养及胃肠外营养。全胃及近端切除术后经肠内营养支持治疗方便、有效、安全、可靠。能改善术后患者的营养状态,在临床上有很好的应用价值。

肠内营养制剂有管饲混合奶及要素饮食。由于管饲混合奶的渗透压及黏度高,需要肠道消化液消化,不适合术后早期肠内营养支持。要素饮食具有营养全面、易于吸收、无须消化、残渣少、黏度低及 pH 适中等特点。临床应用要素饮食过程中,未出现营养制剂所导致的水、电解质失衡及肠痉挛等。说明术后应用要素饮食进行肠内营养治疗是一种安全、可靠的方法。因而术后早期肠内营养的制剂以要素饮食为首选。

关于肠内营养的开始时间及滴速的选择,Nachlas 等认为胃肠道术后短期功能障碍主要局限于胃、结肠麻痹,其中胃麻痹 1～2 d,结肠麻痹 3～5 d,而小肠功能在术后多保持正常。近年来,有不少研究者提倡术后早期(24 h 后)即开始肠内营养治疗。临床采用术后 48 h 后滴入生理盐水 200 mL,如无不良反应,即于术后 72 h 开始逐渐增加滴入总量、速度及浓度直至达到需要量。由于术后患者处于应激状态,患者在大手术后的急性期内分解代谢旺盛,机体自身的保护性反应使机体动员体内的蛋白质、脂肪贮存来满足急性期代谢需要。因而,此时机体的代谢状况较混乱,不宜过早给予肠内营养支持。术后 72 h 开始为佳,这与山中英治的观点一致。

以 30 mL/h 的滴速开始,逐渐增加至 100～125 mL/h,此后维持这一速度。根据患者的耐受情况,逐步增加灌注量。全组患者在营养治疗过程中虽早期出现轻度腹胀,在继续滴注过程中腹胀均逐渐减轻,且未出现较严重的腹泻。因此,一般认为术后短期进行肠内营养治疗时,滴入速度及浓度应遵循循序渐进的原则,只要使用得当,多可取得较满意的效果。

(五)中西医结合治疗

采用化疗与中药扶正抗癌冲剂治疗Ⅲ～Ⅳ期胃癌患者,术后五年生存率达 73.8%,中位生存期为 54.8±3.18 个月,明显优于单纯化疗。通过中西医结合达到治疗胃癌的最佳疗效。

(左安华)

第三节　原发性肝癌

一、流行病学

原发性肝癌是世界上流行率高的 10 种恶性肿瘤之一,主要发生于温暖、潮湿、居民饮用闭锁水系的地区。其病程短,死亡率高。该病在我国广泛流行,占恶性肿瘤的第 1 位,其发病率为欧美的 5～10 倍,约占全世界肝癌病例的 42.5%。40～49 岁为发病年龄高峰。男性较女性的发病率显著高,高发地区男、女患者之比为 3.4∶1。

我国原发性肝癌的地理分布显示:沿海地区的发病率高于内路的发病率,东南和东北的发病率高于西北、华北和西南的发病率,沿海江河口或岛屿的发病高于沿海的发病其他地区。而且即使在同一高发区,肝癌的分布亦不均匀。启东市是肝癌高发区,近十几年以来肝癌发病率一直在50/10 万左右,而通兴乡肝癌发病率(47.44/10 万)则比相隔一条马路的西宁乡(15.44/10 万)和天汾乡(17.81/10 万)高,这种发病率的显著差异,为肝癌病因的研究提供了线索。

东南地区中肝癌死亡率高于 30/10 万的地区有广西扶绥、江苏启东,浙江嵊泗、岱山,福建同安。广西扶绥统计年死亡率基本稳定在 40/10 万左右,江苏启东肝癌在恶性肿瘤发病及死亡病例中一直居首位,年平均发病率为 55.63/10 万,死亡率为 47.93/10 万。

此外,据调查湖南、四川的肝癌亦居当地恶性肿瘤死因的首位。山东、湖北、辽宁、新疆、甘肃、内蒙古等地的肝癌则占恶性肿瘤死因的第三位。

二、病因学

和其他恶性肿瘤一样,原发性肝癌的病因仍不十分清楚。实验证明,很多致癌物质均可诱发动物的肝癌,但人类肝癌的病因尚未完全得到证实。根据临床观察,流行病资料和一些实验研究结果表明,肝癌可能主要与肝炎病毒、黄曲霉毒素、饮水污染有关。

(一)病毒性肝炎

1.乙型肝炎病毒(hepatitis B virus,HBV)

HBV 与肝细胞癌(hepatocellular carcinoma,HCC)的关系已被研究多年,HBV 与原发性肝癌有一定的特异性的因果关系,归纳为:①两者全球地理分布接近,乙型肝炎高发区肝癌的发病率也高,我国肝癌 3 个高发区(启东、海门、扶绥)研究结果表明 HBsAg 阳性者发生肝癌的机会较 HBsAg 阴性者高。②原发性肝癌患者的血清学与病理结果证实其 HBsAg 阳性率高达89.5%,抗-HBc 达 96.5%,明显高于对照人群(5% 以下);免疫组化亦提示 HCC 患者有明显的HBV 感染背景;在肝癌流行区及非流行区,男性 HBsAg 慢性携带者发生原发性肝癌的危险性相对恒定,且前瞻性研究表明,HBsAg 阳性肝硬化者发生原发性肝癌的概率比 HBsAg 阴性肝硬化者高,且标志物项越多(除抗-HBs),患肝癌危险性越高,流行病学调查证明病毒感染发生在肝癌之前。③证实 HCC 患者中有 HBV-DNA 整合,我国 HCC 患者中有 HBV-DNA 整合者占68.2%。分子生物学研究提示 HBV-DNA 整合可激活一些癌基因(如 $N\text{-}ras$、$K\text{-}ras$),并使一些抑癌基因突变,已发现 HBsAg 的表达与 $P53$ 突变有关。④动物模型(如土拨鼠、地松鼠、鸭)提示动物肝炎与肝癌有关。

我国约 10% 的人口为 HBsAg 携带者,每年约有 300 万人可能从急性肝炎转为慢性肝炎,每年约 30 万人死于肝病,其中 11 万人死于肝癌。肝炎的垂直传播是肝癌高发的重要因素,表面抗原阳性的孕妇可使 40%~60% 的婴儿感染乙肝型炎,这些婴儿一旦感染乙型肝炎,约有 1/4 可能发展到慢性肝炎,还有一部分发展到肝硬化和肝癌。国外有研究者认为,肝癌高发区婴儿接种乙型肝炎疫苗,可减少 80% 的肝癌患者。世界各地 HBsAg 与 HCC 关系几乎完全一致,肝癌危险度:我国江苏启东为 8.8~12.5;日本为 10.4,英国为12.0,美国纽约为 9.7。HBV 可能是人类肝细胞癌发病因素中的主要启动因素。

2.丙型肝炎病毒(hepatitis C virus,HCV)

HCV 主要经血传播,亦可由性接触传播,HCV 与 HCC 关系的研究近年来受到重视。日本报道提示 HCC 患者中合并 HCV 感染者远多于 HBV 感染者。1990 年,鹈浦雅志等报道 113 例肝细胞癌中 HBsAg 阳性有 30 例(27%),抗-HCV 阳性 65 例(58%),有输血史 32 例(28%),有饮酒史者 46 例(41%),在与 HCV 有关的肝硬化病例中 30% 可检出抗-HCV。在西班牙、希腊,HCC 的抗-HCV 阳性率分别达到 63% 和 55%,HBsAg 阳性率为 39% 左右,而印度抗-HCV 阳性率为 15.1%,香港 7.3%,上海为 5%~8%,表明该型肝炎病毒与肝癌的关系有地理分布关系。

流行病学的证据说明 HBV 是肝癌发生的重要危险因素,但不是唯一的因素。HCV 与肝癌的关系在部分地区(如日本、西班牙、希腊)可能是重要的,在中国的作用有待进一步研究。流行病学研究提示了病毒参与了肝癌的发病过程,随着分子生物学的发展,进一步从分子水平提示了病毒的作用机制。HBV 在人肝癌中以整合型 HBV DNA 和游离型 HBV DNA 形式存在。病毒在整合前,首先要通过游离病毒的复制,因此在早期以游离型 HBV DNA 存在于肝癌中,由于整合型 HBV DNA 中,相当部分 X 基因存在断裂,部分或全部缺少,游离型 HBV DNA 可能是 X 基因表达的反式激活因子。不少作者观察到肝癌中存在 HBV X 基因表达,但 X 基因的生物学功能,是否存在促进原癌基因 C-myc 的表达,以及与 ras 基因的协同促肝癌作用,有待进一步研究。

3.黄曲霉毒素(sflatoxin,AF)

动物实验证明黄曲霉毒素有肯定的致癌作用。黄曲霉毒素 B_1(AFB_1)是强烈的化学致癌物,能诱发所有实验动物发生肝癌;在人体肝脏中发现有纯代谢黄曲霉毒素及黄曲霉毒素 B_1 的酶。霉变食物是肝癌高发区的主要流行因素之一,肝癌高发区粮食的黄曲霉毒素污染程度高于其他地区。这可能与肝癌高发区多处于温潮湿地带,霉菌易于生长有关。非洲和东南亚曾进行黄曲霉毒素与肝癌生态学研究,发现男性摄入的黄曲霉毒素高的地方,肝癌的发病率亦高;摄入黄曲霉毒素的剂量与肝癌发病率呈线性函数关系,Y(肝癌的发病率)$= 0.42 \times AFB_1 + 6.06$($AFB_1$ 含量的单位是 ng/kg,$P < 0.01$)。分子流行病学的研究也进一步证实 AFB_1 与肝癌的发生密切相关,近年来上海肿瘤研究所研究 AFB_1 加成物(AFB_1-N_7-Gua)及 AFB_1 清蛋白加成物的检测方法,从肝癌高危人群或肝癌患者的血、尿中检测 AFB_1 加成物,证明了崇明肝癌高发区人群中 AFB_1-清蛋白加成物阳性高达 68.3%,启东地区的阳性率为 65%,进一步研究提示过氧化物酶基因 113 位的突变很有可能和 AFB_1 暴露引起 AFB_1 清蛋白生成物的量有关,提示了 AFB_1 与肝癌的发生具有密切相关性。

(二)饮水污染

饮水与肝癌的关系已有不少流行病学与实验室证据。早在 20 世纪 70 年代苏德隆教授就提出饮水与肝癌有关,即饮用沟塘水的居民肝癌的发病率比一般居民高,而饮用井水的居民肝癌的发病率比一般居民低 1/3,改饮深水后居民肝癌的发病率有下降趋势。

(三)其他

微量元素、遗传因素等在原发性肝癌发病中有一定作用。有人认为硒是原发性肝癌发生发展过程中的条件因子,有资料表明血硒水平与原发性癌的发病率呈负相关。硒的适量补充可降低原发性肝癌发病率的 1/3~2/3。国内外均有原发性肝癌高发家系的报道,我国启东对原发性肝癌和健康对照组家庭中肝癌的发生情况进行调查,结果表明原发性肝癌高于对照组,统计学检验有显著差异。通常情况下遗传的是易患肿瘤的体质而非肿瘤本身。此外研究者对饮酒、吸烟、寄生虫、某些化学致癌物、激素、营养等与人类肝癌的关系尚有不同的看法。研究者认为,原发性肝癌是多因素协同作用的结果,在不同的阶段,不同的地区,其主要因素可能会有所不同。HBV、HCV、黄曲霉毒素、亚硝胺、饮水污染是原发性肝癌的主要病因。因此管水、管粮、防治肝炎是预防肝癌的主要措施。

三、病理

(一)大体分型

肝癌大体分型可分为以下 4 型。

1.巨块型

除单个巨大块型肝癌外,该型可由多个癌结节密集融合而成的巨大结节。其直径多为 10 cm以上。

2.结节型

肝内发生多个癌结节,散布在肝右叶或左叶,结节与四周分界不甚明确。

3.弥漫型

该型少见,癌结节一般甚小,弥漫分布于全肝,与增生的肝假小叶有时难以区别,但癌结节一般质地较硬,为灰白色。

4.小肝癌

单个癌结节直径<3 cm,癌结节数不超过 2 个,最大直径总和<3 cm。

(二)组织学分型

1.肝细胞癌

该型最常见。其癌细胞分类与正常肝细胞相似,但细胞大小不一,为多角,胞浆丰富,呈颗粒状,胞核深染,可见多数核分裂,细胞一般排列成索状,在癌细胞索之间有丰富的血窦,无其他间质。

2.胆管细胞癌

该型为腺癌。癌细胞较小,胞浆较清晰,形成大小不一的腺腔,间质较多,血管较小。在癌细胞内无胆汁。

3.混合型肝癌

肝细胞癌与胆管细胞癌混合存在。

4.少见类型

(1)纤维板层型:癌细胞被平行的板层排列的胶原纤维隔开,因而称为纤维板层肝癌(fibrolamellar carcinoma,FCL)。以多边嗜酸肿瘤细胞聚成团块,其周围排列着层状排列的致密纤维束为特征。肉眼观察特征:绝大多数发生在左叶,常为单个,通常无肝硬化,切面呈结节状或分叶状,中央有时可见星状纤维瘢痕,这些有助于区别普通型 HCC。电镜下 FCL 的胞浆内以充满大量线粒体为特征,这与光镜检查下癌细胞呈深嗜酸性颗粒相对应。有人观察到 FCL 有神经分泌性颗粒,提示此类癌有神经内分泌源性。

(2)透明细胞癌:肉眼所见透明细胞癌无明显特征。在光镜检查下,除胞浆透明外,其他均与普通 HCC 相似,胞浆内主要成分是糖原或脂质。电镜下透明癌细胞内细胞器较普通 HCC 少。透明细胞癌无特殊临床表现,预后较普通 HCC 略好。

(三)原发性肝癌分期

1.我国肝癌的临床分期:根据全国肝癌会议拟定的分期标准

Ⅰ期:无明确肝癌症状和体征,又称亚临床期。

Ⅱ期:出现临床症状或体征,无Ⅲ期表现。

Ⅲ期:有明显恶病质、黄疸、腹水或远处转移之一。

2.国际抗癌联协的 TNM 分期

TNM 国际肝癌分期见表 13-2。

表 13-2 TNM 国际肝癌分期

TNM 分期	具体分期		描述
	T_x		无法评估原发肿瘤
	T_0		无原发肿瘤的证据
	T_1	T_{1a}	孤立的肿瘤最大径≤2 cm
		T_{1b}	孤立的肿瘤最大径>2 cm,无血管侵犯
T 分期(原发肿瘤)	T_2		孤立的肿瘤最大径>2 cm,有血管侵犯;或者多发的肿瘤,无一最大径>5 cm
	T_3		多发的肿瘤,至少有一个最大径>5 cm
	T_4		任意大小的单发或多发肿瘤,累及门静脉的主要分支或者肝静脉;肿瘤直接侵及除胆囊外的邻近器官,或穿透腹膜
	N_x		不能评价区域淋巴结
N 分期(区域淋巴结)	N_0		无区域淋巴结转移
	N_1		区域淋巴结转移
	M_0		无远处转移
M 分期(远处转移)	M_1		有远处转移

3.TNM 分期标准

TNM 分期标准见表 13-3。

表 13-3 TNM 分期标准

分期	T	N	M
ⅠA	T_{1a}	N_0	M_0
ⅠB	T_{1b}	N_0	M_0
Ⅱ	T_2	N_0	M_0
ⅢA	T_3	N_0	M_0
ⅢB	T_4	N_0	M_0
ⅣA	Any T	N_1	M_0
ⅣB	Any T	Any N	M_1

四、临床表现

早期小肝癌因缺乏临床症状和体征被称为"亚临床肝癌"或"Ⅰ期肝癌",常能在普查、慢性肝病患者随访或健康检查时出现甲胎蛋白水平异常升高和/或超声异常而被发现。一旦出现临床症状和体征已属于中晚期。

(一)临床症状

肝区痛、消瘦、乏力、食欲缺乏、腹胀是肝癌常见症状。

1.肝区痛

肝区痛最常见,多由肿瘤增大致使肝包膜绷紧所致,少数可由肝癌包膜下结节破裂,肝癌结节破裂内出血所致。可表现为持续钝痛、呼吸时加重的肝区痛或急腹症。肿瘤侵犯膈肌疼痛可放散至右肩和右背,向后生长的肿瘤可引起腰痛。

2.消化道症状

消化道症状因无特征往往易被忽视,常见症状有食欲缺乏、消化不良、恶心呕吐、腹泻等。

3.消耗体征

患者乏力、消瘦、全身衰竭,晚期患者可呈恶病质状。

4.黄疸

黄疸可由肿瘤压迫肝门、胆管癌栓、肝细胞损害等引起,多为晚期症状。

5.发热

30%～50%的患者有发热,一般为低热,偶可达39℃以上,呈持续或午后低热,偶呈弛张型高热。发热可由肿瘤坏死产物吸收、合并感染、肿瘤代谢产物所致。如不伴感染,为癌热,多不伴寒战。

6.转移灶症状

肿瘤转移之处有相应症状,有时成为该病的初始症状。肺转移可引起咯血、咳嗽、气急等。骨转移可引起局部痛或病理性骨折。椎骨转移可引起腰背痛、截瘫。脑转移多有头痛、呕吐、抽搐、偏瘫等。

7.伴癌综合征

伴癌综合征即肿瘤本身代谢异常或癌组织对机体的影响引起内分泌或代谢方面的综合征,可先于肝的症状出现。

(1)自发性低血糖症:发生率为10%～30%,肝细胞能异位分泌胰岛素或胰岛素样物质;肿瘤抑制胰岛素酶或分泌一种胰岛β细胞刺激因子或糖原储存过多;肝组织糖原贮存减少,肝功能障碍影响肝糖原的制备。以上因素造成血糖水平降低,形成低血糖症,严重者出现昏迷、休克而死亡。

(2)红细胞增多症:2%～10%的患者可发生,肝癌切除后常可恢复正常。其可能与肝细胞产生促红细胞生成素有关。肝硬化伴红细胞增多症者宜警惕肝癌的发生。

(3)其他:罕见的尚有高钙血症、高脂血症、皮肤卟啉癌、类癌综合征、异常纤维蛋白原血症等。

(二)体征

1.肝、脾大

进行性肝大是其特征性体征之一,肝质地硬,表面及边缘不规则,部分患者肝表面可触及结节状包块。合并肝硬化和门静脉高压者,门静脉或脾静脉内癌栓或肝癌压迫门静脉或脾静脉可出现脾大。

2.腹水

腹水由合并肝硬化和门静脉高压或门静脉、肝静脉癌栓所致,为淡黄色或血性腹水。

3.黄疸

肿瘤压迫或侵入肝门内主要胆管或肝门处转移性肿大淋巴结压迫胆管常导致梗阻性黄疸;肿瘤广泛破坏肝脏引起肝细胞坏死,形成肝细胞性黄疸。无论出现梗阻性黄疸还是肝细胞性黄疸,亦无论肿瘤大小,一旦出现黄疸肝癌多属于晚期。

4.转移灶的体征

肝外转移至肺、淋巴结、骨和脑常见。转移灶发展到一定大小时可出现相应的体征,而较小的转移瘤往往无体征。

五、影像学表现

电脑技术与超声波、X线、放射性核素、磁共振等的结合,大大提高了肝癌早期诊断的水平。目前常用的影像学诊断方法有超声显像、CT、MRI、放射性核素显像、选择性血管造影、选择腹腔动脉、肝动脉造影等。

(一)超声显像(ultrasonography,US)

US是肝癌定位诊断中最常用的分辨力高的定位诊断方法,单用二维B型超声对肝癌的确诊率为76%～82.2%,可检出2 cm以内的小肝癌。图像的主要特征为肝区内实性回声光团,均质或不均质,或有分叶,与周围组织界限欠清楚,部分有"晕环"。US可显示肿瘤的位置、大小,并了解局部扩散程度(如门静脉、肝静脉、下腔静脉、胆管内癌栓、周围淋巴结有无转移等)。近年来术中B型超声的应用,提高了手术切除率,随着超声波技术的进展,彩色多普勒血流成像可分析测量进出肿瘤的血液,以鉴别占位病灶的血供情况,推断肿瘤的性质。另外用动脉CO_2微泡增强作用对比剂的超声血管造影有助于检出1 cm直径以下的多血管肝细胞癌,并有助于测得常规血管造影不易测出的少血管癌结节。

(二)CT

CT具有较高的分辨率,是一种安全、无创伤的检查方法,诊断符合率达90%。肝癌通常是低密度结节或与等密度、高密度结节混合的肿物。边界清楚或模糊。大肝癌常有中央液化。增强扫描发现早期病灶密度高于癌周肝组织,10～30 s密度下降至低于癌周肝组织,使占位更为清晰,并持续数分钟。近年来出现一些新的CT检查技术,如动床式动态团注增强CT(dynamic inrrmental bolus CT,DLB-CT),延迟后CT(delayed CT,D-CT)。螺旋CT(spriral-CT)、电子束CT(electric beem-CT)和多层CT(multi-sliceCT)的应用,极大地提高了扫描速度和增强了图像后处理功能,能非常方便、快捷地完成肝脏的分期扫描、动态扫描及癌灶和血管的三维重建。近年来碘油-CT(lipiodol-CT)颇受重视,此乃CT与动脉造影结合的一种形式,包括在肝动脉、肠系膜上动脉内插管直接注射对比剂,增强扫描,先经肝动脉注入碘油,约1周后做CT检查,常有助于检出0.5 cm的小肝癌,但亦有假阳性者。

(三)MRI

MRI可显示肿瘤包膜的存在,脂肪变性,肿瘤内出血、坏死,肿瘤纤维间隔形成,肿瘤周围水肿,子结节及门静脉和肝静脉受侵犯等现象。肝癌图像为T_1加权像,肿瘤表现为较周围肝组织低信号强度或等信号强度,T_2加权像上均显示高信号强度。肝癌的肿瘤包膜及血管侵犯是具有特征性的征象,能很好地显示HCC伴脂肪变的MRI图像,在T_1加权图上产生等信号或高信号强度;而HCC伴纤维化者T_1弛豫时间长则产生低信号强度。MRI证实47%的肝癌病例有脂肪变性,此征象具有较高的特异性,而T_2加权图上HCC表现为不均匀的高信号强度,病灶边缘不清楚;肿瘤包膜在T_1加权图显示最佳,表现为肿瘤周围有一个低信号强度环,0.5～3 mm厚,而MRI不用注射对比剂即可显示门静脉和肝静脉分支,显示血管的受压推移,癌栓形成时T_1加权图为中等信号强度,T_2加权图呈高信号强度。

(四)血管造影

肝血管造影不但是诊断肝癌的重要手段,而且对估计手术的可能性及选择合适的手术方式有较高的价值。尤其是应用电子计算机数字减影血管造影(digital subtraction angiograghy,DSA)行高选择性肝动脉造影,不仅能诊断肝癌,更为肝癌动脉灌注化疗、肝动脉栓塞提供了方便的途径。但近年来由于非侵入性定位诊断方法的问世,肝动脉造影趋于少用。目前作为诊断,动脉造影的指征:①临床疑有肝癌而其他显像为阴性,如不伴有肝病活动证据的高浓度 AFP;②各种显像结果不同,占位病变性质不能肯定;③需做 CTA;④需同时做肝动脉栓塞。

肝癌的肝动脉造影的主要表现:①早期动脉像出现肿瘤血管;②肝实质相时出现肿瘤染色;③较大肿瘤可见动脉移位、扭曲、拉直等;④如动脉受肿瘤侵犯可呈锯齿状、串珠状或僵硬状;⑤有动静脉瘘;⑥有"湖状"或"池状"对比剂充盈区。

(五)放射性核素显像

其包含 γ 照相、SPECT、PET。采用特异性高、亲和力强的放射性药物^{99m}TC——吡多醛五甲基色氨酸(^{99m}TC-PMT),提高了肝癌、肝腺瘤的检出率,适用于小肝癌的定位及定性、AFP 阴性肝癌的定性诊断、原发性或继发性肝癌及肝脏外转移灶的诊断。图像表现为肝脏肿大,失去正常形态,占位区为放射性稀疏或缺损区。近年来以放射性核素标记 AFP 单抗、抗人肝癌单抗、铁蛋白抗体等做放射性免疫显像,是肝癌阳性显像的另一个途径。目前检出低限为 2 cm。

六、实验室检查

肝癌的主要实验室检查项目包括肝癌标记物、肝功能、肝炎病毒(尤其是乙型与丙型)有关指标、免疫指标、其他细胞因子等的检测。

细胞在癌变过程中常产生或分泌释放出某种物质,存在于肿瘤细胞内或宿主的体液中,以抗原、酶、激素、代谢产物等方式存在,具有生化或免疫特性,可识别或诊断肿瘤者称为肿瘤标记物。理想的肿瘤标记物应具有高特异性,可用于人群普查,有鉴别诊断的价值,有助于区分良性与恶性病变,监视肿瘤发展、复发、转移,有助于确定肿瘤预后和治疗方案。

血清肝癌标记物文献报道达几十种,主要有以下几种。

(一)AFP

自 20 世纪 60 年代末用于临床以来,AFP 已成为肝癌最好的标记物,目前已被广泛用于肝细胞癌的早期普查和诊断、治疗效果的判断、预防复发。全国肝癌防治研究会议确定运用 AFP 诊断肝癌的标准:①AFP 水平>400 μg/L,持续4周,并排除妊娠、活动性肝病及生殖胚胎源性肿瘤。②AFP 水平为 200~400 μg/L,持续8周。③AFP 由低浓度逐渐升高。

有10%~30%的肝细胞癌患者血清 AFP 呈阴性,其原因可能是:肝细胞癌有不同细胞株,有的能合成 AFP,另一些仅能合成清蛋白,后者比例大,AFP 水平不升高;癌体直径≤3 cm 的小肝癌患者中,AFP 水平可正常或轻度升高(20~200 μg/L);肿瘤不是肝细胞癌,而是纤维板层癌或胆管细胞癌。

肝癌常发生在慢性肝病基础上,19.9%~44.6%慢性肝炎、肝炎后肝硬化患者的 AFP 水平呈低浓度(50~200 μg/L)升高,因此肝癌的主要鉴别对象是良性活动性肝病。良性活动性肝病常先有丙氨酸转氨酶(alanine aminotransferase,ALT)水平升高,AFP 水平相随或同步升高,随着病情好转 ALT 水平下降,AFP 水平亦下降。对于一些 AFP 水平呈反复波动,持续低浓度者应密切随访。启东地区对 3 177 例 AFP 低浓度持续阳性患者进行随访。1 年内肝癌发生率为

10.4%，为当地自然人群的 315.2 倍，故 AFP 持续低浓度升高的人群可能是一组高发人群，其中一部分已有亚临床肝癌。

原发性肝癌、继发性肝癌、胚胎细胞癌和良性活动性肝病均可合成 AFP，但糖链结构不同。肝细胞癌患者血清中的岩藻糖苷酶活性明显升高，使 AFP 糖链经历岩藻糖基化过程，在与植物凝集素(扁豆凝集素 LCA、刀豆凝集素 ConA)反映呈现不同亲和性，从而分出不同异质群。扁豆凝集素更能反映肝组织处于再生癌变时 AFP 分子糖基化的差异。应用亲和层析电泳技术将患者血清 AFP 分成 LCA(或 ConA)结合型(AFP-R-L)和非结合型(AFP-N-L)，其意义：①鉴别良性与恶性肝病，肺癌患者 AFP 结合型明显多于良性肝病。以 LCA 非结合型 AFP 少于 75% 为界诊断肝癌，诊断率为 87.2%，假阳性率仅 2.5%。②有早期诊断价值。Ⅰ期肝癌及 5 cm 以下的小肝癌的阳性率分别为 74.1% 和 71.4%，故 AFP 异质体对肝癌诊断不受 AFP 浓度、深度肿瘤大小和病期早晚的影响。

AFP 单克隆抗体：通过 AFP 异种血清难以区别不同来源 AFP，影响低浓度肝癌的诊断。AFP 单克隆抗体能识别不同糖链结构的 AFP，可选用针对 LCA 结合型 AFP 的单克隆抗体，建立特异性强、敏感度高的方法，有助于鉴别肝癌和其他肝病，同时有助于早期肝癌的诊断和肝癌高危人群的鉴别。

(二)γ-谷氨酰转肽酶同工酶Ⅱ(γ-glutamyl transpeptidase-Ⅱ,γ-GGT-Ⅱ)

应用聚丙烯酰胺凝胶(glutamyl amide gel,PAG)梯度电泳，可将该类酶分成 9~13 条区带，阳性率为 27%~63%，经改良用 PAG 梯度垂直平板电泳可提高阳性率至 90%，特异性达97.1%，非癌肝病和肝外疾病阳性小于 5%。该类酶与 AFP 浓度无关，在 AFP 低浓度和假阴性肝癌中阳性率亦较高，是除 AFP 以外最好的肝癌标志。

(三)γ-羧基凝血酶原(des-γ-carboxy-prothrombin,DCP)

肝癌患者凝血酶原羧化异常，而产生异常凝血酶原即 DCP。原发性肝癌细胞自身具有合成和释放 DCP 的功能，肝癌时血清 DCP 水平往往超过 300 μg/L，阳性率为 67%，良性肝病也可存在 DCP，但 DCP 水平一般低于 300 μg/L，正常人血清 DCP 一般不能测出。AFP 阳性肝癌病例的 DCP 水平也会升高，同时测定两者具有互补价值。

(四)α-L-岩藻糖苷酶(alpha-L-fucosidase,AFU)

AFU 属于溶酶体酸性水解酶类，主要功能是参与含岩藻糖基的糖蛋白、糖脂等生物活性大分子的分解代谢。有肝细胞癌时血清 AFU 水平升高的阳性率为 75%，特异性为 91%，在 AFP 阴性肝癌和小肝癌病例中，AFU 阳性率分别为 76.% 和 70.8%，显示其与 AFP 无相关性，且有早期诊断价值。

(五)碱性磷酸酶(alkaline phosphatase,ALP)及其同工酶Ⅰ

无黄疸和无骨病患者的血清 ALP 水平超过正常上界，应疑为肝内占位性病变，尤其是存在肝癌。但早期小的肝癌病例的 ALP 水平升高不明显。应用聚丙烯酰胺凝胶电泳分离出的 ALP 同工酶Ⅰ(ALP-Ⅰ)对肝细胞癌具有高度特异性，但阳性率仅 25%，且不具有早期诊断意义，但其与其他标志物具有互补诊断价值。

(六)醛缩酶(aldolase,ALD)同工酶

ALD 有 A、B、C 三种同工酶，ALD-A 主要见于原发性和继发性肝癌及急性重症肝炎。该同工酶对底物 1,6-二磷酸果糖和 1-磷酸果糖的分解能力不同，因而这两种底物的活力比对肝癌诊断有一定价值。原发性肝癌患者的阳性率为 71.5%。

(七)5'-核苷酸磷酸二酯酶(5'-nucleotide phosphodiesterase,5'NPD)**同工酶 V**

5'NPD 同工酶 V 常见于肝癌患者,将 V 带迁移系数≥0.58 作为阳性标准。5'NPDV 与 AFP 联用互补诊断率达94.0%～95.4%,术后此酶转阴,但在转移性肝癌中阳性率为 72%～88%,肝炎肝硬化阳性率为 10%,提示肝癌特异性差,而对良性与恶性肝病有一定鉴别意义。

(八)α_1-抗胰蛋白酶(alpha 1-antitrypsin,AAT)

人肝癌细胞具有合成、分泌 AAT 的功能,AAT 是一种急性时相反应物,当肿瘤合并细胞坏死和炎症时 AAT 水平可升高,对肝癌诊断特异性为 93.6%,敏感性为 74.7%,AFP 阴性肝癌的 AAT 阳性率为 22.7%。而在良性肝病中 AAT 阳性率则为 3%～12.9%。

(九)α_1-抗糜蛋白酶(alpha 1-antichymotripsin,AAC)

产生机制与 AAT 相同 AAC 诊断肝癌的特异性为 92.2%,敏感性为 68.0%。

(十)M_2 型丙酮酸同工酶(M_2-pyruvate isozyme,M_2-PrK)

PrK 有 R、L、ML、M_2(K)型同工酶。脂肪肝及肝癌组织中主要是 M_2(K)型,可视为一种癌胚蛋白。肝癌患者的 M_2-PrK 阳性率达 93%,良性肝病患者的 M_2-PrK 阳性率则在正常范围内〔ELISA 夹心法正常值为(575.8±259.5)ng/L〕。

(十一)铁蛋白和同功铁蛋白

肝脏含有很丰富的铁蛋白,同时肝脏又是清除血液循环中铁蛋白的主要场所。当肝脏受损时铁蛋白由肝组织逸出,而且受损的肝组织清除循环中铁蛋白能力降低,致使血清铁蛋白水平升高。肝癌患者的铁蛋白水平较良性肝病患者的铁蛋白水平升高更明显,诊断特异性为50.5%,在发生肝癌时由于肝癌细胞合成增多,同功铁蛋白释放速度加快,故对肝癌诊断意义较大。正常人的同功铁蛋白水平为 16～210 μg/L,300 μg/L为诊断界值,肝癌诊断率为72.1%,假阳性率为10.3%,AFP 阴性或低 AFP 浓度肝癌同功铁蛋白阳性率66.6%,小于 5 cm 的小肝癌同功铁蛋白阳性率 62.5%。

为提高肝细胞性肝癌的诊断率,对上述标记物可做以下选择。①对于临床拟诊或疑似肝癌者,比较成熟的可与 AFP 互补的有 CAST-Ⅱ、DCP、AFU、M_2-PrK、同功铁蛋白等。②AFP 低浓度持续阳性,疑为 AFP 假阳性者,可加做 AFP 分子异质体检测。③AFP 阴性,可选择联合酶谱检查,如 GGT-Ⅱ＋AAT 或/加 ALP-1,AFU＋GGT-Ⅱ＋AAT。

七、诊断

(一)病理诊断

(1)肝组织学检查证实为原发性肝癌。

(2)肝外组织的组织学检查证实为肝细胞癌。

(二)临床诊断

(1)如无其他肝癌证据,AFP 对流法阳性或放射免疫法测定 AFP 水平≥400 μg/L,持续4周以上,并能排除妊娠、活动性肝病、生殖胚胎源性肿瘤及转移性肝癌。

(2)影像学检查发现明确肝内实质性占位病变,能排除肝血管瘤和转移性肝癌,并具有下列条件之一。①AFP 水平≥200 μg/L。②有典型的原发性肝癌影像学表现。③无黄疸而 ALP 水平或谷氨酰转移酶明显升高。④远处有明确的转移性病灶或有血性腹水,或在腹水中找到癌细胞。⑤明确的乙型肝炎标记阳性的肝硬化。

八、鉴别诊断

为了便于临床运用,对原发性肝癌的鉴别诊断可分为 AFP 阳性与 AFP 阴性肝癌。

(一)AFP 阳性肝癌的鉴别诊断

AFP 存在于胚胎期末的胚肝、卵黄囊,少量来自胚胎胃肠道,因此有时出现 AFP 假阳性。

(1)分娩后 AFP 水平仍持续上升,应警惕同时存在肝癌。

(2)通过仔细的生殖器与妇科检查鉴别生殖腺胚胎性肿瘤。

(3)胃癌、胰腺癌(尤其伴肝转移者)常不易区别,其 AFP 水平异常升高的发生率为 1%。但 AFP 浓度多较低,常无肝病背景。B 型超声可鉴别胰腺癌,继发性肝癌呈"牛眼征",胃肠钡餐、胃镜有助于鉴别胃癌。而且胃癌、胰腺癌转移致肝多见,而肝癌转移胃、胰极少见。

(4)肝炎、肝硬化伴 AFP 水平升高是 AFP 阳性肝癌的最主要鉴别对象,尤其是不伴明显肝功能异常的低中浓度 AFP 升高者。以下几点有助于鉴别:①有明确的肝功障碍而无明确肝内占位;②AFP 与 ALT 绝对值、动态变化呈相随关系;③进行 AFP 单抗、AFP 异质体、异常凝血酶原等的测定,B 型超声检查。

(二)AFP 阴性肝癌的鉴别诊断

AFP 阴性而肝内有占位性病变者,常见的鉴别对象如下。

1.肝血管瘤

以下几点有助于鉴别:①多见于女性,病程长,发展慢,一般情况好;②无肝病背景;③肝炎病毒标记常为阴性;④超声显示边清而无声晕,彩色多普勒常见血管进入占位区;⑤增强 CT 显示填充,并常由周边开始;⑥肿块虽大,但常不伴肝功能异常。

2.继发性肝癌

常有原发癌史,多为结直肠癌、胰腺癌、胃癌,无肝病背景;肝炎病毒标记常为阴性;癌胚抗原水平升高,超声显示"牛眼征",动脉造影显示血管较少,^{99m}TC-PMT 为阴性。

3.肝脓肿

以下几点有助于鉴别:①有痢疾或化脓性病史;②无肝炎、肝硬化背景;③肝炎病毒标记多为阴性;④有或曾有炎症表现,如发热伴畏寒;⑤影像学检查对未液化或脓稠者颇难鉴别,但边缘多模糊且无声晕等包膜现象;要鉴别已液化者与肝癌伴中央坏死,增强 CT 或造影显示无血管。

4.肝囊肿、肝包虫

病程长,无肝病史,包虫病患者常有疫区居住史;一般情况较好;肿块大而肝功能障碍不明显;超声波显示液性占位,囊壁薄,常伴多囊肾;包虫皮试可帮助诊断包虫。

5.肝腺瘤

肝腺瘤较少见,女性患者多于男性患者。患者常有多年口服避孕药历史,常无肝病史,^{99m}TC-PMT 扫描呈强阳性,此点鉴别价值高。因腺瘤分化程度较肝癌好,故摄取 PMT 却无排出通道而潴留。

九、治疗

原发性肝癌的病情发展迅速,预后不佳,因此应视肿瘤的状况/肝功能和全身情况而选择治疗方法。

影响肝癌治疗与预后的主要因素有肿瘤大于或小于 5 cm,局限于一叶抑或累及全肝,是否侵犯门静脉主干,是否有远处转移。肝功能处于代偿或失代偿。血清胆红素水平高于正常值上限,白球比倒置,凝血酶原时间为正常值的50%以下均属于失代偿。γ-谷氨酰转肽酶值数倍于正常值者或提示肝功能差,或提示肿瘤巨大,或提示有广泛门静脉、肝静脉癌栓。全身情况则包括心、肺、肾等重要脏器功能以及年龄等。

(一)肝癌的治疗原则

早期治疗、综合治疗、积极治疗是肝癌治疗的3个重要原则。

1.早期治疗

一般小肝癌切除五年生存率可达60%~70%,而大肝癌切除后五年生存率仅20%左右;切除的预后明显优于非切除者。因此早期和有效的治疗(切除)是达到根治和延长生存期的重要途径。对亚临床肝癌,应争取在肿瘤长大至3 cm前加以切除。对临床肝癌,应争取在发生门静脉主干癌栓前进行治疗。

2.综合治疗

对肝癌尚无特效疗法,各种疗法包括切除治疗均无法达到100%根治。因此采用综合治疗,实验与临床均已反复证明,各种疗法配合得当,"三联"治疗优于"二联"治疗"二联"治疗优于"单联"治疗。除不同治疗方法同时应用,尚可序贯应用。

3.积极治疗

积极治疗突出个"再"字,如切除术后亚临床期复发行再切除,其五年生存率可在原先基础上再增加约20%,此乃化疗、放疗、免疫治疗等任何办法难以达到的。瘤内无水乙醇注射等需多次进行,不少患者可达到长期稳定。

(二)肝癌的治疗方法

1.非手术肝血管栓塞治疗与化疗

由于肝细胞癌结节的90%的血供来自肝动脉,10%的血供来自门静脉,经皮股动脉穿刺肝动脉栓塞术(transcatheter afterial embolization,TAE)或合并化疗,已成为对不适合手术治疗肝癌患者的首选疗法。其原理是将供应肿瘤的肝动脉分支加以栓塞,导致肿瘤结节大部分坏死,配以化疗药物杀伤更多癌细胞。使用的指征为不能手术切除的肝癌,但门静脉主干有癌栓,肝硬化严重,肝功能失代偿,有黄疸、腹水,肾功能不佳者不宜应用。目前TAE已发展至肝段TAE(segmental TAE),提高了疗效,2年生存率达71.6%。但癌结节的周边由门静脉供血,故单独TAE难以达到根治。与在超声引导下经皮穿刺做肝内门静脉支栓塞治疗合用,可获得较完全的肿瘤结节坏死。主要栓塞剂为碘油与吸收性明胶海绵,化疗药物则常用顺铂、阿霉素或表柔比星、丝裂霉素、5-FU。3年生存率为17.6%。为了提高TAE疗效,Goldberg等用血管紧张肽Ⅱ(angiotensinⅡ)与化疗微球同时使用,可使肿瘤中药物浓度提高。TAE的关键乃反复多次,多次TAE能有效延长生存期,TAE后肿瘤缩小可行二期切除。

2.经皮穿刺瘤内无水乙醇注射

无水乙醇可导致肿瘤凝固坏死,为此治疗的要点包括:①力求无水乙醇能覆盖整个癌结节。②重复进行:适于3 cm以下肝癌以及5 cm以下而手术风险较大的肝癌。3年生存率为60%~80%,因无水乙醇难以覆盖100%的癌结节,故远期疗效逊于手术切除。

3.放疗

由于控制肝癌所需的放射剂量与正常肝脏所能耐受的剂量差别不大,而且我国肝癌患者大都伴随肝硬化,肝脏对放射线耐受量更差,对不能手术切除者全肝放射很难避免放射性肝炎。过去对肝癌一般不主张放疗,近年来世界上放疗技术的改进,特别适形和适形调强技术的应用,使肝癌的放疗取得很好效果。特别是对不能手术的,先行肝动脉化疗栓塞使肿瘤缩小,再行适形放疗,使部分正常肝脏不受损伤,有利于再生,保持正常功能,明显地减少了放射性肝炎。

(1)适应证:①肝内肿瘤较局限,直径<10 cm,而不能行手术切除;②肝门区肝癌或门静脉癌栓难以手术切除,或未能手术切除;③肿瘤或淋巴结转移导致梗阻性黄疸,骨转移导致疼痛,椎管内转移导致截瘫;④作为综合治疗中的手段之一,联合应用手术切除、肝动脉灌注化疗、肝动脉栓塞化疗、局部无水乙醇注射等。

(2)禁忌证:①有严重的肝硬化,肝功能失代偿,有黄疸、腹水,清蛋白水平低于 30 g/L;②有活动性肝病,丙氨酸转氨酶水平和天冬氨酸转氨酶水平升高,超过正常的 2 倍;③有弥漫性肝病。

(3)放疗的方法:放射源采用直线加速器产生的高能 X 线或 ^{60}Co 产生的 γ 射线、深部 X 线等。放射野应只包括整个肿瘤区,不包括淋巴引流区。常规放疗 1.5~2 Gy,每天 1 次,每周 5 d。每 4.5~6.5 周 40~60 Gy。

4.药物治疗

药物治疗包含使用化疗药物及中药 2 个主要方面。肝癌的化疗始于 20 世纪 50 年代末,至今虽然不少新药出现,但实际疗效进展不大,尤其是全身化疗的疗效更差。对于晚期肝癌,肝功能失代偿者、合并肝癌结节破裂或消化道出血、全身情况差、骨髓明显受抑、重要器官功能障碍应视为禁忌。可供选择的药物有顺氯铵铂、5-FU 或 FUDR 或替加氟、表柔比星或阿霉素、丝裂霉素、甲氨蝶呤等。对肝硬化较严重者前两种较为适宜。给药的途径可以是动脉化疗灌注、腔内或瘤内注射。例如对于有癌性胸腔积液者,抽液后注入丝裂霉素可短期控制胸腔积液。由于 33%的肝癌病例可查出雌激素受体,使用抗雌激素的三苯氧胺治疗肝癌已有报道。Farinati 对 32 例不能切除的肝癌病例做前瞻性随机分组临床试验,对治疗组用三苯氧胺,30 mg/d,对照组无治疗,结果治疗组 1 年生存率为 38%,40%的病例 AFP 水平下降,对照组 1 年生存率为 0。Farinati 认为此药可作为肝癌的姑息治疗。

5.生物、分子靶向治疗

应用生物治疗的指征和禁忌证:①在肝癌切除术 2 周后,肝功能恢复正常,免疫抑制已恢复,可以应用生物治疗,用来预防肝癌切除后的复发。②对体积较大的肝癌,应在各种减瘤性治疗的基础上,应用生物治疗。③肝功能失代偿时,慎用生物反应调节剂治疗。

目前常用的生物调节剂有胸腺素、α 干扰素、γ 干扰素、IL-2、肿瘤坏死因子等。肝癌的基因治疗方法尚在实验研究阶段。分子靶向治疗在肝癌的治疗中受到重视,目前常用的有贝伐单抗、厄洛替尼、索拉非尼等。

6.小肝癌的治疗

肝癌的防治包括一级、二级和三级。一级预防即病因预防,为最根本的预防,但因肝癌的病因尚未完全清楚,且不同病因引起肝癌的潜伏期不一样,故一级预防效果的显现常需数年,甚至几十年。三级预防即临床治疗,目前虽然进展较大,但大幅度提高疗效有待努力,因此二级预防(即早期发现)、早期诊断与早期治疗应是重点,在短期内见效。

肝癌的二级预防实质上是小肝癌的研究。小肝癌的早期发现、早期诊断、早期治疗是肝癌患者长期生存及提高五年生存率的重要途径,小肝癌的发现应从高危人群着手,进行普查。目前较实用者为 AFP 加超声显像。由于小肝癌缺乏临床症状及体征,其诊断与大肝癌有诸多不同。诊断中应注意:①分析 AFP 与 ALT 的关系;②AFP 持续阳性虽不伴肝功能异常,最终几乎均证实为肝癌;③敢于在 AFP 较低浓度时做出诊断,因通常小肝癌阶段肿瘤大小与 AFP 水平相关;④对可疑患者严格随访。小肝癌早期治疗要点为手术切除仍为最好的治疗,因此对肝功能代偿者宜力争切除;对术中未能切除者可做肝动脉结扎、插管、冷冻、无水乙醇瘤内注射或综合应用;术后密切随访,一旦发现复发或肺部单个转移应再切除。肝功能失代偿,可试用超声引导下瘤内无水乙醇注射,或微波局部高热治疗,合并用中药保护肝脏。

7.复发与转移的治疗

近年来随着诊断技术的进步,已可能早期发现并能发现亚临床期复发与转移,对该部分患者可行再切除。其要求:①应把根治性切除患者视为极高危人群,每 2～3 个月用 AFP 与超声显像随访监测,连续 5～10 年,以早期发现亚临床复发,并每半年做胸部 X 线检查以检出肺转移;②对肝内 3 个以内复发灶及肺部 2 个以内转移灶,应力求再切除,通常为局部切除。肺部单个转移灶的切除的远期疗效甚至优于肝内复发再切除者。

十、疗效与预后

原发性肝癌已由"不治"变为"部分可治"。随着诊断技术及治疗方法改进,五年生存率由 20 世纪50 年代末的 3% 提高至 90 年代的 40.2%,这一变化与小肝癌比例升高(2.0%～30.5%)、再切除率的增多和二期切除的增多相关。

不同治疗方法的五年生存率依次为根治性切除 53.0%,肝动脉结扎＋肝动脉插管＋导向内放射 40.2%,肝动脉结扎＋肝动脉插管＋局部外放射 22.2%,肝动脉结扎＋肝动脉插管 18.1%,姑息性切除 12.5%,冷冻治疗 11.6%,肝动脉结扎或肝动脉插管单一治疗仅7.7%,药物治疗 0%。

关于五年生存率:普查优于临床发现,小肝癌优于大肝癌,单个肿瘤优于多个肿瘤,包膜完整者优于无包膜者,切后 AFP 水平降至正常胜于未降至正常值。

(左安华)

第四节　转移性肝癌

肝脏恶性肿瘤可分为原发性肝癌和转移性肝癌。原发性肝癌包括常见的肝细胞肝癌、少见的胆管细胞癌、罕见的肝血管肉瘤等。身体其他部位的肿瘤转移到肝脏,并在肝内继续生长、发展,其组织学特征与原发性癌相同,这被称为肝转移癌或继发性肝癌。在西方国家,继发性肝癌的发生率远高于原发性肝癌,造成这种情况的原因是多方面的,而原发性肝癌的发病率低是其中的影响因素之一。我国原发性肝癌的发病率较高,继发性肝癌的发病率相对低于西方国家。在多数情况下,转移性肝癌的发生可被看成原发性肿瘤治疗失败的结果。目前,虽然转移性肝癌的综合治疗已成为共识,但外科治疗依然被看作治疗转移性肝癌最重要、最常见的手段,尤其是对结直肠癌肝转移而言,手术治疗已被认为是一种更积极、更有效的治疗措施,其五年生存率可达 20%～40%。近年来,随着对转移性肝癌生物学特性认识的加深、肝脏外科手术技巧的改进以及围术期支持疗法的改善,转移性肝癌手术切除的安全性和成功率已大大提高,手术死亡率仅为 1.8%,五年生存率达 33.6%。因此,早期发现、早期诊断、早期手术治疗是提高转移性肝癌远期疗效的重要途径,手术切除转移性肝癌灶可使患者获得痊愈或延长生命的机会,因此对转移性肝癌的外科治疗需持积极态度。

一、发病机制及临床诊断

(一)病理基础及来源

肝脏是全身最大的实质性器官,也是全身各种肿瘤转移的高发区域,这与肝脏本身的解剖结构、血液供应和组织学特点有关。

肝脏的显微结构表现为肝小叶,肝小叶是肝脏结构和功能的基本单位。小叶中央是中央静脉,围绕该静脉为放射状排列的单层细胞索(肝细胞板),肝板之间形成肝窦,肝窦的壁上附有库普弗细胞,它具有吞噬能力。肝窦实际上是肝脏的毛细血管网,它的一端与肝动脉和门静脉的小分支相通,另一端与中央静脉相连接。肝窦直径为 9~13 mm,其内血流缓慢,肝窦内皮细胞无基底膜,只有少量网状纤维,不形成连续结构,因此,在血液和肝细胞之间没有严密的屏障结构,有助于癌细胞的滞留、浸润。此外,肝窦的通透性高,许多物质可以自由通过肝窦内皮下间隙(Disse 间隙)。Disse 间隙有富含营养成分的液体,间隙大小不等,肝细胞膜上的微绒毛伸入该间隙,癌细胞进入 Disse 间隙后可逃避库普弗细胞的"捕杀"。这些结构特点有助于癌细胞的滞留、生长与增生。

在血液循环方面,肝脏同时接受肝动脉和门静脉双重的血液供应,血流极为丰富,机体多个脏器的血液经门静脉回流至此,为转移癌的快速生长提供了较为充足的营养。有关转移癌的血供研究表明:当瘤体<1 mm 时,营养主要来源于周围循环的扩散;瘤体直径达 1~3 mm 时,由肝动脉、门静脉、混合的毛细血管在肿瘤周围形成新生的血管网;当瘤体进一步增大,直径超过 1.5 cm,通过血管造影等观察,血液供应的 90% 来自肝动脉,瘤体边缘组织的部分血供可能来自门静脉,也有少部分转移性肝癌的血液供应主要来自门静脉。

这些因素都在肝转移性肿瘤的形成中起着决定作用,使肝脏成为肿瘤容易侵犯、转移、生长的高发区域。在全身恶性肿瘤中,除淋巴结转移外,肝转移的发病率最高。据 Pickren 报道。在 9 700 例尸体解剖中共发现 10 912 个恶性肿瘤,其中有肝转移者 4 444 例,占 40.7%,肝脏是除淋巴结转移(57%)外转移部位最多的器官。

转移性肝癌的发生与原发肿瘤类型、部位有关消化道及盆腔部位(如胃、小肠、结肠、胆囊、胰腺、前列腺、子宫和卵巢)的肿瘤转移至肝脏者较为多见,临床统计转移性肝癌中腹腔内脏器肿瘤占 50%~70%,有 40%~65% 的结直肠癌、16%~51% 的胃癌、25%~75% 的胰腺癌、65%~90% 的胆囊癌产生肝转移。临床资料还表明结直肠癌与其转移性肝癌同时发现者为 16%~25%,大多数是在原发处切除后 3 年内出现肝转移;其次是造血系统肿瘤,占 30%;胸部肿瘤(包括肺、食管肿瘤)占 20%;还有少数来自女性生殖系统、乳腺、软组织、泌尿系统的肿瘤等,如 52% 的卵巢癌、27% 的肾癌、25%~74% 的支气管癌、56%~65% 的乳腺癌、20% 的黑色素瘤、10% 的霍奇金病出现肝转移。肾上腺、甲状腺、眼和鼻咽部的肿瘤转移至肝脏者亦不少见。中国医学科学院肿瘤医院经病理检查发现,在 83 例转移性肝癌中,原发灶来源于结直肠癌的占 24%,来源于乳腺癌的占 16%,来源于胃癌的占 13%,来源于肺癌的占 8%,其他尚有食管癌、鼻咽癌、淋巴瘤、胸腺瘤、子宫内膜癌等。资料还显示,随着年龄增大,转移性肝癌的发生率降低。按系统划分,转移性肝癌的来源依次为消化系统、造血系统、呼吸系统及泌尿生殖系统等。

(二)转移途经

人体各部位肿瘤转移至肝脏的途径有通过门静脉、肝动脉、淋巴转移和直接浸润。

1.门静脉转移

凡血流汇入门静脉系统的脏器(如胃、小肠、结直肠、胰腺、胆囊及脾)的恶性肿瘤均可循门静脉转移至肝脏,这是原发癌播散至肝脏的重要途径。有人报道门静脉血流存在分流现象,即脾静脉和肠系膜下静脉的血流主要进入左肝,而肠系膜上静脉的血流主要汇入右肝,这些门静脉所属脏器的肿瘤会因不同的血流方向转移至相应部位的肝脏。但临床上这种肿瘤转移的分流情况并不明显,而以全肝散在性转移多见。子宫、卵巢、前列腺、膀胱和腹膜后组织等部位的肿瘤,亦可通过体静脉和门静脉的吻合支转移至肝;也可因这些部位的肿瘤增长侵犯门静脉系统的脏器,再转移至肝脏;或先由体静脉至肺,然后再由肺到全身循环而至肝脏。经此途径转移的肿瘤占转移性肝癌的35%～50%。

2.肝动脉转移

任何血行播散的肿瘤均可循肝动脉转移到肝脏,肺、肾、乳腺、肾上腺、甲状腺、睾丸、卵巢、鼻咽、皮肤及眼等部位的恶性肿瘤均可经肝动脉而播散至肝脏。眼的黑色素瘤转移至肝脏者也较常见。

3.淋巴转移

盆腔或腹膜后的肿瘤可经淋巴管至主动脉旁和腹膜后淋巴结,然后倒流至肝脏。消化道肿瘤也可经肝门淋巴结循淋巴管逆行转移到肝脏。乳腺癌或肺癌也可通过纵隔淋巴结而逆行转移到肝脏,但此转移方式较少见。临床上更多见的是胆囊癌沿着胆囊窝的淋巴管转移到肝脏。

4.直接浸润

肝脏邻近器官的肿瘤(如胃癌、横结肠癌、胆囊癌和胰腺癌),均可因肿瘤与肝脏粘连使癌细胞直接浸润而蔓延至肝脏,右侧肾脏和肾上腺肿瘤也可以直接侵犯肝脏。

(三)病理学特点

转移癌的大小、数目和形态多变,少则1～2个微小病灶,多则呈多结节甚至弥漫性散在生长,也有形成巨块的,仅有约5%的肝转移灶是孤立性结节或局限于单叶。转移灶可发生坏死、囊性变、病灶内出血以及钙化等。转移性肝癌组织可位于肝脏表面,也可位于肝脏中央。癌结节外观多呈灰白色,质地硬,与周围肝组织常有明显分界,肝转移癌灶多有完整包膜,位于肝脏表面者可有凸起或凹陷,癌结节中央可有坏死和出血。多数肝转移癌为少血供肿瘤,少数肝转移癌血供可相当丰富,如肾癌肝转移。来自结直肠癌的肝转移癌可发生钙化,钙化也可见于卵巢、乳腺、肺、肾脏和甲状腺肿瘤的转移。来自卵巢癌与胰腺癌的转移灶可发生囊变。肉瘤的肝转移灶常表现为巨大肿块,并伴有坏死、出血等。转移性肝癌的病理组织学变化和原发病变相同,如来源于结直肠的腺癌在组织学方面可显示腺状结构,来自恶性黑色素瘤的转移性肝癌组织中含有黑色素。但部分病例由于原发性癌分化较好,使肝脏转移灶表现为间变而无法提示原发病灶。与原发性肝癌不同,转移性肝癌很少合并肝硬化,一般也无门静脉癌栓形成,而已产生肝硬化的肝脏则很少发生转移性肿瘤。Jorres等报道6 356例癌症患者的尸体解剖中发现有300例转移性肝癌,仅有2例伴有肝硬化,认为其原因可能是硬化的肝脏血液循环受阻和结缔组织改变限制了肿瘤转移和生长。转移性肝癌切除术后肝内复发率为5%～28%,低于原发性肝癌切除术后肝内复发率。

临床上根据发现转移性肝癌和原发肿瘤的先后分为同时转移、异时转移以及先驱性肝转移。同时转移是指初次诊断或者外科治疗原发性肿瘤时发现转移病灶,发生率为10%～25%。资料显示,年龄、性别与肝转移无关,但大城市患者发生肝转移的病例少于小城市和农村地区,这与在大城市易得到早期检查、早期发现有关。同时转移性肝癌的发生率和临床病理分期明显相关,晚期患者中发病率较高,且多呈分散性多结节病灶。异时转移是指原发性肿瘤手术切除或局部控制后一段时间在随访中发现肝转移病灶,大多数在原发灶切除后 2～3 年发现,其发生率尚不清楚。同时转移和异时转移可占肝转移的 97%。先驱性肝转移是指肝转移病灶的发现早于原发肿瘤的发现,其发生率较低。

(四)分期

判明肿瘤分期对治疗方案的选择、预后判断、疗效考核、资料对比极为重要。近几十年来国内外对该病的分期提出了多种分类标准。

Fortner 对术后证实的肝转移进行了以下分级。①Ⅰ级:肿瘤局限在切除标本内,切缘无癌残留。②Ⅱ级:肿瘤已局部扩散,包括肿瘤破溃、直接蔓延至周围邻近器官、镜下切缘癌呈阳性、直接浸润至大的血管或胆管。③Ⅲ级:伴有肝外转移者,包括肝外淋巴结转移、腹腔内其他器官转移、腹腔外远处转移。

Petlavel 提出转移性肝癌的分期需要兼顾转移灶的大小、肝功能状态和肝大情况,依此将该病分为 4 期。资料表明Ⅰ期预后最好,中位生存期为 21.5 个月,Ⅱ、Ⅲ、Ⅳ期的中位生存期分别为 10.4 个月、4.7 个月和 1.4 个月。

Genneri 认为该病的预后主要与肝实质受侵犯的程度有关。根据转移灶的数目和肝实质受侵犯的程度将该病分为 3 期:Ⅰ期为单发性肝转移,侵犯肝实质的 25% 以下;Ⅱ期为多发性肝转移,侵犯肝实质的 25% 以下或单发性肝转移累计侵犯肝实质的 25%～50%;Ⅲ期为多发性肝转移,侵犯肝实质的 25%～50% 或超过 50%。他认为Ⅰ期最适合手术治疗,对Ⅱ期、Ⅲ期则应侧重于综合治疗。

Petreli 进一步肯定了肝实质被侵犯的程度是影响预后最重要的因素。对肝实质受侵犯的程度可以通过测量肝脏被肿瘤侵犯的百分比、肝脏大小和肝功能试验(包括碱性磷酸酶和胆红素水平)来判断,其他影响预后的主要因素为转移性肝癌结节的数目以及分布(单叶或双叶)、大小、能否手术切除、出现时间(与原发灶同时或异时)、有无肝外转移、肝外侵犯的类型、患者的功能状况、有无症状或并发症等。

(五)临床表现

转移性肝癌常以肝外原发性肿瘤所引起的症状为主要表现,但因无肝硬化,病情发展常较后者缓慢,症状也较轻。主要临床表现包括原发性肿瘤的临床表现、肝癌的临床表现、全身状况的改变。

1.原发性肿瘤的临床表现

早期主要表现为原发肿瘤的症状,肝脏本身的症状并不明显,大多在对原发肿瘤术前检查、术中探查或者术后随访时发现,如结直肠癌患者的大便性状改变,有黑便、血便等;肺癌患者出现刺激性干咳和咯血。部分原发性肿瘤临床表现不明显或晚于转移性肝癌,是造成误诊、延诊的主要因素。继发性肝癌的临床表现常较轻,病程发展较缓慢。诊断的关键在于查清原发癌灶。

2.肝癌的临床表现

随着病情的发展,肿瘤增大,肝脏转移的病理及体外症状逐渐表现出来,出现了消瘦、乏力、发热、食欲缺乏、肝区疼痛、肝区结节性肿块、腹水、黄疸等中晚期肝癌的常见症状。也有少数患者出现继发性肝癌的症状以后,其原发癌灶仍不易被查出或隐匿不显,因此,有时难以鉴别继发性肝癌与原发性肝癌。消瘦与恶性肿瘤的代谢消耗、进食少、营养不良有关;发热多是肿瘤组织坏死、合并感染以及肿瘤代谢产物引起,多不伴寒战;肝区疼痛是由肿瘤迅速生长使肝包膜紧张所致;食欲缺乏是由肝功能损害,肿瘤压迫胃肠道所致;肝区疼痛部位和肿瘤部位有密切关系,如突然发生剧烈腹痛并伴腹膜刺激征和休克,多有转移性肝癌结节破裂的可能;腹部包块表现为左肝的剑突下肿块和/或右肝的肋缘下肿块,也可因转移性肝癌占位导致肝大;黄疸常由肿瘤侵犯肝内主要胆管或肝门外转移淋巴结压迫肝外胆管所引起,肿瘤广泛破坏肝脏可引起肝细胞性黄疸。

3.全身状况的改变

由于机体消耗增多和摄入减少,患者往往体重减轻,严重者出现恶病质。如发生全身多处转移,还可出现相应部位的症状,如肺转移可引起呼吸系统的临床表现。

(六)诊断方法

1.实验室检查

(1)肝功能检查:肝转移癌患者在肿瘤浸润初期肝功能检查多属于正常,HBV、HCV 感染指标往往呈阴性。随肿瘤的发展,患者血清胆红素、碱性磷酸酶、乳酸脱氢酶、γ-谷氨酰转肽酶、天门冬氨酸转氨酶等水平升高,但由于转移性肝癌多数不伴肝炎、肝硬化等,所以肝脏的代偿功能较强。在原发性肝癌中常出现的白/球比倒置、凝血酶原时间延长等异常,在肝转移癌中则极少出现。在无黄疸和骨转移时,碱性磷酸酶活性升高对诊断肝转移癌具有参考价值。

(2)AFP:转移性肝癌中 AFP 的阳性反应较少,AFP 阳性反应主要见于胃癌伴肝转移。大约 15% 的胃癌患者 AFP 为阳性,其中绝大多数患者的 AFP 水平在 100 μg/L 以下,仅 1%~2% 的患者的 AFP 水平超过 200 μg/L。切除原发病灶后即使保留转移癌,AFP 水平也可以降至正常。

(3)CEA:消化道肿瘤(特别是结直肠肿瘤)患者的 CEA 检查,对于转移性肝癌的诊断十分重要。目前多数研究者认为 CEA 检查可作为转移性肝癌的辅助诊断指标,尤其是对无肿瘤病史、肝内出现单个肿瘤病灶、无明确肝炎病史、AFP 阴性的患者,必须复查 CEA 等指标,以警惕转移性肝癌的发生。一般 CEA 水平迅速升高或 CEA 水平超过 20 μg/L 是肝转移的指征,但其变化与肿瘤大小并无正相关。若 CEA 为阳性,需复查 B 超、CT、结肠镜等,寻找原发病灶以明确诊断或随访。转移性肝癌术后动态监测 CEA 对于判断手术切除是否彻底、术后辅助化疗疗效、肿瘤复发具有重要意义。在清除所有癌灶后,CEA 水平可降至正常。原发性结直肠癌术后 2 年应定期监测,可 3 个月 1 次,如果 CEA 水平升高,应高度怀疑肿瘤复发,同时有碱性磷酸酶、乳酸脱氢酶水平明显升高,提示肝转移。CEA 水平升高时,有时影像学检查并无转移迹象,此时常需通过核素扫描或剖腹探查才能发现。此外,国外文献报道胆汁中的 CEA 敏感性远较血清 CEA 高。Norton 等研究发现,结直肠癌肝转移患者的胆汁 CEA 水平是血清 CEA 水平的 29 倍,这对原发病灶在术后肝转移以及隐匿性癌灶的发现尤为重要。

(4)其他肿瘤标志物测定:其他部位的肿瘤患者如出现 5'-核苷磷酸二酯酶同工酶 V(5'-NPDV)阳性常提示存在肝内转移的可能,它也可以作为肝转移癌术后疗效和复发监测的指标,但不能区分原发性和转移性肝肿瘤。其他临床常用的肿瘤标志物还有酸性铁蛋白、CA 19-9、CA50、CA242 等,它们的水平在多种肿瘤特别是消化系统肿瘤中均可升高,但组织特异性低,它们可作为肝转移癌检测的综合判断指标。

2.影像学检查

影像学检查方法与原发性肝癌相同。转移性肝癌在影像学上可有某些特征性表现:①病灶常为多发且大小相仿;②由于病灶中央常有液化坏死,在 B 超和 MRI 上可出现"靶征"或"牛眼征";③CT 扫描图像上病灶密度较低,有时接近水的密度,对肝内微小转移灶(<1 cm)普通的影像学检查常难以发现而漏诊,可采用 CT 加动脉门静脉造影,其准确率可达 96%;对这些微小转移灶的定性诊断,目前以正电子发射断层扫描特异性最强,后者以 ^{18}F-FDG 作为示踪剂,通过评价细胞的葡萄糖代谢状况确定其良恶性。

(七)诊断

肝转移癌的诊断关键在于确定原发病灶,其特点:①多数患者有原发性肿瘤病史,以结直肠癌、胃癌、胰腺癌常见。②患者常无慢性肝病病史。HBV、HCV 标记物多为阴性。③由于肝转移癌很少合并肝硬化,所以体检时癌结节病灶多较硬而肝脏质地较软。④影像学显示肝内多个散在、大小相仿的占位性病变,B 超可见"牛眼"征,且多无肝硬化影像,肝动脉造影肿瘤血管较少见。

临床上诊断的主要依据:①有原发癌病史或依据;②有肝脏肿瘤的临床表现;③实验室肝脏酶学改变,CEA 水平升高而 AFP 可呈阴性;④影像学发现肝内占位性病变,多为散在、多发;⑤肝脏穿刺活检证实。

对于某些组织学上证实为转移性肝癌,但不能明确或证实原发性肿瘤起源的情况,临床上并不少见,如 Kansaa 大学医院所记载的 21 000 例癌症患者中,有 686 例(3.3%)未明确原发癌的部位。对于此类病例需要通过更仔细的病史询问、更细致的体格检查以及相关的影像学和实验室检查来判断。例如原发肿瘤不明时,乳腺、甲状腺及肺可能是原发灶;粪便潜血阳性提示胃肠道癌,胃镜、结肠镜、钡餐及钡灌肠检查对诊断有帮助;疑有胰体癌时,应行胰腺扫描及血管造影。

(八)鉴别诊断

1.原发性肝癌

患者多来自肝癌高发区,有肝癌家族史或肝病病史,多合并肝硬化。肝功能多异常,肝癌的并发症较常见,病情重且发展迅速。AFP 等肿瘤标志呈阳性,影像学呈"失结构"占位性病变,孤立性结节型也较多见。转移性肝癌多有原发肿瘤病史和症状,很少合并肝硬化,肝功能多正常,病情发展相对缓慢。AFP 多正常,CEA 水平多升高。影像学发现肝脏多个散在占位结节,可呈"牛眼征"。但 AFP 阴性的原发性肝癌和原发灶不明确的转移性肝癌之间的鉴别诊断仍有一定困难,有时需依靠肝活检,当组织学检查发现有核居中央的多角形细胞,核内有胞质包涵体,恶性细胞被窦状隙毛细血管分隔,胆汁存留,肿瘤细胞群周围环绕着内皮细胞等表现时,提示为原发性肝癌而非继发性肝癌。

2.肝血管瘤

一般容易鉴别肝血管瘤。其多见于女性,病程长,发展慢。临床症状多轻微,实验室酶学检查常正常。B 超见有包膜完整的与正常肝脏有明显分界的影像,其诊断符合率达 85%。CT 表现为均匀一致的低密度区,在快速增强扫描中可见特征性增强,其对血管瘤的诊断阳性率近95%。血管造影整个毛细血管期和静脉期持续染色,可见"早出晚归"征象。

3.肝囊肿

病史较长,一般情况好,囊肿常多发,可伴多囊肾。B 超提示肝内液性暗区,可见分隔。血清标志物 AFP、CEA 呈阴性。

4.肝脓肿

肝脓肿患者多有肝外感染病史,临床可有或曾有发热、肝痛、白细胞计数升高等炎症表现,抗感染治疗有效。超声检查可见液平,穿刺为脓液,细胞培养呈阳性。

5.肝脏肉瘤

此病极少见,患者无肝脏外原发癌病史。多经病理证实。

二、治疗

(一)手术切除

与原发性肝癌一样,转移性肝癌的治疗也以手术切除为首选,这是唯一能使患者获得长期生存的治疗手段。大肠癌肝转移切除术后五年生存率可达25%～58%,而未切除者的两年生存率仅为3%,四年生存率为0。

转移性肝癌的手术适应证近年来有逐渐放宽的趋势。最早对转移性肝癌的手术价值还存在怀疑,直到1980年Adson和Van Heerdon报道手术切除大肠癌肝脏孤立性转移灶取得良好效果,研究者才确定手术切除是孤立性肝转移癌的首选治疗方法。之后有许多研究发现,多发性与孤立性肝转移癌切除术后在生存率上并无明显差异,因而近年来手术切除对象不只是限于孤立病灶,位于肝脏一侧或双侧的多发转移灶也包括在手术适应证内。至于可切除多发转移灶数目的上限,以往通常定为3～4个,有研究者认为以转移灶的数目作为手术适应证的依据没有足够理由,只要保证有足够的残肝量和手术切缘,任何数目的肝转移灶均为手术切除的适应证。有肝外转移以往被认为是手术禁忌证,近年来的研究发现,只要肝外转移灶能得到根治性切除,可获得与无肝外转移者一样好的疗效,故有肝外转移也为手术治疗的适应证。目前临床上转移性肝癌的手术指征:①原发灶已切除并无复发,或可切除,或已得到有效控制(如鼻咽癌行放疗后);②单发或多发肝转移灶,估计切除后有足够的残肝量并可保证足够的切缘;③无肝外转移或肝外转移灶可切除;④无其他手术禁忌证。

关于转移性肝癌的手术时机,原则上一经发现应尽早切除。但对原发灶切除后近期内刚发现的较小转移灶(如小于2 cm)是否需要立即手术,有研究者认为不必急于手术,否则很可能在手术后不久就出现新的转移灶,对这样的病例可密切观察一段时间(如3个月)或在局部治疗下观察,若无新的转移灶,再做手术切除。同时转移癌的手术时机也是一个存在争议的问题,关于是同期手术还是分期手术尚有意见分歧,有研究者认为只要肝转移灶可切除,估计患者能够耐受,可获得良好的切口显露,应尽可能同期行肝癌切除。

转移性肝癌的手术方式与原发性肝癌相似,但有如下几个特点:①由于转移性肝癌常为多发,术中B超检查就显得尤为重要,可以发现术前难以发现的隐匿于肝实质内的小病灶,并因此改变手术方案;②因很少伴有肝硬化,故肝切除范围可适当放宽以确保阴性切缘,一般要求切缘超过1 cm,因为阴性切缘是决定手术远期疗效的关键因素;③由于转移性肝癌很少侵犯门静脉而形成癌栓,可不必行规则性肝叶切除,确保阴性切缘的非规则性肝切除已为医师所接受,尤其是多发转移灶的切除更为适用;④伴肝门淋巴结转移较常见,手术时应做肝门淋巴结清扫。

转移性肝癌术后复发也是一个突出的问题,例如,大肠癌肝转移切除术后60%～70%复发,其中50%为肝内复发,在临床上难以区别是原转移灶切除后的复发还是新的转移灶。与原发性肝癌术后复发一样,转移性肝癌术后复发的首选治疗也是再切除,其手术指征基本与第一次手术相同。文献报道的再切除率差别较大,为13%～53%。除其他因素外,这与第一次手术肝切除的范围有关,第一次如为局部切除,则复发后再切除的机会较大,而第一次为半肝或半肝以上的切除,则再切除的机会明显减小。

(二)肝动脉灌注化疗

虽然手术切除是转移性肝癌的首选治疗方法,但是可切除病例仅占 10%～25%,大多数患者则因病灶广泛而失去手术机会,此时肝动脉灌注化疗(hepatic artery infusion chemotherapy,HAIC)便成为这类患者的主要治疗方法。转移性肝癌的血供来源基本上与原发性肝癌相同,即主要由肝动脉供血,肿瘤周边部分有门静脉参与供血。与全身化疗相比,HAIC 可提高肿瘤局部的化疗药物浓度,同时降低全身循环中的药物浓度,因而与全身化疗相比,可提高疗效而降低药物毒性作用,已有多组前瞻性对照研究证明,HAIC 对转移性肝癌的有效率显著高于全身化疗。HAIC 一般经全置入性药物运载系统实施,后者可于术中置入;也可采用放射介入的方法置入,化疗药物多选择 5-FU 或氟尿嘧啶脱氧核苷(FudR),后者的肝脏清除率高于前者。文献报道 HAIC 治疗转移性肝癌的有效率为 40%～60%,部分病例可因肿瘤缩小而获得二期切除,对肿瘤血供较为丰富者加用碘油栓塞可使有效率进一步提高。但转移性肝癌多为相对低血供,这与原发性肝癌有所不同,为了增加化疗药物进入肿瘤的选择性,临床上有在 HAIC 给药前给予血管收缩药(如血管紧张素Ⅱ)或可降解性淀粉微球,暂时使肝内血流重新分布,以达到相对增加肿瘤血流量、提高化疗药物分布的目的,从而进一步提高 HAIC 的有效率。

前瞻性对照研究表明,与全身化疗相比,HAI 虽然显著提高了治疗的有效率,但未能显著提高患者的生存率,主要是由于 HAI 未能有效控制肝外转移的发生,使得原来可能死于肝内转移的患者死于肝外转移。因此,对转移性肝癌行 HAI 应联合全身化疗(5-FU＋四氢叶酸),或加大化疗药物的肝动脉灌注剂量,以使部分化疗药物因超过肝脏的清除率而"溢出"肝脏,进入全身循环,联合使用肝脏清除率低的化疗药物,如丝裂霉素,亦可达到相同的效果。

(三)其他

治疗转移性肝癌的方法还有许多,如使用射频、微波、氩氦刀,局部放疗,肝动脉化疗栓塞,瘤体无水乙醇注射。

(耿亭亭)

第五节 胰 腺 癌

胰腺癌是指发生在胰腺腺泡或导管腺上皮的恶性肿瘤,是消化系统恶性程度很高的一种肿瘤。

一、致病因素

虽然胰腺癌和壶腹部癌的具体发病原因至今尚不清楚;但是有些因素,尤其是与胰腺癌的发病有密切关系。

(一)吸烟

大样本调查研究结果表明,吸烟者胰腺癌的发病率比不吸烟者高。随着吸烟量的增加,发病率也随之升高;若每天吸烟量多出 1 包,女性的发病率为原来的 2 倍,男性的发病率为原来的 4 倍。Robert M.Beazley 也认为虽然胰腺癌的高危人群尚不能清楚地确定,但是吸烟者的发病率比不吸烟者的发病率高。吸烟者的发病年龄也比不吸烟者提早 10～15 年。

(二)饮食

调查结果显示胰腺癌的发病与长期摄入高热量饮食有关。多摄入富含脂肪和蛋白质的食物、油炸食物和低膳食纤维食物,均可增加胰腺细胞的更新和胰腺细胞对致癌物质的敏感性,促进胰腺癌的发生。多摄入新鲜水果和蔬菜可减低致癌危险。

(三)糖尿病

据统计,80%的胰腺癌患者患有糖尿病,而糖尿病患者中胰腺癌的发病率比健康成人高,尤其是女性患者的发病率可更高,说明糖尿病可能与胰腺癌的发病因素有关。

(四)慢性胰腺炎

慢性炎症过程的反复刺激,可导致胰腺导管狭窄、梗阻,胰液潴留,小胰管上皮增生以致癌变。若有胰管结石、组织钙化,发生胰腺癌的可能性就更大。

(五)胃切除手术或恶性贫血

胃酸可抵抗致癌物质,缺乏胃酸者的发病率可增加。

(六)饮酒和咖啡

饮酒和咖啡曾一度被少数研究认为与胰腺癌发病有关,但多数研究未能证实其有关系。

(七)遗传与基因突变

大多数胰腺癌的发病是散在性的,但是近代分子遗传学研究发现 20%～50%的胰腺癌病例有继承性遗传缺陷。在人类所有肿瘤中非常常见的是抑癌基因 $p53$ 和 $p16$ 的突变。90%的胰腺癌患者有 $p16$ 基因突变,50%～75%有 $p53$ 基因突变,50%有 $DPC4$ 基因突变。

二、病理变化

(一)部位

胰腺癌发生于胰头颈部的占 66%～70%,胰腺癌发生于胰体尾部的,占 20%～25%,胰腺癌局限在胰体尾部者的占 5%～10%,胰腺癌发生于全胰的仅占 6%～8%。

(二)组织分类

大体肉眼检查这种肿瘤质硬,切面呈淡褐色。根据其组织来源分以下 3 类。

(1)胰管上皮细胞发生的胰腺导管癌:约占 90%,主要是高、中、低分化腺癌,其次有鳞腺癌、巨细胞癌和黏液癌。

(2)由腺泡细胞发生的腺泡细胞癌:占 4%。

(3)由胰岛细胞发生的胰岛细胞癌:罕见。

(三)胰腺癌的转移和扩散

1.淋巴转移

胰腺内有丰富的毛细淋巴管网,由许多淋巴管网形成许多淋巴丛,由许多淋巴管丛发出许多集合淋巴管,到达胰腺表面,然后伴着血管走行,沿不同方向进入各个局部淋巴结,最后汇入腹腔淋巴结主干。淋巴转移是胰腺癌早期最主要的转移途径。虽然小肿瘤直径仅为 2 cm,可能 50%的病例已有淋巴结转移。因其在早期即可发生转移,故是影响手术治疗效果的重要因素。

按胰腺淋巴引流和淋巴结的分布,胰腺癌的转移途径如下。

(1)胰头癌的淋巴转移如下。①"第一站"淋巴结:幽门下淋巴结→胰头前上淋巴结→胰头前下淋巴结→胰头后上淋巴结→胰头后下淋巴结→沿肠系膜上动脉根部周围淋巴结→肝总动脉周围淋巴结。②"第二站"淋巴结:腹腔干周围淋巴结→脾动脉根部淋巴结→肝动脉淋巴结→胆管淋巴结。③"第三站"淋巴结：腹主动脉周围淋巴结→胰下淋巴结。

(2)胰体尾癌的淋巴转移如下。①"第一站"淋巴结：肝总动脉和肝固有动脉周围淋巴结→腹腔干周围淋巴结→脾动脉周围淋巴结→脾门淋巴结→胰下动脉周围淋巴结。②"第二站"淋巴结：肠系膜根部淋巴结→结肠中动脉周围淋巴结→腹主动脉周围淋巴结。

2.直接浸润

虽然是早期胰腺癌，但癌细胞可早期穿出胰管向周围浸润，例如，胰头癌就可向胆总管末段浸润，引起梗阻性黄疸；而胰体尾癌常可浸润到十二指肠空肠曲，对肠系膜上血管、腹腔干和脾门等处直接浸润或形成后腹膜结缔组织块，致使手术切除困难。

3.沿神经束扩散

沿神经束扩散是胰腺癌特有的转移方式。最早癌细胞可直接侵及神经束膜，进入束膜间隙，沿着神经鞘蔓延，并向周围浸润扩散，随着肠系膜上动脉并行的神经丛和腹主动脉周围神经丛，向腹膜后浸润，可出现腰、背疼痛。

4.血行转移

胰腺癌晚期常通过胰腺丰富的血流，经门静脉扩散到肝脏，还可转移到肺、脑。

5.腹膜种植

胰腺癌常可在前上腹膜和双侧腹膜呈多发性、弥漫性、粟粒状或结节状种植。

三、临床表现

由于胰腺癌早期无特异性症状，常被误诊为胃病、肝病、胆道病等，使正确诊断延迟2～3个月，影响了疾病的预后，应引起警惕。以下是常见的症状和体征。

(一)临床症状

1.上腹疼痛

早期胰腺癌无特异症状，上腹不适或疼痛占70%～90%，胰腺疼痛常位于上腹部，表现为模糊不清而无特殊性，可能在餐后发生。1/4的患者可能发生背部放射痛，若固定于背部疼痛则要考虑胰腺体尾部肿瘤，疼痛的程度可反映肿瘤的大小和后腹膜组织被浸润情况。严重疼痛提示肿瘤浸润内脏神经，病变已属于中晚期。

2.体重减轻

胰腺癌患者常有体重减轻占70%～100%。可能由多因素所致，如休息性能量消耗增加，食量减少，热量降低和脂肪吸收障碍。脂肪吸收障碍乃由胰管阻塞致使胰腺外分泌功能不全所致。

3.黄疸

如肿瘤发生在胰头部，肿瘤可直接压迫胆总管末段，则可早期出现梗阻性黄疸，占80%～90%，无痛性进行性黄疸是胰头癌和壶腹部癌的特征，患有壶腹部癌，可更早出现黄疸。胰腺体尾部肿瘤亦可发生黄疸，往往提示已有广泛肝转移。

4.胰腺炎

临床上可见到少数胰腺癌患者出现急性或亚急性胰腺炎症状，此乃胰腺管被堵塞所致。无暴饮暴食者和非胆源性胰腺炎患者更应提高警惕，应做进一步检查。

5.浅表性血栓性静脉炎

不到5%的胰腺癌患者有反复发作的迁徙性血栓性浅静脉炎（陶瑟征）的病史。这可能是由于肿瘤组织细胞阻塞胰管，导致胰蛋白酶进入血液循环，使凝血酶原转变为凝血酶，促进了血栓形成。

6.精神抑郁症

50%的胰腺癌患者,在做出癌症诊断之前有精神抑郁症。其发生率比其他腹部恶性肿瘤高。原因不清,可能与胰腺癌的神经内分泌物质有关。这些物质影响着中枢神经系统。

7.其他

胰腺癌起始的模糊而无特异性症状还包括乏力、食欲缺乏、食量降低。大约 10%的病例伴有不同程度的不规则性发热,可能为癌组织坏死和其代谢产物被吸收所致。一般均为低热,但亦可出现 38 ℃～39 ℃中、高热。后者若伴有畏寒或疼痛时,在有黄疸患者应排除是否有胆道感染。患者反映尿色不断加深、大便色淡发白,亦应引起注意是否胆管有阻塞。

(二)体征

除了临床上出现黄疸外,典型的体征如下。

1.胆囊肿大

如临床上有无痛性进行性黄疸,再加上右上腹扪到肿大的胆囊(库瓦西耶征),乃是典型的肝胰壶腹周围癌的体征,这种肿瘤的病例占少于 1/3。

2.脾大

有 30%～50%的患者可扪及肝大。中、晚期胰体尾部肿瘤可压迫脾静脉或形成脾静脉血栓,引起脾大。

3.腹部肿块

只有 5%～10%的胰头癌患者可能扪到右上腹部肿块,而胰腺体尾部肿瘤的患者中有 20%可在上腹或左上腹扪到肿块。

四、诊断

胰腺癌隐蔽于腹膜后,早期又无特异性症状和体征,诊断较为困难。但对 40 岁以上的胰腺癌高危人群,若出现以下情况,应高度怀疑胰腺癌的可能,应尽早进行深入详细的检查,争取早期做出正确诊断:①有梗阻性黄疸;②有近期发生不能解释的体重减轻,体重减轻超过原体重的10%;③有不能解释的上腹部饱胀、不适和腰背疼痛;④有不能解释的消化不良,X 线胃肠检查阴性;⑤无家族史、无肥胖者而在近期发生糖尿病;⑥突然发生不能解释的腹泻;⑦特发性胰腺炎反复发作;⑧患者为重度吸烟者。

(一)实验室检查

1.常规化验

除了梗阻性黄疸外,常规化验结果一般均在正常范围。有高胆红素血症和碱性磷酸酶水平升高,或有氨基转移酶水平升高,或其他肝功能异常,均不能作为鉴别手段。血清淀粉酶和血清脂肪酶水平升高,亦只能鉴别胰腺炎。

2.肿瘤标志物

20 年来有许多肿瘤标志物用于胰腺癌的诊断和术后随访。目前发现的与胰腺癌相关肿瘤标志物有十多种,但尚未找出一种敏感性和特异性均令人满意的胰腺癌标志物。现在常用的胰腺癌标志物有 CA19-9、CA50、CA242、CA72-4、CA125、CA153、CA494、POA、CEA、DUPAN-2、TPA、Span-1、CAM17-1、IAPP、PCAA 等。

(1)CA19-9:为临床上最常用、最有价值的一种肿瘤相关抗原,是由单克隆抗体 116NS19-9

识别的涎酸化 Lewis-a 血型抗原,是目前公认的在各类标志物的血清学检测中阳性率最高的标志物。它的发展起始于 1979 年 Koprowski 等的研究,它来自人类的结直肠癌细胞。虽然它来自结直肠癌细胞,然而不同于 CEA 抗体,对检测胰腺癌最为敏感。一般研究者认为 CA19-9 超过 200 kU/L 即有诊断价值。其敏感性可达 90%(69%~90%),准确性达 80%,特异性也在 90%左右。它可以用于随访监测预后和治疗效果,反映肿瘤是否复发,是判断预后的一种良好指标。因为正常胆管和胰管上皮中也存在着微量的 CA19-9 抗原,在发生慢性胰腺炎和胆管炎时,由于炎症刺激管壁增生、化生,使产生 CA19-9 的细胞数量增加,特别是有黄疸时 CA19-9 水平也可明显升高,但随着炎症消退、黄疸解除而下降。

(2)CA50:1983 年首先由 Lindholm 等报道,也是来自人类结直肠癌细胞的一种涎酸化糖类抗原,因此与 CA19-9 有交叉免疫性。有部分人群(大约为 10%)不产生 CA19-9,只产生 CA50。故若 CA19-9 呈阴性时可监测 CA50,其阳性率略低于 CA19-9,敏感性为 70%~80%,特异性为 70%。CAS0 阳性也可见于大肠癌。

(3)CA242:是一种肿瘤相关性糖链抗原,主要为胰腺癌所产生。其敏感性、特异性和准确性均略低于 CA19-9,其敏感性为 70%,特异性为 90%,准确性为 80%。

(4)CA72-4:是一种肿瘤相关糖蛋白抗原,若为阳性多见于低分化胰腺癌。其敏感性仅为 38%~45%。对胰腺囊腺性肿瘤中的液体做 CA72-4 测定,可鉴别其良性、恶性。

(5)CA125:是 1980 年由 Bast 报道的卵巢癌产生的一种肿瘤相关糖蛋白抗原,也可见于胰腺癌。在卵巢癌的诊断中,其特异性的阳性率为 97%。该抗原在胰腺癌 Ⅰ、Ⅱ 期较低(48%),Ⅲ、Ⅳ 期较高(75%),与肿瘤分期有关,对早期诊断无意义。

(6)CA494:是诊断胰腺癌特异性最高的一种肿瘤相关抗原,可达 94%。其敏感性为 90%,与 CA19-9 相仿。糖尿病患者的 CA494 水平并不升高,对胰腺癌和胰腺炎的鉴别很有帮助。

(7)胰胚抗原(pancreatic oncotetal antigen,POA):1974 年由 Banwo 等报道,主要存在于胎儿胰腺和胰腺癌组织中,其阳性率在 56%~76%。在高分化胰腺癌中阳性率高,低分化胰腺癌的阳性率低。正常值低于 9.0 kU/L。

(8)CEA:主要存在于大肠癌组织中,但也存在于胎儿消化道上皮组织中,故称为癌胚抗原。早在 1965 年就由 Gold 等作为结直肠癌细胞的标志物。其正常值(放射免疫分析法)为低于 2.5 μg/L,胰腺癌患者的水平也可升高至 20 μg/L 以上,其阳性率可达 70%,但欠缺特异性和低敏感性,限制了其在临床上的使用。测定血清 CEA 水平的结果与肿瘤的大小、转移和扩散呈正相关。在肿瘤复发时患者的 CEA 水平也可升高,所以 CEA 也可用作随访观察。

(9)Dupan-2:1982 年 Metzar 在 Duke 大学用胰腺癌患者腹水中的癌细胞作为免疫原制出的单克隆抗原。正常值在 150 kU/L 以下。临床上以 400 kU/L 以上为阳性,其敏感性为 47.7%,特异性为 85.3%,准确性为 74.1%。其可用作随访检测。

(10)组织多肽抗原(tissue polypeptide antigen,TPA):为癌胎儿蛋白,于 1957 年由瑞典 Bjorklund 所发现,存在于癌组织细胞膜和细胞质内,其阳性率可达 81%。血清正常值为(81±23)U/L,胰腺癌患者的 TPA 的水平可高达(277±219)U/L。

(11)CAM17-1:是一种 IgM 抗体,在胰腺组织中呈过度表达,对胰液中的黏蛋白有很高的特异性,达到 90%,其敏感性为 86%。

(12)胰岛淀粉样肽(IAPP):胰腺癌细胞分泌出的一种可溶性 IAPP 释放因子,刺激胰岛细胞分泌 IAPP,可早期诊断胰腺癌。

(13)胰腺癌相关抗原(PACC):主要存在于胰腺导管上皮细胞内,但在正常人的其他多种组织内也有。其正常值为 0.1~22.5 μg/mL,胰腺癌的阳性率为 67%。

(二)影像检查

1.X 线检查

(1)钡餐检查:主要通过钡餐显示胃十二指肠形态改变的间接征象,如胃十二指肠壁有外来性压痕;十二指肠框(降部、水平部)呈 C 形扩大,其内侧壁僵硬,框内有反"3"字征象。用十二指肠低张造影,可突显其表现,更有诊断价值。但是对早期胰头癌和早期胰体尾部癌则无明显改变。

(2)经皮肝穿刺胆管造影(percutaneous transhepatic cholangiography,PTC):对梗阻性黄疸患者,其梗阻近端的胆管均有一定程度扩张。PTC 可显示梗阻的部位和梗阻端的形态,对判断病变的位置和性质很有价值。若为胰头癌则可见肝内、外胆管呈现明显扩张和胆囊肿大,梗阻末端形态呈偏心性的被压、不规则狭窄和充盈缺损、管壁僵硬等表现。由于有梗阻性黄疸,胆管内压力很高,若单做 PTC 会发生胆漏和胆汁性腹膜炎,应置入导管做胆管内减压引流(PTCD),可作为术前减黄。

(3)内镜逆行胰胆管造影(endoscopic retrograde cholangiopan-creatography,ERCP):通过内镜可观察十二指肠乳头的情况,再经造影可显示胆管和主胰管的情况。若为胰头癌除可见肝内外胆管扩张外,还可显示主胰管阻塞,若为胰体部癌则显示主胰管不规则狭窄和狭窄后扩张。ERCP 对胰腺癌的早期诊断很有帮助,其敏感性和准确性均可达到 95%。通过 ERCP 还可收集胰液做细胞学检查和做 CEA、POA、CA19-9 的测定。对重度梗阻性黄疸患者,还可经内镜放置鼻胆管来引流或逆行置管来引流。ERCP 后有一定的并发症,如胆管炎和胰腺炎,虽然其发生率仅 3%~4%,但应严密注意,给予抗生素等。

2.超声检查

(1)腹部 B 超:超声检查具有简便、易行、无创、廉价等优点,腹部 B 超是目前临床上对拟诊腹部疾病首选的检查方法。其缺点是易受胃肠胀气的影响。为获得最佳效果,提高准确性,尤其是对疑诊深位的胰腺疾病,应做好查前准备。通常是在早晨空腹时或禁食 8 h 后做检查。必要时让患者在检查前日服用轻泻剂,晨起排便后做检查。统计表明对直径超过 2 cm 的胰腺肿瘤,其敏感性和准确性可达 80%以上。也可发现直径<2 cm 肿瘤的报道。还能见到胰头癌患者肝内外胆管扩张、胆囊肿大、胆总管末端梗阻以及主胰管扩张等间接征象。

(2)内镜下超声:将超声探头经内镜送入胃、十二指肠,在胃后壁和十二指肠内侧壁上探查胰腺,不受肥胖的腹壁和胃肠胀气的影响,其高频超声探头分辨率高。对胰头、胰体、胰尾肿瘤均能探到,其准确性可达到 90%。并可了解胰周是否有淋巴结转移,对胰腺癌分期也有帮助。

(3)胰管内超声:在内镜下,将高频超声微探头伸入胰管内进行探查,受外界影响最小。可准确地探查出胰腺实质内的小胰腺癌。对胰管良性或恶性狭窄的鉴别也有帮助。

(4)术中 B 超:这种检查可直接在胰腺表面探查,不受胃肠胀气的影响;可发现胰腺内小肿瘤的存在,并可指导细针穿刺做细胞学检查(涂片或活检);也可探查肝脏有无转移病灶以及门静脉和肠系膜上静脉是否被浸润,对选择术式有重要参考价值。

3.CT 检查

CT 是目前对胰腺疾病最常用和最主要的检查方法,可精确显示胰腺的轮廓和形态及其与周围脏器的关系,了解有无淋巴结和肝脏转移,对胰腺癌诊断的准确性可达 95%。螺旋 CT 的分辨率更高,更可提高胰腺癌的诊断率。三维 CT 血管造影可清晰地显示肠系膜上动脉的形态,了解血管是否被浸润,为选择术式提供参考。

4.MRI 和磁共振胰胆管成像(mafnetic resonance cholangiopancreatography,MRCP)

MRI 更具有良好的软组织对比度,能清晰地显示全胰腺的轮廓形态以及腺体内的异常影像。胰腺癌时 T_1 和 T_2 时间延迟,其 T_1 加权影像呈低信号,T_2 加权影像呈稍高信号。在被强化的胰腺组织中可清晰地显示出癌性病灶。MRI 对胰周血管和淋巴结是否浸润和转移的判断能力更好。

MRCP 是近年来发展起来的一种无创伤性胰胆管显像技术,可显示胆管和胰管全貌,反映出病变的位置、程度和原因,其准确性几乎达 100%。

5.胰管镜检查

胰管镜即母子镜技术,先将十二指肠镜(即母镜)送到十二指肠降部找到乳头开口,再将一根 1～2 mm 的子镜从其活检操作空间伸入直至胰管,由此即可观察胰管内情况,并通过套管做抽吸、活检等检查,发现早期胰腺癌和鉴别诊断。

6.血管造影

采用 Seldinger 法,经右侧股动脉穿刺插管至腹腔干和肠系膜上动脉进行选择性血管造影。还可将造影导管伸入肝动脉、胃十二指肠动脉、胰十二指肠下动脉或胰背动脉来造影。分动脉期、毛细血管期、静脉期三种时相,以观察胰腺和胰周的情况。胰腺癌是一种少血供的肿瘤,只能见到少血管区或缺血区的表现,而其周围动脉和静脉呈现受压、移位、僵直、狭窄、中断以及有侧支循环等表现。因为血管造影是有创而操作比较复杂的检查方法,目前已较少使用;在许多情况下,无创或微创影像技术,如(B 超、CT、MRA、ERCP)已能满足临床诊断的要求。血管造影的主要目的是观察癌灶与周围血管的关系,确定血管是否被侵犯,帮助术前评估和制定手术方案。

7.PET 检查

这种显像技术是将极其微量的正电子核素示踪剂注射到人体内,由体外测量装置探测这些正电子核素在体内分布情况,再通过计算机断层显像方法,显示出人体主要脏器的生理代谢功能和结构。这些正电子核素都是构成人体的基本元素的超短半衰期核素或性质极其相似的核素,如碳(C)、氮(N)、氧(O)、氟(F)。运载这些正电子核素的示踪剂是生命的基本物质,如葡萄糖、水、氨基酸;或是治疗疾病的常用药物,如抗癌药。因此,PET 具有多种功能,临床应用非常广泛。因为 PET 显像采用与生命代谢密切相关的示踪剂,所以每项 PET 显像结果实质上反映了某种特定的代谢物(或药物)在人体内的动态变化。因此,PET 检查是一项代谢功能显像,是在分子水平上反映人体是否存在病理变化。对于胰腺癌来说 PET 利用其癌组织细胞内的糖代谢比正常组织和良性病变组织明显增加,采用葡萄糖的类似物——FDG,使其进入癌组织细胞内聚集,释放正电子,而被扫描,显示出高密度断层图像。其敏感性和特异性可达 100%,对转移性淋巴结和肝转移灶也能很好地显示,并可鉴别慢性胰腺炎。对糖尿病患者可能出现假阳性。

8.PET/CT 显像检查

PET/CT 是目前医学影像学最新的设备,将 CT 显像和 PET 显像两种不同成像原理的装置整合在一个系统工程中,通过一次的检查可完成两次的影像扫描,再由重建融合技术使其形成一幅叠加的PET/CT图像。可全身扫描或局部扫描,多层螺旋 CT 显示清晰的解剖结构和高分辨率的图像,弥补了 PET 的空间分辨率不足的缺点,PET 的功能成像、灌注成像及时间—代谢四维成像的优势,显著地提高了螺旋 CT 的诊断价值,尤其是对肿瘤(如胰腺癌、转移癌)的早期诊断起到重要作用。

(三)细胞学检查

细胞学标本主要是由细针穿刺活检获得的对于胰腺癌来说,一般不主张在术前经皮操作,以免发生穿刺道种植或播散。术中或在 B 超引导下进行穿刺活检,对确定肿瘤有一定帮助。细胞学标本的另一来源是通过 ERCP 收集胰液,其阳性率为 $70\%\sim80\%$。

(四)基因诊断

在肿瘤学的研究工作中,随着细胞分子生物学技术的发展,我们现在可以检测细胞的基因缺陷。细胞癌基因的前身是未被激活的基因,称为原癌基因,若被激活即成为癌基因。在正常细胞中有一种抑制肿瘤表型表达的基因,称为抑癌基因。近年来已证实癌的发生与癌基因和抑癌基因有密切关系,即原癌基因被激活和抑癌基因失活所致。目前已知胰腺癌有很高的 $K\text{-}ras$ 癌基因表达,而在正常胰腺组织和胰腺炎组织中无表达,因此可将 $K\text{-}ras$ 基因突变作为胰腺癌的肿瘤标志物,从胰液、胆汁、血液、粪便、细针穿刺的肿瘤组织中测定,用作早期诊断和鉴别诊断手段,也可作为肿瘤复发的检测和预后的随访。

五、分期

TNM 国际胰腺癌癌分期见表 13-4。

表 13-4　TNM 国际胰腺癌分期

TNM 分期	具体分期		描述
	T_x		无法评估原发肿瘤
	T_0		无原发肿瘤的证据
	T_{is}		有原位癌(包括高级别导管上皮内瘤变、导管内乳头状黏液性肿瘤伴重度异型增生、导管内管状乳头状肿瘤伴重度异型增生黏液性囊性肿瘤)
T 分期(原发肿瘤)	T_1	T_{1a}	肿瘤最大径≤0.5 cm
		T_{1b}	0.5 cm<肿瘤最大径<1 cm
		T_{1c}	肿瘤最大径为 1~2 cm
	T_2		2 cm<肿瘤最大径≤4 cm
	T_3		肿瘤最大径>4 cm
	T_4		肿瘤侵及腹腔动脉、肠系膜上动脉和/或肝总动脉,无论肿瘤大小
N 分期(区域淋巴结)	N_x		不能评价区域淋巴结
	N_0		无区域淋巴结转移
	N_1		1~3 个区域淋巴结转移
	N_2		4 个以上区域淋巴结转移
M 分期(远处转移)	M_0		无远处转移
	M_1		有远处转移

六、治疗

对患者全身情况差,不能耐受手术者或处于晚期无法施行手术切除者,应给予非手术治疗。

(一)内科治疗

单一用药:胰腺癌对化疗药的反应较低,不少药物的近期有效率低于10%,较有效的药物有5-氟尿嘧啶、丝裂霉素等,见表13-5。

表13-5 治疗晚期胰腺癌有效率超过在10%的单一药物

作者	药物	例数	有效率(%)
Moertel(1980)	5-FU	251	26±3
Crooke(1984)	MMC	53	21±6
Carter(1981)	STT	27	11±6
Carter(1981)	CCNU	19	16±8
Wils(1984)	E-ADM	50	22±6
CTEP-IS(1985)	阿克拉霉素	9	22±14
Bernard(1984)	IFO	83	26±5
Smith(1985)	MeL	15	13
Venwei(1994)	Taxotere	23	21
Casper(1991)	Gemcitabine	39	13
Abbruzze(1989)	Iproplatin	30	
Schein(1978)	ADM	15	13

近年来,有报道使用 IL-2、干扰素等生物反应调节剂和新药 taxotere,gemcitabine 治疗胰腺癌病例,见到个别肿瘤缩小的。也有报道采用介入性治疗方法来治疗胰腺癌,提高了局部药物浓度,减轻了全身不良反应,获得一定疗效。

内分泌药物(如性激素)作为支持治疗的药物,用于胰腺癌的治疗,发现雌激素有改善病情的作用,似乎对男性比女性更好一些。后来,发现胰腺癌组织的雌激素受体可呈阳性反应,有些报道用三苯氧胺 30～40 mg/d 分次口服,用于晚期胰腺癌的治疗,其中位生存期约 7 个月,对老年人似乎更有利。octreotide 可与其他内分泌药共用,如用 octreotide 加三苯氧胺,有 12 例患者之中位生存期为 12 个月,比历史对照 3 个月更佳。

有研究者研究用生物反应调节剂(如干扰素)治疗胰腺癌的效果。Derderian 等报道用 5-FU 加 α-INF 治疗胰腺癌的 Ⅱ 期临床试验,46 例可评病例,只有 1 例 CR 并维持 12 周。德克萨斯大学安德森癌症中心也有类似结果,所以研究者认为 α-INF 加 5-FU 方案治疗胰腺癌无效。

最近,用单克隆抗体(MoAbs)治疗胰腺癌,例如,Tempero 等用 γ-INF＋Mo-Ab17-1A 方案的 Ⅱ 期临床试验,25 例中 1 例 CR,维持 4 个月,总的疗效也不理想。

治疗胰腺癌的新药,如 taxanes,试用于 35 例中,仅有些稳定,另一种药为 do-cetaxel,试用于 28 例中有 5 例达 PR(18%),疗效均不佳。

抗代谢药吉面他演与 Ara-C 类似,在 Ⅱ 期临床试验中,35 例中 PR 者占 11%,3 例获得最小缓解,中位生存期 13 个月。Rothenberg 等前者的试用于 63 例曾治疗过的胰腺癌,有 17 例(27%)有效。Moore 等前者的随机对比使用吉西他滨与 5-FU 的 126 位胰腺癌患者,前者的有效率为 23.8%,后者的有效率为 4.8%,前者的中位生存期为 5.65 月,后者的为 4.4 月,吉面他演不仅抗肿瘤,还能改善生活质量,如减轻疼痛、改善营养状况。

联合化疗:用联合化疗治疗胰腺癌,其近期疗效比单一化疗药物治疗的疗效好,但对生存期的延长不理想。比较有效的方案如 SMF(STT、MMC、5-FU)、FAM(5-FU、ADM、MMC),Wiggans 等用 SMF 方案治疗胰腺癌,其具体用法为 STT 1.0 mg/m²,第 1、8、29、36 d,MMC 10 mg/m²,第 1 天,5-FU 600 mg/m²,第 1、8、29、36 d,每 8 周为 1 个疗程,取得 43% 的近期有效率。该方案一时成为治疗晚期胰腺癌的特效方案,但以后重复试用的有效率略低,为 30%～35%。Karlin 等用 FAMMe 方案(5-FU 300～750 mg/m² 静脉注射第 1、8、29、36 d,ADM 15～37.5 mg/m²,静脉注射,第 1、29 d,MMC 5～10 mg/m² 静脉注射第 1 天,Me-CCNU 50～125 mg/m²),口服,第 1 天,每 8 周重复。治疗 23 例,PR5 例,有效率 22%。Bukowski 等用 FAM-S 方案(5-FU 600 mg/m²,静脉注射,第 1、8、29、36 d,STT 400 mg/m²,静脉注射,第 1、8、29、36 d,ADM 30 mg/m² 静脉注射,第 1、29 d,MMC 10 mg/m²,静脉注射,第 1 天,每 8 周重复),治疗 25 例,取得 CR4 例,PR 8 例,有效率 48%,中位缓解期 4.5 个月,中位生存期 6.75 个月,其中 7 例生存 12 个月以上。

DDP 为一种广谱抗肿瘤药,但用于胰腺癌的患者,疗效不高。Moertel 等报道对一组 29 例胰腺癌患者用 FAP(5-FU、ADM、DDP)方案,有效率仅 21%,中位生存期 4 个月;其后 Cullinan 等,给晚期胰腺癌患者用 FAP 方案治疗,有效率仅 15%,中位生存期 15 周。

Sloan Kettering 纪念医院癌中心于临床 II 期试用 DDP、Ara-C、咖啡因(CAC)方案,28 例胰腺癌患者入组,18 例有可测量的肿瘤病灶,结果,有效率为 39%(7/18 例),中位生存期为 26 周;其后 III 期临床试验中,对比 CAC 方案与 SMF 方案,结果有效率分别为 7% 与 10%,中位生存期分别为 3.5 与 5.3 月(Kelsen 等报道)。

总之,包括 DDP 在内的联合化疗方案,结果多不优于其他方案,有待继续探索。其他如 IFO+mesna 与 5-FU 联合应用,30 例中有效的占仅 7%(Loehrer 等报道)。另外 5-FU、ADM、HD-MTX-CF 解救方案治疗胃癌的之效果颇好,但试用于治疗晚期胰腺癌,25 例中有效率仅 16%(Scheithauer 等报道)。

(二)综合治疗

尽管胰腺癌的早期诊断有困难,切除率低,对放疗、化疗不敏感,但适时使用手术、放疗、化疗、生物反应调节剂、激素等综合治疗,包括术前、术中、术后放疗和/或化疗、不能切除的局限晚期患者的放疗和/或化疗及其他药物治疗等,所取得的效果比单一治疗手段更好,且有可能延长生存期。

一些化疗药物增加放射线的敏感性,其中,5-FU 及其衍生物 FT207、UFT 等较为常用,对不能切除的局限性晚期胰腺癌及已切除的病例,用 5-FU 加放疗,可取得一定效果。

胃肠肿瘤研究组从 1974 年起,对胰腺癌切除术后及病变局限但不能切除的病例分别进行对比治疗。在术后辅助治疗组,在根治术后用放疗(40Gy)加 5-FU 辅助治疗,与术后不加放疗化疗的对比,43 例可评病例中,治疗组的中位生存期为 20 个月,对照组的中位生存期为 11 个月,$P=0.03$,有差异,该研究表明术后辅助放疗化疗优于单一切除,对延长生存期有帮助。其后,又观察 32 例,历时 28 个月,切除术后加辅助治疗的中位生存期为 18 个月,进一步表明以上结果可重复。

Whittington 等报道 17 例切除术后,用放疗,并用 5-FU 连续静脉滴注,获得两年生存率 59%、三年生存率 47% 的好结果,但例数偏少。

Mayo 临床资料,29 例胰腺癌根治术后,用放疗(54 Gy)加 5-FU,其中位生存期 22.8 月。

综上所述,胰腺癌切除术后,加放疗、化疗辅助治疗,有助于延长生存期。

胃肠肿瘤研究组随机比较用不同剂量的放疗,加与不加 5-FU 化疗,治疗局限但不能切除的胰腺癌的结果,中位生存期的 P 值有差异,见表 13-6。

表 13-6　随机治疗局限但不能切除的胰腺癌

	40 Gy+5-FU	60 Gy	60 Gy+5 Fu
第一阶段	42.2(28 例)	22.9(25 例)	40.3(31 例)
	$P<0.01$	$P<0.01$	
第二阶段	36.5(83 例)	—	49.4(86 例)
		$P>0.01$	

东部肿瘤协作组 1985 年资料显示,病变局限但不能切除的胰腺癌患者 91 例,随机分为单用 5-FU 治疗的及放疗(40Gy)加 5-FU 方案治疗组,其中位生存期分为为 8.2 月和 8.3 月,无差异,认为放疗的作用不明显。其后胃肠肿瘤研究组发表研究论文,对局限晚期的胰腺癌用放疗加 SMF 化疗,或单用 SMF 化疗,两组随机对比,43 例入组,结果见表 13-7,放疗加化疗组的长期生存率优于单一化疗组,P 值<0.02。

表 13-7　对局限晚期胰腺癌用放疗加 SMF 化疗与单用 SMF 方案化疗的随机对比

项目	SMF 组	放疗+SMF 组
例数	21	22
严重毒性(%)	25	50
存活 1 年(%)	19	41
存活 18 个月(%)	0	18
中位生存期(周)	32	42

从以上临床研究结果可见,对局限晚期的胰腺癌患者用放疗加化疗综合治疗,对生存期的延长多有帮助。

(三)常用化疗方案

1.FAM 方案

5-FU 300 mg/m²,静脉滴注,每周 2 次,第 3、5、10、12 d。ADM 30～40 mg/m²,静脉滴注,第 1 天。MMC 4～6 mg/m²,静脉滴注,第 1、8 d。每 21 天为一个周期,3 周期为 1 个疗程。

2.GP 方案

健择 800～1 000 mg/m²,静脉滴注 30 min,第 1、8、15 d。DDP 30 mg/m²,静脉滴注、水化,第 4～6 d。每 28 d 为一个周期。胞苷类衍生物新药(健择 gemcitabine)及紫杉醇类新药(紫杉特尔 taxotere)对胰腺癌显示出较好疗效,目前,国外正在进行深入的临床研究。

3.非手术综合治疗

放疗,4～6 周,40～60 Gy。5-FU 300 mg/m²(或每次 500 mg,成人)静脉滴注,每周 2 次,共 6 周,或用 FT207 200～300 mg,每天口服 3 次,共 6 周,或用 UFT 2～4 片,每天 3 次口服,共 6 周;代替 5-FU。

(耿亭亭)

第十四章

泌尿科肿瘤的综合治疗

第一节 肾 癌

肾癌是泌尿系统常见的恶性肿瘤之一,占肾实质恶性肿瘤的 80%~86%,占所有恶性肿瘤的 1%~3%。近年来,肾癌的发病率及病死率呈逐渐上升趋势,本病大多发生在 40~70 岁,男女之比为(2~3):1,男性多发。据报道,吸烟者肾癌发生率高于不吸烟者 5 倍。某些遗传性疾病,如结节性硬化症、多发性神经纤维瘤等可合并肾癌,肾癌还有家族聚集性。无痛性血尿、腰痛、腰部或上腹部肿块均为肾癌的三大主要症状。确诊时 25%~57% 的患者已有转移,常见的部位是肺、淋巴结、肝和骨。

一、流行特征与趋势

(一)发病率和死亡率

在世界范围内肾癌的发病率呈增长趋势,据国际癌症研究协会(International Agency of Research on Canc er,IARC)2004 年度出版的癌症登记资料分析报告,2002 年全球肾癌病例达到 208 480 例,占全部恶性肿瘤的 1.9%。2005 年在美国被确诊的肾癌大约有 36 000 例,其中男性 22 000 例,女性 14 000 例,约 13 000 例死于肾癌(男性 8 000 例,女性 5 000 例),发病率占全部恶性肿瘤的 2%。按肾癌的世界人口标化发病率(ASR)男性为 4.7/10 万,女性为 2.5/10 万,世界人口标化死亡率男性为 2.3/10 万,女性为 1.2/10 万。中国肾癌发病男性 ASR 为 2.0/10 万,在全癌谱中排第 9 位;女性肾癌发病 ASR 为 0.9/10 万,排第 16 位。肾癌标化死亡率男性为 0.8/10 万,女性为 0.4/10 万。

(二)发病率与地区分布的关系

全世界 2/3 的肾癌发生于发达国家。全球肾癌的发病率地区差别在 10 倍以上。其中北欧、西欧、东欧、澳大利亚、北美和日本的发病率较高;亚洲其他地区、非洲和太平洋地区发病率较低。发病率最高的国家是捷克共和国,男性为 22/10 万,女性为 11/10 万;爱沙尼亚、匈牙利、斯洛伐克、立陶宛、拉脱维亚和德国及美国黑人的发病率也较高。这种地域差别可能是由诊断水平,尸检率及环境因素等的差异造成的。而世界上大部分地区肾癌发病率的增加也很有可能是由于超声和 CT 等影像技术的广泛应用从而提高了诊断水平所致的。

(三)发病率与性别、年龄的关系

肾细胞癌是一种常见的泌尿系统恶性肿瘤,发病率仅次于膀胱癌,居第二位。在人类全部癌症中占 2%～3%。全球每年死于肾癌的患者约为 10 万,在癌症总死亡率中居第六位。肾癌的发病率在男性比女性更为常见,男女发病比例为(1.5∶1)～(2.5∶1)。男女发病比例通常随年龄增加而增加,从 30 岁开始呈几何数字增长,大多数患者的发病年龄在 50 岁以上,60～70 岁时达到高峰。

(四)死亡率趋势

至 2002 年,全球肾癌死亡 101 895 例,占全部恶性肿瘤死亡的 1.5%。肾癌死亡率最高的国家也是捷克共和国,男性约为 10/10 万,女性约为 4.5/10 万。立陶宛、爱沙尼亚、冰岛、拉脱维亚、匈牙利和德国的死亡率也较高。肾癌的死亡率趋势基本与发病率相似,在世界大部分国家也呈现上升趋势。男女性肾癌年龄别死亡率亦呈上升趋势。发达国家的肾癌死亡率基本是发展中国家的 3～4 倍。

二、病因学

肾癌的病因学因素至今不很明确,除了与生活习惯因素,如吸烟、饮食、肥胖、饮酒,使用药物等有关以外,还可能与环境危险因素,如职业暴露于化学物质、放射线以及肾透析等相关。在肾癌高发国家,40% 的病例与吸烟和肥胖有关。

(一)吸烟因素

IARC 已明确烟草是导致肾癌发病的"证据充分"的危险因素。自 1986 年开始,包括病例对照和队列研究在内的许多流行病学调查均发现了这种关系,同时人群观察结果显示,戒烟可导致肾癌发病风险下降,这都证实了吸烟可导致肾癌发病的危险增加。研究发现吸烟者发生肾癌的风险是非吸烟者的 1.2～2.3 倍;而且存在剂量反应关系,重度吸烟的危险性达到 2.0～3.0 倍。吸烟的归因危险度在男性人群中达到 21%～30%;女性人群达到 9%～24%,除了约有一半是由于当时吸烟引起的之外,也有被动吸烟与肾癌有关的报道。然而吸烟导致肾癌的发病机制并不十分明确,亚硝基复合物可能起一定作用,动物试验曾发现烟草中的亚硝基二甲胺可以引发大鼠 VHL 基因突变,从而诱导肾透明细胞癌。

(二)饮食因素

动物研究发现摄食高蛋白可诱发肾小管增生从而增加肾癌的发病危险,人群研究发现饮食因素可能在肾癌发生发展中起一定作用,然而迄今为止没有找到强有力的证据。分析流行病学研究发现,牛奶、食用油、黄油、糖以及肉类的消费,或者说蛋白质、脂肪和能量的摄入与肾癌发病呈正相关关系。其原因可能为源自肉类和奶产品的高蛋白饮食往往导致慢性肾病,后者易发肾癌。而摄食肉类致肾癌高发则可能是由于肉类中的亚硝酸盐和硝酸盐成分起作用;或是由于油炸或者煎煮肉类食物时产生的杂环胺类化合物增加了肾癌的发病风险,它通过 DNA 加合物损伤肾脏,不过这一系列推论并未被完全证实。此外,许多研究一致性认为摄入蔬菜、水果与肾癌发病呈负相关关系,不过这并非是由于单纯摄入某一种食物所引发的,而是许多成分共同作用的结果。

生态学研究发现,肾癌与人均咖啡的消费量之间存在相关性,不过病例对照研究在调整吸烟变量之后并不完全肯定这种说法。有文献报道,饮用无咖啡因咖啡会使男女性肾癌发病危险增加两倍;而在女性人群中规律性喝咖啡可能增加肾癌发病的危险,但没有剂量反应关系。另一个挪威的队列研究则发现重度饮用咖啡的人群与肾癌发生存在负相关关系,即喝 7 杯或以上咖啡的人群患肾癌的危险仅为喝两杯或更少量咖啡的 1/4。

生态学研究亦发现人均饮酒量和肾癌发病概率有关,一项病例对照研究发现女性饮酒可能与肾癌发病存在负相关关系,但是多数分析流行病学研究不支持这种说法。

关于饮茶在肾癌病因学中的作用研究指出,女性饮茶可能会增加肾癌的发病危险,一项关于伦敦男性死亡率的随访研究也发现茶叶的消费量与肾癌死亡之间存在剂量反应关系。尽管已知某些茶叶本身可能就是致突变剂或其中含有可导致实验动物致癌的丹宁酸成分,不过饮茶与肾癌发病之间是否真的有联系仍需进一步研究。

饮水与肾癌发病危险性的相关研究发现,慢性暴露于砷含量高的饮用水会增加了肾癌的发病危险性并存在剂量反应关系。

(三)生育因素与荷尔蒙

1.雌激素

动物试验发现雌激素可诱导肾癌,不过仍缺乏流行病学人群研究证据,而且生育因素与外源性雌激素和肾癌有关的报道目前并不一致。例如,有文献报道口服雌激素与使用雌激素替代疗法和肾癌发病存在正相关关系;相反的,Lindblad 等在一个多中心病例对照研究中发现,在非吸烟女性中,使用口服雌激素可显著降低肾癌的发病危险性。因此,激素与肾癌之间的关系仍需进一步研究。

2.肥胖

肾癌流行病学研究最一致的结论是超重肥胖人群和肾癌的发病危险增加有关,女性人群尤其显著,两者之间存在很强的联系;男性则较弱。大约 30 个病例对照研究均证实了肥胖与肾癌的这种联系,甚至有的显示出剂量-效应关系,多数前瞻性队列研究也支持病例对照研究的结果。目前为止,世界上两个最大的多中心研究均显示男女性体质指数(BMI)与肾癌的发病危险之间存在显著的相关性。肥胖导致肾癌的归因危险度,美国大约为 21%,澳大利亚为 13%,欧洲国家为 25% 左右;女性人群归因危险度约为 40%,男性约为 5%。

肥胖引起肾癌发病的机制目前并不十分明确,肥胖人群的内源性雌激素水平增加可能是原因之一,不过这只在某些动物实验中得到证实,尚缺乏流行病学证据。可能的生物学解释为:性激素通过内分泌受体-调节效应机制来调节受体浓度,或通过旁分泌生长因子如表皮生长因子等影响肾脏细胞的增殖与生长。流行病学调查发现糖尿病患者的肾癌发病风险增加,而代谢综合征与肥胖相关,肥胖可导致性激素结合球蛋白和黄体酮水平下降,类胰岛素生长因子生物学活性增加,因此循环性激素和生长因子水平可能在肾癌的病因学机制中起一定作用。另外,肥胖也易患动脉肾硬化症,后者可导致肾小管病变而致癌。而且肥胖患者可能会使用利尿剂治疗,这也是肾癌的潜在危险因素之一。

3.体力活动

体力活动与肾癌发病之间可能存在联系,因为能量消耗是决定体重和肥胖的重要因素,不过两者之间的报道不甚一致,发病机制也不明确。Lindblad 等开展的病例对照研究发现,从事大量的体力劳动的工作可降低男性肾癌发病危险,但在女性中不明显。Bergstrom 等开展的队列研究发现,男性体力活动水平降低可导致肾癌危险性增加。

(四)其他因素

1.离子辐射

许多类型的离子辐射可能与肾癌危险性增高有关。女性宫颈癌、男性睾丸癌患者放疗后可显著增加肾癌发病危险;脊椎硬化症患者经 X 线治疗后肾癌死亡率显著增加,研究发现,女性一生中接受的放疗累积时间与肾癌之间存在显著正相关关系。

2.职业因素

与膀胱癌不同,肾癌与职业暴露之间没有明确的联系。文献报道,接触石棉、汽油或石油产品、碳氢化合物、铅、镉,以及暴露于干洗剂等可能会导致肾癌发病危险上升。尸检调查和动物研究发现,石棉纤维可沉积在肾脏中,可能是暴露于石棉产品的工人肾癌发病危险增加的原因,不过限于职业暴露人数毕竟较少,导致统计学把握度较低,致使多数病例对照研究并未发现两者之间的联系。此外,IARC 认为可使动物致癌的三氯乙烯和四氯乙烯也有可能引起人类癌症,暴露于三氯乙烯可能会导致 VHL 突变从而引起肾癌,然而上述说法依然缺乏明确的证据。

3.疾病与药物因素

研究发现,许多疾病可能与肾癌发病相关,其中晚期肾病患者发展为肾癌的概率比普通人群高 40 倍左右,例如获得性囊性肾病患者在病情进展晚期导致肾功能不全,常常会伴发肾癌;肾移植患者也出现肾癌的发病危险增高现象。此外,许多研究都发现肾结石患者存在较高的肾癌发病风险。肾感染,下泌尿道感染,特别是女性非特异性泌尿道感染与肾癌发病呈正相关关系。然而文献报道多数病例对照研究存在回忆偏倚,特别是泌尿道相关疾病,因此证据依然有限。

糖尿病在肾癌病因学中的作用报道不太一致。某些研究发现,女性糖尿病患者肾癌发病危险升高;也有男女性均增高的报道,而几个病例对照研究没有找到两者相关的证据。如果说糖尿病与肾癌之间存在某种联系,那么可能的解释为生长因子和生长因子受体水平增高所致。

研究发现某些抗高血压药物,如利尿剂和 β-阻断剂等与肾癌之间具有相关性,利尿剂可使女性肾癌的发病危险增加 5 倍。当调整高血压影响之后,依然为独立的危险因素。值得注意的是,动物试验研究发现双氢氯噻和呋塞米这两种常用的利尿剂可诱发大鼠肾癌,不过这些研究无法真正排除高血压本身的影响。高血压与肾癌之间联系密切,一方面可能由于肾癌本身继发高血压;不过一些研究已严格限定了肾癌发病之前 5～10 年以前确诊的高血压,结果依然发现两者之间存在很强的联系,因此高血压可能是肾癌发病的独立的危险因素。高血压和抗高血压药物的人群归因危险大约为 21%,女性约为 39%。

此外,研究发现一些止痛剂,如非那西汀等与肾癌高发可能有关;某些减肥药物,如安非他明也出现肾癌高发现象,不过这些药物与肾癌发病相关的证据并不充分。大规模人群研究没有发现常规使用阿司匹林与肾癌之间存在联系。

三、临床表现

肾脏的解剖位置隐蔽,属于腹膜后脏器,本身被覆三层被膜,从内向外依次为肾包膜、肾脂肪囊和肾周筋膜。同时,肾脏的毗邻脏器较多,左、右肾的上内方分别为左、右肾上腺,右肾前上方为肝脏,正前方有胆囊,前下方为升结肠及结肠肝曲,内侧靠下腔静脉,十二指肠第二段靠近肾门,左肾前上方为胃底及脾脏,胰腺尾靠近肾门,前下方为结肠脾曲及降结肠,肾脏的后面紧贴腰大肌及腰方肌,其后上方及外侧面隔以膈肌及部分膈肌脚与胸膜反折部相邻。肾脏上述的这些解剖学特点是导致肾癌早期临床表现不明显,而中晚期肾癌患者的主诉和临床表现多样,易于误诊为其他疾病。副瘤综合征是指发生于肿瘤原发病灶和转移病灶以外由肿瘤引起的综合征。正确认识这一概念,可为我们对一些临床表现不典型的肾癌病例的诊断提供重要参考。因此,对肾癌的临床表现、副瘤综合征与肿瘤的诊断、临床分期以及术前患者健康状态的进一步分析和深刻的认识显得尤为重要。

由于肾脏位于腹膜后,早期缺乏典型临床表现,而肾脏与外界主要的联系是尿,因此血尿是发现肾癌最常见的病状,但血尿是在肿瘤侵犯肾收集系统后方才有可能出现,因此不是早期病状。多年来,把血尿、疼痛和肿块称为肾癌的"三联征",大多数患者就诊时已具有1~2个病状,三联征俱全者占10%左右,治愈机会较少。肾癌可能在有明确临床病状时已有远处转移,以肺脏、淋巴结、肝脏和骨骼最为常见,甚至先发现转移灶,查找原发肿瘤时才诊断有肾癌。因此过去认为是肾癌典型的三联症(血尿、疼痛、肿块)实际上已非早期肾癌的临床表现。

(一)肿瘤局部占位引起的症状

1.血尿

血尿常为无痛性间歇发作肉眼可见全程血尿,随着病变发展,呈间歇期缩短的发作趋势,部分患者也可表现为持续的镜下血尿。因此临床上出现血尿患者,尤其是中年患者,我们一定要谨慎排除肾癌可能性,避免漏诊。肾癌出血量多时可能伴肾绞痛,常因血块通过输尿管,引起输尿管痉挛所致。肾癌血尿的血块可能因通过输尿管而形成条状。血尿的程度与肾癌体积大小无关,临床上所见常常并不是体积较大的肾癌,但因其侵犯肾盂、肾盏,从而出现明显血尿,另外,一些体积巨大的肾癌因未穿通肾脏集合系统反而不发生血尿。

2.疼痛

肾癌引起患者疼痛的类型中,腰痛为常见症状,多数为钝痛,局限在腰部,是由肾包膜或肾盂为逐渐长大的肿瘤所牵扯引起,血块通过输尿管亦可引起腰部绞痛已如前述。肾癌晚期,肿瘤生长迅速,侵犯周围脏器和腰肌时疼痛较重且为持续性,或由于肿瘤压迫腹后壁结缔组织、肌肉、腰椎或腰神经所致的患侧腰部持久性疼痛。另外,会因肾癌侵犯周围脏器或远处转移至肺脏、肝脏和骨骼而引发腹部、肝脏、骨骼等部位的疼痛。国内研究机构统计肾癌有腰痛症状者约占一半。

3.肿块

肿块亦为常见症状,20%~30%肾癌患者就诊时可发现肿大的肾脏。肾脏位置较隐蔽,在肾癌达到相当大体积以前肿块很难发现,一般腹部摸到肿块已是晚期症状而有时可为唯一的症状。触诊时肿块表面光滑,质硬,无明显压痛,可随呼吸活动,肿块巨大也可不随呼吸活动,当肾癌侵及周围脏器或周围肌肉时,则完全固定,推之不动。另外,在触诊肾脏上极的肾癌时,要注意区分腹部摸到的肿块是肾癌或是因肿瘤下移的肾脏下极。

4.精索静脉曲张

精索静脉曲张又称症状性或继发性精索静脉曲张,是由于肾肿瘤压迫生殖血管或肾静脉癌栓、腔静脉瘤栓引起精索静脉回流受阻所致。继发性精索静脉曲张与原发性精索静脉曲张区别在于肾癌出现精索静脉曲张在平卧位不消失;继发性精索静脉曲张往往在较短时间内出现。因此临床处理精索静脉曲张病例时,一定要明确继发性还是原发性,避免肾癌患者的漏诊。

5.下肢水肿

肾癌所引发下肢水肿主要有两方面原因,一是肿瘤生长巨大压迫下腔静脉或下腔静脉瘤栓所致下肢血管回流障碍,另一方面肾癌快速生长大量消耗体内蛋白引起低蛋白血症所致。一般情况下,肾癌出现下肢水肿的表现,已是晚期症状。

(二)肿瘤远处转移引起的症状

1.癌栓引起的症状

肾癌生长过快或晚期肾癌,瘤细胞入血,当细胞团附着于血管壁时,细胞团块迅速生长,即可形成瘤栓或称癌栓。癌栓根据生成部位不同,命名分类多样化,如动脉瘤栓、静脉瘤栓、腔静脉瘤栓、肾静脉瘤栓,不同位置的瘤栓引发症状也多种多样。具体临床表现:①动脉瘤栓主要引起器官的部分或全部缺血坏死,从而引起器官的功能性障碍。如肺动脉栓塞可引起致命性急性肺栓死,心脏冠状动脉栓塞可引起心肌梗死,脊椎滋养血管栓塞可引起运动及感觉神经障碍,栓塞后组织坏死也可引起局部疼痛等症状。②静脉瘤栓主要引起器官的部分或全部淤血,以器官的水肿疼痛为主要症状,同时也影响器官的功能。如前所述腔静脉瘤栓可引起下肢水肿,如果脉瘤过长梗阻范围广,还可以引起广泛的腹腔脏器淤血水肿,临床表现为腹胀、腹痛,严重的还有急腹症的出现。由于左肾静脉侧支循环较多,所以当右肾静脉栓塞,并发展至下腔静脉时,腹部淤血症状则表现较轻。静脉瘤栓生长入心房时,临床上会表现为心脏的循环功能障碍。

2.远处转移灶引起的症状

癌细胞转移到组织或器官后,在局部迅速生长,形成转移部位的占位,从而引起相应的临床表现,主要为肿块、疼痛、功能异常。如体格检查发现可触及的颈部淋巴结肿大或精索静脉曲张或双下肢水肿等,这些都提示着肿瘤侵及静脉系统。少数患者还可直接表现出与转移有关的症状如转移至骨骼引起的骨痛或转移至肺脏、膈肌引起的顽固性咳嗽等。

(三)全身毒性症状

肾癌除以上临床表现外,尚可出现一系列全身异常症状,由于肾癌为一高度恶性肿瘤,如非常规查体,早期症状常不明显,不少患者求诊时已伴有明显的全身性毒性病状,因此这一现象逐渐受到重视。正确认识肾癌的这一临床表现,不仅可能作为发现肾癌的线索,还可能为判断预后的重要因素。

1.发热

发热极为常见,因此国内有学者主张将发热和血尿、疼痛、肿块放在一起成为"四联症"。肾癌发热,多数为低热,一般在 37 ℃～38 ℃,持续或间歇出现,也有少数患者表现为高热,高热者可高达 39 ℃～40 ℃,持续不退,因此临床上任何原因不明的发热,应排除肾癌引起的可能性。手术切除肾癌,体温即可恢复正常。肾癌引起发热的原因以往认为是肿瘤内部出血、坏死引起,近年证明除上述原因外,肾癌组织内还有多种致热源。

2.高血压

肾癌中发生高血压者比例为 1/4～1/3,由于肾癌主要见于 40 岁以上患者,而中老年患者伴高血压者原本并不少见,因此需要根据肾癌切除以后血压是否下降,才能判断是肾癌引起的高血压还是其他原因引起的血压升高。肾癌引起高血压的原因是肿瘤压迫血管、肿瘤内动静脉短路或肿瘤组织产生的肾素高于正常肾组织产生的水平,也有研究推测肾癌可能产生类似血管紧张素的一种升压物质。

3.贫血

肾癌患者中 30%～50%表现有贫血,贫血可由失血引起,但临床上有些肾癌患者没有血尿病史,却有明显贫血,说明患者的贫血除血尿引起外,还有其他原因。过去认为肾癌贫血是由于血管内溶血所致,而研究证明肾癌内没有血管内溶血的敏感指标"低亲血蛋白血症",因此溶血不是肾癌贫血的主要原因。有研究表明肾癌的贫血和慢性炎症相似,其血清铁和血清内转铁球蛋白水平降低,而骨髓内皮巨噬细胞内铁升高。亦有报告肾癌及其转移灶内含铁血黄素沉着很多,所以认为肾癌贫血的原因是因为铁离子进入癌细胞内所致。也有学者认为可能与肿瘤毒素或大量肾组织破坏抑制了造血有关。另外,贫血也可能是血沉加快的原因。

4.血沉快

大约一半的肾癌患者血沉快于正常人,且为非特异性,目前尚未发现血沉快与肿瘤类型之间的关系。另外,如果肾癌同时存在发热和血沉快者,多数预后不良,这种临床现象应引起我们足够的重视。

5.肝功能异常

肾癌患者中 15％～20％ 有肝功能异常,但此临床表现并不一定提示肝脏有转移癌。主要表现为肝脾增大,磺溴肽钠试验异常、低凝血酶原血症、碱性磷酸酶升高、α_2 球蛋白升高等。这些改变可以在肾癌切除后恢复。但有此类临床表现的肾癌患者生存期很少超过 5 年。血碱性磷酸酶升高在肾癌患者中占 10％ 左右,有部分学者理论上认为是肿瘤细胞异位产生,但未找到肿瘤特异的同工酶。α_2 球蛋白升高在肾癌中较为常见,但如果手术切除肾癌后仍持续或消失后再出现都是预后不良的表现。

6.尿多胺升高

尿多胺如腐肉毒、精氨素、精素等物质,在绝大多数肾癌患者中都升高,一般情况下肾癌切除后该指标下降。

7.血癌胚抗原升高

肾癌亦可有血癌胚抗原升高,病灶切除后下降。

8.低蛋白血症

主要表现为全身水肿、腹水等。这一表现与肿瘤细胞的快速生长消耗体内大量蛋白等营养物质有关。

9.消耗性改变

主要表现为食欲缺乏、消瘦无力,约占肾癌患者 30％ 左右,可能是由于肿瘤代谢产物影响中枢神经系统对食欲的作用。

(四)免疫系统改变

肾癌可伴有神经病变、肌肉病变、淀粉样变和血管炎等免疫性病变。肾癌和其他肿瘤一样可能发生神经肌肉病变,有病例报告肾癌合并双侧膈肌麻痹但并不伴有胸腔内病变。淀粉样变占肾癌患者比例较少,少于 5％,近期也有肾癌伴血管炎的病例报告。以上都是肿瘤细胞的免疫反应。

(五)激素改变

1.红细胞增多症

肾癌患者肾素水平升高,可表现为红细胞增多症,即血球压积超过 50％,血红蛋白＞155 g/L。其原因一方面是肾癌时动静脉短路和缺氧所致,同时又有红细胞生成素类物质增多引起,在肾癌提取液中有高浓度的促红细胞生成因子。肾癌切除术后,该表现一般随之消失,如有再度出现红细胞增多症是预后不良的征兆。

2.高血钙

部分肾癌患者可伴有高血钙。早期证明肾癌及其转移灶内有甲状旁腺激素样物质,以后亦有报告肾癌可以合成和分泌甲状旁腺激素,可能表现甲状旁腺功能亢进的临床表现,临床与原发性甲状旁腺功能亢进患者难于鉴别。前列腺素 E 和前列腺素 F 类物质,在肾癌转移灶中浓度很高,可能说明了肾癌发生高血钙的另一原因。肾癌引起的高血钙也可以在应用前列腺素强抑制剂后下降。

3.前列腺素分泌增多

前面提到前列腺素 E 和 F 类物质,在肾癌转移灶中浓度很高,另外,有个案报告高血压患者在患肾癌后前列腺素 A 升高。前列腺素 A 为强血管扩张剂,该类物质体内浓度过高时,可引起患者血压下降,而在肾癌切除后前列腺素 A 剧烈下降并重新出现高血压。

4.性激素分泌异常

肾癌可产生异位绒毛膜促性腺激素。临床表现,男性出现乳房发育、溢乳症、女性化或性欲丧失,女性则表现为长胡须、停经等异常性征。

四、不同分期与临床表现

(一)Ⅰ期

此期为肾癌早期,绝大多数无明显临床表现,部分患者是在体格检查时,腹部 B 超、CT 扫描或静脉尿路造影等影像检查,偶然检测出来。Ⅰ期肾癌手术切除后,预后良好,5 年生存率在90%以上。

(二)Ⅱ期

此期为肾癌早中期,肾癌虽局限在肾内,但肿瘤体积已较大。临床表现:此期半数以上患者仍无明显临床症状,但部分患者已有局部占位引起的症状,如肿瘤积压肾包膜引起的腰痛、肿瘤牵拉肾盂引起的血尿、肿瘤过大时也可触及包块。但此期肾癌大多数无全身毒性表现、免疫系统改变及激素水平变化。Ⅱ期肾癌因其无周围及远处转移,根治性肾癌手术切除后,预后尚可,5 年生存率在 50%以上。

(三)Ⅲ期

此期为肾癌中晚期,肾癌虽局限在肾周筋膜内,但已侵犯周围组织,如肾静脉、下腔静脉、肾上腺等,部分有淋巴结转移。临床表现:此期患者可表现出肾癌的各种临床症状,但患者个体间表现差异较大。例如,肿瘤生长巨大者,已侵犯周围组织,且有肾静脉和下腔静脉瘤栓、淋巴结转移,该患者可能表现有肾癌的局部占位症状,"肾癌三联症"、下肢水肿、继发性精索筋脉曲张;瘤栓的引起症状;肾癌的全身毒性表现,如发热、高血压等;免疫系统改变以及激素水平变化引起的部分症状;同侧区域有肿大的淋巴结。而如果患者的肾癌只局限于肾包膜内,但有淋巴结转移,这类患者临床表现为有或无肾癌的局部症状;仅有部分或没有肾外表现。Ⅲ期患者属中晚期患者,手术切除后,预后不佳,肿瘤侵犯肾周脂肪和筋膜,如能手术彻底清除,5 年生存率也小于40%,而肿瘤如有局部淋巴结转移者,极少生存 5 年。另外,肾癌的临床表现与预后不成正比,有的患者症状很明显,但无淋巴结转移,预后尚可,而部分患者临床表现不突出,但有淋巴结转移,预后极差。

(四)Ⅳ期

此期为肾癌晚期,肿瘤大多已侵犯邻近器官,有远处淋巴结转移,远处脏器转移。这类患者临床表现为大部分肾癌患者都有三联征中的一种或全部症状。除了肾癌的局部症状外,全身表现尤为突出,同时免疫系统病变及激素水平改变也较为明显,如消瘦、发热、盗汗,或体格检查发现可触及的颈部淋巴结肿大或精索静脉曲张或双下肢水肿等,这些都提示着肿瘤侵及静脉系统。另外也出现转移器官的改变,如骨痛、持续性咳嗽、体表局部可触及肿大的淋巴结等。此期患者由于严重的全身症状,身体极度衰弱,出现肿瘤晚期的恶病质表现。该期患者大多数都失去手术机会,只能选择放化疗等辅助治疗作姑息处理,预后极差,生存期很少超过 1 年。但近年来,对有远处转移的肿瘤原发灶切除有积极的趋势,多数医师认为在患者年龄小于70岁,瘤体与周围脏器粘连不太严重,身体一般情况能耐受手术者,手术切除原发灶对患者预后生存率有积极作用。

综上所述,肾癌的临床表现虽然变化较多,个体差异较大,其多变性及复杂性不便于掌握,但肾癌的不同临床分期却各有侧重点。因此临床医师熟悉掌握该特点,对肾癌早中期的诊断、肾癌的治疗方案的合理选择及对肾癌预后的判断有重要的临床意义。

五、副瘤综合征

过去对于肾癌肾外症状的描述很不统一,如癌旁综合征、肾外综合征等,针对这种概念叙述上的紊乱,近年中华医学会泌尿外科分会在《肾细胞癌诊治指南》中对副瘤综合征进行了规范。《指南》明确规定,副瘤综合征是指发生于肿瘤原发病灶和转移病灶以外的由肿瘤引起的综合征。具体表现为高血压、贫血、体重减轻、恶病质、发热、红细胞增多症、肝功能异常、高钙血症、高血糖、血沉增快、神经肌肉病变、淀粉样变性、溢乳症、凝血机制异常等。

肾癌患者中有20%的患者存在有副肿瘤综合征。实际上,以前肾癌因为其全身症状往往比局部症状更为明显,而被当作是一种"内科相关性肿瘤"。如今,由于常常是通过影像学检查意外地发现肿瘤,因此对于肾癌,人们更愿意称之为"放射诊断相关性肿瘤"。即便如此,评价副瘤综合征现象仍然重要,因其副肿瘤综合征不但是成人发病率的一部分,而且可以影响到临床决策。

正常情况下,肾脏产生1,25二羟胆钙化醇($1,25[OH]_2D_3$),肾素,促红细胞生成素以及各种前列腺素。这些物质与体内稳态的调节有着密切的关系。而在肾癌中,这些物质以病理数量存在,同时肾癌还产生其他对机体生理功能有着重要作用的物质如甲状旁腺素样肽类物质,绒毛膜促性腺激素,胰岛素,各种细胞因子及炎症介质等。后者被认为与患者全身症状的发展有关,如体重减轻,发热及贫血等。据报道,有13%的肾癌患者伴有高血钙,这种情况一般与副肿瘤综合征或是与肿瘤转移引起的溶骨性改变有关。甲状旁腺素样肽类物质的产生是副肿瘤综合征最常见的病因,尽管肿瘤本身产生的$1,25[OH]_2D_3$及前列腺素也会引起类似症状,但只占少数。

高血钙的症状体征临床表现并不特异,包括恶心,厌食,疲劳,嗜睡,深部跟腱反射减退等。对于高血钙处理包括强有力的脱水治疗如应用呋塞米进行利尿及选择性应用皮质激素和/或应用降钙素等。在少数情况下,应用吲哚美辛也有效。效果明确的治疗包括肾切除或根治性肾切除术,降低肿瘤负荷的全身性免疫治疗。而由于肿瘤转移引起溶骨性改变所致的高血钙因其对根治性肾切除术无反应,处理起来比较棘手。如果转移灶不多,且可以明确定位,进行局部聚焦放疗可能对这种溶骨性改变所致的高血钙有效。

高血压与红细胞增多症也是肾癌患者常见的副肿瘤综合征症状。与肾癌相关的高血压常常与肿瘤产生的肾素增多有关;而对肾动脉及其分支的压迫及包裹,常可直接导致肾动脉狭窄;或在肿瘤内部形成动静脉瘘。其他少见病因如红细胞增多症,高血钙,尿路梗阻,肿瘤脑部转移所致的颅内压升高等。与肾癌相关的红细胞增多症是由于促红细胞生成素产量的增加,这种情况一般是对由于肿瘤生长所致肿瘤组织或邻近肾实质缺氧的一种反应。

与肾癌相关的发病机制尚不清晰的一种副肿瘤综合征症状是非转移性肝功能异常,又称作Stauffer综合征。据报道,这种情况在肾癌中占3%~20%。Stauffer综合征的患者都有血碱性磷酸酶升高,67%的患者有凝血酶原时间升高或血白蛋白减少,20%~30%的病例有血胆红素或转氨酶升高。Stauffer氏综合征患者常有血清IL-6水平的升高,人们认为IL-6和其他细胞因子在其中起病理性作用。其他症状包括血小板计数减少,中性粒细胞减少及发热,体重减轻等非典型症状。首先肝转移须排除,许多患者存在有不连续性的肝区坏死。对于 Stauffer 综合征的肝穿活检结果表明肝脏非特异性炎症伴有显著淋巴细胞浸润。60%～70%的患者在肾切除后肝功恢复正常,而肝功持续异常或再发性异常提示仍存在有活性的肿瘤,且预后较差。

Sufrin 等人对其他不常见的副肿瘤综合征症状也进行了综述,其中包括 Cushing 综合征,血糖增高,溢乳症,神经肌病及凝血功能紊乱等。

总的说来,治疗与肾癌相关的副肿瘤综合征需要行肾切除术和/或全身性免疫治疗,除了高血钙外,一般内科治疗效果不佳。

六、治疗

(一)治疗原则

Ⅰ期行根治性肾切除术,术后予中药治疗,一般不需要化疗及放疗。Ⅱ期、Ⅲ期尽可能予根治性肾切除,对肿瘤侵犯肾包膜、肾盂、淋巴结有转移患者,应作术后放疗,减少局部复发。淋巴结有转移、血管和/或淋巴管瘤栓患者,术后行化疗和/或免疫治疗。Ⅳ期如有可能,行姑息性肾切除术,如单个转移灶,并应争取转移灶切除;多发转移,若条件许可,亦应切除原发灶后行综合治疗,远处转移灶也可予放疗。

(二)治疗方案

1.常用化疗方案

由于肾癌细胞中含有 *MDR* 基因,其细胞表面有过量的 P170 糖蛋白表达,对多种化疗药抗拒,所以肾癌化疗效果较差。目前最常用和最有效为 VLB,常用剂量为 $0.1～0.2$ mg/kg,每周 1 次,有效率为 15%。近年来报道健择对肾癌疗效较好,有效率超过 20%。又据报道,在肾摘除前采用动脉灌注法给药,丝裂霉素加肾动脉栓塞可改善生存率。也有人对多发性肺转移患者采用支气管动脉灌注丝裂霉素和阿霉素的方法,观察到转移灶缩小。

2.内分泌治疗

内分泌治疗肾癌的有效率为 2%～10%,但由于其毒性低,且能改善晚期患者一些症状及全身状况,所以临床也可选用。目前较为常用的有甲羟孕酮 0.5 g,口服,每天 2 次;或甲地孕酮 160 mg,口服,每天 1 次。

3.生物治疗

生物治疗是肾癌常用治疗方法,常用的生物治疗方法介绍如下。

(1)α-IFN:自 $3×10^6$ U 开始,肌内注射,每周 3 次;之后逐渐加量至 $9×10^6$ U,肌内注射,每周 3 次,以 8 周为 1 个疗程,有效者可继续应用直至肿瘤进展停止。

(2)IL-2:为 $2×10^6$ U/m²,静脉注射,每 8 小时 1 次,连用 5 d。

(3)IL-2+IFN 联合应用:IL-2 用 $2×10^6$ U/m²/d,静脉注射,第 1～4 d;IFN6$×10^6$ U/m²/d,皮下或肌内注射,第 1～4 d。

(4)IL-2+IFN+5-FU(IIF 生物化疗方案):α-IFN4$×10^6$ U/m²/d,皮下注射,每天 1 次;IL-22$×10^6$ U/(m²·d),持续静脉注射,第 1～5 d;5-FU600 mg/m²,静脉滴注,第 1～5 d,连用 28 d 为 1 周期。

(谭家富)

第二节　膀　胱　癌

一、概述

膀胱癌是指发生在膀胱黏膜的恶性肿瘤,是泌尿系统最常见的恶性肿瘤,也是十大常见肿瘤之一。占我国泌尿生殖系统肿瘤发病率的第一位,而在西方其发病率仅次于前列腺癌,居第 2 位。膀胱癌可发生于任何年龄,甚至儿童。其发病率随年龄增长而增加,高发年龄为 50～70 岁。男性膀胱癌发病率为女性的 3～4 倍。

二、病理

根据组织学,膀胱肿瘤可以分为上皮性肿瘤和非上皮性肿瘤。上皮性肿瘤占膀胱肿瘤的95％以上,以尿路上皮癌为主,占 90％,其次为鳞癌和腺癌,分别占 3％～7％和 2％。其他少见的类型还有小细胞癌、类癌、恶性黑素瘤等。近 20％～30％的尿路上皮癌有区域性鳞状或腺样化生,是预后不良的指标。按照肿瘤生长方式分 3 类,一类是肿瘤和间质共同组成向膀胱腔内生长的乳头状瘤或乳头状癌,占 70％;一类是在上皮内浸润性生长的内翻性乳头状瘤或浸润性癌,占 25％;还有一类是非乳头和非浸润性者(原位癌),占 5％。肿瘤侵犯膀胱壁以 3 种方式进行:肿瘤浸润呈一致密团块的包裹性浸润,占 70％;孤立的凸出式浸润,占 27％;沿肌肉内平行或垂直于黏膜表面的淋巴管浸润扩散,占 3％。由于肿瘤实际侵犯膀胱壁的范围远比临床所见广泛,故肿瘤不能被充分切除而易复发,这是临床上膀胱肿瘤易复发的重要原因之一。膀胱肿瘤可发生在膀胱的任何部位,但以三角区和输尿管口附近最多,约占一半以上,其次为膀胱侧壁、后壁、顶部、前壁。非上皮来源的恶性肿瘤主要来自间叶组织,占全部膀胱肿瘤的 2％以下,如横纹肌肉瘤、平滑肌肉瘤、淋巴瘤、血管肉瘤等。

膀胱癌的转移途径包括血道转移、淋巴道转移、直接扩散、种植转移等。淋巴道转移发生最早,是最常见的转移途径,最多转移至闭孔淋巴结,其次为髂外淋巴结,骶前、髂内、髂总和膀胱周围淋巴结。晚期患者常发生血行转移,常见转移脏器为肺、肝、骨、肾上腺等处。膀胱癌可侵入膀胱壁,直接侵及前列腺、尿道、子宫、阴道等处,甚至直接侵及盆壁和腹壁。种植转移常发生在术中,是术后切口和尿道残端复发的原因之一。

三、临床表现

有 90％以上的膀胱癌患者最初的临床表现是血尿,通常表现为无痛性、间歇性、肉眼全程血尿,有时也可为镜下血尿。血尿可能仅出现 1 次或持续 1 d 至数天,可自行减轻或停止,有时患者服药后与血尿自止的巧合往往给患者“病愈”的错觉。有些患者可能在相隔若干时间后再次出现血尿。血尿的颜色由浅红色至深褐色不等,常为暗红色,有患者将其描述为洗肉水样、茶水样。出血量与血尿持续时间的长短,与肿瘤的恶性程度、大小、范围和数目并不一定成正比。有时发生肉眼血尿时,肿瘤已经很大或已属晚期;有时很小的肿瘤却出现大量血尿。有些患者是在健康体检时由 B 超检查时发现膀胱内有肿瘤。有 10％的膀胱癌患者可首先出现膀胱刺激症状,表现为尿频、尿急、尿痛和排尿困难,而患者无明显的肉眼血尿。这多由肿瘤坏死、溃疡、膀胱内肿瘤较大或数目较多或膀胱肿瘤弥漫浸润膀胱壁,使膀胱容量减少或并发感染所引起。膀胱三角区及膀胱颈部的肿瘤可梗阻膀胱出口,而出现排尿困难的症状。

四、诊断要点

除上述临床表现外、以下辅助检查亦有助于明确本病的诊断。

(一)实验室检查

1.尿常规

可发现肉眼不可见的血尿。

2.尿液脱落细胞学检查

作为膀胱肿瘤的早期诊断方法,因无痛苦,方便,易为患者接受。但当低级别肿瘤细胞分化较好时,难与正常移行上皮细胞或炎症所引起的变异细胞鉴别。尿液脱落细胞吖啶橙染色法检查:因膀胱癌细胞生化变化早于细胞的形态变化,而吖啶橙有高度异染性,能与DNA分子结合。利用吖啶橙染色荧光显微镜检查,能得到鲜明的细胞图像,易于判断。

3.尿液流式细胞术

可以在极短时间内迅速测定尿液中每个细胞内的RNA和DNA,从而可以准确估计肿瘤恶性潜力。

4.葡萄糖醛酸苷酶B(B-GRS)

一般认为尿内B-GRS的升高有发生膀胱癌的趋势。

(二)影像学检查

1.B超检查

这种检查患者无痛苦。准确性与肿瘤的大小成正比。一般肿瘤超过0.5 cm就可被发现。对膀胱结石与肿瘤的鉴别诊断有辅助价值。

2.CT检查

能发现肿瘤及增大的淋巴结,准确率达80%,且有助于膀胱肿瘤的正确分期。

3.膀胱造影

一般用于补充膀胱镜检之不足,如肿瘤太大,可用造影以观全貌。多次曝光法可见膀胱壁僵直,不能扩大。双重对比照影法显示肿瘤则更为清晰。

4.膀胱镜检查

这是诊断膀胱癌的主要方法,可直接看到膀胱肿瘤的部位、大小、数目、形态、浸润等。检查时应同时作肿瘤活组织检查。

5.血卟啉衍生物的光敏诊断

对于早期诊断膀胱癌,尤其对于膀胱镜检查难以确定的肿瘤和原位癌可提高其诊断的阳性率。

(三)病理及细胞学检查

膀胱癌病理诊断的标本主要来自膀胱镜活检和尿液。病理学检查是膀胱癌诊断的金标准,其特异性几乎达100%。

五、鉴别诊断

膀胱癌与肾及输尿管肿瘤、泌尿系统结核、前列腺增生和尿石症相鉴别。

（一）肾及输尿管肿瘤

血尿特点也为全程无痛性肉眼血尿,与膀胱癌类似,可单独发生或与膀胱癌同时发生,上尿路肿瘤引起的血尿可出现条形或蚯蚓状血块,明确诊断需要 B 超、CT、泌尿造影等检查。

（二）泌尿系统结核

除了血尿外,主要症状为慢性膀胱刺激症状,伴有低热、盗汗、消瘦、乏力等全身症状,通过尿找抗酸杆菌、IVP、膀胱镜检查等与膀胱癌鉴别。

（三）前列腺增生

主要症状为进行性排尿困难及尿频,有时出现肉眼血尿,在老年人,膀胱癌可以和前列腺增生同时存在,需要通过尿脱落细胞检查、B 超、CT、膀胱镜检查等鉴别。

（四）尿石症

血尿多为镜下血尿,上尿路结石可出现肾、输尿管绞痛,膀胱结石可出现排尿中断现象,通过 KUB 平片、B 超、膀胱镜检查等鉴别。由于膀胱结石对局部黏膜的刺激,可导致肿瘤发生。因此长期膀胱结石出现血尿时,应想到膀胱癌的可能,必要时行膀胱镜检查及活检。

六、治疗

（一）放疗

膀胱癌放疗的适应证主要包括浸润性膀胱癌为了保留膀胱不愿意接受根治性膀胱切除术;或患者全身条件不能耐受根治性膀胱切除手术;或根治性手术已不能彻底切除肿瘤以及肿瘤已不能切除。这时可选用膀胱放疗或化疗结合放疗。

（二）化学药物治疗

1.单药化疗常用且有效的化疗药物

DDP、MTX、ADM、MMC、CTX、VLB、5-FU、紫杉醇、吉西他滨等。

2.常用的化疗方案

对膀胱癌有效的联合化疗方案有 CAP 及 M-VAP 等。①CAP 方案:CTX 650 mg/m²,静脉滴注,第 1 天;ADM 50 mg/m²,静脉滴注,第 1 天;DDP 70～100 mg/m²,静脉滴注,第 2 天(加水化),21～28 d 为 1 周期×3 个周期。②M-VAP 方案:MTX 30 mg/m²,静脉滴注,第 1、15、22 天;VLB 6 mg/m²,静脉滴注,第 3、15、22 天;ADM 30 mg/m²,静脉滴注,第 2 天;DDP 70 mg/m²,静脉滴注,第 2 天,4 周为 1 周期,使用 2～4 周期。

（谭家富）

第十五章 生殖科肿瘤的综合治疗

第一节 宫 颈 癌

宫颈癌是我国最常见的女性生殖道恶性肿瘤,其发病率有明显的地区差异。在世界范围内,宫颈癌发病率最高的地区是哥伦比亚,最低的是以色列。我国属于高发区,但不同的地区发病率也相差悬殊,其地区分布特点是高发区连接成片,从山西、内蒙古、陕西,经湖北、湖南到江西,形成一个宫颈癌的高发地带。农村的发病率高于城市的发病率,山区的发病率高于平原的发病率。随着近 50 年来国内外长期大面积普查普治及妇女保健工作的开展,宫颈癌的发病率和死亡率均已明显下降,且晚期肿瘤的发生率明显下降,早期及癌前病变的发生率在上升。发病年龄以 40～55 岁为最多见,20 岁以前少见。宫颈癌以鳞状细胞癌为最多见,其次是腺癌及鳞腺癌。少见病理类型有神经内分泌癌、未分化癌、混合型上皮/间叶肿瘤、黑色素瘤和淋巴瘤等。

一、宫颈鳞状细胞癌

子宫颈恶性肿瘤中 70%～90% 为鳞状细胞癌。其多发生于子宫颈鳞状上皮细胞和柱状上皮细胞交界的移行区。宫颈鳞状细胞癌又有疣状鳞癌及乳头状鳞癌等亚型。

(一)病因

宫颈癌与人乳头瘤病毒(human papilloma virus,HPV)感染有关。HPV 在自然界广泛存在,主要侵犯人的皮肤和黏膜,导致不同程度的增生性病变。目前鉴定出的 HPV 有 130 余种亚型,大约有 40 种与肛门生殖道感染有关。根据其在宫颈癌发生中的危险性不同,可将 HPV 分为两类:第一类是高危型 HPV,包括 16、18、31、33、35、39、45、51、52、56、58、59、68、73、82,此种类型通常与子宫颈高度病变和宫颈癌的发生相关,例如 HPV16、18 型常常在宫颈癌中检测到。而我国还包括 33、31、58 及 52 型。第二类是低危型 HPV,包括 6、11、40、42、43、44、54、61、70、72、81、88、CP6108 型等,常常在良性或子宫颈低度病变中检测到,而很少存在于癌灶中,如HPV6、11 型与外生殖器和肛周区域的外生型湿疣关系密切。目前还有 3 型疑似高危型:26、53和 66 型。

已有大量研究证实 HPV 阴性者几乎不会发生宫颈癌(子宫颈微偏腺癌、透明细胞癌除外)。因此,检测 HPV 感染是宫颈癌的一种重要的辅助筛查手段。

但以往资料也显示,宫颈癌的发生可能也与下列因素有关:①早婚、早育、多产;②性生活紊乱,性卫生不良;③子宫颈裂伤、外翻、糜烂及慢性炎症长期刺激;④其他病毒:疱疹病毒Ⅱ型、HSV-Ⅱ及人巨细胞病毒等感染;⑤有高危的性伴侣:性伴侣有多种性病,性伴侣又有多个性伴,性伴侣患有阴茎癌,性伴侣的前任妻子患有宫颈癌等;⑥吸烟;⑦患者社会经济地位低下,从事重体力劳动。

(二)病理特点

1.组织发生

宫颈鳞状细胞癌的好发部位为子宫颈阴道部鳞状上皮与子宫颈管柱状上皮交界部,即移行带。在子宫颈移行带形成过程中,其表面被覆的柱状上皮可通过鳞状上皮化生或鳞状上皮化被鳞状上皮所代替。此时,如有某些外来致癌物质刺激或HPV高危亚型的持续感染等,使移行带区近柱状上皮活跃的未成熟储备细胞或化生的鳞状上皮细胞向细胞的不典型方向发展,形成子宫颈上皮内瘤变,并继续发展为镜下早期浸润癌和浸润癌。这一过程绝大多数是逐渐的、缓慢的,但也可能有少数患者不经过原位癌而于短期内直接发展为浸润癌。

2.病理表现

(1)根据癌细胞的分化程度分为3种类型。①高分化鳞癌(角化性大细胞型,Ⅰ级):癌细胞大,有高度多形性。有明显的角化珠形成,可见细胞间桥,癌细胞异型性较轻,核分裂较少,或无核分裂。②中分化鳞癌(非角化性大细胞型,Ⅱ级):癌细胞大,有多形性,细胞异型性明显,核深染,不规则,核浆比失常,核分裂较多见,细胞间桥不明显,无或有少量角化珠,可有单个的角化不良细胞。③低分化鳞癌(小细胞型,Ⅲ级):含有小的原始细胞,核深染,含粗颗粒。癌细胞大小均匀,核浆比更高。无角化珠形成,亦无细胞间桥存在,偶可找到散在的角化不良的细胞。细胞异型性明显,核分裂象多见。对此型常需利用免疫组化及电镜来鉴别。

(2)根据肿瘤生长的方式及形态,宫颈鳞状细胞癌大体标本可分为以下4种。

外生型:最常见,累及阴道。①糜烂型:子宫颈外形清晰,肉眼未见肿瘤,子宫颈表面可见不规则糜烂,程度不一,多呈粗糙颗粒性,质地较硬,容易接触性出血,此种类型多见于早期宫颈癌;②结节型:肿瘤从子宫颈外口向子宫颈表面生长,多个结节融合形成团块状,有明显的突起,常有深浅不一的溃疡形成,肿瘤质地较硬、脆,触诊时出血明显;③菜花型:为典型外生型肿瘤,肿瘤生长类似菜花样,自子宫颈向阴道内生长,此型瘤体较大,质地较脆,血液循环丰富,接触性出血明显,常伴有感染和坏死灶,因向外生长,故较少侵犯宫旁组织,预后相对好。

内生型:癌灶向子宫颈邻近组织浸润,子宫颈表面光滑或仅有柱状上皮异位,子宫颈肥大、质硬、呈桶状,常累及宫旁组织。

溃疡型:为内生型和乳头型,肿瘤向子宫颈管侵蚀性生长,形成溃疡或空洞,状如火山口。有时整个子宫颈穹隆组织及阴道溃烂而完全消失,边缘不整齐。组织坏死,分泌物有恶臭,排液,肿瘤组织硬脆。此型多见于体形消瘦、体质虚弱、一般情况差的患者。

颈管型:癌灶发生于子宫颈管内,常侵及子宫颈管及子宫峡部供血层及转移至盆腔淋巴结。

一般内生型宫颈癌血管、淋巴结转移及宫旁和宫体受侵较多见,外生型侵犯宫体较少。

(3)根据癌灶浸润的深浅分为以下3类。

原位癌:见子宫颈上皮内瘤变。

微小浸润癌:在原位癌的基础上,镜下发现癌细胞小团似泪滴状甚至锯齿状出芽穿破基底膜,或进而出现膨胀性间质浸润,但深度不超过5 mm,宽不超过7 mm,且无癌灶互相融合现象,浸润间质。

浸润癌：癌组织浸润间质的深度超过 5 mm，宽度超过 7 mm 或在淋巴管、血管中发现癌栓。

（三）转移途径

1.直接蔓延

癌组织直接蔓延最常见，向下侵犯阴道，向上可累及子宫峡部及宫体，向两侧扩散到子宫颈旁组织、主韧带、骶韧带，压迫输尿管并侵犯阴道旁组织，晚期向前、后可侵犯膀胱和直肠，形成膀胱阴道瘘或直肠阴道瘘。

2.淋巴转移

这是宫颈癌转移的主要途径，转移率与临床期别有关。最初受累的淋巴结有宫旁、子宫颈旁、闭孔、髂内、髂外、髂总、骶前淋巴结，称一级组淋巴转移。继而受累的淋巴结有腹主动脉旁淋巴结和腹股沟深浅淋巴结，称为二级组淋巴结转移。晚期还可出现左锁骨上淋巴结转移。

3.血行转移

血行转移较少见，多发生在癌症晚期。主要转移部位有肺、肝、骨骼等处。

（四）临床分期

宫颈癌临床分期目前采用的是国际妇产科联盟的临床分期标准。

1.宫颈癌临床分期

Ⅰ期：癌已侵犯间质，但局限于子宫颈。①ⅠA 期：镜下早期浸润，即肉眼未见病变，用显微镜检查方能做出诊断。间质的浸润＜5 mm，宽度≤7 mm，无脉管的浸润。ⅠA1 期，为显微镜下可测量的微灶间质浸润癌。其间质浸润深度≤3 mm，水平扩散≤7 mm。ⅠA2 期，为显微镜下可测量的微小癌，3 mm 其浸润间质的深度但≤5 mm，水平扩散≤7 mm。②ⅠB 期，临床病变局限在子宫颈，或病灶超过ⅠA 期。ⅠB1 期，临床病变局限在子宫颈，癌灶≤4 cm。ⅠB2 期，临床病变局限在子宫颈，癌灶＞4 cm。

Ⅱ期：癌灶超过子宫颈，但阴道浸润未达下 1/3，宫旁浸润未达骨盆壁。①ⅡA 期：癌累及阴道为主，但未达下 1/3；无明显宫旁浸润。ⅡA1 期，临床可见癌灶，≤4 cm；ⅡA2 期，临床可见癌灶，＞4 cm。②ⅡB：癌浸润宫旁为主，未达盆壁。

Ⅲ期：癌侵犯阴道下 1/3 或延及盆壁。有肾盂积水或肾无功能者，均列入Ⅲ期，但非癌所致的肾盂积水或肾无功能者除外。①ⅢA 期：宫旁浸润未达盆壁，但侵犯阴道下 1/3；②ⅢB：宫旁浸润已达盆壁，肿瘤与盆壁间无空隙，或引起肾盂积水或肾无功能。

Ⅳ期：癌扩展超出真骨盆或临床侵犯膀胱和/或直肠黏膜。①ⅣA 期：肿瘤侵犯膀胱和/或直肠黏膜等邻近器官；②ⅣB 期：肿瘤浸润超出真骨盆，有远处器官转移。

2.分期注意事项

（1）ⅠA 期应包括最小的间质浸润及可测量的微小癌；ⅠA1 期及ⅠA2 期均为显微镜下的诊断，非肉眼可见。

（2）静脉和淋巴管等脉管区域受累，宫体扩散和淋巴结受累均不参与分期。

（3）检查宫旁组织增厚并非一定是癌性浸润所致，可由于炎性增厚；只有宫旁组织结节性增厚、弹性差、硬韧未达盆壁者才能诊断为ⅡB 期，达盆壁者诊断为ⅢB 期。

（4）癌性输尿管狭窄而产生的肾盂积水或肾无功能时，无论其他检查是否仅Ⅰ或Ⅱ期，均应定为Ⅲ期。

（5）仅有膀胱泡样水肿者不能列为Ⅳ期而为Ⅲ期。必须膀胱冲洗液有恶性细胞时，需病理证实有膀胱黏膜下浸润,方可诊断为Ⅳ期。

(五)诊断

宫颈癌在出现典型症状和体征后,一般已为浸润癌,诊断多无困难,活组织病理检查可确诊。但早期宫颈癌及癌前病变往往无症状,体征也不明显,目前国内外均主张使用三阶梯检查法来进行子宫颈病变和宫颈癌的筛查/检查,从而尽早发现癌前病变和早期癌,同时减少漏诊的发生。

1.症状

(1)无症状:微小浸润癌一般无症状,多在普查中发现。

(2)阴道出血:ⅠB期后,肿瘤侵及间质内血管,开始出现阴道出血,最初表现为少量血性白带或性交后、双合诊检查后少量出血,称接触性出血。也可能有月经间期或绝经后少量不规则出血。晚期癌灶较大时则表现为多量出血,甚至较大血管被侵蚀而引起致命大出血。

(3)排液、有腐臭味:阴道排液,最初量不多,呈白色或淡黄色,无臭味。随着癌组织破溃和继发感染,阴道可排出大量米汤样、脓性或脓血性液体,常伴有蛋白质腐败样的恶臭味。

(4)疼痛:晚期癌子宫颈旁组织有浸润,常累及闭孔神经、腰骶神经等,可出现严重持续的腰骶部或下肢疼痛。肿瘤压迫髂血管或髂淋巴,可引起回流受阻,出现下肢肿胀疼痛。肿瘤压迫输尿管,引起输尿管及肾盂积水,则伴有腰部胀痛不适。

(5)水肿:癌症晚期肿瘤压迫髂淋巴或髂内动脉、髂内静脉、髂外动脉、髂外静脉,引起血流障碍,发生下肢水肿、外阴水肿、腹壁水肿等。有末期营养障碍也可能发生全身水肿。

(6)邻近器官转移:①膀胱:晚期癌侵犯膀胱,可引起尿频、尿痛或血尿。双侧输尿管受压,可出现无尿、排尿异常及尿毒症。癌浸润穿透膀胱壁,可发生膀胱阴道瘘。②直肠:肿瘤压迫或侵犯直肠,常有里急后重、便血或排便困难,严重者可发生肠梗阻及直肠阴道瘘。

(7)远处器官转移:晚期宫颈癌可通过血行转移发生远处器官转移。最常见肺脏、骨骼及肝脏等器官的转移。①肺转移:患者出现咳嗽、血痰、胸痛、背痛、胸腔积液等;②骨骼转移:常见于腰椎、胸椎、耻骨等,发生腰背痛及肢体痛,病灶侵犯或压迫脊髓,可引起肢体感觉及运动障碍;③肝脏转移:早期可不表现,晚期则出现黄疸、腹水及肝区痛等表现。

2.体征

早期宫颈癌患者的子宫颈的外观和质地可无异常,或仅见不同程度的糜烂。子宫颈浸润癌外观上可见糜烂、菜花样、结节及溃疡,有时子宫颈肿大、变硬,呈桶状。妇科检查除注意子宫颈情况外,还应注意穹隆及阴道是否被侵犯,子宫是否受累。要注意子宫的大小、质地、活动度,宫旁有无肿物及压痛。

3.辅助检查

(1)做子宫颈细胞学检查。传统涂片巴氏染色,结果分为5级:Ⅰ级为正常的阴道上皮细胞涂片,不需特殊处理。Ⅱ级为炎症。现多将Ⅱ级再分为Ⅱa和Ⅱb级。Ⅱa级细胞为炎症变化,Ⅱb级细胞有核异质的不典型改变。对Ⅱ级特别是Ⅱb级应先给予抗感染治疗,4~6周行涂片检查追访。如持续异常,应行阴道镜检查或阴道镜下定位活组织检查。Ⅲ、Ⅳ、Ⅴ级分别为可疑癌、高度可疑癌及癌。对Ⅲ级以上的涂片,应立即重复涂片,并做进一步检查,如阴道镜检查、碘试验、活组织检查等。目前即使是传统涂片,也主张采用TBS描述性诊断法进行报告。TBS描述性诊断法包括:①良性细胞改变。感染:滴虫性阴道炎;真菌形态符合念珠菌属;球杆菌占优势,形态符合阴道变异菌群(阴道嗜血杆菌);杆菌形态符合放线菌属;细胞改变与单纯疱疹病毒有关;其他;反应性改变:与炎症(包括不典型修复)、萎缩性阴道炎、放疗、宫内避孕器、其他因素有关。②上皮细胞改变。鳞状上皮细胞:无明确诊断意义的非典型鳞状细胞改变;低度鳞状上皮内病变:HPV 感染,CINⅠ;高度鳞状上皮内病变:原位癌,CINⅡ,CINⅢ,鳞状上皮细胞癌;腺上皮细胞:宫颈腺癌、宫内膜腺癌、宫外腺癌、腺癌,有其他恶性新生物。

(2)碘试验:称席勒试验或卢戈试验。将 2% 的溶液涂在子宫颈和阴道壁上,观察其染色。正常子宫颈鳞状上皮含糖原,与碘结合后呈深赤褐色或深棕色。子宫颈炎或宫颈癌的鳞状上皮及不成熟的化生上皮不含或缺乏糖原而不着色。碘试验主要用于子宫颈细胞学检查可疑癌又无阴道镜的条件下时识别子宫颈病变的危险区,确定活检的部位,了解阴道有无癌浸润。

(3)阴道镜检查:是一种简便、有效的了解子宫颈及阴道有无病变的方法。当子宫颈防癌涂片可疑或呈阳性,而肉眼不能见到子宫颈上皮及毛细血管异常,通过阴道镜的放大作用则可明确其形态变化,可根据形态异常部位活检,以提高活检的准确率。阴道镜检查常作为子宫颈细胞学检查异常时、组织病理学检查时确定活检部位的检查方法,并可定期追踪观察治疗宫颈上皮内瘤变后的变化。但阴道镜无法观察子宫颈管内疾病。

(4)HPV 检测:鉴于 HPV 感染与宫颈癌的直接关系,近年来常用检测子宫颈细胞内 HPV-DNA,对宫颈癌进行辅助诊断。子宫颈涂片检查呈阴性或可疑者,如 HPV-DNA 阳性,复查涂片或再次取材可降低子宫颈涂片的假阴性率。因为细胞学对残留病变的敏感性为 70%,对 HPV 的敏感性为 90%。但 HPV 阴性者意义更大。HPV 的分型检测对于临床上追踪 HPV 的持续感染、宫颈上皮内瘤变及宫颈癌的治疗后追踪评价、了解注射疫苗前是否感染均有意义。

(5)子宫颈和颈管活组织检查及子宫颈管内膜刮取术:是确诊宫颈上皮内瘤变和宫颈癌最可靠和不可缺少的方法。一般无阴道镜时应在子宫颈鳞状上皮和柱状上皮交界部的 3、6、9、12 点取活检;有阴道镜时可在碘试验不着色区、醋酸白试验明显异常区、上皮及血管异常区或肉眼观察的可疑癌变部位取多处组织,将各块组织分瓶标清楚,送病理检查。除做子宫颈活检外,怀疑腺癌时还应用刮匙做子宫颈管搔刮术,特别是子宫颈刮片细胞学检查为Ⅲ级或Ⅲ级以上而子宫颈活检为阴性时,确定子宫颈管内有无肿瘤或宫颈癌是否已侵犯颈管尤为重要。

(6)子宫颈锥形切除术:在广泛应用阴道镜以前,对绝大部分阴道涂片检查呈异常的患者,都将行子宫颈锥切术作为辅助诊断的方法,以排除子宫颈浸润癌。目前阴道镜下多点活检结合颈管诊刮术已代替了许多锥切术。但在下列情况下应用锥切术:①子宫颈细胞学检查多次为阳性,而子宫颈活检及颈管内膜刮取结果为阴性;②细胞学检查与阴道镜检查或颈管内膜刮取术的结果不符;③活检诊断为子宫颈原位癌或微灶型浸润癌,但不能完全排除浸润癌;④级别高的宫颈上皮内瘤变超出阴道镜检查的范围,延伸到颈管内;⑤临床怀疑早期腺癌,细胞学检查为阴性,阴道镜检查未发现明显异常。做子宫颈锥切时应注意:手术前要避免做过多的阴道和子宫颈准备,以免破坏子宫颈上皮;尽量用冷刀,不用电刀,锥切高度在癌灶外0.5 cm,锥高延伸至颈管 2～2.5 cm,应包括阴道镜下确定的异常部位、颈管的异常上皮。怀疑鳞癌时,重点为子宫颈外口的鳞状上皮细胞和柱状上皮细胞交界处及阴道镜检查的异常范围;怀疑为腺癌时,子宫颈管应切达子宫颈管内口处。

(7)子宫颈环形电切术及移形带大的环状切除术:为新的较为成熟的宫颈上皮内瘤变及早期浸润癌的诊断及治疗方法。其常用于:①不满意的阴道镜检查;②颈管内膜切除术阳性;③细胞学和颈管活检不一致;④子宫颈的高等级病变(CINⅡ～Ⅲ期)。此种方法具有一定的热损伤作用,应切除范围在病灶外0.5～1.0 cm,方不影响早期浸润癌的诊断。

(8)其他:当宫颈癌诊断确定后,根据具体情况,可进行肺摄片、B 型超声、膀胱镜、直肠镜及静脉肾盂造影等检查,以确定宫颈癌的临床分期。视情况可行 MRI、CT、PET-CT、骨扫描等检查。

(六)鉴别诊断

1.子宫颈良性病变

其包括子宫颈糜烂和子宫颈息肉、子宫颈子宫内膜异位症。可出现接触性出血和白带增多,外观有时与宫颈癌难以区别,应做子宫颈涂片或取活体组织进行病理检查。

2.子宫颈良性肿瘤

其包括子宫黏膜下肌瘤、子宫颈管肌瘤、子宫颈乳头瘤等。表面如有感染坏死,有时可误诊为宫颈癌。但肌瘤多为球形,来自子宫颈管或子宫腔,常有蒂,质硬,且可见正常的子宫颈包绕肌瘤或肌瘤的蒂部。

3.子宫颈恶性肿瘤

其包括原发性恶性黑色素瘤、肉瘤及淋巴瘤、转移性癌。

(七)治疗

宫颈癌的主要治疗方法是放疗及手术治疗或两者联合应用。近年来随着抗癌药物的发展,化疗已成为常用的辅助治疗方法,尤其是对晚期癌及转移癌患者的治疗。其他治疗方法有免疫治疗、中医中药治疗等。

对患者选择放疗还是手术,应根据宫颈癌的临床分期、病理类型、患者的年龄、全身健康状况、患者的意愿以及治疗单位的设备条件和技术水平等而定。一般对早期鳞癌(如 I～ⅡA 期),多采用手术治疗,对Ⅱb 期以上多用放疗。对早期病例放疗与手术治疗的效果几乎相同。手术治疗的优点是对早期病例一次手术就能完全清除病灶,治疗期短,对年轻患者既可保留正常卵巢功能又可保留正常性交能力。其缺点是手术范围大,创伤多,手术时、术后可能发生严重并发症。放疗的优点是适合于各期患者,缺点是病灶旁可造成正常组织的永久性损伤以及发生继发性肿瘤。

1.放疗

放疗是治疗宫颈癌的主要方法,适用于各期。对早期病例以腔内照射为主,体外照射为辅;对晚期病例以体外照射为主,腔内照射为辅。腔内照射的目的是控制局部病灶。体外照射则用于治疗盆腔淋巴结及子宫颈旁组织等的转移灶。腔内照射的主要放射源为[60]钴、[137]铯、[192]铱。现已采用后装技术,既保证放射位置准确,又可减轻直肠、膀胱的反应,提高治疗效果,同时也解决了医务人员的防护问题。体外照射已用直线加速器、高 LET 射线、快中子、质子、负 π 介子等射线。低剂量率照射时在 A 点(相当于输尿管和子宫动脉在子宫颈内口水平交叉处)给 70～80 Gy/10 d。采用高剂量率,5 周内在早期患者 A 点给 50 Gy(宫腔 25 Gy,穹隆25 Gy)。4 周内对晚期患者 A 点给 40 Gy(宫腔 17.5 Gy,穹隆 22.5 Gy)。体外照射,对早期患者给予两侧骨盆中部剂量为 40～45 Gy,晚期患者全盆腔照射 30 Gy 左右,以后小野照射至骨盆中部剂量达 50～55 Gy。

(1)选择放疗应考虑的因素:①既往有剖腹手术史、腹膜炎、附件炎史,可能有肠管粘连、肠管与腹膜的粘连及肠管与附件的粘连,进行大剂量的放疗时易损伤膀胱及肠管;②阴道狭窄者行腔内治疗时,直肠及膀胱的受量增大;③内脏下垂者下垂的内脏有被照射的危险;④放射耐受不良的患者,能手术时尽量手术治疗;⑤残端癌患者的子宫颈变短,膀胱和直肠与子宫颈部接近,有与膀胱、直肠粘连的可能,使邻近器官受量大,既往的手术改变了子宫颈部的血流分布,使放射敏感性降低。

(2)放疗的时机。①术前照射:在手术前进行的放疗为术前照射。术前照射的目的为使手术困难的肿瘤缩小,以利于手术;减少肿瘤细胞的活性,防止手术中挤压造成游离的肿瘤细胞发生转移;手术野残存的微小病灶放疗后灭活,可防止术后复发。术前照射一般取放射剂量的半量,术前照射一般不良反应较大,常造成术中困难、术后创伤组织复原困难。②术中照射:即在开腹手术中,术中对准病灶部位进行照射。这是近些年来出现的一种新的、较为理想的治疗方式。③术后照射:对术后疑有癌残存及淋巴清扫不彻底者应进行术后补充治疗。术后照射的适应证:盆腔淋巴结阳性者,宫旁有浸润、切缘有病灶者,子宫颈原发病灶大或有脉管癌栓者,阴道切除不足者。术后照射的原则为体外照射。应根据术者术中的情况进行全盆腔或中央挡铅进行盆腔四野照射,总的剂量可达 45~50 Gy。

(3)放疗后并发症。①丧失内分泌功能:完全采用放疗,使卵巢功能丧失,造成性功能减退、性欲下降。若手术后保留卵巢,则应游离悬吊双卵巢,并放置标志物,使体外照射治疗时可保留双卵巢功能。②放射性炎症使器官功能受损:包括阴道狭窄及闭锁。放疗后阴道上端及阴道旁组织的弹性发生变化,黏膜变薄、充血、干燥、易裂伤,甚至上段粘连,发生闭锁;治疗期间可发生较严重的急性膀胱炎,出现尿频、尿急、尿痛、血尿等表现,远期可出现慢性膀胱炎的表现;放射性肠炎,可表现为腹痛、顽固性腹泻、营养不良等;放疗可造成骨髓抑制、白细胞计数减少、贫血及出血倾向。③放疗可引发远期癌症:如卵巢癌、结肠癌、膀胱癌及白血病。

2.化疗

手术及放疗对于早期宫颈癌的疗效均佳,但是对中晚期、低分化病例的疗效均不理想。近30年来随着抗癌药物的不断问世,使晚期病例生存期在多药联合治疗、不同途径给药等综合治疗下有所延长。作为肿瘤综合治疗的一种手段,化疗本身具有一定疗效;同时对于放疗有一定的增敏作用。宫颈癌的化疗主要用于下述3个方面:①对复发、转移癌的姑息治疗;②对局部巨大肿瘤患者术前或放疗前的辅助治疗;③对早期但有不良预后因素患者的术后或放疗中的辅助治疗。

化疗与手术或放疗并用,综合治疗的意义在于杀灭术野或照射野以外的癌灶;杀灭术野内的残存病灶或照射野内的放射线抵抗性癌灶;使不能手术的大癌灶缩小,提高手术切除率;增加放射敏感性。

(1)常用单一化疗药:顺铂(DDP)、博莱霉素(BLM)、异环磷酰胺(IFO)、5-氟尿嘧啶(5-FU)、环磷酰胺(CTX)、阿霉素(ADM)、甲氨蝶呤(MTX)等效果较好。例如,顺铂 20~50 mg/m²,静脉滴注,每 3 周为一周期;其单药反应率为 6%~25%。

(2)联合静脉全身化疗常用的方案:①博莱霉素 10 mg/m²,肌内注射,每周 1 次,每 3 周重复。②长春新碱 1.5 mg/m²,静脉滴注,第 1 天,每 10 天重复。顺铂 50~60 mg/m²,静脉滴注,第 1 天,4 周内完成3次。③异环磷酰胺 5 g/m² 静脉滴注。卡铂 300 mg/m²(AUC=4.5)静脉滴注,每 4 周重复。④顺铂60 mg/m²,静脉滴注,第 1 天。长春瑞滨 25 mg/m² 静脉滴注,第1 天,每3 周重复。博莱霉素 15 mg,静脉滴注,第 1 天,第 8 天,第 15 d。

(3)动脉插管化疗:采用区域性动脉插管灌注化疗药物,可以提高肿瘤内部的药物浓度,使肿瘤缩小,增加手术机会;在控制盆腔肿瘤的同时又可减少对免疫系统的影响,因而可以提高疗效。所使用的药物与全身化疗所使用的药物相同,但可根据所具有的条件采用不同的途径给药,如髂内动脉插管、腹壁下动脉插管、子宫动脉插管,在插管化疗的同时还可加用暂时性动脉栓塞来延长药物的作用时间。常采用的化疗方案:①顺铂 70 mg/m²,博莱霉素 15 mg,长春瑞滨

25 mg/m²。3～4 周重复。动脉注射,1 次推注;②顺铂70 mg/m²,吡柔比星 40 mg/m²,长春瑞滨 25 mg/m²。3～4 周重复。动脉注射,1 次推注;③顺铂70 mg/m²,阿霉素 25～50 mg/m²,环磷酰胺 600 mg/m²。3～4 周重复,动脉注射,1 次推注。静脉注射,分 2 次入小壶。

(八)预后

宫颈癌的预后与临床期别、有无淋巴结转移、肿瘤分级等的关系密切。临床期别高、组织细胞分化差、淋巴结阳性为危险因素。据国际妇产科联盟资料,宫颈癌的五年存活率:Ⅰ期为 85%,Ⅱ期为 60%,Ⅲ期为 30%,Ⅳ期为 10%。国内中国医科院肿瘤医院放疗的五年生存率:Ⅰ期95.6%,Ⅱ期82.7%,Ⅲ期26.6%;手术治疗的五年生存率:Ⅰ期 95.6%,Ⅱ期 68.7%。宫颈癌的主要死亡原因是肿瘤压迫双侧输尿管造成的尿毒症,肿瘤侵蚀血管引起的大出血以及感染、恶病质等。

二、宫颈腺癌

宫颈腺癌较少见,占子宫颈浸润癌的 5%～15%。近年来发病率有上升趋势。发病平均年龄为 54 岁,略高于宫颈鳞状细胞癌。但 20 岁以下妇女的宫颈癌以腺癌居多。宫颈腺癌的发病原因仍不清楚,但一般研究者认为其与宫颈鳞状细胞癌的病因不同。腺癌的发生与性生活及分娩无关,而可能与性激素失衡,服用外源性雌激素及 HPV18 型感染及其他病毒的感染有关。

(一)病理特点

1.宫颈腺癌大体形态

在发生早期微浸润癌时,子宫颈表面可光滑或呈糜烂、息肉、乳头状。当子宫颈浸润到颈管壁、病灶大到一定程度时,颈管扩大,使整个子宫颈呈现为桶状,子宫颈表面光滑或轻度糜烂,但整个子宫颈质硬。外生型者可呈息肉状、结节状、乳头状、菜花状等。

2.宫颈腺癌组织学类型

目前尚无统一的病理学分类标准。但以子宫颈管内膜腺癌最常见。其组织形态多种多样,常见者为腺性,其次为黏液性。高度分化的腺癌有时与腺样增生很难区别,而分化不良的腺癌有时则极似分化很差的鳞状细胞癌。腺癌中含有鳞状化生的良性上皮称为腺棘皮癌。如鳞状上皮有重度间变,称为腺鳞癌。黏液性腺癌的特征是产生黏液,根据细胞的分化程度分为高、中、低分化。宫颈腺癌中还有几种特殊组织起源的腺癌,如子宫颈透明细胞癌(起源于残留的副中肾管上皮)、子宫颈中肾癌(起源于残留的中肾管)、浆液乳头状腺癌、未分化腺癌、微偏腺癌(黏液性腺癌中的一种)。

(二)转移途径及临床分期

转移途径及临床分期与宫颈鳞状细胞癌相同。

(三)诊断及鉴别诊断

症状与宫颈鳞状细胞癌的症状大致相同,可有异常阴道流血,包括接触性出血、白带内带血、不规则阴道流血或绝经后阴道出血。但宫颈腺癌患者的白带有其特点,一般为水样或黏液样,白色,量大,无臭味。患者常主诉大量黏液性白带,少数呈黄水样脓液,往往一天要换数次内裤或卫生垫。查体可见子宫颈局部光滑或呈糜烂、息肉状生长。部分子宫颈内生性生长,呈有特色的质硬的桶状子宫颈。根据症状及体征还需做以下检查,阴道细胞学涂片检查的假阴性率高,阳性率较低,易漏诊。因此,阴道细胞学涂片检查只能用于初筛,如症状与涂片结果不符,需进一步检查。如细胞学检查腺癌细胞为阳性,还应行分段诊刮术,以明确腺癌是来自子宫内膜还是来自子宫颈管。宫颈腺癌的确诊必须依靠病理检查。活检对Ⅰa期的诊断比较困难,因为活检所取的组织仅为小块组织,难以肯定浸润的深度,要诊断腺癌是否属于Ⅰa期,有人建议行子宫颈锥形切除术。

(四)治疗

宫颈腺癌对放疗不甚敏感。其治疗原则是只要早中期患者能耐受手术,估计病灶尚能切除,应尽量争取手术治疗。晚期病例手术困难或估计难以切干净,在术前或术后加用动脉插管化疗、全身化疗或放疗可能有助于提高疗效。

1.Ⅰ期

行广泛性全子宫切除、双附件切除术及双侧盆腔淋巴结清扫术。

2.Ⅱ期

对能手术者行广泛性全子宫切除、双附件切除术及双侧盆腔淋巴结清扫术,根据情况决定术前或术后加用放疗、化疗。病灶大,可于术前放疗,待病灶缩小后再手术。如病灶较小,估计手术能切除,可先手术,根据病理结果再决定是否加用放疗。

3.Ⅲ期及Ⅳ期

宜用放疗为主的综合治疗。若病变仅侵犯膀胱黏膜或直肠黏膜,腹主动脉旁淋巴结病理检查为阴性,可考虑行全盆腔清除术、前盆腔清除术或后盆腔清除术。

三、宫颈复发癌

宫颈复发癌是指宫颈癌经根治性手术治疗后一年,放疗后超过半年又出现癌灶。据报道,子宫颈晚期浸润癌治疗后,约有35%将来会复发,其中50%的复发癌发生于治疗后第一年内,70%以上发生于治疗后3年内。10年后复发的机会较少。如治疗10年后复发,则称为子宫颈晚期复发癌。复发可分为手术后复发及放疗后复发。复发部位以盆腔为主,占60%～70%。远处复发相对较少,占30%～40%,其中以锁骨上淋巴结、肺、骨、肝多见。

(一)诊断

1.症状

随复发部位不同而异。早期或部分患者可无症状。

(1)中心性复发:即子宫颈、阴道或子宫体的复发,常见于放疗后复发。最常见的症状有白带增多(水样或有恶臭)和阴道出血。

(2)宫旁复发:即盆壁组织的复发。下腹痛、腰痛及骶髂部疼痛、下肢痛伴水肿、排尿和排便困难为宫旁复发的常见症状。

(3)远处复发及转移:咳嗽、咯血、胸背疼痛或其他局部疼痛为肺转移或其他部位转移的症状。

(4)晚期恶病质患者可出现食欲减退、消瘦、贫血等全身消耗表现。

2.体征

阴道和/或子宫颈复发,窥视阴道可见易出血的癌灶。盆腔内复发可发现低位盆腔内有肿块或片状增厚。但需注意,子宫颈局部结节感、溃疡坏死及盆腔内片状增厚,疑有复发时,应与放射线引起的组织反应区别。全身检查应注意有无可疑病灶及浅表淋巴结肿大,尤其是左锁骨上淋巴结有无转移。

3.辅助检查

(1)细胞学和阴道镜检查:对中心性复发的早期诊断有帮助。但放疗后局部变化,尤其阴道上端闭锁常影响检查的可靠性,需有经验者进行检查以提高准确率。

(2)病理检查:诊断复发必须依靠病理。对可疑部位行多点活检、颈管刮术或分段诊刮,取子宫内膜,必要时行穿刺活检等。

(3)其他辅助检查:胸部或其他部位的 X 线检查,盆腹腔彩色 B 超、CT、MRI、PET-CT等,同位素肾图及静脉肾盂造影等检查对诊断盆腔内复发和盆腔外器官转移提供一定的参考价值和依据。

(二)治疗

对宫颈复发癌,主要依据首次治疗的方法、复发部位以及肿瘤情况等因素而分别采取以下治疗。

1.放疗

对手术后阴道残端复发者,可采用阴道腔内后装放疗。如阴道残端癌灶较大,累及盆壁,应加盆腔野的体外放疗。

2.手术治疗

放疗后阴道、子宫颈部位复发,可给予手术治疗,但在放疗区域内手术难度大,并发症多,需严格选择患者。

3.综合治疗

对较大的盆腔复发灶,可先行盆腔动脉内灌注抗癌化疗药物,待肿块缩小后再行放疗。放疗后产生盆腔内复发灶,对能手术切除者应先切除,术后给予盆腔动脉插管化疗;对不能手术者,可行动脉插管化疗和/或应用高能放射源中子束进行放疗。有肺、肝的单发癌灶,对能切除者考虑先行切除,术后加全身或局部化疗。对不能手术者、锁骨上淋巴结转移或多灶性者,可配合应用化疗与放疗。化疗对复发癌也有一定疗效。化疗方案见宫颈鳞状细胞癌的化疗。

四、子宫颈残端癌

子宫次全切除术后,残留的子宫颈又发生癌称为子宫颈残端癌,可分为真性残端癌和隐性残端癌。前者为次全子宫切除术后发生的,后者为行次全子宫切除时已存在,而临床上漏诊,未能发现。随着次全子宫切除术的减少,子宫颈残端癌的发生已非常少见,国内报道其仅占宫颈癌的1%以下。

(一)治疗

与一般宫颈癌的治疗一样,应根据不同期别决定治疗方案。但由于次全子宫切除术后残留的子宫颈管较短,腔内放疗受很大限制,宫旁及盆腔组织的照射剂量较一般腔内放疗量减少,需通过外照射做部分补充。对Ⅰ期及ⅡA期子宫颈残端癌仍可行手术治疗,但是由于前次手术后盆腔结构有变化,手术有一定难度,极易出现输尿管及肠管的损伤。可对不能手术者行放疗。

(二)预防

因妇科疾病需行子宫切除术前,应了解子宫颈的情况,常规做子宫颈刮片细胞学检查,必要时做阴道镜检查及子宫颈活检,以排除癌变。除年轻患者外,尽量行全子宫切除术而不做次全子宫切除术。即使保留子宫颈,也应去除颈管内膜及子宫颈的移行带区。

(耿亭亭)

第二节 子宫内膜癌

子宫内膜癌是女性生殖道常见的恶性肿瘤之一,由于发病在宫体部,也称子宫体癌。其发病率仅次于宫颈癌,占女性生殖道恶性肿瘤的 20%～30%,占女性全身恶性肿瘤的 7%,死亡率为 1.6/10 万。在我国子宫内膜癌的发病率也呈现上升状态。值得注意的是在《2008 年中国卫生统计提要》中,对 2004－2005 年中国恶性肿瘤死亡抽样回顾调查显示,子宫恶性肿瘤的死亡率为 4.32/10 万,已超过宫颈癌位。居女性恶性肿瘤死亡率的第七位,宫颈癌的死亡率为2.84/10 万,位于第九位。

子宫内膜癌的好发年龄为 50～60 岁,平均为 60 岁左右,较宫颈癌晚。该病多见于围绝经期或绝经后老年,60% 以上发生在绝经后妇女,约有 30% 发生在绝经前。子宫内膜癌的年龄分布:绝经后 50～59 岁妇女最多;高发年龄为 58 岁,中间年龄为 61 岁;40 岁以下患者仅占 2%～5%;25 岁以下患者极少。近年来,该病有年轻化趋势,在发达国家,40 岁以下患者由2/10 万增长为40～50/10 万。

一、发病机制

发病机制尚不完全明了,一般研究者认为该病与雌激素有关,主要是体内高雌激素状态长期刺激子宫内膜,可引起子宫内膜癌。高雌激素状态有内源性和外源性两种。内源性雌激素引起的子宫内膜癌患者表现为多有闭经、多囊卵巢及不排卵,不孕、少孕和晚绝经,常合并肥胖、高血压、糖尿病。外源性雌激素引起的子宫内膜癌患者有雌激素替代史,该病疾病还与乳癌患者服用他莫昔芬史有关。为子宫内膜腺癌一般分期较早、肿瘤分化好,预后较好。

Armitage 等对子宫内膜癌发病机制的研究表明,无孕激素拮抗的高雌激素长期作用,可增加患子宫内膜癌的风险。1960－1975 年,美国 50～54 岁的妇女子宫内膜癌增加了 91%。应用外源性雌激素者患子宫内膜癌的危险将增加。激素替代所致的子宫内膜癌预后较好,这些患者分期早、侵犯浅、分化好,常合并内膜增生,5 年生存率为 94%。

子宫内膜癌发生的相关因素如下。

(一)未孕、未产、不孕与子宫内膜癌的关系

子宫内膜癌与未能被孕激素拮抗的雌激素长期刺激有关。受孕少者、未产妇患该病得概率比生育超过 5 个孩子的妇女患该病得概率高。年轻子宫内膜癌患者中 66.45% 为未产妇。子宫内膜癌的发病时间多在末次妊娠后5～43 年(平均为23 年),提示与原发或继发不孕有关。不孕、无排卵及更年期排卵紊乱者,子宫内膜癌的发病率明显高于有正常排卵性月经者。

(二)肥胖

子宫内膜癌患者中肥胖者居多,将近 20% 的患者的体重超过标准体重的 10%;超标准 10%～20%者的子宫内膜癌发病率较体重正常者高,而超出标准体重 22.7%,则子宫内膜癌高发。肥胖与雌激素代谢有关:雌激素蓄积在多量脂肪内,排泄较慢。绝经后妇女雌激素的主要来源为肾上腺分泌的雄烯二酮,在脂肪中的芳香化转换为雌酮,体内雌酮增加可导致子宫内膜癌的发生。脂肪越多,转化能力越强,血浆中雌酮含量越高。

(三)糖尿病

临床发现10％的子宫内膜癌患者合并糖尿病。糖尿病患者子宫内膜癌的发病率较无糖尿病者高。

(四)高血压

50％以上子宫内膜癌患者合并高血压。高血压妇女的子宫内膜癌发病率较正常者高。

(五)遗传因素

20％的患者有家族史。近亲三代内患者中,宫颈癌患者占15.6％,子宫内膜癌患者占30％。母亲为子宫内膜癌者占10.7％,故子宫内膜癌和遗传因素有关。遗传性非息肉病性结直肠癌,也称Lynch Ⅱ综合征,与子宫内膜癌的关系密切,受到重视。

(六)癌基因与抑癌基因

分子生物学研究显示癌基因与抑癌基因等与子宫内膜癌的发生、发展、转移有关,其中主要抑癌基因有 *PTEN* 和 *p*53。*PTEN* 是一种具有激素调节作用的肿瘤抑制蛋白,在子宫内膜样腺癌中,雌激素受体(ER)及孕激素受体(PR)多为阳性,30％～50％的病例出现 *PTEN* 基因的突变,极少病例出现 *p*53 突变。而在子宫浆液性腺癌中 ER、PR 多为阴性,*p*53 呈强阳性表达。

二、子宫内膜癌的分型

子宫内膜癌分为雌激素依赖型(Ⅰ型)或相关型,以及雌激素非依赖型(Ⅱ型)或非相关型,这两类子宫内膜癌的发病及作用机制尚不甚明确,其生物学行为及预后不同。Bokhman 于1983年首次提出将子宫内膜癌分为两型。他发现60％～70％的病例与高雌激素状态相关,大多数病例发生于子宫内膜过度增生后,且多为绝经晚(＞50 岁)、肥胖,合并高血糖、高脂血症等内分泌代谢疾病,并提出将其称为Ⅰ型子宫内膜癌;称其余30％～40％的病例为Ⅱ型子宫内膜癌,这些病例多发生于绝经后,其发病与高雌激素状态无关,无内分泌代谢紊乱,病灶多继发于萎缩性子宫内膜之上。其后更多的研究发现两种类型子宫内膜癌的病理表现及临床表现不同,Ⅰ型子宫内膜癌的组织类型为子宫内膜腺癌,多为浅肌层浸润,细胞呈高、中分化,很少累及脉管;对孕激素治疗反应好,预后好。Ⅱ型子宫内膜癌多为深肌层浸润,细胞分化差,对孕激素无反应,预后差。

由于Ⅱ型子宫内膜癌主要是浆液性乳头状腺癌,少部分是透明细胞癌,易复发和转移,预后差,近年来越来越多地引起了人们的关注。实际早在1947年Novak就报道了具有乳头状结构的子宫内膜癌,但直到1982年才由Hendrickson等将其正式命名为子宫乳头状浆液性腺癌(uterine papillaryserous carcinoma,UPSC),并制定了细胞病理学诊断标准。1995 年,King 等报道在73％子宫内膜癌患者中检测到 *p*53 基因的过度表达,而且 *p*53 过度表达者的生存率明显低于无 *p*53 过度表达的患者。Kovalev 等也报道 UPSC 中有78％呈 *p*53 基因的过度表达,而且其中有53％可检测到 *p*53 基因的突变,而在高分化子宫内膜腺癌中其表达仅为10％～20％。Sherman 等提出子宫内膜癌起源的两种假说,认为在雌激素长期作用下子宫内膜腺癌通过慢性通道发生,而在 *p*53 作用下则可能为快速通路,导致 UPSC 的发生。*p*53 基因被认为与 UPSC 的发生和发展有很大的关系。

对两种类型子宫内膜癌诊断比较困难,主要依靠组织病理学的诊断。Ambros 等在1995 年提出内膜上皮内癌(endometrial intraepithelial carcinoma,EIC)的概念,认为 EIC 多发生在内膜息肉内,特征为子宫表面上皮和/或腺体被类似于浆液性癌的恶性细胞所替代,间质无侵袭。

EIC 在细胞学和免疫组织化学上与 UPSC 具有同样的形态学和免疫组织化学特征,表现为细胞分化差和 $p53$ 强阳性,被认为是 UPSC 的原位癌。这一概念的提出有利于对 UPSC 进行早期诊断和早期治疗。

三、病理特点

(一)大体表现

子宫内膜癌可发生在子宫内膜各部位,侵及肌层时子宫体积增大,浸润肌层癌组织境界清楚,呈坚实灰白色结节状肿块。子宫内膜癌的生长呈两种方式。

1.弥散型

肿瘤累及整个子宫腔内膜,可呈息肉菜花状,表面有坏死、溃疡,可有肌层浸润,组织呈灰白色、豆渣样、质脆。

2.局限型

肿瘤局限于子宫腔某处,多见子宫腔底部或盆底部。累及内膜面不大,组织呈息肉样或表面粗糙呈颗粒状,易浸润肌层。

(二)镜下表现

腺体增生,排列紊乱,腺体侵犯间质,出现腺体共壁。分化好的肿瘤腺体结构明显;分化差的肿瘤腺体结构减少,细胞呈巢状、管状或索状排列。腺上皮细胞大小不等,排列紊乱,极性消失,核呈异型性,核大、深染。

(三)病理组织类型

在国际妇科病理协会 1987 年提出子宫内膜癌的分类基础上,现采用国际妇产科联盟修订的临床病理分期。最常见的是子宫内膜样腺癌,占 80%～90%,其中包括子宫内膜腺癌伴有鳞状上皮分化的亚型;浆液性癌、透明细胞腺癌、黏液性癌、小细胞癌、未分化癌等。其中浆液性腺癌是常见的恶性度高的肿瘤。

子宫内膜腺癌伴有鳞状上皮分化的亚型,分为腺棘癌和鳞腺癌,鳞腺癌的恶性度比腺棘癌的恶性度更高。但研究发现:子宫内膜癌的预后主要与肿瘤中腺体成分的分化程度有关,而与是否伴有鳞状上皮分化及鳞状分化的好坏关系不大,因此该区分已没有意义。现已不再分为腺棘癌和鳞腺癌,而将两者均包括在子宫内膜腺癌伴有鳞状上皮分化亚型内。

浆液性乳头状腺癌、透明细胞癌的恶性度高,鳞癌、未分化癌罕见,但恶性度高。

四、转移途径

约 75% 的子宫内膜癌患者为 I 期,余下的 25% 为其他各期。特殊组织类型及低分化癌 (G3)易出现转移,转移途径为直接蔓延、淋巴转移,晚期可有血行转移。

(一)直接蔓延

病灶沿子宫内膜蔓延。

(1)子宫上部及宫底部癌→宫角部→输卵管、卵巢→盆腹腔。

(2)子宫下部癌→子宫颈、阴道→盆腔。

(3)癌侵犯肌层→子宫浆膜层→输卵管、卵巢→盆腹腔。

(二)淋巴转移

淋巴转移是子宫内膜癌的主要转移途径。

(1)子宫内膜癌的生长部位与转移途径：①子宫底部癌→阔韧带上部→骨盆漏斗韧带→腹主动脉旁淋巴结；②子宫角部或前壁上部癌灶→圆韧带→腹股沟淋巴结；③子宫下段累及宫颈癌灶→宫旁→闭孔→髂内、外→髂总淋巴结；④子宫后壁癌灶→宫骶韧带→直肠淋巴结。

(2)子宫内膜癌的淋巴结转移不像宫颈癌那样有一定的规律性，而与腹腔冲洗液癌细胞检查是否为阳性、癌灶在宫腔内的位置及病变范围的大小、肌层浸润的深度、是否侵犯子宫颈、附件有无转移、癌细胞组织病理学分级有关。①临床Ⅰ期、G1、G2、侵及肌层<1/2 或 G3、癌灶仅限于内膜时，盆腹腔淋巴结转移率为 0～2%；②临床Ⅰ期、G2、G3 或 G1、侵及肌层>1/2 时，盆腔淋巴结转移率 20%，腹主动脉旁淋巴结转移率为 16%；③临床Ⅰ期、Ⅱ期盆腔淋巴结转移率为9%～35%，腹主动脉旁淋巴结转移率为 6%～14%；④在盆腔淋巴结中，最易受累为髂外淋巴结，有 61%～78% 转移，其次为髂内、髂总、闭孔和骶前淋巴结。转移中 37% 的淋巴结直径<2 mm，需经镜下检查确诊。

(三)子宫内膜癌的卵巢转移

转移到卵巢可能有两种途径：经输卵管直接蔓延到卵巢，经淋巴转移到卵巢实质。前者腹腔细胞学检查 100% 为阳性，可无淋巴转移。后者腹腔细胞学检查 19% 为阳性，36% 为淋巴转移。但两者复发率相近，分别为 50% 和 52%。

五、临床表现

(1)子宫内膜癌常与雌激素水平相关疾病并存，无排卵性功血、多囊卵巢综合征、功能性卵巢肿瘤。

(2)子宫内膜癌易发生于不孕、肥胖、高血压、糖尿病、未婚、不孕、少产、绝经延迟的妇女，这些子宫内膜癌的危险因素称为子宫体癌综合征。

(3)该病患者有近亲家族肿瘤史。

(4)症状与体征：75% 为早期患者。极早期可无症状，病程进展后有以下表现。①阴道流血：为最常见症状。未绝经者经量增多，月经期延长，或月经间期出血。绝经后者阴道持续性出血或间歇性出血，个别也有闭经后出血。②阴道排液：在阴道流血前有此症状。少数患者主诉白带增多，晚期合并感染可有脓血性白带伴臭味。③疼痛：宫腔积液、宫腔积脓可引起下腹痛。腹腔转移时可有腹部胀痛。晚期癌浸润周围组织时可引起相应部位疼痛。④全身症状：腹腔转移时可有腹部包块、腹胀、腹水，晚期可引起贫血、消瘦、恶病质及全身衰竭。⑤子宫增大、变软：早期患者无明显体征；病情进展后触及子宫稍大、稍软；晚期子宫固定，并可在盆腔内触及不规则肿块。

六、诊断及鉴别诊断

(一)诊断

1.病史

高育龄妇女出现不规则阴道出血，尤其是绝经后阴道出血，结合上述临床特点，应考虑有患子宫内膜癌的可能。

2.辅助检查

(1)细胞学检查：仅从子宫颈口吸取分泌物涂片，做细胞学检查，阳性率不高，用宫腔吸管或宫腔刷吸取分泌物涂片，可提高阳性率。

(2)诊断性刮宫：是诊断子宫内膜癌最常用的方法，确诊率高。①先用小刮匙环刮子宫颈管。

②再用探针探子宫腔,然后进子宫腔搔刮内膜,操作要小心,以免子宫穿孔。刮出物已足够送病理学检查,即应停止操作。肉眼仔细检查刮出物是否新鲜,如见糟脆组织,应高度可疑癌。③应分别把子宫颈管及子宫腔刮出物送病理学检查。

(3)影像学检查。①B超检查:超声下子宫内膜增厚,失去线形结构,可见不规则回声增强光团,内膜与肌层边界模糊,伴有出血或溃疡,内部回声不均。彩色多普勒显示内膜血流低阻。通过B超检查,可了解病灶大小,是否侵犯子宫颈,及有无侵肌层,有无合并子宫肌瘤,有助于术前诊断,使之更接近手术病理分期。②CT检查:可正确诊断肌层浸润的深度以及腹腔脏器及淋巴结转移,腹腔脏器及淋巴结转移。MRI检查能准确地显示病变范围、肌层受侵深度和盆腔淋巴结转移情况。Ⅰ期准确率为88.9%,Ⅱ期准确率为75%,Ⅰ/Ⅱ期准确率为84.6%。③PET:均出现^{18}F-FDG聚集病灶,有利于发现病灶,但对子宫内膜癌术前分期的诊断欠佳。

(4)宫腔镜检查:可在直视下观察病灶的大小、生长部位、形态,并取活组织检查。

适应证:有异常出血,而诊断性刮宫呈阴性;了解有无子宫颈管受累;疑为早期子宫内膜癌,可在直视下活组织检查。

在应用宫腔镜对子宫内膜癌进行检查时,使用膨宫剂是否会引起内膜癌向腹腔扩散,一直是争论的焦点。不少研究者认为使用膨宫剂不增加子宫内膜癌的转移。Kudela等进行的一项多中心的临床研究对术前两组子宫内膜癌病例分别进行宫腔镜活检与诊断性刮宫操作,于术中观察两组腹腔冲洗液的细胞学变化,结果两组术中腹腔冲洗液癌细胞阳性无统计学差异,结论是宫腔镜诊断不增加子宫内膜癌细胞向腹膜腔播散的风险。对术前曾接受宫腔镜检查的子宫内膜癌病例进行随访,认为宫腔镜对子宫内膜癌的预后未产生负面影响。尽管如此,仍应强调宫腔镜适于早期子宫内膜癌的检查,且在使用宫腔镜检查子宫内膜癌时,应注意膨宫压力,最好在10.7 kPa(80 mmHg)以内。

(5)血清标记物检查:CA125、CA19-9、CEA、CP2等检测有一定参考价值。在95%的特异度下CA125的敏感性较低,Ⅰ期内膜癌敏感性只有20.8%,Ⅱ~Ⅳ期敏感性为32.9%,多种肿瘤标记物联合检测可以提高阳性率。近年来研究者发现人附睾分泌蛋白4(human epididymis secretory protein 4,HE4)可作为肿瘤标记物,在卵巢癌和子宫内膜癌的诊断中优于CA125。在早期和晚期内膜癌中HE4优于其他的肿瘤标志物,其敏感性比CA125的敏感性高。如果HE4与CA125联合使用优于单独使用CA125,可以提高诊断率。

(二)鉴别诊断

1.功能失调性子宫出血

病史及妇科检查难以鉴别该病与子宫内膜癌,诊断性刮宫,做病理学检查可以鉴别。

2.子宫内膜炎合并宫腔积脓

宫腔积脓时患者的阴道排出脓液或浆液,出现腹胀,有时发热,检查子宫增大,扩宫可有脓液流出,病理检查无癌细胞。但要警惕其与子宫内膜癌并存的可能。

3.子宫黏膜下肌瘤或内膜息肉

诊断性刮宫、B超、宫腔镜检查等可鉴别诊断。

4.宫颈癌(内生型)

通过妇科检查、巴氏涂片检查、阴道镜下活检、分段刮宫及病理学检查可以鉴别。宫颈腺癌与子宫内膜癌的鉴别较难,前者有时呈桶状子宫颈,宫体相对较小。

5.子宫肉瘤

子宫内瘤与子宫内膜癌均表现为阴道出血和子宫增大,分段刮宫有助于诊断。

6.卵巢癌

不易鉴别卵巢内膜样癌与晚期子宫内膜癌。

七、治疗

(一)化疗

由于子宫内膜癌对化疗药物有耐药性,目前主要对晚期、复发者进行化疗,多采用以下方案。

(1) CAP 方案:DDP、ADM、CTX 联合化疗,DDP 50 mg/m², ADM 500 mg/m², CTX 500 mg/m²,静脉注射,4 周 1 次。

(2)CA 方案:CTX 500 mg/m²,ADM 500 mg/m²,静脉注射,4 周 1 次。

(3)CAF 方案:CTX 500 mg/m²,ADM 500 mg/m²,5-FU 500 mg/m²,静脉注射,4 周 1 次。

(4)紫杉醇、卡铂联合化疗方案。

(二)抗雌激素治疗

1.孕激素治疗

孕激素治疗可直接作用于癌细胞,延缓 DNA、RNA 的修复,从而抑制瘤细胞生长。孕激素治疗使癌细胞发生逆转改变,分化趋向成熟。目前主要对晚期复发子宫内膜癌进行激素治疗。常用孕激素:①醋酸甲羟孕酮,剂量为 250～500 mg/d,口服。②醋酸甲地孕酮,剂量为 80～160 mg/d,口服。③己酸孕酮为长效孕激素,剂量为 250～500 mg,每周 2 次,肌内注射。

2.抗雌激素治疗

他莫昔芬为非甾体抗雌激素药物,并有微弱的雌激素作用,可与 E_2 竞争雌激素受体占据受体面积,起到抗雌激素作用,可使孕激素受体水平升高。用法:口服 20 mg/d,3～6 个月。对受体阴性者,可与孕激素每周交替使用。

八、预后

子宫内膜癌因生长缓慢,转移晚,症状显著,多早期发现,约 75% 的患者为早期患者,预后较好。5 年生存率为 60%～70%。预后有关因素:组织学类型、临床分期、肿瘤分级、肌层浸润深度、盆腔及腹主动脉旁淋巴结有无转移、子宫外转移等。

(耿亭亭)

第三节　卵　巢　肿　瘤

卵巢肿瘤是女性生殖器官的常见肿瘤之一,其中卵巢恶性肿瘤约占 10%,是妇科三大恶性肿瘤之一,其发病率及病死率均列前几位。据国外报道,在女性生殖器官恶性肿瘤中,卵巢恶性肿瘤的发病率占第3位,仅低于宫颈癌及子宫内膜癌;国内资料显示卵巢恶性肿瘤的发病率,亦居第 3 位,但有的医院统计其仅低于宫颈癌,而居第 2 位。由于卵巢位于盆腔深部,不易触及,一旦发生肿瘤,临床表现隐匿,不易被发现,有症状出现往往已是晚期,所以预后极差。目前虽历经数十年不懈努力,卵巢恶性肿瘤总的五年生存率仍然徘徊在30%左右。

一、病因

(一)遗传因素和家族史

20%~25%的卵巢恶性肿瘤患者有家族史。所谓家族聚集性卵巢癌是指一家数代均发病,主要是上皮性卵巢癌。越来越多的研究证明,卵巢癌患者有癌的高发倾向,推测是由遗传学因素引起的家族性免疫缺陷所致。

(二)月经史

月经初潮年龄在卵巢癌发病危险因素中的作用虽已被广泛研究,但并无一致结果,多数研究者认为初潮早者卵巢癌的危险度增加。绝经延迟使发生卵巢癌的危险性增加已有相当多的一致性报道。

(三)生殖因素

卵巢癌患者平均妊娠数低,未孕妇女的发病率高,说明妊娠可能保护妇女不患此病,因为妊娠期停止排卵,减少了卵巢上皮的损伤。哺乳被证实也有保护作用。口服避孕药对上皮性癌的保护作用已经确立。

(四)饮食因素

工业发达国家卵巢癌的发病率高,可能与脂肪消耗量有关。一般研究者认为,动物脂肪、蛋白质、总热量的摄入与卵巢癌的发病率呈正相关,在子宫内膜癌和乳腺癌中同样如此,但研究结果并不完全一致。此外,目前虽经过大量的流行病研究,但病毒感染(如腮腺炎病毒及风疹病毒)、化学制剂(如滑石粉)及离子辐射和卵巢癌的关系尚不肯定。

二、病理

卵巢恶性肿瘤的病理类型复杂,卵巢发生肿瘤的类型是全身各脏器中最多的。

(一)体腔上皮来源的肿瘤

体腔上皮来源的肿瘤占原发性卵巢肿瘤的50%~70%,发病年龄多为30~60岁,有良性、恶性、交界性之分,其恶性肿瘤占卵巢恶性肿瘤的85%~90%。

(1)浆液性肿瘤。①浆液性囊腺瘤:约占卵巢良性肿瘤的25%,肿瘤多为一侧,可大可小,表面光滑。B超检查常为囊性肿物,单房或多房,内可有乳头。②交界性浆液性囊腺瘤:是指肿瘤上皮细胞有增生活跃及核异型,它是一种低度潜在恶性肿瘤,生长慢,转移率低,复发迟。多数为中等大小,双侧。治疗预后好,五年生存率达90%以上。③浆液性囊腺癌:为卵巢恶性肿瘤最常见者,占40%~50%,多为双侧,体积较大,半实质性,表面光滑。治疗预后较差,五年生存率仅20%~30%。

(2)黏液性肿瘤。①黏液性囊腺瘤:占卵巢良性肿瘤的20%,多为单侧,表面光滑,体积较大或巨大;②交界性黏液性囊腺瘤:一般较大,单侧或双侧,表面光滑;③黏液性囊腺癌:约占卵巢恶性肿瘤的10%,单侧多见,瘤体较大。治疗预后较好,五年生存率为40%~50%。

(3)卵巢子宫内膜样肿瘤:囊壁酷似正常的子宫内膜腺上皮,肿瘤表面光滑,有良性、交界性和恶性之分。前两者较少见,恶性者为卵巢内膜样癌,占卵巢恶性肿瘤的10%~24%,肿瘤单侧多见,中等大小,囊性或实性。五年生存率为40%~50%。

(4)透明细胞瘤:即中肾样瘤。

(5)勃勒纳瘤:肿瘤体积常较大,多数直径超过 10 cm,切面呈半囊半实性,囊内有乳头状或息肉样赘生物,质脆,易出血、坏死,实性瘤结节坚韧而有光泽者,偶为残存的良性瘤结节,囊内充盈透明或黏液样液体。应多处取材,因偶尔良性、恶性病变并存,以免遗漏。

(二)性索间质肿瘤

性索间质肿瘤来源于原始性腺中的性索及间质组织,占卵巢恶性肿瘤的 5%~8%。一旦原始性索及间质组织发生肿瘤,仍保留其原来的分化特性。各种细胞均可构成一种肿瘤。

1.颗粒细胞-间质细胞肿瘤

(1)颗粒细胞:为低度恶性肿瘤,发病于任何年龄,发病年龄高峰为 45~55 岁。肿瘤分泌雌激素,故有女性化作用,青春期前患者可有假性性早熟,生育期患者可出现月经紊乱,绝经期患者则有不规则阴道出血。肿瘤多为单侧,可大可小,呈圆形或卵圆形,表面光滑。此肿瘤治疗预后好,五年生存率约 80%。

(2)卵泡膜细胞瘤-纤维瘤:①卵泡膜细胞瘤能分泌雌激素,有女性化作用,常与颗粒细胞瘤合并存在。大多为良性肿瘤,单侧多,大小不一,呈圆形或卵圆形。②纤维瘤:良性,多见于中年妇女,单侧居多,中等大小,表面光滑或为结节状。

2.支持细胞-间质细胞肿瘤(睾丸母细胞瘤)

其罕见,多发于 40 岁以下妇女,多为良性,具有男性化作用,少数为恶性。五年生存率为70%~90%。

(三)生殖细胞肿瘤

生殖细胞肿瘤的发病率仅次于上皮性肿瘤,好发于儿童及青少年,发生于青春期的肿瘤占60%~90%。

1.无性细胞瘤

无性细胞瘤为中等恶性的实性肿瘤,好发于青春期和生育期妇女,单侧多见,中等大小,表面光滑或为分叶状。无性细胞瘤对放疗特别敏感,五年生存率约 90%。

2.内胚窦瘤

内胚窦瘤较少见,恶性程度高,多见于儿童及青少年。其多为单侧,呈圆形或卵圆形。肿瘤产生 AFP,血液中 AFP 水平升高可协助诊断。此肿瘤生长快,转移早,治疗效果差。

3.胚胎癌

胚胎癌源于原始生殖细胞的未分化癌,恶性度高,预后不良。

4.多胚瘤

多胚瘤是生殖细胞肿瘤中罕见的肿瘤。恶性度高,很早就发生盆腔或腹腔内转移,治疗原则包括手术和化疗。

5.绒毛膜上皮癌

绒毛膜上皮癌为高度恶性,可侵犯邻近器官组织,向腹腔广泛播散,并经淋巴及血道转移。治疗原则为手术辅以联合化疗。

6.畸胎瘤

(1)未成熟畸胎瘤:为恶性肿瘤,好发于青少年。肿瘤多为实性,复发率及转移率较高,五年生存率为 20%左右。

(2)成熟畸胎瘤:属于良性肿瘤,是最常见的卵巢肿瘤,占卵巢肿瘤的 10%~20%,占畸胎瘤的 95%以上。20~40 岁发病最多,单侧多见,中等大小,呈圆形,表面光滑,腔内充满油脂和毛发,有时有牙齿和骨质。成熟畸胎瘤的恶变率为 2%～4%,恶变者多为绝经后妇女。

(3)单胚性和高度特异性型:包括卵巢甲状腺囊肿、类癌。

7.混合型

混合型包括性腺母细胞瘤、非卵巢特异性软组织肿瘤(肉瘤、纤维肉瘤、淋巴肉瘤)。

(四)未分类肿瘤

该组肿瘤内上皮成分缺乏足够特征,难以分类。例如,浆液及子宫内膜样肿瘤之中间型肿瘤,难以归入上述肿瘤之任何一种,腺纤维衬附上皮形态难以确定。在实际工作中,偶然遇到类似情况时,则可归入未分类肿瘤。

(五)转移性肿瘤

体内任何部位的恶性肿瘤均可转移到卵巢,转移性肿瘤占卵巢肿瘤的 5%～10%。

三、临床表现

(一)卵巢良性肿瘤

早期肿瘤较小,多无症状,常在查体时偶然发现。肿瘤生长缓慢,当肿瘤中等大小时,可有腹胀或腹部摸到肿物,边界清楚。如肿瘤生长到一定程度,可出现压迫症状,如尿频、便秘、气急、心悸,下腹部隆起,肿物活动差。

(二)卵巢恶性肿瘤

早期无症状,常在查体时经妇科检查或B超检查被发现。一旦出现症状,常表现为腹胀、腹部肿物或腹水,肿瘤向周围扩散或压迫神经,引起腹痛、腰痛或下肢疼痛,压迫盆腔静脉,引起下肢水肿。如为功能性肿瘤,会引起相应的女性化或男性化表现,晚期消瘦、贫血等。

(三)并发症

1.蒂扭转

蒂扭转是常见妇科急症之一,其典型症状是突发一侧下腹剧痛,伴恶心、呕吐甚至休克。妇科检查触及肿物张力较大,有压痛,以瘤蒂部位最明显。扭转有时可自行复位,疼痛缓解。蒂扭转一经确诊,应立即手术。

2.破裂

破裂可自发或由外伤引起,外伤指腹部重击、分娩、性交、妇科检查等。自发破裂常与肿瘤生长迅速有关,多数为肿瘤浸润穿破囊壁。患者可出现剧烈腹痛、恶心、呕吐,若有内出血可引起休克。如怀疑有肿瘤破裂,应立即手术。

3.感染

感染较少见,表现为发热、腹痛、有腹部肿块和压痛、腹肌紧张及血液白细胞水平升高。应先用抗生素治疗,然后手术切除肿瘤。

4.恶变

若发现肿瘤生长迅速,为双侧性,应考虑肿瘤恶变,应尽早手术。

四、诊断

根据病史、症状、年龄及妇科检查触及下腹肿物可做出初步诊断,再做以下检查、进一步确定肿瘤的性质,最后确诊有待于术后病理学检查或术前穿刺活检。

(一)B 超检查或 CT 检查

确定肿瘤的部位、大小、形状及性质,是囊性还是实性,推断肿瘤是良性还是恶性,是否有腹水,区别肿瘤性腹水和结核性包裹性积液。确定周围器官受侵情况。CT 还能清楚地显示肝、肺结节及腹膜后淋巴结转移情况,诊断符合率很高,是最常用的辅助检查。

(二)细针穿刺活检

细针穿刺活检主要用于鉴别良性、恶性肿瘤。

(三)腹腔镜检查

腹腔镜检查可直接看到肿瘤,在可疑部位进行多点活检,并可抽取腹腔液,进行细胞学检查,用于确定诊断。

(四)X 线检查

X 线片上,卵巢畸胎瘤可显示牙齿和骨质。

(五)肿瘤标志物检查

血清 CA125、CEA、CA19-9、TAA、OVX1 等肿瘤标志物可有不同程度的升高。

卵巢良、恶性肿瘤的区别见表 15-1。

表 15-1　卵巢良、恶性肿瘤的区别

鉴别内容	良性肿瘤	恶性肿瘤
病史	病史长,逐渐长大	病史短,生长迅速
体征	单侧多,活动,有囊性,表面光滑,一般无腹水	双侧多,多固定,实性或囊实相间,表面结节状不平,常伴腹水
一般情况	良好	逐渐出现恶病质
B 超检查	为液性暗区,边界清楚	液性暗区内有杂乱光团、光点,边界不清

五、鉴别诊断

(一)子宫内膜异位症

很难鉴别子宫内膜异位症形成的粘连性肿块及直肠子宫陷凹结节与卵巢恶性肿瘤。前者的症状有进行性痛经、月经过多、经前不规则阴道出血等。试用孕激素治疗可辅助鉴别,B 超检查、腹腔镜检查是有效的辅助诊断方法,有时需剖腹探查才能确诊。

(二)盆腔结缔组织炎

患者有流产或产褥感染病史,表现为发热、下腹疼,妇科检查发现附件区组织增厚、有压痛,片状、块状物达盆壁。用抗生素治疗症状缓解,块状物缩小。若治疗后症状、体征无改善,块状物反而增大,应考虑卵巢恶性肿瘤。B 超检查有助于鉴别。

(三)结核性腹膜炎

结核性腹膜炎常合并腹水,盆腔、腹腔内粘连性块状物形成,多发生于年轻、不孕妇女。患者多有肺结核史,全身症状有消瘦、乏力、低热、盗汗、食欲缺乏、月经稀少或闭经。妇科检查发现肿块位置较高,形状不规则,界限不清,固定不动。叩诊时鼓音和浊音分界不清。B 超、X 线胃肠检查可协助诊断,必要时行剖腹探查以确诊。

(四)生殖道以外的肿瘤

需鉴别生殖道以外的肿瘤与腹膜后肿瘤、直肠癌、乙状结肠癌等。

(五)转移性卵巢肿瘤

转移性卵巢肿瘤与卵巢恶性肿瘤不易鉴别。若在附件区扪及双侧性、中等大、肾形、活动的实性肿块,应疑为转移性卵巢肿瘤。若患者有消化道症状,有消化道癌、乳腺癌病史,诊断基本可成立。但多数病例无原发性肿瘤病史。

卵巢恶性肿瘤的转移特点:外表完整的肿瘤在腹膜、大网膜、腹膜后淋巴结、横膈等部位已有转移灶,其转移主要通过直接蔓延及腹腔种植。瘤细胞可直接侵犯包膜,浸润邻近器官,并广泛种植于腹膜及大网膜表面。淋巴道也是重要的转移途径。

六、临床分期(国际妇产科联盟分期)

(一)Ⅰ期

肿瘤局限于卵巢。

(1)Ⅰa:肿瘤限于一侧卵巢,表面无肿瘤,包膜完整,无腹水。

(2)Ⅰb:肿瘤限于两侧卵巢,表面无肿瘤,包膜完整,无腹水。

(3)Ⅰc:Ⅰa或Ⅰb肿瘤,但一侧或双侧卵巢表面有肿瘤;或包膜破裂;或腹水含恶性细胞;或腹水冲洗液呈阳性。

(二)Ⅱ期

一侧或双侧卵巢肿瘤,伴盆腔内扩散。

(1)Ⅱa:蔓延和/或转移到子宫和/或输卵管。

(2)Ⅱb:蔓延到其他盆腔组织。

(3)Ⅱc:Ⅱa或Ⅱb肿瘤,但一侧或双侧卵巢表面有肿瘤;或包膜破裂;或腹水含恶性细胞;或腹水冲洗液呈阳性。

(三)Ⅲ期

一侧或双侧卵巢肿瘤,盆腔外有腹膜种植和/或后腹膜或腹股沟淋巴结呈阳性,肝表面转移定为Ⅲ期。

(1)Ⅲa:肉眼见肿瘤限于真骨盆,淋巴结阴性,但组织学证实腹膜表面有显微镜下种植。

(2)Ⅲb:一侧或双侧卵巢肿瘤,有组织学腹膜表面种植,其直径<2 cm,淋巴结阴性。

(3)Ⅲc:腹腔表面种植直径>2 cm,和/或后腹膜或腹股沟淋巴结阳性。

(四)Ⅳ期

一侧或双侧卵巢肿瘤有远处转移,腹水有癌细胞,肝实质转移。

七、治疗

卵巢恶性肿瘤的早期治疗非常重要,应提高警惕,定期普查,以求早期发现、早期治疗。如发现卵巢增大,应考虑卵巢肿瘤。对盆腔肿块诊断不明或治疗无效者,应及早手术探查。

(一)良性肿瘤

一经确诊,即应手术切除。根据患者的年龄、有无生育要求及肿瘤是否为双侧确定手术范围。对年轻、单侧良性肿瘤患者应行患侧卵巢切除术,对绝经期前后妇女应行全子宫加双侧附件切除术。

(二)交界性肿瘤

根据肿瘤分期,采用不同的治疗方法。

1.早期(包括Ⅰ期和Ⅱ期)

早期行全子宫及双附件切除术。对年轻、希望保留卵巢功能及生育功能的Ⅰ期患者可考虑行患侧附件切除或卵巢肿瘤剥除术,术后不必加用化疗或放疗。

2.晚期(包括Ⅲ期和Ⅳ期)

治疗方法与晚期卵巢癌的治疗方法相同。

(三)恶性肿瘤

治疗原则是以手术为主,辅以放疗、化疗等综合治疗。

1.化疗

化疗主要辅助治疗,卵巢肿瘤对化疗较敏感,即使广泛转移也可取得一定的疗效。化疗药物的种类较多,有氮芥、环磷酰胺、5-FU、顺铂、多柔比星等,可联合应用2~3种药物。可静脉全身给药,同时行腹腔灌注给药。

(1)卵巢癌的一线治疗:目前国内仍以顺铂＋环磷酰胺(PC)和顺铂＋多柔比星＋环磷酰胺(PAC)为主要的一线方案。但在国外,则以紫杉醇＋顺铂、紫杉醇＋卡铂或紫杉醇每周疗法为主要的一线方案。在制定二线化疗方案时,常把耐药性、顽固性和难治性卵巢癌分为一组,而对铂类药物敏感的复发癌常分开考虑。

(2)用于卵巢癌二线化疗的药物有托泊替康、异环磷酰胺、紫杉醇、多西紫杉醇、依托泊苷、六甲嘧胺、吉西他滨和多柔比星脂质体等。理论上说,腹腔化疗是卵巢癌最为理想的化疗途径,大多数方案都是以顺铂、多柔比星、阿糖胞苷和5-FU为基础的联合用药,有效率为40%~70%。

2.放疗

(1)卵巢上皮性癌:放疗主要用于术前、术后的辅助治疗及晚期、复发患者的姑息治疗。

放疗的部位有盆腔、全腹、腹主动脉旁、局限性复发和转移灶。

盆腔照射:在过去几十年中,盆腔照射是卵巢癌术后治疗的主要方法。目前多与腹部照射和/或化疗综合应用。盆腔照射范围包括下腹和盆腔,上界为第四至五腰椎,下界为盆底,前后对称垂直照射,肿瘤剂量为40~50 Gy,6~8周完成。

对于卵巢癌无论病期早晚,术后都主张采用全腹加盆腔照射。全腹照射上至膈上1 cm,下至盆腔闭孔下缘。曾一度应用腹部移动条形野技术,后经临床随机分组研究比较,全腹开放大野照射较移动条形野照射有较低的并发症,而且肿瘤的控制率相同,因此目前全腹部照射已被开放大野代替。照射剂量:一般全腹照射的肿瘤为6~8周22~28 Gy,前后垂直照射。为减少肾损伤,从后方挡肾,剂量限于15~18 Gy。盆腔野照射剂量增至45~50 Gy。

其他方法:腹腔内灌注放射性核素胶体金-198(^{198}Au)或胶体磷-32(^{32}P);高剂量单次分割照射治疗晚期卵巢癌,盆腔照射10 Gy,1 d完成,每月1次,一般1~2次;膈及腹主动脉旁是卵巢癌常见转移部位,应增加腹主动脉旁和膈下区照射野;高分割全腹照射技术,采用全腹大野前后垂直照射,每天上午、下午各照射1次,每次剂量为0.8 Gy,3周总量30 Gy,并加盆腔照射,其近期及远期的放疗反应较小,优于一般全腹照射方法。

(2)卵巢无性细胞瘤和颗粒细胞瘤:两者对放射线较敏感,在术后辅以放疗,可取得满意疗效。放疗主要是用^{60}Co或直线加速器,行盆腔及全腹照射,同时对肝、肾区进行保护。近年来,大量的临床研究表明单纯的无性细胞瘤对顺铂为基础的联合化疗高度敏感,在晚期及复发性患者中,亦取得了高的治愈率。但放疗是一种局部治疗,对病变广泛的晚期及复发患者疗效不佳。

而且全盆放疗使患者永久性丧失生育功能并有 5%～10% 的肠道并发症。因此,目前无性细胞瘤术后首选化疗。但对化疗耐药者,可通过手术和放疗治愈。

(耿亭亭)

第四节　妊娠滋养细胞肿瘤

一、临床概述

妊娠滋养细胞肿瘤(gestational trophoblastic neoplasia,GTN)是指一组来源于胎盘滋养细胞的恶性肿瘤,包括侵蚀性葡萄胎、绒毛膜癌、胎盘部位滋养细胞肿瘤和上皮样滋养细胞肿瘤。其中侵蚀性葡萄胎均由良性的妊娠滋养细胞疾病葡萄胎(包括完全性和部分性葡萄胎)转变而来。葡萄胎的发病率在不同的地区及不同种族之间有差异。在亚洲地区及黄色和棕色人种中的发病率较高,文献报道在东南亚地区每 1 000 次妊娠有 3.8～13 次葡萄胎,在欧美地区及白色人种中的发病率相对较低,欧洲的发病率为1:1 000,美洲的发病率为 1:1 500,在非洲及黑色人种中发病率极低。完全性葡萄胎患者中有 9%～20% 进展为侵蚀性葡萄胎。绒毛膜癌和胎盘部位滋养细胞肿瘤可发生于任何性质的妊娠之后,其发生率不明确。绒毛膜癌继发于葡萄胎、足月妊娠及异位妊娠的分别约为 60%、30% 及 10%。在欧美国家,绒毛膜癌的发生率为每100 000 次妊娠中有 2～5 例,但是在东南亚国家,发生率为每 10 000 次妊娠中有 4～20 例。继发于完全性葡萄胎的绒的毛膜癌发生率为2%～3%,继发于部分性葡萄胎的发生率<0.5%。在最近公布的英国妊娠滋养细胞疾病中,胎盘部位滋养细胞肿瘤约占0.2%。上皮样滋养细胞肿瘤则更为罕见。

2014 年,WHO 发布了新的女性生殖系统肿瘤分类,将侵蚀性葡萄胎归类为葡萄胎妊娠,而非滋养细胞肿瘤,但是研究者认为侵蚀性葡萄胎仍然需要化疗,且对化疗的反应敏感,预后良好。

(一)病因与发病机制

妊娠滋养细胞肿瘤的病因不明确。根据研究,该肿瘤发生的主要高危因素为妊娠时年龄过大(>40 岁)或过小(<16 岁)、有既往葡萄胎妊娠病史、亚洲人。可能的相关因素包括营养不良和社会经济地位低下。超重、口服避孕药、多产、吸烟、病毒感染、父亲的年龄和血型并非重要的危险因素。绒毛膜癌中肿瘤细胞的基因失衡的发生率高,较常见的为 7q 染色体的重复和 8p 染色体的缺失。绒毛膜癌中的细胞核型大多是为 46,XX。胎盘部位滋养细胞肿瘤较少发生染色体的异常。最近的研究表明,上皮样滋养细胞肿瘤细胞中大多数存在 Y 染色体的缺失。

(二)病理分类与分期

1.病理分类

既往妊娠滋养细胞肿瘤包括侵蚀性葡萄胎、绒毛膜癌、胎盘部位滋养细胞肿瘤和上皮样滋养细胞肿瘤。

2.分期

妊娠滋养细胞肿瘤的分期依据 2000 年修订的临床分期。

(三)诊断与鉴别诊断

1.诊断

(1)葡萄胎后妊娠滋养细胞肿瘤的诊断是以 HCG 水平的升高为依据的,若有组织学或影像学证据也可帮助诊断。目前统一的诊断标准:①至少 4 次测定 HCG 为高水平,处于平台期(差异±10%,第 1、7、14、21 d);②HCG 水平持续升高(上升>10%,第 1、7、14 d)连续 2 周或以上;③胸部 X 线检查诊断为肺部转移;④组织学诊断。诊断中需排除宫内妊娠物残留或再次妊娠。

(2)非葡萄胎妊娠后滋养细胞肿瘤的诊断标准:非葡萄胎妊娠后超过 4 周 HCG 持续处于高水平,或下降后又升高,排除妊娠物残留或再次妊娠。

(3)组织学诊断:在子宫肌层内或子宫外转移灶组织中若见到绒毛或退化的绒毛阴影,则诊断为侵蚀性葡萄胎;若仅见到滋养细胞浸润或坏死出血,未见绒毛结构,则诊断为绒毛膜癌。若原发灶和转移灶组织学诊断不一致,只要在任一组织切片中见到绒毛结,构均诊断为侵蚀性葡萄胎。

侵蚀性葡萄胎和绒毛膜癌的诊断可不依赖于组织学证据。但是,胎盘部位滋养细胞肿瘤和上皮样滋养细胞肿瘤的诊断必须依赖病理组织学诊断。

2.鉴别诊断

绒毛膜癌与胎盘部位滋养细胞肿瘤和上皮样滋养细胞肿瘤容易混淆。2014 年女性生殖系统肿瘤分类中详细描述了它们的主要诊断特征和鉴别。

(四)临床表现

妊娠滋养细胞肿瘤的临床表现包括原发部位及转移部位的表现。原发部位的症状通常包括不规则阴道流血、卵巢黄素化囊肿、子宫异常增大、持续性的 HCG 水平升高。如果病灶穿透子宫肌层,可造成腹痛、腹腔内大出血;如继发感染,还可能造成盆腔脓肿。转移灶不同,转移部位的临床表现不同。肺转移可能造成咳嗽、咯血或痰中带血、呼吸困难、胸痛,神经系统转移可能造成头痛、头晕甚至晕厥,阴道壁转移结节可能造成阴道内大量出血,肝脏、泌尿系统及胃肠道转移也可形成相应器官受损的临床表现。

二、治疗原则和策略

(一)治疗原则

妊娠滋养细胞肿瘤是对化疗高度敏感的肿瘤,即使在疾病的晚期,也可治愈。需要在完善所有检查,全面评估病情后,结合患者的年龄、生育状况、分期及预后评分等制定方案,实现以化疗为主的个体化分层治疗。对于病情的评估包括详细询问病史、临床体格检查及妇科检查,尤其注意有无阴道壁转移病灶,每周连续测定 HCG 水平,做血常规检查(包括全血计数、血小板测定、出血时间与凝血时间的测定),查肾功能,拍胸片,做头颅 MRI 或全腹 CT 或 MRI 检查,排除肺脏、颅脑、肝脏或其他脏器的转移。

(二)治疗策略

(1)对于要求保留生育功能的患者,结合患者的临床分期及预后评分,治疗策略为以化疗为主,手术和放疗为辅的综合治疗。对低危患者(预后评分<7)首选单药化疗,对高危患者(预后评分≥7 分)首选多药联合化疗。

(2)对于无生育要求的临床 I 期低危者,可选择行子宫切除术结合单药化疗,手术能减少化疗的疗程数,可保留双侧卵巢。高危患者需结合手术或放疗及多药联合化疗。

(3)对于耐药、难治性及复发患者,需结合手术、放疗、化疗等综合治疗。

(4)胎盘部位滋养细胞肿瘤及上皮样滋养细胞肿瘤的治疗中,手术为首选的治疗方案,手术以后根据病理结果决定是否需要后继治疗。胎盘部位滋养细胞肿瘤的化疗指征为肿瘤细胞有较多的核分裂象(>5 个/10 个 HPF);距前次妊娠的时间>2 年,有子宫外转移,化疗方案首选 EP/EMA方案。上皮样滋养细胞肿瘤对化疗的敏感性尚不确定,有待进一步研究。

(5)化疗药物的选择:妊娠滋养细胞肿瘤的倍增时间短,大约为 48 h,意味其 DNA 合成活跃,因此其对抗代谢类的化疗药物敏感性高。根据国内外的普遍经验,一线单药化疗主要用抗代谢药,如甲氨蝶呤(MTX)、放线菌素 D(ACTD)、国产放线菌素 D(KSM)或 5-氟尿嘧啶(5-FU),在一线的联合方案中,也以抗代谢药为主。单一药物对于低危患者的初始治疗完全缓解率可达到 60%~80%。若单药耐药更换另一个单药方案或改为联合方案后也可达到完全缓解。其他常用于妊娠滋养细胞肿瘤联合化疗的药物有依托泊苷、顺铂、长春新碱、环磷酰胺、紫杉醇、博来霉素等。近年来,有研究者提出了采用 MTX 单疗程后根据 HCG 水平下降情况决定下 1 个疗程的方案治疗低危妊娠滋养细胞肿瘤患者,以降低治疗相关毒性和费用、缩短治疗周期。Garrett 等采用 MTX 治疗低危妊娠滋养细胞肿瘤,其单疗程的成功率达 56%,而 Chen 等报道单疗程的成功率为44.8%。

(6)部分情况下妊娠滋养细胞肿瘤尚需手术治疗。

子宫切除术:主要目的是减少肿瘤负荷,减少化疗的疗程数。年轻女性可保留双侧卵巢。手术时机一般选择在几个疗程化疗,病情基本控制(子宫病变缩小,HCG 水平转为正常或接近正常)后。该手术适用于以下几类患者:无生育要求,病灶局限于子宫的Ⅰ期患者;发生病灶破裂,腹腔内大出血的患者;需急诊手术者;耐药,其他部位病灶明显吸收的患者。

子宫病灶切除术:适用于年轻、有生育要求的女性。适合子宫病灶切除术的条件有:子宫内有单个耐药病灶,病灶已经局限,无子宫外转移或子宫外转移病灶已经控制,血 HCG 水平不高,子宫肌壁见病灶与宫腔不相通,病灶的包膜已经形成。

肺部病灶切除术:肺部是妊娠滋养细胞肿瘤最为常见的转移部位,通常化疗效果较好。但是如果病变局限于肺的一叶,化疗效果欠佳,HCG 水平较低,其他部位的转移灶已经吸收,原发灶控制,而且患者能够耐受手术,可以选择行肺叶切除术。

开颅手术:主要适用于多发脑转移或巨大脑转移瘤,引起脑出血、颅内压增高致昏迷及呼吸障碍需急诊开颅减压或行肿瘤切除术者。

三、药物的安全性应用

(一)对于低危患者的常用化疗方案及疗效评价

(1)MTX 单药化疗方案:0.4 mg/(kg·d),肌内注射,连续使用 5 d,疗程间隔 2 周。非子宫外转移患者的首次治疗的失败率为 11%~15%,转移患者的该数据为 27%~33%。

(2)MTX + 四氢叶酸(CF)方案:MTX 1 mg/(kg·d),肌内注射,第 1、3、5、7 d;CF 0.1 mg/(kg·d),肌内注射,第 2、4、6、8 d,在 MTX 注射后 24 h 应用,疗程间隔 2 周。该方案在英国和美国应用广泛,但首次治疗的失败率为 20%~25%。

(3)每周 MTX 50 mg/m²,肌内注射,首次治疗失败率为 30%左右。如果失败,还可以用 MTX 0.4 mg/(kg·d),肌内注射,连续 5 d 或者换药为 ACTD 12 μg/(kg·d),静脉滴注,连续 5 d。

(4)MTX 250 mg,12 h 静脉灌注治疗。初次治疗的失败率为 30%。

（5）ACTD 1.25 mg/m²，静脉滴注，单次，疗程间隔 2 周。该方案有 20％的初次治疗失败率。可以作为 MTX 每周冲击治疗的替代方案。

（6）ACTD 12 μg/(kg·d)，连续使用 5 d；或 0.5 mg/d，静脉滴注，持续 5 d，疗程间隔 2 周。它是 MTX 5 d 方案的替代，可以用于肝功能异常的患者。初次治疗的失败率为 8％。

（7）国内还用 5-FU 方案，28～30 mg/(kg·d)，静脉滴注，连续使用 8 d，上 1 个疗程结束到下 1 个疗程开始间隔 2 周。

（二）对于高危患者的常用化疗方案及疗效评价

高危患者的初次治疗失败率及复发率均高，采用多药联合的化疗方案。自从 1986 年 Newlands 报道 EMA-CO 方案，目前该方案使用最为广泛，也是国际妇产科联盟推荐的一线方案。

1.EMA-CO 方案

初始化疗的缓解率为 54％～91％，具体方案如下。

（1）第 1 天：VP16 100 mg/m²，静脉滴注；ACTD 400 μg，静脉滴注；MTX 100 mg/m²，静脉滴注。

（2）第 2 天：VP16 100 mg/m²，静脉滴注；ACTD 400 μg，静脉滴注；CF 15 mg，肌内注射，每 12 小时 1 次，共 4 次，MTX 滴注后 24 h 开始。

（3）第 8 天：VCR 1 mg/m²，静脉滴注；CTX 600 mg/m²，静脉滴注；疗程间隔 2 周。

2.MAC 化疗方案

在 1970－1980 年，MAC(MTX＋ACTD＋CTX)方案是一线化疗方案，治愈率达到 63％～71％，后临床应用逐渐减少。又因 VP16 有可能诱发第二种肿瘤，国外某些机构开始重新使用这一方案。具体方案如下。

（1）第 1、3、5 天：MTX 1.0 mg/kg，肌内注射；ACTD 12 μg/kg，静脉滴注；CTX 3 mg/kg，静脉滴注。

（2）第 2、4 天：CF4 0.1 mg/kg，肌内注射；ACTD 12 μg/kg，静脉滴注；CTX 3 mg/kg，静脉滴注。

（3）第 6 天：CF 0.1 mg/kg，肌内注射。

（4）第 7 天：MTX 1.0 mg/kg，肌内注射。

（5）第 8 天：CF 0.1 mg/kg，肌内注射，疗程间隔 2 周。

3.其他常用的方案

（1）5-FU＋KSM。

（2）5-FU 24～26 mg/(kg·d)，静脉滴注，第 1～8 天。

（3）KSM 4～6 μg/(kg·d)，静脉滴注，第 1～8 天，间隔 21 d(特指上 1 个疗程化疗结束到下 1 个疗程化疗开始的时间)。

（三）对耐药、复发难治性的妊娠滋养细胞肿瘤推荐的化疗方案

1.耐药的诊断标准

一般研究者认为，经过连续 2 个疗程的化疗，HCG 水平下降未到呈平台或上升，或者影像学检查原有病灶未缩小甚至增大或出现新的病灶，则为耐药。

2.复发的诊断标准

在治疗后 HCG 连续 3 次阴性后 3 个月以上，出现血 HCG 升高(除妊娠外)，或影像学检查发现新的病灶则提示复发。3 个月内出现上述情况时，有研究者认为是复发，也有研究者认为是持续性妊娠滋养细胞肿瘤。

3.推荐化疗方案

低危患者对单药出现耐药,可选择另一单药方案。

如果患者对两个方案均耐药,则可选择多药联合方案。低危患者如复发,可直接选用EMAC方案。高危患者如出现耐药或复发,较为常用的方法是更换为EPEMA方案,文献报道有效率可达到66.6%～84.9%。其他报道的有效方案有TP/TE(紫杉醇＋顺铂/紫杉醇＋VP16)、BEP(博来霉素＋VP16＋顺铂)、ICE(异环磷酰胺＋VP16＋顺铂),FAEV(5-FU＋ACTD＋VP16＋VCR)等,但相关文献的病例数均较少。

(1)EP-EMA方案:①第1天(EP)DDP 80 mg/m²,静脉滴注;VP16 100 mg/m²,静脉滴注;②第8 d(EMA)ACTD 500 μg,静脉滴注,VP16 100 mg/m²,静脉滴注;MTX 100 mg/m²,1 h内静脉滴注;MTX 200 mg/m²,持续12 h静脉滴注;疗程间隔2周。

(2)TP/TE方案:Wang等报道了24例耐药或复发的妊娠滋养细胞肿瘤患者,在未接受过铂类化疗的患者中,TP/TE方案治疗的总体生存率达到70%～75%。具体方案如下。①第1天紫杉醇135 mg/m²,静脉滴注,DDP 60 mg/m²,静脉滴注;②第15 dDDP 135 mg/m²,静脉滴注;③VP16 150 mg/m²,静脉滴注,疗程间隔2周。

(3)BEP方案:VP16 100 mg/m²,静脉滴注,第1～4 dDDP 100 mg/m²,静脉滴注,第1天博来霉素10 mg/m²,静脉滴注,第2～4 d疗程间隔3周。

(四)妊娠滋养细胞肿瘤的化疗停药指征

目前国内外普遍采用国际妇产科联盟妇科肿瘤委员会推荐的停药指征。①低危患者:HCG阴性后至少给予1个疗程的化疗,对于化疗过程中HCG水平下降缓慢和病变广泛者可给予2～3个疗程;②高危患者:HCG转为阴性后继续化疗3～5个疗程,第1个疗程必须为联合化疗。在停药指征中不考虑影像学因素。

(五)不良反应及治疗原则

1.骨髓抑制

骨髓抑制为化疗最为常见的毒性反应。中性粒细胞减少通常发生在化疗后7～10 d,这一阶段为继发感染的高危时间。通常并不需要预防性地使用粒细胞集落刺激因子(granulocyte colony-stimulating factor,G-CSF)。但是如果中性粒细胞减少而使化疗延误,可以考虑减少剂量或预防性使用G-CSF。关于使用促红细胞生成素治疗化疗所致的贫血有争议。促红细胞生成素可以用于化疗所致的骨髓抑制性贫血,血红蛋白低于10 g/dL者。血小板的减少及恢复过程迟于粒细胞减少。当血小板降低至50 000以下,发生出血性疾病并发症的危险性增加,当血小板下降至10 000以下,患者发生自发性出血的危险性非常高,可以考虑输注新鲜血小板暂时缓解症状。血小板减少是化疗中降低剂量或延迟治疗的重要原因。在EMA-CO方案中,通常要求白细胞计数>3.0×10⁹/L,粒细胞计数>1.5×10⁹/L,血小板计数>100×10⁹/L。

2.消化道反应

化疗诱导的恶心、呕吐等消化道反应的发生率和严重程度受很多因素的影响,包括特殊的化疗药物、剂量、时间和注射途径等。在超过50岁,既往有妊娠呕吐,以往化疗或麻醉时有呕吐反应、焦虑等患者中发生率和严重程度更高。化疗诱导的消化道反应包括急性反应和迟发型。急性反应发生在药物注射后的几分钟至几小时,通常在停药后24 h内缓解。迟发型的反应发生于药物注射后24 h,并通常在48～72 h达到高峰期,最多可持续至7 d。妊娠滋养细胞肿瘤的化疗中,多药联合方案所致的消化道反应最为强烈。单药相对较为缓和。抗呕吐药应该在化疗药注射前使用。药物的选择需根据患者的高危因素、既往抗吐治疗的经验及所使用药物的致吐性而定。对于强致吐方案,可选择三药联合方案,包括神经激肽-1 拮抗剂、5-HT 受体阻断剂和地塞米松。对中等程度的致吐方案,可选择 5-HT 受体阻断剂(如帕洛诺司琼)和类固醇皮质激素。对于低致吐化疗方案,可以在化疗前使用 8 mg 地塞米松,而很少有致吐反应的化疗药,不需要常规预防性使用抗吐治疗。有些患者会有先行呕吐反应,发生率为 $18\%\sim57\%$,此时需要行为治疗。恶心的发生率比呕吐高,穴位穿刺或电穿刺会有一定效果。尚需排除导致呕吐的因素,如肠梗阻、消化不良、脑转移、电解质失衡和尿毒症。

3.性功能障碍及生殖能力的影响

化疗诱导的长久性的卵巢功能障碍和不孕依赖于患者的年龄、药物的剂量和化疗药的特异性。30 岁以后风险增加,40 岁以后风险更为显著。30 岁以下患者接受顺铂为基础的化疗通常会有暂时性的闭经,但是卵巢功能能够恢复。化疗结束后患者需要有效避孕至少 1 年。未完成生育及有不孕高风险的患者需和治疗团队讨论治疗前生殖细胞的保存问题。

4.其他毒副作用

MTX 可引起肝功能损害,部分患者可达到 4 级损害,需给予护肝治疗,并更换药物。DDP可引起不可逆性的肾小管坏死,在使用 DDP 时,需注意水化。其他化疗药如 MTX、异环磷酰胺、环磷酰胺,均可能引起肾功能损伤,在化疗过程中需要监测肾功能并注意水化。博来霉素可引起间质性肺炎、发热,在 BEP 方案中,需加用日夜百服咛,减少药物性发热。5-FU 可引起假膜性肠炎。

(耿亭亭)

第五节　阴　茎　癌

一、概述

阴茎癌是发生于阴茎的恶性肿瘤,是男性泌尿生殖系统常见的肿瘤。发病年龄 19～80 岁,以 31～60 岁最常见。中国阴茎癌发病率为 2.57/10 万,居男性恶性肿瘤的第 10 位。随着经济、文化和卫生条件的改善,本病的发病率逐渐下降。

二、病因与病理

(一)病因

本病的发生与包茎有密切关系,犹太男婴出生后 10 d 内施行割礼,阴茎癌发生率明显降低。包皮及阴茎头皮肤长期受包皮垢刺激,并发感及慢性炎症是致癌的重要因素。

(二)病理

阴茎癌起自阴茎头或包皮内板。初期表现局部隆起,逐渐增大,肉眼形态可分为乳头状癌及浸润性癌二类,前者外生为主,晚期菜花状,浸润性癌生长快,易发生溃疡,并迅速向深部浸润,浸润性癌恶性度高。镜下主要为鳞癌,分化大多为Ⅰ、Ⅱ级。转移以淋巴途径为主,主要有以下3 种:①包皮、系带和阴茎皮肤及皮下组织淋巴引流至腹股沟浅淋巴结后汇入腹股沟深淋巴结系统。②阴茎头和海绵体的淋巴引流至耻骨上淋巴丛,由此可至两侧腹股沟深淋巴结及髂外淋巴结。③尿道和尿道海绵体的淋巴引流至腹股沟深淋巴结及髂外淋巴结。

三、诊断与鉴别诊断

(一)诊断

1.症状

(1)包皮能翻转者早期在龟头或包皮内板可见阴茎小疱、丘疹、湿疹、疣、溃疡、白斑及鳞屑状斑疹,发展缓慢,常缺乏自觉症状。肿物逐渐增大呈菜花型或结节样,或溃疡型,表面可有脓血性分泌物,恶臭,继而侵及龟头大部,尿道口移位发生疼痛和尿流变形,并可能触及肿块。病程长短不定,平均从发病至就诊1~2年。

(2)包皮不能翻转者开始仅感包皮内瘙痒、烧灼、疼痛,继而能触到包皮内肿块。溃疡时流出恶臭脓性分泌物,排尿疼痛等。

(3)可伴见食欲缺乏、消瘦、贫血、恶病质等全身症状。

2.体征

如晚期癌瘤穿破包膜,侵及尿道可致尿瘘。癌瘤扩散和溃疡形成,可将整个阴茎破坏而成一堆腐烂组织。晚期可转移至腹股沟淋巴结或腹膜后淋巴结。

3.影像学检查

淋巴造影检查:区域淋巴结转移,可用淋巴管造影来帮助诊断。

4.实验室检查

(1)细胞学检查:对临床可疑患者,需做病灶部刮片检查。

(2)活体组织检查:对临床可疑患者,应做活体组织检查以明确诊断。

(二)鉴别诊断

1.阴茎乳头状瘤

可发生于阴茎包皮,阴茎头及冠状沟等处。肿瘤表面呈淡红色或红色,质软,可有蒂或无蒂,边界清楚,表面可形成溃疡或出血。继发感染可有恶臭分泌物。对较大的乳头状瘤应注意与阴茎乳头状癌相鉴别。本病属良性肿瘤,但可癌变,可行局部切除治疗并送病理学检查。

2.软性下疳

在阴茎头或包皮等处初起为充血性红点,1~2 d后脱皮,1周内发展成为典型的溃疡,溃疡面较清洁、表浅、无痛、扁平,肉芽呈紫红色,边缘隆起而发硬,底部有血清渗出,患部硬如橡皮,并超出其溃疡的边界。分泌物镜下可查到梅毒螺旋体。

3.阴茎结核

可发生于阴茎头及包皮系带处,初起为红色脓疱,破溃后可形成表浅溃疡,如溃疡继续扩大可累及阴茎海绵体,严重者可破坏阴茎头,有的可产生尿道瘘。诊断可做溃疡分泌物涂片检查,如查到抗酸杆菌即可确诊,必要时可做活体组织检查。

其他尚应与阴茎白斑病、阴茎增殖性红斑、尖锐湿疣、阴茎角等疾病相鉴别。

四、治疗

(一)外科治疗

肿瘤小,局限在包皮者可仅行包皮环切术。如果阴茎癌局限于阴茎,无淋巴转移,一般需行阴茎部分切除,在癌以上 2 cm 处切断。如残留阴茎不能站立排尿和性交时,应行阴茎全切术,尿道移植至会阴部。有淋巴结转移者应在原发灶切除后2～6周控制感染后行双侧腹股沟清扫术。

(二)放疗

放疗适用于无淋巴结转移而侵犯阴茎海绵体的小而表浅癌或溃疡型癌。对乳头状癌效果较差。

(三)化疗

目前应用于阴茎癌的药物有氟尿嘧啶、环磷酰胺等,但效果不显著。有学者应用博来霉素治疗阴茎癌取得较好的疗效,可配合手术和放疗。

(谭家富)

第六节 前列腺癌

一、概述

前列腺癌是指发生于前列腺体的恶性肿瘤,是男性较常见的恶性肿瘤。在欧美国家前列腺癌是男性最常见的恶性肿瘤之一,其死亡率和发病率均居前列。前列腺癌发病率在不同人种之间存在显著差异。发病率及死亡率由高至低依次为黑人、白人、黄种人。在我国发病率为 0.4/10 万,占男性恶性肿瘤的0.1%～0.5%。在中医古籍中,类似于"淋证""癃闭""血证"等疾病。

二、病理

前列腺癌初期为单个或多数的硬结节,其前列腺可以增大,也可正常大小。早期病灶几乎都发生于包膜下,其中大多数发生于后叶,其次是两侧及前叶的包膜下,而发生于中叶者极为少见。晚期肿瘤可扩展到全部前列腺,使前列腺明显增大而质地变硬。切面灰白色夹杂以多少不等的纤维性条纹或间隔,也可呈均质性夹以不规则的黄色区域。

镜下,97%的前列腺癌均为腺癌,少数为移行细胞癌和鳞状细胞癌。依其分化程度可分为高分化、中分化和低分化 3 型。高分化前列腺癌最多见,癌细胞排列成大小不等的腺样结构,颇似前列腺增生腺体,但癌细胞体积较小,核较深染,上皮细胞往往呈多层排列并较不规则,有时可呈乳头状腺癌或腺泡腺癌结构,并常可见癌组织向间质浸润生长;中分化腺癌全部或部分呈腺样结构,但腺体排列较紊乱,核异型性较明显,且有时形成筛状结构;低分化腺癌的癌细胞一般较小,排列成实体团块或条索,腺腔样结构很少。多数病例由上述多种组织结构混合组成。

三、临床表现

前列腺癌早期常无症状,随着肿瘤的发展,前列腺癌引起的症状可概括为 2 类。

(一)压迫症状

逐渐增大的前列腺腺体压迫尿道可引起进行性排尿困难,表现为尿线细、射程短、尿流缓慢、尿流中断、尿后滴沥、排尿不尽、排尿费力,此外还有尿频、尿急、夜尿增多,甚至尿失禁。肿瘤压迫直肠可引起大便困难或肠梗阻,也可压迫输精管引起射精缺乏,压迫神经引起会阴部疼痛,并可向坐骨神经放射。

(二)转移症状

前列腺癌可侵及膀胱、精囊、血管神经束,引起血尿、血精、阳痿。盆腔淋巴结转移可引起双下肢水肿。前列腺癌常易发生骨转移,引起骨痛或病理性骨折、截瘫。前列腺癌也可侵及骨髓引起贫血或全血象减少。

(三)直肠指检

直肠指检是最简单、最经济和实用的检查方法。如果在直肠指检中发现有前列腺结节,则怀疑有前列腺癌可能,应该进行进一步检查。

四、诊断与鉴别诊断

(一)诊断

除上述临床表现外,以下辅助诊断亦有利于本病的明确诊断。

1.实验室检查

(1)血清前列腺特异性抗原(PSA)升高,但约有 30% 的患者 PSA 可能不升高,只是在正常范围内波动(正常范围<4 ng/mL)如将 PSA 测定与直肠指诊(DRE)结合使用会明显提高检出率。

(2)血清酸性磷酸酶升高与前列腺癌转移有关,但缺乏特异性。近年用放射免疫测定可提高其特异性。前列腺酸性磷酸酶单克隆抗体,前列腺抗原测定有待提高其特异性。血清酸性磷酸酶,前列腺酸性磷酸酶升高者在手术后下降,是预后较好的象征。在包膜内的前列腺癌酸性磷酸酶由前列腺细胞分泌,经前列腺导管排泄,前列腺癌时,癌细胞产生的酸性磷酸酶无导管排出或导管被癌病变梗阻,酶吸收入血循环,以至酸性磷酸酶升高。

2.影像学检查

(1)经直肠超声(TRUs):显示前列腺结构的有效方法之一,而且可以进行 TRUS 导引下的穿刺活检。因超声探头紧靠前列腺,可以得到较精确的声像图,能显示前列腺内部结构,包括前列腺的包膜和各个区带的结构,提高了前列腺癌的检出率。

(2)CT 检查:CT 表现为前列腺明显增大,边缘不规则,内部密度不均匀,可见大小不等的略低密度灶,强化后呈不均匀强化,精囊可增大、不对称,膀胱精囊角消失。

(3)MRI 检查:①MRI 表现,T_1WI 上呈稍低信号,在 T_2WI 上癌结节信号增高,但仍低于边缘信号。②增强扫描后病灶强度强化,精囊受侵时,精囊增大并于 T_2WI 上信号减低。③前列腺癌常发生骨转移,以成骨型转移瘤多见。

3.病理及细胞学检查

以腺癌为主,其次为移行细胞癌,极少数为鳞状细胞癌。

(二)鉴别诊断

(1)本病应与中医"癃闭"相鉴别。两者皆会有小便点滴而出,或小便点滴不出的癃闭症状,但前列腺癌不仅有小便癃闭的症状,还有尿频、尿急、夜尿增多、尿失禁,后期甚至会有血尿、血精,腹部水肿等晚期症状。

(2)本病还应与"淋证"相鉴别,前列腺癌后期会有尿血的症状,这与淋证相似,但淋证会有尿痛感,而本病则会伴有尿流中断、尿后滴沥、排尿不尽、排尿费力等症状,甚至乏力、消瘦、胃纳困难等恶病质表现。

（3）本病应注意与前列腺结石、前列腺结核、结节性前列腺增生、非特异性肉芽肿性前列腺炎、前列腺肉瘤等作鉴别诊断。①前列腺增生：此病与癌不易鉴别，特别是良性的结节状腺体增生更难区分。多呈对称性肿大，质韧，光滑，中间沟浅平，边界清楚，并可推动，必要时需做活体组织检查。②前列腺结石：鉴别较难，因结石常伴有癌症。主要靠 X 线摄片检查加以鉴别，必要时需做活体组织检查。③前列腺结核：常合并附睾结核或其他器官结核，抗结核治疗有效，必要时需作活体组织检查。④慢性前列腺炎：腺体也可增大，质稍硬，两侧对称，中间沟存在，前列腺液脓球增多。⑤非特异性肉芽肿性前列腺炎：病因不明，症状似慢性前列腺炎，需活组织检查才能确诊。

五、治疗

（一）内分泌治疗

内分泌疗法已经是前列腺癌特别是晚期前列腺癌的主要治疗方法。全激素阻断疗法，即药物去势（醋酸戈舍瑞林缓释植入剂3.6 mg，皮下注射，每月 1 次）或手术去势加服抗雄激素药物（氟他胺 250 mg，口服，每天 3 次或比卡鲁胺 50 mg，口服，每天 1 次）。

（二）化学药物治疗

对于激素非依赖前列腺癌的治疗可采用化疗，常用的方案有多西紫杉醇＋泼尼松；米托蒽醌＋泼尼松；雌二醇氮芥＋长春碱；雌二醇氮芥＋依托泊苷（VP16）等。

（三）放疗

应用放射线治疗前列腺癌已有 60 余年的历史，主要有以下方法：①体外放疗。②组织内放疗，这种方式常与前列腺癌根治术或盆腔淋巴结清除术结合进行。③全身放疗，在一定程度上可缓解骨转移的局部疼痛和减缓病变的发展。④植入放射粒子，放射粒子植入术是将微型放射源植入肿瘤或可能受肿瘤侵犯的组织内，通过密封的放射源发射出持续低剂量的伽马射线，使肿瘤得到近距离放疗。

（谭家富）

第十六章

血液科肿瘤的综合治疗

第一节 急性白血病

一、概述

白血病是起源于造血系统的一类恶性肿瘤。其病理基础为白血病细胞自我更新增强、增殖失控、分化障碍、凋亡受阻,停滞在细胞发育的不同阶段。在骨髓和其他造血组织中,白血病细胞大量增生累积,使正常造血功能受抑制并浸润其他器官和组织。我国白血病发病率约为 2.76/10 万。在恶性肿瘤所致的病死率中,白血病居第 8 位;儿童白血病占儿童全部恶性肿瘤的 40.18%,居儿童恶性肿瘤的首位。我国白血病发病率与亚洲其他国家相近,低于欧美国家。根据白血病的分化程度、自然病程的长短可分为急性、慢性白血病。本节主要介绍急性白血病。

二、病因

人类白血病的病因尚不完全清楚。流行病学调查资料提示与下列因素有关。①生物因素:主要是病毒和免疫功能异常;②物理因素:包括 X 射线、γ 射线等电离辐射;③化学因素;④遗传因素;⑤其他血液病。

三、病理

(一)生物因素

成人 T 细胞白血病/淋巴瘤(ATL)可由人类 T 淋巴细胞病毒 I 型(human T lymphocy-totrophic virus-I, HTLV-I)所致。病毒感染机体后,作为内源性病毒整合并潜伏在宿主细胞内,一旦在某些理化因素作用下,即被激活表达而诱发白血病;或作为外源性病毒由外界以横向方式传播感染,直接致病。部分免疫功能异常者,如某些自身免疫性疾病患者白血病危险度会增加。

(二)物理因素

1911 年首次报道了放射工作者发生白血病的病例。据国外调查资料证实,1929—1942 年放射科医师白血病的发病率为非放射科医师的 10 倍,而后随着对防护的重视和防护措施的不断完善,发病率逐渐减少。日本广岛及长崎受原子弹袭击后,幸存者中白血病发病率比未受照射的人群高,多为急淋、急粒或慢粒白血病。照射剂量(100～900 cGy)与白血病发病率密切相关,距爆炸中心 1 km 内白血病发病率为正常人群的 100 倍,在 2 km 处则为 2.6 倍。此外,过去对强直性脊椎炎用大剂量 X 线照射,对真性红细胞增多症用^{32}P治疗,这些患者中白血病发病率也较对照组高。电磁场的致白血病作用近年也有报道。研究表明全身或大面积照射,可使骨髓抑制和机体免疫力缺陷,染色体发生断裂和重组,染色体双股 DNA 有可逆性断裂。

(三)化学因素

苯的致白血病作用已经肯定,例如早年接触含苯胶水的制鞋工人发病率比正常人群高 3～20 倍。抗癌药中的烷化剂可引起继发性白血病,特别在淋巴瘤或免疫系统缺陷的肿瘤中多见。乙双吗啉致白血病作用近年报道甚多,该药是亚乙胺的衍生物,具有极强的致染色体畸变的作用。氯霉素、保泰松亦可能有致白血病的作用。化学物质所致的白血病,多为急性髓系白血病(AML)。在出现白血病之前,往往先有一个白血病前期阶段,常表现为全红细胞减少。

(四)遗传因素

家族性白血病约占白血病的 7/1 000。单卵孪生子,如果一个人发生白血病,另一个人的发病率为1/5,比双卵孪生者高 12 倍。Downs 综合征(唐氏综合征)有 21 号染色体三体改变,其白血病发病率达 50/10 万,比正常人群高 20 倍。先天性再生障碍性贫血(Fanconi 贫血)、Bloom 综合征(侏儒面部毛细血管扩张)、共济失调-毛细血管扩张症及先天性免疫球蛋白缺乏症等疾病患者的白血病发病率均较高,表明白血病与遗传因素有关。

(五)其他血液病

某些血液病最终可能发展为白血病,如骨髓增生异常综合征、淋巴瘤、多发性骨髓瘤、阵发性睡眠性血红蛋白尿症等。

一般说来,白血病发生至少有两个阶段:①各种原因所致的单个细胞原癌基因决定性的突变,导致克隆性的异常造红细胞生成;②进一步的遗传学改变可能涉及一个或多个癌基因的激活和抑癌基因的失活,从而导致白血病。通常理化因素先引起单个细胞突变,而后因机体遗传易感性和免疫力低下,病毒感染、染色体畸变等激活了癌基因(如 ras 家族),并使部分抑癌基因失活(如 p53 突变或失活)及凋亡抑制基因(如 bcl-2)过度表达,导致突变细胞凋亡受阻,恶性增殖。

四、临床表现

急性白血病是一组分化停滞于较早期造血干、祖细胞的肿瘤性疾病,起病急、自然病程短,外周血和/或骨髓可见多量异常的原始和/或较早期的幼稚细胞。1976 年根据白血病细胞形态学将急性白血病分为急性髓细胞白血病(AML)和急性淋巴细胞白血病(ALL)两大类,1985 年提出修改建议,将 AML 分为 M_1、M_2、M_3、M_4、M_5、M_6 和 M_7 共 7 种亚型,ALL 分为 L_1、L_2 及 L_3 共 3 种亚型,在国际上一直沿用至今。近年来,随着对急性白血病异质性的深入认识,在形态学的基础上,结合细胞免疫表型和细胞遗传学,提出 AML 和 ALL 的 MIC 分型和 WHO 分型,使得急性白血病的诊断更为精细,对其预后估计和治疗具有更重要的指导意义。

(一)症状和体征

1.贫血

贫血是急性白血病起病时最常见的症状之一,可表现为疲乏无力、面色苍白,并在短期内进行性加剧,伴活动后头昏眼花、胸闷气急、心慌心悸等。

2.出血

出血也是急性白血病起病时最常见的症状之一,常表现为皮肤瘀点、瘀斑、鼻衄、牙龈出血或月经过多等,血小板减少是大多数患者出现这些症状和体征的原因,部分患者尤其是急性早幼粒细胞白血病(AML-M$_3$)患者可伴凝血功能障碍如弥漫性血管内凝血(DIC)或原发性纤维蛋白溶解亢进,此时可表现为皮肤大片瘀斑甚至血肿,针刺部位或伤口迟发性渗血不止。血小板严重减少或伴有凝血功能障碍的患者起病时尚可表现内脏出血如血尿、消化道出血、眼底出血及颅内出血等。

3.感染症状

畏寒、发热和多汗是急性白血病患者继发性感染常见的首发症状。常见的感染灶有牙龈炎、口腔溃疡、咽峡炎、上呼吸道感染或肺炎以及肛周炎或肛周脓肿等。当粒细胞缺乏时感染灶可以不明显,但往往伴有高热,提示可能发生了菌血症或败血症。严重感染的患者可表现为感染性休克。

4.髓外浸润症状

(1)淋巴结和肝脾大:淋巴结肿大一般无触痛和粘连,中等坚硬,轻到中度肿大,局限于颈、腋下和腹股沟等处,以急淋白血病较多见。纵隔淋巴结肿大常见于 T 细胞急淋白血病。白血病患者可有轻至中度肝脾大,除非慢粒白血病急性变,巨脾很罕见。

(2)骨和关节疼痛:胸骨体下端压痛是急性白血病患者常见的体征,往往具有诊断意义,起病时其他部位尤其长骨的干骺端感觉疼痛或压痛也不少见。关节痛大多固定在一个或几个关节,但也可以是游走性的,这种情况在患儿尤其多见,初诊时常误诊为风湿病。

(3)口腔和皮肤:急性单核细胞和急性粒-单核细胞性白血病时,白血病细胞浸润可使牙龈增生、肿胀;可出现蓝灰色斑丘疹或皮肤粒细胞肉瘤,局部皮肤隆起,变硬,呈紫蓝色皮肤结节。

(4)眼部浸润:粒细胞白血病形成的粒细胞肉瘤或称绿色瘤常累及骨膜,以眼眶部最常见,可引起眼球突出、复视或失明。

(5)中枢神经系统白血病(centraLnervous system leukemia,CNSL):由于化疗药物难以通过血-脑脊液屏障,隐藏在中枢神经系统的白血病细胞不能有效被杀灭,因而引起 CNSL。CNSL可发生在疾病各个时期,但常发生在缓解期。以急淋白血病最常见,患儿尤甚。临床上表现为头痛、恶心呕吐、颈项强直、甚至抽搐、昏迷。脊髓浸润时可发生截瘫。神经根浸润可产生各种麻痹症状。

(6)睾丸浸润:多见于 ALL 化疗缓解后的男性幼儿或青年,是仅次于 CNS-L 的白血病髓外复发的根源,在初发者少见。常表现为单侧睾丸无痛性肿大,另一侧虽不肿大,但活检时往往也可发现有白血病细胞浸润。

(7)绿色瘤:为髓系细胞的实体肿瘤,又称粒细胞肉瘤,是由成堆的急性粒细胞白血病细胞形成的结节或小肿块。它可以是 AML 患者初治和复发时的首发体征,多见于伴 t(8;21)或 t(9;22)的 AML 患者,在 AML 患者发生率为 3%~7%,儿童较成人常见。此外,绿色瘤可见于慢性髓性白血病患者,也可以是原发的,即未侵犯骨髓,而不见于所有的患者。绿色瘤可发生在多种部位,包括皮肤、软组织、骨膜、骨(颅骨、眼眶等)、脊髓膜、脑、淋巴结、鼻旁窦、乳腺、卵巢、子宫、睾丸、前列腺、胃肠道、肺和纵隔等,触之坚硬,压之不痛。有时组织学诊断比较困难,需与大细胞淋巴瘤、浆细胞瘤和嗜酸性肉芽肿等相鉴别。一旦疑及本证,在进行病理切片检查同时,必须行肿块的印片瑞氏染色检查,如发现嗜天青颗粒或奥氏小体即可确诊,有时需进行 MPO 和其他髓系抗原的免疫细胞化学检查,以确定是否为髓系来源。

(8)浸润其他器官:其他器官的浸润白血病细胞还可以浸润肾、肺、胸膜、心脏、心包和胃肠道等多种脏器而引起多种多样的临床表现,但这些脏器的浸润很少于发病初期就出现相应的症状和体征。

(二)辅助检查

1.实验室检查

(1)外周血常规。①白细胞:在 ALL 中,初诊时 70％患者的白细胞总数升高,30％患者正常或减少。在 AML 中,白细胞总数升高、正常和减少的患者约各占 1/3,约 85％患者白细胞分类可以发现白血病细胞。白细胞计数明显升高多见于 AML-M_4 或 AML-M_5 型,部分患者可超过 $100×10^9/L$,即高白细胞血症,常伴有 CNSL 或肺浸润,预后较差。白细胞计数减少多见于 AML-M_3 型,部分患者的白细胞计数<$1×10^9/L$。大部分急性白血病患者外周血白细胞分类可发现原始和幼稚淋巴细胞,而嗜中性粒细胞比例则明显减少。②红细胞和血红蛋白:大多数患者起病时红细胞和血红蛋白均有不同程度的减少,并且进展较为迅速,多表现为正细胞正色素性贫血。红细胞可有轻度大小不等和异形,网织红细胞计数可以轻度升高,在少数患者尚可出现幼红细胞,尤其见于 AML-M_6。③血小板:绝大多数患者的血小板计数均有不同程度的减少,严重者初诊时血小板计数<$2×10^9/L$,极少数患者早期可能正常,但不久就会减少。

(2)骨髓常规:骨髓液涂片检查是诊断急性白血病必备的手段。大部分急性白血病患者的骨髓常规呈增生显著活跃或极度活跃,骨髓中经常充满着白血病性原始或早期幼稚细胞,在去红细胞系的有核细胞计数中最少占 30％。部分患者因存在大量白血病细胞,骨穿时骨髓呈干抽或骨髓液容易凝固。白血病细胞与相对应的正常细胞比较往往有形态的异常,表现为胞体较大,可有大小不均现象,核浆比例增大,核、浆发育不平衡,核染色质呈粗网状,核仁常多见而明显,有丝分裂象多见,可见对镜细胞及其他各种畸形细胞。正常的骨髓细胞显著减少,包括比早幼粒细胞更成熟的各阶段粒系细胞、正常红系细胞和巨核细胞。部分患者骨髓常规呈增生低下,甚至与稀释性骨髓常规相似,多见于老年患者。这类患者的骨髓涂片中不易找到白血病细胞,容易与再生障碍性贫血(AA)及骨髓增生异常综合征(MDS)等疾病相混淆,需进一步行骨髓活检物滚片染色检查和病理学检查加以鉴别。此外,少数患者可伴有骨髓纤维化,也需结合骨髓活检滚片或病理学检查而确诊。

(3)骨髓病理:大部分急性白血病患者的骨髓病理学检查显示,正常三系造红细胞混杂分布的图像消失,结构脂肪消失,代之以大量的原始和/或早期的幼稚细胞几乎占据整个骨髓腔。部分患者的骨髓病理图像中可见到残留的正常造血成分,其中多为中幼粒细胞,嗜酸性粒细胞和幼红细胞,并伴有异常原始细胞不均匀的浸润,这些改变多见于由 MDS 转化而来的急性白血病。少部分患者中可见结构脂肪占据绝大部分骨髓腔,在结构脂肪的间隙散在造红细胞,并可见多量的异常原始细胞,如果不仔细观察容易误诊为 AA,这种情况多见于低增生型 MDS 转变而来的急性白血病及老年患者。因此,在急性白血病诊断中,当骨髓穿刺涂片检查失败的时候,骨髓活检病理学检查是一个不可缺少的补充手段。此外,与骨髓涂片检查比较,骨髓病理检查对骨髓增生程度的判断更为客观可靠,并且尚能反映是否存在骨髓纤维化及其程度。

2.细胞形态学检查

细胞形态学检查是诊断急性白血病最基本的手段,由于在诊断中异常原始细胞和幼稚细胞的比例是诊断急性白血病的关键,因此首先必须在形态学上认识这些细胞。现将国内、外学者普遍认同的各种白血病细胞的形态特点分别描述如下。

（1）原始细胞（粒细胞或单核细胞）Ⅰ型原始细胞核/浆比例高，核染色质细致，有一个或多个明显的核仁，细胞质不成熟并且不含颗粒。

（2）原始细胞（粒细胞或单核细胞）Ⅱ型与原始细胞Ⅰ型相似，胞质量较少，含少量细小颗粒，不含粗大颗粒。

（3）异常的早幼粒细胞胞形常呈椭圆形，核偏于一侧，另一端胞质中有异常颗粒，这些颗粒有的粗大，可覆盖细胞核，有的较细。并且，胞质中常伴有 Auer 小体，有时甚至多如柴捆。

（4）异常的中性中幼粒细胞核浆发育显著不平衡，胞质呈橘黄色或偏碱，胞核有 1～2 个大核仁。

（5）异常中性晚幼粒细胞胞质中有中性粒细胞，可有空泡，核可有凹陷，在核凹陷处有一淡染区，更重要的是仍可见核仁。

（6）异常的嗜酸性粒细胞胞质中除有典型的嗜酸性颗粒外，还有大的不成熟嗜碱颗粒，并可存在不分叶的核。

（7）异常的幼稚单核细胞幼单细胞核扭曲或折叠，胞质呈灰蓝色，散在嗜天青颗粒。

（8）异常的原始巨核细胞细胞形态多样，胞体可非常小，伴致密的核染色质，也可有较大的胞体伴致密的网状核染色质及 1～3 个明显的核仁，胞质可见气泡。光镜下可有淋巴样小巨核细胞、单圆核巨核细胞、多圆核巨核细胞、大单圆核巨核细胞、多分叶巨核细胞等。

（9）异常的幼稚红细胞细胞巨幼样变，双核或多核。

（10）L$_1$型原始和幼淋巴细胞以小细胞（直径≤12 μm）为主。胞质较少，核型规则，核仁不清楚。

（11）L$_2$型原始和幼淋巴细胞以大细胞（直径＞12 μm）为主。胞质较多，核型不规则，常见凹陷或折叠，核仁明显。

（12）L$_3$型原始和幼淋巴细胞以大细胞为主，大小较一致，胞质较多，细胞内有明显空泡，胞质嗜碱性，染色深，核型较规则，核仁清楚。

3.细胞免疫表型检查

细胞免疫表型检查已成为现代白血病诊断中的重要手段之一，在急性白血病各亚型之间及其与相关疾病之间的鉴别诊断中具有重要的应用价值，对急性白血病的预后估计和治疗方案的选择也有一定的指导意义。目前常用的检测方法有流式细胞仪法和免疫组织化学染色法。前者检测速度快，检测的细胞多，并且当被测标本中白血病细胞比例高而开窗准确时，所得结果客观可靠，此外，还可以对同一细胞同时检测多种表型。后者在骨髓或血涂片上或未固定的病理切片上结合形态学观察白血病细胞的免疫组化染色情况，因此结果能直接反映白血病细胞的表型，应用于白血病细胞比例不高的标本检测较为适合，但与前者比较相对速度较慢，被测的细胞较少，并且具有主观性，对操作者的要求较高。一般认为阳性的标准是，20%或以上的白血病细胞表达被测抗原。根据白血病细胞免疫表型分析，可以确定急性白血病细胞来源的系列，各系列的相对特异的抗原标记分数越高表明特异性越强，反之亦然。

4.细胞和分子遗传学检查

随着染色体显带分析和荧光原位杂交（FISH）等细胞遗传学技术及聚合酶链反应（PCR）、Northern、Southern 及 Western 印迹等分子生物学技术的发展和应用，人们对急性白血病生物学有了更深入的认识。目前已发现，约 2/3 初治急性白血病患者有染色体异常，其中一些染色体异常的白血病具有独特的形态学、免疫表型和临床特征,AML-M$_3$是一个典型的例子。染色体异常可以导致一些癌基因的突变或放大及一些特征性的融合基因形成,这些基因及其编码的蛋白质的检测对白血病的诊断,残留病灶的监护、治疗,发病机制的研究和预后估计都具有重要的价值。染色体异常包括数量和结构的异常。染色体数量异常常预示白血病细胞克隆的演变,多见于疾病进展或复发时。在染色体异常的 AML 病例中,15%～20%为数量异常,除性染色体外,其他染色体的增多或减少往往不会独立存在,常伴有其他染色体的结构异常,常见的有＋8、－7、＋4、－5、＋19、－Y 等,此外还有报道＋9、＋21、＋22、＋13、＋11 和－X等。在 ALL 病例中,染色体数量的异常多表现为高二倍体,约占核型异常患者的 30%,伴有 50 或更多条染色体的儿童和成人 ALL 患者,预后一般较好,额外的染色体包括 X、21、6、18、14、10 和 4 等,低二倍体患者少于 10%,单一染色体非整倍体最少见,约占 4%,其中以＋21 较为常见,其次为＋6、＋8、＋18 和－20。

5.电镜检查

电镜检查可观察细胞的超微结构,从而解决一些常规方法难以解决的诊断问题,提高急性白血病形态学分类的准确性。多毛细胞白血病肿瘤细胞表面的细毛样胞质突出在光镜下不易看清楚,而用扫描电镜检查能看得很清楚。AML-M$_0$、AML-M$_5$、ALL 和 AML-M$_7$的原始细胞相互间的鉴别在光镜下有时可能很困难,而电镜细胞化学染色有助于明确诊断。目前有髓过氧化物酶(MPO)和血小板过氧化物酶(PPO)等电镜细胞化学染色。其优点是灵敏度高,特异性强,能揭示白血病细胞发生早期部分分化的特征。AML 的原始粒细胞对 MPO 呈强阳性反应,AML-M$_5$的原始细胞呈弱阳性反应,部分细胞阴性,ALL 和 AML-7 的原始细胞呈阴性。AML-M$_7$细胞对PPO 呈阳性反应,而 AMLM$_{1～6}$和 ALL 的原始细胞均阴性。

五、诊断与鉴别诊断

(一)诊断

1.诊断步骤

急性白血病患者起病急,大部分患者在初诊时或多或少地有出血、感染发热、贫血和骨关节疼痛等中的一种或以上症状和体征,如果同时存在肝、脾和/或淋巴结肿大,就更要疑及本病,此时,外周血常规检查是不可缺少的,若外周血常规异常包括三系细胞中的一系或以上的减少、白细胞计数明显升高和/或出现原始及幼稚细胞等,则必须进行骨髓细胞学检查以明确诊断,有时,即使外周血常规正常也要进行骨髓细胞学检查。少数患者以其他髓外浸润引起的症状如皮肤结节、颅内高压或胸腔积液等为主要表现而就诊,可行相应的有关检查如局部结节或肿块的穿刺细胞学检查或活检、脑脊液或胸腔液细胞学检查,若发现原始和/或幼稚红细胞,进一步进行骨髓细胞学检查以了解骨髓内情况。此外,极少数患者因体检发现外周血异常,进一步进行骨髓细胞学检查而诊断为急性白血病。总之,急性白血病患者起病方式多种多样,上述的各种症状、体征及外周血常规的改变是急性白血病患者较为常见的初诊时表现,但大多数患者表现为非特异性,当难以用其他常见原因或疾病解释时,为疑诊本病的重要线索,而明确诊断依赖于骨髓细胞学检查。当骨髓穿刺失败、骨髓增生低下尤其重度低下时,必须进行骨髓活检滚片染色检查及病理学检查以明确诊断。一旦急性白血病诊断明确,尚需分型诊断。现代的急性白血病分型诊断要求在 FAB 的形态学分型诊断基础上,深入了解各种亚型的免疫学表型、细胞遗传学和分子生物学的改变,因此,有条件的单位在对高度怀疑本病的患者抽取骨髓液或/外周血进行细胞形态学检查的同时,应进行白血病细胞的免疫表型分析、核型分析以及一些标志性的融合基因检查。对于难以分型诊断的病例有时需要送电镜检查加以区别。

2.诊断标准

从 1976 年起 FAB 协作组提出以骨髓和/或外周血原始细胞≥30％为急性白血病的诊断标准以后,国际上均统一采用此标准。在 2000 年 WHO 关于髓系肿瘤的分类中,将 AML 的诊断标准规定为原始细胞≥20％,而将原来 MDS 的 RAEB-T 型取消,理由是,研究表明原始细胞在20％～30％与≥30％患者的预后相似,因此,没有必要将两者区分开来。现将急性白血病的各种分型及其诊断标准简述如下。

(1)形态学分型诊断:我国学者参照 FAB 的分型标准略做修改,提出 ALL 和 AML 的形态学分型及其诊断标准。ALL 的诊断标准为骨髓和/或外周血原始＋幼稚淋巴细胞≥30％全部骨髓有核细胞,与 FAB 一样,形态学分型也分为 L_1、L_2、L_3 共三型,各型的诊断标准是,白血病细胞分别具备如前面“细胞形态学”中所述的 L_1、L_2、L_3 型淋巴母细胞的特征。AML 的形态学分型及其诊断标准,其中的原始细胞包括Ⅰ型和Ⅱ型原始细胞,原始和/或幼稚细胞比例均指占非红系细胞(NEC)的百分比。NEC 计数是指不包括浆细胞、淋巴细胞、组织嗜碱性粒细胞、巨噬细胞及所有有核红系细胞的骨髓有核细胞计数。

(2)免疫学分型诊断:急性白血病的免疫学分型一般分为两个阶段,首先,根据白血病细胞表达的系列相关抗原确定其系列来源,例如,以前对于形态学上呈原始细胞特征,且与 ALL-L_2 型细胞相似,细胞化学 POX 及 SB 染色＜3％细胞阳性的病例往往均诊断为 ALL,实际上,在应用免疫表型分析以后,现在已发现其中部分病例的白血病细胞的表型为髓系抗原 CD33 和/或 CD13 阳性,而淋系抗原阴性,如进行电镜细胞化学染色则 MPO 阳性,目前将这些病例诊断为急性髓细胞白血病微分化型,即 AML-M_0;然后,根据白血病细胞表达的各系列分化期相关的抗原进一步分型。许多学者提出了白血病细胞系列相关抗原的特异性积分方法,本文应用 Garand 等提出的积分方法,根据这一方法可将急性白血病分为四大免疫学类型,以供参考。根据白血病细胞表达的各系列分化期相关的抗原进一步分型仅见于 ALL 的免疫学分型诊断,也有多种分型诊断方法,目前国内大多数学者参照两大类七分法,先将 ALL 分为非 T-ALL 和 T-ALL 两大类,前者再分为 6 个亚型,后者尚可分为Ⅰ、Ⅱ、Ⅲ期。

(3)急性白血病的 WHO 分型:随着对急性白血病的深入认识,目前已经发现急性白血病 FAB 形态学分类的各亚型中除了个别类型的生物学特征具有均一性如 AML-M_3 外,大多数类型具有高度的异质性,尤其是在对治疗的反应性和预后等方面,即患同一亚型的急性白血病的不同个体对相同治疗方案的疗效反应不完全一致,预后也不一样。相反,具有相同的特殊细胞和分子遗传学异常的患者,其白血病细胞的形态、免疫表型和治疗反应性及预后较为一致,即使白血病细胞的形态和免疫表型等方面不一致,其预后也相似。鉴于上述认识,WHO 的最新分类将一些具有特殊细胞和分子遗传学改变的急性白血病重新归类,同时结合形态学和细胞免疫学将 AML 和 ALL。在 AML 的分类中 WHO 分类还特别将伴有多系病态造血或与治疗相关的急性白血病分别归类,而将其他无特殊细胞和分子遗传学异常的 AML 均归于“未特指型 AML”,并将这一类型基本上按 FAB 形态分型进一步分为多种亚型。WHO 将 ALL 分为 B 细胞性 ALL(B-ALL)、T 细胞性 ALL(T-ALL)和 Burkitt 细胞性白血病三大类,同时将 B-ALL 进一步分为四种细胞遗传学亚型。总之,WHO 分型强调,细胞和分子生物学的异常从根本上决定了急性白血病患者对治疗的反应性和预后,这样分型一方面有利于预后估计,更重要的是,能指导选择有效的治疗方案尤其分子靶的治疗,从而提高急性白血病的治愈率。

（二）鉴别诊断

1.粒细胞缺乏症

本病起病急,常表现为畏寒、高热、全身骨骼酸痛、咽峡溃疡、上呼吸道感染或肺炎甚至败血症等症状,外周血粒细胞严重减少,淋巴细胞比例相对增高,与一些急性白血病患者起病时的表现非常相似,但前者往往有服用解热镇痛药等明显的诱因,多无明显的贫血和出血的症状,外周血淋巴细胞绝对计数并不升高且形态正常,血红蛋白和血小板多在正常范围。而感染发热伴粒细胞明显减少的急性白血病患者一般无导致粒细胞减少的明显诱因,常或多或少地伴有出血和/或贫血的症状,因此两者一般不难鉴别。如果有胸骨压痛则更倾向于急性白血病的诊断,但明确地鉴别必须行骨髓细胞学检查。粒细胞缺乏症表现为粒系再生障碍或明显的成熟障碍,但形态正常,并且红、巨两系造血正常,而急性白血病常表现为骨髓增生显著或极度活跃,以大量的白血病细胞增生为主,正常三系造血均明显受抑制。值得注意的是,粒细胞缺乏症患者恢复早期的骨髓常规中早幼粒细胞或幼单核细胞和单核细胞可以明显升高,初一看与 AML-M_3 或 M_4 患者的骨髓常规相似,但 AML-M_3 患者的早幼粒细胞多有异常的嗜苯胺蓝颗粒或存在奥氏小体,借此可对两者作出鉴别,如果在形态学上难以鉴别,不能贸然诊断急性白血病而给予抗白血病治疗,可观察3～5 d,粒细胞缺乏者可见外周血粒细胞逐渐恢复,骨髓常规也逐渐恢复正常,同时病情日趋好转,而白血病患者的血常规、骨髓常规及病情则不会好转。此外,骨髓细胞和/或分子遗传学的检查也有助两者的鉴别。

2.原发性血小板减少性紫癜

少数急性白血病患者起病初期仅以皮肤黏膜出血和外周血血小板减少为突出表现,初诊时可被误诊为原发性血小板减少性紫癜,值得注意。如果仔细地体检,对于前者可能还会发现淋巴结、肝脾肿大或胸骨压痛等体征,然后进行骨髓细胞学检查即可作出明确的鉴别诊断。

3.急性再生障碍性贫血

起病急、感染发热、贫血、出血和外周血三系细胞进行性减少是急性再生障碍性贫血患者与一些急性白血病患者共同临床特点,初诊时两者容易混淆,如果发现淋巴结或肝脾肿大、胸骨压痛或外周血涂片有原始或幼稚细胞,则基本上排除了再障的诊断,大多数情况下借助骨髓细胞学检查即可对两者作出鉴别。但低增生性急性白血病与再障患者的骨穿标本均容易稀释,前者的骨髓涂片中也不易发现有白血病细胞,因此很容易误诊。此时,必须进行骨髓活检取材病理学检查或同时滚片染色检查以提高白血病细胞的检出率而对两者进行鉴别。有时,骨髓细胞遗传学检查能对两者作出明确的鉴别,因为急性白血病可有染色体的异常而再障一般没有染色体异常。

4.巨幼细胞性贫血

严重的巨幼细胞贫血和 AML-M_6 患者均可表现为外周血三系细胞减少,骨髓红系细胞明显增生,粒/红比例倒置,伴红细胞巨幼样变,有时两者容易混淆。但巨幼细胞贫血患者的红细胞呈典型巨幼红细胞的形态,大小较一致,且无或少有其他的病态造血,有核红细胞 PAS 反应阴性,原始或早期的幼稚细胞少见,对叶酸和维生素 B_{12} 治疗有效,而 AML-M_6 患者则相反。

5.类白血病反应

类白血病反应是指可以由多种原因引起外周血常规暂时性发生白血病样血液学改变的一类疾病,表现为外周血白细胞总数显著增高[$(50～100)×10^9$/L]或出现幼稚、原始细胞伴白细胞总数增高、正常或减少。根据升高的白细胞或出现的幼稚、原始细胞的系列来源不同,可以将类白血病反应分为多种临床类型,其中需与急性白血病相鉴别的有以下几种类型。①中性粒细胞型类白血病反应:此型为最常见的一种类白血病反应,一般白细胞计数显著升高(>50×10⁹/L),并伴有一定程度的核左移,常需与慢性髓细胞白血病鉴别。需与急性粒细胞白血病相鉴别的情况多见于播散性结核或其他严重感染等引起骨髓粒细胞储备缺乏,致外周血白细胞减少,并伴有不同程度的核左移,尤其在骨髓造血恢复时。②淋巴细胞型类白血病反应:此型需与慢性淋巴细胞白血病和急性淋巴细胞白血病相鉴别,需与后者相鉴别的情况最多见于传染性单核细胞增多症,骨髓和外周血中均可见到较高比例的淋巴母细胞和幼稚淋巴细胞。此外,肝炎、巨细胞病毒感染、流行性腮腺炎、先天性梅毒、结核以及某些药物过敏等也可出现 ALL 样类白血病反应。③单核细胞型类白血病反应:此型最常见于严重结核感染,其次为某些细菌的急性感染、急性溶血性贫血和多发性骨髓瘤等,需与 AML-M₄、M₅ 相鉴别。④红白血病型类白血病反应:此型最常见于严重的溶血性贫血,外周血出现幼稚的粒细胞和幼稚的红细胞,也见于骨髓转移癌和髓外造血等,需与 AML-M₆ 相鉴别。

类白血病反应与急性白血病之间的鉴别要点:①前者多有原发病及其一些特殊的临床表现,后者则无;②前者一般无贫血、出血和肝、脾淋巴结肿大,如果有,则明显可用原发病来解释,而后者常见;③前者的外周血常无血红蛋白和血小板减少,如果有也为轻度减少,除非为原发病所致如溶血性贫血,后者则常见,并呈进行性加剧;④虽然两者的外周血中均可出现原始、幼稚细胞,但前者的原始和幼稚细胞的比例多较低,更重要的是无形态异常,而后者则相反;⑤前者的骨髓常规虽然可见原始和幼稚细胞的比例增高,但一般<20%,且无形态异常,而后者骨髓中可见大量形态异常的原始和幼稚细胞,且可伴有明显的病态造血如 AML-M₆;⑥前者一般无染色体异常,而后者则常见染色体异常;⑦前者的血液学异常是暂时的,在祛除病因或治疗原发病后即可恢复正常且不会复发,而后者只有在抗白血病治疗后才有可能恢复正常,并且容易复发。

6.骨髓转移癌

本病临床上以进行性贫血,消瘦及逐渐加重的骨痛为特征,诊断时外周血血红蛋白常中至重度减低,多见网织红细胞升高和出现晚幼红细胞,部分患者可见破碎红细胞,白细胞多正常或明显升高伴中、晚幼粒细胞或原始细胞,血小板减少多见,因此,需与急性白血病鉴别。但本病患者的骨髓检查可发现瘤细胞呈成堆、片状和散在分布,以前者分布为多见,在涂片的起始部、边缘及尾部较易发现,不像白血病细胞多呈均匀分布。在病理上,骨髓转移癌以腺癌最多见,其次为未分化癌,鳞癌较少见,在多数情况下在形态学上与白血病细胞有明显的区别。值得注意的是,多见于儿童的神经母细胞瘤以及成人的小细胞肺癌和 Ewing 肉瘤发生骨髓转移时,骨髓中发现的瘤细胞在形态学上容易与急性淋巴细胞白血病细胞混淆,有时需免疫表型分析才能加以区分。此外,影像学检查一半以上骨髓转移癌患者可发现骨质破坏,常累及腰椎,其次为胸椎、肋骨、髂骨和股骨等,而急性白血病发生骨质破坏少见,有时借此也有助于两者的鉴别。

7.骨髓增生异常综合征(MDS)

本病临床上也常表现为贫血、感染和出血的症状和体征,外周血常规检查可发现一系或以上的红细胞减少伴病态造血,并可发现一定比例的原始和幼稚细胞,骨髓常规多表现为增生显著活跃,明显的病态造血,原始或幼稚细胞比例可升高,因此需与急性白血病尤其伴病态造血的急性白血病相鉴别。两者的鉴别要点:①MDS 起病和进展常比较缓慢,可为不知不觉,因此常在就诊前往往已有较长的一段病史,而急性白血病起病急进展迅速;②骨髓或和外周血原始和幼稚细胞的比例是鉴别两者的根本依据,FAB 的诊断标准规定:MDS 患者的骨髓或外周血原始和幼稚细胞的比例＜30％，急性白血病则≥30％，而 2000 年 WHO 诊断标准定为前者＜20％，后者≥20％，大多数情况下凭此很容易对两者加以区分，但是当骨髓增生低下或极度低下时，骨髓涂片中造红细胞稀少，原始和幼稚细胞往往不容易发现和精确计数，此时需详细观察全片而计算原、幼细胞比例，才能下结论，最好借助骨髓活检取得较多造血组织进行检查以鉴别两者；③MDS患者肝脾淋巴结肿大和其他髓外浸润的症状远较急性白血病患者的少见，也有助鉴别。

8.原发性骨髓纤维化

本病患者常有贫血、出血和感染等临床表现，外周血红细胞和血小板常减少，而白细胞总数则可高、低或正常并可伴原始和/或幼稚细胞，因此需与急性白血病鉴别。在多数情况下，前者起病和进展缓慢，脾脏肿大多显著常为巨脾，早期骨髓增生明显或显著活跃伴原始、幼稚细胞比例轻度升高，巨核细胞数明显增多，并且，骨髓病理显示或多或少程度地纤维化，而后者起病急，进展迅速，常为轻～中度脾肿大，骨髓原、幼细胞比例显著升高，巨核细胞常减少，骨髓纤维化少见，因此不难鉴别两者。初诊时即为晚期的骨髓纤维化患者常与急性白血病患者一样表现为各种骨髓造血功能衰竭的症状和体征，骨髓穿刺常为干抽或稀释，与伴有骨髓纤维化的急性白血病或低增生性急性白血病较难鉴别，此时常需骨髓活检组织滚片染色检查及病理检查，根据原始细胞比例是否达到急性白血病诊断标准加以鉴别，如果已达到急性白血病的诊断标准并且伴有纤维化，则究竟是骨髓纤维化转化为急性白血病还是初发的急性白血病伴骨髓纤维化，只能根据这次就诊以前是否有较长时间的贫血、反复出血或感染以及脾肿大等症状或体征加以区分。

9.恶性组织细胞病（MH）

部分急性白血病临床上以高热、出血、肝脾肿大和全红细胞减少起病，与 MH 的表现相似，但其中多数患者在外周血和骨髓中可发现形态典型的白血病细胞，与 MH 不难鉴别。仅少数急性单核细胞白血病或急性淋巴细胞白血病患者的白血病细胞在形态学上与恶性组织细胞不易鉴别，此时可根据 MH 骨髓常规中的肿瘤细胞形态、大小和成熟程度呈现多种不同特征，而白血病细胞相当一致、单调，并且骨髓中多无噬红细胞等加以鉴别。此外，尚可以通过免疫表型分析对急性淋巴细胞白血病和 MH 作出鉴别，后者 T 和 B 细胞相关抗原阴性，表达单核细胞/巨噬细胞抗原包括 CD11b、CD11c、CD13、CD14、CD15、CD68、MAC-387、α1-抗胰蛋白酶和 α1-抗胰凝乳蛋白酶等。

10.淋巴瘤

大多数情况下，淋巴瘤以局部或全身淋巴结肿大伴或不伴发热、贫血起病，出血少见，外周血和骨髓没有或仅有少量原始、幼稚细胞，由淋巴结活检病理检查而确诊，而急性白血病多数以同时存在贫血、感染或出血起病，外周血或骨髓存在大量原始、幼稚细胞为其突出的表现，因此两者不难鉴别。少数情况下，淋巴瘤患者起病时骨髓或外周血就有较多的淋巴母细胞，即所谓的淋巴肉瘤细胞白血病，常伴有一定程度骨髓造血功能不全的表现，与急性淋巴细胞白血病相似，国外学者认为当骨髓或外周血淋巴母细胞比例＞20％时，已没有必要区分两者。另一方面，少数淋巴瘤患者淋巴结肿大不明显，而以外周血或骨髓淋巴细胞增多伴或不伴脾肿大为主要表现，如脾边缘区淋巴瘤，有时需与急性淋巴细胞白血病相鉴别，前者起病较缓慢，增多的淋巴细胞在形态上偏成熟，凭此可与急性淋巴细胞白血病鉴别，但当这些淋巴细胞发生母细胞变时即淋巴瘤发生 Richter 综合征转化时，在形态学上难以鉴别，此时，可根据病程的长短并结合细胞免疫表型对两者加以区别。

11.慢性髓细胞白血病(CML)

大多数 CML 患者起病和进展缓慢,外周血白细胞增多并以中、晚幼粒细胞增多为主,脾肿大甚至巨脾为其突出的表现,与急性白血病不难鉴别。少数 CML 患者就诊时已处于急变期,与原发的急性白血病的鉴别需要详细地询问病史,例如是否存在较长时间的贫血、脾肿大等表现。此外,如发现外周血嗜碱性粒细胞明显升高,Ph 染色体或 BCR/ABL 融合基因阳性,则多数情况下支持诊断 CML 急变期。但值得注意,约 1/3 的 ALL 患者和少数 AML 患者 Ph 染色体也可呈阳性,可通过比较 BCR/ABL 转录本的大小加以区别。

六、治疗

多年以来大多数急性白血病的治疗一直以细胞毒化学药物的联合治疗为主,而我国首先应用于 AML-M_3,即急性早幼粒细胞白血病(APL)治疗的全反式维 A 酸(ATRA)和三氧化二砷(ATO)已被国际公认为成功治疗 APL 的主要药物,并且以上两药的成功应用为急性白血病和其他肿瘤的治疗分别开拓了诱导分化治疗和诱导凋亡治疗两种新的极有意义的治疗模式。此外,现代的急性白血病治疗方法尚有自身或同种异基因造血干细胞移植、免疫治疗、多药耐受(MDR)逆转的治疗以及基因靶向治疗等。急性白血病的治疗一般分为诱导缓解治疗和缓解后治疗两个阶段,诱导缓解治疗的目的是达到临床和血液学的完全缓解(CR),而缓解后的治疗原则是尽可能减少机体亚临床的白血病细胞负荷即微小残留病灶(MRD),理论上最好能使白血病细胞完全消失,达到真正的治愈。由于急性白血病高度的异质性,对于特定的个体要选择相应适宜的治疗方案,各种方法治疗时机的选择也非常重要。此外,对症支持治疗是急性白血病治疗不可缺少的组成部分。

(一)诱导缓解治疗

1.非 APL 的 AML 诱导缓解治疗

蒽环类药物[包括柔红霉素(DNR)、去甲氧柔红霉素(IDA)等、阿克拉霉素(Acla)、吡柔比星(THP)、合成的蒽二酮即米托蒽醌(MTN)和高三尖杉酯碱(HHT)等]与阿糖胞苷(Ara-C)联合是目前 APL 以外 AML 标准的诱导缓解治疗方案。其中 DNR 45 mg/(m^2 · d),静脉推注(IV),连用 3 d,加 Ara-C 100 mg/(m^2 · d),静脉滴注,连用 7 d,即"3+7"方案(DA),是经典的诱导缓解治疗方案,可使 50% 以上的患者达 CR。

化疗药物推荐剂量——标准剂量 Ara-c 100~200 mg/(m^2 · d)×7 d。IDA 8~12 mg/(m^2 · d)×3 d,DNR 45~90 mg/(m^2 · d)×3 d,Acla 20 mg/(m^2 · d)×7 d,HHT 2.0~2.5 mg/(m^2 · d)×7 d 或 4 mg/(m^2 · d)×3 d。临床工作中可以参照上述方案、药物剂量,根据患者情况调整。

2.APL 的诱导缓解治疗

蒽环类药物单用或标准的 DA 方案。1973—1988 年,以蒽环类药物为基础的细胞毒化疗方案治疗 APL 时,在适当控制凝血异常的前提下,CR 率可达 50%~80%,高于其他任何类型 AML 的 CR 率,无进展生存率(event free survival,EFS)也较其他类型 AML 的长。但是,即使在 CR 后给予巩固和维持治疗,APL 患者的中位 CR 持续时间也不会超过 1~2 年,仅 20%~45% 患者可获长期存活,其余患者均死于出血、复发或疾病难治。在支持治疗条件较差的医疗机构,APL 的疗效仍较其他类型 AML 为差。

单用 ATRA:自从 1987 年上海瑞金医院首次应用 ATRA 治疗 APL 患者获得成功以来,在国内外,单用 ATRA 45 mg/(m^2 · d)曾经成为初治 APL 患者常规的诱导缓解治疗方案,大多数文献报道,CR 率均在 80% 以上,早期因出血导致的病死率明显减少,无细胞毒药物引起的骨髓抑制等毒副作用,常见的不良反应有口唇及皮肤干燥、头痛、骨关节痛、肝功能受损和血脂升高。严重的不良反应包括维 A 酸综合征(RAS)和静脉血栓形成,RAS 又称白细胞增多综合征,因其常发生在白细胞明显或极度增高阶段。发生率在西方高达 25%~45%,国内和日本的发生率较低,多数在 7%~10%。RAS 的临床表现为发热、胸闷、呼吸困难、水肿、胸腔或心包积液、低血压,少数肾衰竭。故 RAS 是 ATRA 治疗 APL 过程中极为严重的并发症,若不及时发现和有效地处理,常可因呼吸窘迫、缺氧、呼吸功能衰竭而死亡。血栓形成的发生率很低,但如果发生在重要脏器,也可以是致死性的。近年来,我国的临床研究表明,小剂量 ATRA[25 mg/(m^2·d)]治疗 APL 可以达到与常规剂量相似的疗效,而常见的毒副作用明显减少。

ATRA+蒽环类药物该方案是目前 APL 诱导缓解治疗的标准方案。我国学者对于外周血白细胞没有明显升高的患者,常先用 ATRA 进行诱导分化治疗,在此过程中,约 2/3 患者发生高白细胞血症,对于这些患者加用常规剂量的蒽环类药物,其他 1/3 患者则不加任何细胞毒药物。对于伴高白细胞血症的初治 APL 患者,则同时应用 ATRA 和蒽环类药物进行治疗。这种治疗模式已使大多数 APL 患者达 CR,并且,似乎可以减少 RAS 的发生率。国外一组研究则表明,同时应用 ATRA 和蒽环类药物治疗 APL 的 CR 率比先用 ATRA 随后用蒽环类药物的 CR 率高,并且,前者早期病死率和复发率均较后者低,并且 3 年 OS 明显较后者高,因此认为同时应用 ATRA 和蒽环类药物是诱导缓解治疗 APL 的最佳方案。最近,国外有两个前瞻性随机研究比较了诱导缓解治疗中 ATRA 加或不加细胞毒药物与单用细胞毒药物的疗效,结果表明两组 CR 率无差别,但是 DFS 和 OS 在含 ATRA 组明显提高,70% 病例能获得 4 年无病生存,且复发率较低,提示在现代支持治疗条件下,与单用细胞毒药物的方案比较,ATRA 的介入并不能提高 CR 率,重要的是能明显减少复发率从而提高长期的生存率。

ATRA+ATO+蒽环类药物:国内已用该方案用于初治 APL 患者,CR 率达 90% 以上,并且与上述的诱导治疗方案比较时毒副作用没有增加。

3.ALL 的诱导缓解治疗

预治疗:Burkitt 淋巴瘤/白血病患者诊断后应进行预治疗,以防止肿瘤溶解综合征的发生。确诊 ALL(Ph 阴性或 Ph 阳性)的患者,若 WBC≥50×10^9/L,或者肝、脾、淋巴结肿大,则进行预治疗,以防止肿瘤溶解综合征的发生。预治疗方案:糖皮质激素(泼尼松、地塞米松等)口服或静脉给药,连续 3~5 d。可以和 CTX 联合应用,200 mg/(m^2·d),静脉滴注,连续 3~5 d。

诱导缓解:Burkitt 淋巴瘤/白血病的治疗 由于该类型患者细胞增殖速度快,建议采用短疗程、短间隔的治疗方案。如 MD Anderson 肿瘤中心(MDACC)的 Hyper-CVAD 方案[大剂量MTX(HD-MTX)+大剂量阿糖胞苷(HD-Ara-C)方案]、德国多中心成年人急性淋巴细胞白血病研究组(GMALL)方案(A、B 方案)。鉴于 CD20 单克隆抗体(利妥昔单抗)可以明显改善此类患者的预后,有条件的患者可联合 CD20 单克隆抗体治疗。

Ph 阴性 ALL(Ph-ALL)的治疗:至少应予 VCR 或长春地辛、蒽环/蒽醌类药物[如柔红霉素(DNR)、去甲氧柔红霉素(IDA)、阿霉素、米托蒽醌等]、糖皮质激素(泼尼松、地塞米松等)为基础的方案(VDP)诱导治疗。推荐采用 VDP 联合 CTX 和左旋门冬酰胺酶(L-Asp)组成的 VDCLP 方案,鼓励开展临床研究。诱导治疗中蒽环/蒽醌类药物可以连续应用(连续 2~3 d,第 1、3 周或仅第 1 周用药);也可以每周用药 1 次。参考剂量:DNR 30~60 mg/(m^2·d)、连用 2~3 d,IDA 8~12 mg/(m^2·d)、连用 2~3 d,米托蒽醌 6~10 mg/(m^2·d)、连用 2~3 d。单次应用 CTX 剂量超过 1 g 可给予美司钠解救。诱导治疗第14天复查骨髓,根据骨髓情况调整第3周的治疗。诱导治疗第(28±7)天判断疗效,未达 CR 的患者进入挽救治疗。

Ph 阳性 ALL(Ph⁺-ALL)的治疗:①非老年患者(年龄<55 岁)Ph⁺-ALL 的治疗:开始治疗和一般 Ph⁻-ALL 相同,建议予 VCR 或长春地辛、蒽环/蒽醌类药物、糖皮质激素为基础的方案(VDP)诱导治疗;鼓励进行临床研究。一旦融合基因或染色体核型/荧光原位杂交(FISH)证实为 Ph/BCR-ABL 阳性 ALL 则进入 Ph⁺-ALL 治疗序列,可以不再应用 LAsp。自第 8 天或第 15 天开始加用伊马替尼、达沙替尼等酪氨酸激酶抑制剂,伊马替尼用药剂量 $400\sim600$ mg/d,持续应用。若粒细胞缺乏(ANC$<0.2\times10^9$/L)持续时间超过 1 周、出现感染发热等并发症,可以暂停伊马替尼。建议于诱导化疗结束第(28±7)天复查骨髓和细胞遗传学(诊断时有异常者)、BCR-ABL 融合基因以判断疗效;②老年患者(年龄≥55 岁)Ph⁺-ALL 的治疗:可以在确诊后采用伊马替尼＋V(D)P 为基础的治疗。

(二)完全缓解后的治疗

1.非 APL 的 AML 完全缓解后的治疗

(1)强化巩固治疗:目前主张 CR 后治疗应该是强烈的巩固治疗。按遗传学预后危险度分组治疗。可采用多疗程的大剂量 Ara-c 化疗、$2\sim3$ 个疗程大剂量 Ara-c 化疗(可与蒽环/蒽醌类联合应用)后行造血干细胞移植、标准剂量化疗后行造血干细胞移植。

自身造血干细胞移植(Auto-HSCT):对于 65 岁以下的 CR 患者,在上述强化巩固治疗 3 个疗程后,可接受 Auto-HSCT 治疗,这样与单纯强化巩固治疗比较,稍可改善预后。

异基因造血干细胞移植(Allo-HSCT):对于 55 岁以下的 CR 患者,核型好的病例除外,在强化巩固治疗 $1\sim3$ 个疗程后均可考虑接受 Allo-HSCT 治疗,尤其对于核型差的患者,因为 Allo-HSCT 是目前可能治愈这类 AML 患者唯一的方法。但是,Allo-HSCT 具有较严重的并发症如移植物抗宿主病(GVHD)等,早期的病死率较高,并且费用昂贵,对于特定的个体,一定要慎重权衡各种利弊因素后再作决定。

(2)免疫治疗:几乎所有诱导缓解治疗后 CR 的患者都存在 MRD 而可能导致复发。因此,最大程度上减少或清除 MRD 是预防复发从而提高无病生存率或治愈率的根本手段。上述 CR 后的细胞毒药物治疗仍是目前减少 MRD 的主要方法。大量的临床资料显示,近年来随着支持治疗(包括自身干细胞的支持)的改善,巩固治疗的细胞毒药物强度的增加,确实能在一定程度上提高 DFS,推迟疾病的复发,但不能阻止复发,仅小部分患者可获长期生存,提示这种单一的非特异性细胞毒治疗方法已难以进一步地改善 AML 的预后。Allo-HSCT 虽是目前唯一可能治愈 AML 的方法,但是仅能使部分 AML 患者受益。重要的是,研究表明 Allo-HSCT 能够产生具有治疗作用的移植物抗白血病(GVL)效应,其机制是由细胞免疫介导的,可能涉及白血病特异的 T 细胞,NK 细胞或 T 细胞识别 HLA 和非 HLA 抗原差异性,后者包括供体和受体间的次要组织相容性抗原的差异。因此,许多研究已在努力寻找具有更大 GVL 效应而没有 GVHD 作用的方法用于 AML 的治疗。

2.APL 完全缓解后的治疗

APL 是 AML 中的一个特殊的类型,自从 ATRA 治疗本病以后,其预后有很大的改善,远较其他 AML 类型的好,但是 APL 的 CR 后最佳的治疗方案目前尚不清楚。可以肯定的是,CR 后继续单用 ATRA 维持,容易发生耐药,多数患者在短期内复发,一般不超过 $6\sim12$ 个月,强化巩固治疗是必须的。一般认为,与其他类型 AML 不一样,APL 在 CR 后仅需 3 个疗程强化巩固治疗即可,方案可选用标准剂量的 DA 或 HiD-Ara-C,以后用包括 ATRA 在内的多种药物交替维持治疗。这种治疗模式已使 50%～60% APL 患者达 5 年生存,因此,对于首次缓解的患者,不主张用更强烈的细胞毒药物组成的方案包括 Auto-HSCT 进行较长时间的巩固治疗。尽管 Allo-HSCT 可能治愈 APL,但由于其早期病死率高,也不适于首次 CR 的 APL 患者治疗。由于 APL 对细胞毒药物、ATRA、ATO 均有很好的治疗反应,并且它们的作用机制不同,因此,在 CR 后短期巩固治疗后,用细胞毒药物、ATRA、ATO 单药交替维持治疗。

3.ALL 的完全缓解后治疗

(1)Burkitt 淋巴瘤/白血病的治疗:采用短疗程、短间隔的治疗方案。治疗疗程应不少于 6 个,如 MD Anderson 肿瘤中心(MDACC)的 Hyper-CVAD 方案[HD-MTX＋大剂量阿糖胞苷(HD-Ara-C)方案]、德国多中心成年人急性淋巴细胞白血病研究组(GMALL)方案(A、B 方案)。鉴于 CD20 单克隆抗体(利妥昔单抗)可以明显改善此类患者的预后,有条件的患者可联合 CD20 单克隆抗体治疗。

治疗中应注意中枢神经系统白血病(CNSL)的预防和治疗,包括鞘注化疗药物和头颅放疗。

考虑预后不良的患者可进行造血干细胞移植,有合适供体者可以行异基因造血干细胞移植(Allo-HSCT),无供体者可以考虑自体造血干细胞移植(Auto-HSCT)。

Ph 阴性 ALL(Ph⁻-ALL)的治疗:达 CR 后应根据患者的危险度分组情况判断是否需要行 Allo-HSCT,需行 allo-HSCT 者积极寻找供体。

达到 CR 后应尽快进入缓解后(巩固强化)治疗:缓解后强烈的巩固治疗可提高疗效(尤其是高危组患者)。最常用的方案包括 6～8 个疗程的治疗:含大剂量 MTX、Ara-C、LAsp 的方案 2～4 个疗程,再诱导方案 1～2 个疗程。在整个治疗过程中应强调非骨髓抑制性药物(糖皮质激素、VCR、L-Asp 等)的应用。①一般应含有 HD-MTX 方案:MTX 1～3 g/m^2(T-ALL 可以用到 5 g/m^2)。应用 HD-MTX 时应争取进行血清 MTX 浓度监测,注意甲酰四氢叶酸钙的解救,解救至血清 MTX 浓度 0.1 $\mu mol/L$(至少应低于0.25 $\mu mol/L$)可停止解救。选择 Ara-C(标准剂量或大剂量)为基础的方案;②可继续应用含 L-Asp 的方案;③缓解后 6 个月左右参考诱导治疗方案再予诱导强化 1 次。

造血干细胞移植:有合适供体的患者(尤其是高危组患者、微小残留病监测持续阳性或 ＞10^{-4} 的标危组患者)建议行 Allo-HSCT 治疗。无合适供体的高危组患者(尤其是微小残留病持续阴性者)、标危组患者可以考虑在充分的巩固强化治疗后进行 Auto-HSCT。Auto-HSCT 后的患者应继续给予维持治疗。无移植条件的患者、持续属于低危组的患者可继续巩固强化治疗。

ALL 患者强调维持治疗。维持治疗的基本方案:6-巯基嘌呤(6-MP)60～100 $mg/(m^2 \cdot d)$,MTX 15～30 $mg/(m^2 \cdot d)$ 每周 1 次。

(2)Ph 阳性 ALL(Ph⁺-ALL)的治疗。①非老年患者(年龄＜55 岁)Ph⁺-ALL 的治疗:Ph⁺-ALL 的缓解后治疗原则上参考一般 ALL,但可以不再使用 L-Asp。伊马替尼应尽量持续应用至维持治疗结束。无条件应用伊马替尼的患者按一般 ALL 的治疗方案进行,维持治疗可以改为干扰素为基础的方案。有供体的患者可以在一定的巩固强化治疗后,尽早行 allo-HSCT;伊马替尼持续口服至 Allo-HSCT。Allo-HSCT 后应定期监测 BCR-ABL 融合基因表达,伊马替尼至少应用至 2 次融合基因检测结果为阴性。无供体、无条件或其他原因不能行 allo-HSCT 治疗者,继续接受巩固强化化疗和伊马替尼的联合治疗。分子学阴性的患者可选择 Auto-HSCT,Auto-

HSCT 后的患者可继续予伊马替尼(无条件者用干扰素)维持治疗。无条件应用伊马替尼者按计划化疗,化疗结束后给予干扰素为基础的维持治疗。维持治疗:有条件者采用伊马替尼维持治疗至 CR 后 2 年,可以联合 VCR、糖皮质激素。不能坚持伊马替尼治疗者,给予干扰素 300 万单位、隔天 1 次维持治疗,可以联合 VCR、糖皮质激素,缓解后至少治疗 2 年。②老年患者(年龄≥55 岁)Ph$^+$-ALL 的治疗:伊马替尼连续应用,V(D)P 方案间断应用;整个治疗周期至缓解后至少 2 年。

(三)难治和复发的治疗

一般认为,难治性急性白血病是指诱导缓解治疗 2 个或以上疗程不能达 CR 者。疾病复发可分为早期复发和晚期复发,前者指首次 CR 后 1 年内复发,后者指在 1 年后复发。这些患者的白血病细胞对细胞毒化疗药物皆有不同程度的原发或继发耐药甚至多药耐药,只有通过改变治疗策略如诱导分化或诱导凋亡或免疫攻击,寻找与已用过药物无交叉耐药的新药,多药耐药逆转,或在机体能耐受前提下尽可能加大细胞毒力度以克服耐药等手段,才有可能达到缓解或再次缓解。

1.非 APL 的 AML 治疗

大剂量强力化疗大剂量 Ara-C 单一或与其他未用过的药物联合治疗是难治或复发 AML 诱导缓解治疗较为常用的方法。大剂量 Ara-C 的用法:每次 3 g/m^2,持续静脉点滴,每 12 小时 1 次,连用 3~6 d。与之联用的药物可选择常规剂量的 VM26、IDA、MTX,或拓扑异构酶 I 抑制剂羟基喜树碱或拓扑特肯等。这些方案可使约 50% 难治或复发的患者达 CR,总的中位生存期约为半年,但 10%~20% 患者无病生存期达 4 年。本治疗方法仅适用于年龄<55 岁的患者。因为其毒副作用大,包括严重的骨髓抑制和髓外毒性,需强有力地对症支持治疗,费用大,且治疗相关的病死率较高,因此在选用之前必须与患者及其家属说明利弊关系。CR 后可选用小剂量 Ara-C 10 mg/m^2,每 12 小时 1 次,皮下注射,一直用至再次复发,本方案与不治疗组比较,可使更多病例的 2 次缓解期比首次缓解期长。对于 CR 后的患者,为达到治愈,Allo-HSCT 仍是目前唯一的选择,而 IL-2 的维持治疗和其他的免疫方法治疗将来可能会为这些患者带来新的生机,目前正在研究之中。

HSCT 在首次早期复发的 AML 患者实施 Allo-HSCT 或 Auto-HSCT 的效果较好,而在第 2 次缓解后进行则疗效反而较差。Auto-HSCT 能使 40% 左右的难治性和复发患者,包括一些对 HiD-Ara-C 耐药的病例达 CR,但缓解期短,复发率高。Allo-HSCT 的治疗能使未治疗的首次复发患者 5 年生存率达 20% 左右。

CAG 方案:其用法为 Ara-C 10 mg/m^2,每 12 小时 1 次,d1~d14,阿克拉霉素 14 mg/(m^2·d),静脉注射,d1~d14,G-CSF 200 μg/(m^2·d),皮下注射,d1~d14。本方案毒性小,影响生活质量程度小,适用于大多数复发和难治 AML 患者,也适用于初治 AML 老年患者。CAG 方案治疗这些患者的疗效可与大剂量强力化疗的相媲美,而毒副作用明显较轻,因此它是目前较为实用的治疗方案。

2.APL 的治疗

应用 ATRA 治疗初发 APL 的完全缓解率已接近 90%,其余对 ATRA 无效的病例用 ATO 也能达 CR,因此,对于初发 APL 除了早期因出血或脏器浸润而死亡的病例外,用 ATRA 和 ATO 治疗的 CR 率几乎达 100%,已不存在难治问题,若有难治初发病例,要重新检查这些病例是否真正为 APL,或者除了 PML/RARα 外,是否还存在其他细胞或分子遗传学改变。但是,

APL复发目前仍然很常见,这些病例的治疗如下。

ATRA原先用联合化疗达CR以后复发的患者用ATRA重新诱导治疗,85%～90%患者可达第2次CR。这些取得2次CR的患者若接着用强化巩固治疗和Auto-HSCT或Allo-HSCT,则仍能取得长期存活。但是,用ATRA取得CR的患者,一旦复发,尤其在停用ATRA后1年内复发的患者,再用ATRA诱导缓解治疗的疗效很差,有报道2次CR率仅为5.3%,若加用化疗CR率也只有20%。

ATO自我国首先发现ATO治疗APL有独特效果以后,目前0.15 mg/(kg·d)ATO静脉滴注已成为治疗复发APL患者的标准方法。一个多中心40例患者的研究资料表明,原先用化疗和/或ATRA取得CR后首次或多次复发的患者,甚至经过HSCT(Auto-或Allo-HSCT)治疗后复发的患者,用ATO再次诱导治疗后,总体上CR率达85%,至骨髓缓解的中位时间为35 d,至CR的中位时间为59 d。对29例CR患者进行了PML-RARα的追踪检查,结果表明,其中14例在诱导缓解治疗后转阴,11例在巩固治疗后转阴。18个月的总体生存率和无复发生存率分别为66%和56%。ATO治疗很少发生细胞毒化疗引起的严重恶心、呕吐和骨髓抑制等不良反应,常见的不良反应与ATRA的相似,包括皮疹、高甘油三酯血症、轻微的胃肠道反应、周围神经病变和低血钾症等,这些并发症均可经对症治疗而控制或自行缓解。25%患者在治疗过程中会发生维甲酸综合征样的并发症,经糖皮质激素及时治疗可得到控制。约69%患者发生QTc间期延长,可经补充镁和钾离子,保持血清镁和钾离子的浓度分别在1.8 mg/dL和4 mEq/L以上而纠正。此外,值得注意的是,部分患者在治疗过程中可发生血清肝酶的升高,一旦发现,若及时减量或暂时停药并给予辅肝治疗可以恢复正常,但若不及时处理,可以发生严重的肝功能损害甚至死亡。经ATO治疗取得2次缓解的患者,可接受HSCT治疗,无条件进行HSCT治疗者,可经强烈化疗巩固后用ATO维持治疗,5周为1个疗程,每个疗程用常规剂量ATO 25～28 d,每个疗程间间隙3～6周,一般认为至少维持4个疗程,何时停药目前尚无统一规定。

ALL的治疗:目前治疗难治或复发的ALL患者可有以下几种措施,但总体疗效欠佳。①联合化疗:原则上应用以前未用过的药物如VM26、AMSA、IDA以及拓扑异构酶Ⅰ的抑制剂如羟基喜树碱、Topotecan等,与其他药物如门冬酰胺酶和MTX联合应用,但CR率仅约30%;中、大剂量MTX或Ara-C单用或与其他药物联合也仅约50%患者得到缓解。这些化疗即使取得CR,平均缓解时间也不超过6个月,1年和5年的生存率仅为24%和3%。②Allo-HSCT:是目前唯一能够使这些患者长期生存或治愈的方法,国际骨髓移植登记处的资料显示,成人难治ALL和处于CR2患者移植后4年生存率分别为23%和22%。但复发的ALL患者仅30%～40%可获得第2次缓解,因此,Allo-HSCT治疗的开展受到限制,仅少数患者受益。③免疫治疗:如单克隆抗体Campath-1H等。初步临床研究的疗效并不满意。

(四)对症和支持治疗

1.输注红细胞悬液

为了减轻贫血,输血应减少至最低限度,因而需严格掌握输血指征,其适应证是血红蛋白在60 g/L以下,且有组织缺氧症状者。原则上只要达到不发生缺氧症状,输血即应适可而止。长期多次输血者要注意同种免疫引起的输血反应,血液传播的传染性疾病的发生,如病毒性肝炎和巨细胞病毒感染等,以及血色病的发生。值得注意的是,对于高白细胞血症尤其白细胞计数>100×10⁹/L者,尽管严重贫血,输注红细胞悬液也应暂缓,应该在控制高白细胞血症以后输注,不然,会加剧或诱发肺部浸润、脑梗死或出血等严重并发症甚至在短期内导致死亡。

2.止血

急性白血病出血的主要原因是严重的血小板减少,因此,最有效的方法是输注同种血小板悬液,其适应证是血小板计数在$(10\sim20)\times10^9/L$以下和/或严重出血者,特别是有内脏出血时。部分患者尤其 APL 可伴凝血常规异常而存在严重出血或 DIC,常表现为皮肤大片瘀斑、血肿、静脉或皮肤穿刺部位延缓性渗血不止及内脏出血。若无 DIC 依据,应及时补充凝血因子如新鲜或冰冻血浆、人凝血酶原复合物(PPSB)、纤维蛋白原或Ⅷ因子等,对于原发纤溶亢进的患者尚可应用抗纤溶药。如果存在 DIC,则尽早给予小剂量肝素治疗,同时补充抗凝血酶Ⅲ(常用新鲜血浆替代)和凝血因子,抗纤溶药要慎用。

3.抗感染

对没有明显感染或发热的患者,一般认为不应采用抗生素作为预防感染的措施,以减少二重感染的机会,而无菌隔离治疗护理是关键,对于严重粒细胞缺乏的患者,最好住入无菌病房,实行全环境保护。患者一旦发生感染或无明显感染灶而发热在 38 ℃以上,应及时给予积极的经验性抗生素治疗。在此同时,应做好血培养等病原微生物监测。原则上选用广谱抗生素,剂量要足,当抗细菌感染治疗 1 周以上无显效时,要考虑加用抗真菌和/或抗病毒的药物。

4.中枢神经系统白血病(CNSL)的预防和治疗

业已证明 ALL 患者容易在完全缓解后发生 CNS 复发,因此一直以来 CNSL 的预防性治疗已成为 ALL 治疗的一个重要的组成部分。AML 中的 M_4、M_5 也被认为容易发生 CNS 浸润,故大多数学者认为给予预防性治疗是必要的。此外,现代的 APL 治疗已使较多患者获得长期生存,随之而来,CNS 白血病复发的 APL 患者越来越多,因此,不少学者已主张对 APL 患者也应该进行 CNSL 的预防性治疗。常用预防 CNSL 的方法是鞘内注射 MTX 和/或 Ara-C,MTX 的剂量为每次 $8\sim12$ mg/m^2,Aara-C 为每次$30\sim50$ mg/m^2,一般在首次 CR 后即开始,每周 $1\sim2$ 次,连续 $4\sim6$ 次,以后每月 1 次,至少维持 1 年。

一旦确诊为 CNSL,应立即进行 CNSL 的治疗。常用的方法是,鞘内注射 MTX 或和 Ara-C(剂量同预防的方法),至少每周 2 次,甚至可以每天或隔天 1 次,至 CNS 症状和脑脊液检查改善后,适当延长鞘内注射的间隔时间,直至临床症状消失和脑脊液检查正常。以后仍需每月鞘内注射 1 次作维持治疗。对于颅内有明显肿块占位的 CNSL 患者,单用鞘内注射化疗药物往往不能完全奏效,还需借助局部放疗。

5.其他对症支持治疗

别嘌呤醇 $0.1\sim0.2$ g 口服,每天 3 次,化疗前和化疗中的水化、碱化对于高白细胞血症患者是必需的,以防止高尿酸血症和急性肾衰竭等并发症。此外,维持水、电解质平衡和提供足够营养也是治疗成功的必需条件。

(五)预后与注意点

用蒽环类抗生素和阿糖胞苷治疗非 APL 的 AML 患者的 CR 率为 $50\%\sim75\%$,ATRA 和 ATO 治疗 APL 患者的 CR 率已接近 90%。但是在 CR 的患者中,长期无病生存(DFS)率仅为 $20\%\sim30\%$,大部分 AML 患者仍然死于疾病的复发。AML 的几个宿主或疾病相关的因素具有重要的预后意义,年龄在60 岁以上、原先存在 MDS、白细胞数升高、差的核型和表达 MDR 表型均提示预后差。诊断时的核型是最重要的独立预后因素之一,并能区别 3 组预后不同的 AM。①预后好:t(15;17)、t(8;21)、inv(16);②预后中等:正常核型、+8、11q23、del(7q)、del(9q)、+22,其他数目异常;③预后差:复杂核型、-7、-5、del(5q)、abn(3q)。此外,近年来支持治疗的改善、缓解后治疗强度增加和造血干细胞移植等已使 AML 患者的预后有了相当程度的改善,但总体上 AML 目前的疗效并不令人满意,新药的研制和成功治疗策略的摸索势在必行。

ALL 的自然病程较短,平均病程 2～3 个月。近 10 多年来,由于应用联合化疗与积极防治 CNSL,使生存期明显延长,特别是患儿。儿童 ALL 首次 CR 率高达 90％以上,5 年生存率达 50％以上。而成人 ALL 首次 CR 率为 60％～80％,5 年生存率仅为 20％左右。影响 ALL 的预后因素有年龄、初诊时白细胞计数、细胞形态、免疫表型、核型、脏器浸润及 CNSL 等。年龄为 3～7 岁的 ALL 患者预后较好,而其他年龄组的患者预后均较差,以年龄＜1 岁和＞50 岁的患者预后最差。与 AML 一样,诊断时的核型是最重要的独立预后因素之一,高倍体、$6q^-$、t(8;21)提示预后好,而 t(9;22)、t(8;14)、t(4;11)和 $14q^+$ 等提示预后差。

(梁 霄)

第二节 慢性粒细胞白血病

慢性粒细胞白血病(慢粒)是一种恶性克隆增殖性疾病,临床前期可以长达 6 年,一旦进入临床期病程进展加快。大量临床研究表明,在慢粒慢性期、加速期和急变期的中位时间分别为 3.5～4 年、1 年和 3～6 个月,慢粒占全部白血病的 20％～35％,国内慢性白血病 90％为慢粒。

一、病因和发病机制

接触苯和放射线是慢粒较明确的致病因素。日本广岛和长崎原子弹爆炸后幸存者、英国强直性脊柱炎及宫颈癌接受放疗后的患者中,慢粒的发病率明显高于正常人群。慢粒患者中 HLA-Cw3、Cw4 出现的频率较正常人高,提示它们可能是慢粒的易患标志。

90％以上的慢粒患者中可发现有 Ph 染色体,9 号染色体上原癌基因 *c-abl* 的片段与 22 号染色体上的断裂点簇集区 *bcr* 发生易位融合,转录成一段 8 kb 的融合 mRNA,编码生成融合蛋白 p210,具有很强的酪氨酸蛋白激酶活性。现在已成功抑制 p210 表达的药物,有望通过此类药物控制慢粒的发病,达到根治的目的。

二、临床表现

起病缓慢,早期症状多与肿瘤负荷增高和贫血有关,如疲倦、乏力、食欲缺乏、多汗和体重减轻,许多患者可因脾大或白细胞增多在定期体检中发现而确诊。

(一)脾大

就诊时约 90％患者有脾大,脾下缘可平脐,质韧无压痛,患者常感上腹部饱胀不适,少数患者因发生脾梗死或脾周围炎而出现显著左上腹和左肩部疼痛,可有局部压痛和摩擦音,脾破裂罕见。15％～20％患者有肝大,程度较轻,淋巴结肿大较少见,但可作为早期急变的首发症状。

(二)发热、贫血和出血

高代谢可出现低热、消瘦和出汗,疾病早期甚少有感染、明显的贫血及出血多在急变期才出现。

（三）白细胞淤滞综合征

较少见，当白细胞计数增高至$100\times10^9/L$以上时，由于白细胞淤滞可出现循环受阻，在儿童慢粒中多见。可出现呼吸困难、发绀、脏器梗死、眼底静脉扩张、视神经盘水肿、眼底出血、阴茎异常勃起、神志改变，甚至中枢神经系统出血等表现。

（四）其他

胸骨压痛较常见，多在胸骨下段。细胞破坏、血尿酸升高引起痛风性关节炎-嗜碱性粒细胞增多，组胺释放出现荨麻疹、皮肤瘙痒以及消化性溃疡。皮肤浸润较少见，可出现紫色结节状突起，多累及躯干、四肢和脸部等。

三、诊断与鉴别诊断

（1）根据临床表现、血常规、骨髓常规特征以及 Ph 染色体检查和 *bcr/abl* 融合基因检测，诊断并不困难。

（2）鉴别诊断包括以下几类。①类白血病反应：多发生在严重感染、肿瘤或炎症性疾病基础上，无 Ph 染色体和 *bcr/abl* 融合基因，外周血中以中性杆状核居多，可有少量晚幼粒细胞，原始及早幼粒细胞罕见，中性粒细胞 NAP 积分升高或正常。②其他骨髓增殖性疾病：慢粒可合并骨髓纤维化、也可同时有血小板和红细胞增多。慢性粒单细胞白血病和原发性骨髓纤维化鉴别：该类疾病白细胞增多不如慢粒显著，随访一定时间无明显变化，无 Ph 染色体检查和 *bcr/abl* 融合基因，且有相应病变的表现。③慢粒有贫血及脾大时需与肝硬化、血吸虫病、淋巴瘤等鉴别，发生脾梗死及脾周围炎时应与急腹症相鉴别。

四、临床分期

根据我国第二届全国白血病会议制订的分期标准，慢粒可分为 3 期。

（一）慢性期

（1）无症状或有低热、乏力、多汗、体重减轻等症状。

（2）白细胞数增高，主要为中性中、晚幼和杆状核粒细胞。原始粒细胞（Ⅰ型＋Ⅱ型）低于10%，嗜酸性粒细胞和嗜碱性粒细胞增多，可有少量有核红细胞。

（3）骨髓增生明显至极度活跃，以粒系增生为主，中、晚幼粒细胞和杆状粒细胞增多，原始粒细胞（Ⅰ型＋Ⅱ型）低于10%。

（4）有 Ph 染色体。

（5）CFU-GM 培养集落和集簇较正常明显增加。

（二）加速期

具备下列中两项者可考虑本期：①不明原因的发热、贫血、出血加重和/或骨骼疼痛；②脾脏进行性增大；③非药物引起的血小板进行性降低或增高；④原始细胞（Ⅰ型＋Ⅱ型）在外周血或骨髓中超过 10%；⑤外周血嗜碱性粒细胞超过 20%；⑥骨髓中有显著的胶原纤维增生；⑦出现 Ph 以外的其他染色体异常；⑧对传统的抗慢粒药物无效；⑨CFU-GM 增生和分化缺陷，集簇增多，集簇条落比值增高。20%～25%的患者无明显加速期阶段而直接进入急变期，加速期可持续半年至一年半最后进入急变期。

（三）急变期

具有下列之一者可诊断为本期：①原始粒细胞（Ⅰ型＋Ⅱ型）或原始淋巴细胞—幼淋巴细胞

或原始单核细胞＋幼稚单核细胞在外周血或骨髓中超过20％；②外周血中原始粒细胞加早幼粒细胞超过30％；③骨髓中原始粒细胞加早幼粒细胞超过50％；④骨髓外原始细胞浸润。此期临床症状、体征比加速期更恶化，CFU-GM培养呈小簇生长或不生长。

慢粒急变通常为急粒变或急粒单变，约10％患者可出现红白血病变，偶见巨核细胞变、早幼粒细胞或嗜碱粒变，1/3患者可急淋变，一旦急变后，多在3～6个月死于各种并发症。

五、治疗

(一)慢性期治疗

目的是促进正常干细胞生长和抑制白血病克隆增殖。

1.化学药物

(1)羟基脲(HU)：是细胞周期特异性DNA合成抑制剂，毒性低，可延缓疾病进程。开始剂量1～6 g/d，随白细胞数量的变化调整剂量，维持量每天0.5～1 g。由于HU具有同时降低白细胞和血小板的功能，而且起效快、作用时间短、诱发急变率低，目前认为是治疗慢粒的首选药物。单用本药不能清除Ph阳性细胞，可使红细胞产生巨幼样改变。

(2)白消安(马利兰,BUS)：是一种口服烷化剂。常用剂量4～6 mg/d，一般服药后10～14 d白细胞数开始下降，白细胞数低于20×10^9/L时即应减量，停药后作用仍可持续2周。长期应用可引起皮肤色素沉着、肺间质纤维化、停经、睾丸萎缩等。口服白消安的骨髓抑制时间长，不能抑制Ph细胞克隆，甚至有促使急变作用，所以目前临床已较少应用。

(3)靛玉红：是我国从中药青黛中提取的治疗慢粒药物，剂量200 mg/d，甲异靛为其衍生物。可作为二线药物。

(4)其他药物：高三尖杉酯碱、Ara-c、6-MP、6-TG、苯丁酸氮芥、CTX等都可使慢粒获得一定程度缓解：以Ara-c为主的多药联合化疗，可以迅速改变血液学表现，甚至可以一过性抑制Ph细胞克隆，但总生存期延长不明显。

2.干扰素

α-干扰素400万～500万 U/m²，每天皮下或肌内注射1次，可使60％～70％的慢性期患者获得血液学缓解，40％患者Ph染色体阳性率下降。研究表明，α-干扰素联用羟基脲，血液学缓解率明显高于单用羟基脲者。此外，对于移植后复发的患者也可应用干扰素治疗，分子水平复发者比血液学复发者有效。使用干扰素早期有头痛、肌肉酸痛等流感样症状，延迟反应包括重要脏器功能受损、免疫性贫血、血小板计数减少和甲状腺功能减退等。对于白细胞明显增高者，最初可联用羟基脲或白细胞单采治疗，白细胞降至正常水平后再用干扰素治疗效果较好。

3.放疗

脾区照射，可用于化疗耐药、脾极度增大患者。若有骨骼、软组织浸润，也可采用局部放疗。

4.脾切除

适用于给患者带来痛苦的巨脾或有脾功能亢进者，以提高输注血小板的疗效。术后可能并发感染，栓塞或出血，甚至死亡。

5.骨髓移植

同种异基因骨髓或外周血造血干细胞移植是迄今最有希望治愈慢粒的疗法，3年生存率为50％～60％，复发率约为20％。如果患者年龄在40岁以下且有HLA相配供者时，应首先考虑移植治疗，最好在发病后一年内进行；移植后复发的病例可再次输入供者的淋巴细胞，诱导移植物抗白血病反应(GVL)的产生而取得再次缓解。严重的 GVHD 和感染是移植失败的主要原因、自身外周血干细胞或骨髓移植可延长患者的生存期,但易复发,移植物体外净化问题尚待解决。

6.白细胞单采

适用于白细胞计数过高(>100×10⁹/L)或妊娠者,可缓解症状、减少化疗杀伤的白血病细胞数从而减少尿酸生成,但持续时间短、费用高。

7.辅助治疗

在慢粒初发或复发时为防止高尿酸血症引起尿酸性肾病,可服用别嘌呤醇 300 mg/d,补充水分和利尿。

8.基因靶向治疗

酪氨酸激酶抑制药伊马替尼(格列卫)是近年来开发的基因靶向治疗药物。2001 年 5 月,美国食品与药品管理局批准用于临床;2002 年底美国国家肿瘤综合防治网络将其列为治疗慢粒的一线用药。二期临床研究结果显示,单用伊马替尼 400~800 mg/d 治疗。α-干扰素耐药的慢粒慢性期患者,完全缓解率为 88%,初治患者为 98%,治疗 3 个月时的主要细胞遗传学反应分别为 60% 和 76%;慢粒加速期患者的主要细胞遗传学反应为 21%,治疗慢粒急变期为 7%~13.8%,骨髓原始早幼细胞期为 6%~15%,返回到慢性期者为 22%~39.5%,总计血液学有效率为 46%~60.3%,主要细胞遗传学反应 5%~15%。结果与 MD Anderson 中心研究结果相似。体外实验表明,伊马替尼与传统的化疗药物几乎都有协同作用,但目前进入临床Ⅱ期试验的只有伊马替尼与 α-干扰素或阿糖胞苷联合。伊马替尼治疗 6 个月时未达到血液学完全缓解或 Ph 染色体阳性细胞>65%者视为治疗失败。

伊马替尼治疗的不良反应在慢粒的不同阶段无显著性差别,主要表现为恶心、呕吐、局限性水肿、肌肉痉挛、腹泻、腹痛、皮炎、头痛、四肢关节痛及体重增加,以上不良反应大都能够耐受,极少需要对症治疗,重度的粒细胞、血小板计数减少和贫血,在慢粒急变期和加速期患者中发生率较高。不良反应与剂量相关,因此治疗应从一般剂量开始,逐渐增加到最大的耐受量。

(二)加速期和急变期治疗

慢粒一旦进入加速期或急变期应按急性白血病治疗,但缓解率低。化疗方案根据细胞类型而定,急非淋变时可选用急性非淋巴细胞白血病的联合化疗方案,如中剂量 Ara-c 加米托蒽醌、去甲氧柔红霉素或依托泊苷(Vp-16)治疗;急淋变时按照急性淋巴细胞白血病的治疗方案。在加速期行骨髓移植仍有 15%~25%患者可长期无病生存,但急变期时的骨髓移植疗效很差。慢性期采集自体骨髓冷冻保存,一旦患者进入加速期或急变期,通过自体骨髓移植可使患者重新回至慢性期,但持续时间很短。

六、预后

慢粒预后较差,中数生存期 39~47 个月,5 年存活率为 25%~35%。发病时外周血中白细胞和血小板计数、原幼细胞比例、肝脾大小和嗜酸性及嗜碱性细胞计数和预后有关。

(梁 霄)

第十七章

骨科肿瘤的综合治疗

第一节 骨 肉 瘤

骨肉瘤是指成骨间叶细胞产生的原发恶性骨或软组织肿瘤。其特征为增殖的肿瘤细胞直接形成骨或骨样组织。

多数原发性骨肉瘤呈典型骨肉瘤表现，但有一些原发性骨肉瘤亚型，各有其诊断和治疗特性，与典型的骨肉瘤有所区别。虽然骨肉瘤亚型分型是从不同角度出发，如肿瘤发生的部位、恶性程度、组织学形态、原发或继发等，但识别骨肉瘤的亚型对临床正确的诊断和恰当的治疗非常重要。除典型的骨肉瘤外，将对毛细血管扩张型骨肉瘤、小细胞骨肉瘤、低度恶性中心型骨肉瘤、骨旁骨肉瘤、骨膜骨肉瘤等进行叙述。由于软组织骨肉瘤在临床表现及治疗等方面与典型骨肉瘤非常相似，所以也列入此节。

一、经典型骨肉瘤

(一)概述

经典型骨肉瘤即为通常所指的骨肉瘤。骨肉瘤是最常见的骨原发恶性肿瘤，就肿瘤的整体而言，骨肉瘤仍是不太常见的肿瘤。在人类的恶性肿瘤中，其发生率仅约占0.2％，占原发骨肿瘤的11.7％，每年每百万人中有2～3例。经典型骨肉瘤好发于男性，男女比例为(1.5～2)∶1。75％病例在10～30岁发病。少数见于10岁前及30岁之后。好发部位为股骨远端和胫骨近端(＞75％)；其次为肱骨近端。这3个部位发病比率为4∶2∶1。约3/4的骨肉瘤出现在膝或肩，其次为股骨近端、股骨干和骨盆，其他部位还包括腓骨近端、胫骨骨干及其远端。骨肉瘤较少发生于脊柱、肩胛骨、锁骨、肋骨、胸骨、肱骨远侧、前臂骨和跗骨。骨肉瘤在长骨的好发部位为干骺端。有时为多中心发病。

骨肉瘤的病程短而进展快，可以出现局部跳跃灶，有时肿瘤甚至可在数天内明显增大膨出。这种迅猛的生长在大多病例中是因肿瘤出血所致。然而，也有缓慢生长的骨肉瘤，有时症状隐匿可达1年以上，这些缓慢的骨肉瘤多以硬化成骨为主。骨肉瘤最常经血行转移至肺，继发性的和终末期的骨肉瘤可转移至骨，而在发生骨转移时，往往已经发生肺部转移。肿瘤除多向肺或骨转移外，转移到内脏的很少。局部区域性淋巴结转移罕见。90％的病例为ⅡB期肿瘤，另有5％为

ⅡA 期肿瘤,5％为Ⅲ期肿瘤。

(二)临床表现

在起病初期无典型症状,仅有围绕膝关节的疼痛,呈中等程度并间歇发作,活动后加剧。由于患者多处于青少年时期,健康状况一般良好,且经常参加体育活动,疼痛常被归咎于创伤,或被解释为风湿性病变而行抗风湿治疗。在本病初期很少考虑到有进行影像学检查的必要。

在数周内,疼痛可渐加剧,并持续发作。局部可在早期出现肿胀,肿胀常可迅速地加重,也可相对缓慢地加重。由于肿瘤本身血运丰富,致局部皮温增高,局部触痛明显。在病变进展更快时,肿瘤附近的关节功能障碍,并呈现软组织浸润发红、水肿及明显的浅表静脉网状怒张现象。少数病例在其疼痛部位出现骨质溶解,当其进展迅猛时,可并发病理性骨折,但较少见。少数情况下,当累及骨骺时,关节腔内可有渗出。局部淋巴结并不增大和增多,但在肿瘤进展显著时,常可发生淋巴结炎,偶有淋巴结转移。

在诊断时,患者的一般情况通常良好。当患者开始出现体重下降和贫血现象时,一般早已出现肺转移或已开始转移。从首发症状到治疗的时间,一般少于 6 个月。少数患者可达 1 年以上。

(三)影像学检查

1.X 线

X 线表现为侵袭性、破坏性和渗透性病损,能产生骨或骨样组织。侵袭和破坏区的特征为 X 线透亮,分界不清楚,很快会破坏皮质骨而进入软组织,但较少会跨越骨骺板和骨骺及进入关节腔(图 17-1)。在皮质骨穿透区,可见反映骨的 Codman 三角,而病损边缘一般无反应骨。病变的其他部位不完全矿化,有不定形的非应力方向的瘤骨。当新生骨与长骨纵轴呈直角时,呈"日光放射线"状,以前曾被认定是骨肉瘤的独特表现。后发现在其他一些恶性肿瘤也可有此表现,因此"日光放射线"并不是骨肉瘤的特有表现。

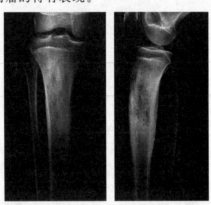

图 17-1 右胫骨近端正侧位 X 线片显示右胫骨近端干骺端骨肉瘤

若 X 线的主要表现为不透过放射线的影像,这种病损称为成骨性骨肉瘤;若以 X 线透亮为主,则称为溶骨性骨肉瘤;若这两种 X 线影像均存在,则称为混合性骨肉瘤。但这三者的临床进程或预后并无明显差异。

2.CT

CT 扫描可提供更丰富的影像信息。CT 在明确髓内和软组织肿块范围时较 X 线片敏感,在髓腔内 CT 值的增高一般提示已有肿瘤的浸润,并能及早发现髓腔内跳跃灶(图 17-2)。CT 对骨肉瘤的瘤骨显示优于 X 线片和 MRI 检查,这是由于瘤骨周边部分的骨化弱于中央部分,CT 扫描可敏感地分辨较弱成骨的周边部分,MRI 常不易区分信号相近的弱成骨区和未成骨区。胸部 CT 扫描是确认有无肺转移灶的最好方法。

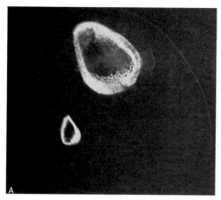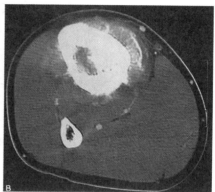

图 17-2 右胫骨近端骨肉瘤的轴位 CT 表现

A.骨窗;B.软组织增强窗

3.MRI

MRI 检查能够很好地显示肿瘤的髓内范围、跳跃灶、软组织肿块范围及是否侵及骨骺或关节,T_1 加权像为低信号,T_2 加权像的信号较 T_1 时强,但比脂肪、液体信号弱(图 17-3)。

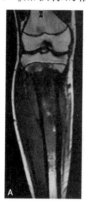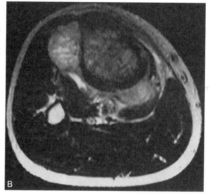

图 17-3 右胫骨近端骨肉瘤的 MRI 表现

A.冠状位 T_1 加权像;B.轴位 T_2 加权像

4.放射性核素骨扫描

放射性核素骨扫描可显示病变的骨代谢的强弱,肿瘤性成骨有很强的摄取核素能力,表现为病灶范围内的核素浓集,如有其他骨转移灶及跳跃病灶存在,能很清楚地显示。此外,化疗前后全身骨扫描检查的对比分析,可以清楚显示病变在化疗前后的发展和变化(图 17-4)。

5.血管造影

血管造影能显示出病变内血供的情况及软组织部分边缘的反应性新生血管区,可显示反应区内早期的动脉扩张。血管造影虽不能显示其特异性组织发生,但可以表明其高血运状态。

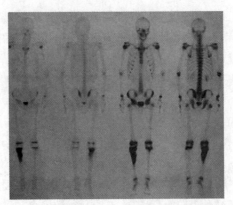

图 17-4　全身骨扫描显示右胫骨近端异常放射性浓集

(四)病理表现

大体标本上,肿瘤的外观表现不一,取决于肿瘤发生的部位、肿瘤骨形成的多少、原有骨质破坏以及出血、坏死灶的范围等。剖面上瘤组织底色为灰红色,黄白色明显处提示为肿瘤骨质形成的部位,半透明区为形成软骨的部位,灰黄色为坏死灶,暗红色为出血区。同一瘤体内这几种不同颜色混合,构成肉眼上多彩状特点,往往某一成分为主时则以某一种颜色为主要表现。以成骨为主的骨肉瘤称为成骨性骨肉瘤,而以溶骨为主、原有骨组织被大量破坏且出血坏死较多的骨肉瘤称为溶骨性骨肉瘤,更多见的是上述两种表现常见于同一瘤体的不同部分。肿瘤骨质可如象牙样坚硬,瘤骨丰富的部位质地较硬实,瘤骨稀少部位则质软如鱼肉样或具沙砾感。长骨骨肉瘤多位于干骺端,侵及骨髓腔及向一侧或四周骨质浸润,可于一处或多处穿透骨皮质,将骨膜掀起,或向周围软组织生长形成结节状或梭形包块。所产生的骨质,可有骨皮质表层向外伸展,形成数条放射状排列的骨质条索,与骨干纵轴垂直或斜形,形成"日光放射线"。在被骨组织掀起的骨膜下,常有大量的骨组织增殖,形成 Codman 三角。当肿瘤进一步扩展时,该三角因边界不清而消失。生长迅速的骨肉瘤,一方面向髓腔及骨皮质扩展,侵及骨膜及软组织;另一方面可向骨骺蔓延,当骨骺遭受破坏后,肿瘤组织侵及至关节软骨。少数病例中,肿瘤组织可越过关节软骨侵入关节囊。骨肉瘤在骨内可呈"跳跃灶",即在原发肿瘤同一骨内另一处形成孤立性转移结节,有时可转移至邻近关节对侧的骨内,形成孤立性结节。此种转移被认为是肿瘤组织通过骨髓内的血窦或关节旁丰富的小静脉吻合支而转移的。

镜下,骨肉瘤由明显间变的瘤细胞组成,能直接产生肿瘤性骨样组织及骨组织。瘤细胞的间变表现为大小不一,染色质丰富,呈粗颗粒或凝块状,核仁明显增大,易见病理性分裂象。在肿瘤性骨质稀少区,瘤细胞异型性较显著,说明这部分瘤组织分化差;而在肿瘤骨形成量较多处,瘤细胞异型性相对较轻。肿瘤性骨质多为骨样组织或网织骨质,不形成板层骨。瘤骨最早形成是在恶性瘤细胞间出现胶原样物质,呈同质性淡红染的肿瘤性类骨质,形态上有时与胶原纤维的透明变性难以鉴别。VG 染色亦呈红染,但据其波纹状及编织状结构,其周围并无明显纤维化,并可见到恶性瘤细胞等可以鉴别。骨肉瘤的肿瘤性骨样组织和骨质的量多少不一,分布也不均匀,多者形成大片,瘤细胞散在其中,少者在大片瘤细胞间须经仔细寻找才见到,呈小碎粒状。必须强调,肿瘤性骨样组织构成纤维不规则编织状或绸带交织状,是骨肉瘤的组织学特点。

当肿瘤性骨质增多并有形成骨小梁结构倾向时,其内的瘤细胞数目也趋减少、分散,瘤细胞也似较成熟的骨细胞,这是高分化的肿瘤性骨质,切勿误认为是反应性骨质,此时仍可见瘤细胞有异型性是其要点。瘤骨形成少的病例，往往正常骨质已被破坏溶解，很少见到残留正常骨小梁；反之，瘤骨形成明显，原有骨小梁结构仍可保留，这些残留正常的骨小梁骨细胞数量少而分布均匀，多已坏死而仅留下空虚的陷窝，骨小梁也可被周围的瘤细胞所蚕食而形态不规则，或被瘤骨包绕或与之连接，宛如是瘤骨间的支架。此外，病变内常可见有多核瘤巨细胞，胞核深染，异型性明显，核大小形态奇特，胞核多为3～5个，核仁明显增大。有时也见破骨细胞型多核巨细胞，这并非肿瘤细胞成分，而可能是机体对瘤组织免疫反应的表现，参与溶解正常或肿瘤性骨质的作用。有些部位破骨细胞型多核巨细胞较多，致诊断时要与骨巨细胞瘤鉴别。这类巨细胞的核不具异型性，与肿瘤性多核巨细胞不同。

无论哪种组织类型的骨肉瘤，瘤细胞（包括瘤巨细胞）的组织化学或细胞化学碱性磷酸酶（AKP）均呈强阳性反应，AKP活性在胞浆外缘较明显。在肿瘤外围生长活跃区，AKP活性最高。骨化不明显处AKP也较高，而埋在类骨质或编织骨内的瘤细胞AKP活性低或阴性，因此，骨质硬化区的AKP比瘤细胞丰富区明显减弱。

（五）治疗及预后

目前采用以手术和化疗为主的综合治疗。在20世纪80年代前，主要采用以截肢为主的单纯手术治疗，患者5年生存率仅为10%～20%。后渐引入手术后辅助化疗，并发展为后期的新辅助化疗，即术前化疗-手术-术后化疗模式。最初肿瘤型假体制备时间过长，一般需1个月，是为等待假体制作周期设计而进行术前化疗；现在，术前化疗在控制微转移灶同时，还能控制局部肿瘤，明确或缩小反应区范围，以利于进行保肢手术，减少局部复发率。手术后根据病理标本进行肿瘤坏死率评价，了解肿瘤对化疗是否敏感，决定是否调整术后化疗疗程和化疗药物。

目前，骨肉瘤化疗最常用的药物为甲氨蝶呤、异环磷酰胺、阿霉素、顺铂等。患者5年生存率一般在60%～70%，有一些骨肉瘤治疗中心报道5年生存率可达80%以上。

在新辅助化疗模式下，目前保肢手术率可达90%。90%以上的骨肉瘤属于ⅡB期，即患者在就诊时肿瘤就已突破骨皮质并浸润周围软组织。如果肿瘤周围仍有正常软组织（关节囊、肌腱、腱膜、肌肉等）覆盖，则可达到广泛切除以保留肢体，其局部复发百分率与截肢患者并无明显差异。但若化疗无效，无法达到局部广泛切除，则应行截肢术。未行术前化疗者，仅25%的病例有保肢手术治疗的指征。按照骨肉瘤好发的部位，最常施行的手术类型为股骨远端、胫骨近端和肱骨近端的瘤段截除手术。

目前有肿瘤型人工假体、异体骨移植等多种方法重建肿瘤切除后的骨缺损。

骨肉瘤的治疗是多学科合作的综合治疗，这一点，不论是国际还是国内，均已取得广泛共识。

二、低度恶性中心型骨肉瘤

（一）概述

低度恶性中心型骨肉瘤是骨肉瘤的一个亚型，很少见（少于1%）。病灶位于骨内，组织学特点为分化好的低度恶性肿瘤。多发生于10～30岁，男多于女，好发部位为长骨的干骺端（股骨远端、胫骨近端、肱骨近端及桡骨远端）。

（二）临床表现

多为无痛性、质硬、生长缓慢的肿块，无侵袭性过程，有时为无意间发现。此型肿瘤一般表现为缓慢生长的ⅠA期临床过程，常历经数年而仍在骨内生长。有时虽已在X线上看到破坏，但常被认为是良性肿瘤，以致在相当长的时间内未予及时治疗。在未得到正确诊断之前，由于进行了囊内或边缘性切除等不充分的外科治疗,因此局部复发很常见。有时肿瘤可以去分化而成侵袭性高度恶性的ⅡB期肿瘤。只有经过很长一段时期且反复复发后,此种低度恶性肿瘤才发生转移,而该肿瘤去分化后的生物学特性与高度恶性的典型骨肉瘤相似。

(三)影像学检查

1.X线

X线片表现为致密的、质地均匀的病灶,起自内骨膜,充满髓腔或干骺端。透亮区与致密区混合的病灶很少见,极少有骨膜反应,也无清晰的边界。在很多方面,此肿瘤就像发生在骨内的骨旁骨肉瘤。有很少的病例其X线表现与良性肿瘤相似,特别是像纤维结构不良或骨母细胞瘤。在这种情况下,相对于缓慢的内骨膜吸收,外骨膜不断地反应,从而产生一个尽管薄但却完整的皮质,包绕缓慢增大的病变。对于这种病变形式,低度恶性中心型骨肉瘤这一诊断甚至都不会出现在鉴别诊断中,直到病灶活检后,组织病理结果才能明确诊断。有时甚至于要等到出现了侵袭性复发灶,才能作出诊断(图17-5)。

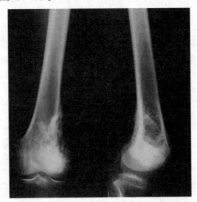

图17-5 左股骨远端正侧位X线片显示左股骨远端干骺端低度恶性中心性骨肉瘤

2.CT

CT扫描可显示致密的病灶与周围皮质间的关系。在去分化的情况下,CT能显示X线上不易看到的软组织肿块和病灶内侵袭性强的低密度区(图17-6)。

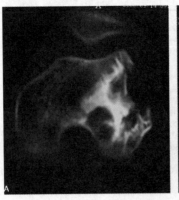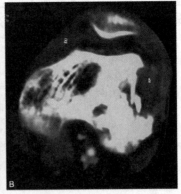

图17-6 左股骨远端低度恶性中心性骨肉瘤的轴位CT表现

A.骨窗;B.软组织增强窗

3.MRI

MRI可反映病灶矿化的程度。当病灶的X线表现类似纤维结构不良或骨母细胞瘤时,MRI

的信号从很低的信号(类皮质骨信号)到中等强度信号均可出现。

4.同位素骨扫描

同位素骨扫描显示病灶处核素高度浓聚。

(四)病理表现

手术中,其相邻组织(如软组织或骨)正常,且很易同病灶分离。进入病灶后,肿瘤像是由粗大的小梁骨甚至于骨瘤般致密的骨构成。切除后,其剖面类似粗大的小梁骨或皮质骨,有时可见到出血或囊性退变区,提示肿瘤的恶性程度比临床上表现出来的高。

此型肿瘤的显微镜下特点几乎与骨旁骨肉瘤相同。成熟的间叶细胞基质伴很少或没有细胞异型性,即很少见到有丝分裂相。在这当中有未按应力方向排列的、矿化良好的骨小梁。在更致密的病灶中,可见骨小梁粗大伴散在的、类似骨旁骨肉瘤中所见 Paget 病样的黏合线。在有些区域,不成熟的骨单位与骨瘤中的所见相似。在那些 X 线表现像纤维结构不良或骨母细胞瘤的病灶中,小梁骨多细小且常不连续,很少见到不规则的、宽大的骨样基质缝隙。

(五)治疗及预后

应行广泛性切除以降低局部复发率。初次手术的病例,几乎均可行保肢手术。经过多次复发伴软组织种植时,如肿瘤切除能达到广泛切除边界,可行保肢术,否则截肢是达到广泛切除边界的唯一可行方法。对于初诊的ⅠA期肿瘤,不建议行化疗或放疗。

临床上预计为去分化型的肿瘤,应行术前化疗然后进行评估。化疗效果满意时,可行广泛切除保肢手术治疗。化疗效果不满意时,应行截肢以达到根治性边界,从而使肿瘤得到局部控制。

三、骨旁骨肉瘤

(一)概述

骨旁骨肉瘤是发生于骨皮质表面骨膜表层的原发恶性肿瘤,是骨肉瘤的一个亚型。好发年龄为 20～40 岁,男多于女,好发于股骨远端后侧、胫骨近端和肱骨近端。

(二)临床表现

多表现为质硬、无痛的肿块,血清碱性磷酸酶正常。常有既往"非典型性"骨软骨瘤或异位骨化切除或复发的病史。肿瘤呈缓慢无痛性生长,且最终会侵及相邻骨。可以去分化至高度恶性肿瘤而发生晚期突然增大。去分化常见于相邻骨受累之后,尤其是那些反复复发的病例。10%得不到控制的病例会发生晚期转移。

(三)影像学检查

1.X 线

X 线片示位于骨表面致密的骨化病灶,倾向于包绕骨生长。早期,在病灶与骨之间可有一狭窄的透亮缝隙,无骨膜反应;晚期,瘤骨可包绕相邻骨或侵及相邻骨皮质,致髓腔内受累。中央部出现透亮区常意味着发生了去分化。骨旁骨肉瘤在非骨肿瘤治疗中心常被误诊为骨化性肌炎或骨软骨瘤(图 17-7)。

骨旁骨肉瘤常需与骨化性肌炎、异位骨化、骨瘤和骨软骨瘤鉴别。当病变从ⅠA期进展到ⅠB期时,相邻骨皮质可受累。

2.CT

CT 扫描显示病变密度与皮质骨相同,并可显示病灶与神经血管束之间的关系及骨内受侵范围(图 17-8)。

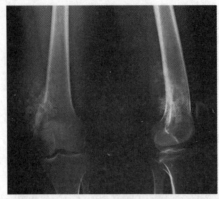

图 17-7　左股骨远端正侧位 X 线片显示左股骨远端干骺端骨旁骨肉瘤

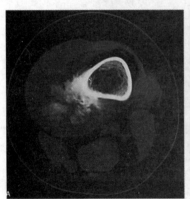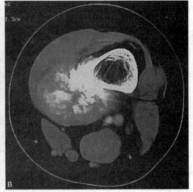

图 17-8　左股骨远端骨旁骨肉瘤的轴位 CT 表现

A.骨窗；B.软组织增强窗

3.MRI

MRI 可清楚显示肿瘤侵袭皮质骨、累及髓腔的情况,肿瘤组织呈低信号改变。同位素骨扫描在 X 线所示病变范围内,核素高度浓集。血管造影示肿瘤呈低血运状态。

(四)病理表现

骨旁骨肉瘤大体标本可见质硬、色白、致密的骨,常伴有多个结节。在病变内或结节之间可散见脂肪或纤维组织。去分化部分为质软、鱼肉样。

其突出的镜下特点为含有 Paget 病黏合线的粗大骨小梁,呈重复排列形式及由无细胞异型性的成熟梭形细胞构成的单一基质。基质细胞呈平行排列。很少见到高度恶性骨肉瘤区域,且非常小。

(五)治疗及预后

对ⅠA 期或ⅠB 期病例施行广泛切除,其生存率高于骨肉瘤的生存率。边缘切除常导致反复的局部复发。此型肿瘤放疗无效。对于Ⅰ期肿瘤,不适于化疗。但当其去分化为Ⅱ期或Ⅲ期肿瘤时,则给予化疗。

四、骨膜骨肉瘤

(一)概述

骨膜骨肉瘤是发生于皮质表面骨膜深层的原发骨肉瘤。好发年龄为 15～25 岁,男多于女,好发于长骨骨干。

（二）临床表现

可触及无痛性肿块。骨膜骨肉瘤的特点是肿块缓慢生长，其预后优于典型骨肉瘤，但较骨旁骨肉瘤差。

（三）影像学检查

1.X 线

X 线片显示骨皮质外的低密度半球形肿块，侵入周围软组织，其特点为可见肿瘤边缘处 Codman 三角，在病灶内可见"日光放射线"样骨化，常需与骨膜软骨瘤或骨旁骨肉瘤相鉴别（图 17-9）。

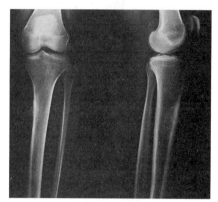

图 17-9　左胫骨近端正侧位 X 线片显示左胫骨近端骨干骨膜骨肉瘤

2.CT

CT 扫描显示病灶内垂直的瘤骨向外放射排列。病灶内透亮区的密度较软组织的高，皮质骨浅层轻度受侵，增强扫描肿瘤可轻度强化（图 17-10）。

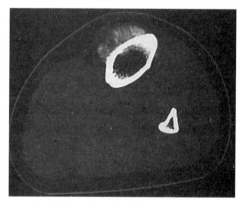

图 17-10　左胫骨近端骨干骨膜骨肉瘤的轴位 CT 骨窗表现

3.MRI

MRI 显示软组织包块呈低信号，边界清楚，髓腔内多无受侵（图 17-11）。

同位素骨扫描显示病灶内均匀的核素浓集。血管造影显示肿瘤血运不丰富。

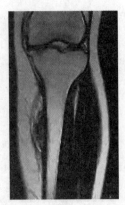

图 17-11　左胫骨近端骨干骨膜骨肉瘤的冠状位 MRI T_1 加权像表现

(四)病理表现

骨膜骨肉瘤大体标本为质软、被膜完好、鱼肉样的肿瘤,内含明显的软骨成分,肿块位于骨膜下、皮质骨外,皮质骨表层受侵。通常鱼肉样部分内有沙砾感。

镜下,骨膜骨肉瘤的显著特点是分化好的、未钙化软骨,因此有文献称之为"皮质旁软骨肉瘤"。新生的针状骨,特别是那些靠近皮质的部分,是构成 X 线上"日光放射线"征的原因。需看到梭形细胞包绕的肿瘤样基质才能明确诊断。如看到典型的高度恶性骨肉瘤成分,则应诊断为骨表面高度恶性骨肉瘤。这一差别对预后很有意义。

(五)治疗及预后

应行广泛切除术。在局部得到控制时,预后良好。放疗一般无效。一般无需术前或预防性化疗,在手术切除后,可辅以化疗,但疗程短于典型骨肉瘤的化疗疗程。

五、小细胞骨肉瘤

(一)概述

小细胞骨肉瘤是一种罕见的(少于 1%)原发骨肿瘤,特点为可见到类似 Ewing 肉瘤的小圆细胞,间有肿瘤样基质。好发年龄为 5～20 岁,男女无差异,好发于长骨干骺端。

(二)临床表现

与经典型骨肉瘤相似。

(三)影像学表现

也与经典型骨肉瘤相似(图 17-12、图 17-13)。

(四)病理表现

此型骨肉瘤为骨肉瘤的一个亚型。大体标本特点与经典型骨肉瘤相近。其镜下基本的细胞是与 Ewing 肉瘤中所见的细胞非常相似的小圆细胞,而不是经典型骨肉瘤中常见的恶性梭形间叶细胞。与这些小圆细胞相间分布的是骨肉瘤特有的、不成熟的骨基质,周围有深染的成骨细胞排列。

(五)治疗及预后

小细胞骨肉瘤的治疗与典型骨肉瘤的治疗相同,即术前化疗、根据化疗反应情况选择广泛或根治性切除、术后行预防性化疗以期抑制肺转移的发生。与典型骨肉瘤相比,小细胞骨肉瘤的术前化疗效果较好,软组织肿块可以明显缩小。有文献报道其预后相当差,目前其 5 年持续无瘤生存率低于 30%。

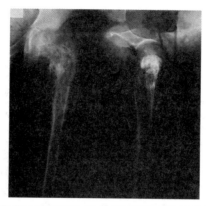

图 17-12 左股骨近端正侧位 X 线片显示左股骨近端小细胞骨肉瘤

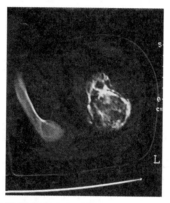

图 17-13 左股骨近端小细胞骨肉瘤的轴位 CT 骨窗表现

六、软组织骨肉瘤

(一)概述

软组织骨肉瘤是指发生于躯体软组织中具有一切典型骨肉瘤特征的原发肿瘤。好发年龄为15～30 岁,男女比例相当,一般位于肢体的近端及臀部,较多见于大腿。

(二)临床表现

常表现为邻近骨的软组织中,出现迅速增大、疼痛、质硬的肿物。具有快速的生长模式,且可侵及相邻骨。早期常见肺转移。一般为ⅡB 期肿瘤。

(三)影像学检查

1.X 线

X 线片示较大的、卵圆形软组织肿块,内有不定型的、不成熟的肿瘤性成骨。

2.CT

CT 扫描可显示病变内的骨样成分。通过区分骨化的方式和分布状况,有助于将这一肿瘤与骨化性肌炎相鉴别(图 17-14)。

3.MRI

MRI 检查在 T_1 加权像呈低信号、T_2 加权像呈高信号,MRI 是精确的判定软组织骨肉瘤范围的最佳手段(图 17-15)。

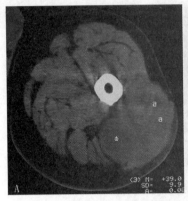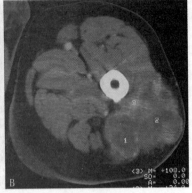

图 17-14　左大腿软组织骨肉瘤的轴位 CT 表现

A.软组织窗;B.软组织增强窗可见强化

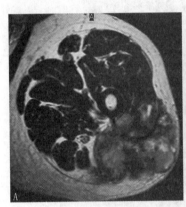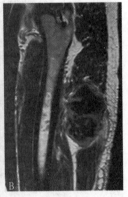

图 17-15　右大腿软组织骨肉瘤的 MRI 表现

A.轴位 T_1 加权像;B.矢状位 T_1 加权像

同位素骨扫描可见病灶的成骨区域内的核素浓集,但程度各异。当见到核素高度浓集、范围广泛时,则可作出诊断。

血管造影检查可见肿瘤具有所有血管造影中恶性肿瘤征象的、血运丰富的软组织肿瘤。

(四)病理表现

大体上,软组织骨肉瘤为质软、鱼肉样血运丰富的肿块,伴数量不等的成骨。病变外常包绕有炎性假包膜,常见较大的出血性囊腔。

镜下,在成骨区可见典型骨肉瘤的显微特点;而在其他部分,病变分化较差,主要由恶性梭形细胞构成。

(五)治疗及预后

对于术前化疗效果较好者,可行广泛切除。对于术前化疗无效者,广泛切除术后常会出现局部复发,因此根治性外科边界是得到可靠的局部控制的唯一方法,通常需行截肢术。放疗仅能得到短期的缓解。术前应用化疗以增加保肢机会及获得局部控制;术后化疗是为了将肺转移发生的风险降到最低。

七、毛细血管扩张型骨肉瘤

(一)概述

毛细血管扩张型骨肉瘤是原发的恶性骨肿瘤,其特点为中央有较大的充血腔,周围是含有骨基质和巨细胞的恶性基质。好发年龄为 10～20 岁,男性较女性多见,好发于长骨干骺端,特别是股骨远端和胫骨近端。

(二)临床表现

其表现为迅速增长的痛性肿物,常见病理性骨折。常与侵袭性动脉瘤样骨囊肿或骨巨细胞瘤混淆。肿瘤生长迅速,肺转移率高。

(三)影像学检查

1.X 线

X 线片显示透亮的溶骨性破坏区,伴有较大的"爆裂样"软组织肿块,软组织肿块外有薄层反应骨壳,边界不清(图 17-16)。

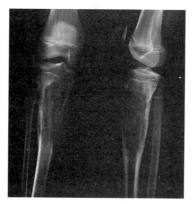

图 17-16　右胫骨近端正侧位 X 线片显示右胫骨近端干骺端毛细血管扩张型骨肉瘤

2.CT

CT 扫描常显示类似动脉瘤样骨囊肿的液-液平面(图 17-17)。

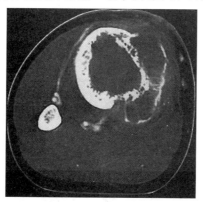

图 17-17　右胫骨近端毛细血管扩张型骨肉瘤的轴位 CT 表现

3.MRI

由于有中央的充血腔,MRI 表现为病灶内高信号(图 17-18)。

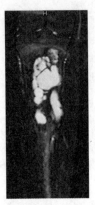

图 17-18　右胫骨近端毛细血管扩张型骨肉瘤的冠状位 MRI T_2 抑脂加权像表现

4.同位素骨扫描

同位素骨扫描示病变的外周部分核素高度浓集,而中央部分核素摄取减少。血管造影显示血运丰富的病灶,有时可显示出血运不丰富的中央区(图 17-19)。

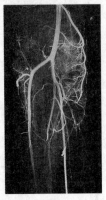

图 17-19　毛细血管扩张型骨肉瘤的血管造影表现

(四)病理表现

此肿瘤的大体标本看似一个薄壁的血袋,而没有鱼肉样组织。腔的内壁有沙砾感,呈褐色。

镜下可见囊壁组织是由含有纤细的、花边状骨样基质的梭形细胞基质构成的。可见很多的良性巨细胞,沿着囊壁边缘分布。病变很易被误诊为动脉瘤样骨囊肿。

(五)治疗及预后

对于术前化疗效果较好者,可行广泛性大块切除术。否则,应行根治性截肢术。即使局部控制良好,生存率也很低。放疗仅能得到短期的缓解。术前化疗和术后预防性化疗均有效。

（郑　勇）

第二节　软骨肉瘤

软骨肉瘤是指来源于软骨细胞的原发恶性肿瘤。在原有良性软骨肿瘤(如骨软骨瘤、内生软骨瘤)基础上发生恶变,可形成继发性软骨肉瘤。软骨肉瘤常见的亚型有普通型软骨肉瘤、去分化软骨肉瘤、透明细胞软骨肉瘤、间叶性软骨肉瘤和皮质旁软骨肉瘤。

一、普通型软骨肉瘤

(一)概述

普通型软骨肉瘤即通常所指的软骨肉瘤,好发年龄为 40～70 岁,40 岁以上病例占 50% 以上,男女发病率相当。软骨肉瘤常见于骨盆、肩胛带及长骨近端。极少数病例发生于儿童和青少年,并且常在少见部位,预后更差,应与骨肉瘤鉴别。

(二)临床表现

主要表现为疼痛、缓慢增大的质硬肿物。从出现症状或症状加重到就诊时间为 1 个月到 10 年,平均 11.3 个月。早期无症状,而后主要表现为疼痛,常为不严重的间歇性钝痛,逐渐加重呈持续性剧痛。肿瘤表面皮肤一般无改变,晚期肿瘤巨大时,可出现静脉曲张,局部可扪及质硬肿块。部分患者碱性磷酸酶升高。

发生于脊柱、骶骨、肋骨或骨盆的病例可引起严重疼痛,可因为压迫神经而引起放射性疼痛。有些病例肿瘤突然迅速生长、破入软组织,应考虑为去分化征象或恶性升级。

偶尔有肿瘤经骨端侵入关节而引起关节症状。病理性骨折少见。有时复发的软骨肉瘤表现出比原发肿瘤更强的侵袭性。

(三)影像学检查

1.X 线

发生于长骨的病变在 X 线片表现为干骺端偏心生长,在骨干则为中心型生长。早期为一密度减低的破坏区,范围不大,有清晰的硬化边缘,似良性表现。随肿瘤生长,髓腔内可出现不同程度的膨胀性破坏区,呈梭形或多个囊腔,甚至类似皂泡样表现,边缘不规则或模糊,破坏区内可有骨性间隔。约 2/3 病例出现软骨钙化,钙化形态不一,表现为斑点状、环状、团块状及絮状等,大量絮状钙化甚至可以把已破坏的骨缺损遮盖起来。骨膜反应一般较少,多局限于骨干侧,有少量的单层骨膜增生。骨皮质被穿破时,可形成软组织肿块,肿块内有各种形态的钙化(图 17-20)。骨盆和颌骨是软骨肉瘤的相对好发部位,主要表现为溶骨性、膨胀性破坏,边缘不清,常有软组织肿块。破坏区和肿块内常见各种形态的钙化斑点。手足骨的表现类似,累及关节为其特点。肩胛骨的软骨肉瘤常引起巨大的软组织肿块,伴肿块内大量钙化团块。

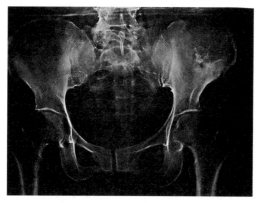

图 17-20　骨盆正位 X 线片显示左髂骨软骨肉瘤

2.CT

CT示溶骨性破坏,边缘呈穿透样,内有斑点状钙化。病变周围的皮质骨因骨膜反应而增厚,无增强效应(图17-21)。

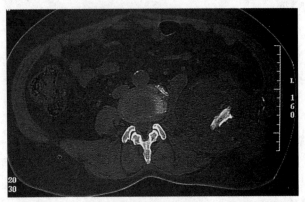

图17-21 左髂骨软骨肉瘤的轴位CT骨窗表现

4.同位素扫描

同位素扫描上可见核素浓集区大于X线所示病变范围。

5.血管造影

血管造影显示低血运病灶。

(四)病理表现

大体可见肿瘤体积一般较大,呈不规则圆形或哑铃形,有的一部分在骨内,另外一部分在骨外。边缘不甚清,常分叶。切面呈灰白色或灰蓝色,有光泽,呈半透明状。某些区域可见分化较好的软骨,但较正常软骨及软骨瘤的软骨更灰、更软、更透明,也更呈凝胶样改变。部分肿瘤可发生黏液性变或出现小囊,也可因出血、坏死而呈暗红色。肿瘤内常出现白色钙化区域。低度恶性的软骨肉瘤(组织学Ⅰ级)骨皮质可表现正常或轻度膨胀而无肿瘤浸润,而Ⅱ~Ⅲ级的病例骨皮质几乎都被浸润或破坏。

镜下见软骨细胞呈分叶状,细胞分布均匀,胞核肥大,常可见双核细胞,偶见不规则形巨大的软骨细胞。细胞-基质比例随分级不同而异。软骨肉瘤多采用3级分级法:低度恶性(Ⅰ级)、中度恶性(Ⅱ级)及高度恶性(Ⅲ级),Ⅲ级软骨肉瘤少见,占5%~10%。Ⅰ级软骨肉瘤总是有分化良好的软骨,核大小不等,大多保持圆形、轻度增大,可有双核细胞,同软骨瘤相比有较多的细胞数。Ⅱ级软骨肉瘤核大、深染,双核细胞多见,异型性较明显,偶见有丝分裂相。Ⅲ级软骨肉瘤几乎总是有分化好的软骨,然而软骨小叶的边缘都由致密的成软骨细胞及未分化的间质成分所组成且颜色深染,软骨细胞呈明显异形性,有多核细胞,可见到有丝分裂相。软骨肉瘤的组织学分级同它的病程及预后明显相关,因此软骨肉瘤分级在确定治疗计划时有很高的参考价值。

坏死、钙化和骨化现象在所有的软骨肉瘤中都很普遍。软骨肉瘤中的骨化由新生骨组成,无恶性特征,是一种替代退化及钙化的软骨的修复骨,或仅是内骨膜或外骨膜对肿瘤侵犯的反应骨。无间质细胞直接产生类骨质,否则要考虑为骨肉瘤。

电镜下,肿瘤细胞形态不一,瘤细胞核大,核浆比例明显增加,核膜常形成不规则凹陷,核仁肥大,有时为一至数个并有边移现象。瘤细胞表面常形成各种类型的微绒毛突起,为软骨肉瘤最有特征性的表面突起。瘤细胞周围有较成熟的胶原纤维,纤维间有基质小泡,胶原纤维上有不规则针状或颗粒状钙盐结晶。

（五）治疗及预后

软骨肉瘤的治疗以外科手术为主。肿瘤切除达到广泛切除的外科边界是治疗成功的关键，但有些部位很难做到广泛切除。

软骨肉瘤对放疗不敏感，仅用于那些无法通过外科治疗达到广泛或根治性切除的病例，为缓解疼痛可以配合放疗。化疗效果不肯定，仅在去分化软骨肉瘤中应用。对于边界清楚、数量有限的肺转移灶，建议手术切除。

软骨肉瘤的预后取决于两个因素：组织学分级和外科切除边界。总的来说，发生于四肢的软骨肉瘤比躯干骨的预后要好。软骨肉瘤总的 5 年生存率为 48%～60%。组织学 I 级软骨肉瘤 5 年生存率为 90%，I 级软骨肉瘤不转移，若切除不充分可出现局部复发，肿瘤侵及内脏及椎管可导致死亡。Ⅱ 级软骨肉瘤生长慢且组织学特征可无高恶性特征，5 年生存率约为 81%。Ⅲ 级软骨肉瘤预后差，5 年生存率约 29%。软骨肉瘤复发通常发生于术后 5～10 年，复发往往伴随组织学分级的上升。远隔转移常见于 Ⅲ 级软骨肉瘤，约 66% 出现；Ⅱ 级约有 10% 出现远隔转移。转移常见于肺部，其次是肝、肾、脑等。

二、去分化软骨肉瘤

（一）概述

去分化软骨肉瘤是指同时具有软骨和纤维成分的原发恶性肿瘤。最早由 Dahlin 和 Beabout 首先命名，为 Ⅱ 期高度恶性肿瘤。去分化软骨肉瘤并不少见，约占所有软骨肉瘤的 10%。多见于 50～75 岁，男、女比率为 1.5∶1，好发于骨盆和肩胛带部位。

（二）临床表现

患者表现为既往无痛肿块的突然增大和疼痛。该型软骨肉瘤的特点是生长迅速、骨破坏严重，早期可发生肺转移，生存率低。低度恶性软骨肉瘤可于起病数年后发生去分化，从而表现出暴发性骨破坏的临床过程。

（三）影像学检查

1.X 线

X 线可见分叶状钙化病灶，呈缓慢生长状（为软骨成分特点）。还可见巨大的低密度软组织成分，为去分化部分。当纤维成分位于骨内时，可有穿透性边界表现（图 17-22）。

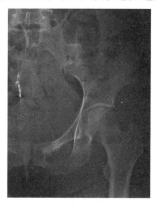

图 17-22　骨盆正位 X 线片显示左耻、坐骨去分化软骨肉瘤

2.CT

CT 的典型表现为软骨成分中絮状钙化与纤维成分中低密度分叶组织相混杂。

3.MRI

MRI 上软骨成分呈低信号,纤维成分呈高信号。

4.同位素扫描

同位素扫描表现为广泛的核素浓聚。

5.血管造影

血管造影中其纤维成分为高血运病灶。

(四)病理表现

大体标本中央为质硬的蓝灰色软骨小叶状病灶,周围为灰白色质软的纤维成分,通常以纤维成分为主,且可破坏软骨成分。纤维成分可遍及骨或软组织。

镜下可见 2 种不同成分:①分化好的软骨肉瘤成分,即轻度异型性的软骨细胞和透明的软骨基质;②去分化软骨肉瘤成分,背景基本为纤维组织,有丝分裂相很显著,血管侵袭很明显,还可见高度异型性的细胞。有学者认为肿瘤中的去分化成分,75%的病例为纤维肉瘤或恶性纤维组织细胞瘤(MFH),25%病例为骨肉瘤。

(五)治疗及预后

治疗以手术为主,需行广泛或根治性切除。放疗可获得短暂的缓解,化疗效果不肯定。

去分化软骨肉瘤预后极差,5 年生存率低于 20%,远隔转移发生早。

三、皮质旁软骨肉瘤

(一)概述

皮质旁软骨肉瘤是指位于骨表面并破坏外层皮质的软骨组织发生的恶性肿瘤,多数为 I 期低度恶性肿瘤。多见于 20~50 岁,男女比例相当,好发于长骨的骨表面。

(二)临床表现

主要为质硬、固定、相对无痛的肿块,多为无意中发现。

(三)影像学检查

1.X 线

X 线片可见病灶位于长骨表面,通常在干骺端。早期的肿瘤常无钙化,呈软组织密度影,而晚期的肿瘤钙化较多。肿瘤与相邻骨之间没有像骨旁骨肉瘤那样的透亮间隙,通常没有骨膜反应,如有皮质受侵,多较晚发生。

2.CT

CT 可显示出钙化的情况和软组织肿块范围。

3.MRI

MRI 上软骨呈低信号。

4.同位素扫描

同位素扫描中,病灶区表现为核素浓集。

5.血管造影

血管造影表现为低血运病灶。

(四)病理表现

皮质旁软骨肉瘤是位于骨表面的肿瘤(一般不侵犯相邻骨),并向周围软组织生长。其质地和外观类似于成熟软骨。在未钙化的部分呈质韧、分叶状、蓝灰色病灶；在钙化区，呈白垩色。

镜下组织学特点与普通型软骨肉瘤相似。多数为低度恶性病灶，组织分化较好，表现出一定程度的细胞异型性。有时为具有较高恶性度的病灶，表现出相应的细胞学特征。

(五)治疗及预后

治疗以手术为主，需行广泛性切除。放疗和化疗无效，不能减轻症状。

皮质旁软骨肉瘤为生长缓慢的隐袭性肿物，在很长的一段时间内不会发生转移，但最终可能发生肺转移。

四、透明细胞软骨肉瘤

(一)概述

透明细胞软骨肉瘤是一种罕见的、由不成熟软骨组织发生的原发恶性肿瘤，为Ⅰ期低度恶性肿瘤。多见于 15～75 岁，男女比率约 2.4∶1，好发于股骨近端，其次为肱骨近端。

(二)临床表现

患者常以进展缓慢的病变就诊，疼痛较轻，就诊前疼痛症状可长达数年。

(三)影像学检查

1.X 线

X 线可见骨骺或干骺端膨胀性溶骨破坏，外有薄层反应骨包绕，常缺乏钙化(图 17-23)。易与软骨母细胞瘤或骨巨细胞瘤相混淆。

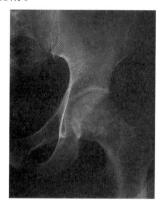

图 17-23　左股骨近端正位 X 线片显示左股骨颈透明细胞软骨肉瘤

2.CT

CT 表现为溶骨性病变，外有薄层皮质骨样边缘包绕，可被造影剂增强显像，偶见模糊的钙化，可提示该诊断。

3.MRI

MRI 显示为高信号，而不伴有软组织肿块或髓内受侵。

4.同位素扫描

同位素扫描中核素浓集区大于 X 线所示病变范围。

5.血管造影

血管造影显示高血运的病灶。

(四)病理表现

肉眼所见标本质软、浅灰色，见不到软骨，偶见小的充血性囊腔。

镜下可见典型的软骨肉瘤区和有显著诊断性的透明细胞区,细胞大,呈多边形,胞浆丰富,明显透亮。PAS染色可见红染阳性颗粒。透明细胞组成小叶状或假腺样结构,软骨母细胞区有典型的窗格样图像,还可见多核巨细胞,在透明细胞区或典型软骨肉瘤区可见形态不规则的骨样组织。

电镜下瘤细胞的细胞器很少,胞浆含低量蛋白,但糖原颗粒增多,造成瘤细胞膨胀透明。

(五)治疗及预后

治疗以手术为主,需行广泛性切除,总的复发率为16%。由于透明细胞软骨肉瘤好发于骨骺部位,因此易被误诊为软骨母细胞瘤,从而导致治疗不充分,边缘切除或囊内切除通常会导致复发。

透明细胞软骨肉瘤好发于肢体长骨骨端,广泛边界的瘤段截除及人工假体置换是理想的手术方案。放疗、化疗无效。

透明细胞软骨肉瘤为Ⅰ期肿瘤,预后相对较好,但有少部分会出现转移。复发或转移发生时间较晚。

五、间叶性软骨肉瘤

(一)概述

间叶性软骨肉瘤是一种很少见的类型,于1962年由Dahlin提出为独立病种并命名,系来源于原始间充质细胞的恶性肿瘤,是指含有软骨和未分化圆形细胞成分的原发恶性骨及软组织肿瘤。好发于10~40岁,男女差别不大,约为1.1∶1。常见于扁平骨,如髂骨、肋骨、颅骨,有时可多骨同时受侵。有部分病例发生于躯体软组织中。

(二)临床表现

主要表现为疼痛,晚期可出现肿胀或可触及肿块。间叶性软骨肉瘤的特点是生长缓慢,多在5年内转移至其他骨或肺。

(三)影像学检查

1.X线

X线表现以溶骨破坏为主,钙化影较普通型软骨肉瘤少。早期骨破坏轻微,呈虫蚀状或斑片状破坏,继而发生广泛性溶骨破坏,边界不清。破坏区内有不规则絮状钙化,可发生病理性骨折,可有骨膜反应。病变早期即可出现软组织肿块,内有钙化(图17-24)。

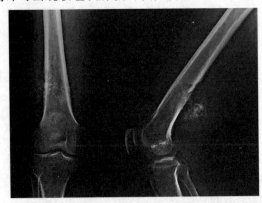

图17-24 右股骨远端正侧位显示右股骨远端干骺端间叶性软骨肉瘤

2.CT

CT 显示低密度病灶伴穿透样边缘,点状钙化提示为软骨性肿瘤。

3.MRI

MRI 显示高信号病灶。

4.同位素扫描

同位素扫描显示广泛的核素浓聚。

5.血管造影

血管造影示高血运病灶。

(四)病理表现

大体标本与普通型软骨肉瘤相似,切面灰白,往往可见出血、坏死,可见蓝灰色透明肿瘤性软骨和灰白色质硬的钙化。

组织学通常具有双相性,间变的未分化间叶性小细胞与分化较好的分叶状肿瘤性软骨及软骨样基质并存,两种组织之间界限较清晰,移行区可见肿瘤细胞成软骨现象。

(五)治疗及预后

治疗以手术为主,需行广泛或根治性切除。放疗、化疗效果不肯定。

间叶性软骨肉瘤为Ⅱ期肿瘤,预后差,转移率高。总的 10 年生存率约为 28%,超过 50%的患者在 5 年内死亡。

(郑　勇)

第三节　Ewing 肉瘤

一、概述

Ewing 肉瘤是一种高度恶性"圆细胞"肿瘤,来源于骨,少数发生在软组织中。组织学来源尚不完全清楚。

Ewing 将其描述为一种独立的、原发的、骨发生的非成骨性恶性肿瘤。为将此种肿瘤同骨肉瘤相鉴别,强调这种组织学上为小圆细胞构成的肿瘤没有骨样基质的产生,常发生在扁平骨和长管状骨的骨干。青少年为发病高峰,放疗敏感。这些最初的描述一直沿用至今。近年来,随着超微结构和免疫组化技术对神经特性的识别,证明 Ewing 肉瘤是神经外胚层来源肿瘤家族中的一员。这类肿瘤中,分化较好的是外周神经上皮瘤,Ewing 肉瘤属于分化差的一类。

Ewing 肉瘤是青少年第二好发的骨原发恶性肿瘤,仅次于骨肉瘤,并且是在 10~20 岁最常见的骨原发恶性肿瘤。在所有人群的骨原发恶性肿瘤中,排在多发性骨髓瘤、骨肉瘤、软骨肉瘤和骨淋巴瘤之后。Ewing 肉瘤发病率占骨原发恶性肿瘤的 10%(5%~15%),年发病人数为 1%或更少(英国 0.6%、瑞典 0.8%),美国 15 岁以下白人儿童发病率为 1.7%。人种分布差异较明显,美国黑人和非洲人很少患 Ewing 肉瘤,亚洲人(中国和日本)更少。

Ewing 肉瘤区域淋巴结转移很少见,但可侵及骨骼的其他部位。如果不治疗,90%患者在一年内出现致命的肺转移而死亡。

Ewing 肉瘤最常发生于 0~30 岁。75%~80% 的病例发生在 5~25 岁。发生在 5 岁以下和 30 岁以上的病例很少见(各少于 10%)。个别病例报道有发生在几个月的婴儿和超过 80 岁的老人。男女比例为 (1.3~1.5):1。

Ewing 肉瘤可发生在所有骨骼,最常见的是长管骨(50%~55%),股骨最多(25%),其次是胫骨和腓骨(15%)。扁平骨为另一个高发区域,骨盆(25%)、肋骨(10%)、肩胛带(5%~10%),手足骨和颅面骨很少累及。一般发生在长管状骨的骨干、干骺端偏干和干骺端(干骺端偏干 44%、骨干 33%、干骺端 15%)。病变可扩张到全部骨干,但骺端受侵很少。

二、临床表现

患部的疼痛和肿胀是绝大多数患者最初的表现。呈间歇性或持续性且强度不等,随时间的推移而加重。这些无特殊性的症状使 Ewing 肉瘤的早期诊断相对困难。

相当一部分 Ewing 肉瘤患者可表现出全身症状,包括间断的低热、白细胞升高、核左移、血沉增快、贫血、局部皮肤发红、皮温升高、张力增大、静脉曲张、可触及肿块,这些表现极易同骨髓炎相混淆。其原因是 Ewing 肉瘤对组织出血坏死的反应,有学者认为这些表现是预后不良的征兆。有 20%~30% 的 Ewing 肉瘤患者就诊时即为多发或已有转移,可无症状或仅表现为发热、疲劳、厌食、体重下降,这类患者的预后比单发患者要差得多。

Ewing 肉瘤还有一些相对少见的情况,包括长管状骨进行性破坏造成的病理性骨折(2%~10%)和神经症状(如下颌骨肿瘤造成面神经感觉异常、骨盆和骶骨肿瘤造成肠道和膀胱功能异常、椎体肿瘤造成神经根和脊髓压迫症状)。中枢神经系统受侵较少见,一般只见于晚期明显血行播散和邻近肿瘤的直接侵犯。

三、影像学检查

(一)X 线

X 线表现主要为长管状骨的骨干或干骺端区域进行性的骨破坏,可发生在髓腔中心,也可发生在皮质骨、松质骨或骨膜下(图 17-25)。肿瘤可向各个方向生长,但主要沿骨的长轴,骨干中心病变扩展,造成松质骨破坏,并可蔓延到皮质,使哈弗管增宽。肿瘤穿出皮质刺激骨膜,使沿骨膜长轴有骨膜性新生骨沉着,骨皮质即被分为数层,皮质的向外溶骨加上外层的骨膜新生骨,造成骨干梭形膨胀,即为"葱皮样"骨膜反应或骨膜新生骨。肿瘤造成的骨破坏呈穿透样改变,边界不清。

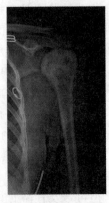

图 17-25　左肱骨近端正位 X 线片显示左肱骨近端 Ewing 肉瘤

溶骨性破坏可造成内骨膜侧的皮质部分或全部侵蚀,但一小部分侵蚀较慢的病灶造成的反应性内骨膜侧皮质增厚看起来很像骨髓炎的反应骨。一些深在的部位,比如大腿、髋臼周围、骨盆、肩胛带肿瘤可以长得比在更外周的部位大得多,而症状出现较晚。

偶尔,对于某些发展相对较慢的病灶,骨膜反应性成骨的速度能赶上肿瘤生长速度,就可在溶骨性破坏区外形成完整的、薄的皮质骨,呈多层性,使骨干轻度增粗,这种病灶通常无常见的软组织肿块。约为 5% 的 Ewing 肉瘤患者发生病理性骨折。骨内的跳跃病灶极为罕见。

(二)CT

CT 能反映 Ewing 肉瘤骨内病变的详细情况及骨外软组织肿块的状况,增强 CT 能进一步显示软组织肿块的范围。CT 也是评价淋巴转移的有效方法(图 17-26)。

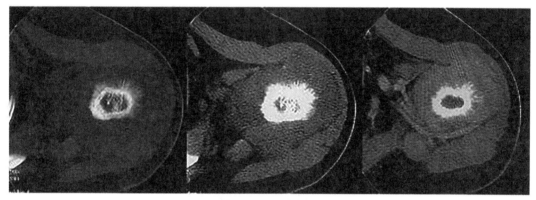

图 17-26　左肱骨近端 Ewing 肉瘤的轴位 CT 表现
注:由左至右分别为骨窗、软组织窗、软组织增强窗

(三)MRI

MRI 上,T_1 加权像呈轻度增强,T_2 加权像呈中等高信号,反映肿瘤组织细胞丰富的特点(图 17-27)。

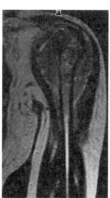

图 17-27　左肱骨近端 Ewing 肉瘤的冠状位 MRI T_1 加权像表现

(四)同位素扫描

同位素扫描时,由于 Ewing 肉瘤能导致反应骨的快速形成,故使病灶出现核素摄取增加的图像,其图像常常超过放射影像的范围。

(五)血管造影

由于 Ewing 肉瘤血运丰富,因此在血管造影出现动、静脉期快速增强现象,它能显示出 X 线图像常常显示不出的软组织肿块的范围。

四、病理表现

术中见肿瘤软组织肿块突出于骨外,其表面无包膜或仅有假包膜。肿瘤组织柔软,呈灰白色,松脆易变形。肿瘤血运丰富,易出血。大面积坏死区很常见。液化坏死明显时,易被误认为是骨髓炎的脓腔。

镜下可见细胞丰富的组织,在某些区域可见大量成片的细胞,其间无骨小梁。在其他区域,肿瘤细胞充满髓腔,但不破坏骨小梁;而在某些区域,细胞形成结节,周围由非肿瘤性纤维组织包绕,大片的出血坏死区很常见。条索状的肿瘤细胞充满于扩大的哈弗氏管内并延伸到软组织肿块中。在肿块的边缘可见肿瘤细胞穿透纤维组织包膜进入邻近的肌肉或反应区组织内。

在高倍镜下,可以看到单个细胞的详细情况。这些细胞形态大小一致,胞浆少且细胞边界模糊。胞核充满嗜碱性染色质并呈泡状,核分裂象很少见。细胞排列紧密,其间无间质结构。可见许多单细胞壁的毛细血管,而肿瘤细胞排列在周围。可见到散在于肿瘤细胞间,有时占明显多数的形态相似的细胞(大约是肿瘤细胞的一半大小)正在发生坏死,这些细胞有致密深染的核,类似于淋巴细胞或淋巴母细胞。在坏死区域,可见到更小的炎症细胞渗入。

五、治疗及预后

在现代化疗应用之前,Ewing 肉瘤患者的转移出现很快,使得局部治疗其实等同于一种姑息治疗,大部分的患者不久后死于播散性转移。在这种情况下,放疗作为局部治疗起到了保留肢体和减轻痛苦的作用。然而,在系统化疗广泛采用之后,患者的生存率显著提高,在这种情况下放疗所造成的复发、继发恶变和肢体功能损害等多种问题就变得突出起来。所以,从20世纪70年代末到80年代初,国际上许多医疗机构开始致力于通过外科手术切除原发肿瘤来提高 Ewing 肉瘤的5年生存率。另外,肿瘤特制人工关节的使用和影像学技术的发展,又进一步推动了保肢技术的发展,使得 Ewing 肉瘤外科治疗普遍开展起来。

(一)外科治疗

Ewing 肉瘤的局部外科治疗既要有效地控制局部的复发率,又要减少保肢术后的并发症。在一些解剖结构复杂的部位和肿瘤体较大的情况下,术后放疗是一种必要的补充。

关于 Ewing 肉瘤的放疗和外科治疗的选择,在外科边界有保证的情况下,外科治疗应是首选方法。

经过有效的化疗,需行广泛手术切除的适应证:①位于那些切除后不影响功能的骨骼上的单发病灶;②重要的骨骼上的病灶经广泛切除加重建后,造成的功能障碍明显小于放疗所造成的功能障碍;③放疗后出现孤立的局部复发;④较大的病灶造成骨质大部或全部破坏,骨折不可避免。

截肢在 Ewing 肉瘤并不是常用方法,特别是青少年和成人,大部分情况通过手术保肢和放疗可以解决。但当出现如下情况时,就要考虑截肢:①骨外软组织肿块很大且化疗不敏感;②保肢会对未来造成不可接受的严重肢体不等长(股骨下段或胫骨上段,小于8岁);③本身已有的或放疗后产生的主要负重骨的病理骨折;④肿瘤所在位置切除后无法有效重建,造成严重功能障碍的(比如大范围破坏的腕骨或跗骨);⑤术后复发的肿瘤。

当肿瘤的大小和部位不允许行较广泛的切除时,或必须在过小年龄患者使用髋、肩、膝关节的复杂重建时,外科治疗同放疗相比的优越性就值得商榷了。

(二)放疗

放疗目前的适应证:①手术无法彻底切除的部位;②放疗较手术切除显著保留功能的部位;③预后差、Ⅲ期的多骨病变,远隔部位有转移或化疗效果差。

对于一般的病灶,放疗剂量应该是 $50\sim60$ cGy,Ⅲ期患者可考虑行全身照射后行骨髓移植。

(三)化疗

全身化疗对于局部、多发、转移等多种形式的病灶均有效。不但提高了保肢率、降低了复发率,而且最终提高了生存率。多药联合化疗早已被证实是提高患者生存率、消灭早期亚临床转移灶的最有效方法。Ewing 肉瘤患者最初生存率小于 10%,现在经过术前新辅助化疗、有效的局部肿瘤切除或控制,以及术后多周期的辅助化疗,其 5 年生存率已提高为 $50\%\sim55\%$。大量报道显示,经过系统治疗的最初无转移的 Ewing 肉瘤 5 年生存率为 $36\%\sim65\%$。

(四)预后

Ewing 肉瘤的预后分析依然是要依据临床、影像和病理相结合的原则,但不是所有的因素都起着同等重要的作用。

首先转移是针对预后最不利的因素,大量报道显示已有转移的 Ewing 肉瘤患者 5 年生存率不足 10%。

对于局部单发的患者,肿瘤的大小是影响预后的重要因素。肿瘤的所在部位也同样重要。躯干和骨盆的肿瘤较肢体的预后要差,这不仅因为前者部位解剖结构复杂,切除时外科边界受限,而且在这些部位肿瘤容易生长较大,发现较晚。

肿瘤对于化疗的敏感性是影响预后的另一个重要因素。化疗反应的好坏可通过临床、影像学或术后病理综合分析得出。

年龄和性别也是预后的相关因素。低龄患儿相对有较好的预后。LDH 升高被认为有提示复发和转移的意义,且影响预后。

(郑 勇)

第四节 多发性骨髓瘤

一、概述

多发性骨髓瘤是浆细胞异常增生的恶性肿瘤。1837 年 Rustizky 最早报告此病,1958 年 Jaffe 指出骨髓瘤起源于原始网状内皮系统,称这种与浆细胞相似又稍有不同的肿瘤细胞为骨髓瘤细胞。目前公认这些均是不同类型、不同阶段的肿瘤性浆细胞。

与多发性骨髓瘤相对应的是只有单发病灶出现的病变。但单发病灶病变是否可以就此命名为单发性骨髓瘤,尚有争论。一般认为单发病变可能是多发病变的前奏,真正的单发极为少见,称为孤立性浆细胞瘤。这种类型极少发生播散,靠局部外科治疗和放疗即可有治愈的可能。

多发性骨髓瘤在欧美国家发病率较高,占所有恶性肿瘤的 $40\%\sim45\%$。在中国发病率要低得多,统计中只占恶性肿瘤的 $3\%\sim4\%$,但在实际临床工作中仍很多见,也可能是此病分散在多科室治疗影响了统计的结果。

多发生于 50～70 岁,此年龄段发患者数能占到总发病率的 70％～75％。男、女患者之比约为2：1。发病部位常见于脊柱、肋骨、骨盆、颅骨、股骨等。

二、临床表现

疼痛是主要的症状,初期为间歇性疼痛,以后逐渐加重为难以忍受地持续性疼痛。依发病部位的多少疼痛主要集中于脊柱、骨盆、胸部。疼痛可因卧床休息而相对减轻,活动和负重后明显加重。病理性骨折发生率并不低。

多发性骨髓瘤的病情发展相对较快,从初始症状期一般半年左右即可发展为全身的多系统的病变。随疼痛而来的是多部位的肿块、畸形、神经压迫症状甚至病理性骨折,全身的骨质疏松、贫血、高钙血症、低蛋白血症和肾功能损害相继出现,甚至出现晚期肿瘤患者的恶病质样改变。

三、影像学检查

虽然全身各骨均可受累,但最常侵犯的是中轴骨和肢体近端,颅骨也是一个相对多发部位。

肿瘤细胞生长浸润对邻近骨小梁形成侵蚀破坏,病灶由髓内侵蚀皮质的内面,可以穿透皮质和骨膜形成软组织肿块。部分破坏较慢的患骨可出现皮质膨胀的倾向。此病首诊时可表现为单发或多发。

骨破坏一般表现为单纯的溶骨性破坏,破坏区呈圆形或椭圆形并可连成片状(图 17-28)。典型的穿凿样破坏多发生在颅骨、骨盆等扁平骨(图 17-29)。骨破坏区的边缘虽模糊,但隐约可见,边缘的硬化极为罕见,皮质内侧被破坏可呈浅碟状缺损。

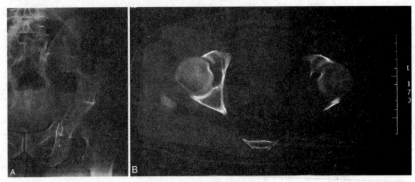

图 17-28　左髋臼骨髓瘤

A.骨盆正位 X 线片显示左侧髋臼溶骨性破坏、边界不清伴软组织肿块;

B.左髋臼轴位 CT 骨窗显示左侧髋臼单纯溶骨性破坏及软组织包块

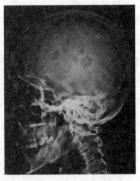

图 17-29　颅骨侧位 X 线片显示颅骨多发穿凿样破坏

此外,还有少数多发性骨髓瘤病例表现为硬化型病灶,可呈周缘的硬化环、弥散性骨硬化或放射状针状骨增生。

虽然骨髓瘤的放射学检查无特异性,但同位素检查却有独特的表现。由于骨髓瘤细胞不产生基质及病灶内无成骨反应,因此,相对于病灶的范围,其对同位素的摄取非常少,表现为"冷结节",当这种表现存在时,提示骨髓瘤的可能性很大。

四、实验室检查

同其他骨的恶性肿瘤相比,实验室检查在多发性骨髓瘤诊断中具有极其重要的意义。可有血沉增快、C反应蛋白增高、血球蛋白比例失衡、球蛋白(尤其是单项球蛋白)升高、尿中Bence-Jones蛋白阳性。骨髓穿刺骨髓象的检查、贫血、高钙血症、肾功能异常等可作为辅助诊断和鉴别之用。碱性磷酸酶正常,发生病理性骨折时可升高。

五、病理表现

大体标本为质地松脆的肿瘤组织,可呈棕红色或灰白色,含水量高。在主要病灶的周围或较多发的病变骨内,可见到大量多个灰红色小结节,直径为 1～3 cm 大小,这些结节分布在正常骨髓之间,也可融合成片。

镜下,病灶内可见到大量肿瘤性浆细胞构成的结节,结节之间可有正常的骨髓组织或脂肪组织,互相分隔而又互相渗透,其间穿插着少量薄壁的肿瘤血管。

Reed 将骨髓瘤分为 5 型:主体型、IgA 型、核分叶型、淋巴样细胞型和多样细胞型,这实际上是一种以细胞形态为特点的分型。而更实用一些的分型包括以下几点。①高分化型:肿瘤细胞大多分化较好,与反应性浆细胞相似,核可见轻度异形性,偶见多核巨细胞;②低分化型:瘤细胞大多如淋巴细胞样,核仁多形性明显,也可见少量分化较成熟的瘤细胞;③中分化型:瘤细胞形态介于上述两者之间。

六、治疗及预后

无全身症状且影像检查未见其他病灶的孤立性浆细胞瘤患者应以局部外科治疗为主。手术应行广泛切除,且如果外科边界足够的话,不需要放化疗的配合。这样的患者理论上讲应能达到长期存活甚至终生存活。

多发性骨髓瘤的主要治疗方法是化疗。常用于治疗多发性骨髓瘤的化疗药物包括美法仑(苯丙氨酸氮芥,PAM)、环磷酰胺(CTX)、长春新碱(VCR)、卡莫司汀(卡氮芥,BCNU)、阿霉素(ADR)等,肾上腺皮质激素、雄激素和干扰素也是治疗多发性骨髓瘤的有效药物。M2方案现仍为治疗多发性骨髓瘤的首选方案。

多发性骨髓瘤出现典型症状后的自然病程为 6～12 个月,现代化疗的有效率为 60%～70%。虽然对化疗敏感,但它的治愈率却很低,中位生存时间为 3 年左右,少数患者可存活 7～10 年。

局部的放疗在多发性骨髓瘤的患者主要作用为减轻局部的疼痛、减少肿瘤的负荷、控制局部病灶的发展以及间接减轻脊髓压迫。外科治疗后结合局部的放疗对局部肿瘤的控制有更加明显的效果。

化疗的效果无疑决定着多发性骨髓瘤患者全身疾病的控制程度和生存情况,但有时外科治疗在其中又是非常重要的。这包括大块实体肿瘤的切除以明显减少全身肿瘤的负荷、病理骨折的复位固定以恢复骨的连续性和强度、即将发生骨折患者的预防性内固定、脊髓压迫的解除和脊柱稳定性的加强,这些治疗不但减少了患者的痛苦,而且为漫长的化疗过程和其他辅助治疗提供了一个良好的身体保证和功能保证。

(梁 霄)

第五节 骨 转 移 癌

一、概述

骨转移癌是骨肿瘤中最常见的病种。随着近 30 年医疗水平的提高,外科治疗配合化疗、放疗及姑息性治疗等多种途径的综合诊疗使原发肿瘤的治疗疗效不断提高,有效地延长了患者的生存时间,但也使肿瘤的骨转移治疗越来越显得重要。特别是骨转移引发的疼痛、病理骨折等骨相关事件,严重降低了患者的生存质量,因此,骨转移癌的治疗对于提高患者的生存质量有着非常重要的作用。同时,随着影像学诊断水平的提高、对骨转移癌的认识不断深入,以及外科技术、适应证选择的进步,骨转移癌外科治疗从诊断、治疗方案的选择到长期随访都有很大的进展,而且外科治疗在病理骨折、脊髓急性压迫的治疗方面有其他治疗不可替代的优势。

骨转移癌病灶的形成是原发癌经血行转移,肿瘤细胞与宿主相互作用的结果,较公认的转移方式:①原发肿瘤细胞浸润周围组织进入脉管系统(血液和淋巴);②肿瘤细胞脱落释放于血液循环内;③肿瘤细胞在骨髓内的血管壁停留;④肿瘤细胞再透过内皮细胞逸出血管,继而增殖于血管外;⑤转移癌病灶内血运建立,形成骨转移病灶。

据文献报告,在美国每年诊断新的癌症患者超过百万,其中约 50% 的患者最终发生骨转移。发生骨转移的部位以中轴骨及下肢为多,尤其是髋关节区域。原发癌易发生骨转移的肿瘤依次为乳腺癌(73.11%)、肺癌(32.15%)、肾癌(24%)、直肠癌(13%)、胰腺癌(13%)、胃癌(10.19%)、结肠癌(9.13%)、卵巢癌(9%),其他常见的骨转移原发癌还有前列腺癌。

二、诊断

骨转移癌患者就诊时,约 1/3 有癌症病史,约 2/3 以局部不适就诊。在检查过程中,可有约 1/3 患者查出原发病灶,最终约有 1/3 患者为不明来源的骨转移癌患者。随着诊断技术的提高(如 PET-CT 的应用),不明来源的骨转移癌患者逐渐减少。临床上,疼痛为主要症状,尤其是夜间疼痛加重,可以多个部位同时存在症状。疼痛的性质是非常重要的:负重时和休息时均存在的持续性疼痛是肿瘤生长活跃的标志,而不代表骨的连续性破坏;负重时加重而休息时缓解的疼痛是病变威胁到骨的完整性的标志。

三、影像学检查

目前,最常见的骨转移病灶的检测和长期追踪方法是常规的 X 线片、CT、MRI、全身骨扫描及 PET-CT。

(一)X线

依据肿瘤患者的年龄、病史、骨病灶在长骨的部位及破坏形式,X线片对鉴别骨转移癌和原发骨肿瘤可做出最基本的判断。摄片范围应包括病变所在的骨骼和周围软组织,涵盖范围应尽量广泛。骨转移癌最常见的发病部位为椎体,其次为髋关节区域(髋臼周围、股骨近端)、股骨干和肱骨近端及肱骨干(图 17-30A、图 17-31A),膝、肘关节以远较少见。转移灶的典型 X 线表现是主要位于长骨骨干,长骨纵向髓内破坏范围大于横径范围;位于皮质骨时多发生于滋养动脉处,使皮质骨破坏呈"浅碟征";多数软组织肿块不大,就诊较晚的患者可以有巨大软组织肿块。骨破坏形式可以为地图样破坏、虫蚀样破坏和穿透样破坏。骨破坏的形式反映了肿瘤的生物学特性:地图样破坏的肿瘤生长较慢;虫蚀样破坏表现肿瘤为中度侵袭,生长较快;穿透样破坏则是高度侵袭性肿瘤,生长最快,在 X 线片可以表现为溶骨为主或混合性破坏。成骨性成分不一定都是肿瘤性的,有些是正常骨组织对癌肿的一种反应。表现为成骨性转移的原发肿瘤有前列腺癌和消化道肿瘤,溶骨性病灶常见于肾癌、骨髓瘤、乳癌和肺癌,混合性病灶则见于乳癌、消化道肿瘤和生殖系统肿瘤。

(二)CT

在判断骨质破坏方面,CT 优于 X 线片。通过骨窗,增强扫描能明确评估骨质破坏的程度和范围、软组织肿块的范围、病灶的血运状态及其与相邻血管的解剖关系(图 17-30B、图 17-31B)。增强扫描的"环形增强征"可以鉴别骨感染造成的骨破坏。

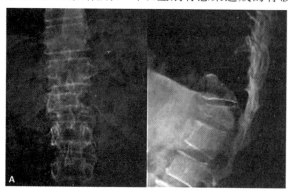
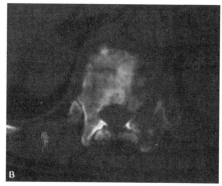

图 17-30　胸椎转移癌和肺癌
A.正侧位 X 线片表现;B.轴位 CT 表现

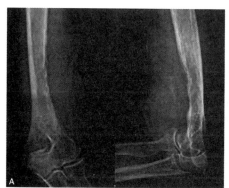
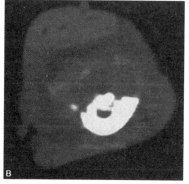

图 17-31　左肱骨干转移癌和结肠癌
A.正侧位 X 线片表现;B.轴位 CT 表现

(三)MRI

MRI 在表现病灶的软组织肿块及其与周围软组织关系方面,优于 CT 和 X 线片,并且能提供三维解剖情况,同时对转移灶髓腔内浸润范围的认定提供帮助。但是,MRI 也可因为其敏感性高而出现假阳性,故发现的病灶仍需结合 X 线片和 CT 等检查确认。

(四)全身骨扫描

全身骨扫描是早期发现晚期骨转移的最好检查方法之一,尤其在 X 线片检出困难时,有报告认为骨扫描发现骨转移病灶较常规 X 线片早 2～18 个月。全身骨扫描的放射性示踪剂吸附在骨骼表面,其摄取量取决于局部血流量和成骨细胞活性。虽然全身骨扫描能很敏感地发现晚期骨转移病灶,但可能会漏掉早期的转移灶,因为这项技术是基于对受累骨骼的成骨细胞活性的识别,而不是对实际肿物的识别,所以骨扫描对于多数肿瘤的良恶性识别的特异性也不是最佳的。除肿瘤以外,创伤、感染和骨关节炎硬化及类风湿关节病也可能使骨骼结构内放射性核素浓聚;而多发骨髓瘤、白血病和淋巴瘤表现异常核素淡染。据报道,全身骨扫描的敏感率为 62%～89%,骨扫描发现的病灶均需结合相应部位 X 线片、CT、MRI 综合评估,甚至患者定期随诊,反复摄片观察,或行病灶活检明确诊断。

(五)氟脱氧葡萄糖正电子发射体层摄影

氟脱氧葡萄糖正电子发射体层摄影(即通常所指的 PET)对骨转移癌的评估,比目前应用的全身骨扫描优越。恶性肿瘤显示出较高的糖代谢水平,所以能被氟脱氧葡萄糖正电子发射体层摄影很好地识别。其敏感性较高,但特异性尚需临床实践的观察,有报告称其敏感性为 90%、特异性为 35%。也有文献报道了 40 例乳癌患者 127 处骨破坏进行氟脱氧葡萄糖正电子发射体层摄影和全身骨扫描对比评估的资料,氟脱氧葡萄糖正电子发射体层摄影诊断的敏感性和精确性分别是 95.12% 和 94.15%,而骨扫描分别是 93.13% 和 78.17%。初步研究表明氟脱氧葡萄糖正电子发射体层摄影能够更早更精确地发现骨转移破坏灶。

临床上,多种检查不可偏倚其中之一,更不能仅依靠影像学资料就确诊而对患者施予放疗、化疗乃至手术,造成治疗后明确诊断困难。建议有癌症病史的患者定期行全身骨扫描,甚至 PET 检查,筛查出异常部位,再行相应部位 X 线片、CT、MRI 检查,依检查结果选取易行病灶活检部位,进行穿刺活检明确诊断。以局部症状就诊而无肿瘤病史的患者,特别是高龄患者,应行 X 线片、CT 检查,不能除外骨转移癌诊断时,行全身骨扫描检查以除外多发病灶,相应部位再行检查,仍需病灶活检明确诊断;同时,需查甲状腺、肺、乳腺、腹腔各脏器和前列腺,明确其他转移灶情况或查找原发病灶。病理不能诊断时,需追踪检查,不要盲目给予各种治疗,干扰日后的诊断。

四、实验室检查

国外文献报道多有高钙血症,但我国很少发生,其血沉、血象多为正常,多种肿瘤标志物水平(如 AKP、CEA、CA199、CA125、AFP 等)可辅助诊断。对于多发溶骨破坏患者,需查免疫球蛋白、蛋白电泳,以除外多发性骨髓瘤。

五、病理学检查

骨转移病灶的病理活检应遵循肌肉骨骼系统肿瘤的活检原则。一般采用穿刺针抽取肿瘤组织,偶有切开活检;活检切口需与将来手术切口一致,以利于切除活检污染的伤口或穿刺针道;骨骼开窗活检时,尽可能取圆形窗,减轻因开窗造成的骨骼强度减弱,活检后填充骨水泥,减少出血;术后严格止血,忌放引流管,以免造成肿瘤局部播散。

在骨转移癌患者的诊断过程中还应明确:①患者转移病灶的数量、部位、对生活质量影响的程度;②原发癌及其诊治情况,对化疗、放疗及生物治疗的疗效是否敏感,以了解原发癌的预后、评估生存期;③患者的一般情况、生命体征、有无手术禁忌证等。

影像学检查是骨转移癌诊断的重要手段之一,但考虑到影像学检查的局限性及病变的多样性,单纯依赖病史、临床表现和影像学表现进行确诊是非常不可取的,根据这样的诊断做出的治疗也往往是不恰当的。因此,骨转移癌的诊断仍然要坚持临床、影像、病理三结合的原则。

六、治疗

骨转移癌的治疗原则为缓解症状和提高生存质量。近 20 年来,骨科内固定、人工假体技术的进步,在原发肌肉骨骼系统肿瘤的保肢治疗中,取得了飞跃性的进步,将其成功经验应用于长骨转移癌的治疗,对取得预期疗效有了保障,而原发肿瘤综合治疗水平的提高,使骨转移癌的外科治疗提高生存质量的现实意义愈发凸显。经临床实践观察,实施恰当的外科治疗是骨转移癌患者减轻疼痛、恢复肢体功能最有效的方法。

肢体骨转移癌的外科治疗目的:①缓解疼痛;②重建肢体功能以使患者短时间内恢复负重功能;③方便日后放化疗及日常生活的护理,甚至恢复生活自理。其中缓解疼痛有多种途径,包括放疗、化疗及姑息镇痛治疗,均能很好控制,外科治疗不是唯一的方法。对于功能重建,一种情况为预防性内固定,避免长骨病理性骨折的发生;另一种情况为病理性骨折的处理,恢复长骨的连续性和负重功能。

对于生存期有限的骨转移癌患者,成功的外科治疗非常关键,持续改善生活质量、恢复独立的日常生活是选择外科手术治疗的最重要目标。骨转移癌常表现为病理性骨折,是否固定骨折、选择何种术式是骨科医师需要考虑的问题。在患者能耐受麻醉和手术的情况下,长骨的病理性骨折最好行内固定术。长骨的病理性骨折经常伴发失血、大块骨缺损、内固定失败、肺栓塞及功能恢复缓慢,因此在骨折前,应尽可能进行牢固稳定的内固定,以减少并发症的发生。长骨的预防性内固定比病理性骨折后再行内固定治疗,在术中出血量、平均住院日,以及术后功能的恢复方面,都具有显著的优越性,尤其是放疗治疗骨转移病灶时,保护即将病理性骨折的肢体要比骨折后使之愈合更容易。然而,如何预见骨折的发生是很困难的。

1986 年,Harringtong 建议当骨破坏大于骨干直径的 1/2 或超过 2.5 cm 时,需要手术处理,然而临床判断存在可重复性的问题。1989 年 Mirels 提出基于疼痛程度、病灶大小、骨破坏性质(溶骨性、成骨性、混合性)和解剖部位 4 个因素(每项 1~3 分)进行评分,评估长骨的病理性骨折风险,根据评分判断潜在骨折可能,提出相应处理建议(表 17-1、表 17-2)。他发现 7 分以下的患者发生骨折的概率很小,而 8 分以上的患者骨折概率很大,建议行预防性固定。Timothy 请 53 位骨科医师、放射学医师、内科医师或放疗科医师根据该系统为 12 例患者评分,经分析后认为该系统在临床实践中可操作性强、具有可重复性。该系统目前已被广泛接受。

表 17-1 Mirels 长骨病理性骨折风险评估表

分值	解剖部位	性质	大小	疼痛
1	上肢	成骨性	<1/3	轻度
2	下肢(非小转子部位)	混合性	1/3~2/3	中度

续表

分值	解剖部位	性质	大小	疼痛
3	小转子部位	溶骨性	＞2/3	功能性

表 17-2　Mirels 长骨病理性骨折处理建议表

病理骨折风险	Mirels 评分	Mirels 治疗建议
有潜在风险	≥9	预防性内固定
临界	8	考虑内固定
无潜在风险	≤7	非手术

肢体长骨骨转移癌外科治疗原则:①预计患者可存活 3 个月以上;②全身状况好,能够耐受手术创伤及麻醉;③患者术后有更好的生活质量,能够活动,要有助于接受放疗、化疗和护理;④位于骨端的病灶可截除瘤骨,置入人工关节假体,术后可早期负重,恢复行走功能;⑤病灶骨周围有足够骨组织用于固定,能承受金属内固定物或骨缺损填充骨水泥,可行髓内针固定,选择尽可能长的髓内针固定,可加强整个骨干的强度;⑥对于病灶内刮除术,术后需有放疗、化疗等辅助治疗。

应注意的是,对于下肢病变需要拄拐行走的转移癌患者来说,他们的上肢经常负重,为了维持行走功能,对一位患者有必要同时进行肱骨和股骨的预防性髓内固定。预防性内固定时,骨科医师往往低估患者的生存期,这样,当患者的生存时间超过了内固定的耐久度,内固定周围的骨质遭受转移癌的进一步破坏,就使得内固定失败,从而需要再次手术。为了避免发生内固定失败,内固定应足够耐久,以利于能早期、长时间、全负荷负重。

预防性内固定常采用闭合髓内针固定,病灶不行刮除术,术后进行局部放疗。这种治疗方式简单易行,对于骨转移癌患者影响小,术后可以早期活动患肢,有利于护理,方便化疗或放疗的搬动,甚至患肢负重、恢复行走,达到改善患者生活质量的目的。也有文献报告,骨转移癌病灶需行边缘或广泛切除,避免单纯行髓内针固定时由于扩髓、置针引起的医源性肿瘤种植,从而避免患者生存期内局部复发,内固定失败。总之,术式的选择需综合考虑患者预期生存期、原发癌的预后、病灶部位以及转移灶对局部放疗或全身化疗的反应等,临床疗效亦需长期观察。

骨转移癌患者的预后是选择治疗方法应考虑的重要因素,对于预期寿命短的患者,应避免较复杂的外科手术。对于下列因素可考虑非手术治疗:①高度恶性侵袭性原发肿瘤;②预计原发肿瘤治疗后无瘤期很短;③经全身治疗后,骨转移灶的溶骨破坏未见好转;④全身多发骨破坏;⑤涉及多器官转移(尤其是肝脏);⑥全身一般条件差,有手术禁忌证。

下列因素则是手术治疗的相对适应证:①中度恶性原发肿瘤;②预计原发肿瘤治疗后有较长的无瘤期(如肾癌、乳腺癌、甲状腺癌);③经全身治疗后,溶骨病灶趋于局限、骨密度增高;④孤立的骨转移病灶;⑤全身一般条件好,无手术禁忌证。

七、预后

骨转移癌患者的预后与已明确的原发肿瘤有关。一般而言,肺癌骨转移患者的预后甚差,诊断后存活时间很少超过 12 个月。同样,原发灶不明的患者平均生存期是 11 个月。然而,原发恶性肿瘤为肾癌或甲状腺癌的患者,其生存期可以很长,尤其是表现为孤立骨转移灶的患者,应按原发恶性肿瘤的处理原则,行广泛切除。对于这些患者的骨骼功能重建,应充分考虑使用时间可能比较持久的因素。由于患者的预计生存时间对手术选择的影响非常重要,因此进行骨转移癌治疗的骨科医师应与原发肿瘤相关专业医师进行充分的交流,以明确患者在综合治疗情况下的预计中位生存时间,慎重地作出外科治疗的选择,最大限度地保障患者的治疗效果。

对于骨转移癌患者,严格地掌握手术适应证,规范化的外科手术治疗是减轻疼痛、恢复肢体功能、提高其生存质量的有力措施之一。但骨肿瘤科医师仅是骨转移癌患者综合治疗团队中的一员,肿瘤治疗效果的改善、生存期的不断延长有赖于多学科合作的综合治疗。原发肿瘤经治医师对其患者密切随访观察,早期发现可疑骨转移灶,及时转诊到骨肿瘤科进行确诊并对具有潜在病理骨折的长骨做出准确的风险评估,进而采取恰当的治疗,也是提高转移癌患者总体治疗水平的重要保证。

（梁　霄）

第六节　良性骨肿瘤恶变

一些良性骨肿瘤有很低的概率恶变为肉瘤。常见的有骨软骨瘤、内生软骨瘤、骨巨细胞瘤等。还有一些瘤样病变如骨纤维结构不良、Paget 病也有一定恶变率。另外,一些良性病变放疗后有可能发生恶变。

一、骨软骨瘤恶变

(一)概述

单发骨软骨瘤约有低于 1‰的患者发生恶变,多发家族性骨软骨瘤的恶变率高,约 10%。发生恶变可转化为软骨肉瘤、恶性纤维组织细胞瘤或者骨肉瘤。一般发生在中年(30～50 岁),男性多于女性。骨盆及肩胛带为好发部位,越靠近肢体远端,则发生率越低。恶变常发生于骨软骨瘤的软骨帽部分。

(二)临床表现

骨软骨瘤发生恶变多表现为在原骨软骨瘤的部位出现疼痛、肿胀、软组织包块等症状。在成人,瘤体表面的滑囊因机械摩擦、反复炎症而增生形成的软组织包块要与恶变鉴别。

(三)影像学检查

1.X 线

X 线片可见原来稳定的骨软骨瘤再度生长、骨质破坏、钙化不规则等表现。骨软骨瘤恶变的 X 线特点:软骨帽厚,在软骨帽内有不规则钙化影;在肿瘤的软骨部分有散在的钙化灶;在骨软骨瘤内有局灶性透明区;有明显的软组织包块;周围的骨质有破坏或侵蚀(图 17-32)。成年患者软骨帽厚度超过 1 cm、儿童患者的软骨帽厚度超过 3 cm 时即可认为有恶变。

2.CT

CT 可以较好地显示不显影的软骨帽的改变。软骨帽下的骨通常不受侵。在早期,轴位像常可见到骨软骨瘤的蒂被较厚的、低密度软骨壳覆盖。长期的病灶则表现为重度的钙化及巨大的肿块。有时良性骨软骨瘤的骨赘上可出现滑囊,由滑囊产生的肿块易与软骨肉瘤相混淆。

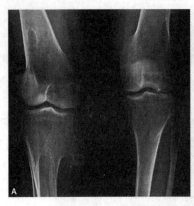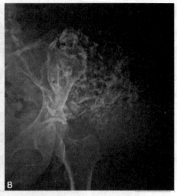

图 17-32　多发骨软骨瘤恶变

A.双膝关节正位 X 线片显示多发骨软骨瘤；

B.同一患者骨盆正位 X 线片显示左髂骨骨软骨瘤恶变为 I 级软骨肉瘤

3.同位素扫描

同位素扫描示核素浓集，但良性骨软骨瘤也会出现核素浓集，因此单凭这一表现不能确定已发生了恶变。但如果发生突然的核素高度浓集，则提示恶变可能性较大。

此肿瘤血运不丰富，但血管造影常可见神经血管束移位征象，这对于制定手术方案是有益的。

(四)病理表现

肉眼可见肿瘤的表面是由分叶状、质硬软骨组成，上被以疏松结缔组织。周围组织受压移位，但未受侵，肿瘤与周围组织很易分离。早期肿瘤的剖面可见骨软骨瘤的小梁部分被较厚的（至少 1 cm）、成熟的、灰蓝色的软骨覆盖。肿瘤的边缘有时发生钙化，其深部则通常钙化较重，呈白垩色。

镜下除了常见于良性骨软骨瘤的钙化软骨，还有钙化的无细胞软骨及黄骨髓。在不成熟的基质中，肉瘤样软骨含有细胞丰富的软骨，伴轻-中度的细胞异型性，常较厚且环绕软骨帽。最可靠的确定软骨肿瘤良恶性的标准是双核软骨细胞的数目。即使是经验丰富的病理科医师，也很难区分良性活跃期肿瘤和低度恶性肉瘤。

(五)治疗及预后

手术治疗为主，应行广泛性切除。为了保留功能，偶尔行边缘切除，但其复发率非常高。放疗仅能获得短暂的缓解，化疗无效。

多为 I B 期肿瘤，很少发生远隔转移，肿瘤可去分化为高度恶性，但发生率很低。

二、内生软骨瘤恶变

(一)概述

单发内生软骨瘤恶变率极低，发生率<1%，多发生于骨盆和肩胛骨，位于手足短管状骨恶变者罕见。Ollier 病恶变率为 10%，Maffucci 综合征更高一些。可恶变为软骨肉瘤或骨肉瘤。骨发育停止至发生恶变有一段很长的潜伏期，恶变年龄为 30～50 岁，男性多于女性。

(二)临床表现

多表现为在长管状骨、骨盆及肩胛带原有的无痛的内生软骨瘤部位出现疼痛症状，应注意有无恶变可能。当发生恶变时，其临床特点为缓慢的外压生长。

(三)影像学检查

1.X 线

X 线表现为在已矿化的病变周围出现穿透样透亮区,同时出现骨膜下反应骨并伴有临床症状,则为恶变的征象(图 17-33)。随着其继续生长,恶变的肉瘤沿髓腔扩散,边缘被破坏,由于内骨膜的轻度反应,形成向髓腔突出的"拱架"征。

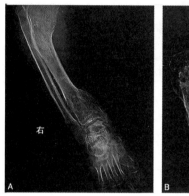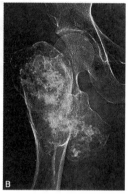

图 17-33　Ollier 病恶变为 Ⅰ 级软骨肉瘤

A.右小腿正位 X 线片显示右胫骨近远端、跖骨、趾骨多发内生软骨瘤;

B.右股骨近端正位 X 线片显示右股骨转子部恶变

2.CT

CT 显示从钙化的内生软骨瘤的外周部分长出的分叶状钙化肿块,或从内生软骨瘤而来的不规则透亮区穿透皮质。良性内生软骨瘤的钙化呈"烟圈"状,而在软骨肉瘤中则呈"爆米花"状或"绒毛"状。

3.MRI

MRI 中,在骨软骨瘤或内生软骨瘤上的低信号区为恶性软骨,而高信号区则意味着滑囊或反应性炎症,而不是恶变。

4.同位素扫描

同位素扫描显示在原有良性肿瘤的"热"结节处可见中度增强的核素浓聚,"热"结节并不意味着恶性。对于这类患者,由于核素摄取的程度一定会有所改变,因此应行系列的同位素扫描检查。

5.血管造影

血管造影显示该类肿瘤血运丰富。

(四)病理表现

当恶变时,大体标本可见在中心钙化的内生软骨瘤周围有蓝灰色肿瘤性不成熟的软骨,在病灶周围形成许多黄色黏液样物质,无明确边界,向骨皮质及两端髓腔渗透。

镜下所见呈结节样和簇样分布的外围软骨细胞突然变成片状排列的较幼稚细胞,细胞质较少,可见双核细胞,偶见有丝分裂,良性与恶变区之间有黏液样软骨,恶变区周围无软骨内化骨。除晚期发生转变外,一般为 Ⅰ 级,很难从组织学上将其从活跃的良性内生软骨瘤中区分出来。

(五)治疗及预后

当临床和 X 线表现为恶变时,切开活检有可能造成污染、形成种植,所以广泛的切除活检或穿刺活检为首选。如恶变明确,则应采取手术治疗,应行广泛性切除。

恶变后通常为ⅠB期肿瘤。发生高度恶变及肺转移的时间晚。在发生转变前给予适当的治疗，则生存率很高。

三、骨巨细胞瘤恶变

(一)概述

原发的骨巨细胞瘤经过多次复发或放疗后，可发生恶性变，多数变为纤维肉瘤或恶性纤维组织细胞瘤。未行放疗的骨巨细胞瘤恶变率低于3%，北京某医院为1.8%(15/849)。有报道称，进行放疗的骨巨细胞瘤约有20%发生恶变，但北京某医院无放疗后恶变病例。现在的WHO分类将恶性骨巨细胞瘤称为"骨巨细胞瘤中的恶性"，包含了骨巨细胞瘤恶变和极少见的原发恶性骨巨细胞瘤，恶变后的类型主要包括骨肉瘤、纤维肉瘤和恶性纤维组织细胞瘤。

(二)临床表现

肿瘤在发展过程中自发性或外伤后生长迅速，由隐痛转变为持续性锐痛，出现软组织肿块。

(三)影像学检查

其基本特征类似于高度恶性骨肿瘤的表现。X线片可见明显的软组织肿块，肿瘤在短期内生长迅速，瘤体巨大，骨壳大部或全部吸收消失，与瘤体相连的骨干呈虫蚀状破坏。

(四)治疗及预后

手术应行广泛性切除或根治性切除。其预后与其病理类型相关，甚至更差。

四、骨纤维结构不良恶变

(一)概述

骨的纤维结构不良恶变率很少见，为2%～3%，既往可有放疗史，多恶变为纤维肉瘤或骨肉瘤。

(二)临床表现

多表现为快速进展的疼痛、肿胀、病变增大和软组织肿块。

(三)影像学检查

在X线片和CT中表现为原有骨纤维结构不良的病灶内出现界限不清的溶骨区，邻近的皮质骨缺损，并出现软组织肿块(图17-34)。如恶变为骨肉瘤，可见"放射性骨针"形成。

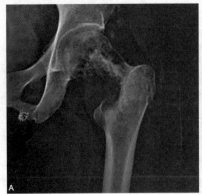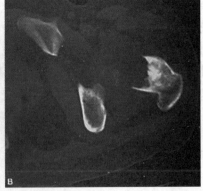

图17-34　骨纤维结构不良恶变为骨肉瘤
A.左股骨近端正位X线片显示溶骨破坏，骨皮质缺损，边界不清及软组织肿块；
B.左股骨近端的轴位CT表现

(四)治疗

手术应行广泛或根治性切除,如恶变为高度恶性肿瘤,则应术后辅助化疗。

五、Paget 病恶变

(一)概述

单发 Paget 病恶变率不足 1%,多发 Paget 病恶变率约为 10%。恶变为骨肉瘤者约占 50%,其次为纤维肉瘤。恶变多发生于病程长、病变广泛的病例,可影响一处骨骼,亦可累及多骨,但多见于长骨和扁平骨。多见于 60~80 岁,男多于女。恶变后病情进展快,早期可出现转移,死亡率高。

(二)临床表现

常表现为在无症状的 Paget 病的部位出现突然增大的包块或伴有突然发作的剧烈疼痛。通常会有病理性骨折,疼痛是 Paget 病恶变最常见的症状。

(三)影像学检查

1.X 线

X 线片表现为明确的 Paget 病区域内出现透亮的破坏区,早期可与 Paget 病引起的破坏相混淆。多个较小的透亮区往往不如单个较大的破坏区那样支持该诊断,只有透亮区有明确的破坏和侵袭性表现时才能支持恶变。

2.CT

当其发生恶变时,CT 扫描可以见到软组织肿块。增强扫描时,软组织肿块强化。

3.MRI

MRI 上很难与 Paget 病的异常信号相鉴别。

4.同位素骨扫描

同位素骨扫描很难区分核素浓集是由 Paget 病本身还是由其恶变所致。除非核素浓集出现非常大的改变,否则同位素骨扫描一般对诊断帮助不大。

5.血管造影

Paget 病本身血运丰富,所以血管造影对诊断帮助不大。

(四)病理表现

大体标本可见 Paget 病区域内质软的鱼肉样区域,侵及周围的软组织。

镜下,在同一病灶内其显微特点的变化也非常大。通常可见高度恶性典型骨肉瘤改变,但常被未分化梭形细胞、纤维肉瘤、恶性纤维组织细胞瘤、软骨肉瘤、甚至于骨巨细胞瘤成分掩盖。由于这个原因,有文献称之为"Paget 肉瘤"而不是骨肉瘤。病变细胞浸润相邻的 Paget 病区域,且常可见 Paget 病特有的血管腔内见到瘤栓。

(五)治疗及预后

应行广泛切除或根治性切除,通常为截肢,以达到局部控制的目的。即使得到了局部控制,预后也很差。大剂量放疗可得到短期缓解。与经典型骨肉瘤相比,继发于 Paget 病的骨肉瘤的化疗效果很差,对于那些迅速恶化的病例很少有意义,且对于这一年龄组的患者,就其仅存的生活方式而言,不建议化疗。有时介入性血管栓塞可使之得到短期缓解。

(梁 霄)

第七节　软组织肉瘤

一、概述

软组织是指身体骨外的非上皮性结缔组织,其主要作用是连接、支持、包绕各解剖结构。软组织位于表皮至实质脏器之间,它包括运动器官(肌肉及肌腱)及各种支持组织结构,如纤维组织、脂肪组织、滑膜组织及滋养这些结构的脉管组织。但是网状内皮组织及神经胶质并不包括在软组织中。由于周围神经系统的肿瘤也表现为软组织肿块,其治疗及鉴别诊断中也与上述组织系统的肿瘤相类似,为方便起见亦将周围神经系统归入软组织概念中。

软组织肿瘤是指组织发生于上述软组织概念中的各器官、组织中,并且位于软组织中的肿瘤。软组织肉瘤则指发生于软组织中具有相类似的病理学表现、临床征象及生物学行为的各种结缔组织及周围神经组织的恶性肿瘤。

所有内脏器官也含有结缔组织基质,其亦可以出现肿瘤性改变。此类内脏良恶性肿瘤不属于软组织肿瘤范畴,不再阐述。

(一)软组织肿瘤的自然病程

良性软组织肿瘤生长缓慢,有自限性,不发生远隔转移,一般位于因肿瘤生长所致周围结缔组织受挤压而形成的致密纤维包膜内。局部侵袭性良性肿瘤的局部生长情况类似恶性肿瘤,但不发生远隔转移。

恶性软组织肿瘤呈扩张性生长,肿瘤周围结缔组织也因肿瘤生长压迫而形成纤维包膜。在包膜外有反应区形成,其特点为组织萎缩、水肿,含有新生血管组织。肿瘤恶性程度愈高,反应区愈明显、愈广泛。由于肿瘤沿结缔组织间隔、肌肉纤维及神经血管束呈浸润性生长,因此其范围可侵及包膜外的组织。当发现实体肿瘤很小时,其侵及范围可能已经很大。因此,在这种包膜不能代表肿瘤实际范围的情况下,肿瘤包膜就被称为假包膜。恶性肿瘤不但能够侵及反应区形成卫星灶,也可以侵及反应区外的正常组织而形成跳跃灶。虽然恶性软组织肿瘤呈浸润性生长,但一般来说其范围不会超越其自然屏障,如筋膜。四周均被自然屏障所封闭的空间称为间室。如果肿瘤发生在间室间的疏松组织中,则侵及范围很难受到自然屏障的限制。肿瘤也可因继续生长充满间室后沿滋养血管外膜或由于外科手段介入导致间室受限破坏(活检通路及出血)而超越间室。

恶性软组织肿瘤的远隔转移速度取决于肿瘤大小、组织学分级及治疗等因素。最常见的转移途径是血行转移,最常见的转移部位是肺,其次是肝脏及骨骼。经淋巴转移的恶性软组织肿瘤并不多见,但也不能忽略。在腺泡型横纹肌肉瘤(12%)、上皮样肉瘤(20%~40%)及滑膜肉瘤(17%)中,区域淋巴结转移者亦不少见。

单纯的包膜外切除肿瘤可致90%以上的患者在2年内出现局部复发。反应区外的广泛切除治疗后,复发率为50%。即使是根治性治疗后局部复发率仍为20%。

初次就诊时,绝大部分软组织肉瘤不伴有临床可见的肺转移灶。一般来说,初诊伴肺转移的患者占所有软组织肉瘤患者的10%左右。肺的扩大切除有助于治疗疾病,约20%软组织肉瘤合并肺转移的患者可以治愈。软组织肉瘤患者的5年存活率为50%左右。

（二）软组织肿瘤的外科分期

为了能够选择恰当的外科治疗方法以及正确估价最终治疗结果，对疾病进行术前分期及术后确认是必不可少的。分期确切的定义就是根据疾病的自然病程将不同预后的疾病进行分组表达。在肿瘤分期的每期中还将根据影响预后的不同因素进一步分成各种亚期。理想的分期应该能够体现疾病对不同治疗的不同反应。不仅恶性软组织肿瘤需要进行分期，良性软组织肿瘤的分期也是必不可少的。

在对不同肿瘤的分期中，G（分级）、T（肿瘤）、N（淋巴结）、M（转移）均是主要的成分，而且在不同的分期中表达不同的内容。

与其他肿瘤分期相比较，软组织肿瘤的分期发展相对缓慢，直到 20 世纪 70 年代末尚无令世界范围内接受的分期。这主要是由于软组织肿瘤的发病率较低，对于肿瘤自然病程的认识需要大量的临床材料进行观察，而分期是否能对外科治疗提供选择依据及对治疗进行正确估价均决定于对肿物自然病程的正确认识。经过人们长期的临床观察与研究发现间质肿瘤具有以下特征：①无论肿瘤的组织发生学如何，骨与软组织的间质肿瘤均有极其相似的生物学行为。②骨髓系统肿瘤的生物学行为与间质肿瘤生物学行为大相径庭，需要其独立的分期系统。③对肿瘤生物学侵袭性的认识是至关重要的。虽然大部分病变的侵袭性可用组织发生学的分级来表达，但在某些病变中，其影像学表现或临床病程更能体现病变的侵袭性。④病变与防止其扩展的自然屏障间的解剖关系比肿瘤体积的大小更有意义。⑤区域淋巴结转移的存在与出现远隔肺转移具有一样的危险性。

因此，决定软组织肿瘤患者的因素是肿瘤的侵袭性、发生的解剖位置及是否存在区域淋巴结或远隔转移。临床资料提示具有相同侵袭性的不同组织生成的肿瘤，对各种不同外科治疗后的结果都是一样的。因此可以看出将软组织肿瘤视为一体，设计一种适合各种类型软组织肿瘤的分期系统是可行的，而无需对各种不同组织生成的肿瘤设计各自的分期系统。

软组织肉瘤的分期应用 TNM 分期系统分为 Ⅰ～Ⅳ 期。

（三）软组织肿瘤的诊断

软组织肿瘤的诊断应该遵循临床表现、影像学和病理学三结合的原则。

1.临床表现

（1）年龄：软组织肿瘤可发生于各个年龄段，软组织肉瘤的高发年龄是 40 岁左右，青少年的软组织肉瘤多为横纹肌肉瘤。

（2）性别：男性多于女性。

（3）症状和体征：软组织肿瘤最主要的症状和体征包括疼痛、肿胀和活动障碍。

（4）区域和远隔转移：区域淋巴结往往不易触及。软组织肿瘤查体时要注意检查腘窝、腹股沟及锁骨上淋巴结。远隔转移多在晚期软组织肉瘤中出现，最常见的部位是肺、脑、肝等，伴有相应脏器的症状（图 17-35）。

表 17-3 列出了一些特征，以资鉴别良恶性软组织肿瘤。

2.影像学检查

常用的影像学检查手段包括 X 线片、CT、MRI、核素扫描、PET-CT、B 超和血管造影。选用影像学检查的目的在于术前定位、定性、定量诊断和随访复查。确切地说包括：①确定有无肿瘤。②确定肿瘤的位置。③确定肿瘤的性质。④明确肿瘤的范围和与周围重要组织的关系。⑤在随访和复查时观察和评估疗效。

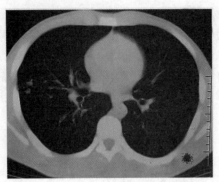

图 17-35　胸部 CT 显示软组织肉瘤的肺转移灶

表 17-3　软组织肿瘤良恶性鉴别表

项目	良性	恶性
大小	<5 cm	>5 cm
部位	深筋膜浅层	深筋膜深层
触诊	软,可移动,无压痛	硬,固定,压痛
症状	无痛或间断性疼痛	逐渐加重的持续性疼痛
生长速率	间歇性或静止	持续增大

(1)X 线片:是最常用的骨与软组织肿瘤检查手段,对骨骼显示很好,可以观察肉瘤的骨侵犯以及血管瘤的静脉石等,对于某些软组织肿瘤也可显示其阴影(图 17-36),胸部 X 线片可以观察是否有肉瘤肺转移。

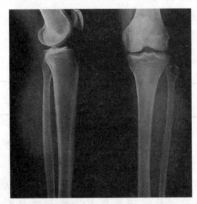

图 17-36　左小腿软组织肿瘤的正侧位 X 线片表现

(2)CT:对骨与软组织肿瘤敏感性和特异性均较好,其横断面成像的特点便于观察肿瘤与周围重要组织的关系,可以通过调整窗宽窗位来重点观察骨窗和软组织窗(图 17-37)。必要的时候可以使用 CT 增强扫描来了解肿瘤的血运情况。还可在 CT 引导下行病灶的穿刺活检。

(3)MRI:具有高度的软组织分辨率和多方位、多层面扫描的特点,能够清楚地显示肿瘤的范围、肿瘤内出血及坏死以及软组织肿瘤与周围重要的血管神经的关系等情况(图 17-38)。但对于病灶的骨化、钙化、骨膜反应和骨破坏等不如 X 线片和 CT。

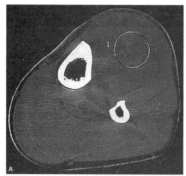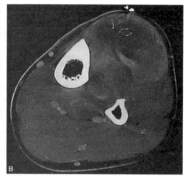

图 17-37　左小腿软组织肉瘤的轴位 CT 表现
A.软组织窗；B.软组织增强窗

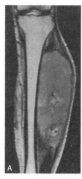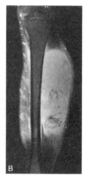

图 17-38　左小腿软组织肉瘤的冠状位 MRI 表现
A.T_1加权像；B.T_2抑脂加权像

（4）核素扫描：敏感度高，但特异性较差，目前主要用于发现多发病灶。[99m]锝扫描主要用于全身骨骼，能清楚地显示软组织肿瘤的骨侵犯。[201]铊扫描可用于软组织肿瘤（图 17-39）。

（5）PET-CT：最近在肿瘤诊断中应用广泛。软组织肉瘤显示出较高的糖代谢水平，所以能被氟脱氧葡萄糖正电子发射体层摄影很好地识别。其敏感性较高，特异性尚需临床实践的观察。

（6）B 超：价格低廉，对于探查软组织肿瘤的大小、位置及与周围组织的关系可提出重要参考。B 超也用于腘窝、腹股沟淋巴结的探查。行深部软组织肿瘤穿刺时也可在 B 超引导下进行。

（7）血管造影：是一种有创检查，能够显示软组织肉瘤与反应组织及正常组织之间的解剖关系，从而能够对肿瘤进行精确的分期和手术计划。但就此作用而言，血管造影已在很大程度上被创伤更小的 CT 和 MRI 所替代。然而在特定的情况下，血管造影仍是进行手术计划和实施手术的最有用的技术。血管造影能够显示神经血管束与病变的纵向关系，这有助于评估哪个血管需要切除或移植以获得足够的外科边界。良恶性肿瘤的血管造影图像几乎没有差异，因此用血管造影来区别良恶性软组织肿瘤是不可靠的。

3.病理组织学检查

（1）术前病理活检：活检是软组织肿瘤综合诊治过程中的一个重要组成部分。恰当的活检可以使对肿瘤的治疗计划顺利进行，而不恰当的活检会给患者的预后带来不良的影响。

软组织肿瘤的明确诊断依赖于临床、影像、病理三方面检查的综合结果，术前对疾病的明确诊断是对疾病进行正确治疗的前提。没有明确的组织学诊断，放射科医师及化疗科医师很难对肿瘤治疗制定出最合理的方案，外科医师也很难确定肿瘤的切除范围。因此，对于软组织肿瘤，尤其是恶性肿瘤,治疗前务必要行活检。

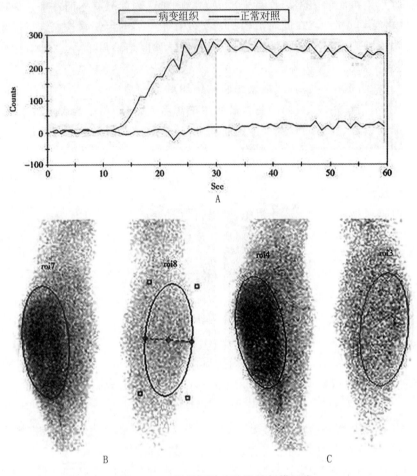

图 17-39　软组织肿瘤的²⁰¹铊扫描图像

A.给药后即刻血流像;B.给药后 15 min 早期摄取;C.给药后 3 h 晚期摄取

　　活检的实施应在各种影像学检查完成之后。影像学的检查结果不仅可以帮助选择何种活检方法,还可以确定活检的最适合部位。活检的材料一定要足够多地进行正确的组织学诊断,切不可对不充足或质量差的标本进行诊断。只有阳性检查结果才有意义,阴性结果往往是由于取材不当所造成的,这并不能除外恶性病变的存在。

　　针吸穿刺活检:针吸活检的特点是简单易行、组织创伤小、伤口愈合率高。但它主要是对细胞涂片进行细胞学检查,有时仅仅根据为数不多的细胞病理科医师很难对软组织肿瘤作出明确的诊断。针吸活检一般仅用于复发的肿瘤中,以明确其复发状况。

　　套管针穿刺活检:套管针活检也有简单易行、组织创伤小、伤口愈合容易的优点,活检结果后即可行放疗及化疗。但是需要特殊的活检用具,应在局部麻醉或全身麻醉下进行。由于套管针活检可以取得直径为 2～3 mm 的组织块,因此明确诊断率可以达到 90% 以上。在有些情况下,套管针活检所取得的组织仍然不足以诊断疾病,或所取组织为反应性组织或肿瘤坏死区。在这种情况下应改用其他活检方法以求达到治疗前明确诊断的目的。

　　切除活检:在软组织肿瘤的活检中,在某种情况下切开活检的同时亦切除肿瘤的实体组织。

这种做法对于恶性肿瘤是极不恰当的。切除活检往往不能在恰当的外科边界中切除肿瘤,而且伤口大,污染范围广,给再次的手术治疗带来了更大的困难。因此只有术前各种其他检查均提示是良性肿瘤者,才可行切除活检,在此时活检的意义仅在于术后的组织学检查结果证实术前的诊断。如果不慎对恶性肿瘤施行了切除活检,则应在组织学诊断结果得出后,立即对原肿瘤部位进行扩大切除,以达到所需的外科边界。

切开活检:切开活检适用于所有怀疑是恶性软组织肿瘤的情况。如活检后计划行手术的患者,活检切口要与手术切口相一致;如准备行截肢术的患者,活检切口不能影响将来的皮瓣设计。对于肿瘤位置较深的患者,肿瘤的暴露不能经肌间隙(这样会扩大污染范围),而是要经肌肉纤维进行暴露。活检结束时要仔细缝合这些肌肉。

切开活检的过程应锐性剥离组织,到达肿瘤边缘后,用锐刀切取不小于 $1~cm^3$ 的完整组织块。组织块中应包括反应区、肿瘤包膜及肿瘤实体组织,越靠近边缘的肿瘤组织越有诊断价值。如果所取之组织肉眼观察为出血或坏死组织,则需再取材至标本肉眼满意为止。由于恶性软组织周围的正常组织经常是反应性血运增加,而血肿往往是肿瘤直接播散的主要媒介,因此活检后的彻底止血是非常重要的。

在切开活检时应用止血带对以后治疗及预后的影响尚无定论,但如果应用止血带,则必须在关闭伤口之前释放止血带,充分止血后再缝合。如确需引流,则引流管应放置在尽量靠近切口的地方,以利再次手术时一并切除。在关闭伤口时不留空腔也是防止血肿出现的一个重要步骤。自活检皮肤切口至肿瘤实体切取区都是肿瘤细胞污染的范围,在再次手术治疗中一定要完整切除肿瘤及整个活检通道。如果治疗前选择活检切口位置有误,则在再次手术治疗时要选择非经典切口,以达到完整切除活检通道的目的。

冰冻切片活检:术中冰冻切片活检可以是套管针穿刺活检、切除活检或切开活检的组织部分。所取新鲜组织可以在低温下直接切片、染色。应用现代技术制作的优质冰冻切片不仅质量不低于包埋后切片,而且仅需 10 min,其确诊率在 90% 以上。冰冻切片活检可以立即判定套管针穿刺活检、切开活检所得到的结果块是否足够进行组织学检查,从而避免了重复活检;可以对考虑为良性肿瘤的患者进行术中立即判断,从而避免了二次手术;可以对不能保留肢体的患者进行术中病变性质确认,明确诊断后更换手术器械及敷料后即行截肢术,从而缩短治疗周期;可以在外科治疗中,检测肿瘤切除是否完整、伤口周围是否遗留肿瘤细胞污染区。

(2)术后病理诊断:术后病理可以提供足够多的标本以进行组织学的诊断,还可以进行特殊染色以及免疫组化检查,是最为准确的病理诊断。对于术后辅助放疗化疗方案的制定、随访时间以及预后均有指导意义。

(四)软组织肿瘤的治疗原则

目前软组织肿瘤总的治疗原则是以外科手术治疗为主的综合治疗,软组织肉瘤除手术外还使用化疗、放疗、生物治疗或者化疗加放疗等。

1.术前放疗

术前放疗往往可以使截肢治疗变为低风险的保肢治疗。一般剂量是 21 d 照射 5 400 rad,照射野覆盖病变所在的整个间室,但是应将预计手术切口部位的皮肤加以保护,从而使术后并发症降到最小。

(1)放疗的目的是刺激形成致密的纤维组织区取代假包膜以及除去反应区内的卫星灶,因此经放疗后仅在纤维包壳之外切除肿瘤就可以获得广泛的外科边界。虽然放疗也可以造成肿瘤的坏死,但放疗的目的在于刺激包膜形成,从而可以施行保肢手术。由于包膜形成是机体对放疗的反应而非放疗对肿瘤的效应,因此这种刺激包膜形成的效应不仅仅局限于那些对放疗敏感的病变。

(2)术前放疗与术后放疗相比有数种优点。针对经过准确分期的术前病变,可以精确选择恰当的广泛性或根治性照射野。而经过病损内或边缘性切除术之后,病变周围的污染组织都是潜在的复发部位,因此不能准确地确定病变的范围,照射野的确定最多也只是无目标的估计而已。术后放疗的局部复发大部分发生在照射野之外。比较术前和术后放疗的局部复发率可知,后者是前者的2倍。术前放疗的优点:①较小的放疗剂量(术前5 400 rad,术后6 500~7 000 rad);②较短的疗程(术前21 d,术后28~45 d);③对肿瘤细胞可能有更好的杀灭效果(放射线在缺氧组织中,如术后的瘢痕组织,杀伤效应较弱)。

(3)术前放疗的主要并发症的发生率为20%。最常见的并发症是伤口并发症,主要是由于组织血运减少,延迟或阻碍了伤口的愈合,从而继发感染。减少这些并发症的方法包括:①放疗结束后短期内(大约2周)施行手术,因为在经过照射的组织内,血管损伤在照射后6个月内逐渐加重且不恢复。②仔细地进行手术操作。③使用带血管蒂的皮瓣以增加伤口的愈合能力。④术后预防性使用高压氧疗法。

第二常见并发症是病理骨折,是由于放疗显著减少了骨的强度,使之易于发生病理骨折。在放疗前或在手术时使用预防性内固定可以显著减少这一并发症。

第三常见并发症是迟发的水肿和/或纤维化,使活动受限,力量丧失。减少此并发症的方法包括:①仔细地计划照射野;②放疗期间及放疗后进行适量的物理治疗;③在合适的病例中植入放射源进行局部放疗。尽管放疗可能出现以上种种并发症,但不使用辅助放疗局部复发/远隔转移的发生率明显升高,因此,上述并发症还是可以接受的。

2.术后放疗

术后放疗的优点是对肿瘤的病理类型、恶性程度、侵犯范围与周围结构的关系等都有了充分的了解,利于放疗方案的制定。对于手术中因各种原因残存的肿瘤术后放疗能起到杀灭作用,使之达到更好的局部控制。

3.化疗

化疗的目的:①控制局部复发;②延长生存期;③提高生活质量。目前术前化疗的经验不多。横纹肌肉瘤对术前化疗的反应具有较高的满意率。术后化疗对于手术未能去除的微小病灶能起到杀伤作用,减少肿瘤的复发。

4.外科治疗

没有任何一种手段比完整地去除肿瘤组织的外科方法更有效。20世纪50年代以前,人们一直在尝试利用外科手段切除恶性软组织肿瘤。无论是局部切除术还是截肢术,对肿瘤的治疗均不令人满意,肿瘤的局部复发率为60%~80%。直到20世纪50年代末期,人们开始应用超关节截肢术或在周围正常组织的包裹下切除肿瘤组织,使肿瘤的局部复发率锐减,可降至25%~30%。与此同时,随着科学的不断发展,人们对软组织肿瘤的生物学行为认识日渐清楚。有学者提出的骨与软组织肿瘤外科分期系统不但表达了不同肿瘤的自然病程,而且也为外科治疗的范围提供了依据。对每一期的肿瘤只有选择恰当的外科切除边界,才有可能在最大限度上完整切除肿瘤组织。

不同分期的肿瘤根据其存在形式有4种外科边界,只有当外科治疗超过肿瘤所具有的边界时,才可能达到满意的治疗效果。对于软组织肿瘤,手术切除的范围共有4种:①囊内切除,即在肿瘤包膜内切除肿瘤实体；②边缘切除，即在反应区内切除肿瘤，切除的内容包括肿瘤实体及包膜；③广泛切除，即在正常组织中进行切除，切除的范围包括肿瘤实体、包膜和反应区；④根治性切除，即在间室外进行切除，切除范围包括肿瘤实体、包膜、反应区及正常组织在内的整个间室内容物。

外科手术治疗前需要完善 CT（图 17-40）和 MRI（图 17-41）检查，制定切除的外科边界（图 17-42），术中根据术前计划实施肿瘤切除，术后根据标本评价外科边界。无论是采取截肢还是保肢的治疗方法，切除范围达到了所需的外科边界就可能彻底治疗局部病变；如果未达到所需的外科边界，即使采用截肢方法亦不能控制局部病变的复发。正是基于对疾病的认识，近期报告表明，采用局部的根治性保留肢体治疗与采用截肢方法治疗，其局部复发率并无明显差别，一般为 15% 左右。肿瘤局部复发倾向与肿瘤组织类型无关，与肿瘤组织学分级及肿瘤体积大小有直接关系。

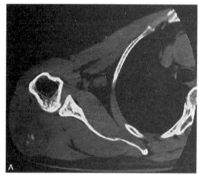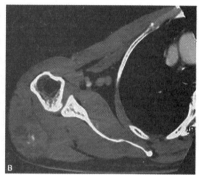

图 17-40　三角肌软组织肉瘤的轴位 CT
A.软组织窗；B.软组织增强窗

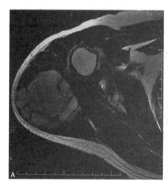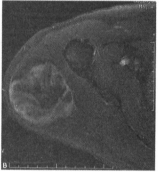

图 17-41　三角肌软组织肉瘤的轴位 MRI
A.T_2加权像；B.T_1抑脂增强加权像

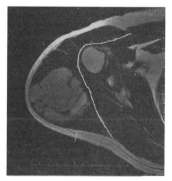

图 17-42　术前设计手术切除边界

对于恶性软组织肿瘤来说,只有根治性切除才能达到外科治疗目的。但在有些情况下,例如肿瘤发生在腹股沟、膝关节、腘窝、踝、足、腋窝、肘、腕、手及颈部,如果进行根治性切除,则意味着要切掉许多重要的血管、神经、肌腱及骨骼,将遗留有严重的功能丧失及缺损。

为了既能完全消灭肿瘤、又能保留有功能的肢体,这就需要应用其他方法消灭实体肿瘤的卫星灶及跳跃灶,从而缩小了治疗肿瘤所需的外科边界。对于恶性软组织肿瘤来说,其他治疗辅以边缘切除即可达到未用辅助治疗的根治性切除的目的。可达到此种效果的辅助治疗有放疗及局部动脉化疗。术前放疗、术后放疗或术前术后放疗均可以达到此种目的,术后复发率约为 16%,与未用放疗的根治性外科治疗结果基本一样。采用这种治疗方法后,在大多数患者中肢体功能良好、无痛、无或轻度水肿、正常或接近正常关节活动度。

在软组织肿瘤的外科治疗中,骨科医师不仅要与放射科医师、病理科医师及化疗放疗科医师密切合作,还要具有充足的肿瘤学知识。实际上,外科治疗方案的制定实施需要对各种影像学(包括 CT、MRI、骨扫描、血管造影等)的仔细研究及正确解释;需要正确地实施活体检查术及确定的组织学诊断;需要具有在术中对大体标本的识别能力;需要充分了解肿瘤的生物学行为及疾病的预后情况;如果需要辅助治疗,则还需要能够使手术结果更利于放疗及化疗的实施。

在软组织肿瘤的外科治疗中,往往会出现胸膜或腹膜的处理、大血管的结扎与移植、重要神经结构的处理及游离肌肉皮肤皮瓣的移植等问题。因此,在有些情况下普外科医师的参与是必不可少的。

5.生物治疗

生物治疗是在肿瘤治疗中的继手术、放疗和化疗后的第四种治疗模式,临床上的探索越来越多,但目前成型的经验报道较少。软组织肿瘤的生物治疗包括使用肿瘤坏死因子及干扰素等。

(五)预后相关因素

不同组织学类型的肿瘤的预后差异很大。滑膜肉瘤、横纹肌肉瘤、平滑肌肉瘤预后一般比脂肪肉瘤和纤维肉瘤差得多。根据肿瘤的分化程度确定的肿瘤的分级[1 级(分化好)～3 级(分化差)],是影响预后的最重要的因素,也是目前肿瘤分期系统的基础。其他影响预后的因素还有肿瘤的大小和位置。直径>5 cm 的肿瘤预后比<5 cm 的差。肿瘤位于肢体远端,如肘关节和膝关节以远,预后好于位于肢体近端的肿瘤。腹膜后肿瘤复发率高、预后差。不同解剖部位肿瘤的复发率的差异,部分取决于肿瘤的早期诊断的难易程度以及充分切除的可能范围。

(六)随访

通常认为,软组织肉瘤术后的中位复发时间为 20 个月,在开始的 2 年内,复发风险最高可达 80%。对于经过充分治疗的低度恶性软组织肉瘤患者,医师主要是发现局部复发的征象。鉴于其缓慢的自然病程,随访一般需要持续至少 10 年。而对于经过充分治疗的高度恶性软组织肉瘤患者,医师则既要发现局部复发,又要发现肺的远处再发。对于高危患者,远处转移的风险要高得多,这取决于肿瘤分级。常规临床体检和可能的 B 超检查可每 6 个月或更长时间进行 1 次。对于高度恶性软组织肉瘤经过治疗的无症状的患者,除了局部临床体检和可能的 B 超检查外,由于肺再发常是无症状和可治愈的,所以常规胸部 X 线或 CT 检查要每 2～3 个月做 1 次,持续 2 年后适当放宽。

二、纤维肉瘤

(一)概述

纤维肉瘤是起源于成纤维细胞的、没有其他分化的、富含胶原的原发梭形细胞肉瘤,组织学表现为单一梭形细胞(恶性成纤维细胞)成簇排列的病变。既往的诊断中涵盖了其他一些组织学表现相近的肿瘤,需仔细除外,如恶性纤维组织细胞瘤、滑膜肉瘤、恶性外周神经鞘瘤等。骨纤维肉瘤较少见,估计发生于骨内的纤维肉瘤比骨肉瘤的发生率少1/10。可分为髓内型纤维肉瘤和骨膜型纤维肉瘤,一般所指的骨纤维肉瘤通常指前者。有文献认为,骨纤维肉瘤约30%继发于良性病变,如纤维结构不良、Paget病、骨梗死及放射损伤等。

纤维肉瘤的成人型好发于30～50岁,先天性或婴儿型纤维肉瘤是一种罕见的亚型,发生于婴儿期。男女发病比例相当,男性略多。含有纤维组织的任何部位都可能发生纤维肉瘤,在软组织中,该肉瘤好发于大腿、小腿、上臂和躯干,常发生于深筋膜深层的结构中。在骨组织中,多见于长骨的干骺端,以股骨、胫骨最多见,其次为肱骨、骨盆、腓骨等。

(二)临床表现

本病表现为软组织内深在的、生长缓慢的固定肿块。从症状上看并无特异性,使之与其他恶性软组织肉瘤相区别。骨纤维肉瘤病程发展较缓慢,病史一般数月,主要表现为局部疼痛及肿胀,开始疼痛较轻,呈间歇性,逐渐加重,部分病例可发生病理骨折。

(三)影像学检查

1.X线

在软组织中,纤维肉瘤表现为一个深部肿块,与周围正常组织具有相同的X线密度,大约10%的患者肿块内有散在的钙化。在骨组织中,纤维肉瘤表现为X线密度减低的破坏区,病变通常位于主要长骨的髓腔中央,X线上鲜有特点可资诊断纤维肉瘤。骨纤维肉瘤分化较好者,髓腔内呈囊状骨破坏,境界清楚,骨皮质膨胀变薄但无断裂;分化不良者可见虫蚀状骨破坏,境界不清,肿瘤穿破皮质骨侵入软组织,形成软组织包块。有时可见狭窄的Codman三角骨膜反应。破坏区内偶尔可见絮状瘤骨和钙化斑点。病理骨折较常见。如果在陈旧性骨梗死附近或在纤维结构不良内或在过去进行放疗处,发现有破坏性X线透亮病损,应考虑纤维肉瘤可能。

2.其他影像学检查

对于软组织内的纤维肉瘤,同位素扫描早期相显示中等量的摄取增加。纤维肉瘤的血管造影图像与所有的肉瘤一样,表现为高血运状态,没有显著的特征可以提示病变的发病机制。CT图像显示病变为密度均匀的肿块,其密度与邻近的肌肉组织相似。像其他的检查方法一样,纤维肉瘤的MRI图像也呈现软组织肉瘤的一般特征,即T_1加权像上为低信号,而T_2加权像上为较高信号(图17-43)。

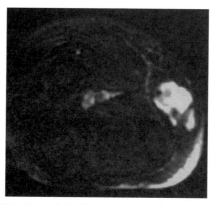

图17-43 右大腿MRI T_2加权像显示右大腿内侧深筋膜深层高信号肿物

(四)病理表现

1.肉眼所见

大体标本中,软组织的纤维肉瘤表现为质硬分叶状,颜色黄白或棕黄。根据纤维肉瘤内胶原(白色)和细胞(粉红色)所占的比例不同,肿瘤组织的颜色可表现为白色、灰色、灰白色或浅粉红色,其质地可以表现为粗糙的皮革状或柔软的肉样组织。肿瘤内常见出血区和囊性退变区,可以解释 CT 密度和 MRI 信号的不均一性。在术中,较小的病变经常被一层成熟的纤维组织包裹,并且与周围正常肌肉组织之间有一薄层疏松结缔组织相间隔。就是这种表现经常使手术医师低估了病变的侵袭潜力,而施行肿瘤剥除术,从而只达到病变内切除的外科边界,导致治疗结果不佳。较大的病变通常有由水肿的炎性反应组织构成的假包膜,并且浸润邻近组织。

骨纤维肉瘤由骨内膜发生,自骨髓腔开始,向四周及上下均匀发展,较早出现骨破坏。晚期可穿破骨皮质,侵入软组织。肿瘤有一假性包膜,呈圆形、椭圆形或分叶状。分化较好的纤维肉瘤为灰白色,质硬韧,其切面可见束状或漩涡状排列的纤维组织,并见出血、坏死及黏液变性。分化不良者质软脆,呈粉红色如肉芽样,可见广泛坏死,有多数较大的血窦形成。肿瘤内无成骨现象。

2.镜下所见

镜下见形态一致梭形成纤维细胞,可见核分裂象。在纤维肉瘤中见不到恶性组织细胞。纤维肉瘤主要的细胞学特征是由大小、形态均一的梭形细胞构成。细胞核深染,几乎没有胞浆,细胞膜不明显或缺如。细胞被胶原纤维间隔,交织排列,呈"鲱鱼骨"状,细胞与基质比例随病变的分级而异。有丝分裂的数量差异很大,但总能见到一些有丝分裂象。恶性纤维组织细胞瘤中常见的大而形态奇异的有丝分裂象,在纤维肉瘤中却见不到。

标本的大切片显示肿瘤呈均匀片状,几乎没有分叶倾向,肿瘤的边缘被致密的胶原包裹,特别在较小的病变中更是如此。但更靠边缘的反应组织内总是含有肿瘤细胞构成的微小卫星灶。肿瘤"舌"直接侵入到邻近正常组织,并且肿块与周围组织之间有少量或没有反应组织,这种现象并不罕见,尤其脂肪和骨骼肌内的病变更是如此。

骨纤维肉瘤的组织主要为成纤维细胞。分化良好者,瘤细胞呈梭形,较正常的纤维细胞大,大小较一致,胞核大且较细长,核分裂少,胞浆丰富。间质中有较多的囊状胶原纤维。分化不良者镜下高度间变,细胞呈圆形或椭圆形,体积较小,大小不一。核深染,核分裂较多,胞浆少。细胞排列密集成囊状或漩涡状,间质中胶原纤维较少。肿瘤中常见黏液变性或透明变性,并可见含铁血黄素、吞噬细胞及多核巨细胞。

3.特殊染色

绝大多数纤维肉瘤具有一定程度的分化,易于辨认其组织发生,但偶尔有一些病变需要特殊染色。最常用的是 Masson 染色,若肿瘤细胞产生的基质被染成绿色,则该基质被确认为胶原。

4.免疫组化

没有针对纤维肉瘤的特异性免疫组化染色。像所有的肉瘤一样,纤维肉瘤也呈波状蛋白染色阳性,这可以将未分化的肿瘤与癌区分开。

5.超微结构

电子显微镜若可以辨认出肿瘤细胞质内的含有交叉条带的胶原分子,则可确定为纤维肉瘤。

(五)分型

1.婴儿型

婴儿型纤维肉瘤发生于婴儿和低龄儿童。病理上,此型与传统的成人纤维肉瘤非常相似,但是其行为却与之截然不同,因此,被认为是一种单独的类型。X线及其他影像学检查可以显示软组织肿块,偶尔可以涉及邻近骨。肿瘤的肉眼所见和镜下特征与成人型相同。

婴儿型和传统型纤维肉瘤的不同在于前者的预后明显好于后者,此型纤维肉瘤经广泛性手术切除后80%以上可以治愈。那些因切除边界不足而致的复发,经过第二次广泛性切除通常也可治愈。由于患儿年龄小,因此有关放疗、化疗作为手术的辅助疗法方面的数据几乎没有。

2.隆突性纤维肉瘤

隆突性纤维肉瘤是一种罕见的纤维肉瘤亚型,起源于皮肤真皮层的纤维成分,肿瘤逐渐增大穿透皮肤突出体外,表现为极具特征的质脆的菜花样肿块,呈紫罗兰色。由于其无痛性生长并且位置表浅经常被低估为瘢痕疙瘩或非典型性瘢痕形成。组织形态表现为1级纤维肉瘤,胶原呈明显的轮辐样排列。行病变内切除或边缘性切除之后,肿瘤迅速复发,但经广泛切除则可以治愈,几乎无一例外。局部复发的病灶若经广泛切除之后,既不影响生存也不促进转移。

(六)治疗及预后

治疗及预后取决于肿瘤的恶性程度。低度恶性纤维肉瘤极似良性硬纤维瘤,转移率极低。术前放疗效果满意者可行边缘性切除。高度恶性肿瘤需要广泛切除,肺转移率为50%～60%。淋巴结转移少见。与治疗恶性纤维组织细胞瘤相同,是否应用化疗存有争议。总体来讲,5年生存率为70%～80%。骨纤维肉瘤以手术治疗为主,应行广泛性切除或根治性切除,其对放疗、化疗均不甚敏感。骨纤维肉瘤可发生肺转移,也可转移至其他内脏及局部淋巴结。Ⅰ期骨纤维肉瘤的10年生存率为80%,Ⅱ期骨纤维肉瘤的5年生存率为35%～40%。

三、恶性纤维组织细胞瘤

(一)概述

恶性纤维组织细胞瘤(malignantfibroushistiotoma,MFH)是含有纤维和组织细胞成分的、骨和软组织的原发未分化多形性肉瘤。大约半数的骨内MFH与其他病变的发生有关系,如骨梗死、Paget病、纤维结构不良。

恶性纤维组织细胞瘤是成年人中最常见的软组织肉瘤。大多数MFH的病因不明。好发于40～70岁患者,男性多于女性。其好发部位为下肢(大腿多于小腿),其次为上肢(上臂多于前臂)和后腹膜,大多数(85%)起源于深筋膜深层。起源于骨骼的MFH倾向于发生在主要长骨的干骺端(依次为股骨、胫骨、肱骨)。

(二)临床表现

软组织的MFH表现为侵袭性增大、位置深在但症状非常轻微的软组织肿块。骨的MFH多发生于主要长骨且呈侵袭性生长,因而经常出现病理骨折。

(三)影像学检查

1.X线片

软组织MFH没有独特的X线征象与其他软组织肉瘤相鉴别。病变内鲜有钙化或/和骨化区,也没有X线密度增高或减低区,因此无法提示病变的组织发生。骨内MFH呈穿透样密度减低区,边缘不清,皮质破坏并伴有软组织肿块。病变的这些特征并不能提示其组织发生,但有很多骨内MFH与已存在的病变伴发,如陈旧性骨梗死、纤维结构不良或Paget病,因此,当在这些已存在的病变的邻近部位出现穿透样侵袭性病变时,则应高度怀疑MFH。病理性骨折常见。

2.其他影像学检查

软组织 MFH 在同位素扫描的早期血管相经常表现为摄取量增加。软组织内 MFH 血管造影表现为明显的高血供状态。软组织内的 MFH,其 CT 图像表现为密度均一的肿块,注射造影剂可使肿块增强。和其他软组织肉瘤一样,MFH 在 T_1 加权像为低或中等信号,T_2 加权像呈高信号(图 17-44),病变内出血和坏死的范围决定了信号是否均匀。

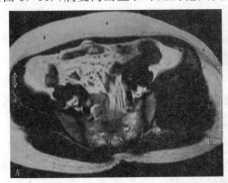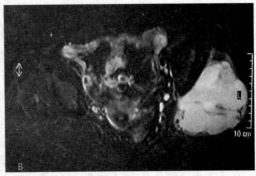

图 17-44　左臀部恶性纤维组织细胞瘤,位于深筋膜深层

A.T_1加权像呈低信号;B.T_2抑脂加权像呈高信号

(四)病理表现

1.肉眼所见

软组织 MFH 的大体特征同软组织肉瘤的一般特征,并无独特之处。骨内 MFH 与软组织 MFH 外观相同。若大体标本上同时可见梗死骨,则对诊断具有提示意义。

2.镜下所见

MFH 的典型特征:①恶性梭形细胞(即纤维细胞)呈"轮辐状"排列,构成肿瘤的基质;②有的区域内含有体积巨大形态奇特的组织细胞,细胞内含有大量颇具特征的嗜酸性胞浆;③大量的有丝分裂象;④散在的慢性炎症细胞。上述特点出现的多少可因病变而异,但常见的主要特征是纤维成分以及形态奇特的恶性组织细胞。"轮辐状"指的是由成纤维细胞产生的胶原排列成短束,形成回旋状或车轮状,这种排列形式在低倍镜下看得更明显。

恶性组织细胞是体积巨大形态奇特的细胞,具有各种各样的形状。在某些视野中,组织细胞与纤维成分混合在一起,而在另外一些视野中,它们可能聚集成簇。恶性组织细胞含有大量的嗜酸性胞浆,使之与横纹肌母细胞非常相似,但胞浆不含条纹状的肌原纤维。经常可在体积巨大的恶性组织细胞中见到异常的有丝分裂象,形态奇特。中等量的慢性炎症细胞散布于病变之中。与由纤维成分构成的区域相比,在由组织细胞构成的区域中这类炎症细胞比较明显。

3.免疫组化

同大多数肉瘤一样,用针对于波形蛋白的抗体进行染色,呈阳性。比较特异的是用 A1-AT 抗体进行染色,此抗体也可与正常组织细胞结合。

(五)分型

除去上述多形型 MFH 外,尚有数种组织亚型,即黏液型、巨细胞型和炎症型。这些亚型是根据特殊的组织特征来划分的,而这些特征是典型的 MFH 所不具备的。

1.黏液型

黏液型是第二常见的 MFH 亚型,发病年龄与发病部位与漩涡状多形型一样。大体标本中,黏液型 MFH 为多结节状,伴有类似黏液型脂肪肉瘤或良性肌肉黏液瘤中具有的透明胶状物。由于黏液型 MFH 富含黏液,因此其较多形型 MFH 更易出现局部污染,所以其局部复发率较高。黏液型 MFH 的转移率为 25%。

2.巨细胞型

巨细胞型 MFH 发生于高龄人群,主要见于大的肌肉群中。容易出现血肿,肺转移率为 50%。

3.炎症型

炎症型 MFH 也发生于高龄人群,更多见于后腹膜,转移率为 50%。

(六)治疗及预后

以手术治疗为主,Ⅰ期 MFH 在不进行术前辅助治疗时应行广泛性切除。Ⅱ期 MFH,对术前辅助治疗反应满意者可行广泛切除;对术前辅助治疗反应不满意者需行根治性切除。

对于软组织 MFH,术前放疗是一种非常有用的辅助疗法,放疗可使病变内产生大量坏死,并且在大多数的病例中可刺激产生一层致密的纤维包壳,从而使保留肢体的广泛或者边缘性切除成为比较安全的手术。对于骨内 MFH 术前放疗作用有限。

MFH 对化疗的反应比不上骨肉瘤或淋巴瘤。

典型的 MFH 表现为高度恶性的ⅡB 期病变,不足 10% 的病变在初诊时仍局限于室内。MFH 的病程呈快速侵袭性,主要转移到肺(90%),偶尔转移到局部淋巴结(10%～15%),影响预后的因素为深度(位置表浅者优于深在者)、大小(体积小者优于体积大者)及肿瘤的分级/分期。经最佳治疗后,5 年存活率约为 50%。

四、脂肪肉瘤

(一)概述

脂肪肉瘤是起源于脂肪的原发恶性肿瘤,是仅次于 MFH 的第二好发软组织肉瘤。有数种组织亚型:去分化型、黏液型、多形性型、脂肪瘤样型、圆细胞型及混合型等。但主要类型有两种:①黏液型脂肪肉瘤(约占所有脂肪肉瘤的 50%),一般是低度恶性的Ⅰ期病变。②多形性型脂肪肉瘤(约占所有脂肪肉瘤的 30%),通常是高度恶性的Ⅱ期病变,但有个别例外。

该肿瘤好发年龄为 40～60 岁。男女发病率大致相当。好发于大腿和后腹膜。

(二)临床表现

肿瘤通常表现为生长缓慢、位置深在、边界不清的肿块,很少有压痛或疼痛,由于缺乏症状且常发生于组织丰厚之处,脂肪肉瘤在就诊时通常体积很大,常常巨大。体检很少发现肿瘤周围有炎性反应。肿瘤通常固着于深部结构,但是皮肤和皮下组织可在肿块上移动。

(三)影像学检查

1.X 线片

绝大多数脂肪肉瘤的密度与邻近的肌肉相似,X 线上几乎没有特征可以将脂肪肉瘤与其他软组织肉瘤相区别。罕见的骨内脂肪肉瘤具有侵袭性病变的特征,表现为密度减低的穿透样破坏区,但此表现并不能提示病变的组织发生。

2.同位素扫描

像所有的软组织肉瘤一样,同位素扫描的早期血管相显示:与邻近正常组织相比病变区有局灶性的摄取量增加。但在晚期骨骼相中,经常可见脂肪肉瘤的同位素摄取量几乎比其他所有的软组织肉瘤都高。据推测,这种摄取量升高是由于脂肪肉瘤中含有大量离子钙。这种同位素摄取增加具有一定的规律性,足以提示其组织发生,但不总是可靠的。

3.血管造影

脂肪肉瘤是一种高血运病变,在血管造影的早期动脉相和晚期静脉相中,明显可见高血运状态。但是没有独特的血管造影特征可将脂肪肉瘤与其他软组织肉瘤区别开来。

4.CT

CT 图像比传统 X 线片能更清楚地显示脂肪肉瘤的边界。病变密度常常比周围肌肉的低,虽然这种低密度不如脂肪瘤那么明显,但也常比其他软组织肉瘤低,足以提示其组织发生。注射造影剂可使病变的 CT 图像强化,反映出病变的高血运状态,同血管造影术所显示的一样。

5.MRI

脂肪肉瘤的 MRI 图像与所有软组织肉瘤的改变相同:T_1 加权像信号相对低,T_2 加权像信号比较强。T_1、T_2 加权像均可见肿块呈多分叶状,但不能提示肿块的组织发生。MRI 有助于评价肿块的范围和间室情况,但在确定肉瘤的组织发生类型上作用有限。

(四)病理表现

1.肉眼所见

在术中,可见肿块被包膜包裹,并且很容易从周围结构分离开。与高度恶性的多形性型脂肪肉瘤相比,这种现象在低度恶性的黏液型脂肪肉瘤更明显。两者均表现为分叶状。

黏液型脂肪肉瘤的切面呈柔软的黏液瘤样组织。偶尔有些病变主要由成熟的脂肪细胞构成,肿瘤组织很容易被辨认为脂肪。而比较常见的病变主要由不成熟的脂肪母细胞构成,表现为富含血管的组织。

多形性型脂肪肉瘤常表现为浸润性生长并富含脂肪。肿瘤内经常有明显的囊性退变和出血区,而在黏液型中这种现象是不常见的。在这两种类型的脂肪肉瘤的周围均常见卫星灶。

2.镜下所见

黏液型脂肪肉瘤的主要特征是在黏液瘤样不定形基质中散布成片的脂肪细胞和/或脂肪母细胞,细胞、基质之比较小。肿瘤组织中含有大量纤细的毛细血管分支,呈独特的树枝状,在低倍镜下观察,肿瘤组织特别像道路图。

多形性型脂肪肉瘤与黏液型相比,肿瘤组织更富含细胞。肿瘤细胞也是由脂肪母细胞和相对成熟的脂肪细胞混合而成。但是组织中缺乏毛细血管网和碱性黏液基质。多形性型脂肪肉瘤的第二个特点是肿瘤组织中含有大的、有时甚至是巨大的形态奇异的脂肪母细胞,这种细胞含有大量独特的酸性细胞质。这些细胞与 MFH 和横纹肌肉瘤中的细胞极其相似,若肿瘤组织中无明显的脂肪细胞,那么这三者的鉴别将很困难。

3.免疫组化

脂肪肉瘤仅对 S-100 抗原染色阳性,但是软骨、神经性及肌肉起源的肉瘤也同样对 S-100 抗原染色呈阳性,因此 S-100 阳性染色并不能特异性地诊断脂肪肉瘤。

(五)治疗及预后

对黏液型、多形性型脂肪肉瘤及其他少见的组织亚型的治疗是相同的。

手术治疗遵循软组织肉瘤的一般处理原则。低度恶性的Ⅰ期病变(大多数黏液型脂肪肉瘤),可行广泛切除或经满意的术前放疗后行边缘切除。Ⅱ期高度恶性者需根治性切除或经满意的术前放疗后行广泛切除。

放疗被广泛地用于术前以辅助保肢手术,这样做可以使手术切除范围较小,从而获得较好的肢体功能。

脂肪肉瘤的化疗一般用于Ⅲ期已有转移的患者,或者对ⅡB期行预防性治疗。但对这些方法的疗效尚无足够的经验。

经过充分治疗的黏液型脂肪肉瘤的 5 年生存率约为 90%,而多形性型脂肪肉瘤约为 60%。若手术切除的外科边界足够,则局部复发率小于 10%。脂肪肉瘤有个独一无二的特点,即下肢的病变得到控制之后,在腹膜后出现第二个病变的发生率为 30%～50%,然而第二个病变属原发还是继发尚未可知。

五、平滑肌肉瘤

(一)概述

平滑肌肉瘤是起源于平滑肌的原发肉瘤。此肿瘤约占所有软组织肉瘤的 10%,偶尔可发生于骨内。最常见于腹腔和腹膜后区,因为这是含平滑肌最多的地方。在肢体上该肿瘤通常起源于大血管壁,与动脉相比,更多见于静脉。但在偶尔的情况下,很难确定一个深部病变与血管结构的关系。也可发生于皮肤和皮下组织内,在这种情况下肿瘤与血管的关系则更不清楚。

平滑肌肉瘤的好发年龄为 40～70 岁。女性发病率高于男性。发病部位以腹膜后居多,其次为下腔静脉及下肢大静脉周围。

(二)临床表现

深在的病变没有特异性表现,因此不能与其他软组织肉瘤区别开来。表浅的病变很少超过 5 cm,疼痛可以非常剧烈,肿块很少穿透深筋膜,因此常可移动。

(三)影像学检查

1.X 线表现

平滑肌肉瘤在 X 线上没有特点可使之与其他软组织肉瘤区别开来。其密度与周围组织相近,偶尔在肿块周围可见细小的颗粒状钙化。起源于骨的病变通常位于主要长骨的干骺端,表现为侵袭性穿透样溶骨破坏,X 线表现不能提示其组织发生。

2.同位素扫描

软组织内病变在早期血管相经常可见局灶性摄取增加,而骨内病变则在晚期骨显像期显示摄取量增加。

3.血管造影

肿块呈现软组织肉瘤所具有高血供状态。起源于静脉壁的深部肿瘤,在血管造影时可见肿瘤与血管靠近并且神经血管束明显移位,反映出肿瘤与血管关系密切。

4.CT

平滑肌肉瘤的 CT 图像呈现软组织肉瘤的一般表现:软组织肿块的密度与周围软组织相仿,可被造影剂增强(图 17-45)。

5.MRI

T_1 加权像呈相对低信号,T_2 加权像呈明显高信号,易被造影剂增强。

(四)病理表现

1.肉眼所见

术中可见皮下组织内的病变经常包膜不完整,浸润脂肪;而深部病变经常有明显的反应组织假包膜,位于肿块和邻近软组织之间。被推挤移位的血管经常掺入肿瘤,即被肿瘤所包绕。肿瘤剖面呈灰白色或棕色。肿瘤较大时,可见出血、坏死及囊变区。

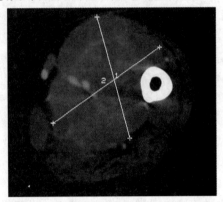

图 17-45　左大腿平滑肌肉瘤的轴位 CT 图像

2.镜下所见

在大切片和低倍镜全景视野下观察,肿瘤的边缘与邻近组织的关系在某种程度上取决于受累的组织。位于皮下组织的表浅病变,其边缘呈浸润性,具有很少的包膜或没有包膜;而深部病变经常被反应性假包膜所包裹。

分化良好的平滑肌肉瘤细胞长而纤细,有粉红色的嗜酸性胞浆,细胞核位于细胞的中间,两端圆钝呈雪茄状,胞浆内的嗜酸性物质呈纤维状外观,代表平滑肌的肌原纤维。细胞排列成簇,彼此互相平行。簇与簇之间交错成角,因此在一个视野中可见纵形的纤细细胞也可见横断的圆形细胞和细胞核。

在分化不良的病变内,细胞的排列方向随意,而不是通常的平行排列,并且细胞更具多形性。病变内含有更多的核分裂象,更不典型,因此呈高度恶性。

3.超微结构

电子显微镜有助于确定细胞质内的肌原纤维,对于分化不良的病变,电子显微镜可确定其组织发生。

4.免疫组化

与所有肉瘤一样,平滑肌肉瘤的波形蛋白呈阳性反应。比较特异的是硬纤维蛋白和平滑肌肌动蛋白呈阳性反应。这两种蛋白是平滑肌和横纹肌的成分,因此这两者或两者之一呈阳性反应,并不能区别平滑肌肉瘤和横纹肌肉瘤,这些反应在确定分化不良的病变时非常有用。

(五)治疗及预后

像所有软组织肉瘤一样,ⅠA和ⅠB期病变需要广泛切除或经满意的术前放疗后行边缘性切除。对于表浅病变首选广泛切除,而对于深部病变则常用术前放疗加边缘切除,这样可以保留主要的神经血管束和骨骼。ⅡA和ⅡB期病变需要根治性切除或经满意的术前放疗后行广泛切除。骨的平滑肌肉瘤用同样原则进行处理。

在大多数情况下,术前放疗可以在软组织病变周围有效地诱导出包膜形成。单独应用放疗不能有效地达到局部控制的目的。术前化疗无效,并且对肢体肿瘤的应用有限。

肢体平滑肌肉瘤对治疗的反应明显好于腹膜后或腹腔内者,前者 5 年生存率约为 65%。皮下组织ⅠA和ⅡA期病变的生存率高于深部ⅡB期病变,前者 5 年生存率约为 85%。静脉壁发生的平滑肌肉瘤由于切除难及转移率高,所以预后最差。

(郑　勇)

第十八章

乳腺科肿瘤的综合治疗

第一节 乳腺叶状肿瘤

乳腺叶状肿瘤由乳腺纤维腺瘤组织中纤维组织恶变而来,是上皮成分和结缔组织混合的恶性肿瘤。病理学检查可见良性上皮组织和恶性肉瘤细胞混合存在。本病由 Muller 于 1938 年首次报道,并认为是良性的。以后有些学者根据细胞分化程度及临床表现发现本病并非完全良性,因而分为良、恶性两类,并出现同义名词数十种,使命名比较混乱,容易混淆。至 1982 年 WHO 依据组织学分类原则,将该肿瘤改名为"乳腺叶状肿瘤",并分为良性、临界性病变和恶性 3 类。

本病不多见,它有时具有恶性肿瘤的特点,同时又具有良性肿瘤的特点。该瘤的成分与结构颇似管内型纤维腺瘤,常常在同一个肿瘤内,一部分是纤维腺瘤,另一部分是叶状肿瘤的结构。

本病的发生原因不明,可能和体内雌激素水平失调有关。而纽约纪念医院认为注意治疗纤维腺瘤可以减少叶状肿瘤的发生。在临床上绝大多数是良性的,即使因局部手术切除不当而复发,也极少发生转移。

一、病理变化

肿瘤体积有很大差别,可以是直径为 40～50 cm 的巨块,也可以是小到直径为 1 cm 的结节,恶性瘤又较良性瘤体积略大。肿瘤边缘清楚,甚至常有包膜。肿瘤切面呈灰白色,可以杂有灰红、灰黄色的区域。约 1/3 的病例肿瘤有囊腔,囊内有清澈或血性液体。更常见的是多个息肉状肿物充塞了囊腔,造成肿瘤切面的裂隙状态。肿瘤质软如肉,其中也有较硬的部分,有时可有骨和软骨化生。

瘤组织由上皮细胞和纤维组织两种成分构成,只是纤维组织成分增生更加活跃,构成肿瘤的主要成分。细胞排列密集,核肥大深染,似纤维肉瘤或低度恶性纤维肉瘤。在同一肿瘤中的不同切片上甚至同一切片的不同区域纤维细胞的密度和分化程度可以很不相同。少数病例间质成分中尚可发现分化程度不同的脂肪组织、黏液组织甚至软骨等。诊断本病除上述成分外,必须发现有上皮细胞的成分,否则和乳腺肉瘤难于区别。

二、临床表现

本病可发生于任何年龄的女性,但以中年女性居多,平均年龄为 45 岁左右。最常见的主要临床表现为局部无痛性肿块,患者几乎都因为发现肿块而就医。也有少数患者有刺痛或轻度胀痛。在临床查体时一般可触及直径 1～30 cm 肿块。据文献报道肿块最大者为 40～50 cm,质地可硬可软,多数为单侧发生,双侧者极少。病程 1 个月至 10 余年,最长可达 40 余年,平均 4.5 年。肿瘤生长一直是缓慢的,但大多数是一向缓慢而近期迅速增大,而肿瘤生长的快慢与良恶性关系不大。瘤体虽然可以很大但与周围组织及皮肤无粘连,个别病例可因瘤体巨大,局部皮肤变薄、发亮、充血,甚至因压迫而形成溃疡。乳头被推移,但很少发生回缩或溢液。少数患者可有腋窝淋巴结肿大,但也通常没有转移。

三、诊断与鉴别诊断

在临床上凡遇到乳内巨大肿瘤者应首先考虑本病之可能。查体时可见瘤灶多很大,许多患者的瘤灶甚至占据全乳,肿块呈圆形或分叶状、表面不平、质地坚韧,有时可有弹性感或囊性感,界限清楚,活动性好,少数肿块有压痛,患侧腋淋巴结因增生反应可触及,但罕见转移。

(一)X 线钼靶片

小的肿瘤可见边缘清楚的球形或椭圆形致密影,大的肿瘤外形呈波浪形或多囊形,与癌肿不同的地方是皮下脂肪层仍完整。

(二)超声检查

可见球形实体或囊实性混合图像。

(三)液晶热图检查

瘤体区域皮温较高,和周围正常组织皮温可相差 3 ℃以上。

(四)血管造影

可行动脉和乳房皮下静脉造影,可见肿瘤有明显的血液供应和皮下静脉扩张。

根据上述临床表现和辅助检查一般诊断应无困难,但还应与巨纤维腺瘤和恶性乳腺叶状肿瘤鉴别。本瘤的良恶性鉴别主要依靠病理学检查,一般良性多见于青年女性,恶性多为中年以上女性。

四、治疗

本病的治疗首选手术治疗为佳。放疗、化疗对恶性叶状肿瘤有一定效果但不甚理想,应慎重选择。在术中可行快速冰冻切片,根据结果来选择正确式式,往往手术后可彻底治愈。对良性肿瘤可行局部完整切除,对巨大肿瘤则宜行单纯乳房切除术。对恶性肿瘤应根据瘤体大小,与周围组织有无粘连及有无腋淋巴结转移等情况,来决定是否行单纯乳房切除或标准乳腺癌根治术。术后根据患者具体情况和临床分期给予放疗或化疗。对术后复发者可再行手术,酌情扩大手术范围,仍可获得较理想的疗效。

本瘤是轻微浸润性生长,虽然边界清楚,但如果手术切除不彻底则极易复发,因此手术时应适当扩大周围组织切除范围。恶性瘤术后极易复发,但很少发生转移,即使转移,大多数经血行转移到肺、脑、骨、肝等处,很少发生淋巴结转移,故有学者认为手术时不必进行淋巴结清扫。

五、预后

本病一般预后尚佳。主要与病理类型、肿瘤生长速度及首次治疗方法等有关。良性肿瘤预后佳,但病理为良性而有转移者预后差。本瘤恶性者术后易复发,预后差。但恶性无转移者预后亦佳。有肺、脑、肝、骨转移者预后差。

(蒋威华)

第二节 乳腺纤维肉瘤

乳腺纤维肉瘤多来自皮下或筋膜中的纤维组织。本病占所有乳腺肿瘤总数的 $0.12\%\sim3\%$,在乳腺发生的间胚叶恶性肿瘤中纤维肉瘤占首位(92.6%)。本病的组织类型复杂多样。发源于纤维腺瘤的乳腺肉瘤,以往称为腺肉瘤或腺纤维肉瘤。但纤维腺瘤发生肉瘤变的因素尚未被认识。

一、病理变化

纤维肉瘤被发觉时,通常已达一定的体积。肿瘤呈圆形或卵圆形结节状,与周围组织可有明显界限,有不完整的假包膜。质地多数硬韧,局部可出现柔软或囊性区。切面呈淡红或灰白色鱼肉状,可有坏死、出血、液化囊腔形成及黏液变性区,但无分叶状结构。

纤维肉瘤根据其细胞形态及核分裂多少,镜下可分为分化良好的纤维肉瘤和分化不良的纤维肉瘤两类。

(一)分化良好的纤维肉瘤

镜下见瘤细胞丰富,细胞形态类似成纤维细胞,呈梭形,形态整齐,均匀一致,异型性不明显,核分裂不很多见。细胞核呈长梭形、深染,分布均匀,细胞质不多,呈粉红色。瘤细胞与胶原纤维一起排列,呈编织状。此型纤维肉瘤有浸润性生长,局部切除后可复发,但无转移倾向。

(二)分化不良的纤维肉瘤

镜下见瘤细胞丰富。呈束状交错排列,有中等度到高等度异型性,细胞不规则,呈圆形或卵圆形、梭形等。核分裂象多见。细胞质丰富,核大而深染。瘤细胞分化差,不产生胶原纤维,是一种恶性的未分化纤维肉瘤,极易转移与复发。

二、临床表现

乳腺纤维肉瘤多见于 $25\sim40$ 岁女性。本病生长甚速,短时期内已巨大,多为单发。为无痛性肿块,偶可见多发。肿块呈圆形或椭圆形,结节状,位于乳腺中央或占据整个乳腺,边界清楚,推之可动,乳头多不内陷。少数肿块巨大者,乳腺皮肤往往甚薄,常有明显的静脉扩张,偶见与皮肤粘连,外观呈橘皮样。瘤块很快浸入胸肌而固定,并大多经血行转移至肺、肝、脑等器官,淋巴结转移较少,因而腋淋巴结往往不肿大。

三、诊断与鉴别诊断

本瘤临床症状不明显,往往发现时体积已较大。可见因瘤体较大,表皮紧张发亮,但无乳头回缩,皮肤无橘皮样变,少见腋淋巴结转移。触诊可见肿块质地较硬,边界清楚,早期推之可动,当浸入胸肌后则固定。本病病程较长,最长者可达 30 年,但病程长短与良恶性不成比例。手术切除可见肿块表面有不完全的包膜,切面呈实性、浅红色鱼肉样。

X线片可见肿块呈清楚的圆形或略有分叶的肿块,无毛刺,局部可有粗糙密度影像。免疫组化可见纤维肉瘤对 vimentin I 型胶原反应呈阳性反应。

本瘤还应与乳腺分叶状肿瘤、乳腺癌及脂肪肉瘤相鉴别。

四、治疗

本病首选手术治疗,早期施行根治切除术,手术前后行放疗预后尚佳。对手术时机和术式的选择一般根据患者具体情况决定。对早期未侵犯胸大肌筋膜者多主张做包括胸大肌筋膜在内的全乳腺切除。对已侵犯胸大肌筋膜者,则主张将胸大肌一并切除。对腋淋巴结不肿大者一般不主张根治术,有肿大者可考虑行根治术。

本病化疗效果不甚理想,可考虑单独或联合应用对间叶组织肿瘤有一定疗效的 CTX、ACD、5-FU、MTX、ADM、DTIC 等药物。

五、预后

纤维肉瘤的恶性度不很高,可治愈。本瘤术后易复发,但复发与否和第一次手术时是否彻底切除有关。

纤维肉瘤分化良好者预后尚佳,分化不良并有浸润者则预后不佳。但对早发现、早手术、术前术后配合放化疗者,则预后较好。

（蒋威华）

第三节　乳腺癌肉瘤

乳腺癌肉瘤极为少见,由恶性间胚叶组织及恶性上皮组织组成,为一种混合性肿瘤。国外对本瘤虽有较多报道,但其中绝大多数并非真正的癌肉瘤,而是一些与癌肉瘤相似的其他肿瘤。

本瘤的发生可为乳腺癌的间质成分发生肉瘤变,或由乳腺纤维瘤上皮、分叶状肿瘤的上皮及管周结缔组织各自发生恶性变而来。亦有学者通过电镜观察后认为,可能起源于能多方向分化的干细胞向肉瘤和癌两方面分化的结果。

一、病理变化

乳腺癌肉瘤瘤组织体积较大,质地硬,边界清楚,切面无明显特征性。

镜下可见一部分为肉瘤细胞,另一部分为癌细胞,两者无分界,相互混合。肉瘤成分多见纤维肉瘤成分,癌细胞常成团块或条索浸润于结缔组织间质中,有时可见纤维组织分隔。癌细胞不产生网状纤维,癌细胞灶巢常有基底膜包绕。肉瘤产生网状纤维,肉瘤周围无基底膜。

二、临床表现

乳腺癌肉瘤好发于中年以上女性。表现为乳房内肿块,大小不等,直径为 2～16 cm,质地硬,边界清,大多数可活动。也可有少数病例肿块与皮肤粘连,出现乳腺癌的特征,使临床医师易将其与乳腺癌混淆。本病病程可由数周至数十年。

三、诊断与鉴别诊断

乳腺癌肉瘤的诊断在没有组织学依据前往往很困难,根据临床表现作出的诊断往往误诊为乳腺癌。因此最后确定诊断必须依靠组织学诊断。

还应注意乳腺癌肉瘤与乳腺癌和乳腺纤维肉瘤相鉴别。

四、治疗

本病一旦确定诊断后应首选手术治疗,行乳腺癌根治术。术后进行综合治疗,根据患者基本情况,分别选择放疗、化疗及其他辅助治疗措施。

对晚期不能手术者,则酌情进行放疗、化疗或生物治疗。

五、预后

乳腺癌肉瘤如能早期发现,早期治疗,预后尚佳。但决定预后的主要因素,是病期的早晚及首次治疗选择的恰当与否。

(蒋威华)

第四节　乳腺恶性纤维组织细胞瘤

恶性纤维组织细胞瘤比较少见,发生于乳腺者则极为罕见。国内外有关乳腺恶性纤维组织细胞瘤的报道目前还不多见。有研究统计 134 例恶性纤维组织细胞瘤,乳腺发生者 5 例,占3.7%。本瘤是一种来源于组织中的组织细胞或向成纤维细胞和组织细胞分化的原始间叶细胞,临床上常表现为无痛性逐渐大的肿块。组织学上主要由成纤维细胞、组织细胞和巨细胞组成。本瘤可发生于任何年龄,以中老年人为多。

一、病理变化

本瘤肿物呈结节状,由单个或多个境界清楚而无包膜的结节组成(最大径 1.5～30 cm),质地中等。切面较均匀,呈灰白或灰红色,较大肿瘤内常有出血坏死和囊性变,有时呈灶性或大片半透明黏液样。

镜下见恶性纤维组织细胞瘤,主要由梭形成纤维细胞、圆形组织细胞和数量不等的畸形巨细胞组成。成纤维细胞常与胶原纤维混在一起做放射状排列,形成席纹状或漩涡状结构,这种特征对诊断很有意义。有时需多处取材切片才能见到,瘤细胞分布不均,偶见成片排列。其间散布有组织细胞,组织细胞核圆形或肾形,染色质细致,核仁明显。异型性的组织细胞核大而不规则,扭曲折叠,染色质浓集,核仁明显增大。巨细胞大小不等,核单个或多个,外形规则或扭曲,核仁明显,细胞质嗜伊红或泡沫状,偶见细胞质内有吞噬细胞和核碎片。此外还可见到巨核细胞、图顿巨细胞、朗汉斯巨细胞及异物巨细胞,并有程度不一的炎性细胞浸润。

二、临床表现

恶性纤维组织细胞瘤一般都发生于年长者，绝大多数位于四肢及腹膜后，此外亦可见于躯干、乳房、阴囊等其他部位。肿瘤呈结节状，大多位于深部软组织内，局限于皮下者少见。肿瘤因发展较快，故病程短。最常见的症状为逐渐增大的无痛性肿块。

三、诊断与鉴别诊断

恶性纤维组织细胞瘤的主要诊断依据为病理学，临床症状无特异性，最常见的为逐渐增大的肿块，大多无痛，约有 1/4 患者有轻度或中度间歇性或持续性疼痛。X 线通常仅显示软组织肿块影，偶见软组织肿块邻近的骨皮质破坏。

本瘤极易与一些多形性肿瘤混淆，应注意鉴别，如多形性脂肪肉瘤、多形性横纹肌肉瘤。同时还需与纤维肉瘤、平滑肌肉瘤、骨肉瘤等鉴别。

四、治疗

恶性纤维组织细胞瘤的主要治疗措施是手术切除，应尽早做根治性手术，扩大切除是较有效的治疗方法，但术后易复发，有时可有血行及淋巴结转移。复发性肿瘤也不是手术禁忌证，应尽量争取再手术机会。

目前大多主张综合治疗，Eilber 等用动脉灌注他莫昔芬，中等剂量放疗后根治性大块切除，取得了较好的疗效。

本瘤对单纯放疗、化疗均不太敏感，疗效难以肯定。

五、预后

从肿瘤的生物学特性来看，本病是一种致死性疾病，由于易复发，因此预后差。一般认为肿瘤越大，转移率越高，预后也越差，但两者关系并不密切。文献中一致认为肿瘤深度与预后关系密切，主要是因为深部肿瘤发现迟，肿瘤体积大，手术不易切净和易发生转移。

细胞分化程度高，异型性小的肿瘤手术切除预后良好。瘤细胞分化程度低，多形性明显，核分裂多见者，即使手术切除也往往生存率较低。

（蒋威华）

第五节　乳腺脂肪肉瘤

脂肪肉瘤是软组织中最常见的恶性肿瘤。一般发生于深部软组织血管周围的幼稚间叶细胞，呈瘤样增生，向脂肪细胞分化而形成恶性肿瘤。有学者统计占所有软组织肉瘤中的 1/5。常见部位是脂肪较多的部位，如大腿、臀部及腹膜后等处，亦可发生于乳腺、纵隔等处。此瘤病因不明，局部软组织外伤有可能成为诱因。发生在乳腺的脂肪肉瘤十分稀少。在为数不多的乳腺脂肪肉瘤文献报道中本瘤还不到乳腺癌的 1‰，患者年龄为 16～76 岁，多见于 31～60 岁，平均为 45 岁。

一、病理变化

肉眼见脂肪肉瘤呈分叶状,多为单发。直径为1~20 cm,甚至侵犯整个乳腺,形成一个较大的肿块,边界清楚,质地柔软,有弹性。切面呈黄色或淡黄色,常有囊性变与出血坏死。肿瘤无完整包膜,常浸润邻近组织,在周围形成一些结节。

镜下见乳腺脂肪肉瘤与其他处的脂肪肉瘤相类似,各型脂肪细胞中都含有脂滴。但多数为分化良好型脂肪肉瘤,而多形性梭形细胞脂肪肉瘤则较少见。根据不同结构,将它分为不同类型,但有时在同一标本的不同部位也可出现不同类型。

(一)脂肪瘤样脂肪肉瘤

主要由成熟的脂肪细胞所组成,细胞体积比正常脂肪细胞波动范围大,可见少数畸形细胞核。其中可掺杂有星形细胞或梭形细胞及黏液样基质。此瘤为一种较良性的"境界瘤",摘除后可复发。

(二)分化良好黏液样型脂肪肉瘤

此型主要由梭形和星形的黏液样细胞、致密的毛细血管及大量富于酸性黏多糖的基质所组成,其细胞异型性不甚明显。

(三)分化不良黏液样型脂肪肉瘤

除可见胚胎性及成熟的脂肪细胞外,尚可见有大量未分化的细胞,奇异型巨大脂母细胞,含类脂的单核或多核的泡沫状细胞。

(四)多形性脂肪肉瘤

瘤细胞形态多种多样,有圆形、卵圆形、梭形等,细胞异型性显著,难以与其他未分化的恶性间叶瘤区别。鉴别要点在于肿瘤内可找到细胞质中含有脂质空泡的奇异型脂母细胞。

二、临床表现

脂肪肉瘤多发于中老年女性,多数为单发,亦可多发。多位于乳房皮下,与皮肤不粘连,表皮可完全正常,瘤体大小不一。触之呈扁圆形或分叶状,边界清楚,可活动,无痛感。当肿瘤生长到一定程度时,可对周围组织产生挤压和浸润,此时可有轻压痛。如果生长迅速,局部皮肤可改变颜色并可有静脉曲张。因肿瘤压迫乳腺可发生泌乳困难或继发乳腺囊肿等并发症。

三、诊断与鉴别诊断

本病诊断并无困难,早期无特殊临床症状,仅表现为质地较软、边缘清楚的无痛性肿块,极易误诊为脂肪瘤,最后确定诊断还需术后病理学结果。本病瘤细胞多种多样,各型瘤组织中可见多少不等的不同分化阶段的脂肪细胞,并有异型性。因此对分化良好的脂肪瘤样肉瘤应多做切片,努力寻找少数显著畸形的细胞核来与脂肪瘤鉴别,亦应注意与胚胎性横纹肌肉瘤及多形性横纹肌肉瘤相鉴别。

四、治疗

本病局部切除术后复发率很高。虽然对放疗较敏感,但单独应用疗效仍不理想。因此,近来大部分作者主张行综合治疗,即手术加化疗、放疗,对复发瘤则主张再次手术。

综合治疗方案为乳腺根治性切除术,术后2周行"CYVADIC"方案,全身性化疗2周期,再加局部瘤床放疗,剂量为 70～80 Gy。

五、预后

脂肪肉瘤在局部呈浸润性生长,因此时瘤体大、浸润范围大者手术不易切净,极易复发,并可经血行、淋巴管转移。

脂肪肉瘤的组织分型对预后影响明显。分化良好型及黏液型脂肪肉瘤预后较好。圆形细胞型及多形细胞型脂肪肉瘤恶性程度高、预后差。瘤组织周边或瘤内有多量的淋巴细胞、浆细胞浸润,则预后良好。

(蒋威华)

第六节 乳腺恶心淋巴瘤

恶性淋巴瘤主要原发于淋巴结,但有 10%～35% 的恶性淋巴瘤可原发于淋巴结外的组织器官。

乳腺恶性淋巴瘤十分罕见,常为全身淋巴肉瘤的一部分,原发于乳腺的淋巴瘤仅占乳腺恶性肿瘤的 0.04%～0.53%,占乳腺肉瘤的 10%,可能与乳腺组织中淋巴组织较少有关。

关于乳腺恶性淋巴瘤的来源,多数学者认为与乳腺导管周围和乳腺小叶内淋巴组织恶变呈瘤性增生有关。也有学者认为来源于血管外皮幼稚未分化的间叶细胞。

一、病理变化

大体可见肿瘤多呈结节状、质地坚实、无包膜或有假包膜。切面高突,呈均匀灰白色或淡红色,实质性组织呈鱼肉状,可见有出血及杂有灰黄色坏死区。

乳腺恶性淋巴瘤绝大部分为非霍奇金恶性淋巴瘤。镜下见乳腺恶性淋巴瘤具有其他部位恶性淋巴瘤的共同点。乳腺恶性淋巴瘤的特点是瘤细胞弥漫分布,细胞成分单一,多为弥漫性大粒细胞型,弥漫性大无粒细胞型和弥漫性小粒细胞型,其他类型少见,无聚集成巢之倾向。可见丰富的新生薄壁血管,瘤细胞在小叶和导管间弥漫浸润,而导管不被破坏,腔内无瘤细胞及炎性渗出物。

二、临床表现

本病多见于年轻(<40 岁)女性。其临床特征与乳腺癌相似,表现为生长迅速的乳腺肿块,常伴有不同程度的发热。肿块多为单侧,少见双侧,多位于外上象限内。查体可见肿块呈结节状或分叶状、质地硬韧、早期边界清楚、可活动,与皮肤及胸壁无粘连,无乳头凹陷及溢液。肿块巨大时可占据整个乳房,表面皮肤菲薄,血管扩张,甚至破溃。

三、诊断与鉴别诊断

乳腺恶性淋巴瘤临床诊断较困难,一般都经病理切片才能明确诊断。因此,凡年轻女性出现生长较快的乳腺肿块,质实而富于弹性,尤其是肿块呈结节状,都应考虑恶性淋巴瘤之可能。

X线表现有结节型及弥漫型;前者呈乳腺内边缘清楚的结节、无毛刺,后者乳腺普遍密度增高,皮肤增厚,整个乳腺受侵。皮下脂肪层因淋巴管扩张呈粗网状。无论结节型或弥漫型,X线表现均无特异性,与乳腺炎或炎性乳腺癌相仿。

本病还应与髓样癌和乳腺假性淋巴瘤相鉴别,因两者临床表现与组织学所见均与恶性淋巴瘤相似,故应仔细观察病理切片加以区别。

四、治疗

有学者认为根治术加术后放疗是本病的最好治疗方法。但近来大多数作者认为对本病采取合理的综合治疗措施可以延长患者的生存期。综合治疗要全面细致地了解病情,充分考虑各种治疗方法的利弊,制定出一套包括手术、化疗、放疗及免疫治疗等方法在内的科学合理的治疗方案。

手术治疗在综合治疗中具有重要意义。因为手术虽不能彻底治愈,但却可去除肿瘤负荷,为其他治疗方法创造有利条件。术中应注意无瘤技术操作,并干净彻底地将肿瘤和乳腺所属淋巴结一并去除。

因本病主要播散途径是经血行和邻近淋巴结侵犯,因此,化疗的作用是不可忽视的。可采用标准的 CHOP 方案和 MOPP、COPP、CVPP 等方案进行化疗。

早期患者对放疗很敏感,甚至有人提出单独放疗可取得长期生存。但从大量文献报道看,手术加放疗对控制原发灶一般是成功的,对Ⅱa 期患者给予放疗加化疗的综合治疗,治愈率可达 90%以上。有学者统计 1 500 例Ⅰ~Ⅱa 期患者的放疗加化疗的资料,5 年生存率为 88%~98%。

五、预后

乳腺恶性淋巴瘤大多见血行及邻近淋巴结侵犯两种形式播散。

本病预后较差,组织学类型是影响预后的主要因素。结节型比弥漫型预后好;分化好的小细胞型比分化差的大细胞型预后好;分化差的曲核细胞型预后更差,它好发于年轻患者,常伴纵隔肿块,易侵犯骨髓并转为白血病。

分期亦是影响预后的关键因素,分期越晚,预后则越差。

（蒋威华）

第七节　乳腺平滑肌肉瘤

软组织的平滑肌肉瘤并不多见,而发生于乳腺的平滑肌肉瘤则更少见。本病的组织来源可能是乳腺内的肌上皮细胞恶变而来。男女均可发病,发病年龄为 19~67 岁。

一、病理变化

肉眼见肿瘤为一球形结节,质韧无包膜。切面呈灰色或灰褐色鱼肉样,伴有出血和坏死。

镜下可见肿瘤主要为长梭形细胞构成,大小较一致,核稍大呈杆状,细胞质淡红,平行排列或交织成囊状,核分裂象不多见,核分裂象的数量和恶性程度有关。有时见巨细胞、带状细胞和大小不一的卵圆形或多角形的细胞。

二、临床表现

平滑肌肉瘤疼痛较明显。肿瘤一般体积较大,位于皮下,表面光滑,边界清楚,质地柔韧坚实,常与乳晕部皮肤粘连。肿瘤可单发或多发并融合成块,恶性程度高者大多经血行转移至肺或肝、肾等处。少数转移至局部淋巴结。

三、诊断与鉴别诊断

肿瘤呈结节状。疼痛是其明显的症状。肿瘤质地柔韧或坚实,切面为灰色或灰褐色鱼肉样。

因本病在组织学上与平滑肌细胞有许多相似之处及共同特点,故诊断比较困难。因此,应结合临床表现,反复观察病理切片。仔细与平滑肌瘤加以区别。在组织学上难以区别良性和恶性时,肿瘤的大小和位置可作鉴别诊断的参考,位置较深、体积较大者多属恶性。

四、治疗

平滑肌肉瘤对放疗、化疗均不很敏感,因此其治疗应首选手术治疗,特别应强调早期诊断、早期治疗。其手术方法应以广泛乳腺切除术为主,术后再根据病期及患者的具体情况酌情给予放疗、化疗。

目前也有作者在手术切除的基础上进行免疫治疗,即进行异构性固化瘤苗(H-固化免疫因子)术后注射,已取得了良好的结果。

五、预后

平滑肌肉瘤的恶性程度不高,其预后与病理学及分期密切相关。恶性程度高,分期晚,预后不佳;恶性程度不高,分期早者,预后佳。如果瘤体较大或有溃疡或术后复发者,大多数预后不佳。

(蒋威华)

第八节　乳腺横纹肌肉瘤

横纹肌肉瘤来源于横纹肌细胞或向横纹肌分化的间叶细胞,是软组织中较常见的恶性肿瘤,由低分化或分化的横纹肌细胞构成。其发生率仅次于脂肪肉瘤和纤维肉瘤。发生于乳腺的横纹肌肉瘤很少见,它是来自乳腺内软组织中幼稚间叶细胞向横纹肌分化而后形成的恶性肿瘤。

一、病理变化

肿瘤呈圆形或椭圆形、分叶状,边界不甚清楚,无包膜或有不完整的假包膜,向周围浸润生长,质地坚实,可有出血、坏死及黏液变性。切面呈灰白或灰红色鱼肉状。

镜下可见数种不同发育阶段的横纹肌肉瘤细胞,主要为多形态的未分化细胞,圆形肌母细胞,带状和球拍样肌母细胞,具有肌原纤维和横纹肌成熟型瘤细胞。它们按不同比例、不同排列方式构成以下 3 种类型。

(一)胚胎性横纹肌肉瘤

由大圆形细胞,含有胚胎发育早期的幼稚横纹肌细胞及原始间叶细胞和长梭形细胞构成,细胞质颗粒状或均质而红染。还可偶见带状细胞,奇异型巨细胞,蝌蚪状或锥体状细胞等。此外还有多少不等的小圆形细胞及星形细胞位于黏液样基质内。

(二)腺泡型横纹肌肉瘤

瘤细胞排列呈腺泡状,其间有结缔组织分隔,少数瘤细胞可游离于腺泡腔内。部分向腔内生长呈乳头状或围绕血管排列呈假菊形团。瘤细胞形状呈圆形或卵圆形,细胞质少,呈深红染。此外还可见到分化较好的横纹肌母细胞。

(三)多形性横纹肌肉瘤

瘤细胞多形性极为明显,以大、小分枝状梭形细胞为主,常混杂有大、小圆形或多角形细胞。也有长带状巨细胞,此外还可见到许多类型的巨细胞,常具有奇异状深染的核及空泡状细胞质。多数瘤细胞具有肌肉细胞的特点。可见到纵行肌原纤维,横纹则少见。

二、临床表现

临床常表现为乳腺内有痛或无痛性肿块,生长快,病程较短,瘤体一般较大。横纹肌肉瘤术后极易复发,晚期经血行及淋巴转移。多数经血行转移至肺、骨,少数转移至肝、淋巴结及胸膜和其他脏器。

三、诊断

横纹肌肉瘤好发于青年女性。根据其生长快,病程短,瘤体一般较大,呈圆形或椭圆形、分叶状,边界不清,质地坚实等特点诊断并不困难,但最后确定诊断还需依据病理学结果。

在诊断时,由于不易找到典型的横纹,因此应该注意和其他恶性间叶性肿瘤相鉴别,如纤维肉瘤、软组织腺泡状肉瘤、淋巴肉瘤等。

四、治疗

本病由于恶性程度较高,采用任何一种单一的治疗手段其治疗效果均不满意。近年来,为提高临床治愈率,大多数学者从实践中体会到,采用综合治疗能收到较好效果。特别是对有转移复发的病例尤为重要。

(一)手术治疗

单纯手术切除治疗对本病效果均不满意,术后极易复发,特别是胚胎性和腺泡型横纹肌肉瘤尤是如此。

(二)放疗

各型横纹肌肉瘤对放疗反应敏感度不一。对术后及发现较晚不能手术切除者可考虑放疗。治疗剂量应严格掌握,有学者提出每 4.5~5 周可在患处照射 40~50 Gy,但常有复发和严重的不良反应。

(三)化疗

化疗对本病疗效明显,但单药治疗效果很不理想。目前多采用联合化疗或综合治疗,使疗效大大提高。常用的标准方案为"CYVADIC"方案,即 CTX-ADM-VCR-DTIC。

(四)综合治疗

综合治疗即应用手术加放疗和联合化疗的综合治疗方案,是目前最佳治疗方案。

一般术前可用 VCR,2 mg/m²,每周 1 次,静脉注射,第 1～12 周,ACD,15 mg/kg,第 1 周每天 1 次,静脉注射,第 1～5 天连用,以后 12 周重复 1 次,共 48 周。

环磷酰胺,25 mg/kg,每天 1 次,口服,连用 1～28 d,第 28 天手术,术后放疗 6 周(4～10 周)。

术后化疗:VCR、ACD 用法同前,环磷酰胺,2～5 mg/(kg·d),口服,第 71 天起连用 2 年。

五、预后

横纹肌肉瘤恶性程度较高,预后和病理类型关系密切。腺泡状、胚胎性预后不良,多形性预后尚佳。早发现、早治疗、无转移者可望预后转好。病期较晚者预后差,单纯手术或单纯放疗预后较差,综合治疗预后较好。

(蒋威华)

第九节 乳腺血管肉瘤

乳腺血管肉瘤很少见,是来源于乳腺小叶周围或小叶毛细血管内皮的恶性肿瘤,又称为乳腺血管内皮肉瘤。本病预后很差,早期即可发生血行广泛转移。本病多见于青年女性,以 20～30 岁为多。

一、病理变化

肿块多位于乳腺深部,大小不一,平均直径 4.5 cm。向周围浸润生长,包膜不完整或无包膜,边界不清。瘤组织切面富于血管,色红润,质地柔软,细腻呈鱼肉状,可见腔隙及局灶性出血坏死。

镜下可见瘤组织由互相连接的不典型的毛细血管构成。这些毛细血管是由肿大的圆形或椭圆形分化不良的内皮细胞构成,它突出到管腔内,部分或完全地充满了血管内腔。体积大、染色深,呈梭形、圆形、多角形,细胞质丰富,核呈圆形或梭形,大小不等,核分裂多见。瘤细胞变化很大,可由长梭形变到上皮样细胞形,有时可见多核巨细胞。瘤细胞排列呈片、巢状,并形成类似毛细血管的腔隙,腔隙中充满红细胞。

二、临床表现

血管肉瘤瘤体较大,位置较深,呈浸润性生长,质地较软。可发生于乳腺的任何部位。常侵犯右侧乳腺,以外上象限多见。肿瘤无痛感、生长迅速,穿刺可抽出血液。瘤组织表浅者患处皮肤呈紫蓝色,易误诊为外伤或血肿。

三、诊断与鉴别诊断

凡是青年女性,出现无痛性生长迅速的乳腺肿块,体积较大,质地柔软,穿刺可抽出血液者即应考虑到本病的可能。当见到大体标本无包膜,呈浸润性生长,切面红润柔软,呈鱼肉样外观,则应进一步进行组织学检查以确定诊断。

血管肉瘤最后确定诊断还要依据组织学结果,但还应与青春期乳腺肥大、乳腺小叶周围血管瘤等相鉴别。这些鉴别主要是在病理学方面。

四、治疗

血管肉瘤是一种恶性程度很高的肿瘤,早期即可发生血行转移,极少经淋巴道转移。本病对放疗和化疗效果均不理想。主要治疗手段是早期发现行乳腺切除术,但术后仍常有复发。术后可酌情考虑予以化疗及免疫治疗的综合治疗方案,可在一定程度上提高疗效,延长生存期。

五、预后

本病预后与肿瘤的分化程度,肿瘤大小,核分裂多少,病程长短有关。分化好的预后较好,分化差的预后极差。各种疗法效果均不理想,可早期经血行转移至骨和内脏。

（蒋威华）

第十节　乳腺软骨肉瘤与骨肉瘤

发生在非骨组织的软骨和骨肉瘤过去称为畸胎瘤样混合瘤或骨软纤维肉瘤。可发生在下肢软组织、膀胱、肾脏、腹膜后、肺、甲状腺及乳腺等处,而以乳腺为最多见。其来源有多种说法,但逐渐被公认的说法有组织细胞迷离学说、异质性骨质学说、化生学说。乳腺软骨和骨肉瘤临床少见,约占乳腺肉瘤的 0.2%,多发于 40 岁以上女性。

一、病理变化

大体见肿瘤呈结节状或分叶状,包膜不明显。质地坚实,切面软骨肉瘤呈白色半透明状,含较多钙质、骨化灶及纤维组织;骨肉瘤切面呈灰红色或灰白色鱼肉状,两者中央均可见坏死区,有囊性变及出血灶。软骨肉瘤囊腔内可见米粒样碎骨块,骨肉瘤有砂砾样感觉。

镜下可见软骨肉瘤主要由恶性软骨细胞和软骨基质构成;骨肉瘤由成骨性结缔组织的肉瘤细胞、类骨组织、骨组织及软骨组成。瘤组织主要为具有异型明显的成骨细胞构成。形态多样,细胞质丰富、嗜酸,核不规则、染色深。瘤细胞中可见成骨倾向,即胶原纤维融合,骨样组织出现。

二、临床表现

患者有多年乳房肿块史,而短期内肿块突然迅速生长。查体可见乳房皮肤颜色正常或稍红肿,肿瘤可大可小,数厘米至 30 cm,可与皮肤粘连,质硬,边界清楚,无压痛,推之能动。X 线片可见乳内肿块内有钙化影像。

三、诊断

本病多见于 40 岁以上中老年女性。常以乳内多年生长肿物突然迅速增大、无痛感而求治。查体乳腺皮肤、乳头正常无改变。肿块较大时可见皮肤紧张,甚至形成溃疡。触诊可见一边界清楚、质硬,推之可动的肿块。X线片可见肿块组织密度很高,有钙化影,边界清楚。血清碱性磷酸酶高于正常值两倍以上时诊断骨肉瘤有意义。

本病诊断并不困难,主要是应同伴有骨或软骨化生的乳腺癌相鉴别。鉴别主要依靠 X 线和病理。

四、治疗

本病恶性程度高,一经确诊。只要患者情况允许应立即手术。但对本病的治疗任何一种单一的方法均不能取得满意疗效。因此,现在大多数作者提倡综合治疗,即术前动脉灌注化疗,化疗后再做乳腺癌根治术,术后再配合化疗或放疗。其疗效比过去单一治疗效果有明显的提高。

化疗可考虑用 MTX-CF-ADM 进行联合化疗。

五、预后

预后和病理类型密切相关,软骨肉瘤预后尚佳,而骨肉瘤预后则差。有转移者预后差,无转移者预后尚佳。

（蒋威华）

参考文献

[1] 张本瑞,王炎,王春艳,等.肿瘤[M].上海:上海科学技术出版社,2023.

[2] 沈波,茆勇.肿瘤预防[M].南京:东南大学出版社,2023.

[3] 李博,沈宝美,秦楠,等.常见肿瘤综合治疗与病理诊断[M].上海:上海科学普及出版社,2022.

[4] 杨忠光.肿瘤综合治疗学[M].西安:陕西科学技术出版社,2021.

[5] 陈海泉.胸部肿瘤个体化治疗[M].上海:上海科学技术出版社,2023.

[6] 张龙,于洪娜.临床常见肿瘤诊断思维与治疗技巧[M].北京:中国纺织出版社,2021.

[7] 王俊杰,张福泉,邹丽娟,等.妇科肿瘤[M].北京:人民卫生出版社,2022.

[8] 姚辉华,鲁遥恒,党纯.消化道肿瘤防治手册[M].成都:四川大学出版社,2022.

[9] 石红,蔡军,王善伟.肿瘤病理诊断与临床研究[M].汕头:汕头大学出版社,2022.

[10] 梁廷波.实体肿瘤规范诊疗手册[M].杭州:浙江大学出版社,2022.

[11] 夏廷毅,张玉蛟,王绿化,等.肿瘤放射外科治疗学[M].北京:人民卫生出版社,2022.

[12] 詹启敏,钦伦秀.精准肿瘤学[M].北京:科学出版社,2022.

[13] 陈振东,赵文英,刘爱国.罕少见肿瘤学[M].北京:科学出版社,2022.

[14] 杨毅,李波.肿瘤放疗技术学[M].昆明:云南科技出版社,2021.

[15] 闫震,段微.妇科肿瘤化疗手册[M].北京:人民卫生出版社,2022.

[16] 牛晓辉,李远,鱼锋,等.骨肿瘤规范化手术[M].北京:北京大学医学出版社,2022.

[17] 范锋.临床肿瘤防治技术实践[M].汕头:汕头大学出版社,2022.

[18] 王骏,陈夏玲,杨一宁,等.肿瘤放疗计划手册[M].天津:天津科技翻译出版有限公司,2022.

[19] 刘秀平,杨永留,李欣桐,等.新编肿瘤与血液诊断精要[M].上海:上海科学技术文献出版社,2022.

[20] 邓清华,马胜林.转移性肿瘤放疗[M].杭州:浙江大学出版社,2022.

[21] 林宇,宝莹娜.临床肿瘤放疗[M].长春:吉林科学技术出版社,2022.

[22] 温娟,王国田,姬爱国,等.现代肿瘤病理诊断与治疗[M].哈尔滨:黑龙江科学技术出版社,2022.

[23] 周琦.妇科肿瘤[M].天津:天津科技翻译出版有限公司,2022.

[24] 徐瑞华,邵志敏,王风华,等.肿瘤靶向治疗[M].天津:天津科技翻译出版有限公司,2022.

［25］王丽,孔雪源,孙春龙,等.常见肿瘤病理诊断与综合治疗［M］.哈尔滨:黑龙江科学技术出版社,2022.

［26］张军.常见消化系统肿瘤诊治与预防［M］.汕头:汕头大学出版社,2022.

［27］魏玮.实用临床肿瘤学［M］.沈阳:辽宁科学技术出版社,2022.

［28］刁为英.现代肿瘤诊断技术与治疗实践［M］.北京:中国纺织出版社,2022.

［29］张丹丹.常见肿瘤疾病诊断与治疗［M］.北京:中国纺织出版社,2022.

［30］訾华浦.临床肿瘤诊疗方法与实践［M］.长春:吉林科学技术出版社,2022.

［31］张丹丹.常见肿瘤疾病诊断与治疗［M］.北京:中国纺织出版社,2022.

［32］谢源福.当代临床肿瘤诊疗学［M］.济南:山东大学出版社,2022.

［33］江泽飞,牛晓辉,王洁,等.恶性肿瘤骨转移临床诊疗专家共识［M］.长沙:中南大学出版社,2022.

［34］王锡山,韩方海,戴勇.结直肠肿瘤诊治并发症的预防和处理［M］.北京:人民卫生出版社,2022.

［35］务森,姚文健,周建炜.肿瘤诊疗与防控［M］.北京:化学工业出版社,2023.

［36］谢玉海,周运锋,韩剑剑,等.影像组学在乳腺癌腋窝淋巴结转移评估中的研究进展［J］.放射学实践,2023,38(1):117-120.

［37］沈辉.乳腺超声检查与肿瘤标志物诊断乳腺癌腋窝淋巴结转移的临床研究［J］.中国医学创新,2023,20(1):151-155.

［38］李建成,郭蕴,崔文静,等.局部中晚期口腔癌治疗方式与生存质量的分析［J］.癌症,2022,41(9):434-442.

［39］刘海新,袁双虎.免疫治疗联合肺癌放疗［J］.中国医刊,2022,57(10):1045-1048.

［40］闵茜.肺癌介入治疗的注意事项［J］.家庭医药:快乐养生,2022(2):22.